普通高等教育"十三五"规划教材
全国高等医药院校规划教材

药物化学
（第2版）

主编 许军 王润玲 李伟

清華大学出版社
北京

内 容 简 介

《药物化学》(第2版)教材继承了第1版教材的优点,按照药物临床作用编排,每章有学习目标、知识链接、学习小结板块,教材重点介绍常用药物的名称、化学结构、合成路线、理化性质、代谢规律、构效关系和临床用途,结合药物分子设计和先导化合物,简述创新药物设计与研究方法。本教材可供药学、药物制剂、临床药学、制药工程、药品营销和药事管理等高等医药院校相关专业本科生使用,也可供药学工作者参考。

版权所有,侵权必究。举报: 010-62782989, beiqinquan@tup.tsinghua.edu.cn。

图书在版编目(CIP)数据

药物化学/许军,王润玲,李伟主编. —2版. —北京: 清华大学出版社,2018(2024.8重印)
(普通高等教育"十三五"规划教材　全国高等医药院校规划教材)
ISBN 978-7-302-49647-2

Ⅰ. ①药… Ⅱ. ①许… ②王… ③李… Ⅲ. ①药物化学－医学院校－教材 Ⅳ. ①R914

中国版本图书馆CIP数据核字(2018)第033879号

责任编辑: 罗　健　王　华
封面设计: 戴国印
责任校对: 赵丽敏
责任印制: 杨　艳

出版发行: 清华大学出版社
网　　址: https://www.tup.com.cn, https://www.wqxuetang.com
地　　址: 北京清华大学学研大厦A座　　　　　　邮　编: 100084
社 总 机: 010-83470000　　　　　　　　　　　邮　购: 010-62786544
投稿与读者服务: 010-62776969, c-service@tup.tsinghua.edu.cn
质量反馈: 010-62772015, zhiliang@tup.tsinghua.edu.cn
印 装 者: 三河市铭诚印务有限公司
经　　销: 全国新华书店
开　　本: 185mm×260mm　　印　张: 31.75　　字　数: 770千字
版　　次: 2013年7月第1版　2018年5月第2版　印　次: 2024年8月第7次印刷
定　　价: 79.80元

产品编号: 073137-01

全国高等医药院校药学类及相关专业规划教材建设成员单位

（按拼音排序）

安徽省立医院	哈尔滨商业大学
安徽医科大学	哈尔滨医科大学
安徽医学高等专科学校	海南医学院
北华大学	河北医科大学
北京大学	河南中医药大学
北京理工大学	黑龙江中医药大学
滨州医学院	湖北中医药大学
长春工业大学	湖南师范大学
长春职业技术学院	湖南中医药大学
长治医学院	华南理工大学
重庆医科大学	湖南医药学院
重庆医药高等专科学校	吉林大学
成都医学院	吉林医药学院
成都中医药大学	佳木斯大学
赤峰学院	江苏联合职业技术学院
大连大学	江西中医药大学
大连医科大学	九江学院
中国人民解放军海军军医大学	兰州大学
中国人民解放军陆军军医大学	辽宁大学
漳州卫生职业学院	辽宁卫生职业技术学院
福建医科大学	锦州医科大学
复旦大学	辽宁中医药大学
广东药科大学	牡丹江医学院
广东医科大学	南昌大学
广西医科大学	南方医科大学
贵阳中医学院	南京中医药大学
桂林医学院	内蒙古医科大学

宁夏医科大学	天津医学高等专科学校
齐齐哈尔医学院	天津中医药大学
青岛市市立医院	潍坊医学院
青海卫生职业技术学院	温州医科大学
青海大学医学院	无锡卫生高等职业技术学校
山东大学	武汉大学
山东药品食品职业学院	武汉理工大学
山东中医药高等专科学校	武汉生物工程学院
山西医科大学	西安交通大学
陕西中医学院	西南大学
上海交通大学	厦门大学
沈阳药科大学	厦门医学院
沈阳医学院	新疆医科大学
首都医科大学	徐州医科大学
四川大学	烟台大学
苏州大学	浙江中医药大学
泰山医学院	郑州大学
台州职业技术学院	中国药科大学
天津科技大学	中国医科大学
天津生物工程职业技术学院	中南大学
天津医科大学	中山大学

编者名单

主　编　许　军　王润玲　李　伟
副主编　张春桃　冯丽华　张　龙
编　委　（按汉语拼音排序）

　　　　　　程先超　天津医科大学
　　　　　　冯丽华　南昌大学
　　　　　　傅榕赓　湖南中医药大学
　　　　　　弓建红　河南中医药大学
　　　　　　黄洪林　江西中医药大学
　　　　　　李　伟　南京中医药大学
　　　　　　李念光　南京中医药大学
　　　　　　李晓坤　河南中医药大学
　　　　　　刘燕华　江西中医药大学
　　　　　　米浩宇　长春工业大学
　　　　　　孙　华　天津科技大学
　　　　　　陶雪芬　台州职业技术学院
　　　　　　王润玲　天津医科大学
　　　　　　向红琳　湖南师范大学
　　　　　　熊　俭　江西中医药大学
　　　　　　许　军　江西中医药大学
　　　　　　叶连宝　广东药科大学
　　　　　　张　龙　长春工业大学
　　　　　　张春桃　湖南中医药大学

第2版前言

PREFACE

　　为了满足我国当前高校素质教育发展和教材建设的需要,培养创新型和应用型人才,清华大学出版社组织了普通高等教育"十三五"规划教材·全国高等医药院校规划教材《药物化学》(第2版)的编写和修订。根据药学及相关本科专业教学要求,结合本科生的学习特点,本教材对药物化学基础理论和应用知识进行了详细阐述,同时介绍了药物研究最新成果,有利于学生尽快掌握相关知识。

　　本教材继承了第1版教材的优点,按照药物临床用途分为20章。增加了抗血小板药、抗凝药、神经退行性疾病治疗药和抗肿瘤靶向药物,还在各章中修订了创新药物,每章有学习目标、知识链接、学习小结板块,教材重点介绍常用药物的名称、化学结构、合成路线、理化性质、代谢规律、构效关系和临床用途,介绍药物研究的一般原理和方法,简述创新药物研究思路。

　　本教材编写分工:许军编写第1、10章,张龙编写第2章,刘燕华编写第3章,冯丽华编写第4章,张春桃编写第5章,向红琳编写第6章,李晓坤编写第7章,傅榕赓编写第8章,王润玲编写第9章,黄洪林编写第11章,熊俭编写第12章,李念光编写第13章,陶雪芬编写第14章,叶连宝编写第15章,孙华编写第16章,弓建红编写第17章,李伟编写第18章,程先超编写第19章,米浩宇编写第20章。

　　本教材可供药学、药物制剂、临床药学、制药工程、药品营销和药事管理等高等医药院校相关专业本科生使用,也可供药学工作者参考。

　　本教材的编写和出版得到了清华大学出版社、参编学校各级领导和有关专家的大力支持与帮助,在此致以衷心的感谢。

　　由于编者水平所限,疏漏和不妥之处在所难免,敬请广大读者和同行专家批评指正。

编者
2018年1月

第1版前言

PREFACE

  为满足我国当前高校素质教育发展和教材建设的需要，培养高等研究型和应用型人才，清华大学出版社组织全国多所高等医药院校一线教师编写普通高等教育"十二五"规划教材·全国高等医药院校规划教材《药物化学》。根据药学及相关本科专业的教学要求，结合本科生的学习特点，本教材对药物化学的基础理论和应用知识进行了详细的阐述，同时介绍了药物研究的最新成果，便于学生理解和教师教学。本教材内容新颖，简明实用，方便教学，有利于学生尽快掌握相关知识。

  本教材按照药物临床用途分为20章。教材重点介绍常用药物的名称、化学结构、合成路线、理化性质、代谢规律、构效关系和临床用途，介绍药物研究的一般原理和方法，简述创新药物的研究思路。

  本教材编写分工：许军编写第1、10章，张龙编写第2章，刘燕华编写第3章，冯丽华编写第4章，张春桃编写第5章，向红琳编写第6章，李晓坤编写第7章，傅榕赓编写第8章，王润玲编写第9章，黄洪林编写第11章，熊俭编写第12章，李念光编写第13章，陶雪芬、陈静编写第14章，叶连宝编写第15章，孙华编写第16章，弓建红编写第17章，李伟编写第18章，程先超编写第19章，米浩宇编写第20章。

  本教材可作为药学、药物制剂、临床药学、制药工程、药品营销和药事管理等高等医药院校相关专业的教材，也可供药学工作者参考。

  本书的编写和出版得到了清华大学出版社、参编学校各级领导和有关专家的大力支持与帮助，在此致以衷心的感谢。

  由于编者水平所限，疏漏和不妥之处在所难免，敬请广大读者和同行专家批评指正。

编者
2013年6月

目录 CONTENTS

第1章 绪论 Introduction ·········· 1
- 第1节 药物化学研究内容、起源与发展 Research Contents, Origin and Development of Medicinal Chemistry ·········· 1
- 第2节 药物作用靶点 Targets of Drug ·········· 4
- 第3节 药物的名称 Names of Drugs ·········· 6
- 第4节 药物纯度和质量标准 Purity and Quality Standards of Drug ·········· 7
- 学习小结 ·········· 8

第2章 药物特征与活性关系 Relationship between Drug Characteristics and Activity ·········· 9
- 第1节 基本概念 Basic Concept ·········· 9
- 第2节 药物的理化性质对活性的影响 Effect of Properties on Pharmacologic Activity ·········· 10
- 第3节 药物的特征官能团与药效的关系 Relationship between Functional Groups and Efficacy ·········· 11
- 第4节 药物的立体结构对药效的影响 Effects of Stereochemical Structure on Efficacy ·········· 11
- 第5节 药物与靶点相互作用 Actions between Drug and Their Targets ·········· 13
- 学习小结 ·········· 16

第3章 麻醉药 Anesthetics ·········· 17
- 第1节 全身麻醉药 General Anesthetics ·········· 17
- 第2节 局部麻醉药 Local Anesthetics ·········· 22
- 学习小结 ·········· 32

第4章 镇静催眠药和抗癫痫药 Sedative-hypnotics and Antiepileptics ·········· 33
- 第1节 镇静催眠药 Sedative-hypnotics ·········· 33
- 第2节 抗癫痫药 Antiepileptics ·········· 45
- 学习小结 ·········· 52

第5章 精神神经疾病治疗药 Psychoterapenutic Drugs ·········· 53
- 第1节 抗精神病药 Antipsychotic Drugs ·········· 53

第 2 节 抗抑郁药 Antidepressant Drugs ······ 67
第 3 节 抗焦虑药和抗躁狂药 Antianxiety Agents and Antimanic Drugs ······ 76
学习小结 ······ 79

第 6 章 镇痛药 Analgesics ······ 80

第 1 节 吗啡及其衍生物 Morphine and its Derivatives ······ 80
第 2 节 合成镇痛药 Synthetic Analgesics ······ 85
第 3 节 镇痛药的构效关系 Structure-Activity Relationships of Analgesics ······ 92
第 4 节 阿片受体和内源性阿片样镇痛物质 Opiate Receptors and Opiate-Like Substances ······ 95
学习小结 ······ 99

第 7 章 神经退行性疾病治疗药和中枢兴奋药 Drug for Neurodegenerative Disease and Central Nervous System Stimulants ······ 100

第 1 节 抗阿尔茨海默病药 Anti-Alzheimer's Disease Drugs ······ 100
第 2 节 抗帕金森病药 Anti-Parkinson's Disease Drugs ······ 103
第 3 节 中枢兴奋药 Central Nervous System Stimulants ······ 109
学习小结 ······ 117

第 8 章 镇咳祛痰平喘药 Antitussives, Expectorant and Antiasthmatic Agents ······ 118

第 1 节 镇咳祛痰药 Antitussives and Expectorant Agents ······ 118
第 2 节 平喘药 Antiasthmatic Drugs ······ 122
学习小结 ······ 127

第 9 章 拟胆碱药和抗胆碱药 Cholinergic Drugs and Anticholinergic Drugs ······ 128

第 1 节 拟胆碱药 Cholinergic Drugs ······ 129
第 2 节 抗胆碱药 Anticholinergic Drugs ······ 135
学习小结 ······ 144

第 10 章 拟肾上腺素药 Adrenomimetic Drugs ······ 145

第 1 节 拟肾上腺素药的构效关系 Structure-Activity Relationships of Adrenomimetic Drugs ······ 146
第 2 节 常用拟肾上腺素药 Common Adrenomimetic Drugs ······ 148
学习小结 ······ 159

第 11 章 解热镇痛药与非甾体抗炎药 Antipyretic Analgesics and Nonsteroidal Antiinflammatory Drugs ······ 160

第 1 节 解热镇痛药 Antipyretic Analgesics ······ 160
第 2 节 非甾体抗炎药 Nonsteroidal Antiinflammatory Drugs ······ 166
第 3 节 抗痛风药 Antigout Agents ······ 181

学习小结 ………………………………………………………………………………… 184

第12章 心血管疾病治疗药和调血脂药 Drugs for the Cardiac Disease and Lipid Regulators ……………………………………………………………………… 185

第1节 抗心绞痛药、抗血小板药和抗凝药 Antianginal Drugs, Antithrombotic Drugs and Anticoagulant Drugs ……………………………………………… 185
第2节 抗高血压药 Antihypertensive Agents ……………………………………… 201
第3节 抗心律失常药 Antiarrhythmic Drugs ……………………………………… 216
第4节 调血脂药 Lipid Regulators ………………………………………………… 219
第5节 强心药 Cardiotonic Agents ………………………………………………… 228
学习小结 ………………………………………………………………………………… 234

第13章 消化疾病药物和抗变态反应药 Digestive System Agents and Antiallergic Drugs … 235

第1节 抗溃疡药 Antiulcer Agents ………………………………………………… 235
第2节 促动力药 Prokinetics Agents ……………………………………………… 244
第3节 止吐药 Antiemetics ………………………………………………………… 246
第4节 肝胆疾病辅助治疗药物 Adjuvant for Hepatic and Biliary Diseases …… 249
第5节 抗变态反应药物 Antiallergic Drugs ……………………………………… 253
学习小结 ………………………………………………………………………………… 263

第14章 激素 Hormones ……………………………………………………………… 265

第1节 雌激素类药物 Estrogenic Drugs …………………………………………… 267
第2节 雄激素类药物 Androgenic Drugs …………………………………………… 277
第3节 孕激素类药物 Progestogen Drugs ………………………………………… 284
第4节 肾上腺皮质激素类药物 Adrenocortical Hormone Drugs ………………… 289
第5节 前列腺素 Prostaglandins …………………………………………………… 296
第6节 肽类激素 Peptide Hormones ……………………………………………… 298
学习小结 ………………………………………………………………………………… 301

第15章 维生素 Vitamin ……………………………………………………………… 302

第1节 脂溶性维生素 Fat Soluble Vitamins ……………………………………… 303
第2节 水溶性维生素 Water Soluble Vitamins …………………………………… 314
学习小结 ………………………………………………………………………………… 326

第16章 抗生素 Antibiotics …………………………………………………………… 327

第1节 β-内酰胺类抗生素 β-Lactam Antibiotics ………………………………… 328
第2节 四环素类抗生素 Tetracycline Antibiotics ………………………………… 346
第3节 大环内酯类抗生素 Macrolide Antibiotics ………………………………… 350
第4节 氨基糖苷类抗生素 Aminoglycoside Antibiotics ………………………… 356

第 5 节　氯霉素类抗生素和其他抗生素 Chloramphenicol and other Antibiotics …… 359

学习小结 ………………………………………………………………………………… 363

第 17 章　合成抗菌药、抗病毒药和抗寄生虫药 Synthetic Antibiotics, Antivirals and Antiparasitics …… 364

第 1 节　磺胺类药物及抗菌增效剂 Antibacterial Sulfonamides and Antibacterial Synegists ………………………………………………………… 364

第 2 节　喹诺酮类抗菌药 Quinolone as Antibacterial Drugs …………………… 369

第 3 节　抗结核病药 Antituberculous Drugs …………………………………… 372

第 4 节　抗真菌药 Antifungals Drugs …………………………………………… 377

第 5 节　抗病毒药 Antiviral Agents ……………………………………………… 382

第 6 节　抗艾滋病药 Anti-AIDS Agents ………………………………………… 391

第 7 节　抗寄生虫病药 Antiparasitic Drugs …………………………………… 396

学习小结 ………………………………………………………………………………… 402

第 18 章　抗肿瘤药 Antineoplastic Agents …… 403

第 1 节　生物烷化剂 Bioalkylating Agents ……………………………………… 403

第 2 节　抗代谢药物 Antimetablic Agents ……………………………………… 416

第 3 节　抗肿瘤抗生素 Anticancer Antibiotics ………………………………… 424

第 4 节　抗肿瘤植物有效成分及其衍生物 Anticancer Compounds from Plants and Their Derivatives …………………………………………… 429

第 5 节　抗肿瘤靶向药 Targeted Anti-tumor Drugs …………………………… 435

学习小结 ………………………………………………………………………………… 451

第 19 章　口服降血糖药和利尿药 Oral Hypoglycemic Drugs and Diuretics …… 452

第 1 节　口服降血糖药 Oral Hypoglycemic Drugs ……………………………… 452

第 2 节　利尿药 Diuretics ………………………………………………………… 465

学习小结 ………………………………………………………………………………… 473

第 20 章　创新药物研究与开发 Innovative Drugs Research and Development …… 474

第 1 节　先导化合物的发现和优化 Leading Compound Discovery and Optimization ………………………………………………………… 474

第 2 节　药物设计的原理和方法 Basic Principles of Drug Design …………… 480

第 3 节　药物代谢反应类型 Reaction in Drug Metabolism …………………… 484

第 4 节　药物研发过程简述 Brief Introduction of Drug Research and Development ………………………………………………………… 487

学习小结 ………………………………………………………………………………… 491

参考文献 ………………………………………………………………………………… 492

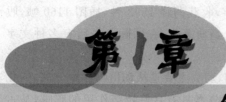

绪　论

Introduction

学习目标

- 掌握药物化学的学习内容，以药物的化学结构为中心学习其药物化学知识。
- 熟悉药物的名称、药物质量标准。
- 了解药物化学的近代史与我国药物化学事业的成就。

第1节　药物化学研究内容、起源与发展

Research Contents, Origin and Development of Medicinal Chemistry

药物化学（medicinal chemistry）是建立在化学、医学和生物学基础上，研究药物结构和活性的一门学科。内容涉及药物的发现与发明、制备、理化性质等，从分子水平上揭示药物及具有生理活性物质的作用机制及其在体内的代谢过程，是药学领域中重要的带头学科。

药物化学研究的主要内容包括药物的化学结构、名称、理化性质、稳定性、制备、药物结构和活性之间的关系（structure-activity relationships）、药物与受体的作用规律及生物转化、通过药物分子设计或对先导化合物的化学修饰创制新药等。

药物指用于预防、治疗、诊断人的疾病，有目的地调节人的生理功能并规定有适应证或者功能主治、用法和用量的物质。根据药物来源的不同，一般分为天然药物、化学药物和生物药物。天然药物指动物、植物、矿物等自然界中存在的有药理活性的天然产物；化学药物包括矿物、动物和植物中提取的有效化学成分单体及化学合成药、生物发酵制得的药物；生物药物指运用生物学、医学、生物化学等学科的研究成果，利用生物体、生物组织、细胞、体液等制造的药物。

药物的研究、起源与发展经历了三个阶段：初期发现阶段（discovery）、快速发展阶段（development）和综合设计阶段（design）。

1. 初期发现阶段　最早的药物来源于天然物质，在生命科学落后的年代，人们为了繁衍生息以及从生活经验中得知某些天然物质可以治疗疾病与伤痛，其中有不少流传至今，例如楝实可以驱虫、大黄可以导泻、柳皮可以退热等，正如我国现存最早的药物学专著《神农本草经》所记载的那样。该书分为三卷，载药365种（植物药252种，动物药67种，矿物药46种），分上、中、下三品，成为中药理论的精髓。明朝李时珍撰写的《本草纲目》在药物发展史上有巨大贡献，它

是几千年来祖国药物学的总结,全书共52卷,约190万字,收载药物1892种,插图1160帧,收集药方11000余条,分为16部、60类,是我国传统医学的经典著作,在国际上先后有多种文字的译本流传,对世界自然科学做出了举世公认的卓越贡献。

近代药物化学的发展历程,自19世纪初至20世纪初,药物主要是从动植物体中分离、纯化和鉴定有药用价值的小分子有机化合物,如从罂粟中提取分离具有良好镇痛作用的吗啡,从古柯叶中得到具有麻醉作用的可卡因,从颠茄中提取解痉作用的阿托品,从茶叶中提取具有兴奋作用的咖啡因。随着科学技术的不断发展,特别是煤炭、染料等化学工业的崛起,促进了药物研究的进步。逐步发展到通过药物合成以及从某些天然和合成的有机染料和化工中间体中发现药物,如镇静药水合氯醛、全身麻醉药乙醚、解热镇痛药阿司匹林等,并能通过用化学方法改变天然化合物的化学结构,使之成为更理想的药物,如通过简化可卡因的结构,发展了一类作用相似、结构更简单、化学性质更稳定且不成瘾的局部麻醉药。科学家逐渐认识到药物的化学结构与活性的关系,发现了某些类型药物产生药效的基本结构,提出了药效团(pharmacophore)和受体(receptor)学说等新概念或理论,受体学说解释了许多药物的作用机制,促进了新药研究的发展。在解热镇痛药、镇静催眠药、麻醉药及消毒药等领域均有新发现。

2. 快速发展阶段 20世纪初至20世纪60年代是以合成药物为主的发展时期,是药物发展的加速发展时期。借助有机合成技术与生物学的成果,这一时期合成药物大量涌现,并对内源性活性物质进行了分离、鉴定和活性筛选,酶抑制药应用于临床。

20世纪30年代中期发现百浪多息和磺胺后,合成了一系列磺胺类药物,如磺胺吡啶、磺胺噻唑、磺胺嘧啶、磺胺甲基异噁唑、磺胺甲氧嗪和甲氧苄胺嘧啶。第一个被发现的抗生素青霉素的应用,β-内酰胺类抗生素飞速发展,发现了许多类型的抗生素药物以及半合成抗生素,具有抗菌作用更强、抗菌谱更广等特点,因此又开辟了抗生素类药物崭新领域;1940年Woods和Fildes抗代谢学说的建立,不仅阐明抗菌药物的作用机制,也为寻找新药开拓了新的途径,开始了现代化学治疗的新纪元。科学家对甾类激素药物与甾体激素的构效关系进行了深入研究,合成了雌二醇、黄体酮、地塞米松、氢化可的松等激素类药物,对调整内分泌失调起了重要作用;此外神经系统药物、精神系统药物、心血管系统药物及抗恶性肿瘤药物等化学治疗药物在此阶段也各有突破。

进入20世纪50年代后,随着医学、生物学、有机合成化学的发展,研发的新药不断出现;人们对药物在机体内的作用机制和代谢变化逐步得到阐明,同时对药物代谢过程、身体的调节系统、疾病的病理过程都有了更全面的认识,以便于生理、生化效应和针对病因去寻找新药,改进了单纯从药物的显效基团或基本结构寻找新药的方法;同时提出了一系列的药物研究概念,利用前药(prodrug)、潜效(latentiation)和软药(soft-drug)设计方法可以合成疗效提高且毒副作用降低的新药。

前药即前体药物,指一些在体外活性较小或者无活性的化合物,在体内经过酶的催化或者非酶作用,释放出活性物质,从而发挥其药理作用的化合物,其常常指将活性药物(原药)与某种无毒性化合物以共价键相连接而生成的新化学实体。

软药是容易代谢失活的药物,使药物在完成治疗作用后,按预先设定的代谢途径和可以控制的速率分解、失活并迅速排出体外,从而避免药物的蓄积毒性。

3. 综合设计阶段 20世纪60年代后,药物的设计研究与开发逐渐完善,要求药物的研究和开发建立在科学合理的基础上即合理药物设计。一方面,由于许多药物的发现,使得大部分疾病能够得到治愈或缓解,而那些疑难重症的药物治疗水平相对较低,这类药物的研制难度较大,因而仍按以前的方法与途径研究开发,不仅耗费巨大的人力物力,且成效并不尽如人意;另一方面,1962年发生的反应停(thalidomide)药物事件,是药物发展史上的一个悲剧,警示各国政府必须对新药的安全性加以重视,各国卫生部门相继制定法规,要求新药的安全性试验除进行急性毒性、长期毒性和一般药理试验外,还必须进行致畸(teratogenic)性、致突变(mutagenic)性、致癌(carcinogenic)性和生殖毒性试验,从而增加了研制周期和经费。与此同时,随着物理有机化学、生物化学和分子生物学的发展以及色谱学、质谱、磁共振、X射线衍射技术及计算机科学的进步,药物化学的发展与药物设计方法也进一步得到提高。

20世纪60年代后,药物研究的发展速度加快,合成的新化合物数量增多,促使了构效关系研究发展,并且已由定性构效关系转向定量构效关系方面研究。1964年Hansch用数学方法建立了药物的活性与化合物的结构参数、理化参数之间的方程,可揭示药物的结构模式,并预测设计化合物的生物活性。Hansch和Free-Wilson同时提出的定量构效关系的研究方法,是新药发展史上的新的里程碑,是药物设计由经验设计向合理设计转化的关键阶段。新型喹诺酮类药物的研究与开发是定量构效关系设计新药的成功案例。

定量构效关系(quantitative structure activity relationship,QSAR)是一种借助分子的理化性质参数或结构参数,以数学和统计学手段定量研究药物与生物大分子相互作用,药物在生物体内吸收、分布、代谢、排泄等生理相关性质的方法,建立合理的数学模型,研究构象和药效之间的量变规律,为药物设计、指导先导化合物结构改造提供理论依据。这种方法广泛应用于药物、农药、化学毒剂等生物活性分子的合理设计。

QSAR常见的Hansch方法,所用的参数是由化合物二维结构测得,称为二维定量构效关系(2D-QSAR)。二维定量构效关系中采用活性参数和结构参数(疏水参数、电性参数、立体参数、几何参数、拓扑参数、理化性质参数、纯粹的结构参数等)进行线性回归分析。随着计算机计算能力的提高和众多生物大分子三维结构的准确测定,X线衍射、生物磁共振、数据库、分子图形学的应用,为研究药物与生物大分子三维结构、药效构象以及二者作用模式,探索构效关系提供了理论依据和先进手段。

一系列三维定量构效关系3D-QSAR法包括比较分子力场分析法(comparative molecular field analysis,CoMFA)、比较分子相似性指数分析法(comparative molecular similarity indices analysis,CoMSIA)等的建立,形成了一整套基于配体的药物分子设计方法。但所有这些方法因缺乏靶蛋白的三维结构作设计依据,仍属于化学经验设计范畴,故很快就被基于受体结构的计算机辅助药物设计(computer aided drug design,CADD)技术所取代,使药物设计进入了以计算机辅助药物分子设计为主导的现代药物分子设计时期。如体内微量内源性活性物质花生四烯酸(arachidonic acid,AA)及其代谢产物、肽类和兴奋性氨基酸的活性解析、受体激动药与拮抗药的设计与合成、离子通道激动药与阻断药的发现,将药物设计推上了一个新的阶段。

生命科学研究的突破与信息技术的革命,如基因药理学(pharmacogenomics)揭示了药物代谢酶系的多态性和与此关联的药物作用的个体差异,使临床用药可以更加个性化,并将化学更大程度地与生物学整合,形成化学基因学(chemical genomics);生物信息学(bioinformatics)揭示了生命的起源、遗传、发育和进化的规律,并为人类疾病的诊断、预防和治疗开辟了新的途径,也为新药研究提供了新的靶标,因此为新药发现的第二次革命埋下了伏笔。可以预言,在不久的将来将进入一个药物生物模拟设计的鼎盛时期。

在此期间,我国药物化学发展迅速,尤其是药物生产方面取得了巨大成绩。2015年11月底,全国实有原料药和制剂生产企业5065家,可以生产化学原料药2000余种,建立了完整的药物科研、教学、管理、生产、营销体系,促进了医药工业的发展。

第2节 药物作用靶点

Targets of Drug

1. 酶(enzyme) 指由生物体内活细胞产生的一种生物催化剂,是生命细胞内产生的具有高度专一性和催化效率的蛋白质,又称为生物催化剂,广泛存在于各种细胞中,大多数由蛋白质组成(少数为RNA)。酶能在机体内,高效率地催化各种生物化学反应,促进生物体的新陈代谢。生命活动中的消化、吸收、呼吸、运动和生殖都是酶促反应过程,酶是细胞赖以生存的基础。细胞新陈代谢包括的所有化学反应几乎都是在酶的催化下进行的,人体的细胞就含有几千种酶,它们或是溶解于细胞质中,或是与各种膜结构结合在一起,或是位于细胞内其他结构的特定位置上(是细胞的一种产物),这些酶统称胞内酶。另外,还有一些在细胞内合成后再分泌至胞外的酶——胞外酶。酶催化化学反应的能力叫酶活力(或称酶活性)。酶活力可受多种因素的调节控制,从而使生物体能适应外界条件的变化,维持生命活动。没有酶的参与,新陈代谢只能以极其缓慢的速度进行,生命活动就根本无法维持。例如食物必须在酶的作用下降解成小分子,才能透过肠壁,被组织吸收和利用。在胃里有胃蛋白酶,在肠里有胰分泌的胰蛋白酶、胰凝乳蛋白酶、脂肪酶和淀粉酶等;又如食物的氧化是动物能量的来源,其氧化过程也是在一系列酶的催化下完成的。

酶分为氧化还原酶类(oxidoreductases)、转移酶类(transferases)、水解酶类(hydrolases)、裂合酶类(lyases)、异构酶类(isomerases)、合成酶类(ligases)等。随着对酶的三维结构、活性部位的深入研究,开发了大量具有不同药理作用的酶抑制药。例如通过干扰肾素-血管紧张素-醛固酮系统调节而达到降压作用的血管紧张素转化酶抑制药,具有降压药作用,药物有卡托普利、依那普利、赖诺普利等。酶抑制药药物实例见表1-1。

表1-1 药物酶抑制药实例

酶	抑 制 药	治疗疾病
二氢叶酸还原酶	氨甲蝶呤	恶性肿瘤
胸苷酸合成酶	氟尿嘧啶	恶性肿瘤
血管紧张素转化酶	卡托普利	高血压
环氧化酶	阿司匹林	炎症、疼痛
胆碱酯酶	有机磷	重症肌无力、青光眼、阿尔茨海默病

2. 受体(receptor) 受体是细胞表面或亚细胞组分中的一种分子,可以识别并特异地与有生物活性的化学信号物质结合,从而激活或启动一系列生物化学反应,最后导致该信号物质特定的生物效应,是能与细胞外专一信号分子(配体)结合引起细胞反应的蛋白质。受体分为细胞表面受体和细胞内受体。受体与配体结合即发生分子构象变化,从而引起细胞反应,如介导细胞间信号转导、细胞间黏合、细胞胞吞等细胞过程。受体在药理学上指糖蛋白或脂蛋白构成的生物大分子,存在于细胞膜、胞质或细胞核内。不同的受体有特异的结构和构型,在细胞通信中,受体通常是指位于细胞膜表面或细胞内与信号分子结合的蛋白质。由信号传导细胞送出的信号分子必须被靶细胞接收才能触发靶细胞的应答,接收信息的分子即为受体,信号分子则被称为配体(ligand)。

对受体的深入研究,尤其许多受体亚型的发现,促进了受体激动药和拮抗药的发展,寻找特异性作用某一受体亚型的药物,可提高其选择性和活性。如作用于肾上腺素 α 和 β 受体及其亚型的激动药和阻断药是分别治疗心血管系统疾病的常用药物;组胺 H_1 受体、H_2 受体拮抗药分别能治疗变态反应和胃及十二指肠溃疡;内源性脑啡肽类对阿片受体有激动作用,产生镇痛活性,目前阿片受体有多种亚型(如 δ、ε、γ、η、κ 等)可以用于设计特异性镇痛药。

药物作用于受体的生理变化一般为三个阶段:第一阶段,药物-受体复合物的形成;第二阶段,细胞内信使的形成或离子通道的开放;第三阶段,链反应中的其他成分如蛋白激酶(protein kinase)被激活。

3. 离子通道(ion channel) 离子通道类似于活化酶,存在于机体的各种组织,由细胞产生的特殊蛋白质构成,它们聚集起来并镶嵌在细胞膜上,一般是由若干个亚单位组成的中空环状结构,外表面高度疏水,能与膜中的脂质融合,中间形成水分子占据的孔隙,这些孔隙就是水溶性物质快速进出细胞的通道。离子通道的活性,就是细胞通过离子通道的开放和关闭调节相应物质进出细胞速度的能力,对实现细胞各种功能具有重要意义。两名德国科学家埃尔温·内尔和贝尔特·扎克曼即因发现细胞内离子通道并开创膜片钳技术而获得1991年的诺贝尔生理学或医学奖。

离子通道对实现细胞各种功能具有重要意义,参与调节多种生理功能。20世纪70年代末发现的一系列钙拮抗药(calcium antagonists)是重要的心脑血管疾病治疗药,其中二氢吡啶类药物较多,各具药理特色,如硝苯地平、氨氯地平等。离子通道类型见表1-2。

表1-2 离子通道的主要类型、作用及与通道病变相关的疾病

离子通道	作用	与通道病变相关的疾病
钠离子通道	作用于兴奋细胞动作的起始阶段	周期性瘫痪、肌强直、肌无力、多型性室性心动过速(QT)综合征等
钾离子通道	调节神经递质释放、心率控制、胰岛素分泌、神经细胞分泌、上皮细胞电传导、骨骼肌收缩等	良性家族性新生儿惊厥(BFNC)、阵发性舞蹈症、癫痫等
氯离子通道	分布于兴奋性细胞和非兴奋性细胞即溶酶体、线粒体、内质网等细胞器的质膜等处,具有细胞兴奋性调节、跨上皮物质转运、细胞容积调节和细胞器酸化等作用	先天性肌强直(Thomsen型)、隐性遗传全身肌强直(Becker型)、囊性纤维化病、遗传性肾结石等
钙离子通道	存在于不同的组织细胞中,参与神经、肌肉、分泌、生殖等系统的生理功能	家族性偏瘫型偏头痛、低钾性周期性瘫痪、脊髓性肌病、恶性高热、肌无力综合征、癫痫等

第3节 药物的名称

Names of Drugs

药品的名称是药品标准化、规范化的主要内容之一,也是药品质量标准的重要组成部分。化学药物的名称类型通常有通用名、化学名、商品名三种。

通用名:是一种国际非专利药品名称,简称 INN (International Nonproprietary Names for Pharmaceutical Substances),是世界卫生组织(WHO)给每种药品一个官方的非专利性名称。WHO 在 1953 年公布了第一批国际通用药名,以后陆续公布,INN 是新药开发者在新药申请时向政府主管部门提出的正式名称,不能取得专利及行政保护,是任何该产品的生产者都可以使用的名称,也是文献、教材及资料中以及在药品说明书中标明的有效成分的名称,在复方制剂中只能作为复方组分的使用名称。INN 名称已被世界各国采用,我国药典委员会根据 INN,结合具体情况编写了中国药品通用名称(Chinese Approved Drug Names,CADN)。

INN 命名的主要原则有两条:①药品名称的拼写和发音应清晰明了,全词不宜太长,避免与已经通用的药名混淆;②同属一类药理作用相似的药物,在命名时应适当表明这种关系;避免采用能使患者从解剖学、生理学、病理学、治疗学推测药效的名称。为贯彻上述原则,WHO 制订了一批词干,到目前为止,已公布的常用词干已有百余种,如"Cef-"为头孢菌素类抗生素的词干,译作头孢;"-tidine"为 H_2 受体阻断药的词干,译作替丁;"-methasone"为皮质激素类药物的词干,译作米松。

我国药品名称要严格遵循《药品管理法》规定的应当"明确、简短、科学,不准用代号及容易混同或夸大疗效的名称"的总原则。同类药物应尽量采用已确定的词干命名,使之体现系统性,避免采用可能给患者以暗示的有关药理学、治疗学或病理学的药品名称。外文名尽量采用 WHO 编订的国际非专利药名,以便国际交流;中文名应尽量与外文名相对应,一般以音对应为主。

化学名:是根据药物的化学结构式进行的命名,其英文化学名是国际的通用名称。命名方法以药物一个母核为基本结构,然后连上取代基或官能团的位置和名称,并按照规定顺序注明取代基或官能团的序号,对于手性化合物规定其立体构型或几何构型。化学名称的命名可参考国际纯粹和应用化学联合会公布的有机化学命名法和中国化学会公布的有机化学命名原则。由于美国化学文摘在世界范围广为应用,现已经作为药物化学命名的基本依据。药物英文名所采用的系统命名是以美国化学文摘为依据的。

例如:盐酸利多卡因

Lidocaine Hydrochloride

化学名为 N-(2,6-二甲苯基)-2-(二乙氨基)乙酰胺盐酸盐一水合物 (2-(diethylamino)-N-(2,6-dimethylphenyl)acetamide hydrochloride monohydrate)。

商品名：指经国家食品药品监督管理部门批准的特定企业使用的商品名称。为加强药品监督管理，维护公共健康利益，国家规范了药品名称有关事宜。药品商品名称应当符合《药品商品名称命名原则》的规定，不得有夸大宣传、暗示疗效作用，并得到国家食品药品监督管理总局批准后方可使用。除新的化学结构、新的活性成分的药物，以及持有化合物专利的药品外，其他品种一律不得使用商品名称。药物商品名是药品生产企业为了树立自己的品牌，往往给自己的产品注册不同的商品名以示区别，因此同一个药品可以有多个不同的商品名，如苯磺酸左旋氨氯地平(通用名)是钙拮抗药，有不同药厂生产，其商品名分别为弘明远、施慧达等。药物商品名是每个国家都认可的上市药物名称，药品通用名称不得作为药品商标名使用。

第4节 药物纯度和质量标准
Purity and Quality Standards of Drug

药物是对疾病预防、治疗作用的化学物质，其质量的优劣和人们的身体健康有着密切关系。药物的纯度是指药物的纯净程度，体现了药物中杂质限度，也称为药用纯度或药用规格。在药物的研究、生产、供应和临床使用等方面，必须保证药物的纯度，才能保证药物的有效和安全。通常可从药物的结构、外观性状、理化常数、杂质检查和含量测定等方面作为一个有联系的整体来表明和评定药物的纯度，所以在药物的质量标准中就规定了药物的纯度要求。药物的纯度要求与化学品及试剂的纯度要求不同，药物的纯度必须以保证药物疗效和不危害机体健康为前提；而化学品的纯度，通常只考虑杂质的存在可能影响其使用范围和使用目的，而不考虑这些杂质对机体健康的作用，其杂质限量只是从可能引起的化学变化上的影响来规定。一般情况下化学品的纯度不能与临床用药的纯度互相代替。

药物的杂质是指无治疗作用，影响药物稳定性和疗效，对人体健康有害的物质。药物中含有杂质是影响纯度的主要因素，如药物中含有超过限量的杂质，就有可能使理化常数变动，外观性状产生变异，并影响药物的稳定性；杂质增多也使含量明显偏低或活性降低，毒副作用显著增加。因此，药物的杂质检查是控制药物纯度的一个非常重要的方面，所以药物的杂质检查也可称为纯度检查。

药物中杂质分为两类：一是一般性杂质，二是特殊性杂质。一般性杂质是在自然界中分布广泛，是在大多数药物的生产及贮存过程中容易引入的杂质，如酸、碱、水分、氯化物、硫酸盐、重金属、铁盐等。特殊性杂质，是药物在生产及贮存过程中由药物本身的性质和生产过程引入的杂质，具有特殊性，只存在于个别的药物之中。如乙酰水杨酸在生产及贮存过程中引入或分解产生的水杨酸，就是乙酰水杨酸中的特殊性杂质。

药物杂质的来源，一是由生产过程中引入；二是在贮藏过程中受外界条件的影响，引起药物理化性质发生变化而产生。

药物生产过程中引入杂质包括：反应不完全残留原料、反应中间体、副产物、试剂、溶剂、催化剂、同分异构及同质异晶现象、器皿、装置和管道等。随着分离检测技术的提高，通过对药物纯度的考察，能进一步发现药物中存在的某些杂质对疗效的影响或其具有的毒副作用。随着生产原料的改变及生产方法与工艺的改进，对于药物中杂质检查项目或限量要求也就有相应的改变或提高。

药物贮藏过程中引入杂质包括：保管不当，贮藏时间过长以及受温度、湿度、日光、空气等外界条件影响下,或因微生物的作用,引起药物发生水解、氧化、分解、异构化、晶型转变、聚合、潮解和发霉等变化,使药物中产生有关的杂质,不仅使药物的外观性状发生改变,更重要的是影响药物的质量,甚至导致药物失去疗效或对人体产生毒性。

药物杂质的存在可能产生不良反应和毒性,并且影响药物的疗效,因而质量好的药物应该是达到一定纯度且杂质的含量越少越好,但是在实际生产中考虑到完全除去杂质是否必要以及杂质存在对机体健康的影响程度,除去杂质必然增加生产成本、降低产量。一般情况下,在不影响药物疗效和人体健康的前提下,国家标准允许药物中存在一定限量的杂质。

我国药典规定了各种杂质检查项目,系指该药物在按既定工艺进行生产和正常贮藏过程中可能含有或产生并需要控制的杂质。凡药典未规定检查的杂质,一般不需要检查。药典中规定的杂质检查均为限量(或限度)检查(limit test)。杂质限量是指药物中所含杂质的最大容许量,通常用百分之几或百万分之几来表示。对危害人体健康、影响药物稳定性的杂质,必须严格控制其限量。

药品是一种特殊的商品,其质量必须符合国家法定标准,药物质量的优劣直接影响人民的身体健康和生命安全。为了保证药物安全、有效,就需要一个统一的药品质量标准,《中华人民共和国药典》(简称《中国药典》)和《药品标准》为我国的国家药品标准,由国家药典委员会制定,国家食品药品监督管理总局颁布,是法定的强制性标准。药品质量标准是国家对药品质量、规格及检验方法所做的技术规定,是药品生产、供应、使用、检验和药政管理部门共同遵循的法定依据。

《中华人民共和国药典》自新中国成立以后,已经颁布了10版,分别是1953年版、1963年版、1977年版、1985年版、1990年版、1995年版、2000年版、2005年版、2010年版及2015年版,现在执行的是2015年版。未被列入《中华人民共和国药典》的药品,其质量必须达到国家食品药品监督管理总局《药品标准》的要求。

我国药典对药物的质量作了具体的规定,质量标准一般包括药品名称(通用名、汉语拼音名、英文名)、化学结构式、分子式、相对分子质量、化学名、含量限度、性状、理化性质、鉴别、纯度检查、含量测定、作用类别、贮藏、制剂和有效期等项内容,以保证药品使用的安全、合理、有效。

学习小结

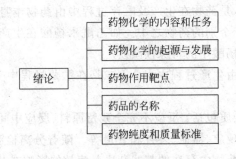

(许 军)

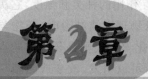

第2章 药物特征与活性关系

Relationship between Drug Characteristics and Activity

学习目标

- 掌握药物构效关系的基本概念、药物特征官能团与药效的关系。
- 熟悉药物的理化性质对活性的影响、药物与受体的相互作用。
- 了解药物的立体结构对药效的影响。

第1节 基本概念

Basic Concept

1. 构效关系 药物的化学结构与其生理活性之间的关系,简称药物的构效关系(structure-activity relationships,SAR),是药物化学学科研究的中心内容。研究药物的构效关系有助于揭示药物的化学结构与其生理活性间关系的规律,便于进行合理的药物设计,以提高新药发明与发现的成功率。绝大部分的药物具有结构特异性,它们与体内特定的靶点(受体、酶、离子通道及核酸等)形成稳定的复合物,而这些作用力是通过理化性质(电性、疏水性、范德华力等)来实现。因此,化学结构和理化性质是研究药物构效关系的两个重要方面。药物构效关系研究的发展与生物学、物理化学、数学、量子化学、分子力学、波谱学和计算机科学等相关学科的进一步发展密不可分。

2. 药效团 药物与受体结合及产生药效的重要的官能团及其空间相对的位置称为药效团(pharmacophore)。这些药效特征元素可以认为是配体与受体发生相互作用时的活性部位,它们可以是某些具体的原子或原子团,如O、S、N、氨基等,也可以是某些特定的化学功能结构,如氢键的供体或受体、疏水团、正电荷中心等。

3. 药物产生药效的因素 药物产生药效需要特定的条件,主要体现为以下两个方面:

(1) 药物达到作用部位的有效浓度:也称药物的动力学时相,药物必须首先通过生物膜转运,而其通过的能力由它的理化性质及其特定的分子结构决定,该因素与药物的吸收、分布及排泄等密切相关。而转运过程又受药物理化性质的影响。如口服抗疟药后,药物先通过胃肠道黏膜吸收进入血液,再透过红细胞膜,最后还要穿过疟原虫的细胞膜,才能到达作用部位,起抑制或杀灭作用。

(2) 药物与作用部位及受体产生的相互作用:也称为药物的药效学时相,它依赖于药物本身特定化学结构所提供的空间特征和与靶点分子产生的相互作用的种类和强度,它决定着药效的高低。药物与靶点的结合方式有物理方式或化学方式,以物理方式结合时,药物与靶点以离子键、氢键、范德华力和疏水键等可逆结合,形成复合物;而化学方式则是药物与靶点通过共价键不可逆结合形成复合物。药物与靶点结合形成复合物后,可以引发、改变或阻断一系列相互依赖的生理或生化变化,达到治疗目的。

第 2 节 药物的理化性质对活性的影响
Effect of Properties on Pharmacologic Activity

水是生物体系的基本物质,因此药物要转运扩散至血液或体液,首先需要药物有一定的水溶性,另外由于药物的传输需要通过脂质的生物膜,因此还要求药物具有适当的脂溶性。完全不溶于水或极易溶于水而不溶于脂相的化合物是不能被吸收的。

固体药物口服后需要在胃中经过崩解及溶出等过程形成水溶液,然后通过生物膜进入血浆中,这个过程与药物的药代动力学性质(吸收、分布、代谢、排泄)密切相关,而药代动力学性质由药物的理化性质决定。下面重点讨论药物的脂水分配系数、解离度及酸碱性对药物活性的影响。

1. 脂水分配系数 药物的溶解度用脂水分配系数 P 表示。P 是化合物在有机相和水相中分配达到平衡时的摩尔浓度 C_o 与 C_w 之比,即

$$P = C_o/C_w$$

P 的大小反映了药物的脂溶性与水溶性间的相对大小,实际常用 $\lg P$ 表示。

药物官能团的改变,可以改变药物的脂溶性。当药物分子引入烷基、卤素、芳环、脂环及碳链时,脂溶性提高,P 增大;当引入羟基、羧基、磺酸基和巯基等时,脂溶性降低,水溶性增大,P 减小。

不同药物对亲脂性要求不同,中枢神经类药物,由于需要透过血脑屏障,P 要适当大些。但若 $\lg P$ 过大,由于药物在人体组织中的脂相和水相间转运困难,反而不能产生理想的药效。

2. 解离度及酸碱性 人体体重的 70%~75% 是由水组成的,而有机药物多为弱酸或弱碱性物质,在体液中会发生部分解离,因此药物在体液中以离子型和分子型两种形式存在,其解离度由 pK_a 和环境的 pH 决定。通常药物以离子型发挥作用,但由于离子型药物存在水合作用,使其不易通过生物膜,因此药物要有适宜的解离度。

根据化学平衡原理,弱酸性和弱碱性药物在解离过程中,离子和未解离的分子比例按下列公式计算:

$$弱酸类:pK_a = pH + \lg\frac{[RCOOH]}{[RCOO^-]}$$

$$弱碱类:pK_a = pH + \lg\frac{[RNH_3^+]}{[RNH_2]}$$

药物的解离度增大,离子型浓度增高,而分子型浓度降低,药物在亲脂性组织中吸收下降;当解离度降低,离子型浓度下降,此时不利于药物的转运。通常药物只有合适的解离度,才能具有较好的生物活性。不同药物有不同的适宜解离度,如弱酸性药物阿司匹林($pK_a = 3.5$),在胃液(pH=1)中 99% 不解离,易于吸收;而弱碱性药物咖啡因($pK_a = 8$),在肠道(pH=7~8)中 100% 不解离,易于吸收。更典型的例子为催眠药巴比妥类药物,由于 5 位取代基不同,使其

pK_a 有差别,在体内的解离度不同,透过血脑屏障的速度和浓度也不同,因而在镇静、催眠作用的强弱及显效快慢上表现出明显的差别。

第3节 药物的特征官能团与药效的关系
Relationship between Functional Groups and Efficacy

药物各功能基团(functional groups)可使整个分子结构与理化性质发生变化,从而影响药物与受体的结合及药物在体内的吸收和转运,最终影响药物的药效。一般来说,化合物的反应活性越强,在体内可以与多种靶点相结合而表现多种的生理作用,同时毒副作用也越强。

1. 烷基(—R) 烷基为给电子的疏水性基团,在药物分子中引入烷基,不仅增强药物与受体的疏水结合,还可降低药物分子的解离度,增强药物对代谢的稳定性(R体积大时),如作用于中枢神经系统药物,为了增加药物亲脂性或延长作用时间,可以引入苯基或烷基。

2. 卤素(—X) 影响药物的电荷分布,增强与受体的电性结合作用。苯环上引入卤素,能增强脂溶性,每增加一个卤素原子,P 增加 4~20 倍。如氟奋乃静由于 2 位的 CF_3 的吸电子作用比 Cl 原子强,其安定作用比奋乃静强 4~5 倍。

3. 羟基(—OH) 羟基为亲水性基团,在药物分子中引入羟基可以增强水溶性,改变生物活性,使活性和毒性均下降。羟基酯化后可用做前药,当为苯酚时活性和毒性均增大。

巯基(—SH):比羟基脂溶性高,易于吸收,有亲核性,与重金属螯合成硫醇盐,可做解毒药,如二巯基丙醇(dimercaprol)。

磺酸基(—SO_3H):磺酸基为强酸性基团,在人体内条件下可完全解离,因此含磺酸基的化合物在人体内不易吸收转运,仅有自身时无药理活性,但能增加其亲水性。

羧基(—COOH):与磺酸基类似,解离度及水溶性比其小,成盐后可增加药物的水溶性。羧基可与受体氨基结合,提高药物的生物活性,成酯后的药物脂溶性增强,生物活性较强,同时可利用其制备前药。

4. 酰胺(—$CONH_2$) 存在于机体的蛋白质和多肽中,易与生物大分子形成氢键,增强与受体的结合作用。

5. 氨基(—NH_2) 氨基属碱性基团,在体内条件下可解离为正离子,易与受体蛋白质的羧基结合,其氮原子又可形成氢键,表现出多种生物活性,其活性及毒性的顺序为伯胺＞仲胺＞叔胺。季铵类化合物水溶性大,不易透过生物膜和血脑屏障,无中枢作用,口服吸收不好。

6. 醚键(R—O—R) 具有亲水及亲脂性,使药物易于通过生物膜,有利于药物的运转。醚键中氧原子的未共享电子对易与水形成氢键,故醚键的脂溶性小于烃键。

第4节 药物的立体结构对药效的影响
Effects of Stereochemical Structure on Efficacy

人体组织、生物膜上的蛋白质以及酶等的蛋白结构对配体药物都有立体选择性,这就使得不同的药物立体结构可产生不同的药效。药物与靶点结合形成复合物,在立体结构上与靶点的互补性越大,其特异性越高,生物活性越强。因此,药物结构中官能团间距离、几何异构、光学异构(手性)、构象异构等因素均能影响药物与靶点的互补性,从而影响药物与靶点的结合。

1. 官能团间的距离 药物分子中官能团间的距离,可影响药物与受体之间的互补性。当这些距离发生改变时,常常导致药物的活性发生改变。在对雌激素构效关系研究时发现雌二醇两个氧原子间的距离与药理活性密切相关。己烯雌酚是人工合成的非甾体雌激素,它的反式异构体两个氧原子间的距离与雌二醇相似,均为 1.45nm,具有雌激素活性,而顺式异构体的两个氧原子间的距离为 0.72nm,药理活性很低。

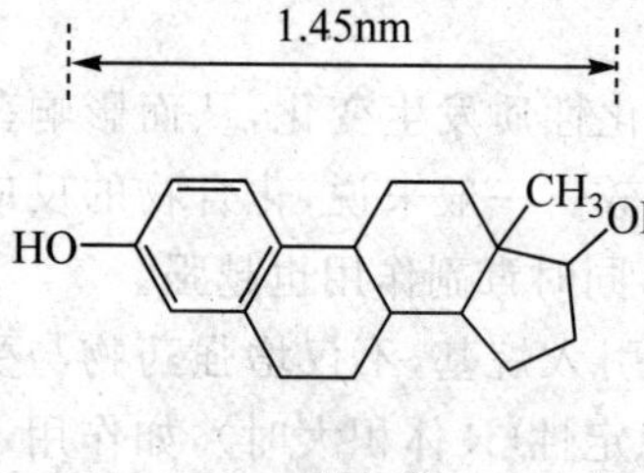

雌二醇 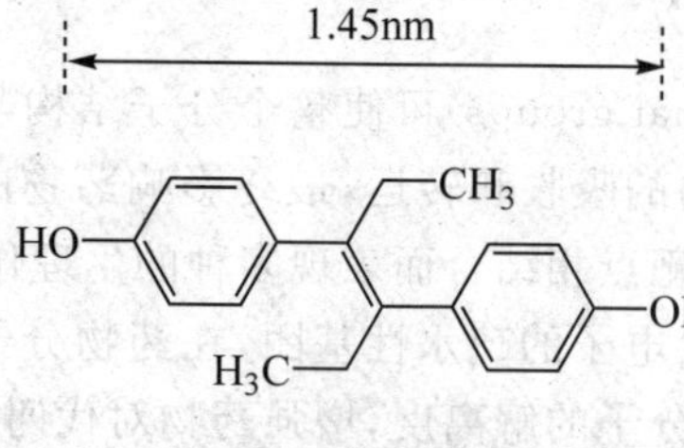　　　　　　　　反式己烯雌酚 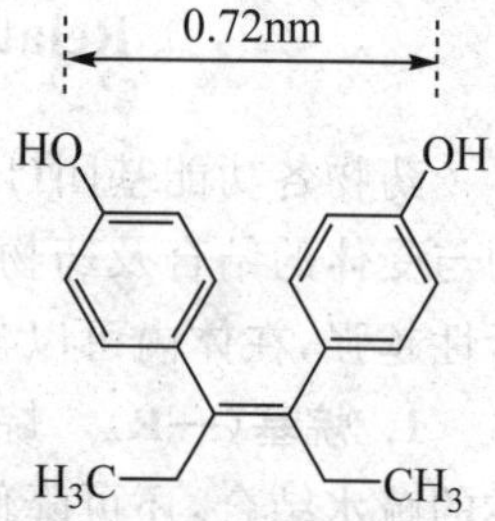　　　　　　　顺式己烯雌酚

2. 几何异构　几何异构体是由双键或环等刚性或半刚性系统导致药物分子内旋转受到限制而产生的,它们的理化性质和生理活性都有较大的差异。如抗肿瘤药物顺铂,只有顺式结构有效,反式无效。

3. 光学异构　光学异构分子中存在手性中心,两个对映体互为实物和镜像,除旋光性不同外,其他物理性质和化学性质相同。但其生理活性则有不同的情况,如 D-($-$)-异丙基肾上腺素作为支气管舒张剂,其活性比 L-($+$)-异构体强 800 倍;D-($-$)-肾上腺素的血管收缩作用比 L-($+$)-异构体强 12~20 倍;抗坏血酸的 L-($+$)-异构体的活性为 D-($-$)-异构体的 20 倍。

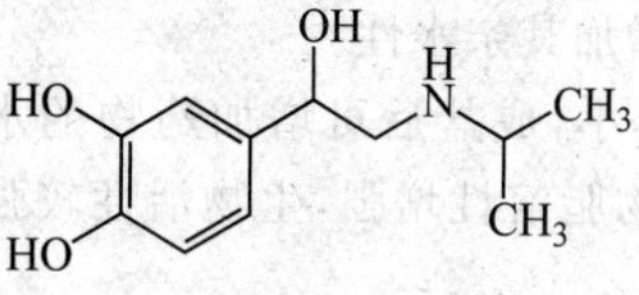

异丙基肾上腺素 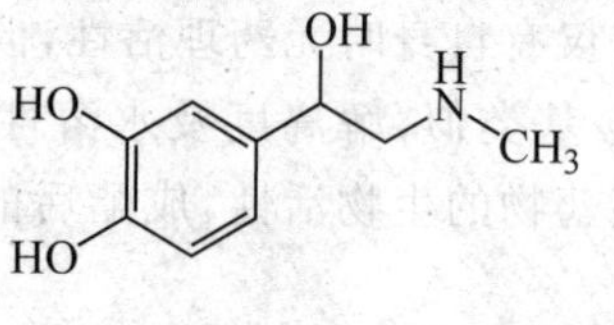　　　　　肾上腺素 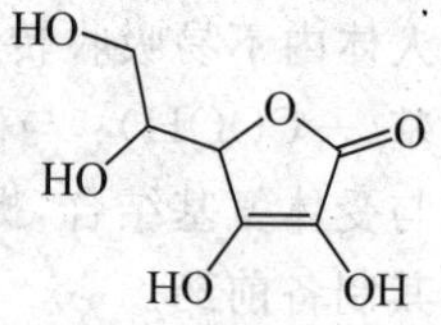　　　　　抗坏血酸

有的光学异构体可显示出不同类型的生物活性。如丙氧芬(propoxyphene)右旋体的镇痛作用十分明显,其强度为左旋体的 6 倍,而左旋体却具有较强的镇咳作用。又如抗精神病药扎考必利(zacopride)通过作用于 5-HT$_3$ 受体而起效的,其中(R)-异构体为 5-HT$_3$ 受体拮抗药,(S)-异构体为 5-HT$_3$ 受体激动药。

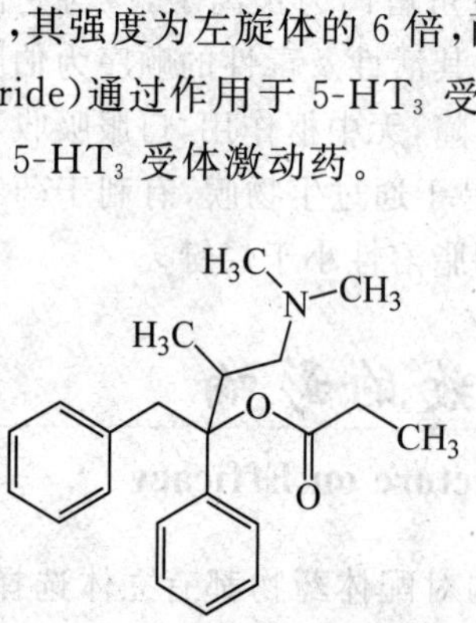

丙氧芬 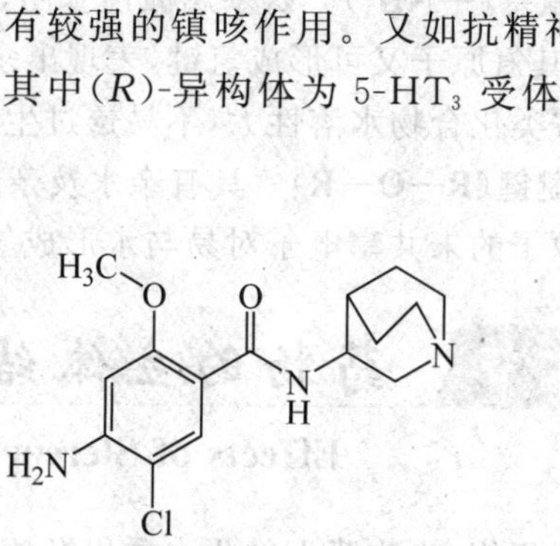　　　　　　　　扎考必利

但也有相当数量的光学异构体表现出相同的药理活性,如(S)和(R)-氯喹(chloroquine)具有相同的抗疟活性,又如抗真菌药硫康唑(sulconazole)、抗组胺药异丙嗪(promethazine)等。

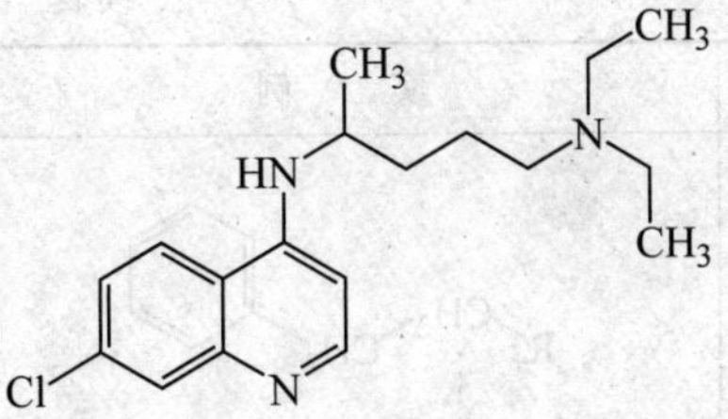

氯喹 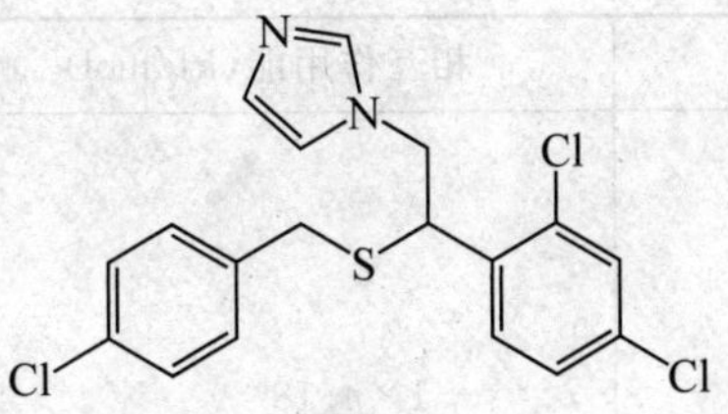　　　　　　　　　　硫康唑 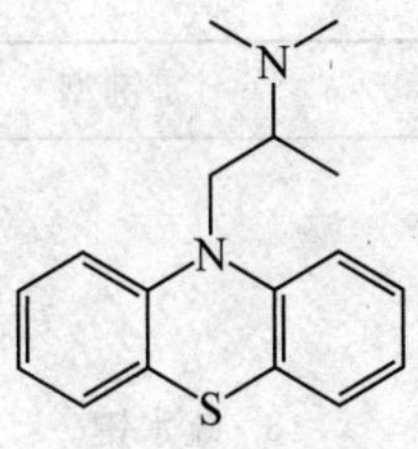　　　　　　　　　异丙嗪

4. 构象异构　由分子中碳碳单键的旋转或扭曲而引起分子内各原子或原子团在空间的不同排列形式产生构象异构。这些柔性分子可以产生无数构象异构体,并处于动态平衡状态。生物体内的受体和酶的作用部位有高度立体专一性,药物与受体相互作用时,必须考虑药物分子的构象。只有能为受体识别并与其结构互补的构象,才能产生特定的药理活性。

第5节　药物与靶点相互作用
Actions between Drug and Their Targets

1. 药物与靶点相互作用　药物与受体结合方式包括静电作用、氢键作用、范德华引力、电荷转移复合物等。其作用程度有可逆与不可逆两种,在大多数情况下,药物与靶点作用是可逆的;以共价键结合时则不可逆,药效持久,如抗菌药。不同类型作用力及作用能见表2-1。

表2-1　不同类型作用力及作用能

键型	相互作用能(kJ/mol)	实　例
1. 共价键	$-(40\sim100)\times 4.18$	—
2. 加强的离子键	-10×4.18	$H_3N^+-H\cdots\cdots O^-\text{-}C\text{-}R$
3. 离子键	-5×4.18	$R_4N^+\cdots\cdots I^-$
4. 离子-偶极	$-(1\sim 7)\times 4.18$	$R_4N^+\cdots\cdots :NR_3$
5. 偶极-偶极	$-(1\sim 7)\times 4.18$	$O=C\cdots\cdots :NR_3$
6. 氢键	$-(1\sim 7)\times 4.18$	$=O\cdots\cdots HO-$
7. 电荷转移	$-(1\sim 7)\times 4.18$	$>C=C<\cdots\cdots HO-$

续表

键型	相互作用能(kJ/mol)	实 例
8. 疏水键	-1×4.18	R-CH₂-CH₂-[苯环] ┊┊ R-CH₂-[苯环]
9. 范德华力	$-(0.5\sim 1)\times 4.18$	$\rangle C\cdots C\langle$

药物与靶点的可逆结合主要有以下几种键合方式：

共价键(covalent bond)：共价键的结合力属于不可逆的结合力，其形成后，复合物相当稳定，需外加很高的能量或用一种与药物能够形成更加稳定的化合物才能使受体(或酶)复原。

氢键(hydrogen bond)：药物分子中具有孤对电子的 O、N、S、F、Cl 等原子与 C、N、O、F 等共价结合的 H 形成氢键较弱。氢键的键能约为共价键的 1/10，对理化性质和与靶点相互间的结合的影响较大。药物与水形成氢键，药物的水溶性增强；药物分子内或分子间形成氢键，可增强在非极性溶剂中的溶解度。

疏水键 (water-repellence bond)：水分子与药物非极性分子结构的外周进行有秩序的排列，药物亲脂部分与靶点亲脂部分相互接近，稳定了两个非极性部分的结合，称为疏水键。在机体内部，这种结合对药物的非极性部分与靶点的结合起重要作用，并加强范德华力。

电荷转移复合物(charge transfer complex)：分子间通过电荷转移而形成的稳定化合物。它可增强药物的稳定性、溶解度，并有利于药物与靶点的结合。

金属离子配合物(metal ion complex)：电荷密度低的金属离子与电荷密度高的配体形成的配合物。金属离子可与多个配体形成环状(四、五、六元环)螯合物，如抗肿瘤药物中铂的配合物。

药物与靶点结合时，根据药物的结构不同，往往存在多种键合方式。多数情况同时存在几种键合形式结合，并形成可逆性复合物。以神经递质乙酰胆碱与乙酰胆碱酯酶的键合为例。在氧和靶点的羟基间有氢键，季铵离子与靶点解离的羧基为离子键，亚乙基与酶间有疏水键，乙酰基上的甲基、氮上的两个甲基与酶之间有范德华力(图 2-1)。

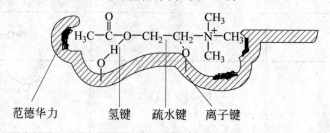

图 2-1 乙酰胆碱与乙酰胆碱酯酶的结合

某些药物与靶点以共价键结合时为不可逆结合。许多抗感染药物是与微生物的酶以共价键结合,产生不可逆的抑制作用,从而发挥其高效和持续的治疗作用。如青霉素的抗菌作用就是由于它能和细菌细胞壁生物合成的转肽酶生成共价键。该药物一旦定位于转肽酶的基质结合部位,此酶就能打开青霉素 β-内酰胺环上有高度反应活性的内酰胺环而使转肽酶失活(图 2-2)。

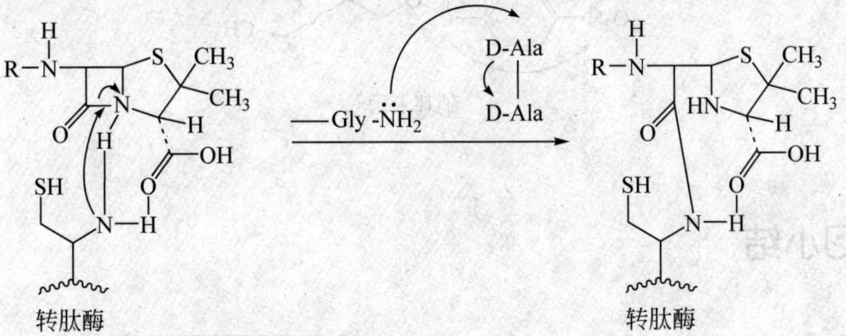

图 2-2 青霉素酰化作用示意图

某些具有亲电基的药物,如抗肿瘤药中的生物烷化剂能与 DNA 形成共价键结合而发挥作用(图 2-3)。

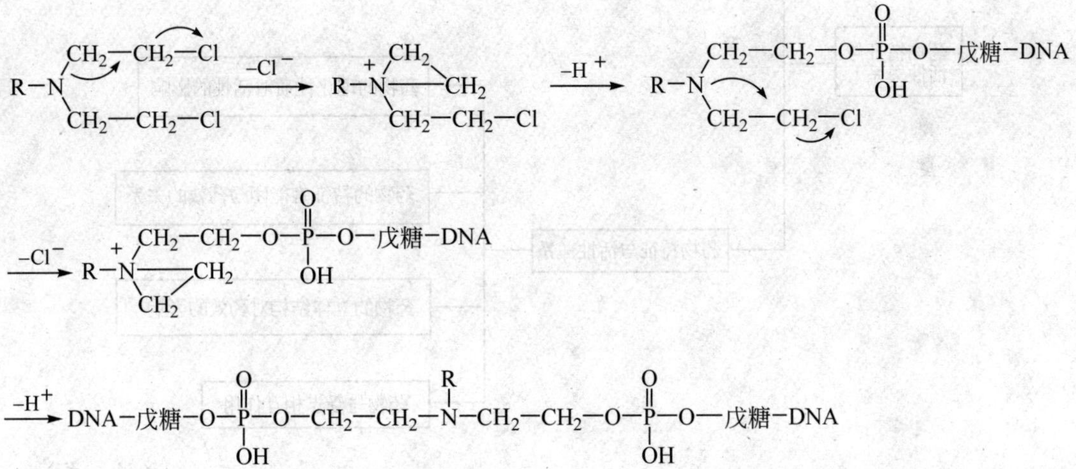

图 2-3 烷化剂和 DNA 双螺旋碱基间的共价键结合

2. 药物的电荷分布 药物分子中电荷分布是不均一的,如电荷分布正好与靶点的分布相适应,则使药物与受体形成复合物而产生活性。

如局部麻醉药普鲁卡因是通过羧基的偶极与受体通过偶极作用力结合,普鲁卡因结构中的对位氨基取代基,氨基的给电子效应可增强药物分子的偶极,因此与受体间的偶极作用力增强,使活性增强并延长了作用时间。而硝基卡因则因硝基的吸电子效应降低药物分子的偶极,也由此减弱了与受体间的偶极作用力,因此硝基卡因没有麻醉活性。

普鲁卡因

硝基卡因

学习小结

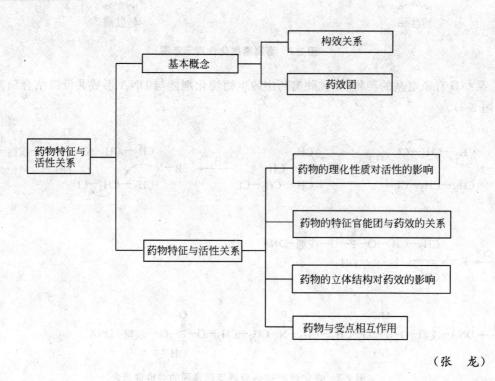

（张 龙）

第3章

麻 醉 药

Anesthetics

学习目标

- 掌握麻醉药的分类,掌握氟烷、盐酸氯胺酮、盐酸普鲁卡因药物的结构、理化性质和临床用途。
- 熟悉药物恩氟烷、盐酸利多卡因、盐酸达克罗宁的结构、理化性质和临床用途。
- 了解局麻药的构效关系、盐酸普鲁卡因的合成路线。

麻醉药指能使患者整个机体或机体局部暂时、可逆性失去知觉及痛觉的药物。根据其作用范围可分为全身麻醉药(general anesthetics)和局部麻醉药(local anesthetics)两大类。前者作用于中枢神经系统,由浅入深可逆性抑制,可引起患者所有的意识、感觉尤其是痛觉消失和骨骼肌松弛,反射运动消失。后者则作用于神经末梢或神经干周围,对神经的膜电位起稳定作用或降低膜对钠离子的通透性,可逆性阻断感觉神经冲动的产生和传导,使局部痛觉暂时消失。

第1节 全身麻醉药

General Anesthetics

全身麻醉药(简称全麻药)按给药途径不同,可分为吸入麻醉药(inhalation anesthetics)和静脉麻醉药(intravenous anesthetics)两类。吸入麻醉药也称挥发性麻醉药(volatile anesthetics);静脉麻醉药是经静脉给药而产生全麻作用的药物。

全身麻醉药的药理作用机制至今尚未完全阐明,目前普遍认为多数静脉麻醉药通过作用于GABA受体或与门控离子通道(ligand-gated ion channels)相互作用。吸入性麻醉药经肺泡动脉入血,而到达脑组织,阻断其突触传递功能,引起全身麻醉,其作用机制的学说很多,尚未趋统一。但脂溶性学说,至今仍是各种学说的基础。有力的依据是化学结构各异的吸入性麻醉药的作用与其脂溶性之间有鲜明的相关性,即脂溶性越高,麻醉作用越强。吸入性麻醉药溶入细胞膜的脂质层,使脂质分子排列紊乱,膜蛋白质及钠、钾通道发生构象和功能上的改变,抑制神经细胞除极化,进而广泛抑制神经冲动的传递,导致全身麻醉。吸入麻醉药氟烷则有多种分子靶;氧化亚氮(nitrous oxide,笑气)和盐酸氯胺酮则是通过抑制 N-甲基-D-天冬氨酸(N-methyl-D-aspartate,NMDA)受体复合物而起效。

理想的全麻药还具有诱导期短、停药后恢复快、麻醉深度易于控制、无局部刺激等不良反应,安全范围大的特点。具体应具备以下条件:①性质稳定,不易燃烧,储存、运输、使用方便;②安全,对肝、肾、心、肺等毒性低;③起效快,停药后清除迅速;④麻醉的深度和时间易于控制;

⑤体内代谢率低、代谢物无毒。但目前临床上使用的麻醉药还不能完全满足上述要求,因而需要医药研究者进一步努力,开发更为安全、理想的全身麻醉药。

一、吸入性麻醉药

吸入性麻醉药是一类脂溶性较大、化学性质不活泼的气体或相对分子质量小、沸点低、易挥发的液体。吸入性麻醉药对中枢神经系统各部位的抑制作用有先后顺序,先抑制大脑皮质,最后是延髓。麻醉逐渐加深时,依次出现各种神经功能受抑制的症状。

全麻药属于结构非特异性药物,开始应用于外科手术的全身吸入麻醉药主要有氧化亚氮(nitrous oxide)、麻醉乙醚(anesthetic ether)、三氯甲烷(chloroform)。氧化亚氮具有良好的镇痛作用及毒性低等优点,但麻醉作用较弱,易致缺氧,临床常与其他全麻药配合使用,可减少其他麻醉药的用量;麻醉乙醚具有麻醉期清楚、易于控制、良好的镇痛作用及肌肉松弛作用等优点,也存在易燃、易爆、气味难闻以及呼吸道刺激致使分泌物增加等缺点,现已少用;三氯甲烷因毒性大,已被淘汰。20世纪出现了氟代烃或氟代醚类吸入麻醉药,在烃类或醚类结构中引入氟原子后,可降低易燃性,增加麻醉作用,如氟烷(halothane)、恩氟烷(enflurane,安氟醚)、异氟烷(isoflurane,异氟醚)、七氟烷(sevoflurane)等已成为临床上常用的吸入麻醉药物,取代了毒性较大的三氯甲烷、乙醚。氟代烃或氟代醚类吸入麻醉药的毒性虽远比三氯甲烷小,但仍有一定的肝毒性(表 3-1)。

表 3-1 常见氟烷类吸入性麻醉药

分类	药物名称	化学结构	作用特点
氟烷类	氟烷 halothane	(F,F,F)C-C(Br,H,Cl)	麻醉作用比乙醚强而快,苏醒快、不易燃、不易爆、刺激性小,用于全身麻醉和诱导麻醉,对肝有一定损害
氟代醚类	恩氟烷 enflurane	HF₂C-O-CF₂-CHFCl	新型高效全麻药,麻醉诱导期平稳快速,麻醉深度易于控制,对心血管系统抑制作用弱,肌松作用好,用于复合全身麻醉
	异氟烷 isoflurane	F₃C-CHCl-O-CHF₂	为恩氟烷同分异构体,作用与恩氟烷相似。但在麻醉诱导期对呼吸道刺激性较大
	七氟烷 sevoflurane	(F₃C)₂CH-OCH₂F	麻醉作用强,无呼吸道刺激性,麻醉诱导期短、平稳、舒适,麻醉深度易于控制,患者苏醒快,对心肺功能影响小。用于儿童及成人诱导麻醉和维持麻醉

氟烷(Halothane)

$$\underset{\underset{F}{\overset{F}{|}}}{F}-\underset{\underset{Cl}{\overset{Br}{|}}}{C}-H$$

化学名为 1,1,1-三氟-2-氯-2-溴乙烷。(1,1,1-trifluro-2-chloro-2-bromoethane)。

本品为无色、易流动的重质液体,有类似三氯甲烷的香气,味甜;能与乙醇、三氯甲烷、乙醚或挥发油类任意混合,在水中微溶;相对密度为 1.871~1.875。

本品为含氟有机物,呈有机氟化物的一般鉴别反应;经氧瓶燃烧法破坏后以稀氢氧化钠吸收,氟离子可与茜素氟蓝试液和硝酸亚铈试液反应显蓝紫色。

本品化学性质不太稳定,遇光、热和湿空气缓缓分解,氧化生成氯化氢、溴化氢及光气,需添加抗氧剂麝香草酚,避光保存。

本品为临床应用最早的含氟吸入麻醉药,麻醉诱导期平稳而较快,停药后 1 小时患者可苏醒,不易燃、不易爆、刺激性小,但镇痛和肌松作用较弱。主要用于全身麻醉和诱导麻醉,对肝有一定损害。

恩氟烷(Enflurane)

化学名为 2-氯-1-(二氟甲氧基)-1,1,2-三氟乙烷(2-chloro-1-(difluoromethoxy)-1,1,2-trifluoroethane),又名安氟醚。

本品为无色易挥发液体,具有特殊的臭气。相对密度为 1.523~1.530;不易燃,不易爆;馏程为 55.5~57.5℃。性质稳定,遇强碱、钠石灰均不分解,对铝、铜、铁无腐蚀作用,但应避光密封,40℃以下保存。

本品为含氟化合物,经有机破坏后可显氟离子的特征反应,用于鉴别。

本品有一手性中心,具有旋光性,左旋体的麻醉作用约为右旋体的 2 倍,药用消旋体。

本品大部分在肺中以气体形式排出,约 10% 在肝内代谢,产物主要为无机氟化物和氟代羧酸。本品对中枢神经具刺激作用,肝毒性较氟烷轻。

恩氟烷的麻醉作用较强,起效快,肌肉松弛作用良好,无黏膜刺激作用,毒副作用较小,一般用于全身复合麻醉,是目前国内应用较为广泛吸入麻醉药之一。

二、静脉麻醉药

静脉麻醉药又称非吸入性全身麻醉药(non-inhalation anaesthetics),这类药物通常是水溶性的化合物,大部分为盐类。

静脉麻醉药通过缓慢静脉注射或静脉滴注产生麻醉作用,具有无须诱导期,迅速进入麻醉状态,麻醉作用迅速,对呼吸道无刺激、不良反应少,方便易行的优点,目前在临床上占有重要地位,但不易掌握麻醉深度。

此类药物无结构特异性,常用药物有盐酸氯胺酮、丙泊酚、硫喷妥钠、依托咪酯、咪达唑仑和 γ-羟基丁酸钠(表 3-2)。

表 3-2 常用静脉麻醉药

药物名称	化学结构	作用特点
盐酸氯胺酮 ketamine hydrochloride		麻醉起效快,镇痛力强,维持时间短,轻微抑制呼吸中枢,有"分离麻醉"副作用。用于小手术或低血压患者诱导麻醉

药物名称	化学结构	作用特点
丙泊酚 propofol	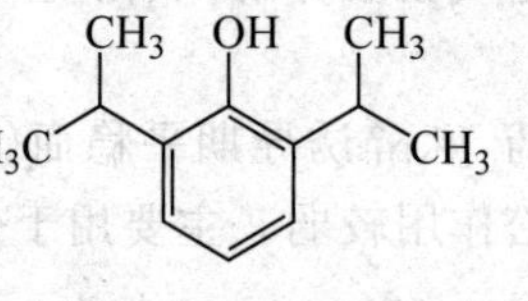 (2,6-二异丙基苯酚结构)	抑制中枢神经,产生镇静、催眠效果,起效快,作用时间短,苏醒迅速。用于全麻诱导、维持及辅助全麻方面
依托咪酯 etomidate	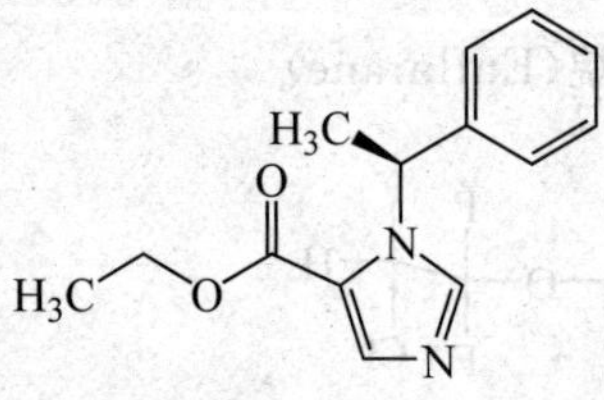 (依托咪酯结构)	强效超短时催眠药,无明显镇痛作用,主要用于诱导麻醉
硫喷妥钠 thiopental sodium	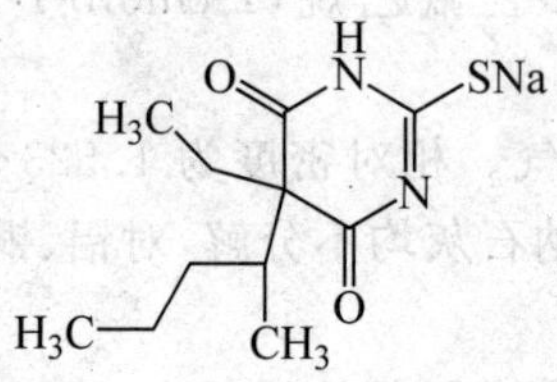 (硫喷妥钠结构)	超短效巴比妥类药物,脂溶性高,易于透过血脑屏障,麻醉作用迅速,维持时间短、镇痛和肌松效果差,用于诱导麻醉和基础麻醉
咪达唑仑 midazolam	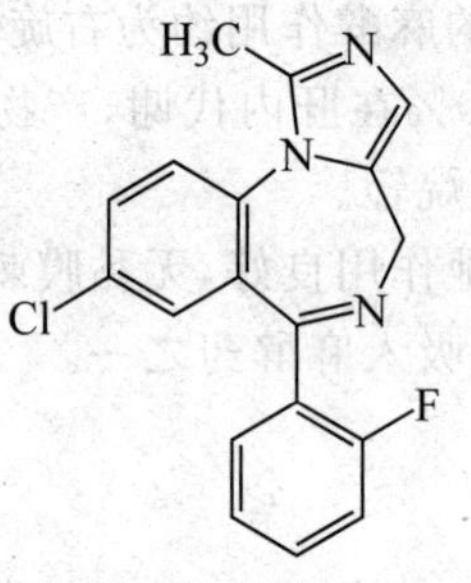 (咪达唑仑结构)	镇静催眠药,代替硫喷妥钠用于静脉诱导麻醉,无镇痛作用,起效快,消除迅速,镇静效果好
γ-羟基丁酸钠 Sodium-hydroxybutyrate	HOCH$_2$CH$_2$CH$_2$COONa	麻醉作用较弱,毒性小,无镇痛和肌松作用,配合其他麻醉药或镇静催眠药使用,用于诱导麻醉或维持麻醉

盐酸氯胺酮(Ketamine Hydrochloride)

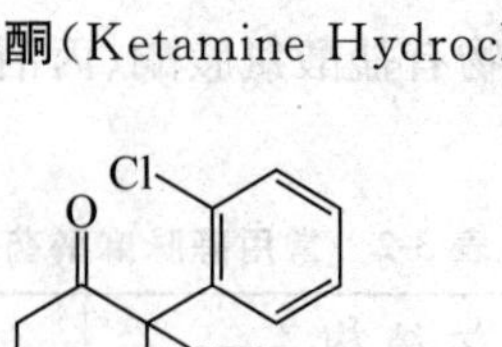

化学名为 2-(2-氯苯基)-2-(甲氨基)-环己酮盐酸盐。(2-(2-chlorophenyl)-2-(methylamino) cyclohexanone hydrochloride)。

本品为白色结晶性粉末,无臭。在水中易溶,在热乙醇中溶解,在乙醚中不溶。熔点为 259~263℃(分解);10%溶液 pH 3.5,含有一个手性碳,常用外消旋体,右旋体(R 型)的止痛和安眠作用分别为左旋体的 3 倍和 1.5 倍,产生噩梦和幻觉等副作用主要归因于左旋体。

本品水溶液加碳酸钾溶液,即析出游离的氯胺酮。

本品为氯代有机物,有机破坏后,可显氯化物的鉴别反应。

盐酸氯胺酮的合成以环戊醇为原料,经三氧化铝高温脱水为环戊烯;在无水三氯化铝催化下与邻氯苯甲酰氯反应,生成 2-氯苯基环戊基甲酮;溴化后生成 1-溴代环戊基邻氯苯基酮;进一步与甲胺反应再水解得 1-羟基环戊基邻氯苯基酮 N-甲亚胺;最后在盐酸和十氢萘中加热重排即得。

本品主要在肝内代谢为去甲氯胺酮,再转化为羟基产物,最后与葡萄糖醛酸结合后由肾排出。去甲氯胺酮有镇痛作用,约为氯胺酮的 1/3。

本品为静脉麻醉药,亦有镇痛作用。对中枢既有抑制作用又有兴奋作用,可产生痛觉消失后的部分意识存在现象,有梦幻感和烦躁不安等浅麻醉状态,称"分离麻醉"。麻醉时间短,可使血压升高,临床上主要用小手术或低血压患者的诱导麻醉,近年来多用于复合麻醉。

盐酸氯胺酮因会产生梦幻感,近年来被滥用为毒品,自 2004 年开始,我国将其列入一类精神药品进行管制。

三、全身麻醉药的构效关系

全身麻醉药属于结构非特异性药物。其麻醉药理作用主要取决于药物分子的理化性质,即药物的脂溶性。Meyer 和 Overton 认为全麻药的麻醉强度与其脂溶性成非线性正相关,指出全麻药的脂水分配系数影响该类药物作用强度。

吸入性麻醉药的吸收及其作用的深浅快慢,首先决定于它们在肺泡气体中的浓度。在一个大气压力下,能使 50% 患者痛觉消失的肺泡气体中麻醉药的浓度称为最小肺泡浓度(minimal alveolar concentration,MAC)。各药都有其恒定的数值,它反映各药的麻醉强度,MAC 数值越低,反映药物的麻醉作用越强。

吸入性全麻药以气体形式随呼吸进入肺部,经肺泡扩散而吸收入血,经血液循环至中枢神经系统。吸收速度及作用速度与肺通气量、吸入气中药物浓度、肺血流量、血/气分配系数和脑/血分配系数有关。

$$血/气分配系数 = \frac{血中药物浓度}{吸入气中药物浓度}, \quad 脑/血分配系数 = \frac{脑中药物浓度}{血中药物浓度}$$

血/气分配系数是血中药物浓度与吸入气中药物浓度达到平衡时的比值。血/气分配系数大的药物,血中溶解度高,与吸入气之间不易达到平衡,血中药物分压提高慢,麻醉诱导期长。

脑/血分配系数是指脑中药物浓度与血中药物浓度达到平衡时的比值。数值越大,越容易进入脑组织,麻醉发挥作用越快。

药物的清除亦与血/气分配系数和脑/血分配系数有关,数值越低者,越容易被排出体外,恢复时间短。常用吸入麻醉药的特性见表3-3。

表3-3 吸入性麻醉药的特性比较

药物	氧化亚氮	乙醚	氟烷	恩氟烷	异氟烷
血/气分布系数	0.47	12.1	2.3	1.8	1.4
脑/血分布系数	1.06	1.14	2.3～3.5	1.45	4.0
MAC(%)	100	1.92	0.75	1.68	1.15
诱导用吸入气浓度(%)	80	10～30	1～4	2.0～2.5	1.5～3.0
维持用吸入气浓度(%)	50～70	4～5	0.5～2.0	1.5～2.0	1.0～1.5
诱导期	快	很慢	快	快	快
骨骼肌松弛	很差	很好	差	好	好

第2节 局部麻醉药

Local Anesthetics

局部麻醉药(local anesthetics)简称局麻药,通过可逆性阻滞神经末梢及神经干神经冲动的传导,在不影响意识的前提下,使局部痛觉消失。普遍应用局麻药在鼻、口腔、喉、气管支气管、食管、生殖泌尿道的黏膜进行表面麻醉;或将局麻药注入皮下组织进行局部浸润麻醉;或注入手术部位周围进行区域阻滞;或注入臂丛或颈丛等进行神经干或丛阻滞;或将局麻药注入腰椎蛛网膜下隙而取得下半身某部位的麻醉,即脊麻或腰麻;或将局麻药注入脊神经根的硬脊膜外间隙而产生相应节段面的阻滞。

局麻药通过作用于心肌的钠通道和钾通道,阻断 Na^+、K^+ 内流,从而降低或防止神经细胞膜去极化,使膜稳定,对兴奋传导系统产生剂量依赖的冲动抑制。在蛋白结合位点未饱和前游离的局麻药浓度是较低的,但一旦蛋白结合位点饱和,游离局麻药浓度迅速上升,并产生一系列局麻药毒性。局麻药使用中出现的毒副作用主要表现为中枢神经系统和心血管系统作用,以及过敏反应。

局麻药的前体药物可以追溯到19世纪,14世纪人们就知道秘鲁人通过咀嚼南美洲古柯树叶来止痛。1860年从古柯树叶中提取分离生物碱晶体,命名为可卡因(cocaine)。1884年可卡因作为局部麻醉药正式应用于临床。因其具有成瘾性及组织刺激性等毒副作用,人们对可卡因进行了系列结构改造。

可卡因

研究表明，可卡因的苯甲酸酯是产生局麻作用的主要原因，而莨菪烷双环结构及 N-甲基结构非局麻的必需结构，而且羧酸甲酯基团与成瘾性密切相关，在上述研究基础上，1890 年开发出苯佐卡因（benzocaine）。为改善其溶解度较小、不能注射使用的缺点，引入氨基醇结构，1904 年开发出普鲁卡因（procaine）。普鲁卡因已经应用一百余年，是临床最经典的局麻药。

苯佐卡因　　　　　　普鲁卡因

局麻药可分为五种结构类型：①芳酸酯类，②芳酰胺类，③氨基酮类，④氨基醚类，⑤氨基甲酸酯类。

盐酸普鲁卡因（Procaine Hydrochloride）

化学名为 4-氨基苯甲酸-2-(二乙氨基)乙酯盐酸盐（4-aminobenzoate acid-2-(diethylamino) ethyl ester monohydrochloride），又名盐酸奴佛卡因（novocaine hydrochloride）。

本品为白色结晶或结晶性粉末，无臭，味微苦，随后有麻痹感。在水中易溶，在乙醇中略溶，在三氯甲烷中微溶，在乙醚中几乎不溶。熔点为 154~157℃。

本品稳定性较差，在空气中稳定，但对光线敏感，宜避光贮存；干燥结晶尚稳定，在水溶液中，本品酯键在酸、碱和体内酯酶作用下均能促使其水解。生成对氨基苯甲酸和二乙氨基乙醇。对氨基苯甲酸在生产和贮存过程中均会产生，对皮肤刺激性较大，是药典明确规定需控制限量的杂质。本品水解速度受 pH 和温度的影响较大，在 pH 3~3.5 最稳定，pH<2.5，水解速度增加；pH>4，随着 pH 的增高，水解速度加快。pH 相同时，温度升高，水解速度加快，在贮存和使用时需注意。

利用在盐酸普鲁卡因和普鲁卡因的溶解性差异，以及酯键水解性质，用于鉴别。方法如下：在盐酸普鲁卡因水溶液中加碳酸钠或氢氧化钠试液，析出白色沉淀（普鲁卡因），微热后白色沉淀变成油状物；继续加热则油状物消失，并放出气体（二乙氨基乙醇，可使湿润的红色石蕊试纸变蓝）；溶液冷却后加盐酸酸化，又析出白色沉淀（对氨基苯甲酸），该沉淀能在过量的盐酸中溶解。

本品显芳香第一胺类反应。在稀盐酸中与亚硝酸钠生成重氮盐，加碱性萘酚试液，生成猩红色偶氮颜料。

本品结构中含芳伯氨基，易被氧化变色，pH 及温度升高、紫外线、氧、重金属离子等均可加速氧化。所以注射剂制备中要控制 pH 和温度，通入惰性气体，加入抗氧剂及金属离子掩蔽剂等稳定剂。

盐酸普鲁卡因的合成是以对硝基甲苯为原料,经氧化、酯化得硝基卡因,再经还原、成盐即制得。

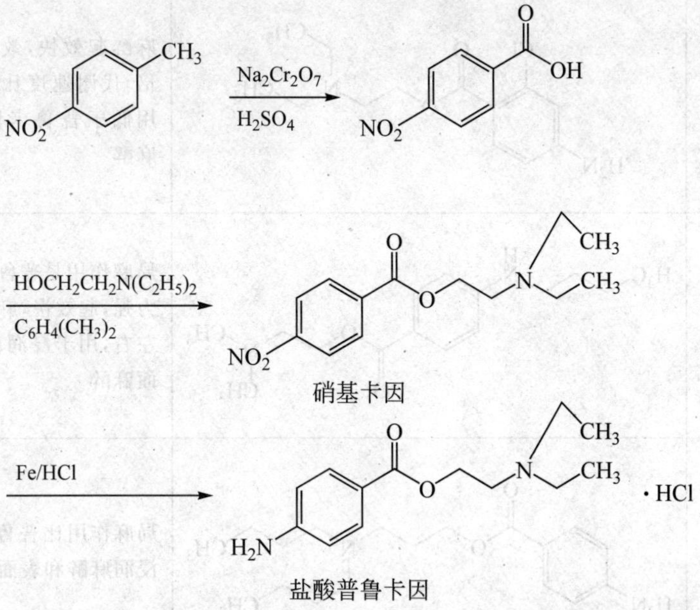

$$\underset{NO_2}{\underset{|}{C_6H_4}}-CH_3 \xrightarrow[H_2SO_4]{Na_2Cr_2O_7} \underset{NO_2}{\underset{|}{C_6H_4}}-COOH$$

$$\xrightarrow[C_6H_4(CH_3)_2]{HOCH_2CH_2N(C_2H_5)_2}$$

硝基卡因

$$\xrightarrow{Fe/HCl}$$

盐酸普鲁卡因

本品在体内可被酯酶迅速水解,代谢较快,麻醉作用时间较短,约50分钟,常与肾上腺素合用,增加麻醉作用和时间。本品易水解失效,这一结构上的不稳定性,不仅给贮存带来问题,也是造成局部麻醉作用持续时间短的原因之一。

本品在体内的代谢过程主要为血浆假性胆碱酯酶催化水解生成对氨基苯甲酸和二乙氨基乙醇。前者80%可随尿排出,或形成结合物后排出。后者有微弱的麻醉作用,30%随尿排出,其余可在肝内继续脱氨、脱羟和氧化后排出。

本品具有良好的局麻作用,毒性小,无成瘾性,可用于浸润性麻醉、阻滞麻醉、腰麻、硬膜外麻醉和局部封闭疗法。因穿透力弱,不做表面麻醉使用。

盐酸普鲁卡因至今仍为临床广泛使用的基本药物,毒性低,存在麻醉强度小、作用时间短、易于水解和氧化的缺点。为了克服其缺点,以普鲁卡因为先导物,对苯环、酯键、氨基、侧链进行结构改造,合成了一系列酯基局麻药。如氯普鲁卡因(chloroprocaine)、羟普鲁卡因(hydroxyprocaine)等(表3-4)。

表3-4 其他局麻药

药物名称	化学结构	作用特点
羟普鲁卡因 hydroxyprocaine	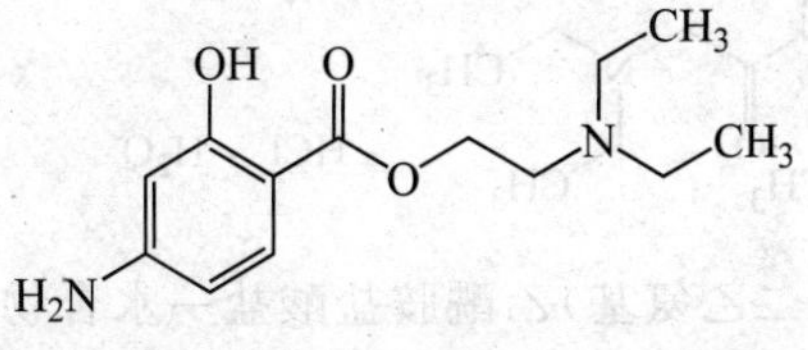	局部麻醉作用比普鲁卡因强,作用时间较长,用于浸润麻醉

药物名称	化学结构	作用特点
氯普鲁卡因 chloroprocaine	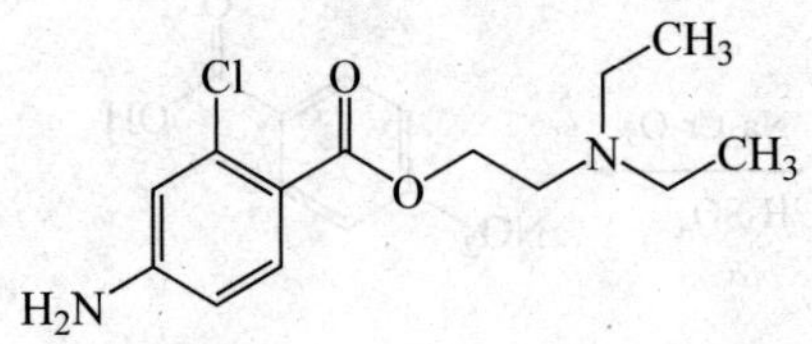 (2-chloro-4-amino benzoate of 2-(diethylamino)ethanol)	麻醉起效快，效能为普鲁卡因的2倍，代谢速度比普鲁卡因快，副作用低于普鲁卡因，用于各种手术麻醉
丁卡因 tetracaine	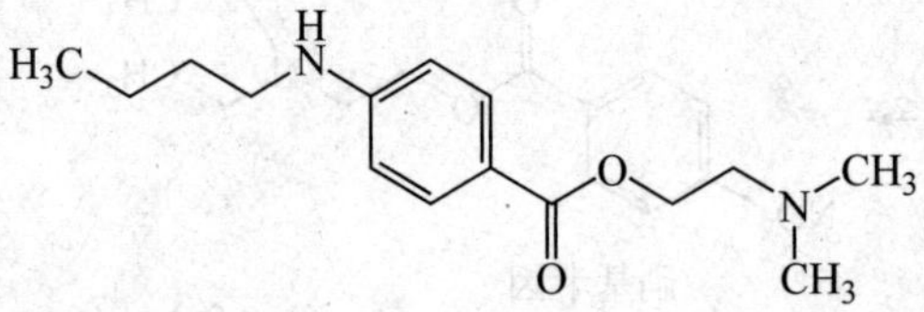 (4-(butylamino)benzoate of 2-(dimethylamino)ethanol)	局麻作用是普鲁卡因的10倍，穿透力强，起效慢，麻醉时间可达3小时左右，用于浸润麻醉和眼角膜的表面麻醉
布他卡因 butacaine	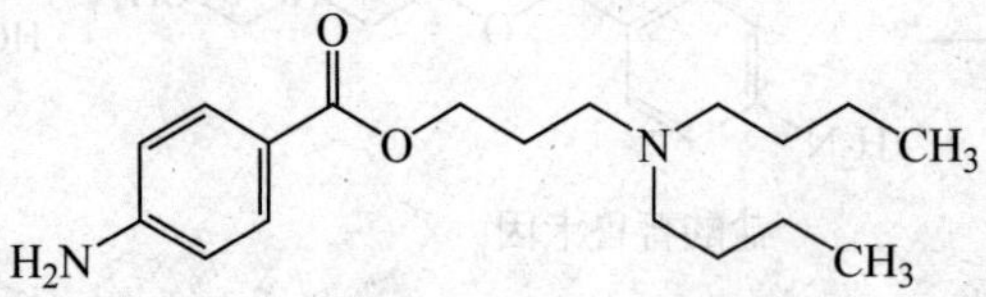 (4-aminobenzoate of 3-(dibutylamino)propanol)	局麻作用比普鲁卡因强3倍，用于浸润麻醉和表面麻醉
硫卡因 thiocaine	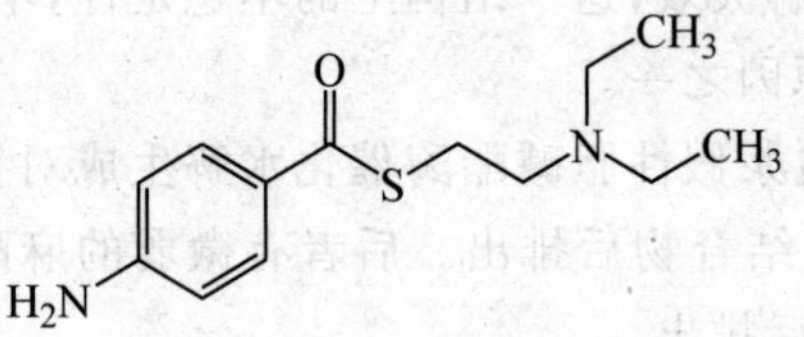 (S-2-(diethylamino)ethyl 4-aminobenzothioate)	脂溶性大，显效快，局麻作用比普鲁卡因强，但毒性大，用于浸润麻醉和表面麻醉
普鲁卡因胺 procainamide	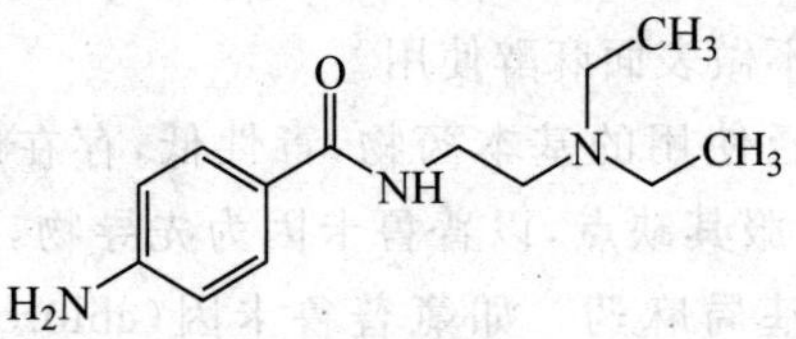 (4-amino-N-(2-(diethylamino)ethyl)benzamide)	水溶液比普鲁卡因稳定，但局麻作用仅为普鲁卡因的1/100，临床用于抗心律失常

盐酸利多卡因(Lidocaine Hydrochloride)

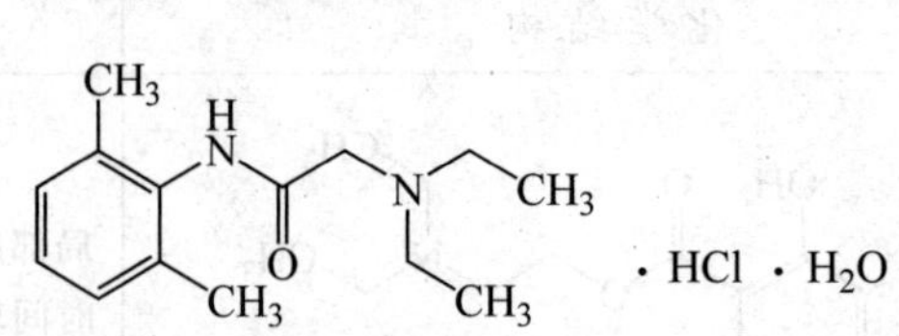

化学名为 N-(2,6-二甲苯基)-2-(二乙氨基)乙酰胺盐酸盐一水合物（2-(diethylamino)-N-(2,6-dimethylphenyl) acetamide hydrochloride monohydrate）。

本品为白色结晶性粉末，无臭，味苦，继有麻木感。在水或乙醇中易溶，在三氯甲烷中溶解。

一水合物熔点为75~79℃。无水物熔点为127~129℃。

本品为酰胺衍生物,酰胺键比酯键稳定,不易水解。同时利多卡因酰胺基邻甲基的空间位阻,阻碍酸、碱的催化水解。使利多卡因的酸或碱性溶液均不易水解,体内酶解的速度也相对较慢。故利多卡因较普鲁卡因的作用强,持续时间长,但毒性增大。

本品可与金属离子络合。在碳酸钠试液条件下,可与硫酸铜试液形成蓝紫色络合物,该络合物在三氯甲烷中显黄色。

利多卡因的合成采用间二甲苯为原料,经硝化、还原成二甲基苯胺,再经酰化、缩合、成盐即制得盐酸利多卡因。

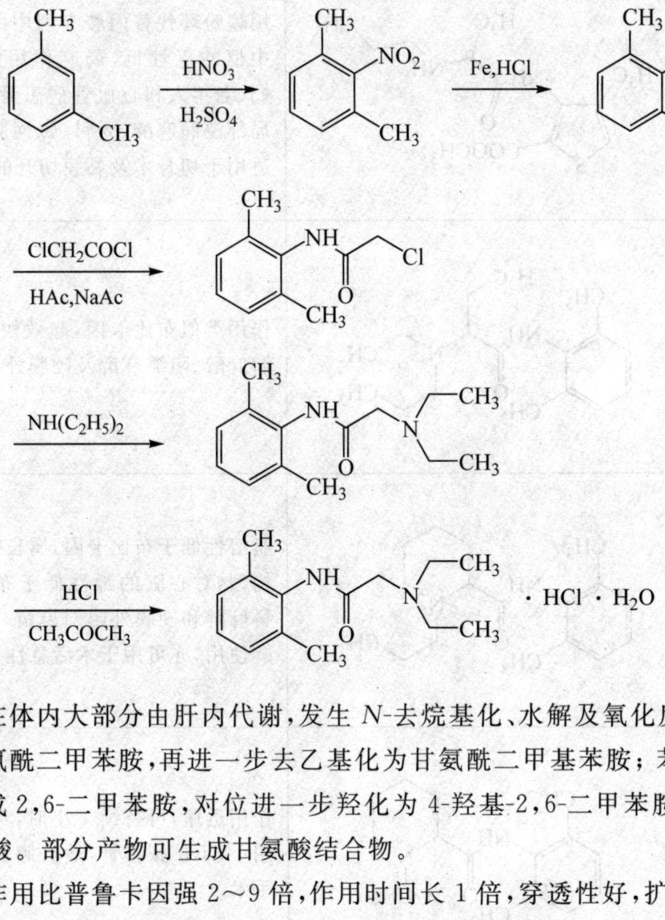

利多卡因在体内大部分由肝内代谢,发生 N-去烷基化、水解及氧化反应。胺基去乙基化,生成单乙基甘氨酰二甲苯胺,再进一步去乙基化为甘氨酰二甲苯胺;苯环氧化产生酚羟基;酰胺键水解生成2,6-二甲苯胺,对位进一步羟化为4-羟基-2,6-二甲苯胺,少部分氧化为2-氨基-3-甲基苯甲酸。部分产物可生成甘氨酸结合物。

本品局麻作用比普鲁卡因强2~9倍,作用时间长1倍,穿透性好,扩散性强,无刺激性,是临床常用的局麻药,主要用于表面麻醉、阻滞麻醉及硬膜外麻醉。后来发现利多卡因还具有抗心律失常作用,尤其对室性心律失常疗效较好,作用时间短暂,无蓄积性,不抑制心肌收缩力,治疗剂量下血压不降低。可静脉注射用于治疗室性心动过速和频发室性期前收缩,是治疗室性心律失常和强心苷中毒引起心律失常的首选药物。利多卡因还可用于顽固性癫痫、功能性眩晕症以及各种疼痛的治疗。

对利多卡因的结构改造,包括氨基部分及芳环部分的改变(表3-5)。

表 3-5 其他常用的芳酰胺类局麻药

药物名称	化学结构	作用特点
布比卡因 bupivacaine	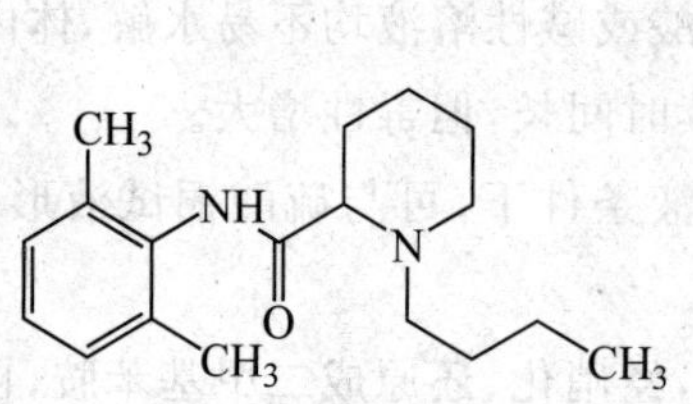	布比卡因 N 原子为丁基取代，脂溶性高，麻醉持续时间长，麻醉作用比利多卡因强 4~5 倍，具有长效、强效和安全的特点，是临床最常用的局麻药之一。临床用于局部浸润麻醉、外周神经阻滞麻醉及椎管内阻滞麻醉
阿替卡因 articaine	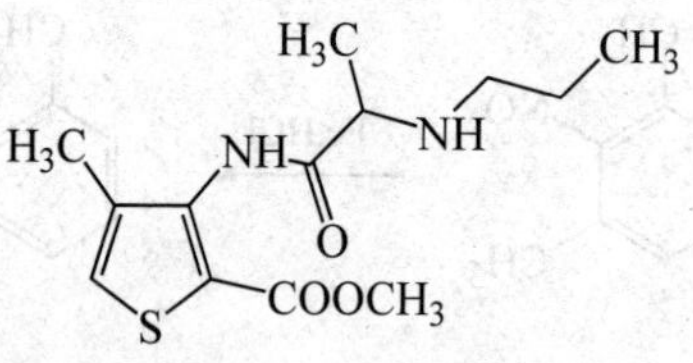	用噻吩环代替丙胺卡因中的苯环，对心脏和中枢的毒性低，局麻作用强，适合小儿、孕妇、老年人和心血管病患者使用。临床用于局部浸润麻醉、牙科、蛛网膜下隙麻醉，尤其适用于切骨术及黏膜切开的外科手术
依替卡因 etidocaine	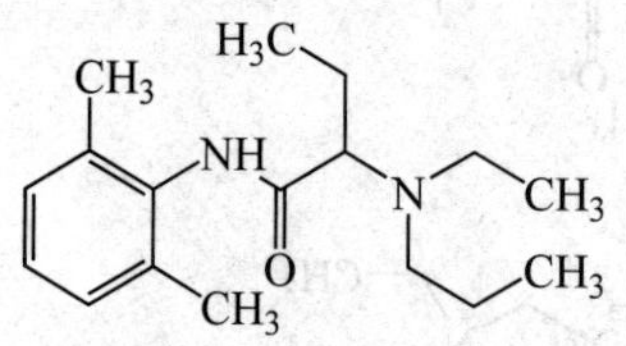	作用类似布比卡因，起效快，持续长，用于浸润麻醉、阻滞麻醉及硬膜外麻醉
罗哌卡因 ropivacaine	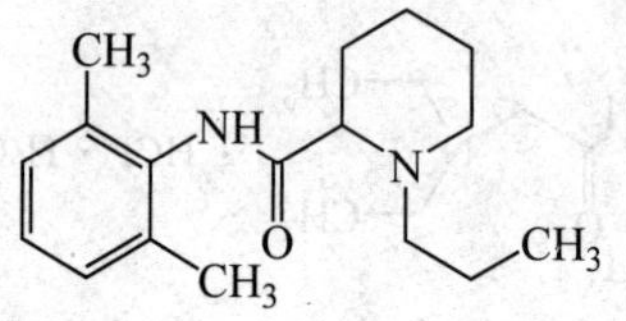	脂溶性低于布比卡因，属长效局麻药，药用 S 构型，对心脏的毒性低于布比卡因，用于外科麻醉和硬膜外阻滞麻醉，适于各科手术麻醉使用，亦可用于术后急性止痛
甲哌卡因 mepivacaine	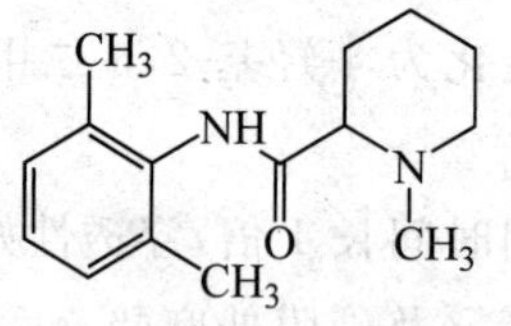	作用迅速，可持续 1 小时，穿透力强，毒副作用小，不扩张血管，适合腹部、四肢等部位的手术

盐酸达克罗宁（Dyclonine Hydrochloride）

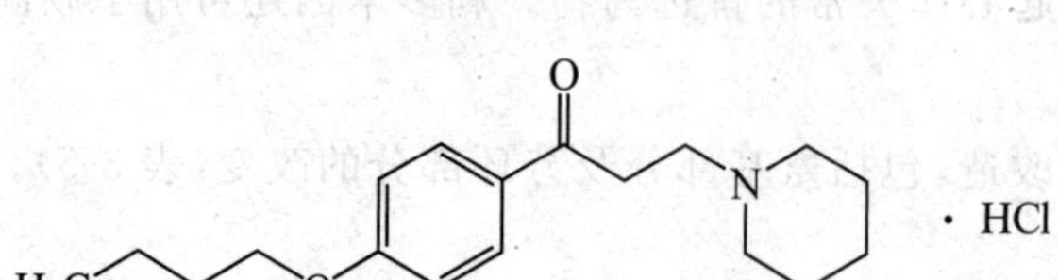

化学名为 1-(4-丁氧苯基)-3-(1-哌啶基)-1-丙酮盐酸盐(1-(4-butoxyphenyl)-3-(1-piperidinyl)-1-propanone hydrochloride)。

本品为白色结晶或白色结晶性粉末;略有气味,味微苦,随后有麻痹感。在三氯甲烷中易溶,在乙醇中溶解,在水中略溶,在丙酮中微溶,在乙醚和正己烷中几乎不溶,熔点为172~176℃。水溶液的pH为4~7。需隔绝空气避光保存。

本品合成采用苯酚在氢氧化钠存在下与溴丁烷进行烷基化反应,得丁基苯基醚。在无水氯化锌催化下与醋酐进行Friedel-Crafts酰化反应生成4-丁氧基苯乙酮,再与多聚甲醛和盐酸哌啶发生Mannich反应,成盐后即得盐酸达克罗宁。

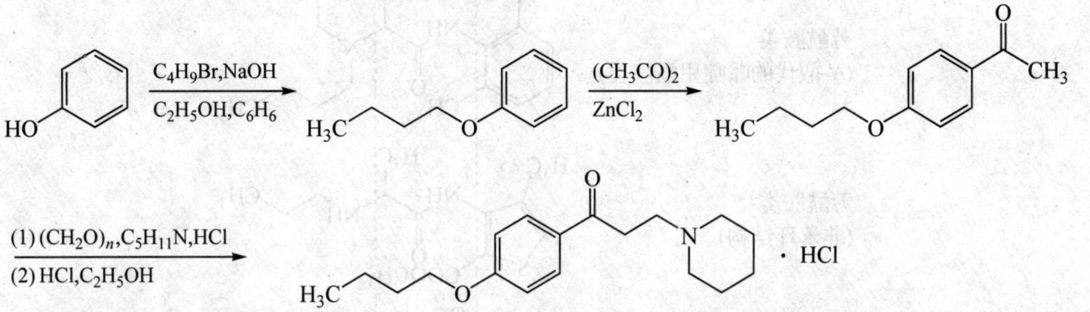

本品是用电子等排体—CH_2—代替酯基中的—O—形成的酮类化合物,为氨基酮类局部麻醉药的代表,具有很强的表面麻醉作用,对黏膜穿透力强,见效快,作用较持久,毒性较普鲁卡因低。但由于刺激性较大,不宜作静脉注射和肌内注射,只作为表面麻醉药,制成1%软膏、乳膏和0.5%溶液,用于火伤、擦伤、痒症、虫咬伤等镇痛止痒,以及喉镜、气管镜、膀胱镜等内镜检查前的准备。

将达克罗宁的结构部分进行其他变化,获得了其他结构类型的局部麻醉药,如氨基醚类的普莫卡因(pramocaine)和奎尼卡因(quinisocaine),均用作表面麻醉药。其中奎尼卡因的表面麻醉作用比可卡因强约1000倍,毒性仅为可卡因的2倍。

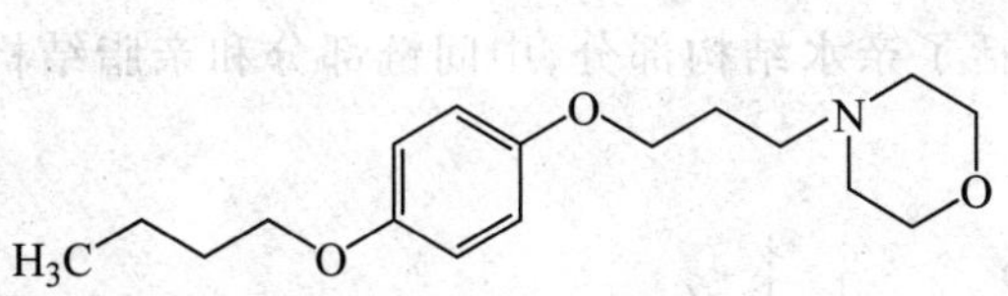

普莫卡因 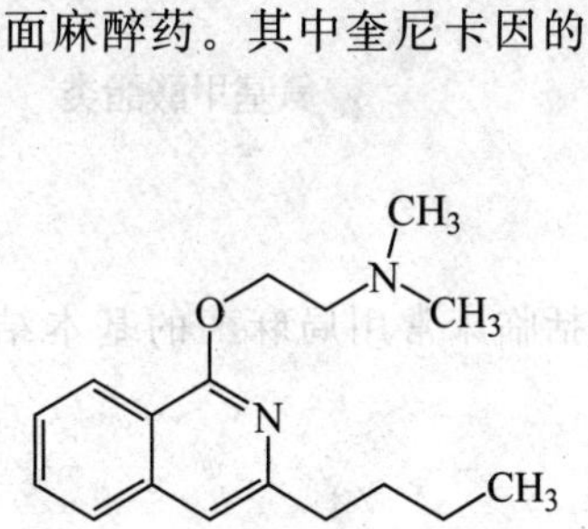　　　　　　　　奎尼卡因

局部麻醉药的构效关系解析:

局麻药的化学结构类型有酯、酰胺、醚、酮、氨基甲酸酯等,药理作用主要与Na^+、K^+通道受体部位通过范德华力、偶极-偶极吸引和电性作用相结合。根据其与受体结合的作用特点,解析局部麻醉药的构效关系。

局麻药的基本结构。

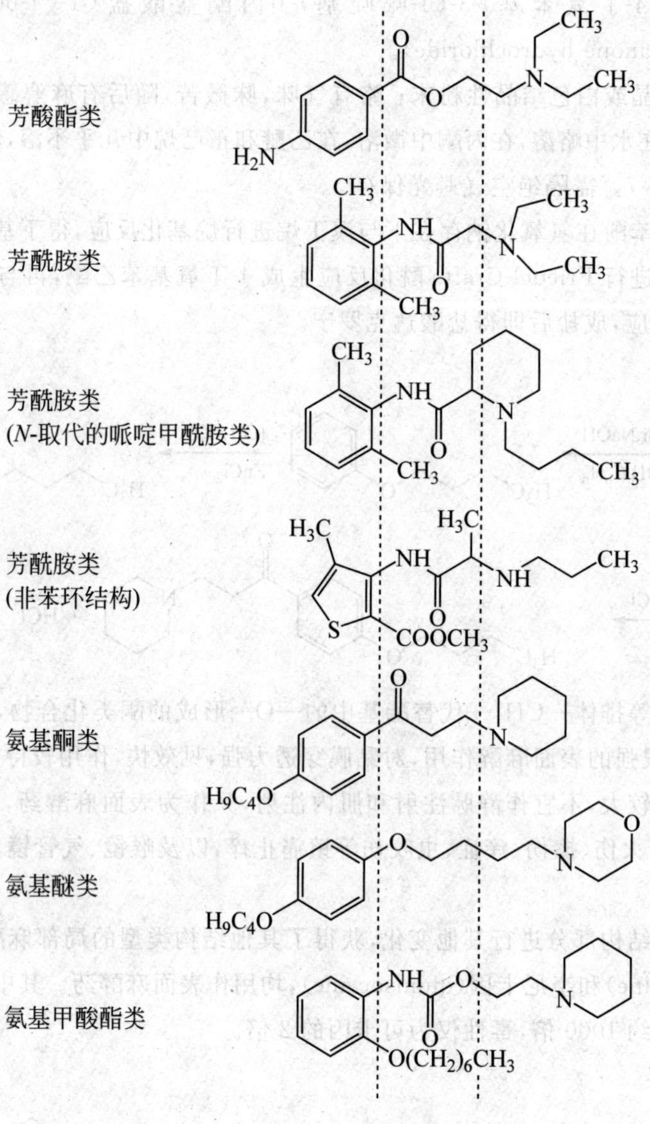

芳酸酯类

芳酰胺类

芳酰胺类
(N-取代的哌啶甲酰胺类)

芳酰胺类
(非苯环结构)

氨基酮类

氨基醚类

氨基甲酸酯类

概括临床常用局麻药的基本结构,包括了亲水结构部分、中间链部分和亲脂结构部分三部分。

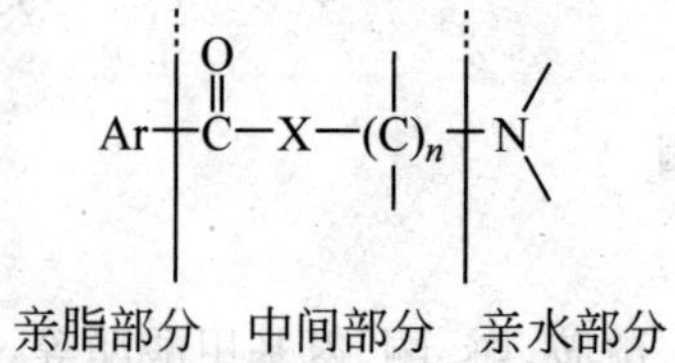

$$Ar-\overset{O}{\overset{\|}{C}}-X-(C)_n-N\overset{}{\underset{}{\diagdown}}$$

亲脂部分　中间部分　亲水部分

1. 亲水性部分 亲水性部分可影响局麻作用的强度,多为叔胺或含氮脂环(吡咯、哌啶等),哌啶取代基作用最强。伯胺、仲胺的刺激性较大,季铵会产生箭毒样副作用,烷基以3～4个碳原子时作用最强。

2. 中间链部分 中间链可分为羰基和烷基两部分,与局部麻醉药作用持效时间有关,并决定药物的稳定性。

(1) 羰基部分可分为酮、酰胺、酯、硫酯或醚氧。

影响局麻药作用时间次序如下:

$$-\overset{O}{\underset{}{C}}-O-\ <\ -\overset{O}{\underset{}{C}}-S-\ <\ -\overset{O}{\underset{}{C}}-NH-\ <\ -\overset{O}{\underset{}{C}}-CH_2-$$

影响作用强度次序如下:

$$-\overset{O}{\underset{}{C}}-S-\ >\ -\overset{O}{\underset{}{C}}-O-\ >\ -\overset{O}{\underset{}{C}}-CH_2-\ >\ -\overset{O}{\underset{}{C}}-NH-$$

(2) 烷基部分影响局麻药与受体的结合,一般以 2~3 个直链碳为好。如有支链烷基取代,虽因位阻效应增强稳定性,提高局麻作用,延长作用时间,但毒性亦增强。

3. 亲脂性部分 亲脂性部分影响局麻作用的强度和时间。

(1) 可为芳环或芳杂环,苯环最多见,以苯环的作用较强,其作用强度:

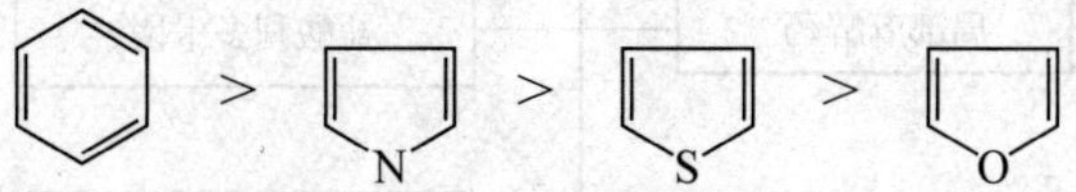

苯环 > 吡咯(N) > 噻吩(S) > 呋喃(O)

(2) 苯环的对位,引入氨基或烷氧基等供电子基团,可提高局麻作用;引入吸电子基团,则降低麻醉作用。

(3) 苯环的邻位引入氯、羟基、烷氧基等位阻基团,可增加水解反应位阻,延长局麻作用时间和强度。

(4) 为了保持药物在局部的较高浓度,维持一定的作用时间,脂溶性不能太大,否则易透过血管壁,随血液流到全身,使局部浓度降低而达不到应有效果。但为了便于制剂在一定范围体液内的扩散,又要有一定的水溶性,局部麻醉药结构中的亲水部分和亲脂部分必须有适当的平衡,即要有合适的脂水分配系数,即亲水部分有利于药物在体内的转运,亲脂部分则有利于药物透过生物膜,两者必须保持一定的平衡,局麻药才能发挥更好的药效。

知识链接

使用盐酸普鲁卡因注射液需要注意的事项:

本品对中枢神经系统常量抑制,过量兴奋。首先引起镇静、头昏,痛阈提高,继而引起眩晕、定向障碍、共济失调,中枢抑制继续加深,出现知觉迟钝、意识模糊、进而进入昏迷状态。剂量继续加大,可出现肌肉震颤、烦躁不安和惊厥等中枢兴奋的中毒症状。

本品小剂量有兴奋交感神经的作用,使心率加快、血压上升,剂量加大,由于心肌抑制,外周血管扩张、神经节轻度阻断而血压下降,心率增快。本品抑制突触前膜乙酰胆碱释放,产生一定的神经肌肉阻断,可增强非去极化肌松药的作用,并直接抑制平滑肌,可解除平滑肌痉挛。

学习小结

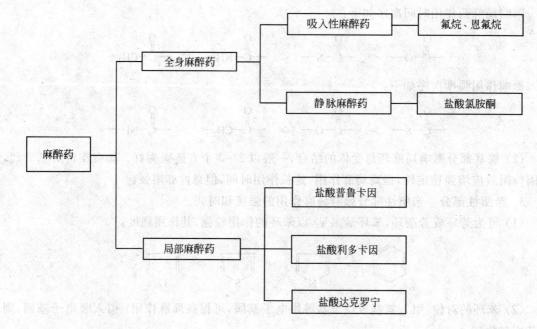

(刘燕华)

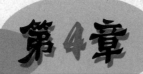

第4章 镇静催眠药和抗癫痫药
Sedative-hypnotics and Antiepileptics

学习目标

- 掌握异戊巴比妥、地西泮的化学名、理化性质、体内代谢及用途。掌握巴比妥类药物的构效关系。掌握苯妥英钠的结构、化学名及用途。
- 熟悉镇静催眠药的结构类型和作用机制。熟悉地西泮、阿普唑仑、唑吡坦的结构、化学名及用途。熟悉抗癫痫药物的结构类型和作用机制。
- 了解异戊巴比妥的合成路线。了解卡马西平、奥沙西泮、普罗加比的结构和用途。

第1节 镇静催眠药
Sedative-hypnotics

镇静药和催眠药是一类对中枢神经系统产生广泛抑制作用的药物。镇静药与催眠药之间没有本质上的区别，小剂量时产生镇静作用，能使兴奋不安、烦躁、紧张的患者得以平静安宁；中剂量时对中枢神经系统进一步抑制，产生催眠作用，可引起近似生理睡眠；大剂量时能对中枢神经系统产生抑制，引起呼吸、循环等功能衰竭，严重者可导致死亡。因此，同一药物不同剂量可显不同作用，临床应用时要严格控制药量。

镇静催眠药按化学结构可分为：巴比妥类、苯并二氮杂䓬类、氨基甲酸酯类及其他类等。

一、巴比妥类

（一）巴比妥类药物的结构与分类

巴比妥酸在1864年由von Bayer首先合成后，直到1903年才由Fischer和von Mering合成具有催眠作用的巴比妥[二乙巴比妥酸(diethylbarbituric acid)]可供使用。巴比妥酸本身并不具有治疗作用，只有C_5上的两个氢原子都被烃基取代后才能产生活性。由于取代基的不同，其作用可有强弱、快慢、长短之分。按作用时间不同，巴比妥类药物分为长效、中效、短效及超短效四类，见表4-1。

表 4-1 几种常用巴比妥类药物

作用时间	药物名称	R_1	R_2	R_3	X	主要用途
长效	苯巴比妥	—C_2H_5	—C₆H₅ (苯基)	—H	=O	镇静催眠、抗癫痫
中效	异戊巴比妥	—C_2H_5	—CHCH₂CH₂—(CH₃)₂	—H	=O	镇静催眠
短效	司可巴比妥	—CH₂CH=CH₂	—CH(CH₂)₂CH₃ / CH₃	—H	=O	催眠、麻醉前给药
短效	戊巴比妥	—C_2H_5	—CH(CH₂)₂CH₃ / CH₃	—H	=O	催眠、基础麻醉
超短效	海索比妥	—CH₃	—C₆H₁₁ (环己基)	—CH₃	=O	催眠、静脉麻醉
超短效	硫喷妥钠	—C_2H_5	—CH(CH₂)₂CH₃ / CH₃	—H	—SNa	催眠、静脉麻醉

(二) 巴比妥类药物的作用机制

巴比妥类药物的催眠作用特点主要为延长嗜睡期(Ⅰ)和浅睡期(Ⅱ),反而可缩短快速眼球运动睡眠(REM)和慢波睡眠(SWS)。其作用机制:巴比妥类在 γ-氨基丁酸(γ-aminobutyric acid, GABA)受体-氯通道复合物上有相应的结合位点,结合后可促进 GABA 与 GABA 受体的结合,并通过延长氯通道开放时间来增加 Cl^- 的内流(图 4-1)。也有人认为镇静催眠剂量巴比妥类还可选择性地抑制脑干网状结构上行激活系统,因而产生中枢抑制作用。

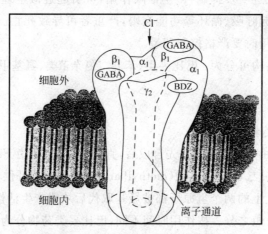

图 4-1 GABA 受体与结合点模式图

γ-氨基丁酸受体是巴比妥类最可能的作用点。在人体中枢神经系统内,GABA 是主要的抑制性神经递质,其受体是一种低聚物的复合体,至少含有 5 个蛋白亚单位,集合形成 GABA 受体及其相关的氯离子通道以及巴比妥酸盐、苯二氮䓬、甾类与印防己毒素结合点。GABA 受体的激活可使氯离子经过离子通道的电导增强,使神经细胞膜产生高极化状态,因而抑制突触后神经元的兴奋性。所以将 GABA 受体称为配位体闸门的氯离子通道(ligand-gated chloride ion channels)。巴比妥能增强和模拟 GABA 的作用。当与受体结合后,此类药物可减少 GABA 与受体的解离,同时能使氯离子通道开放的频率增多和时间延长。给予稍高于临床浓度的巴比妥类药物,甚至在无 GABA 时,也能直接激活氯离子通道。巴比妥能增强 GABA 的作用,故出现镇静与催眠效果;在稍高浓度时的拟 GABA 作用,可使此药产生麻醉作用。

(三)巴比妥类药物的体内代谢

巴比妥类药物多在肝内代谢,主要是其 5 位取代基的氧化、丙二酰脲环的水解开环、2 位脱硫及 N 上脱烷基等。根据 5 位上取代基不同构成了作用强弱、起效时间快慢和作用时间长短不同的药物。

当 5 位为芳烃或饱和烷烃取代基时,由于不易被氧化,所以作用时间长。氧化产物一般为酚或饱和醇,再与葡萄糖醛酸结合排出体外,如苯巴比妥的代谢。

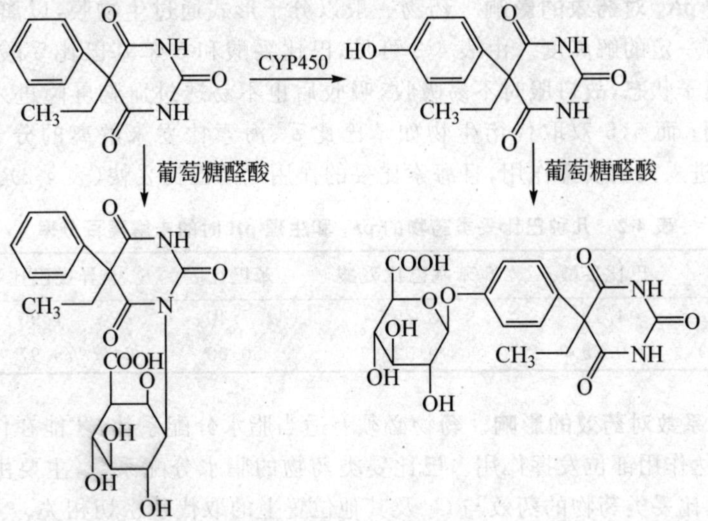

当 5 位为支链烷烃或不饱和烃取代基时,易被氧化,生成羟基,与葡萄糖醛酸结合,从肾排出,故作用时间短,如异戊巴比妥。

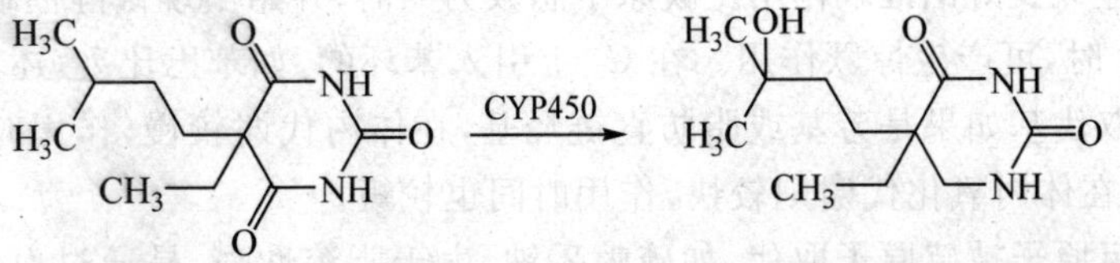

当 2 位为 S 取代基的硫巴比妥类药物代谢更快,脱硫生成相应原 O-取代物,如硫喷妥钠。

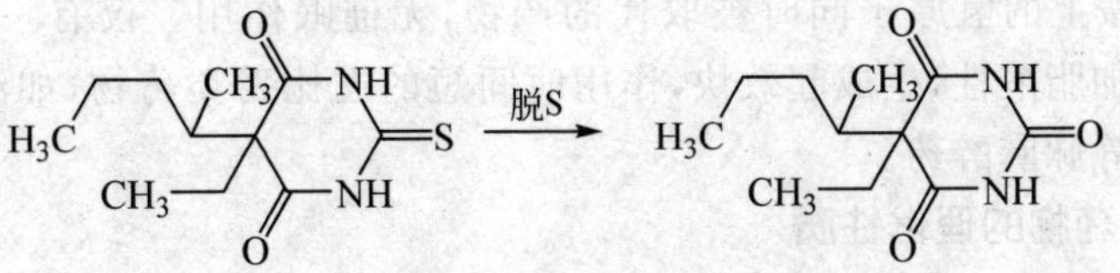

当 N 位上有烷基取代巴比妥类药物主要是 N-脱烷基,代谢较慢,为长效的催眠药,如甲苯比妥。

巴比妥类药物还能在体内进行水解开环，生成酰脲和酰胺类的化合物。

（四）巴比妥类药物的构效关系

巴比妥类药物属结构非特异性药物，其作用强弱、快慢和作用时间长短主要取决于药物的理化性质，与药物酸性解离常数 pK_a、脂溶性及体内代谢过程有关。

1. 解离常数 pK_a 对药效的影响 药物一般以分子形式通过生物膜，以离子形式发挥药理作用，因而要求有一定的解离度。由表4-2可见，巴比妥酸和5-苯基巴比妥酸在生理pH条件下，99%以上是离子状态，故口服时不易吸收，吸收后也不易透过血脑屏障进入大脑中枢，因此无镇静、催眠作用；而5,5-双取代衍生物如苯巴比妥、海索比妥未解离的分子分别为50%和90.91%，易吸收进入大脑发挥作用，且海索比妥的作用比苯巴比妥快（表4-2）。

表4-2 几种巴比妥类药物的 pK_a 和生理pH时的未解离百分率

药物名称	巴比妥酸	5-苯基巴比妥酸	苯巴比妥	异戊巴比妥	海索比妥
pK_a	4.12	3.75	7.40	7.90	8.40
未解离的百分率(%)	0.05	0.02	50.00	75.97	90.91

2. 脂水分配系数对药效的影响 药物必须有适当脂水分配系数，才能在体液中转运，才能穿透血脑屏障到达作用部位发挥作用。巴比妥类药物的脂水分配系数，主要由 C_5 上的双取代基决定。因此，巴比妥类药物的药效与 C_5 及其他位置上的取代基密切相关。

（1）C_5 上两个氢原子必须都被取代，才具有镇静催眠作用。取代基可以是烷烃、卤烃、芳香烃或烯烃或两个之一为烯烃或芳烃。两个取代基的碳原子总数应在4~8之间为好，使脂水分配系数保持一定比值，呈现良好的催眠作用。碳原子总数为4时，开始出现镇静催眠作用；7~8时作用最强；多于8个时，可产生惊厥作用。在 C_5 上引入苯环的，如苯巴比妥，还具有抗癫痫作用。

（2）C_5 上的取代基如果是芳基或脂肪直链烃基，在体内代谢较慢，作用时间相对较长。而如为不饱和烯烃，在体内氧化代谢则较快，作用时间也较短。

（3）C_2 上的氧原子被硫原子取代，如硫喷妥钠，由于脂溶性强，易通过血脑屏障，进入中枢神经系统的速度快。因此起效快，而作用时间较短。临床上常作为静脉麻醉药。

（4）N_1、N_3 亚胺上的氢原子同时被取代的产物，无催眠作用。仅有一个氢原子被甲基取代，可降低酸性，增加脂溶性，生成起效快，作用时间短的巴比妥类药物，如海索比妥，是临床应用的超短时催眠和静脉麻醉药。

（五）巴比妥类药物的理化性质

巴比妥类药物一般为白色结晶或结晶性粉末，熔点一般在96~205℃，加热后多能升华。干燥时在空气中稳定，遇酸、还原剂、氧化剂时，其主环也不会破坏。不溶于水，易溶于乙醇及有机溶剂。含硫巴比妥类药物有不适臭味。

1. 弱酸性　本类药物分子中含有"—CONHCO—"结构,存在酮-烯醇式互变异构,显弱酸性,能溶解于氢氧化钠和碳酸钠溶液中生成钠盐,但不溶于碳酸氢钠。此类药物的钠盐不稳定,易吸收空气中的二氧化碳而产生巴比妥类沉淀。

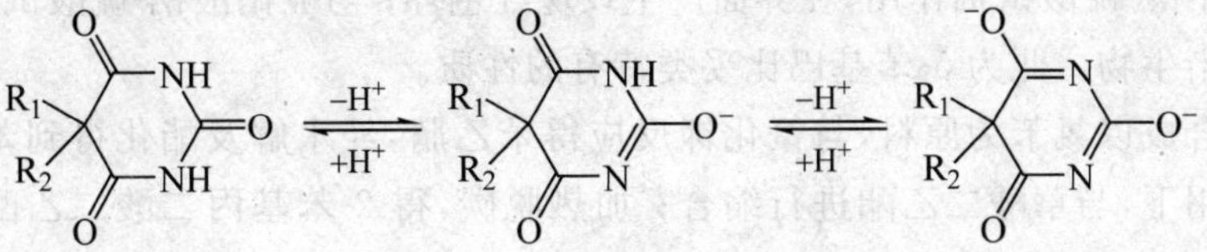

2. 水解性　本类药物具有酰脲结构,易发生水解开环反应,水解程度及产物与水解条件有关。其水溶液在 pH 低时较稳定,随着 pH 升高,水解速度加快。巴比妥类药物的钠盐水溶液室温放置,即可水解生成酰脲化合物。若遇碱加热可进一步水解、脱羧,生成双取代乙酸钠并放出氨气(可使湿红色石蕊试纸变蓝)。

本类药物的钠盐在吸湿情况下也能被水解成无效产物,所以一般制成粉针剂使用。

3. 与银盐反应　本类药物在碳酸钠溶液中与硝酸银试液生成一银盐沉淀,瞬即与巴比妥类钠盐作用转化成可溶性的配合物,再被硝酸银分解成一银盐,当其溶于碳酸钠溶液时形成可溶性银钠盐,最后与过量的硝酸银生成不溶于水的二银盐。

4. 与吡啶和硫酸铜反应　巴比妥类分子中具有"—CONHCONHCO—"结构,能与吡啶和硫酸铜试液反应,生成紫色的配合物。含硫的巴比妥反应后显绿色。

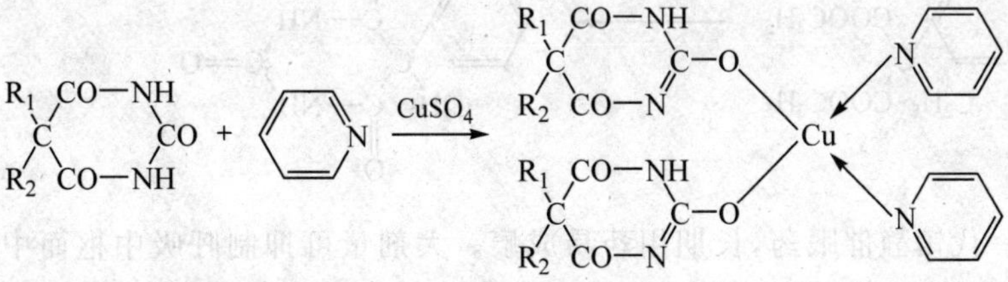

(六) 巴比妥类药物的合成通法

巴比妥类药物的合成,通常以丙二酸二乙酯为原料,在乙醇钠催化下与相应的卤烃反应,生成二烃基丙二酸二乙酯,再与脲或硫脲缩合,即可得到不同的巴比妥类药物。

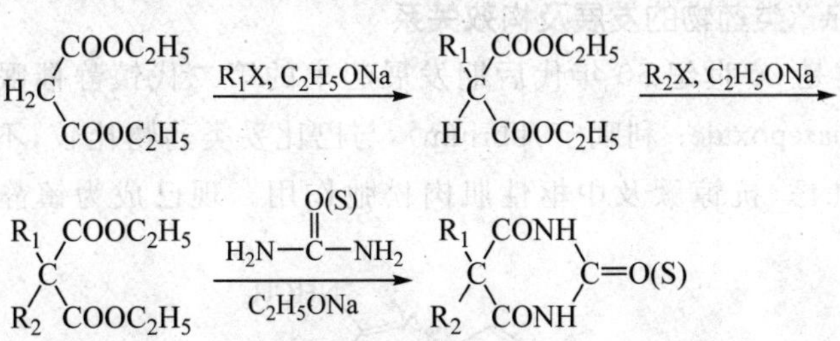

苯巴比妥(Phenobarbital)

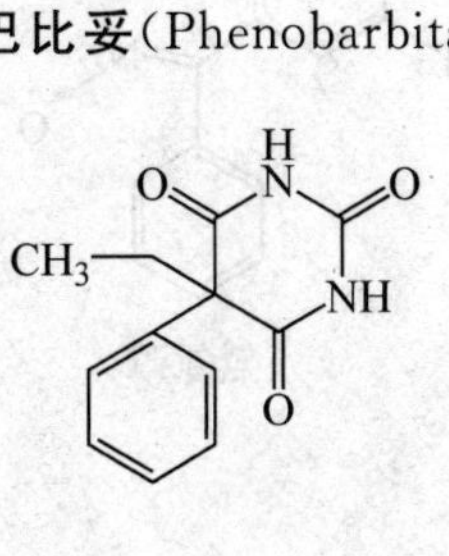

化学名为5-乙基-5-苯基-2,4,6(1H,3H,5H)-嘧啶三酮(5-Ethyl-5-phenyl-2,4,6(1H,3H,5H)-pyrimidinetrione),又名鲁米那(luminal)。

本品为白色有光泽的细小结晶或结晶性粉末;无臭,味微苦。极微溶于水,略溶于三氯甲烷,能溶于乙醇、乙醚、氢氧化钠及碳酸钠溶液中。熔点为174.5~178℃。其饱和水溶液显酸性。

本品可与甲醛-硫酸试剂作用,在界面产生玫瑰红色环;与亚硝酸钠-硫酸试剂反应,生成橙黄色亚硝基苯衍生物。此为5-苯基巴比妥类特有的性质。

苯巴比妥合成以氯苄为原料,与氰化钾反应得苯乙腈,经水解及酯化得到苯乙酸乙酯;再在乙醇钠的作用下,与草酸二乙酯进行缩合;加热脱羰,得2-苯基丙二酸二乙酯;再在乙醇钠的催化下与溴乙烷反应,引入乙基;最后与脲缩合得苯巴比妥。

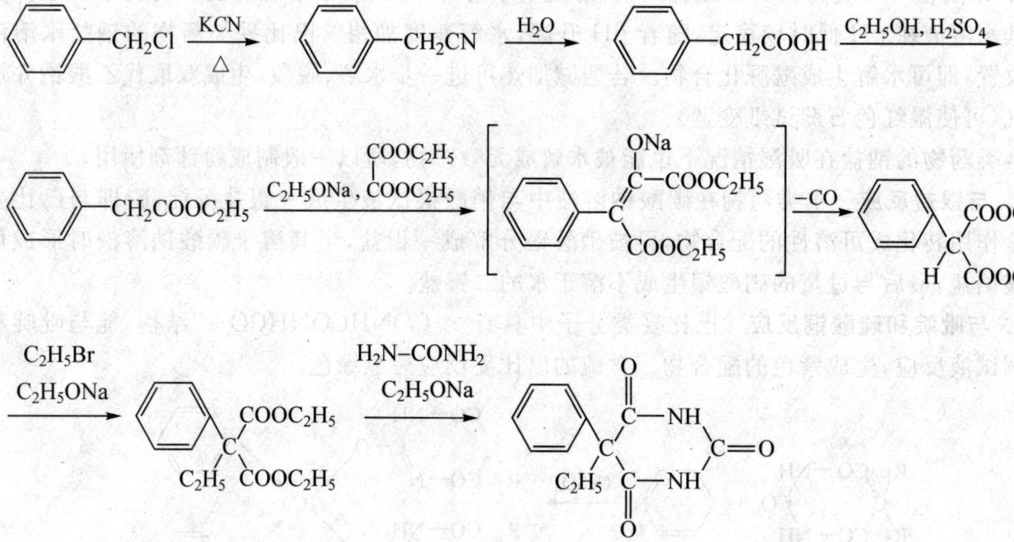

本品为第一代镇静催眠药,长期用药易成瘾。大剂量可抑制呼吸中枢而中毒,甚至死亡。目前临床上主要用于治疗惊厥及癫痫大发作。

二、苯并二氮杂䓬类

(一) 苯并二氮杂䓬类药物的发展及构效关系

苯并二氮杂䓬类是20世纪50年代后期发展起来的第二代镇静催眠药。首先应用于临床的是氯氮䓬(chlodiazepoxide;利眠宁,librium),与巴比妥类药物比较,不良反应少,更安全,具有镇静、催眠、抗焦虑、抗惊厥及中枢性肌肉松弛作用。现已成为镇静、催眠、抗焦虑的首选药物。

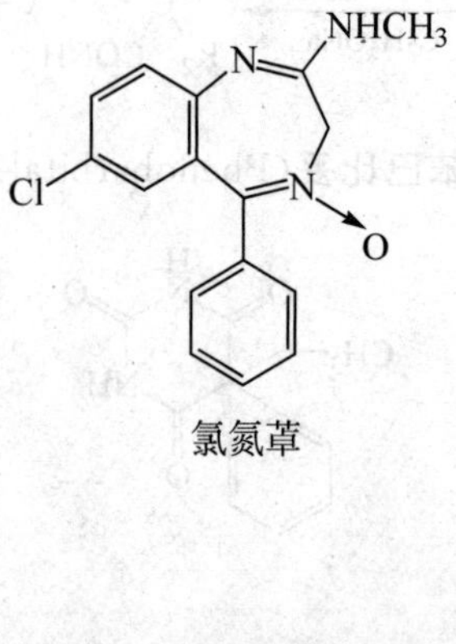

氯氮䓬

研究发现氯氮䓬分子中的肼基及氮上的氧结构,不是活性所必需的,进一步简化得地西泮(diazepam;安定,valium),合成更简单,且毒性更低。又发现1,4-苯二氮䓬苯环上的取代基与生物活性有关。在7位上引入吸电子取代基的化合物,活性增强,且吸电子作用越强,活性越高($NO_2 > Br > CF_3 > Cl$),如硝西泮(nitrazepam)、氯硝西泮(clonazepam)、氟西泮(flurazepam)等均比地西泮活性强。

	R_1	R_2	R_3
地西泮	—CH_3	—H	—Cl
硝西泮	—H	—H	—NO_2
氯硝西泮	—H	—Cl	—NO_2
氟西泮	—$(CH_2)_2N(C_2H_5)_2$	—F	—Cl

在研究地西泮体内代谢时发现,其经过生物转化,如 N-脱甲基、3-氧化等,生成的活性代谢产物不仅催眠作用强,而且毒副作用小,如奥沙西泮(oxazepam)、劳拉西泮(lorazepam),这两个药物特别适于老年人及肝肾功能不良患者。

奥沙西泮   劳拉西泮

在苯并二氮䓬苯环的1,2位上合并三唑环,既能减少七元环的水解,增加这类药物的代谢稳定性,也可以提高其与受体的亲和力,生物活性明显增强,如艾司唑仑(estazolam,舒乐安定)、阿普唑仑(alprazolam,甲基三唑安定)、三唑仑(triazolam)等,均为临床广泛应用的镇静催眠及抗焦虑药。如阿普唑仑的镇静作用为地西泮的25~30倍,催眠作用也是地西泮3倍以上。

	R_1	R_2
艾司唑仑	—H	—H
阿普唑仑	—CH_3	—H
三唑仑	—CH_3	—Cl

在苯并二氮䓬环的1,2位并入咪唑环,仍保持镇静催眠作用。如咪达唑仑(midazolam),具有起效快,作用时间短等优点。由于其碱性较强,成盐可形成稳定的水溶液,制成注射剂可用于抗惊厥、诱导麻醉和麻醉前给药。

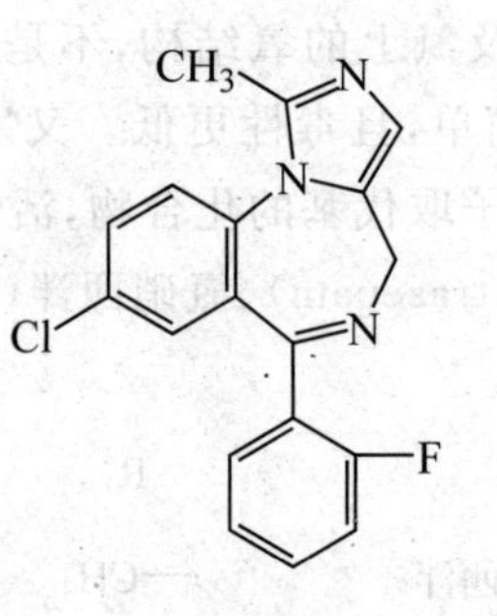

咪达唑仑

在苯并二氮䓬环的4,5位上并入四氢噁唑环,如卤沙唑仑(oxazolam)、奥沙唑仑(haloxazolam)和美沙唑仑(mexazolam)等,它们为前体药物,在体内其含氧环可在代谢过程中开环,形成4,5位双键而产生活性。

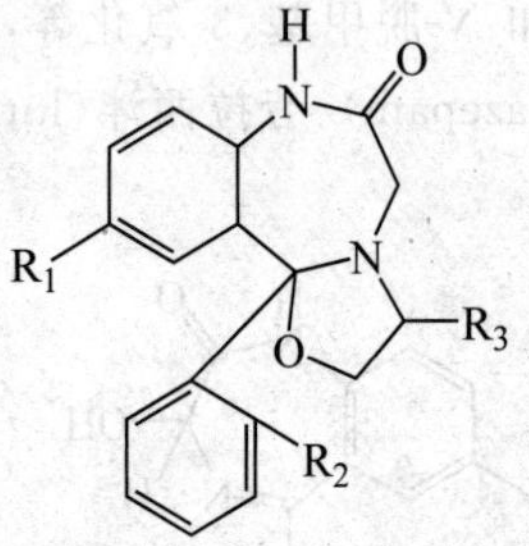

	R_1	R_2	R_3
卤沙唑仑	—Br	—F	—H
奥沙唑仑	—Cl	—Cl	—H
美沙唑仑	—Cl	—Cl	—CH_3

利用生物电子等排体如噻吩等杂环置换苯并二氮䓬的苯环后,仍保留较好的生理活性,如镇静催眠药溴替唑仑(brotizolam)和抗焦虑药依替唑仑(etizolam)。

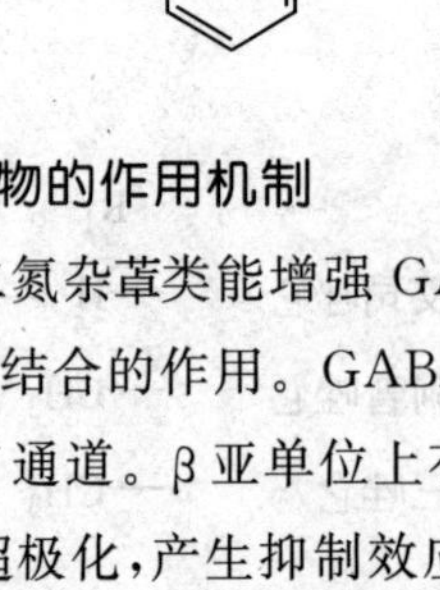

	R
溴替唑仑	—Br
依替唑仑	—C_2H_5

(二) 苯并二氮杂䓬类药物的作用机制

电生理实验证明,苯并二氮杂䓬类能增强GABA能神经传递功能和突触抑制效应;还有增强GABA与$GABA_A$受体相结合的作用。$GABA_A$受体是氯离子通道的门控受体,由两个α和两个β亚单位($α_2β_2$)构成Cl^-通道。β亚单位上有GABA受点,当GABA与之结合时,Cl^-通道开放,Cl^-内流,使神经细胞超极化,产生抑制效应。在α亚单位上则有苯二氮䓬受体,苯二氮䓬与之结合时,并不能使Cl^-通道开放,但它通过促进GABA与$GABA_A$受体的结合而使Cl^-通道开放的频率增加(不是使Cl^-通道开放时间延长或使Cl^-流增大),更多的Cl^-内流。增加受体与GABA的亲和力,增强了GABA作用,从而产生镇静、催眠、抗焦虑、抗惊厥及中枢性肌松作用。

所以,苯并二氮杂䓬类与特定的神经细胞膜受体相互作用后,可以强化并促进脑内主要抑制性神经递质 γ-氨基丁酸(GABA)的神经传递功能。通过刺激上行性网状激活系统内的 GABA 受体,提高 GABA 在中枢神经系统的抑制作用,增强脑干网状结构受体刺激后的皮层抑制和阻断边缘系统的觉醒反应,从而达到镇静、催眠作用。此类药物主要延长非快动眼睡眠的第 2 期,而缩短慢波睡眠期。

(三) 苯并二氮杂䓬类药物的体内代谢

苯并二氮杂䓬类口服吸收良好,约 1 小时达血药峰浓度。其中三唑仑吸收最快;奥沙西泮和氯氮䓬口服吸收较慢。苯并二氮杂䓬类与血浆蛋白结合率较高。其中地西泮的血浆蛋白结合率高达 99%。由于脂溶性很高,使之能迅速向组织中分布并在脂肪组织中蓄积。

此类药物主要在 P450 作用下进行代谢,主要有 N 位上去甲基、C_3 位上羟基化、苯环酚羟基化,氮氧化合物还原、1,2 位上开环等。其中,N 位上去甲基,和 C_3 位上羟基化为活性代谢物,已成为临床常用的镇静催眠药。苯并二氮杂䓬类及其代谢物最终均与葡萄糖醛酸结合而失活,经肾排出。结构中含羟基者可直接与葡萄糖醛酸结合而失活,结构上 7 位上有硝基者(如硝西泮)在生物化转化时,硝基还原为氨基及其乙酰氨基化合物,均无生物活性。但本类药物在体内的氧化代谢过程则易受肝功能、年龄影响,饮酒亦可影响其代谢,使 $t_{1/2}$ 延长。如地西泮的代谢过程(图 4-2)。

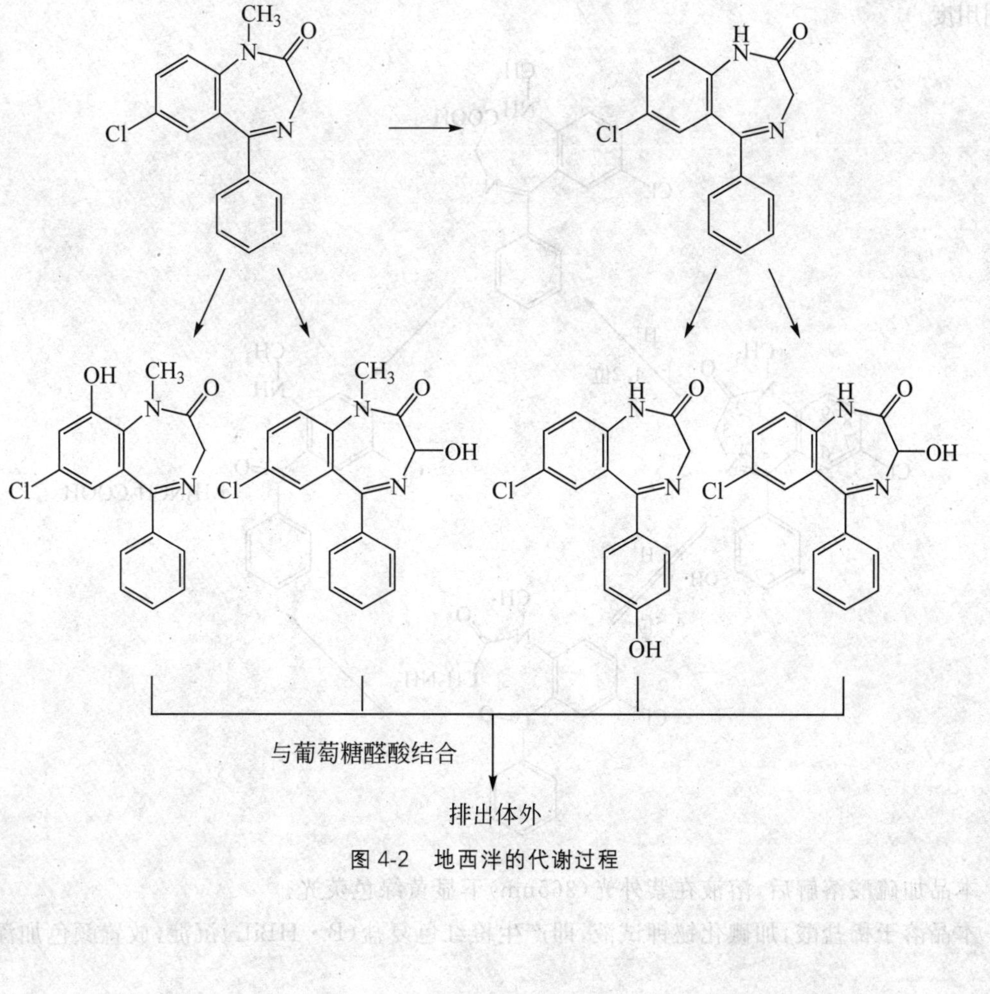

图 4-2 地西泮的代谢过程

地西泮（Diazepam）

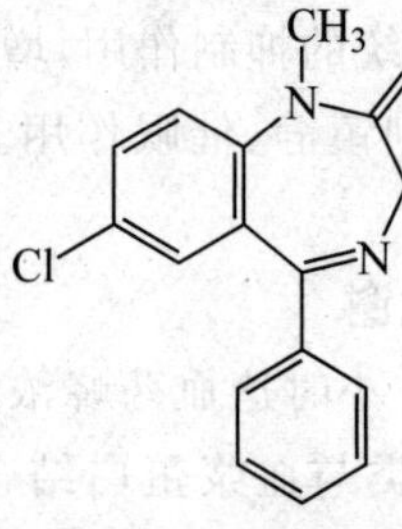

化学名为1-甲基-5-苯基-7氯-1,3-二氢-2H-1,4苯并二氮䓬-2-酮、7-Chloro-1,3-dihydro-1-methyl-5-phenyl-2H-1,4-benzodiazepin-2-one（又名安定，苯甲二氮䓬）。

本品为白色或类白色的结晶性粉末；无臭，味微苦。易溶于三氯甲烷或丙酮，溶于乙醇，略溶于乙醚，几乎不溶水。熔点为130～134℃。

本品分子中具有酰胺及亚胺结构，遇酸或碱，受热易水解生成2-甲氨基-5-氯-二苯甲酮和甘氨酸。水解开环可发生在1、2位或4、5位上，或两过程平行进行。4、5位开环是可逆的。在酸性条件下，4、5位开环水解，尤其是在7位和1、2位上有吸电子基团（—NO_2，三唑环等）时，水解反应几乎都在4、5位间进行；当中性和碱性时又重新环合。因此4、5位间开环不会影响药物的生物利用度。

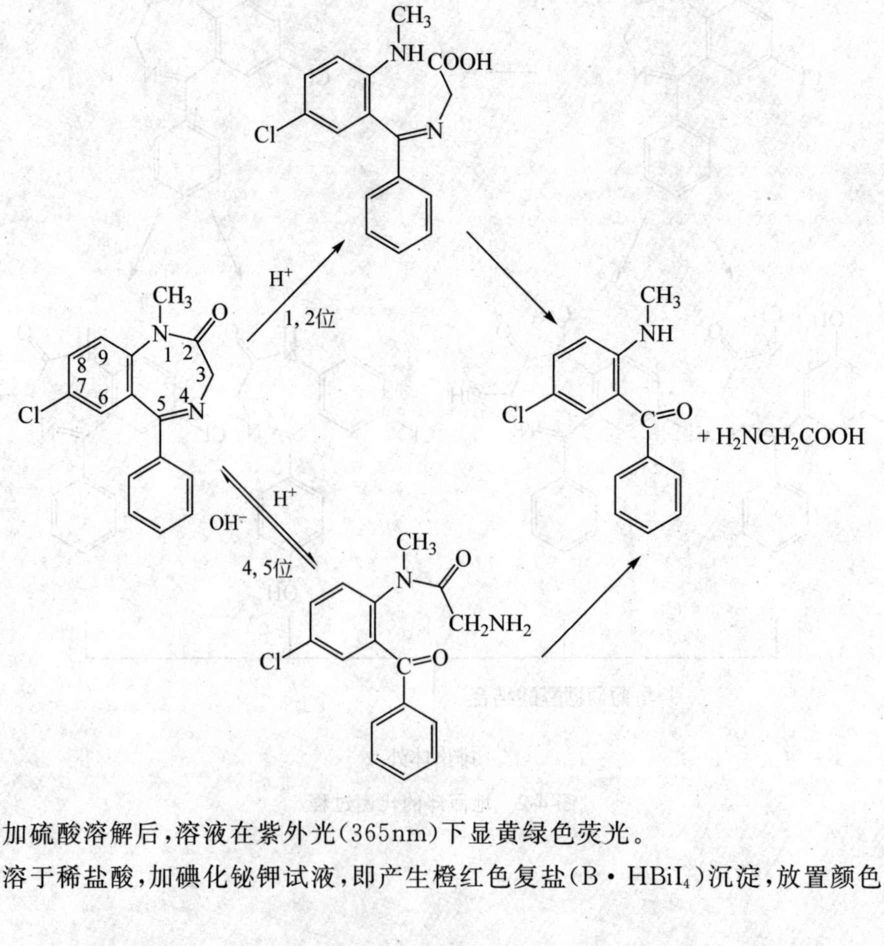

本品加硫酸溶解后，溶液在紫外光（365nm）下显黄绿色荧光。
本品溶于稀盐酸，加碘化铋钾试液，即产生橙红色复盐（B·$HBiI_4$）沉淀，放置颜色加深。

地西泮的合成是以 3-苯-5-氯䓬呢为原料，经甲基化、还原、再酰化，生成的 2-N-甲基-氯乙酰氨基-5-氯二苯甲酮，与盐酸乌洛托品作用，得本品。

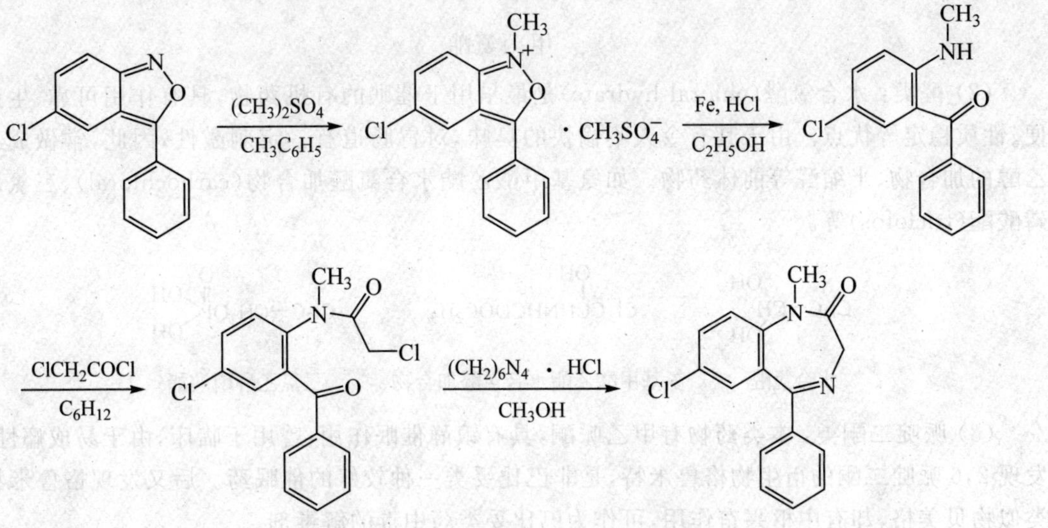

本品用于治疗焦虑症和一般性失眠，也用于抗惊厥、抗癫痫及神经官能症等。

阿普唑仑（Alprazolam）

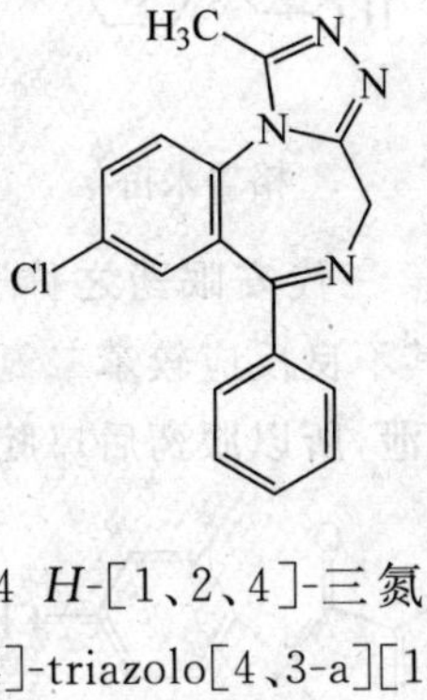

化学学名为 1-甲基-6-苯基-8-氯-4H-[1,2,4]-三氮唑[4,3-a][1,4]-苯并二氮杂䓬（1-methyl-6-phenyl-8-chloro-4H-[1,2,4]-triazolo[4,3-a][1,4]benzodiazepine）。

本品为白色或类白色粉末，无臭，味微苦。易溶于三氯甲烷，略溶于乙醇或丙酮，几乎不溶于水或乙醚。熔点为 228～228.5℃。

本品用盐酸溶液溶解后，与碘化铋钾试液反应，生成橙红色的沉淀；与硅钨酸试液反应，生成白色沉淀。

本品药理作用与地西泮相似，抗焦虑作用比地西泮强。还具有抗抑郁、抗惊厥、镇静、催眠及肌肉松弛等作用。

三、其他类药物

（1）**氨基甲酸酯类**：最早用于临床的氨基甲酸酯类药物是氨基甲酸乙酯（乌拉坦）。1951 年在研究丙二醇的氨基甲酸酯的衍生物时，发现了甲丙氨酯（meprobamate；眠尔通，miltown），其主要用于治疗神经官能症的焦虑、紧张及失眠，也用于精神紧张性头痛及眩晕症，由于作用弱，易成瘾，现已少用。

$$\underset{\substack{CH_3\\CH_3CH_2CH_2}}{>}C\underset{CH_2OCONH_2}{<}CH_2OCONH_2$$

甲丙氨酯

(2) 醛类：水合氯醛(chloral hydrate)是最早用于催眠的有机药物，具有作用可靠、生产方便、性质稳定等优点。由于其有令人不愉快的臭味，对胃肠道有一定刺激性，因此，常做成三氯乙醇的加合物、半缩醛等前体药物。如氨基甲酸乙酯水合氯醛加合物(carbochloral)、三氯乙醇磷酸酯(triclofos)等。

$$Cl_3C-CH\underset{OH}{\overset{OH}{<}} \qquad Cl_3C\underset{OH}{\overset{OH}{C}}HNHCOOC_2H_5 \qquad Cl_3C-CH_2O\overset{O}{\underset{OH}{P}}\underset{OH}{<}$$

水合氯醛　　氨基甲酸乙酯水合氯醛加合物　　三氯乙醇磷酸酯

(3) 哌啶二酮类：本类药物有甲乙哌酮，具有镇静催眠作用，曾用于临床，由于易成瘾性，后发现 2,6 哌啶二酮的衍生物格鲁米特，是非巴比妥类一种较好的催眠药。后又发现格鲁米特的类似物贝美格，却有中枢兴奋作用，可作为巴比妥类药中毒的解毒剂。

甲乙哌酮　　　　格鲁米特　　　　贝美格

(4) 吡咯酮类：1987 年上市有"第三代安眠药之称"的佐匹克隆(zopiclone)具有镇静、催眠、抗焦虑、肌肉松弛和抗惊厥作用，其不良反应较苯二氮䓬类小。但长期用药后若突然停药会出现戒断症状。其代谢物从唾液中排泄，所以服药后口腔中有苦味。

佐匹克隆

(5) 咪唑并吡啶类：唑吡坦(zolpidem)为新一代的安眠药，有很强的睡眠诱导作用，作用快，服药后 30 分钟起效。由于其在血中的半衰期约为 2.5 小时，所以是短效的催眠药。睡眠研究发现，唑吡坦主要作用于睡眠周期的非眼快动相第二睡眠时相，增加或不增加慢波睡眠，对眼快动相的作用轻微。如果停药，与其他药物相比，它引起的睡眠紊乱比较轻微。它具有较强的镇静、催眠和轻微的抗焦虑、肌肉松弛、抗惊厥作用，其作用与特异性的中枢 GABA 受体激活有关。目前，该药在欧洲、美国等世界许多地方被广泛使用，有逐步取代苯二氮䓬类药物的趋势。

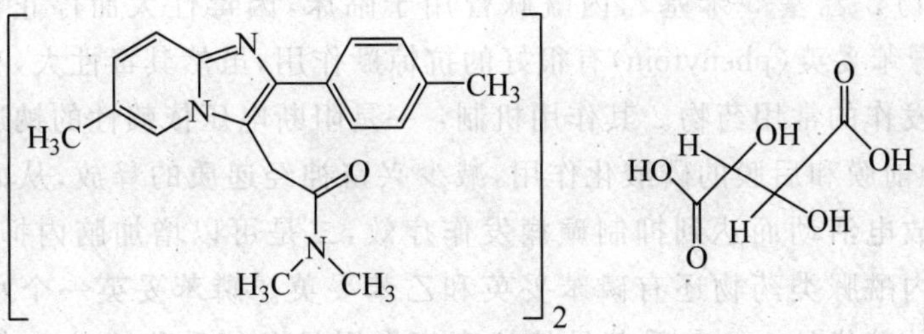

酒石酸唑吡坦

第 2 节 抗癫痫药

Antiepileptics

癫痫是一种由多种原因引起的大脑阵发性的暂时的功能失调综合征,是一种常见病。临床上根据发作时的表现,将其分为全身性发作、部分发作和精神运动性发作等。抗癫痫药主要用于防止和减少癫痫的发作。理想的抗癫痫药,应具有起效快、作用持久、不良反应少、在治疗剂量时不影响患者正常活动、适合长期使用等特点。目前使用的抗癫痫药不能完全满足上述要求,由于大部分患者需要长期用药,所以应注意该类药物的毒性及副作用。

最早用于临床的抗癫痫病药是溴化钾,后发现苯巴比妥有良好的抗癫痫效果,1938 年发现乙内酰脲类化合物苯妥英对癫痫全身性发作和精神运动性发作均有很好的疗效,推动了抗癫痫药物的研究发展,目前临床使用抗癫痫药按结构可分为巴比妥类及其同系物、乙内酰脲类及其同系物、苯二氮䓬类、二苯并氮杂䓬类、脂肪羧酸类、磺酰胺类和其他类。

一、巴比妥类及其同系物

苯巴比妥,主要用于治疗癫痫全身性发作。在苯巴比妥结构 1 位 N 上引入甲基得到甲苯比妥(mephobarbital),由于增加了脂溶性,比苯巴比妥作用时间长。苯巴比妥 C_2 位去氧后衍生物扑米酮(primidone)是一前药,在体内代谢生成苯巴比妥和苯乙基丙二酰胺均有抗癫痫作用。

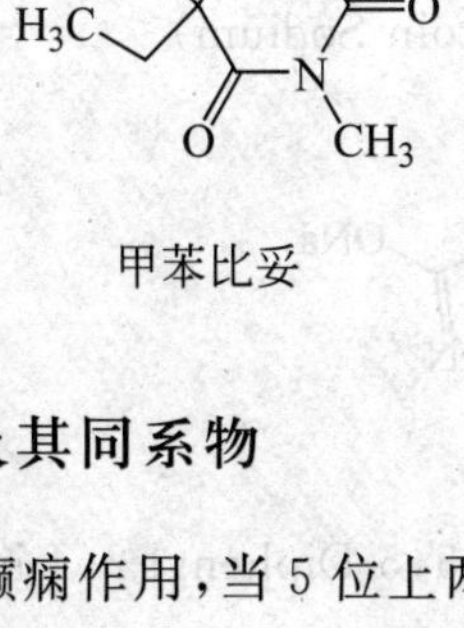

甲苯比妥 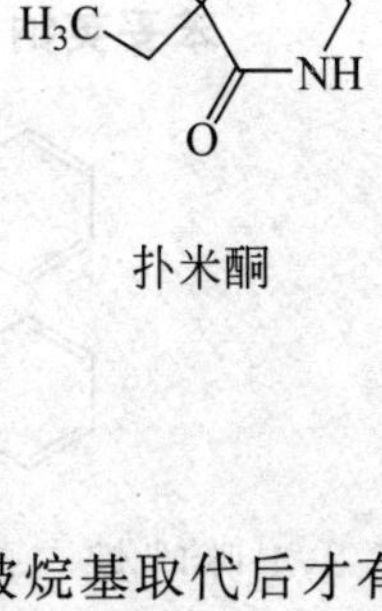　　　　扑米酮

二、乙内酰脲类及其同系物

乙内酰脲本身无抗癫痫作用,当 5 位上两个氢被烷基取代后才有抗惊厥作用。最初合成

的巴比妥的类似物 5-乙基-5-苯基乙内酰脲曾用于临床,因毒性大而停止使用。后发现 5,5-二苯基乙内酰脲苯妥英(phenytoin)有很好的抗惊厥作用,虽然其毒性大,有致畸性,但仍是临床控制癫痫大发作的常用药物。其作用机制:一是阻断电压依赖性的钠通道,降低 Na^+ 内流,并可抑制突触前膜和后膜的磷酸化作用,减少兴奋神经递质的释放,从而稳定了细胞膜,抑制神经元反复放电活动而达到抑制癫痫发作疗效,二是可以增加脑内抑制性递质 GABA 含量的功能。乙内酰脲类药物还有磷苯妥英和乙苯妥英。磷苯妥英一个水溶性的前药,已发展成为苯妥英的替代品。乙苯妥英虽然抗癫痫作用只有苯妥英的 1/5,但毒性较小,口服易吸收。

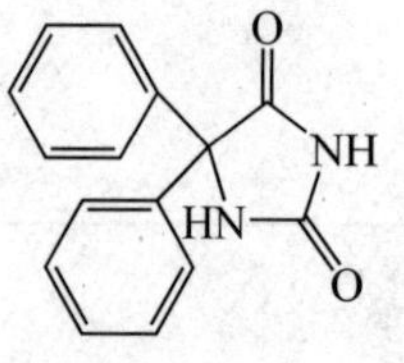

苯妥英 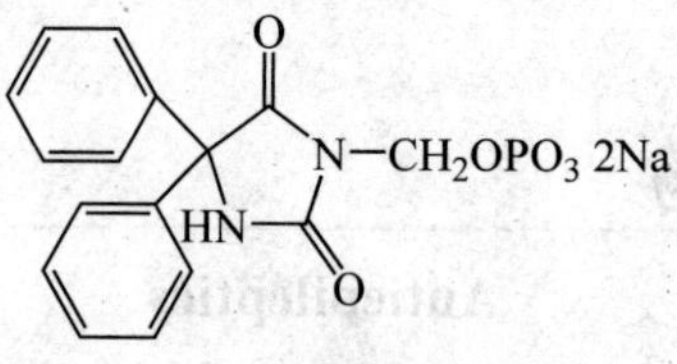　　　　　　磷苯妥英 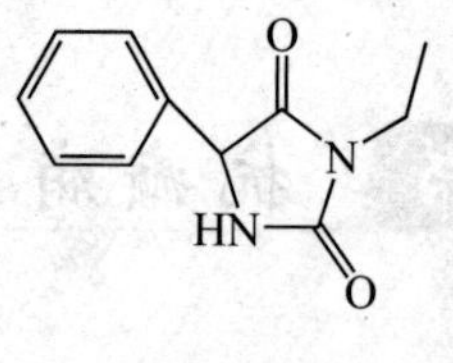　　　　　　乙苯妥英

将乙内酰脲中的—NH—以其电子等排体—O—或—CH_2—取代,分别得到噁唑烷酮类(oxazolidinediones)和丁二酰亚胺类(succinimides)。噁唑烷酮类中的三甲双酮(trimethadione)和二甲双酮(dimethadione)曾用于小发作,但由于其对造血系统毒性大,仅作为三线药物用于癫痫小发作。丁二酰亚胺类中的苯琥胺(phensuximide)、甲琥胺(methsuximide)和乙琥胺(ethosuximide),对癫痫大发作效果较差,常用于小发作和其他类型的发作,是失神性发作的首选药。

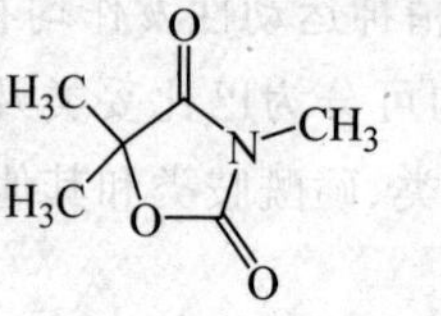

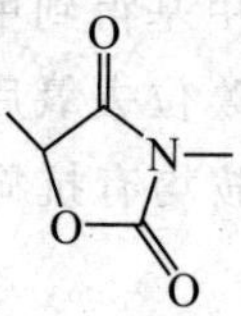

三甲双酮 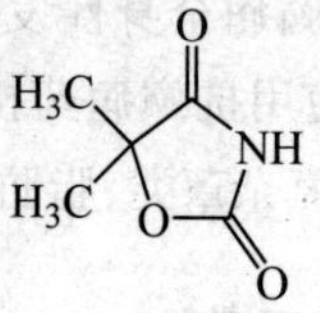　　　　　　二甲双酮

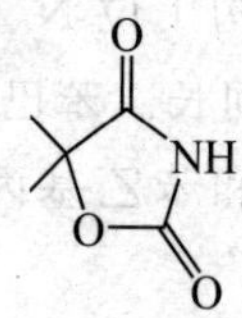

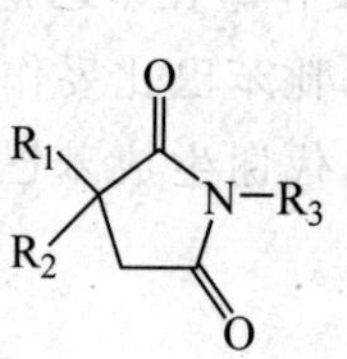

	R_1	R_2	R_3	
	—H	—C_6H_5	—CH_3	苯琥胺
	—CH_3	—C_6H_5	—CH_3	甲琥胺
	—CH_3	—C_2H_5	—H	乙琥胺

三甲双酮　　二甲双酮

苯妥英钠(Phenytoin Sodium)

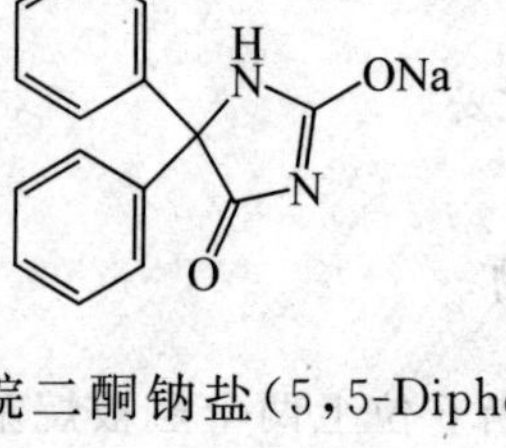

化学名为 5,5-二苯基-2,4-咪唑烷二酮钠盐(5,5-Diphenyl-2,4-imidazolidinedione sodium

salt),又名大伦丁钠(dilantin sodium)。

本品为白色结晶性粉末；无臭，味苦；微有吸湿性。易溶于水，溶于乙醇，几乎不溶于三氯甲烷或乙醚。

本品的水溶液呈碱性，露置空气中吸收二氧化碳析出苯妥英，使溶液变混浊。故临床应用粉针剂。

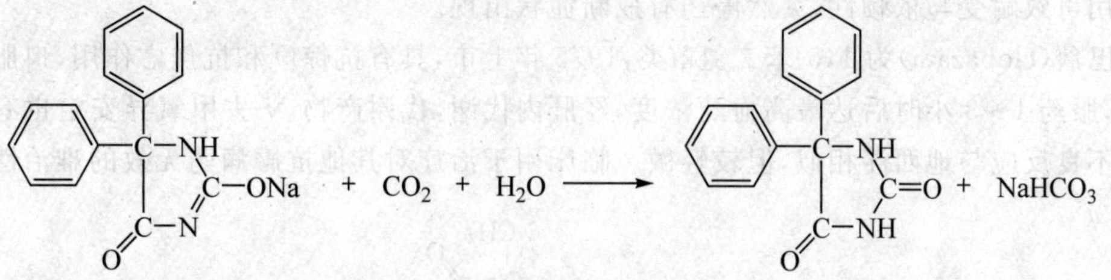

游离的苯妥英在氨水中转变成铵盐溶解，再遇硝酸银试液可产生白色银盐沉淀。

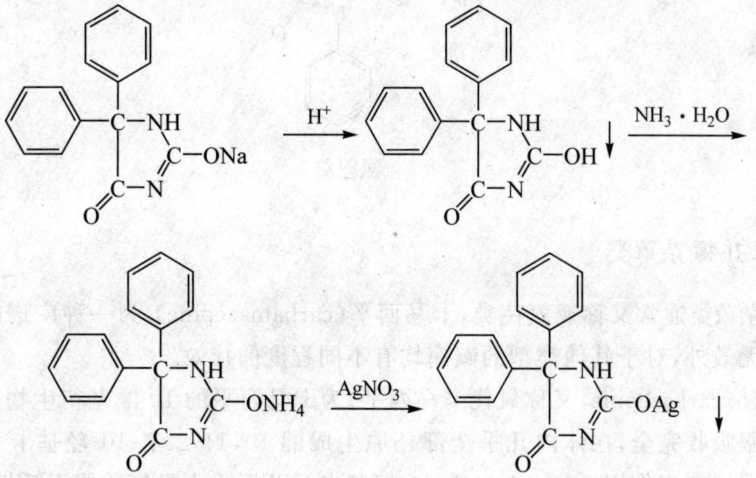

本品水溶液与二氯化汞试液反应，生成白色沉淀，此沉淀不溶于氨试液。

本品与吡啶-硫酸铜试液反应显蓝色。

本品口服吸收较慢，静脉注射吸收快速，肌注吸收不完全且不规则。口服片剂的生物利用度约为75%，吸收后分布于细胞内外液，细胞内可能多于细胞外。蛋白结合率高达88%～92%。口服药4～12小时血药浓度达峰值，有效血药浓度为10～20μg/mL，血药浓度超过20μg/mL易产生毒性反应，出现眼球震颤，超过30μg/mL出现共济失调，超过40μg/mL往往出现严重毒性。苯妥英半衰期平均为22小时，但变异范围很大(7～42小时)；长期服用苯妥英钠的患者半衰期可因人、因药物浓度而异，可为15～95小时不等，甚至更长。所以应系统地监测血药浓度，及时调整剂量。

本品主要在肝内代谢，代谢物无药理活性，其中主要为羟基苯妥英(占50%～70%)，与葡萄糖醛酸结合，经肾排泄，碱性尿排泄较快。

本品具有抗癫痫和抗心律失常作用，是癫痫大发作的首选药。还可用于癫痫持续状态。对癫痫小发作无效。也用于治疗三叉神经痛、坐骨神经痛及某些心律失常。

三、苯二氮䓬类

苯二氮䓬类药物除具有镇静、催眠及抗焦虑作用,还有抗惊厥作用,如地西泮、硝西泮、劳拉西泮等在临床上用作抗癫痫药,常与其他抗癫痫药合用,治疗癫痫大发作或小发作。地西泮静脉注射是治疗癫痫持续状态的首选药。本类药物有嗜睡、轻微头痛、乏力、运动失调等副作用。长期应用可致耐受与依赖性,突然停药有戒断症状出现。

氯巴䓬(clobazam)为1,5-苯二氮䓬类,1975年上市,具有抗惊厥和抗焦虑作用,口服吸收快而完全,服药1~3小时后达最高血药浓度,经肝内代谢,代谢产物 N-去甲氧异安定也有抗惊厥作用。不良反应与地西泮相似,但较轻微。临床用于治疗对其他抗癫痫药无效的难治性癫痫。

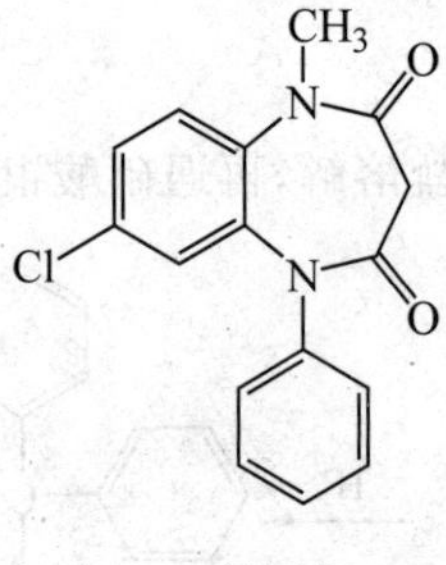

氯巴䓬

四、二苯并氮杂䓬类

二苯并氮杂䓬类通常又称亚氨芪类,卡马西平(carbamazepine)为一种广谱的抗癫痫药,除对失神性发作无效外,对于其他类型的癫痫均有不同程度的疗效。

奥卡西平(oxcarbazepine,又称氧代卡马西平)为卡马西平的10-酮基衍生物,也有很强的抗癫痫活性。口服吸收完全,在体内几乎全部还原生成的10,11-二氢-10-羟基卡马西平,该代谢产物仍具有很强抗癫痫作用。10,11-二氢-10-羟基卡马西平除少量氧化成无活性反式10,11-二羟基卡马西平外,其余都与葡萄糖醛酸结合排出。

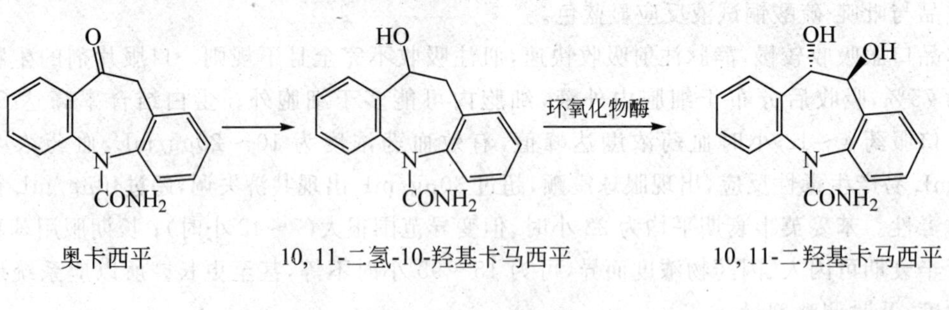

奥卡西平 → 10,11-二氢-10-羟基卡马西平 —环氧化物酶→ 10,11-二羟基卡马西平

卡马西平(Carbamazepine)

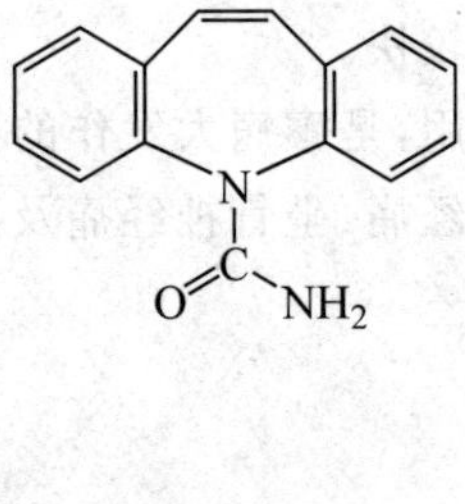

化学名为 5*H*-二苯并[b、f]氮杂-5-甲酰胺(5*H*-dibenz[b、f] azepine-5-carboxamide),又名酰胺咪嗪。

本品为白色或几乎白色的结晶性粉末；几乎无臭。易溶于三氯甲烷,略溶于乙醇,几乎不溶于水或乙醚。熔点为 189～193℃。

本品用硝酸处理加热数分钟后,产生橙色的颜色反应。

本品水溶性差,口服吸收较慢。在肝内代谢,生成有抗癫痫活性的 10,11-环氧卡马西平,但此代谢物有一定的副作用及毒性,最终代谢生成无活性的反式 10,11-二羟基卡马西平,经肾及胆汁排出。

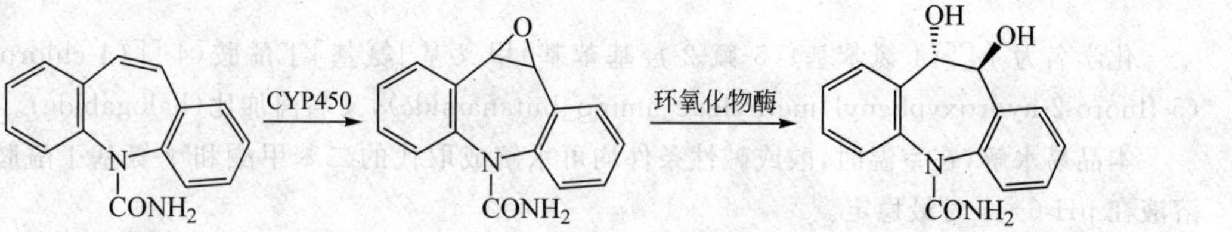

OH
OH
CYP450
环氧化物酶
N
CONH2
N
CONH2
N
CONH2

卡马西平　　10, 11-环氧卡马西平　　10, 11-二羟基卡马西平

本品对癫痫精神运动性发作最有效,对大发作、局限性发作和混合型癫痫也有疗效。还可用于治疗外周神经痛。

五、脂肪羧酸类

1963 年 Meunierz 在筛选抗癫痫药物时意外发现作为溶剂的丙戊酸(valproic acid)有很强的抗癫痫作用,进一步研究和发展了具有脂肪羧酸结构的抗癫痫药。1964 年发现的丙戊酸钠(sodium valproate)具有很强的抗惊厥作用,使用时发现,若取消其结构分支碳链,直链脂肪酸的抗惊厥大大减弱；若将其结构中分支碳链延长 9 个碳原子,则表现为镇静作用。

丙戊酰胺(valpromide)为广谱抗癫痫药,其作用比丙戊酸强 2 倍,具有见效快,毒性低等特点,用于各种癫痫的治疗。

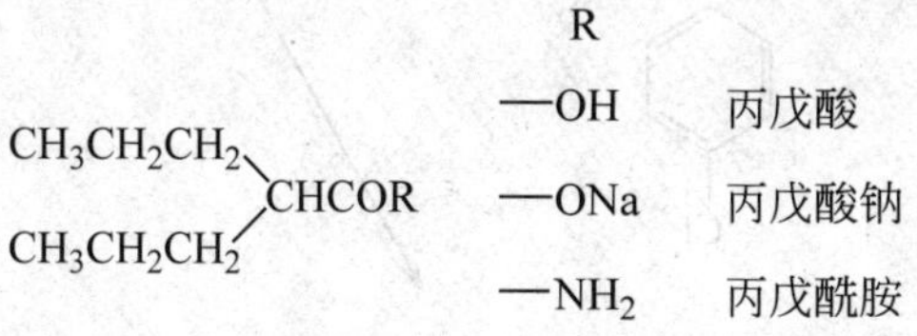

CH3CH2CH2
CHCOR
CH3CH2CH2
R
—OH 丙戊酸
—ONa 丙戊酸钠
—NH2 丙戊酰胺

H2NH2C
CHCOOH

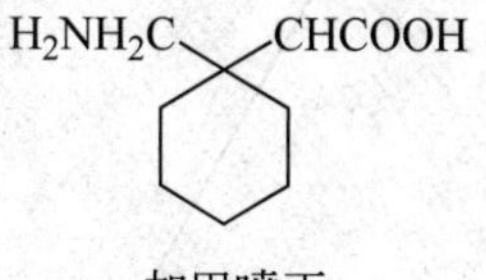

加巴喷丁

加巴喷丁(gabapentin)为 1-甲氨基环己烷乙酸,是与 GABA 相似的氨基酸,由于亲脂性大,易有透过血脑屏障,所以可用于急性发作型的癫痫患者,效果好。常用于全身强直阵发性癫痫及癫痫小发作。

氨己烯酸(vigabatrin)为 γ-氨基丁酸的结构类似物,通过不可逆抑制 GABA 氨基转移酶,提高脑内 GABA 浓度而发挥作用,为治疗严重癫痫患儿有效而安全的一种抗癫痫药。

NH2
CH2=CHCHCH2CH2COOH

氨己烯酸

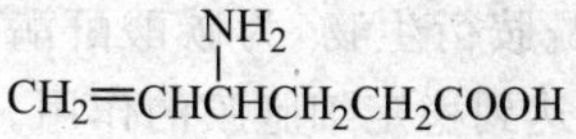

普罗加比(Progabide)

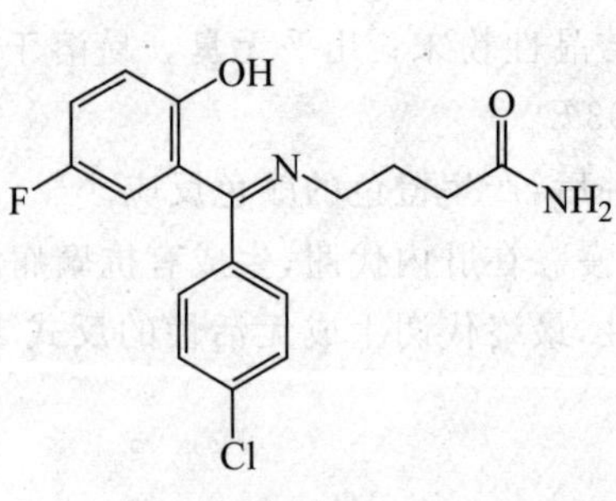

化学名为 4-[[(4-氯苯基)(5-氟-2-羟基苯基)甲叉基]氨基]丁酰胺(4-[[(4-chlorophenyl)(5-fluoro-2-hydroxyphenyl)methylene]amino]butanamide),又名卤加比(halogabide)。

本品易水解,在室温时,酸或碱性条件均可水解成取代的二苯甲酮和 γ-氨基丁酰胺。本品溶液在 pH 6~7 时最稳定。

本品也是一种拟 γ-氨基丁酸药,为 GABA 的前体药物。由于其结构中的二苯亚甲基能增加药物亲脂性,使药物易透过血脑屏障发挥中枢作用。

本品口服吸收良好,在肝内有首过效应,在体内代谢生成 γ-氨基丁酰胺及二苯甲酮衍生物等。大部分代谢物均有抗癫痫活性。

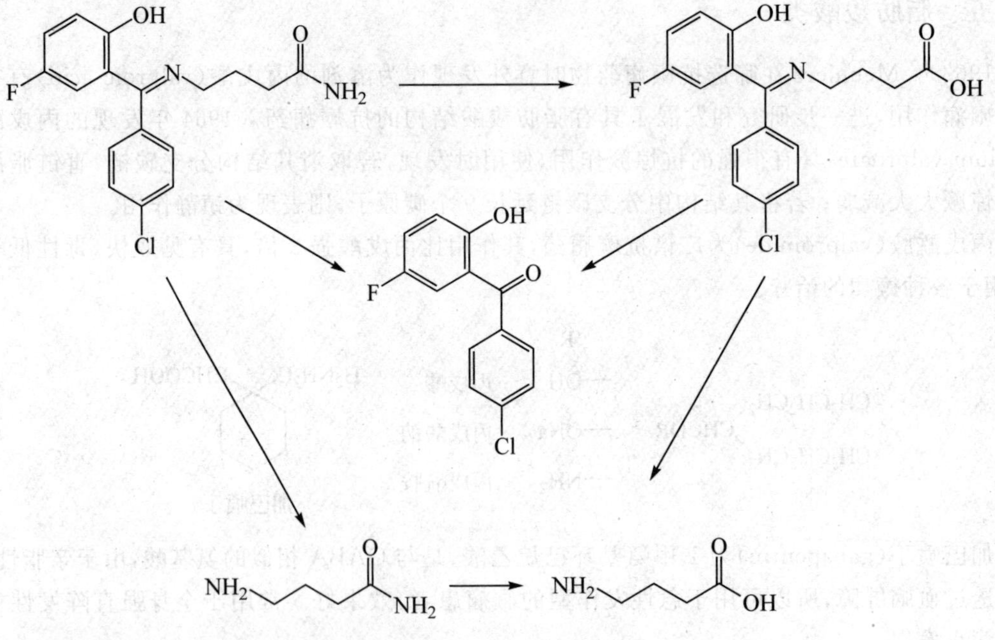

本品主要用于治疗癫痫、痉挛状态和运动失调等疾病。

六、磺酰胺类

舒噻嗪(sultiame)属丁烷磺内酰胺衍生物,为碳酸酐酶抑制药,其主要通过抑制脑内碳酸酐酶,使脑细胞内外的钠比率增大,达到稳定细胞膜的作用。常用于精神运动性发作,也与其他药物合用于癫痫大发作。

唑尼沙胺(zonisamide)的作用与苯妥英及卡马西平相似,且作用时间长,因具有磺酰胺基,也对碳酸酐酶有抑制作用。本品毒性较低，反复使用也无蓄积性。

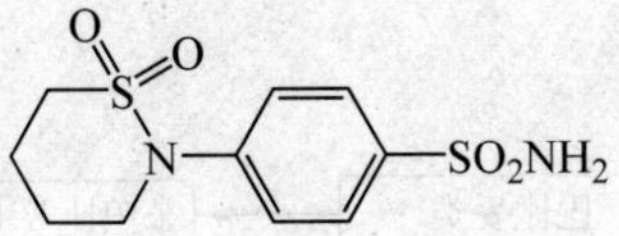

舒噻嗪 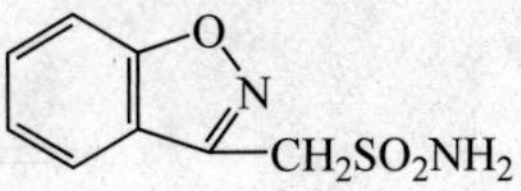　　　　　　唑尼沙胺

七、其他类

近年来，又发现新的结构类型的抗癫痫药。氨基甲酸酯类非氨酯(felbamate)对各种类型的癫痫均有效，且毒性低。

吡喃果糖衍生物托吡酯(topiramate)，为 GABA 再摄取抑制药，一般用于抗癫痫药物难以控制的经常发作的部分癫痫特别有效。

苯基三嗪类拉莫三嗪(lamotrigine)主要通过抑制脑内兴奋性介质如谷氨酸和天门冬氨酸的过量释放，而产生抗癫痫作用。其在用其他抗癫痫药治疗时，作为补充治疗药。

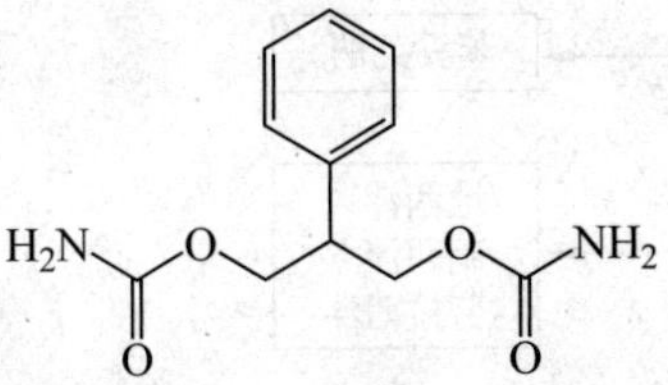

非氨酯 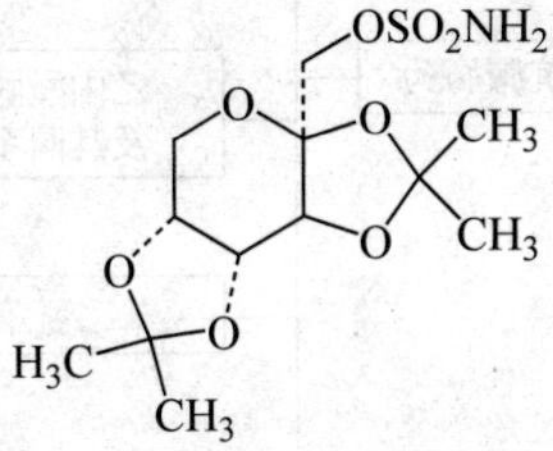　　　　　　托吡酯 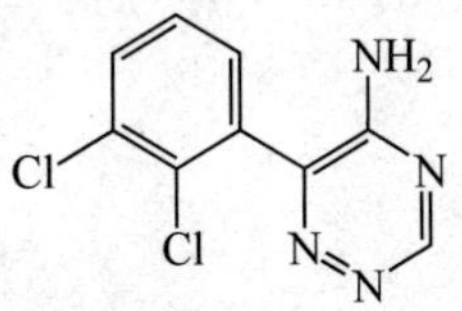　　　　　　拉莫三嗪

知识链接

三唑仑为什么被严控？

三唑仑是常用的镇静安眠药之一，起效快、作用强，催眠、麻醉效果远高于地西泮、艾司唑仑等其他精神类药品。服用这种药 20 分钟左右见效，少量服用即可进入睡眠或半睡眠状态，剂量过大可导致死亡。近年来，根据药物滥用监测提供的数据显示，三唑仑作为毒品滥用的情况有上升的趋势；另外由于其起效快，不法分子利用三唑仑实施的抢劫、强奸等恶性案件也时有发生。

为了在保证三唑仑合法医疗、科研需求的同时，防止其流入非法渠道，按照国家食品药品监督管理总局文件规定，三唑仑为一类精神药品管理。除国家定点生产企业外，其他任何单位及个人不得生产三唑仑。三唑仑统一纳入国家定点经营渠道，三唑仑制剂生产企业应当将三唑仑制剂销售给药品监管部门指定的批发企业，再销售给其他定点批发企业和医疗机构，但药店一律不得零售。

学习小结

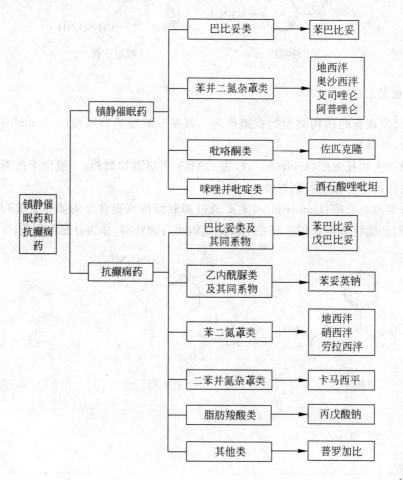

（冯丽华）

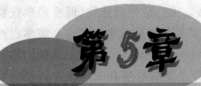

第5章 精神神经疾病治疗药

Psychoterapenutic Drugs

学习目标

- 掌握抗精神失常药、抗抑郁药的结构类型。掌握盐酸氯丙嗪、氯普噻吨、盐酸丙咪嗪、盐酸帕罗西汀、盐酸氟西汀、盐酸文拉法辛的结构、化学名、理化性质、合成路线、体内代谢及用途。
- 熟悉抗精神病药、抗抑郁药的作用机制。熟悉氟哌啶醇和氯氮平的结构及用途。
- 了解抗精神病药、抗抑郁药的发展。

精神神经疾病是以心理(精神)活动异常为主要表现的一大类疾病。各种原因导致的中枢神经系统功能和结构的改变以及与其他系统相互关系的不平衡,表现为思维、情感、行为、知觉、智能和意志等诸多障碍,可分为精神分裂症、焦虑症、抑郁症、狂躁症等类型。治疗精神神经疾病的药物种类很多,分类方法也各有不同。本章按照其主要适应证分类为抗精神病药(antipsychotic drugs)、抗抑郁药(antidepressive drugs)、抗焦虑药(antianxiety agents)和抗躁狂药(antimanic drugs)。抗精神病药是主要用于精神分裂症,使患者恢复正常理智的药物;抗抑郁药是用于治疗抑郁症,改善患者情绪的药物;抗焦虑药则可消除紧张和焦虑状态,而抗躁狂药则是主要治疗病态的情感活动过度高涨的药物。

第1节 抗精神病药

Antipsychotic Drugs

抗精神病药可在不影响患者意识清醒的前提下,控制兴奋、躁动、幻觉及妄想等重症精神病的症状。早期的精神神经疾病的治疗是用溴化钾或者用电休克方法。直到20世纪50年代,氯丙嗪(chlorpromazine)的偶然发现,才促进了抗精神病药物的发展,使药物治疗精神神经疾病成为主要手段。有关抗精神病药物的作用机制也有许多假说。如多巴胺假说认为精神分裂症可能与脑内神经递质多巴胺(dopamine)的功能失调有关。传统上习惯将阻断多巴胺D_2受体的抗精神病药物称为第一代抗精神病药物(即经典抗精神病药物),经典抗精神病药多为多巴胺受体拮抗药,可导致锥体外系副作用和内分泌方面的改变,如急性肌张力障碍及局部肌肉群持续强直性收缩等、帕金森综合征及静坐不能、迟发性运动障碍等,发生率为25%~60%。产生的原因主要与其阻断调控运动神经的多巴胺受体有关。

随着精神药理学的发展,开发了锥体外系副作用低的第二代抗精神病药物(即非经典抗精神病药物),相对于经典抗精神病药物而言,非经典抗精神病药除能够拮抗中枢神经系统多巴胺 D_2 受体外,对中枢 5-羟色胺 2(5-HT_2)受体和去甲肾上腺素(noradrenaline,NA)受体的亲和力远比对多巴胺 D_2 受体的亲和力强。因此,该类药物的主要特点是既能够有效地改善精神分裂症的阳性症状;又能够有效地改善精神分裂症的阴性症状。故副作用相对较少,如锥体外系副作用、过度的镇静作用等均明显轻于经典抗精神病药物,因此增加了患者对药物的依从性,且提高了患者的生活质量。并可减少精神分裂症的复发和再入院率等。

第一代抗精神病药物按结构分为吩噻嗪类、噻吨类、丁酰苯类、二苯并二氮䓬类。

第二代抗精神病药物主要包括利培酮(risperidone)、奥氮平(olanzapine)、奎硫平(quetiapine)、氯氮平(clozapine)、阿立哌唑(aripiprazole)、齐拉西酮(ziprasidone)等。

一、吩噻嗪类 (Phenothiazines)

20世纪50年代初,临床发现抗组胺药异丙嗪存在镇静副作用,并能延长巴比妥类药物的睡眠时间。这一发现促进了以异丙嗪为先导化合物进行抗精神病药物的研究。研究发现:异丙嗪的异丙基以直链丙基取代时,抗组胺作用减弱,抗精神病作用增强。若同时在吩噻嗪环上2位以氯取代即为氯丙嗪,则抗组胺作用消失,主要表现为抗精神病作用,成为第一个临床应用的吩噻嗪类抗精神病药。不同吩噻嗪类药物结构见表 5-1。

异丙嗪　　　　　氯丙嗪

表 5-1　不同吩噻嗪类药物结构

药　物	—R	—X
氯丙嗪(chlorpromazine)	—$N(CH_3)_2$	—Cl
乙酰丙嗪(acetylpromazine)	—$N(CH_3)_2$	—$COCH_3$
三氟丙嗪(triflupromazine)	—$N(CH_3)_2$	—CF_3
乙酰奋乃静(acetophenazine)	—N(piperazine)CH_2CH_2OH	—$COCH_3$
奋乃静(penphenazine)	—N(piperazine)CH_2CH_2OH	—Cl

续表

药　物	—R	—X
氟奋乃静(fluphenazine)	—N(piperazine)N—CH₂CH₂OH	—CF₃
三氟拉嗪(trifluoperazine)	—N(piperazine)N—CH₃	—CF₃
硫乙拉嗪(thiethylperazine)	—N(piperazine)N—CH₃	—SCH₂CH₃
硫利达嗪(thioridazine)	—CH(piperidine-N-CH₃)(H₃C)	—SCH₃

1. 吩噻嗪类药物的构效关系

(1) 吩噻嗪苯环上取代基的位置和性质与抗精神病的活性及强度都有密切关系。1位、3位和4位有取代基时,活性均降低,而2位取代基与活性关系密切。X射线衍射测定氯丙嗪和多巴胺的结构发现,氯丙嗪2位的氯原子引起分子的不对称,其优势构象为侧链倾斜于含氯原子的苯环一侧,可与多巴胺的优势构象最大程度重叠,有利于药物与多巴胺受体的作用。因此侧链倾斜于含氯原子的苯环是吩噻嗪类药物抗精神病作用的重要结构特征。如失去2位氯原子,则无抗精神病作用。2位取代基吸电子性强弱与抗精神病的作用强度成正比,不同取代基的活性顺序是 $CF_3 > Cl > COCH_3 > H > OH$。三氟丙嗪的抗精神病作用为氯丙嗪的4倍;乙酰丙嗪的作用、毒性和副作用均低于氯丙嗪;乙酰奋乃静的帕金森副作用比奋乃静低。

当2位引入含硫取代基时镇静作用增强,同时锥体外系副作用降低。如硫利达嗪(thioridazine,甲硫达嗪)的锥体外系副作用很弱,主要用于治疗精神分裂症,并有较强的降血压作用。硫乙拉嗪(thiethylperazine)、哌泊噻嗪(pipothiazine,哌普嗪)等,能明显改善慢性精神病患者的症状。

(2) 10位取代基对活性的影响很大。取代基常为碱性脂肪叔胺如二甲氨基,也可为含氮杂环,如哌啶基或哌嗪基。该碱性基团与受体中较窄的凹槽相适应,该碱性基团为哌嗪时,作用最强。不同碱性基团的活性强弱顺序是:

piperazine-CH₂CH₂OH > piperazine-N-CH₃ > piperidine(N-CH₃) > N(CH₃)₂

奋乃静、氟奋乃静、三氟拉嗪等的活性均比氯丙嗪强十几倍至几十倍。10位氮原子与侧链碱性氨基之间相隔3个碳原子是吩噻嗪类抗精神病药的另一重要结构特征,碳链延长、缩短或出现分支都将导致抗精神病作用的减弱或消失。侧链氨基的结构与副作用也有一定关系,侧链为二甲氨基时,如氯丙嗪,具有中等锥体外系副作用;侧链为哌啶基时,如硫利达嗪副作用较小。

利用前药原理,将奋乃静、氟奋乃静、哌泊噻嗪等药物的10位取代基末端的羟基与长链脂肪酸成酯,制成前药,可增加药物的脂溶性,在肌内注射后,药物在注射部位贮存并缓慢释放出原药,可使药物作用时间延长。特别适用于需要长期治疗且服药不合作的患者。如氟奋乃静的作用强,作用时间可维持一天,而氟奋乃静庚酸酯(fluphenazine enanthate)及氟奋乃静葵酸酯(fluphenazine decanoate),分别可维持作用1~2周及2~3周。哌泊噻嗪棕榈酸酯的药效可维持4周。

R' = H		氟奋乃静
R' = CO(CH$_2$)$_5$CH$_3$		氟奋乃静庚酸酯
R' = CO(CH$_2$)$_8$CH$_3$		氟奋乃静癸酸酯

哌波噻嗪棕榈酸酯

(3) 将吩噻嗪母环内 10 位 N 原子以其电子等排体—CH═取代,并通过双键与侧链相连,即为噻吨类抗精神病药。

(4) 将吩噻嗪类药物的 5 位 S 原子以电子等排体—CH$_2$—CH$_2$—或—CH═CH—替换;或同时将 10 位 N 原子以—CH═替换,S 原子以—CH$_2$—CH$_2$—或—CH═CH—替换,可获得三环类抗抑郁药。(见本章第 2 节抗抑郁药)

2. 吩噻嗪类药物与多巴胺受体的作用模型 1964 年,Gordon 等提出三点相互适应学说来说明吩噻嗪类药物与多巴胺受体之间的作用关系,即吩噻嗪类药物与多巴胺受体之间的相互作用分为 A、B、C 三个部分(图 5-1)。其立体专属性依次是 B 区>C 区>A 区。

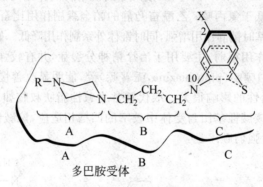

图 5-1 吩噻嗪药物与多巴胺受体的作用模型

B 区无取代基时具较好作用,说明三碳直链结构要有一定的自由旋转度,若引入取代基可限制或使自由旋转消失,则抗精神病活性降低。但抗组胺和抗瘙痒作用增大,并产生光学异构体(左旋>右旋)。

C 区沿 N-S 轴折叠,使两个苯环在空间几乎相互垂直,此构象有利于药物与受体表面的作用。2 位取代基对药物与受体结合的空间影响最小,但可通过电性效应影响吩噻嗪环系统的电子云密度,从而影响其活性,通常吸电性基团如—Cl、—COCH$_3$、—CF$_3$ 等使活性增强;—OCH$_3$ 或—OH 使活性下降。

A 区的专属性不及 B、C 区。当侧链末端的开链结构,如—N(CH$_3$)$_2$ 以—N(C$_2$H$_5$)$_2$ 取代时,活性减弱;而当侧链末端以环的形式存在时,如哌嗪基,分子立体宽度比—N(C$_2$H$_5$)$_2$ 小,作用较强。这说明受体的 A 部分有一较窄的凹槽,药物 A 部分的分子结构必须与该凹槽空间大小相契合。

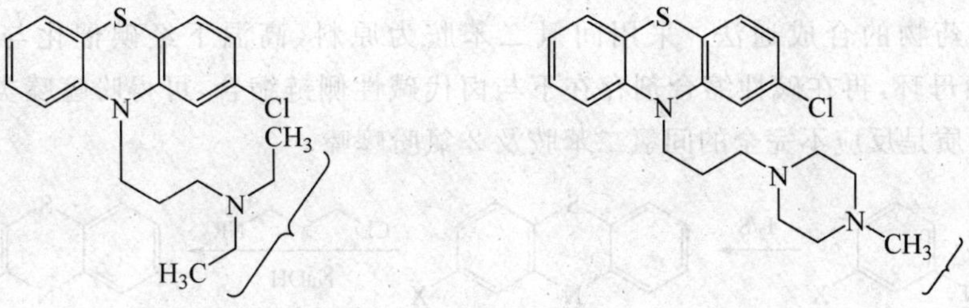

盐酸氯丙嗪(Chlorpromazine Hydrochloride)

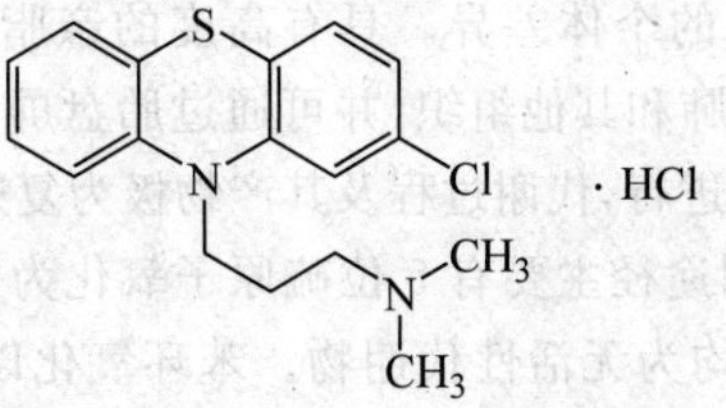

化学名为 N,N-二甲基-2-氯-10H-吩噻嗪-10-丙胺盐酸盐(2-chloro-N,N-dimethyl-10H-phenothazine-10-propanamine hydrochloride),又名冬眠灵、氯普吗嗪。

本品为白色或乳白色结晶性粉末,味极苦。有引湿性,极易溶于水,溶于乙醇及三氯甲烷,不溶于乙醚和苯。熔点为 194~198℃。

本品因吩噻嗪的电子云密度高,易被氧化。在空气或日光中放置,渐变为红棕色,日光及重金属离子可催化氧化。遇硝酸可形成自由基或氧化成醌式结构而显红色,这是吩噻嗪类化合物的共同特征性反应,可用于吩噻嗪类药物的鉴别。本品可与三氯化铁试液作用产生稳定的红色。

盐酸氯丙嗪注射液在日光作用下可引起氧化变质反应,使注射液 pH 降低。为了防止氧化变色,在生产过程中可加入对氢醌、连二亚硫酸钠、亚硫酸氢钠或维生素 C 等抗氧剂。在口服或注射本品后,在强烈日光照射下,部分患者可能发生严重光化毒过敏反应,皮肤出现红疹,可能与药物在体内氧化代谢生成的游离基有关(图 5-2)。因此对产生光化毒反应的患者,在服药期间应尽量减少户外活动,避免日光照射。

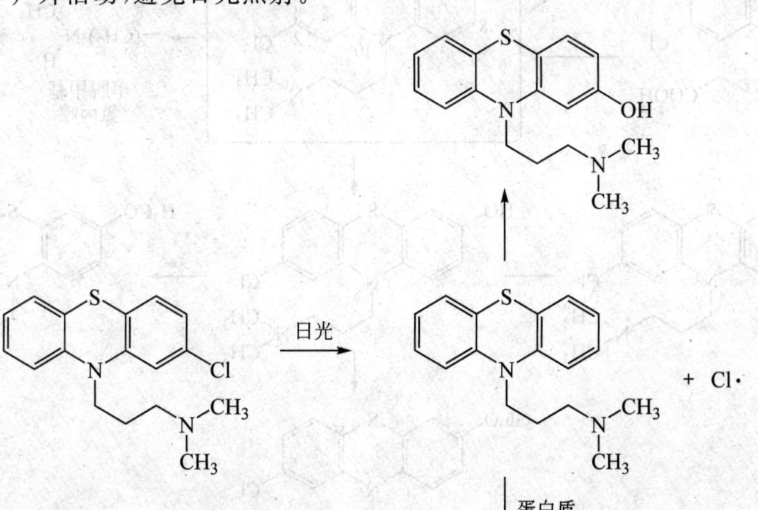

图 5-2 盐酸氯丙嗪的光化毒反应

吩噻嗪类药物的合成通法：采用间氯二苯胺为原料，高温下经碘催化与硫熔融，环合成 2-氯吩噻嗪母环，再在碱性缩合剂存在下与卤代碱性侧链缩合，可得吩噻嗪类药物，反应式如下。主要杂质是反应不完全的间氯二苯胺及 2-氯吩噻嗪。

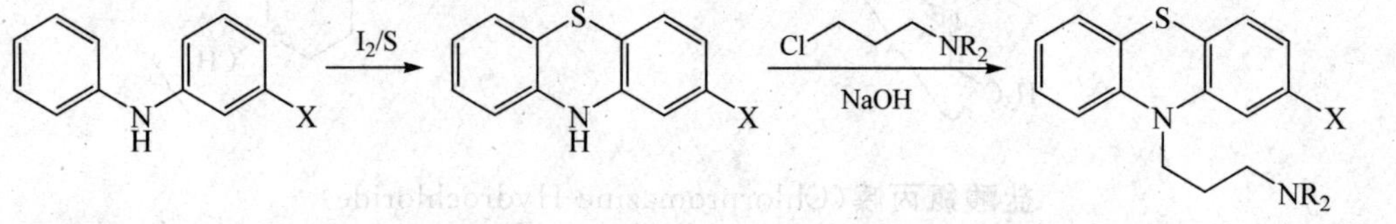

本品吸收不规则，存在明显的个体差异。具有高度的亲脂性和蛋白结合率，半衰期一般为 10~20 小时。本品可分布于脑、肺和其他组织，并可通过胎盘屏障进入胎血循环。本品的代谢主要受 CYP-450 酶的催化，在肝内进行，代谢过程及其产物极为复杂，可检测的代谢产物多达 100 多种，仅尿中检测出 20 多种。代谢途径主要有 5 位硫原子氧化为亚砜或砜、苯环羟基化、侧链氧化和 N-脱烃基等。其中砜和亚砜均为无活性代谢物。苯环氧化以 7 位酚羟基为主，也有 3-OH 和 8-OH 产物。上述氧化代谢物可进一步与葡萄糖醛酸和硫酸结合后经肾排泄，或羟基经甲基化生成相应的甲氧基氯丙嗪。10 位 N 或侧链 N 的脱烷基反应，如单脱甲基氯丙嗪和双脱甲基氯丙嗪，这两个化合物仍有活性，均可与多巴胺 D_2 受体作用。盐酸氯丙嗪的代谢过程及产物见图 5-3。

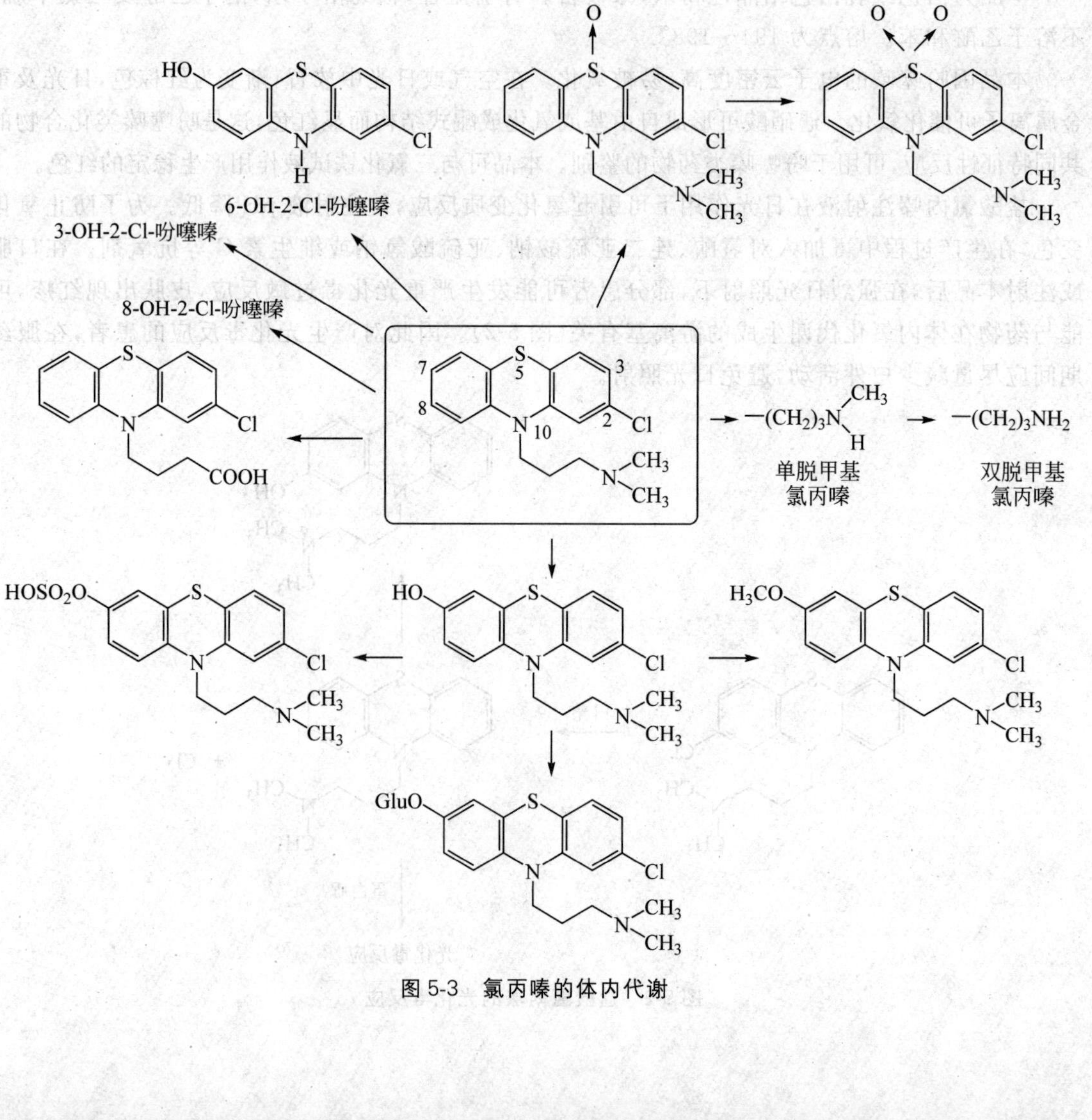

图 5-3 氯丙嗪的体内代谢

本品主要用于治疗精神分裂症、躁狂症,亦用于治疗神经官能症的焦虑、紧张状态。本品还可与组胺受体、肾上腺素受体和 5-羟色胺受体等结合,大剂量时也用于镇吐,强化麻醉及人工冬眠等。

二、噻吨类（Thiaxanthenes）

将吩噻嗪类药物 10 位 N 原子换为—CH＝,并通过双键与侧链相连,即为噻吨类,亦称硫杂蒽类。由于结构中存在双键,因此存在几何异构体,即侧链与 2 位有取代基的苯环处于同侧为 Z 型（顺式异构体）和处于异侧的 E 型（反式异构体）。二者生物活性表现为 Z 型＞E 型,如氯普噻吨的 Z 型（cis-）的活性是 E 型（trans-）的 5～7 倍。可能是顺式异构体的构象更接近多巴胺的活性构象,更有利于与多巴胺受体结合。

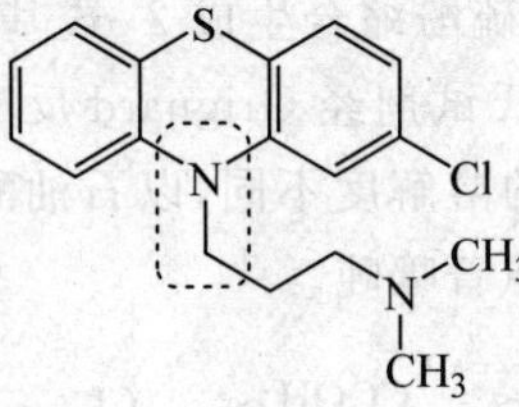

氯丙嗪 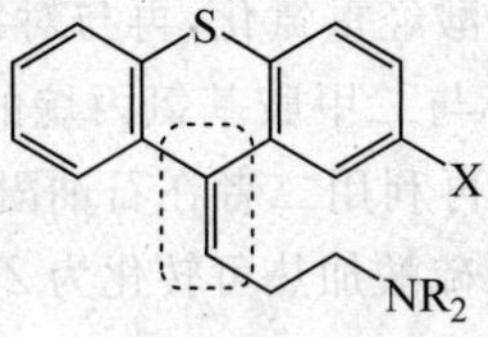　　　　　　噻吨类 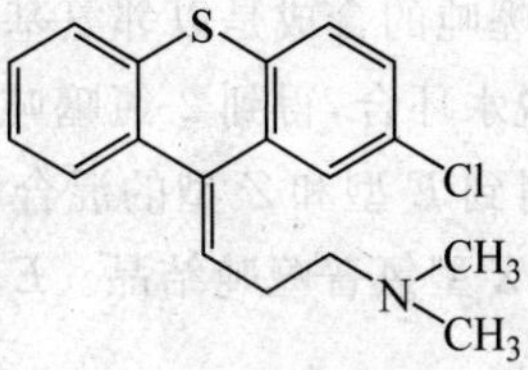　　　　　　氯普噻吨

借鉴氯丙嗪结构改造的经验,亦获得一系列噻吨类抗精神病药物（表 5-2）。

表 5-2　噻吨类抗精神病药物

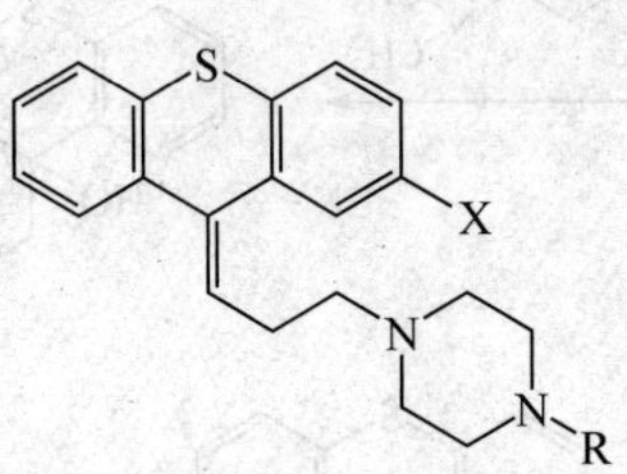

药物名称	X	R	几何异构
珠氯噻醇（zuclopenthixol）	—Cl	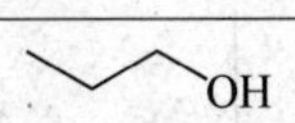 ～～OH	cis-
氯哌噻吨（clopenthixol）	—Cl	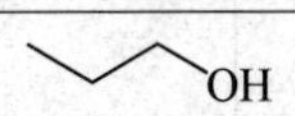 ～～OH	trans-
氟哌噻吨（flupenthixol）	—CF₃	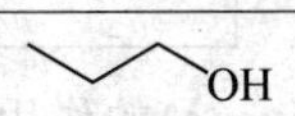 ～～OH	cis-
替沃噻吨（thiothixene）	—SO₂N(CH₃)₂	—CH₃	cis-

氯普噻吨（Chlorprothixene）

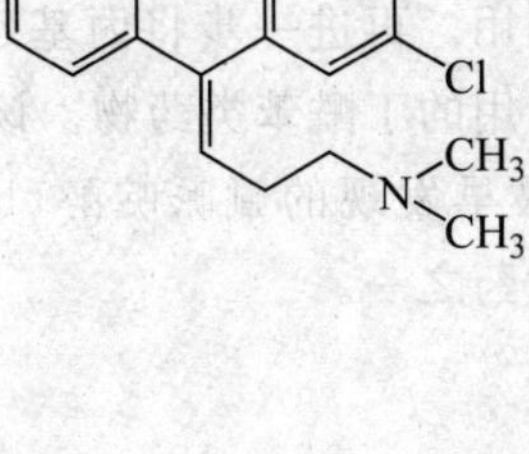

化学名为(Z)N,N-二甲基-3-(2-氯-9H-亚噻吨基-9-)-1-丙胺[3-(2-chloro-9H-thioxanthen-9-ylidene)-N,N-dimethyl-1-propanamine]。

本品为淡黄色结晶性粉末,无臭,无味。易溶于三氯甲烷,不溶于水。

本品具有碱性,可与盐酸成盐。熔点为96~99℃。

本品在室温条件下比较稳定,在光照和碱性时,可分解,生成2-氯噻吨和2-氯噻吨酮。

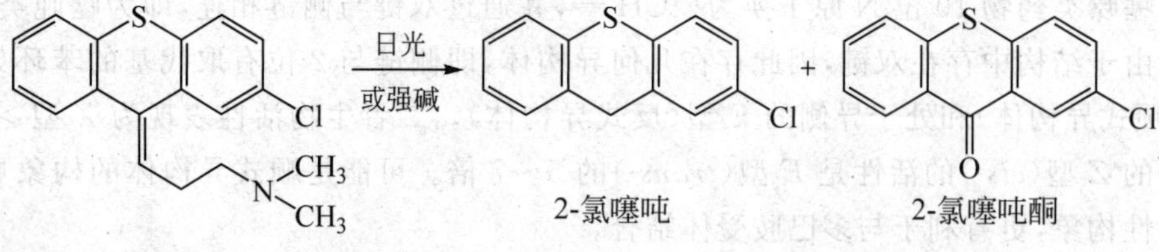

氯普噻吨的合成是以邻氨基苯甲酸经重氮化,再与对氯苯硫酚缩合生成2′-羧基-4-氯二苯硫醚,经脱水环合,得到2-氯噻吨酮。与二甲胺基氯丙烷的格氏试剂经Grignard反应,再用硫酸脱水,得到E型和Z型的混合物。再利用二者在石油醚中的溶解度不同,以石油醚重结晶,可先得到Z型氯普噻吨结晶。E型以硫酸加热可转化为Z型氯普噻吨。

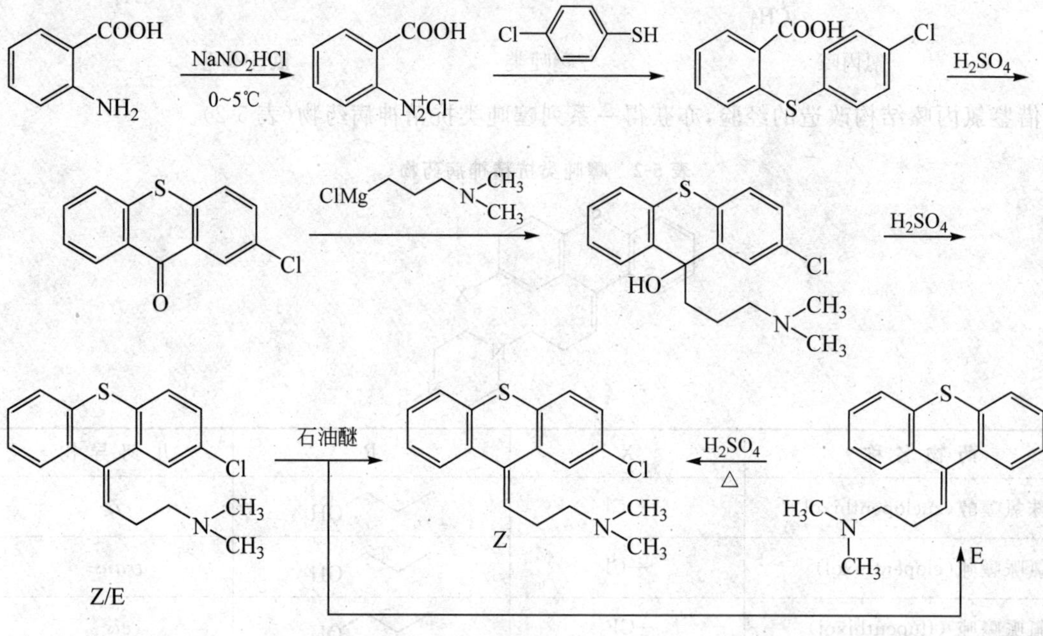

氯普噻吨(chlorprothixene)的作用机制与氯丙嗪一样,是多巴胺受体拮抗药。对精神分裂症和神经官能症疗效较好,作用比氯丙嗪强,毒性也较小。氯普噻吨还可用于躁狂症的治疗,能较快地控制精神运动兴奋的患者的兴奋和躁动症状。

三、丁酰苯类(Butyrophenones)

在研究镇痛药哌替啶衍生物的过程中,发现将哌替啶N上的甲基用丙酰基取代时,除具有吗啡样活性外,还有类似氯丙嗪的作用。再进一步将丙基延长至丁基时,则吗啡样的成瘾性消失,由此发展了有较强抗精神失常作用的丁酰苯类药物。该类药物的抗精神病作用一般比吩噻嗪类强,同时还可用作抗焦虑药。最早发现的氟哌啶醇(haloperidol),因其疗效确切、价格低廉,仍为目前处方量最大的抗精神病药之一。

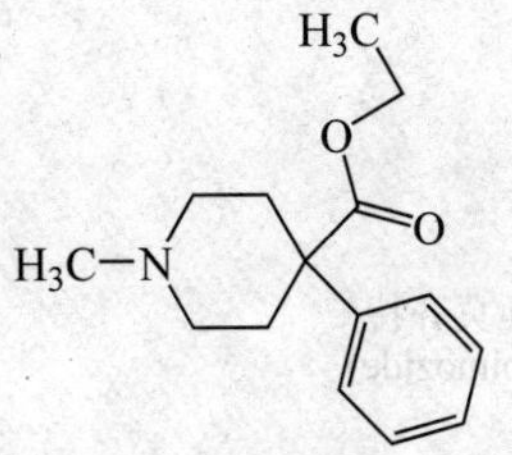

哌替啶 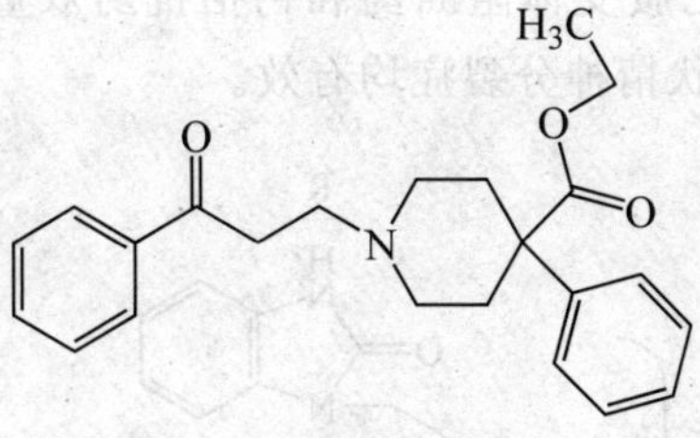　　　　　　　　丙酰苯类似物 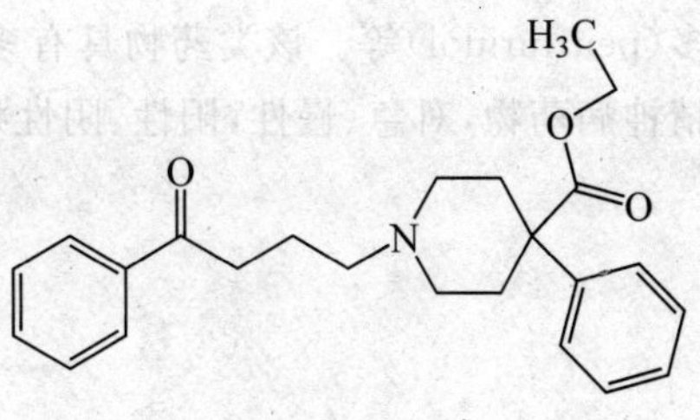　　　　　　　　丁酰苯类似物

丁酰苯类药物与吩噻嗪类药物的化学结构差别很大,但丁酰苯类结构中的 Ar-C-C-C-C-N 结构与吩噻嗪类的 Ar-N-C-C-C-N 结构十分相似,即疏水芳环通过大约 4 个碳原子与末端的碱性氮原子相连。其中丁酰苯类结构中的酰丙胺基是其抗精神病作用的基本结构。该类药物也是通过阻断脑内多巴胺受体而发挥作用。丁酰苯类药物的构效关系:苯环对位多有氟取代;酮基被硫酮基、烯基、苯氧基取代或被还原,抗精神病作用减弱;酮基与末端 N 原子之间的碳链延长或缩短以及引入支链,都会引起活性下降;末端胺基为叔胺,常为哌啶、哌嗪等杂环(表 5-3)。

表 5-3　丁酰苯类药物

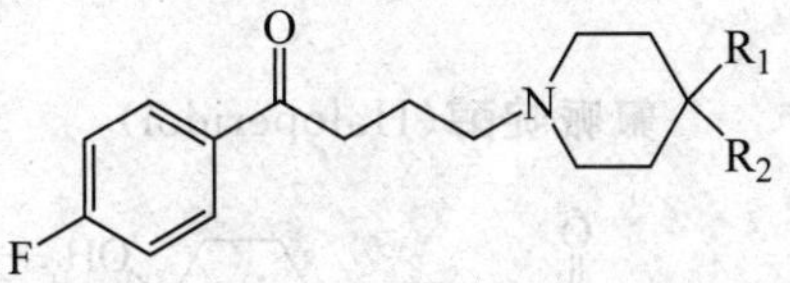

药物名称	R_1	R_2
氟哌啶醇(haloperidol)	OH	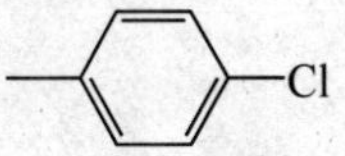 4-Cl-phenyl
三氟哌多(trifluperidol)	OH	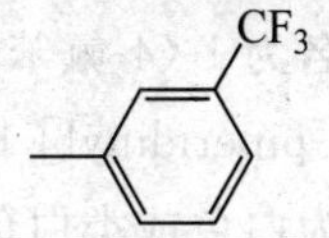 3-CF₃-phenyl
苯哌利多(denperidol)	H	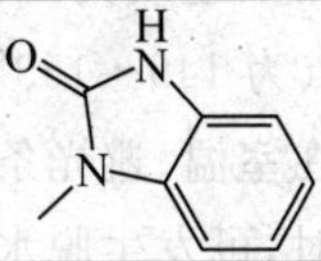 1-methyl-benzimidazol-2(3H)-one
替米哌隆(timiperone)	H	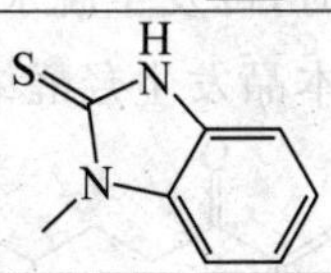 1-methyl-benzimidazole-2(3H)-thione
螺哌隆(spiperone)	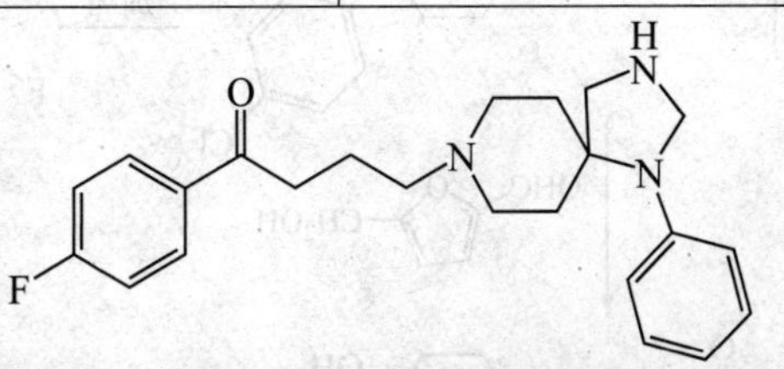 \-	1-phenyl-1,3,8-triazaspiro[4.5]decan-4-one with 4-fluorobenzoylpropyl

以二-(4-氟苯基)——甲基取代丁酰苯类结构中的羰基可得到二苯基哌啶类(diphenylbutylpiperidines)抗精神病药,如匹莫齐特(pimozide)、氟司必林(fluspirilene)和五氟利

多(penfluridol)等。该类药物具有多巴胺受体阻断药和钙拮抗药双重作用特点。且为长效抗精神病药物,对急、慢性,阳性、阴性症状精神分裂症均有效。

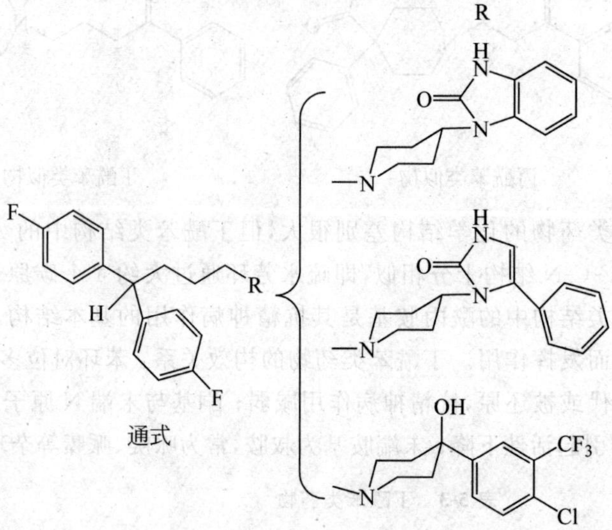

匹莫齐特(pimozide)

氟司必林(fluspirilene)

五氟利多(penfluridol)

通式

氟哌啶醇（Haloperidol）

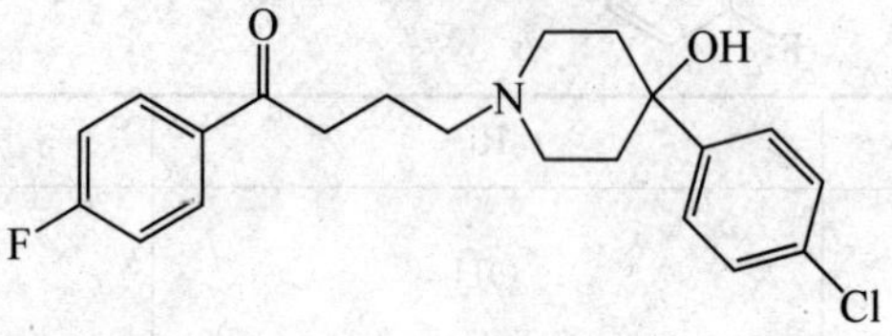

化学名为1-(4-氟苯基)-4-[4-(4-氯苯基)-4-羟基-1-哌啶基]-1-丁酮{[4-(4-chlorophenyl)-4-hydroxy-1-piperidinyl]-1-(4-fluorophenyl)-1-butanone}。

本品为白色或类白色结晶性粉末,无臭无味。溶于三氯甲烷,微溶于乙醇、乙醚,几乎不溶于水;熔点为149～153℃。pK_a 8.3。

本品在室温、避光条件下稳定。对光敏感,见光颜色变深,需避光保存。对热不稳定,105℃加热干燥时,可发生脱水降解。片剂稳定性与赋形剂有关,如含乳糖时,其中杂质 5-羟甲基-2-糠醛可与本品发生羟醛缩合反应。

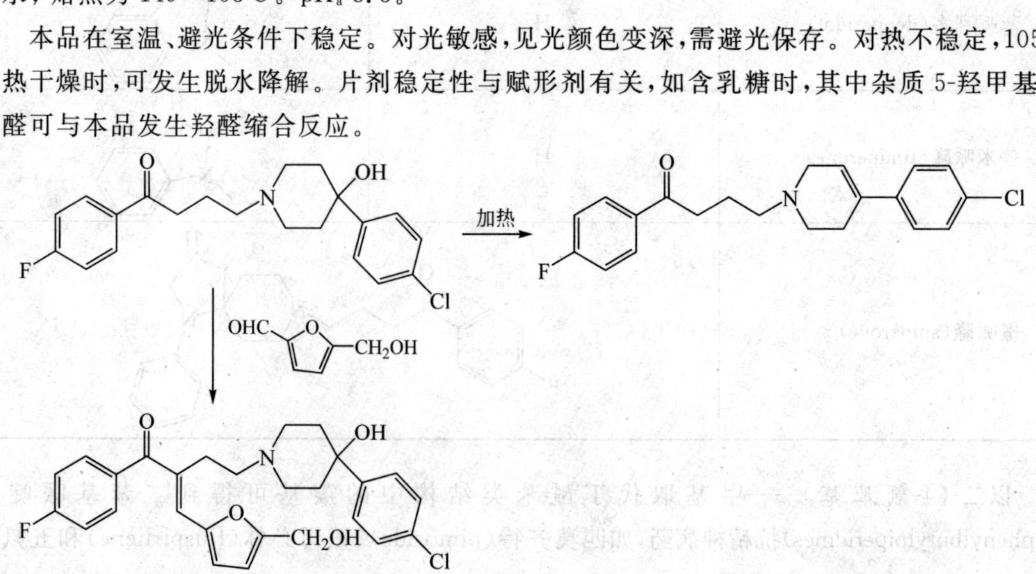

氟哌啶醇的合成是以 4-(4-氯苯基)-1,2,3,6-四氢吡啶为原料,经溴化氢加成、水解生成 4-(4-氯苯基)-4-哌啶醇。最后在碘化钾的催化下与对氟-γ-氯代丁酰苯缩合得到氟哌啶醇。

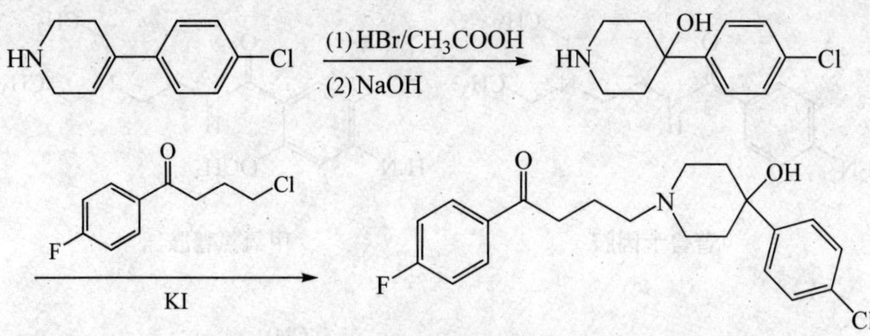

本品通过阻断脑内多巴胺受体起效,并可抑制多巴胺神经元的效应,加快脑内多巴胺的转化。具有作用持久而强的特点。临床用于治疗各种急、慢性精神分裂症及躁狂症,也可用于止吐。但锥体外系副作用发生率高达 80%,且有致畸作用。

本品体内作用时间相对较短,每天需肌内注射 2~3 次。制成前药氟哌啶醇癸酸酯则药效可维持 4 周。

本品体内代谢反应主要是羰基还原、N-脱烷基、ω 氧化为羧酸、β-氧化及结合反应等(图 5-4)。

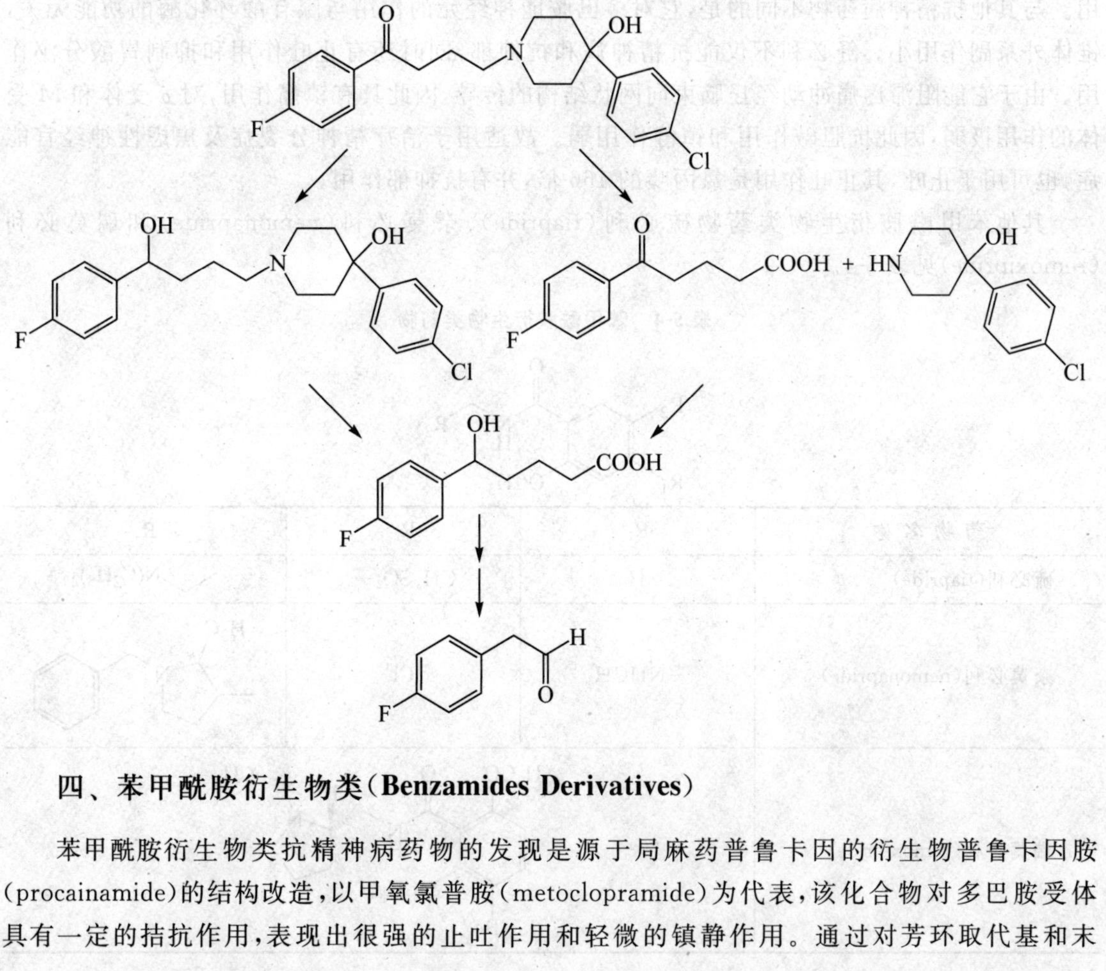

四、苯甲酰胺衍生物类(Benzamides Derivatives)

苯甲酰胺衍生物类抗精神病药物的发现是源于局麻药普鲁卡因的衍生物普鲁卡因胺(procainamide)的结构改造,以甲氧氯普胺(metoclopramide)为代表,该化合物对多巴胺受体具有一定的拮抗作用,表现出很强的止吐作用和轻微的镇静作用。通过对芳环取代基和末端酰胺侧链进一步修饰，发现了第一个应用于临床的苯甲酰胺衍生物类抗精神病药舒必利（sulpiride）。

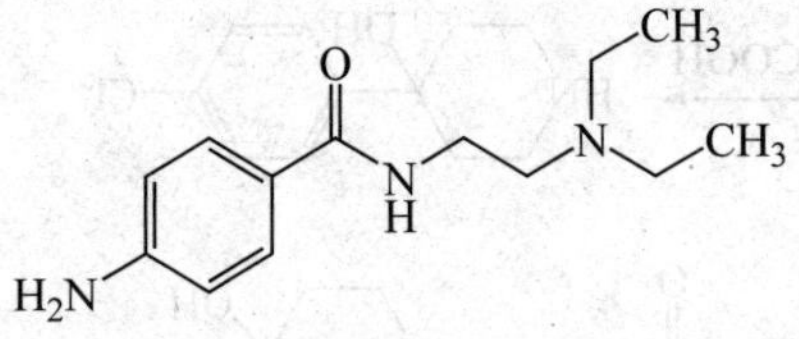

普鲁卡因胺 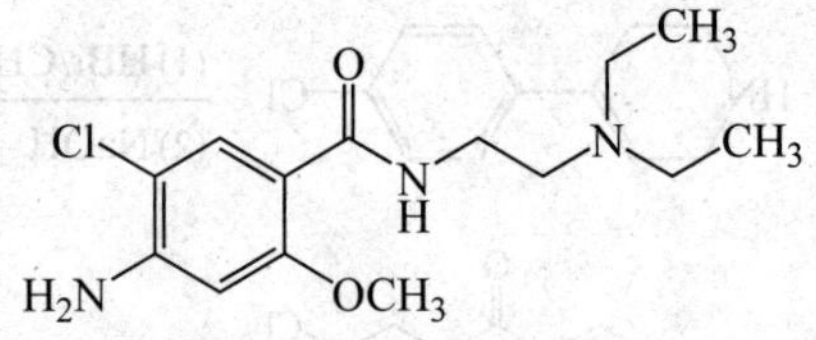   甲氧氯普胺

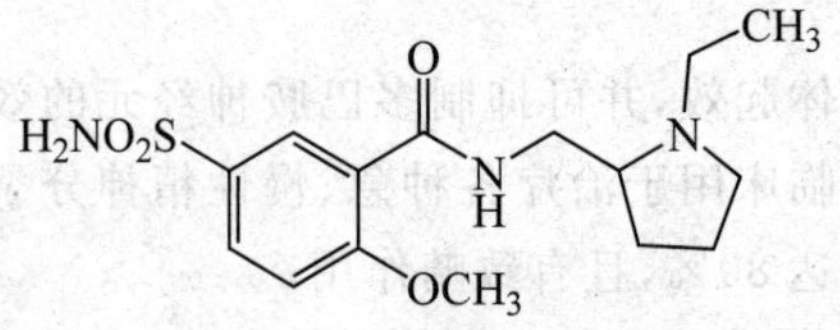

舒必利

舒必利是对中脑-边缘系统的多巴胺 D_2 受体有选择性阻断作用，并有特殊的神经肌肉作用。与其他抗精神病药物不同的是，它对多巴胺能神经元的作用与腺苷酸环化酶的功能无关，锥体外系副作用小。舒必利不仅能抗精神病和抗抑郁，同时还有止吐作用和抑制胃酸分泌作用。由于它能阻滞疼痛冲动经丘脑束向网状结构的传导，因此具有镇痛作用，对 α 受体和 M 受体的作用极弱，因此抗胆碱作用和镇静作用弱。故适用于治疗精神分裂症及焦虑性神经官能症，也可用于止吐，其止吐作用是氯丙嗪的 166 倍，并有抗抑郁作用。

其他苯甲酰胺衍生物类药物硫必利（tiapride）、奈莫必利（nemonapride）和瑞莫必利（remoxipride）见表 5-4。

表 5-4　苯甲酰胺衍生物类药物

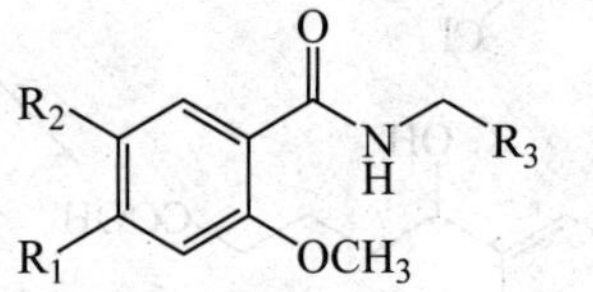

药物名称	R_1	R_2	R_3
硫必利（tiapride）	H	CH_3SO_2-	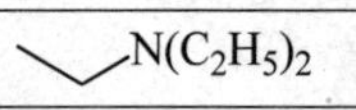 $-CH_2CH_2N(C_2H_5)_2$
奈莫必利（nemonapride）	$-NHCH_3$	Cl	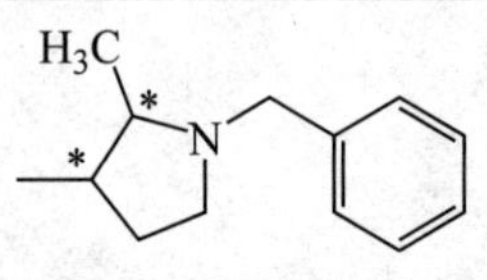 (2,3-二甲基-1-苄基吡咯烷-2-基)
瑞莫必利（remoxipride）	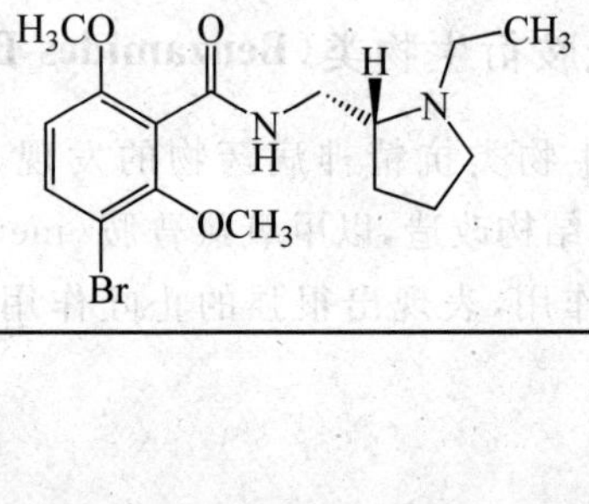		(结构见图：2,6-二甲氧基-3-溴-N-[(1-乙基吡咯烷-2-基)甲基]苯甲酰胺)

舒必利(Sulpiride)

化学名为 N-[(1-乙基-2-吡咯烷基)甲基]-2-甲氧基-5-(氨基磺酰基)苯甲酰胺 (5-(aminosulfonyl)-N-[(1-ethyl-2-pyrrolidinyl)methyl]-2-methoxybenza-mide)。

本品为白色或类白色结晶性粉末；无臭，味微苦。在氢氧化钠溶液中极易溶解，微溶于乙醇或丙酮，在三氯甲烷中极微溶解，几乎不溶于水。熔点为177～180℃。

本品在氢氧化钠溶液中加热，可水解释放出氨气，能使湿润的红色石蕊试纸变蓝，可用于鉴别。

本品结构中具有手性碳，故具有光学异构体，S-(—)-左旋体即左舒必利的抗精神病活性更强，毒性更小，剂量仅为消旋体的1/2，已上市。临床仍使用外消旋体。

五、二苯并二氮䓬类及其衍生物(Dibenzodiazepines and Derivatives)

吩噻嗪环内的S原子用乙烯撑基取代，再以N取代其CH＝，得到二苯并二氮䓬类药物氯氮平(clozapine)，为非经典的广谱抗精神病药物。于1966年开始在临床上使用，早期发现其有严重的致粒细胞减少的副作用，受到美国FDA的严格限制。后来发现该药能特异性地作用于中脑-皮质的多巴胺神经元，而较少产生锥体外系副作用，基本不发生迟发性运动障碍，1990年又重新批准使用，仅用于对其他药物无效的精神病患者。氯氮平特异的抗精神病活性也说明抗精神病作用与锥体外系副作用是可以分开的。在此研究思路的启发下，发展了一系列二苯并二氮䓬类非经典的抗精神病药物(表5-5)。

表5-5 二苯并二氮䓬类药物

药物名称	X	R	R_1	R_2
氯氮平 clozapine	—NH—	—H	—Cl	—CH₃
洛沙平 loxapine	—O—	—Cl	—H	—CH₃
阿莫沙平 amoxapine	—O—	—Cl	—H	—H
氯噻平 clothapine	—S—	—Cl	—H	—CH₃
喹硫平 quetiapine	—S—	—H	—H	—CH₂CH₂OCH₂CH₂OH

对氯氮平进行构效关系的研究发现：5位的—NH—以生物电子等排体O取代，可得洛沙平(loxapine)。阿莫沙平(amoxapine)为洛沙平N-脱甲基代谢产物，可抑制脑内突触前膜对去

甲肾上腺素的重摄取,产生较强的抗抑郁作用,因此临床主要用作抗抑郁药。5 位的—NH—以 S 取代,即为二苯硫氮杂䓬类衍生物如氯噻平(clothapine)和喹硫平(quetiapine)。相继发现了奥氮平(olanzapine)、齐拉西酮(ziprasidone)、利培酮(risperidone)、佐替平(zotepine)等,均具有 5-HT_2 及 DA_2 受体拮抗活性,无或少发生锥体外系副作用和迟发性运动障碍等副作用。

其中氯噻平可特异性作用于中脑-皮层多巴胺神经元,具有很好的抗幻觉、妄想的作用,可用于治疗精神分裂症,较少产生锥体外系副作用,基本不发生迟发性运动障碍。喹硫平对中枢多种神经递质受体均有拮抗作用,但整体强度不及氯氮平。喹硫平口服吸收快,2 小时达峰值,半衰期 6~7 小时。齐拉西酮是 FDA 批准的第五个非经典抗精神病药,于 2001 年上市,是美国辉瑞制药公司成功运用拼合原理设计得到。齐拉西酮对 D_2、D_3、5-HT_{2A}、5-HT_{2C}、5-HT_{1D} 和 $α_1$ 受体均有强亲和力,可改善阳性症状,对阴性症状的改善与奥氮平、喹硫平及利培酮相比,疗效更好或相当,并可提高认知功能。该药的独特之处还在于不增加体重,不提高血清泌乳素水平,并可降低升高的血糖,不良反应尤其是锥体外系症状大大减轻,副作用小于所有现有的非经典抗精神病药。

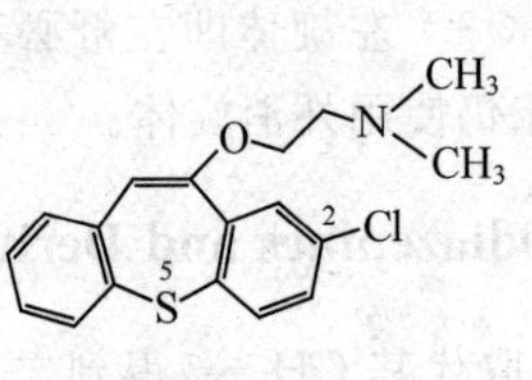

佐替平
zotepine

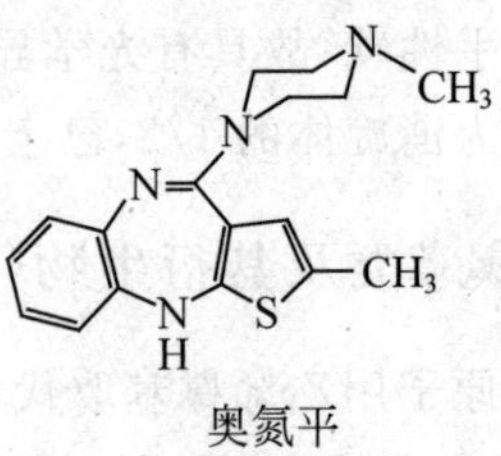

奥氮平
olanzapine

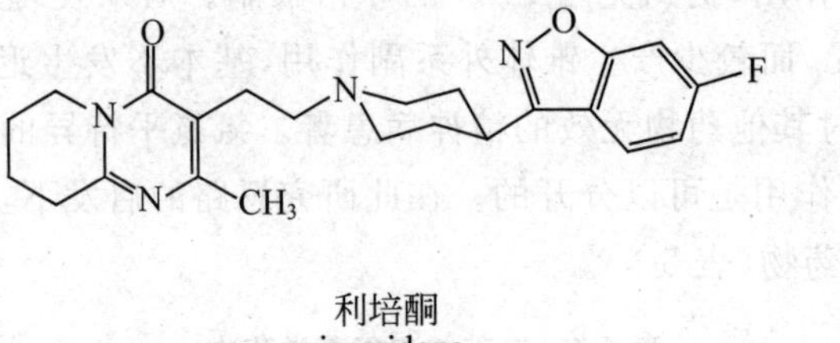

利培酮
risperidone

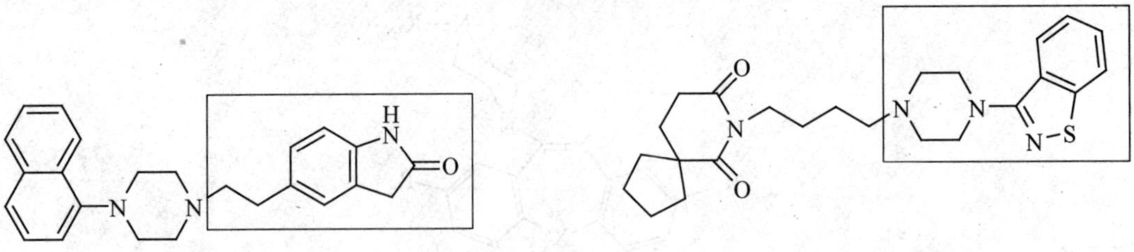

替螺酮

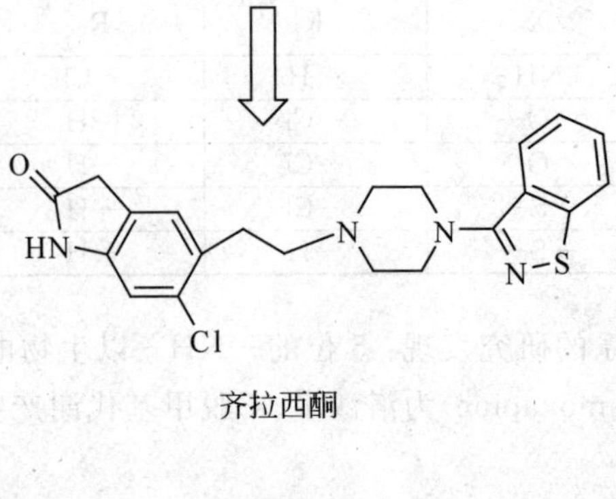

齐拉西酮

氯氮平(Clozapine)

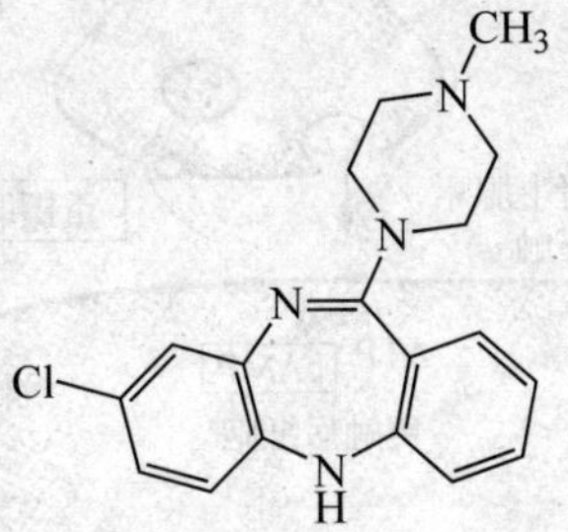

化学名为 8-氯-11-(4-甲基-1-哌嗪基)-5H-二苯并[b,e][1,4]二氮杂䓬[8-chloro-11-(4-methy-1-piperazinyl)-5 H-dibenzo[b,e][1,4]diazepine],又名氯扎平。

本品为淡黄色结晶性粉末,无臭,无味。易溶于三氯甲烷,几乎不溶于水。熔点 181~185℃。

本品的口服吸收完全且迅速,几乎为 100%,分布广泛,可通过血脑屏障。本品对精神分裂症的各种症状都有较好的疗效,是广谱抗精神病药,尤其适用于难治疗的精神分裂症。本品锥体外系副作用低,其严重的副作用是粒细胞减少症。长期用药有成瘾性。氯氮平在体内的代谢复杂,主要有 N-去甲基、苯环氧化、N-氧化和脱氯代谢等。

第 2 节 抗抑郁药

Antidepressant Drugs

抑郁症是一种情感活动发生障碍的精神失常疾病,表现为情绪异常低落,对周围事物冷漠与缺乏兴趣,有强烈的悲伤和失望情绪,寡言少语,易刺激并有很强自杀倾向。除了病理性情感或心境改变以外,抑郁症还同时出现认知功能改变和异常神经症状,如注意力不集中、学习记忆受损、思考缓慢、自责、自罪,甚至妄想等。此外,食欲、睡眠障碍以及自主神经功能紊乱、特发性疼痛等也是常见的伴发症状。随着人类社会的高速发展,工作压力的不断增加以及生活节奏的加快,人们的精神压力逐渐增大,抑郁症已成为一种常见病。据 WHO 统计,抑郁症已成为世界第四大疾病,全球有超过 5 亿患者。至 2020 年,抑郁症可能成为第二大致残性疾病,将成为一个全球性的严重问题。因此,抗抑郁症药已成为中枢神经系统药物研究的重要领域。

抗抑郁药主要作用于中枢神经系统的间脑(特别是下丘脑),其次是边缘系统。其作用机制如图 5-4 所示,主要是减少突触部位去甲肾上腺素和 5-羟色胺等递质的降解氧化,延长神经递质作用时间;减少突触前膜再摄取,使突触间隙的递质作用时间延长;抑制负反馈、增强正反馈,增加神经末梢神经递质的释放量;抑制胆碱能神经活性,相对提高去甲肾上腺素和 5-羟色胺神经元的兴奋度等(图 5-4)。

抗抑郁药按作用机制可分为四类:①去甲肾上腺素重摄取抑制药;②选择性 5-羟色胺重摄取抑制药;③单胺氧化酶抑制药;④非典型的抗抑郁药物。其中选择性 5-羟色胺重摄取抑制药和去甲肾上腺素重摄取抑制药占临床抗抑郁药物的 70% 以上。

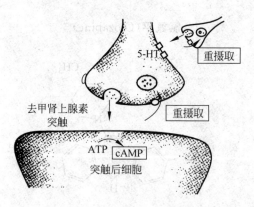

图 5-4 抗抑郁药的作用机制

一、去甲肾上腺素重摄取抑制药（Norepinephrine Reuptake Inhibitors）

脑内去甲肾上腺素功能低下则表现为抑郁。神经突触对去甲肾上腺素的重摄取,可降低脑内去甲肾上腺素的水平,因此去甲肾上腺素重摄取抑制药是重要的抗抑郁药。

去甲肾上腺素重摄取抑制药具有共同的结构特征即由三环母核与三个碳原子链连接的叔胺或仲胺侧链组成。利用生物电子等排原理,将吩噻嗪类分子结构中的 S 以乙撑基（—CH_2—CH_2—）或乙烯撑基（—CH =CH—）取代后,得到二苯并氮䓬类抗抑郁药。如丙米嗪（imipramine）,通过抑制神经末梢对去甲肾上腺素和 5-羟色胺的再摄取,减少去甲肾上腺素和 5-羟色胺的氧化脱胺代谢,增加突触间隙的去甲肾上腺素和 5-羟色胺的浓度,促进神经传递,而产生抗抑郁作用。但显效慢,大多数患者在 1 周以后才显效。丙咪嗪的体内脱甲基化代谢产物地昔帕明（desipramine 去甲米嗪）,也有明显的抗抑郁作用。二苯并氮䓬类抗抑郁药见表 5-6。

表 5-6 二苯并氮䓬类抗抑郁药

药物名称	X	R_1	R_2
丙米嗪（imipramine）	—H	—CH_3	—CH_3
地昔帕明（desipramine）	—H	—CH_3	—H
氯米帕明（clomipramine）	—Cl	—CH_3	—CH_3

氯米帕明起效较快,并有抗焦虑作用。氯米帕明可以抑制神经末梢对去甲肾上腺素和 5-羟色胺的重摄取,是广谱的抗抑郁药。它在肝内代谢生成活性的代谢产物甲氯米帕明,其血药浓度是原药的 2 倍,亦通过抑制去甲肾上腺素重摄取起效。

依据噻吨类抗精神失常药的结构设计思路,采用生物电子等排体原理,将二苯并氮䓬母核中的 N 以 CH 取代,并通过双键与侧链仲胺或叔胺相连,即得二苯并环庚二烯类抗抑郁药。如阿米替林(amitriptyline)可选择性地抑制中枢突触部位对去甲肾上腺素的再摄取,在三环类抗抑郁药中镇静效应最强,其去甲基代谢物去甲替林(nortriptyline)的抗抑郁作用比丙咪嗪强,可改善患者的情绪。氯氮平的衍生物多塞平(doxepin),具有较强的抗抑郁作用,由于其镇静作用较强,常用于治疗焦虑性抑郁症。二苯并环庚二烯类抗抑郁药见表5-7。

表5-7 二苯并环庚二烯类抗抑郁药

药物名称	X	R_1	R_2
阿米替林(amitriptyline)	=CH—	—CH_3	—CH_3
去甲替林(nortriptyline)	=CH—	—CH_3	—H
多塞平(doxepin)	—O—	—CH_3	—CH_3

马普替林　　　　洛沙平　　　　阿莫沙平

马普替林(maprotiline)属于9,10-二氢蒽的9,10-亚乙基桥环衍生物,也称为四环类抗抑郁药,是选择性去甲肾上腺素重摄取抑制药,对5-羟色胺几乎没有作用,是广谱的抗抑郁药,副作用比丙米嗪小且起效快,由于它有适度的镇静作用,可既不影响白天的活动,又能解除因抑郁引起的焦虑,还有催眠作用。

将氯氮平5位的N用O取代,即为二苯并氧氮䓬(dibenzoxazepines)。洛沙平(loxapine)是代表药物之一。阿莫沙平(amoxapine)是洛沙平的脱甲基活性代谢物,又称氯氧平。通过抑制脑内突触前对去甲肾上腺素的再摄取,产生很强的抗抑郁和精神兴奋作用。阿莫沙平的代谢产物生成7-羟基阿莫沙平和8-羟基阿莫沙平,仍有抗抑郁活性,前者的半衰期是6.5小时,而后者更长达30小时。大部分代谢产物最终均可与葡萄糖醛酸结合,排出体外。阿莫沙平的抗抑郁谱广,对其他抗抑郁药治疗无效的内源性抑郁患者也有效。

传统的三环类抗抑郁药尽管疗效确切,但因其不良反应多,例如自主神经系统、中枢神经系统、心血管系统等不良反应,最严重甚至致命的是其心脏毒性,尤其是老年患者更易发生,如心律失常、房室传导阻滞、心力衰竭、心肌梗死等。使得传统的三环类抗抑郁药耐受性差,临床应用受到限制。

盐酸阿米替林(Amitriptyline Hydrochloride)

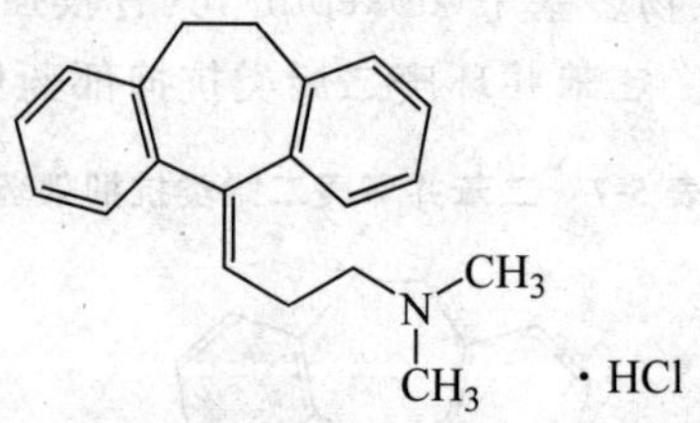

化学名为 N,N-二甲基-3-(10,11-二氢-5H-二苯并[a,d]环庚三烯-5-亚基)-1-丙胺盐酸盐 [(3-(10,11-dihydro-5H-dibenzo[a,d]cyclohepten-5-ylidene)-N,N-dimethyl-1-propanamine hydrochloride]。

本品为无色结晶,味苦,有烧灼感,随后有麻木感。易溶于水、三氯甲烷、醇类。其游离碱为无色油状物。熔点为196～197℃。

本品具有双苯并稠环共轭体系,并且侧链含有脂肪族第三胺结构。对日光较敏感,易被氧化变成黄色,故需避光保存。加硫酸时,溶液可显红色。其水溶液不稳定,在缓冲溶液中能分解,某些金属离子能催化本品降解。

本品的体内代谢首先在肝内脱甲基,生成活性代谢产物去甲替林,活性相当,对去甲肾上腺素重摄取的选择性更高,毒性降低。去甲替林再脱甲基代谢及其他氧化代谢均失活,见图5-5。

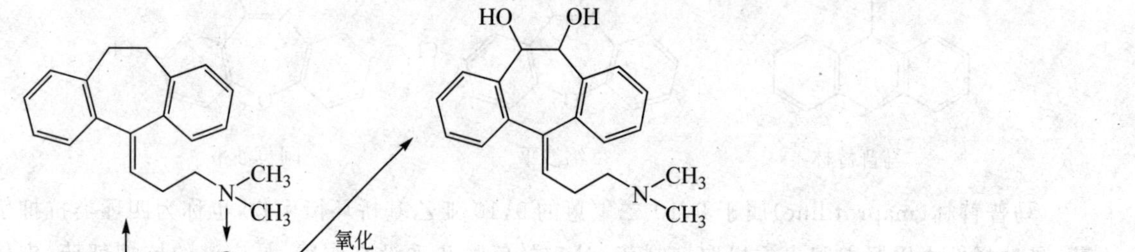

图5-5 阿米替林的代谢途径

本品适用于各种抑郁症的治疗,能明显改善或消除抑郁症状,尤其对内因性精神抑郁症的疗效好。但对于老年及伴有心脏病的抑郁症患者,本品的使用受到限制。

二、选择性5-羟色胺重摄取抑制药(Selective Serotonin-reuptake Inhibitors,SSRI)

20世纪80年代发展起来的选择性5-羟色胺重摄取抑制药通过选择性抑制神经细胞突触前膜5-羟色胺的再摄取,增加突触间隙5-羟色胺的浓度,延长5-羟色胺在突触作用部位的作用时间,提高5-羟色胺引起的神经递质活性,从而改善患者的低落情绪。该类药物选择性强,安全性高于三环类(去甲肾上腺素重摄取抑制药),对胆碱、组胺和肾上腺素受体的作用少或几乎没有作用,相关副作用较为少见,患者依从性较好。SSRI已成为欧美国家用于治疗抑郁症的一线抗抑郁药物,也可用于焦虑症、情绪低落和非典型抑郁症等的治疗,是需要进行抗抑郁治疗的孕妇的首选药物。

临床上常用的SSRI:氟西汀(fluoxetine)、氟伏沙明(fluvoxamine)、帕罗西汀(paroxetine)、西酞普兰(citalopram)、舍曲林(sertraline)和艾西酞普兰(escitalopram)。

氟西汀(fluoxetine)及其代谢产物 N-去甲氟西汀都可选择性抑制中枢神经系统对5-羟色胺的重摄取,增加或延长5-羟色胺的作用。

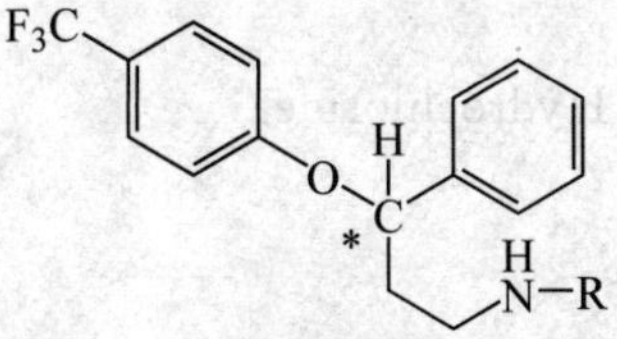

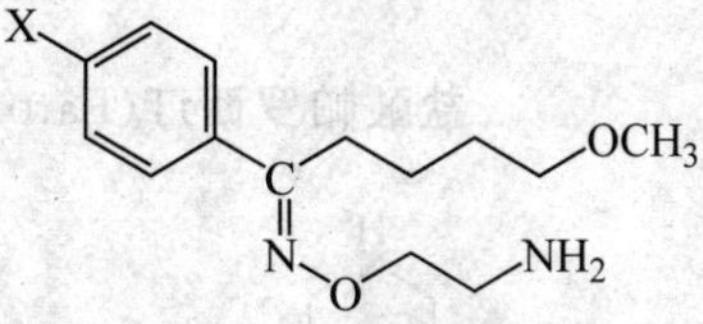

R=CH₃ 氟西汀	X=Cl 氯伏沙明
R=H 去甲氟西汀	X=CF₃ 氟伏沙明

氯伏胺(clovoxamine,氯伏沙明)和氟伏沙明(fluvoxamine)也是强选择性5-羟色胺的重摄取抑制药。氟伏沙明的优点是没有兴奋和镇静作用,也不影响单胺氧化酶的活性及对去甲肾上腺素和多巴胺的重摄取无影响。

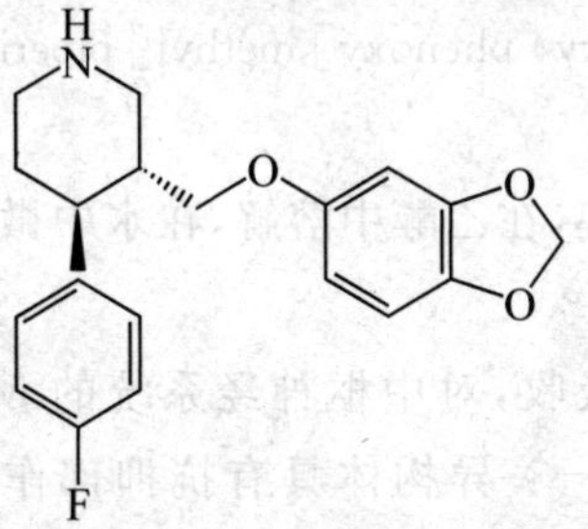

帕罗西汀 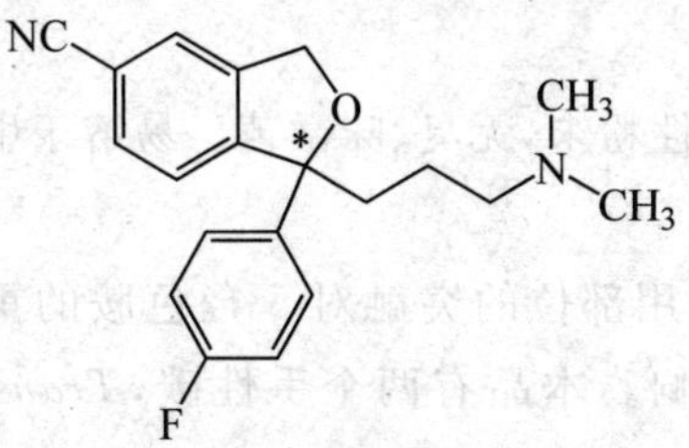   西酞普兰 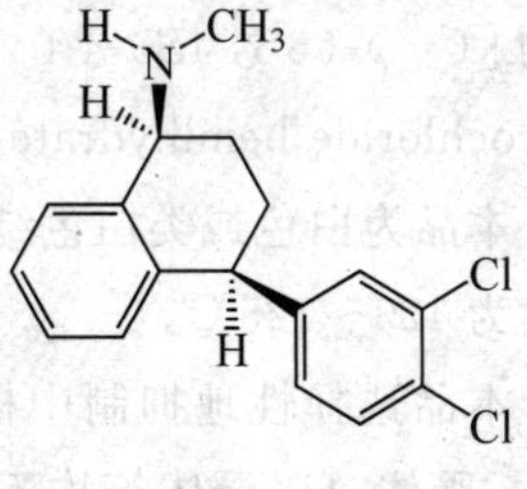   舍曲林

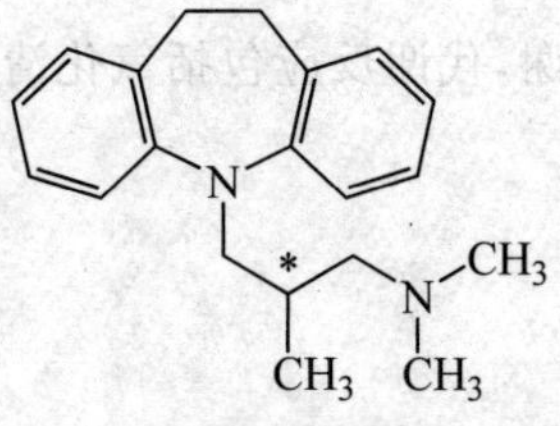

曲米帕明 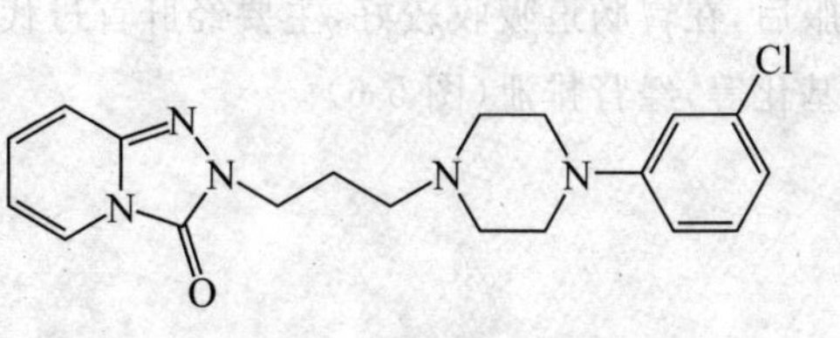   曲唑酮

帕罗西汀(paroxetine,paxil)能竞争性地干扰神经递质进入神经元细胞膜的主动转运过程，选择性地抑制突触对5-羟色胺的重吸收，对使用三环类抗抑郁药无效的患者有较好的作用，尤其适用于伴有焦虑症状的抑郁症。

西酞普兰(citalopram)及其左旋体艾司西酞普兰均是安全有效的抗抑郁药，左旋体的作用为右旋体的100倍，为高度选择性的5-羟色胺再摄取抑制药，对去甲肾上腺素和多巴胺再摄取作用微弱，不良反应较消旋体更轻。二者均可作为治疗老年抑郁症的首选药物。

舍曲林(sertraline)的1S-cis-(+)-异构体较(-)-异构体具有更强的抗抑郁活性，为强效的特异性的5-羟色胺吸收抑制药。舍曲林通过干扰5-羟色胺运转，可预防抑郁症早期发作的复发。舍曲林具有不改变心脏传导的作用特点，适合老年人使用。舍曲林的半衰期达22～36小时，代谢产物N-去甲舍曲林的活性为舍曲林的1/20，但半衰期达62～104小时。

曲米帕明(trimipramine)和曲唑酮(trazodone)被称为"第二代"5-羟色胺重摄取抑制药。曲米帕明的特点是与脑内5-HT_2受体有高度的亲和力，可直接作用于受体，除治疗抑郁外，曲米帕明还可用于治疗焦虑、失眠和精神分裂症。曲唑酮是三唑并吡啶类的抗抑郁药，由于对心血管系统的毒性小，比较适用于老年或有心血管病的抑郁症患者。

盐酸帕罗西汀(Paroxetine Hydrochloride)

化学名为(-)-(3S,4S)-4-(4-氟苯基)-3-[[(3,4-亚甲氧基)苯氧基]甲基]哌啶盐酸盐半水合物[(-)-(3S,4S)-4-(4-fluorophenyl)-3-[[(3,4-methylenedioxy) phenoxy] methyl] piperidine hydrochloride hemihydrate]。

本品为白色或类白色结晶性粉末，无臭、味微苦。易溶于甲醇，在乙醇中溶解，在水中微溶。熔点为123～125℃。

本品选择性地抑制中枢作用部位的突触对5-羟色胺的重吸收，对中枢神经系统的M受体、α_1受体、H_1受体等均不影响。本品有两个手性碳，$Trans$-(-)-异构体具有抗抑郁作用，其中S,S-体活性最高，是其对映异构体的131倍。通过拆分可降低毒性和副作用，安全性更高。

本品口服后，在胃肠道吸收较好，主要经肝首过代谢，代谢反应包括氧化清除亚甲基二氧桥和酚羟基甲基化等，经肾排泄(图5-6)。

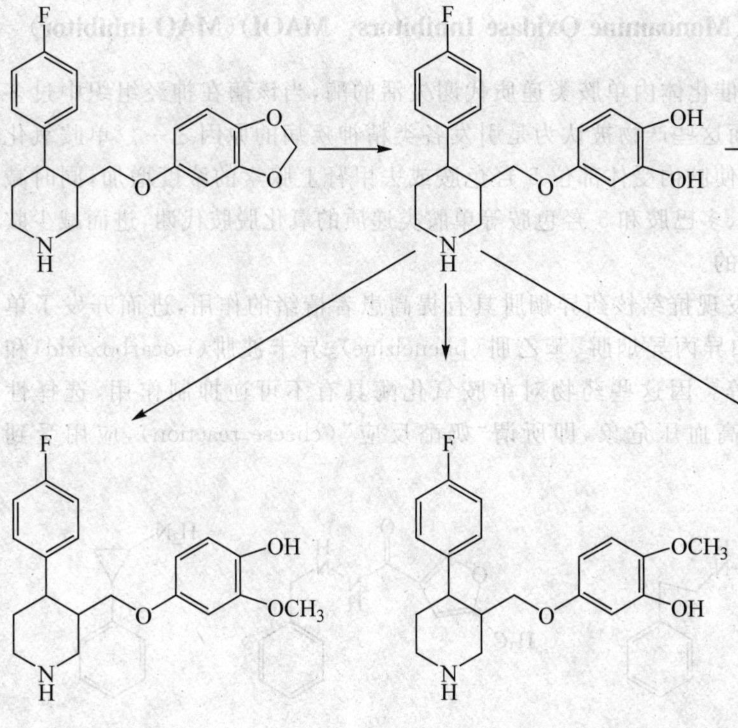

图 5-6 帕罗西汀代谢途径

本品治疗抑郁症,一日一次给药。2~3 周后酌情每次 10mg 递增,最大剂量可达 50mg/d。对严重抑郁症以及其他抗抑郁药治疗无明显疗效的患者,本品仍有效。孕妇、儿童一般不用。对伴有严重肝、肾损害或严重心脏损害的患者,应限定在最低治疗量。常见不良反应为恶心、头痛、思睡、口干、性功能减低及多汗等。

盐酸氟西汀(Fluoxetine Hydrochloride)

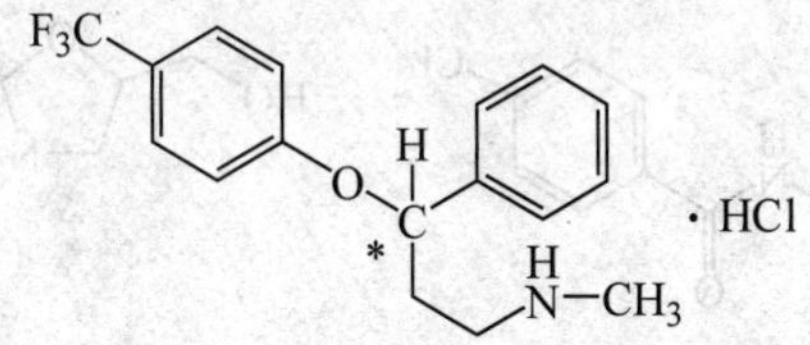

化学名 N-甲基-3-苯基-3-(4-三氟甲基苯氧基)丙胺盐酸盐(N-methyl-3-[4-(trifluoromethyl)phenoxyl]benzenpropanamine hydrochloride),又名百忧解。

本品为白色或类白色结晶性粉末,易溶于甲醇,微溶于水。熔点为 158~159℃。

本品有一个手性碳,S 体活性较强,安全性更高,临床使用消旋体。

本品选择性强,口服吸收好,生物利用度达 100%。半衰期达 70 小时,故氟西汀每日口服一次即可。

本品在肝内代谢,大部分生成活性代谢物去甲氟西汀,去甲氟西汀(demethyl fluoxetine)活性与氟西汀相当,半衰期达 330 小时,可产生药物积蓄及排泄缓慢的现象。因此肝病和肾病患者需要注意用药安全。两者均可与葡萄糖醛酸结合,经肾排泄。

三、单胺氧化酶抑制药(Monoamine Oxidase Inhibitors,MAOI)(MAO inhibitor)

单胺氧化酶(MAO)是一种催化体内单胺类递质代谢失活的酶,当该酶在神经组织中过多时,会产生过量的胺代谢产物,而这些产物被认为是引发各类精神疾病的原因之一。单胺氧化酶抑制药通过抑制单胺氧化酶,使脑内受体部位5-羟色胺或去甲肾上腺素的浓度增加,同时减少脑内去甲肾上腺素、肾上腺素、多巴胺和5-羟色胺等单胺类递质的氧化脱胺代谢,进而减少胺代谢产物生成,达到抗抑郁的目的。

20世纪50年代初期偶然发现抗结核药异烟肼具有提高患者情绪的作用,进而开发了单胺氧化酶抑制药类抗抑郁药,如异丙异烟肼、苯乙肼(phenelzine)、异卡波肼(isocarboxazid)和反苯环丙胺(tranylcypromine)等。因这些药物对单胺氧化酶具有不可逆抑制作用,选择性低,毒性大,副作用多,可引起高血压危象,即所谓"奶酪反应"(cheese reaction),应用受到限制。

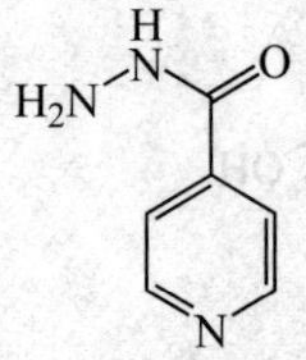

异烟肼 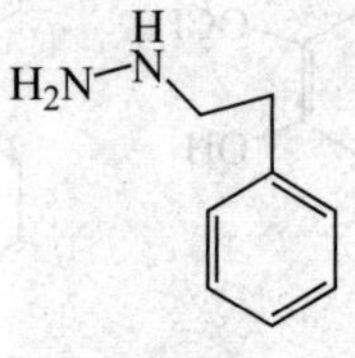　　　苯乙肼 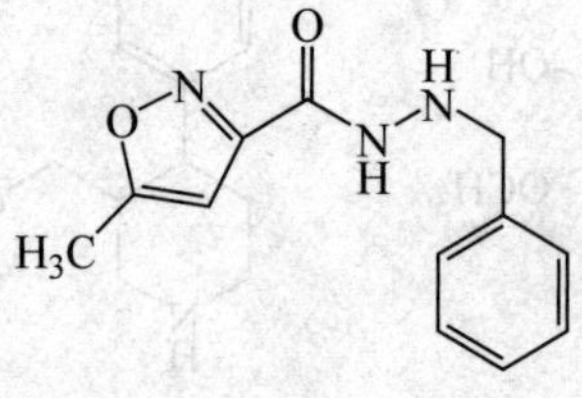　　　异卡波肼 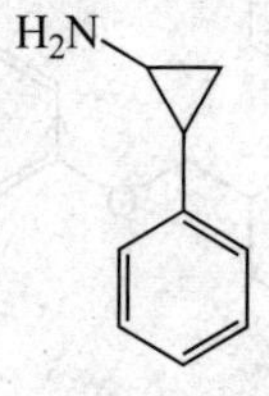　　　反苯环丙胺

单胺氧化酶有MAO-A和MAO-B两种亚型。其中MAO-A为中枢去甲肾上腺素和5-羟色胺的主要代谢酶,因此如果药物可特异性地对MAO-A进行抑制,则能提高药物的选择性抗抑郁作用,减少副作用。近年来开发的吗氯贝胺(moclobemide)和托洛沙酮(toloxatone),均能选择性并可逆性抑制脑内MAO-A,阻断5-羟色胺和去甲肾上腺素的代谢,从而提高脑内去甲肾上腺素、多巴胺和5-羟色胺的水平,具有作用快,停药后单胺氧化酶活性恢复快的特点。托洛沙酮口服吸收迅速,30分钟即可达到血液浓度峰值。

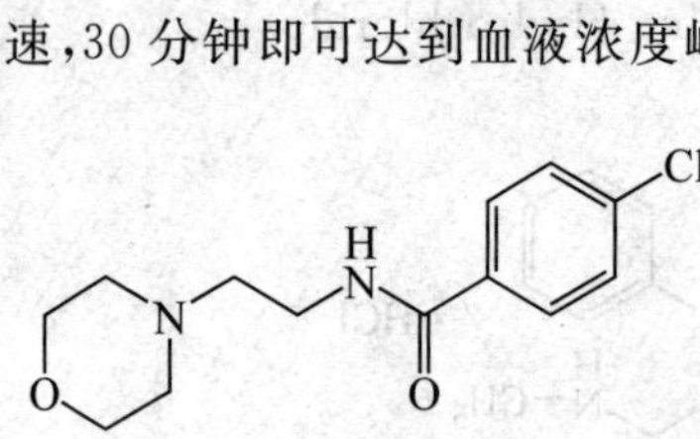

吗氯贝胺 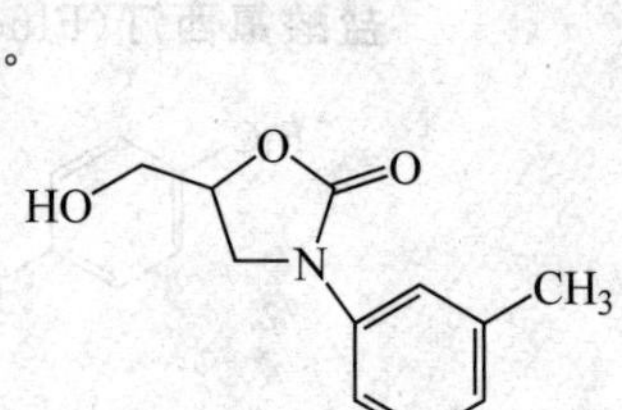　　　托洛沙酮

吗氯贝胺(Moclobemide)

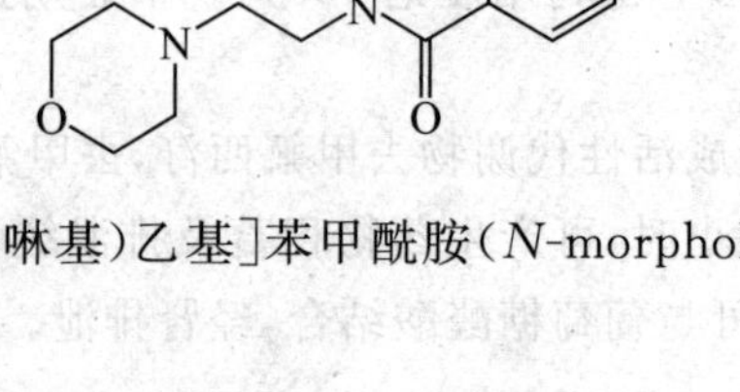

化学名为4-氯-N-[2-(4-吗啉基)乙基]苯甲酰胺(N-morpholinoethyl-4-chloro-benzamide)。

本品为白色结晶性粉末,无臭,味微苦。本品在甲醇、乙醇或三氯甲烷中易溶,在冰乙酸中易溶,在水中微溶。熔点为138～139℃。

吗氯贝胺的合成是以对氯苯甲酸为原料,与氯甲酸乙酯反应生成酸酐,再与4-(2-氨基)乙基吗啉反应得到吗氯贝胺。

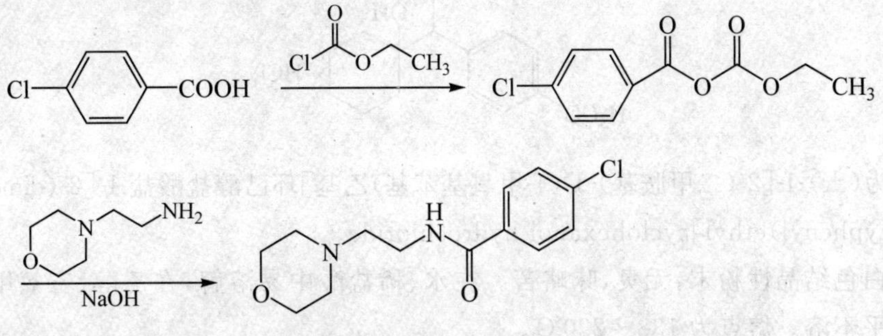

本品是特异性 MAO-A 的可逆性抑制药,无催眠副作用,在正常用量时无明显的镇静作用。临床用于治疗精神抑郁症。停药后,单胺氧化酶的活性恢复快,不良反应轻。但由于其在体内代谢速度快,首剂量时需加大剂量。生物利用度与剂量和重复用药成正相关。

本品口服吸收快且完全,分布广。几乎全部自肝内代谢,只有很少部分以原药经肾排出。

四、其他抗抑郁药(Other Antidepressants)

现有临床使用的抗抑郁药大多是选择性 5-羟色胺和(或)去甲肾上腺素重摄取抑制药。如果能获得两者的双重作用药物,则可能起效更快和(或)疗效更好。而 5-羟色胺和去甲肾上腺素转运蛋白属同一个具有 12 个跨膜域的基因大家族,开发安全性高、有效的双重再摄取抑制药也成为新型抗抑郁药重要方向之一。

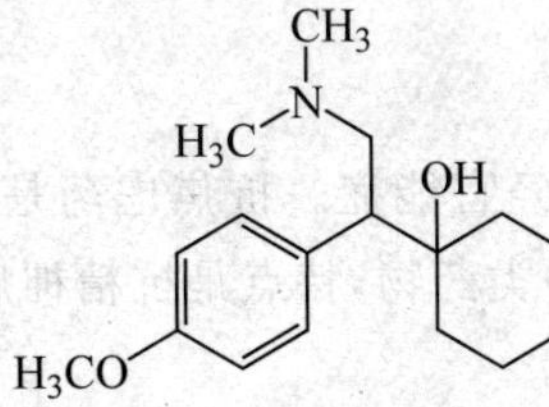

文拉法辛 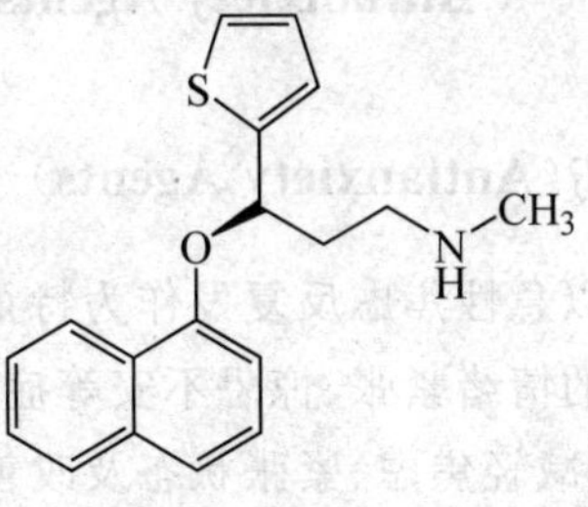　　度洛西汀

文拉法辛(venlafaxine)和度洛西汀(duloxetine)都对 5-羟色胺和去甲肾上腺素的重摄取产生抑制作用,能使大脑和脊髓中的 5-羟色胺和去甲肾上腺素浓度升高,用于抑郁症和焦虑症的治疗。文拉法辛小剂量主要抑制 5-羟色胺的再摄取,大剂量时则表现为对 5-羟色胺和去甲肾上腺素的双重抑制作用,是混合性焦虑、抑郁的首选药物。度洛西汀对多巴胺、肾上腺素、胆碱和组胺等受体作用较小,对阿片、谷氨酸、γ-氨基丁酸等受体无显著亲和力,不抑制单胺氧化酶,故其不良反应相对较轻。

盐酸文拉法辛(Venlafaxine Hydrochloride)

化学名为(±)-1-[2-(二甲胺基)-1-(4-甲氧基苯基)乙基]环己醇盐酸盐 1-[2-(dimethylamino)-1-(4-methoxyphenyl)ethyl]cyclohexanol hydrochloride。

本品为白色结晶性粉末,无臭,味略苦。在水、稀盐酸中易溶解,在乙醇、三氯甲烷中溶解,在乙醚中几乎不溶。熔点为138~220℃。

本品旋光异构体的药理活性有差异,右旋体主要抑制5-羟色胺,左旋体则同时抑制5-羟色胺和去甲肾上腺素的再摄取,药用其消旋体。本品对肾上腺素能受体、胆碱能 M_1 受体及组胺 H_1 受体等无明显亲和力,因此不良反应较少,且由于其对β受体的快速下调作用而起效快。与其他抗抑郁药物相比具有明显优势,已成为治疗抑郁症的一线药物。

本品口服后主要从胃肠道吸收,且吸收迅速,在人体内的分布没有立体选择性。本品在体内主要通过肝细胞色素 P-450 酶代谢,O-去甲基产物为主要代谢产物,N-去甲基和 N,O-去甲基产物为次要代谢产物。代谢产物均有活性,且前者的活性较后者强。本品及其代谢物主要经肾排泄,尿中原形药物所占比例很少。

第3节 抗焦虑药和抗躁狂药
Antianxiety Agents and Antimanic Drugs

一、抗焦虑药(Antianxiety Agents)

焦虑症是一种以急性焦虑反复发作为特征的神经官能症。抗焦虑药是用来消除自主神经功能障碍的持续性的情绪紧张、惊恐不安等症状的一类药物,特点是抗精神病作用弱,但可使精神病患者稳定情绪,减轻焦虑、紧张状态及改善睡眠。

巴比妥类药物是20世纪50年代以前主要的抗焦虑药物。20世纪六七十年代苯二氮䓬类药物用于抗焦虑治疗,是抗焦虑治疗的一大革命。当时三环类抗抑郁药和单胺氧化酶抑制药也用来治疗焦虑障碍,但不是主要的治疗手段。到90年代,选择性5-羟色胺重摄取抑制药和5-羟色胺、去甲肾上腺素重摄取抑制药等新型抗抑郁药逐渐成为治疗焦虑障碍的主要药物。很多非苯二氮䓬类的镇静药也可以用于焦虑患者的治疗,如抗组胺药、β受体拮抗药也可减轻社交恐怖伴随的自主神经症状,但对广泛性焦虑(generalized anxiety disorder,GAD)和惊恐障碍(panic disorder,PD)的作用有限。非苯二氮䓬类的抗焦虑代表性药物有丁螺环酮、坦度螺酮等用于治疗广泛性焦虑障碍。

目前临床上治疗焦虑症以苯二氮䓬类药物为首选药,如1,4-苯二氮䓬类的氯硝西泮

(clonazepam)、硝西泮(nitrazepam)、阿普唑仑(alprazolam)、奥沙西泮(oxazepam)、劳拉西泮(lorazepam)、三唑仑(triazolam)等均是常用的抗焦虑药(见第 4 章)。

丁螺环酮(buspirone)属于氮杂螺环癸烷双酮类抗焦虑药,它的作用机制比较复杂,公认的机制认为它是特异性的突触 5-HT$_{1A}$ 受体的激动药,可加强 5-羟色胺系统的功能和增加 5-羟色胺的含量。丁螺环酮对 GAD 的效果不及苯二氮䓬类抗焦虑药,但对程度轻的广泛性焦虑有效,对既往用苯二氮䓬类抗焦虑药无效者 60%～80% 可望有效。对伴惊恐发作的严重焦虑不如苯二氮䓬类抗焦虑药和某些抗抑郁药物。

丁螺环酮口服吸收迅速,可达 100%,主要在肝内代谢,半衰期只有 2～3 小时。体内经氧化脱烃,生成 1-(2-嘧啶)-哌嗪,或嘧啶环上的氧化代谢为 5-羟基丁螺环酮,上述代谢产物仍有活性。

丁螺环酮　　　1-(2-嘧啶)-哌嗪　　　5-羟基丁螺环酮

丁螺环酮的优点是治疗剂量下不损害认知功能,没有镇静催眠作用,无中枢性肌肉松弛作用,不会引起嗜睡的副作用,特别适合驾驶、高空作业等人员使用。目前未发现有依赖性。

另一个新的抗焦虑药是氯美扎酮(chlormezanone),其特点是起效快,15 分钟起效,具有弱的安定及肌肉松弛作用,能改善没有意识、清晰度障碍的中度焦虑的情绪状态。用于中度焦虑和紧张状态,慢性疲劳以及由焦虑激动和某些疾病引起的烦躁、失眠等。亦可用于震颤性麻痹、瘫痪及脑震荡等。

坦度螺酮(tandospirone)是异吲哚类化合物,可选择性激动脑内 5-HT$_{1A}$ 受体,适合广泛性焦虑,但有嗜睡的副作用。

氯美扎酮　　　坦度螺酮

二、抗躁狂药(Antimanic Drugs)

躁狂症是一种病态情感活动过于高涨的精神失常,属于情感性精神障碍,发病机制不明。

碳酸锂(Li_2CO_3,lithium carbonate)作为治疗躁狂症的首选药已经得到肯定。碳酸锂对正常人的精神活动没有影响,对躁狂症发作有特效,可能还有抗抑郁的作用。机制尚未阐明,可能与锂离子会影响细胞膜泵的功能,影响钾、钠离子的三磷腺苷活性,使神经元间细胞膜钠离子转换功能改善,促进神经细胞对突触间隙中去甲肾上腺素的重摄取,增加其转化和灭活,从而使去甲肾上腺素浓度降低等有关。锂离子的抗抑郁及预防躁郁症复发作用功能与其能促进 5-羟色胺的生物合成有关,可使情绪稳定。也有观点认为碳酸锂的机制是抑制脑内神经突触部位的去甲肾上腺素释放,并促进其再摄取,使去甲肾上腺素的含量降低。碳酸锂虽然口服吸收完全,但由于通过血脑屏障慢,因此显效慢。口服后易由肠道吸收,以离子形式存在,主要由肾排出,少量由唾液、汗液、乳汁和粪便排出。碳酸锂可稳定患者的情绪,除用于躁狂症,还能治疗神经分裂症。

对于用碳酸锂治疗无效或不可耐受的患者,临床上在治疗中相继使用了一些非常规抗躁狂药。抗精神病药中的氯丙嗪、氟奋乃静和氟哌啶醇等均兼有抗躁狂和抗抑郁作用,另外抗癫痫药物丙戊酸盐、卡马西平的抗躁狂作用也比较肯定,卡马西平的抗躁狂作用及预防抑郁症复发的效果和锂盐相仿,对锂盐疗效差或不能耐受的患者有效。此外,卡马西平对慢性难治性频发的躁狂症,特别是快速循环型病例可用作首选药物。氯硝西泮、氯氮平、利培酮或奥氮平也常常用来与碳酸锂合用,2003 年 FDA 批准奥氮平与锂剂或丙戊酸盐合用,用于治疗双相情感障碍的急性躁狂发作。

知识链接

某男,32 岁,因职场受挫加上婚姻失败,突然变得难以入睡、易惊醒或睡眠不深,整夜做噩梦。失去以往的热情、情感变得冷漠、对亲人不关心、与朋友疏远,对周围事物不感兴趣,常因一点小事而发脾气,莫名伤心或欣喜等。行为变得怪僻,有幻听妄想症,感觉有人在脑袋里说话,缺乏安全感。

经医生初步诊断为精神分裂症。给予吩噻嗪类药物如氯丙嗪或氟奋乃静治疗。但一段时间后患者复诊,家属发现患者出现强迫性张口、伸舌、斜颈、呼吸运动障碍及吞咽困难;并出现面容呆板、动作迟缓、肌肉震颤、流涎等症状。医生将治疗药物调整为非经典抗精神病药氯氮平。

1. 解释氯丙嗪或氟奋乃静的作用机制。

有关精神病药物的作用机制有许多假说。如多巴胺假说认为精神分裂症可能与脑内神经递质多巴胺(dopamine)的功能失调有关。氯丙嗪或氟奋乃静等经典抗精神病药多为多巴胺受体拮抗药。

2. 出现帕金森综合征样症状及迟发性运动障碍的原因。

产生的原因主要与其阻断调控运动神经的多巴胺受体有关。经典抗精神病药多为多巴胺受体拮抗药,可导致锥体外系副作用。

3. 氯氮平会不会产生上述副作用,为什么?

第二代抗精神病药物(亦称为非经典抗精神病药物),相对于经典抗精神病药物而言,除能够拮抗中枢神经系统多巴胺 D_2 受体外,对中枢 5-羟色胺 2(5-HT_2)受体和去甲肾上腺素受体的亲和力远比对多巴胺 D_2 受体的亲和力强。因此该类药物的主要特点是副作用相对较少,特别是锥体外系副作用、过度的镇静作用等较少。

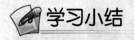

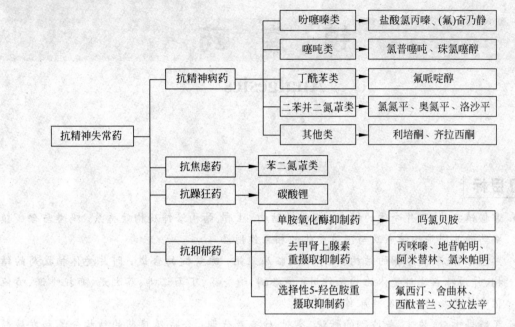

（张春桃）

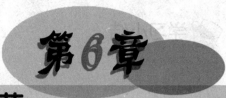

第6章

镇 痛 药

Analgesics

学习目标

- 掌握镇痛药、阿片受体的概念；吗啡的结构、性质、结构修饰及构效关系；吗啡与合成镇痛药的共同结构特点及与阿片受体的相互作用。
- 熟悉哌替啶、美沙酮的结构、化学名及临床应用；哌替啶的合成；阿片受体拮抗药的结构、作用特点及与受体的相互作用；纳洛酮、纳美芬、丁丙诺啡、芬太尼、布托啡诺、喷他佐辛等药物的结构及临床作用特点。
- 了解吗啡、哌替啶、美沙酮的性状、鉴别、检查及代谢；合成镇痛药的结构分类和发展趋势；阿片受体和内源性镇痛物质的研究现状和趋势。

镇痛药是一类作用于中枢神经系统,对痛觉中枢产生选择性抑制作用,使疼痛减轻或消除而不影响其他感觉的药物。主要是指一些阿片样镇痛剂(opioid agents),它们通过与体内的阿片受体(opioic receptor)结合,呈现镇痛及其他如呼吸抑制等多种药理作用。该类药物大部分连续或反复使用往往易产生耐药性、成瘾性及麻醉作用,一旦停药就会出现戒断症状,易被滥用而危害极大,因此也称为麻醉性(或成瘾性)镇痛药(narcotic analgesics),被联合国国际麻醉药品管理局列为管制药品,其应用受国家颁布的《麻醉药品管理条例》的管制。

本章介绍的镇痛药为中枢性镇痛药,临床上主要用于如创伤、烧伤、手术后和癌症等引起的剧烈锐痛的止痛,其镇痛效果和作用机制既不同于解热镇痛药,也有别于麻醉药。

镇痛药按其结构和来源可分为阿片类生物碱类及其半合成衍生物(吗啡及其衍生物)、合成镇痛药和内源性阿片样肽类；按其作用机制可分为阿片受体激动药、阿片受体部分激动药（混合的激动-拮抗药)和阿片受体拮抗药。

阿片受体可分为 μ、δ、κ 及 σ 等亚型,在中枢及外周广泛分布,故根据其对受体亚型的作用和选择性,镇痛药还可以进一步细分。

第1节 吗啡及其衍生物

Morphine and its Derivatives

吗啡是阿片类生物碱中的主要成分,具有强的镇痛活性。阿片,又称鸦片,是罂粟未成熟的果实被划破后流出的白色浆汁干燥后形成的棕黑色膏状物,具有悠久的药用历史,很早就用于镇痛止咳。1805年,德国药师Sertürner首次从阿片中分离出了其主要活性成分吗啡,成为最早发现并应用于临床的有效镇痛药。吗啡具有良好的镇痛、镇静效果,但同时也具有很强的成瘾性及呼吸抑制、血压降低、恶心、呕吐及便秘等副作用。1847年确定了吗啡的分子式,1927年Gulland和Robinson阐明了化学结构,1952年Gazte和Tschudi完成了化学全合成工作,1968年确定了绝对构型,为吗啡的结构修饰、简化和合成镇痛药的研究开发及构效关系研究打下了基础。

盐酸吗啡(Morphine Hydrochloride)

化学名为17-甲基-4,5α-环氧-7,8-二脱氢吗啡喃-3,6α-二醇盐酸盐三水合物((5α,6α)-7,8-didehydro-4,5-epoxy-17-methylmorphinan-3,6-diol hydrochloride trihydrate)。

本品为白色、有丝光的针状结晶或结晶性粉末,无臭;遇光易变质;本品在水中溶解,在乙醇中略溶,在三氯甲烷或乙醚中几乎不溶。比旋光度为-110.0°~-115.0°(2%的水溶液)。本品系从阿片中分离提取后精制成盐制得。

吗啡是一种具有菲环结构的生物碱,由A、B、C、D、E五个环稠合而成的刚性分子,分子中含有五个手性中心。天然提取的吗啡为左旋体,即左旋吗啡((-)-Morphine),手性碳的构型为5R,6S,9R,13S,14R,环的稠合方式分别为:B/C环呈顺式,C/D环呈反式,C/E环呈顺式,D环呈椅式构象,C环呈半船式构象,A环以直立键连接在D环(哌啶环)的4位上。这样的稠合方式使左旋吗啡的立体构象呈三维的"T"形,A,B和E环构成"T"形的垂直部分,C,D环为其水平部分。吗啡的镇痛活性与其立体结构严格相关,仅左旋吗啡有活性,而右旋吗啡则完全没有镇痛及其他生理活性。

吗啡　　　　　吗啡的环编号　　　　　吗啡的立体构象

本品分子中的3位酚羟基呈弱酸性,17位N-甲基叔胺基呈碱性,故吗啡为酸碱两性化合物,pK_a值分别为9.9(HA)和8.0(HB^+)。吗啡难溶于水,但能与酸或强碱成稳定的盐使水溶性增加。因此,常将吗啡的碱性基团与酸,如盐酸、硫酸等成盐后供药用,临床常用其盐酸盐。

本品的3位酚羟基除具酸性外,还具有还原性,易被氧化,故本品水溶液不稳定,放置过程中,受光催化易被空气中的氧氧化生成伪吗啡(pseudomorphine),又称双吗啡(dimorphine),和 N-氧化吗啡,伪吗啡的毒性较大。其稳定性受 pH 和温度影响,在酸性条件下稳定,中性和碱性条件下极易被氧化,加热及金属离子能加速氧化。故配制吗啡注射液时应调整其 pH 为 3~5,同时充入氮气,加入焦亚硫酸钠、亚硫酸氢钠等抗氧剂及 EDTA-2Na 等稳定剂。本品应避光、密闭、阴凉处保存,不宜与碱性药物配伍使用。

本品有多种颜色反应。如本品与铁氰化钾/三氯化铁作用呈普鲁士蓝反应,显蓝色,若直接与铁氰化钾试液作用,则显蓝绿色,可供鉴别,可待因则无上述反应。本品与甲醛硫酸试液反应即显紫堇色(marquis 反应);本品与钼硫酸试液反应显紫色,继变为蓝色,最后变为棕绿色(frohde 反应)。上述反应现在仍是各国药典吗啡的法定鉴别方法。

吗啡分子中 6,7,8 位的烯丙醇结构和 E 环的氧桥结构使吗啡对酸比较敏感,当吗啡在酸性条件下加热时,可发生脱水及分子重排反应生成阿扑吗啡(apomorphine)。阿扑吗啡为多巴胺受体激动药,可兴奋中枢的呕吐中心,临床上用作催吐药。阿扑吗啡具有邻苯二酚结构,具强还原性,极易被氧化,用稀硝酸氧化可生成红色邻醌化合物,该反应可用作鉴别反应。阿扑吗啡在碱性条件下被碘氧化后,有水和醚存在时,水层呈绿色,醚层呈红色,《中国药典》用此反应对盐酸吗啡中的杂质阿扑吗啡进行限量检查。

本品口服后,在胃肠道易吸收,但是肝首过效应显著,生物利用度低,故常以皮下注射给药。进入体内后,60%~70%的吗啡以 3 位或 6 位羟基与葡萄糖醛酸结合,后者被认为是吗啡产生镇痛作用的形式。吗啡还可经 N-脱甲基化生成去甲基吗啡,去甲基吗啡活性低、毒性大。20%以原药形式经肾排出体外。

本品作用于阿片受体,为典型的 μ 受体激动药,产生镇痛、镇咳和镇静作用。临床上主要用于抑制剧烈疼痛,也用于麻醉前给药,但不良反应多,成瘾性强,滥用危害极大,需严格按照国家《麻醉药品管理条例》管理。

吗啡为阿片受体强激动药,镇痛作用强,但是不良反应多,尤其是成瘾性和呼吸抑制作用较为突出,因此,对吗啡进行了如下结构改造。

将吗啡 3 位酚羟基烷基化后得到了可待因(codeine)、乙基吗啡(ethylmorphine)和苄基吗啡(peronine)等。3 位酚羟基烷基化后,镇痛活性降低,成瘾性也相应降低。可待因是吗啡的重要衍生物,也是天然阿片生物碱之一,镇痛作用是吗啡的 1/6~1/12,成瘾性小,可作为镇咳药;乙基吗啡的镇痛强度与副作用介于可待因与吗啡之间。体外试验显示可待因的活性只有吗啡的 0.1%,而体内试验显示其活性为吗啡的 20%,将可待因直接注入中枢神经系统,没有生理活性现象,这表明可待因在体内转化为吗啡而产生生理活性,同时说明 3 位酚羟基是重要的活性结构。

	R = CH₃	可待因
	R = C₂H₅	乙基吗啡
	R = CH₂C₆H₅	苄基吗啡

将吗啡 6 位上的羟基经过烷基化或者去羟基后,得到的一系列化合物的镇痛活性增强,同时副作用也增大。如异可待因(heterocodeine)是 6 位甲基化产物,其活性是吗啡的 5 倍,但因致惊厥等毒副作用强而无药用价值。6-去羟基吗啡的活性与吗啡相似或略强,这表明 6 位羟基不是活性位点。吗啡的 3,6-二乙酸酯即海洛因(heroin),其活性是吗啡的两倍,但成瘾性也大大增强,是主要毒品之一。

研究表明吗啡 17-叔胺结构是活性必需的,而 N-甲基并不是必需基团。氮上烷基依次为甲基到丁基时,其镇痛活性逐渐减弱,而连接上更大的基团时,除苯乙基吗啡(N-phenethylmorphine)的活性增大,为吗啡的 14 倍外,其他大基团活性均降低;脱甲基为仲胺,活性下降75%;而成季铵盐,则完全没有活性,这可能是由于极性太大,无法通过血脑屏障所致。

异可待因　　　　　海洛因　　　　　苯乙基吗啡

吗啡 7、8 位的双键还原及 6 位羟基氧化成酮时,镇痛作用增加,成瘾性也增加。氢吗啡酮(hydromorphine)的镇痛活性是吗啡的 8 倍。氢吗啡酮 14 位上的氢原子用羟基取代即为羟吗啡酮(oxymorphine),镇痛作用显著增加,提示阿片受体可能存在一个与 14-羟基结合的位点,或者 14-羟基可能诱导叔胺形成季铵而增加氮原子的正电性,使其在体内与受体的结合能力增强。氢吗啡酮和羟吗啡酮均为禁用毒品。

吗啡　　　　　氢吗啡酮　　　　　羟吗啡酮

构效关系研究发现,在具刚性结构的吗啡类、吗啡喃类及苯吗喃类分子中,将结构中的 N-甲基换成 N-烯丙基、N-环丙甲基或 N-环丁甲基,则由激动药转为拮抗药。如烯丙吗啡(nalorphine)是较早用于临床的吗啡中毒解救药,具有激动-拮抗双重活性,即阿片受体部分激动药,也称混合的激动-拮抗药,成瘾性小。纳布啡(nalbuphine)也为阿片受体部分激动药,镇痛效价与吗啡相似,副作用较小;纳洛酮(naloxone)为阿片受体纯拮抗药,可有效拮抗具有激动活性或激动-拮抗双重活性的阿片样镇痛药的作用,是研究阿片受体的理想工具药,临床上还用于吗啡类药物中毒后的解救;纳曲酮(naltrexone)也为阿片受体纯拮抗药,拮抗作用是纳洛酮的 2~3 倍,作用时间较纳洛酮长,但肝毒性等副作用较大;纳美芬(nalmefene)为纳曲酮的 6 位亚甲基类似物,是一种特异性阿片受体拮抗药,与纳洛酮相比,纳美芬具有作用时间长、给药途径多、生物利用度高、不良反应小等特点,临床上已逐渐成为纳洛酮的替代品。

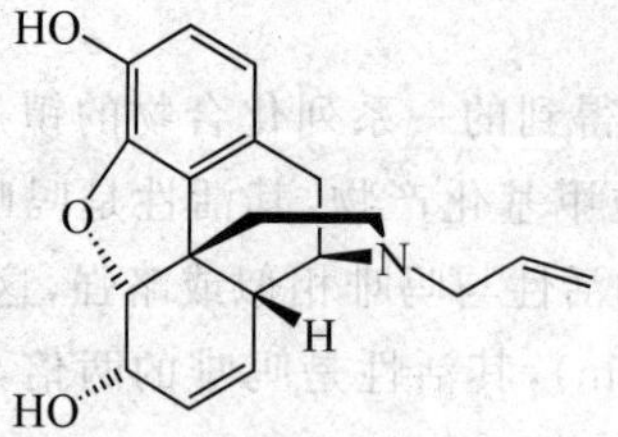

烯丙吗啡 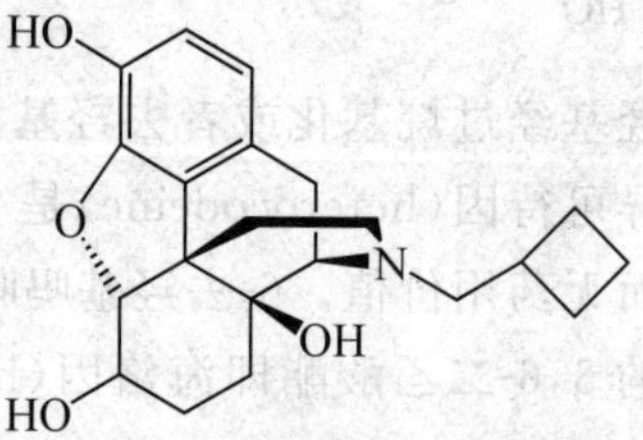　　　　　　纳布啡

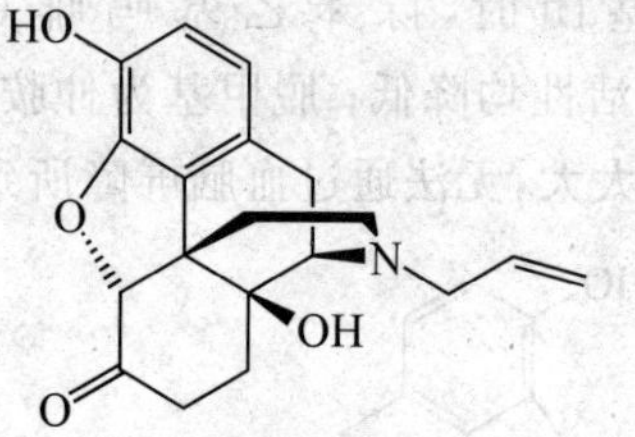

纳洛酮 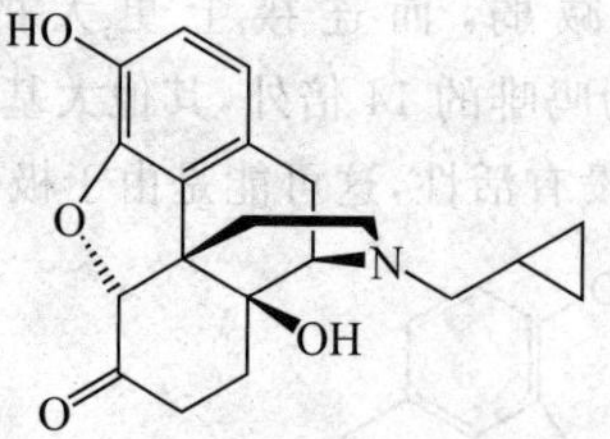　　　　　　纳曲酮 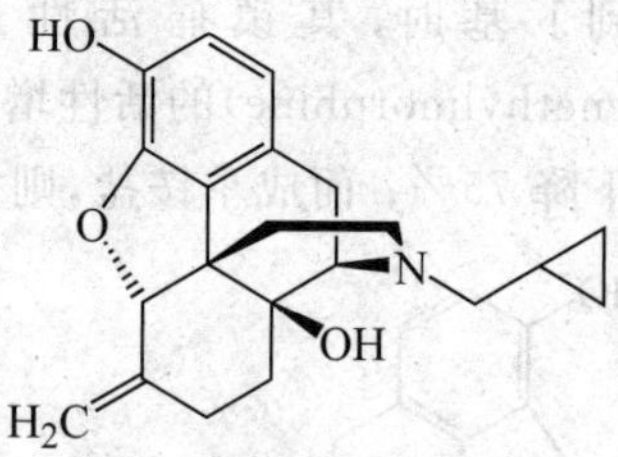　　　　　　纳美芬

蒂巴因(thebaine)是天然阿片生物碱的成分之一,有较强的镇痛活性,但同时会产生惊厥副作用。蒂巴因具双烯结构,将蒂巴因和单烯化合物进行 Diels-Alder 反应,可形成一个新的稠环,据此在吗啡结构中 6 位和 14 位间引入了亚乙烯基链,半合成高效镇痛药。如埃托啡(etorphine)的镇痛作用动物实验为吗啡的 2000~10000 倍,但因其治疗指数低,其呼吸抑制作用难以被阿片受体拮抗药逆转,故未能用于临床,主要用作研究阿片受体的工具药物;二氢埃托啡(dihydroetorphine)的镇痛作用强于埃托啡,其戒断症状及精神依赖性均明显轻于吗啡,但易形成耐受性,且成瘾性强,滥用威胁大;丁丙诺啡(buprenorphine)为 μ 受体强部分激动药、κ 受体部分激动药和 δ 受体拮抗药,属阿片受体部分激动药,镇痛作用强于吗啡,起效慢,作用时间长,呼吸抑制作用轻,未见成瘾性和明显副作用。

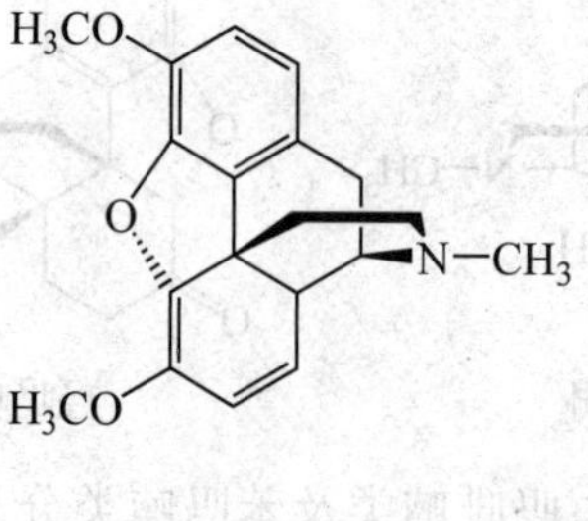

蒂巴因 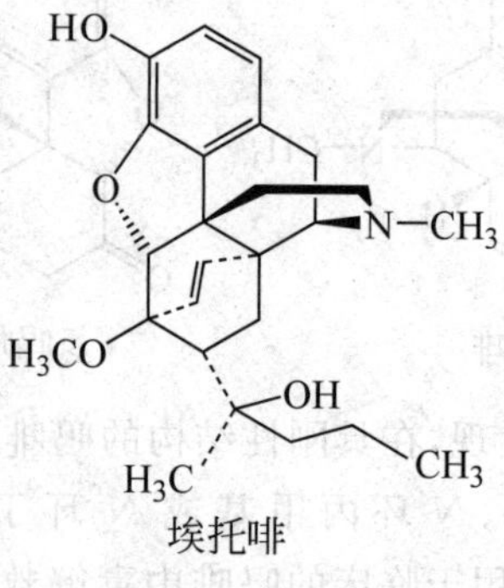　　　　　　埃托啡

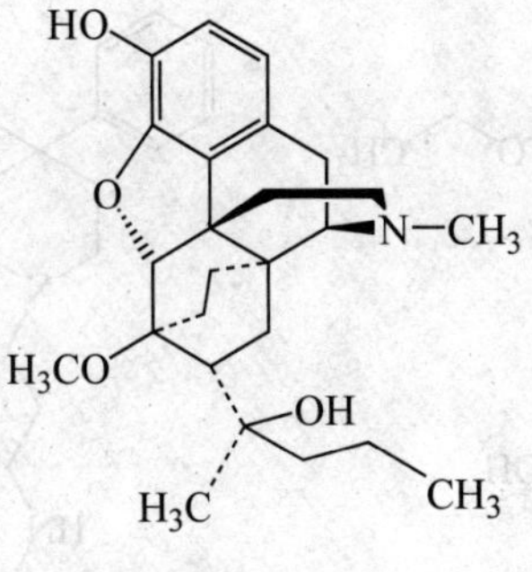

二氢埃托啡 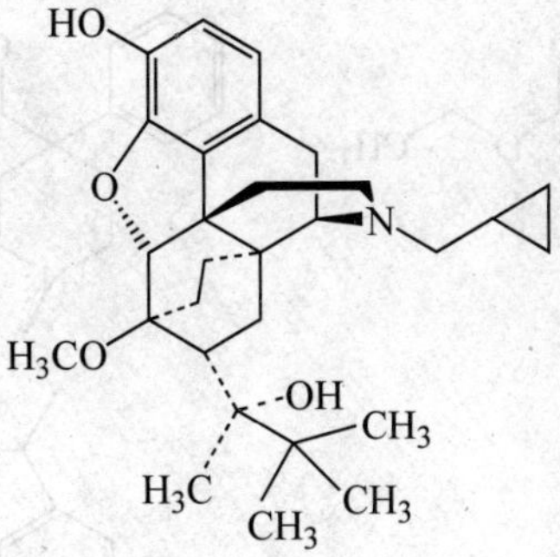   丁丙诺啡

第2节 合成镇痛药

Synthetic Analgesics

合成镇痛药的结构相对更简单,其分子中并不含吗啡五环结构,按结构主要分为哌啶类、氨基酮类、吗啡喃类及苯吗喃类等四类。

一、哌啶类(Piperidines)

哌啶类合成镇痛药又分为4-苯基哌啶类和4-苯胺基哌啶类两类。

哌替啶(pethidine)为第一个合成镇痛药,属于4-苯基哌啶类镇痛药。哌替啶存在两种构象:一种为苯环处于直立键,另一种则处于平伏键。前者与吗啡结构中4-芳基哌啶部分的空间结构一致,被认为是哌替啶的活性构象。与吗啡相比,哌替啶的结构简单得多,相当于只保留了吗啡结构中的A环和D环。

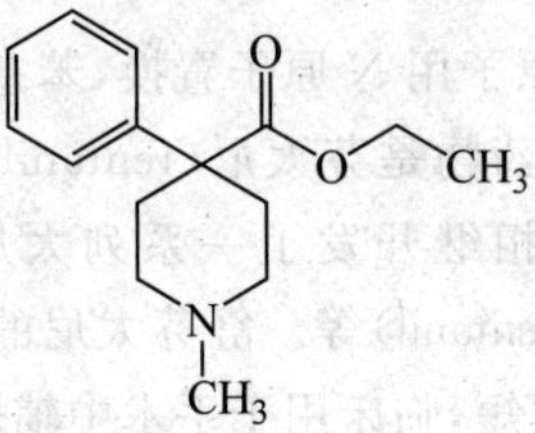

哌替啶 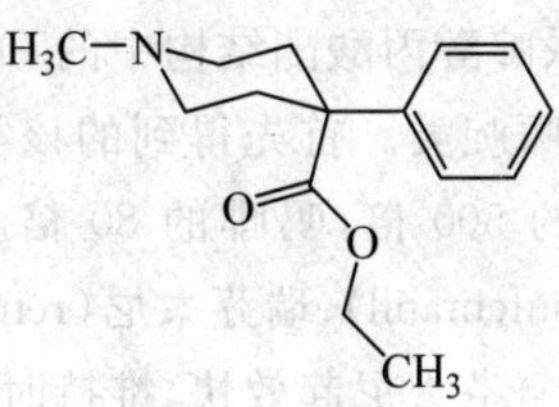   平伏构象

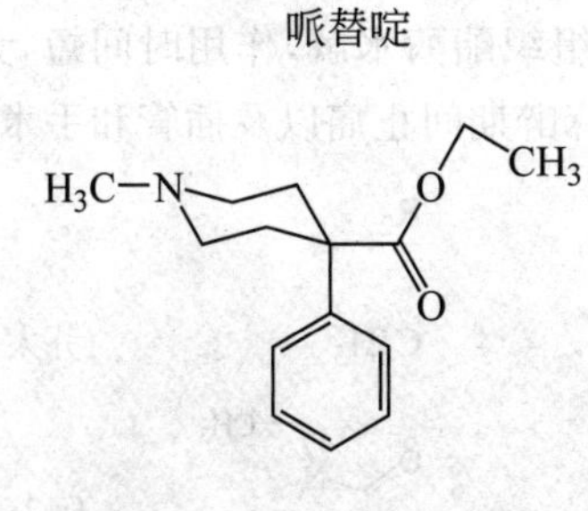

直立构象 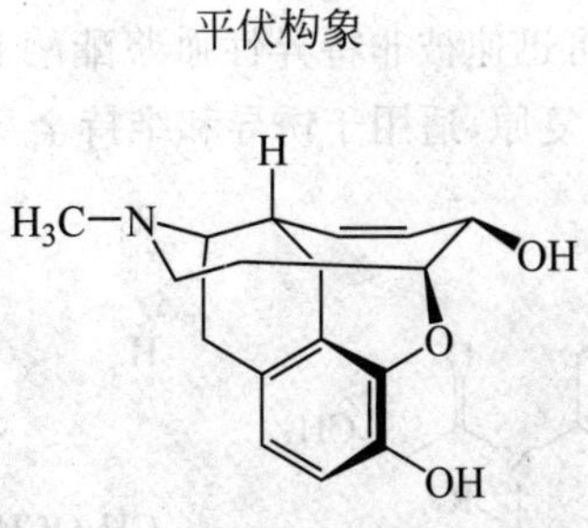   吗啡的构象

哌替啶的 N-苯基衍生物的镇痛作用增强,这一点与吗啡结构修饰中的苯乙基吗啡相似。其衍生物阿尼利定(anileridine)、苯哌利定(phenoperidine)及匹米诺定(piminodine)等均已应用于临床。

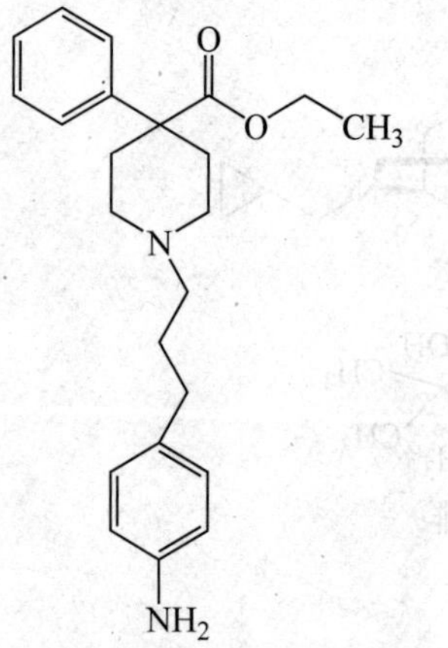

阿尼利定 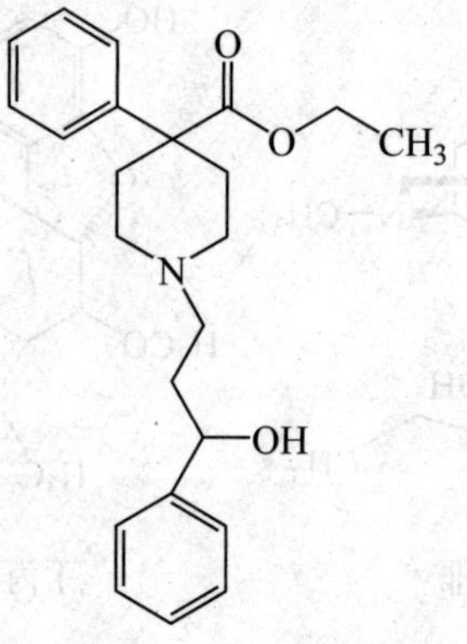　　　　　苯哌利定 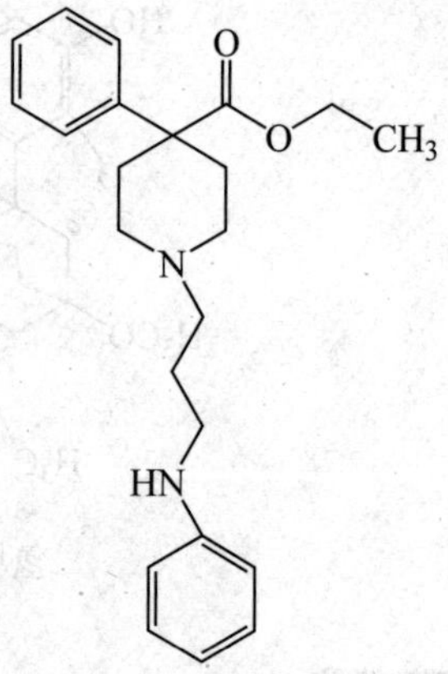　　　　　匹米诺定

将哌替啶的 4-甲酸乙酯部分转变为同分异构的 4-哌啶醇丙酸酯,同时在哌啶环 3 位引入甲基得到了阿法罗定(alphaprodine,α-prodine)和倍他罗定(betaprodine,β-prodine)。动物实验表明阿法罗定的镇痛作用与吗啡相当,而倍他罗定则是吗啡的 5 倍。但由于两者在人体内均能发生消除反应,生成类似神经毒剂的有害物质,在临床上已经停止使用。

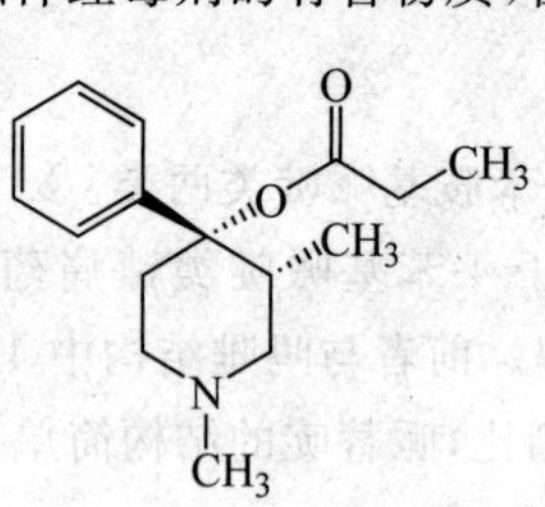

阿法罗定 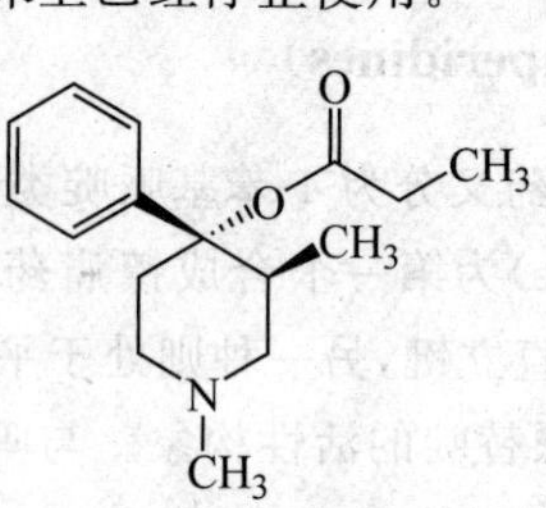　　　　　倍他罗定

进一步将上述 4-哌啶醇丙酸酯结构中的 O 原子用 N 原子置换,苯基和哌啶基直接与 N 原子连接,即为 4-苯胺基哌啶类。首先得到的该类药物是芬太尼(fentanil),属于 μ 受体激动药,镇痛作用约为哌替啶的 500 倍,吗啡的 80 倍。相继开发了一系列太尼类药物,如阿芬太尼(alfentanil)、舒芬太尼(sufentanil)、瑞芬太尼(remifentanil)等。舒芬太尼的治疗指数高达 25 200,安全性好。阿芬太尼和舒芬太尼起效快,维持时间短,临床用于手术中辅助麻醉。瑞芬太尼由于分子结构中的酯键可迅速被非特异性血浆酯酶和组织酯酶水解,作用时间短,无累积性阿片样效应,停止给药后迅速复原,适用于诱导和维持全身麻醉期间止痛以及插管和手术切口止痛等。

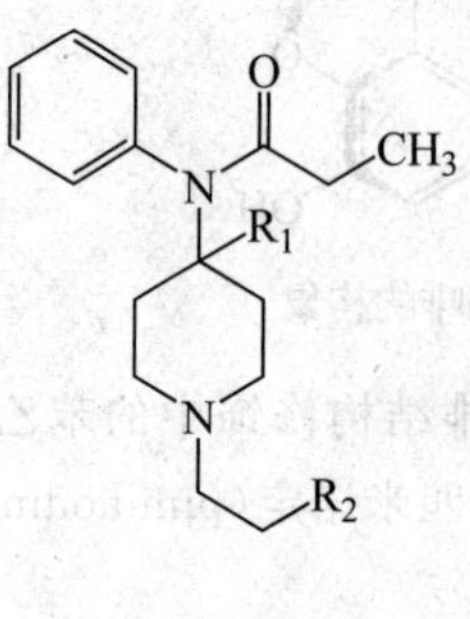

	R_1	R_2	
	H	C_6H_5	芬太尼
	CH_2OCH_3	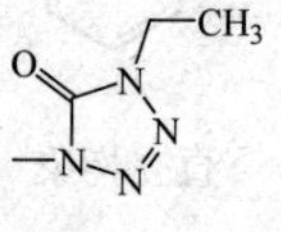 (1-乙基四唑-5-酮基)	阿芬太尼
	CH_2OCH_3	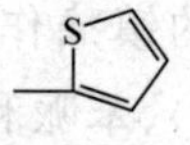 (2-噻吩基)	舒芬太尼
	$COOCH_3$	$COOCH_3$	瑞芬太尼

盐酸哌替啶(Pethidine Hydrochloride)

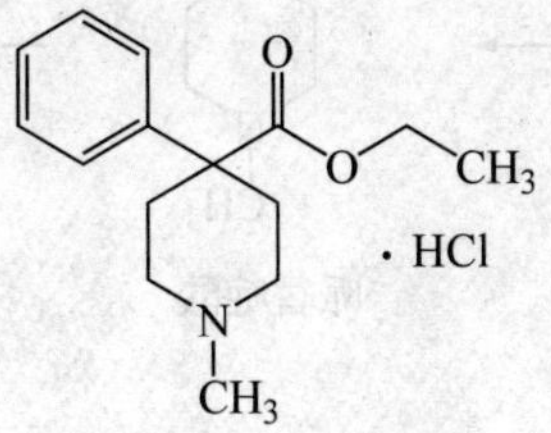

化学名为1-甲基-4-苯基-4-哌啶甲酸乙酯盐酸盐(1-methyl-4-phenyl-4-piperidinecarboxylic acid ethyl ester hydrochloride),又名度冷丁(dolantin)。

本品为白色结晶性粉末,无臭或几乎无臭;本品在水及乙醇中易溶,在三氯甲烷中溶解,在乙醚中几乎不溶;本品熔点为186～190℃。本品易吸潮,遇光易变黄,$pK_a(HB^+)=8.7$。

本品为酯类药物,但由于4-苯基及哌啶环的空间位阻效应,其水溶液在pH为4.0～6.0时较稳定,短时间煮沸不致水解,故可制成注射液供临床使用。

本品水溶液用碳酸钠碱化,析出哌替啶,初呈油滴状,放置后渐凝为固体,熔点为30～31℃。本品水溶液与苦味酸的乙醇溶液反应,析出黄色结晶性沉淀,熔点为188～191℃,可用于鉴别。

盐酸哌替啶的合成可用N,N-二(2-氯乙基)甲胺为原料,在碱性缩合剂氨基钠存在下与苯乙腈环合生成4-苯基-4-氰基哌啶,然后酸性水解,再酯化成羧酸乙酯,最后在乙醇中与盐酸成盐而得哌啶盐酸盐。注意N,N-二(2-氯乙基)甲胺的毒性较大,生产时需加强安全保护。

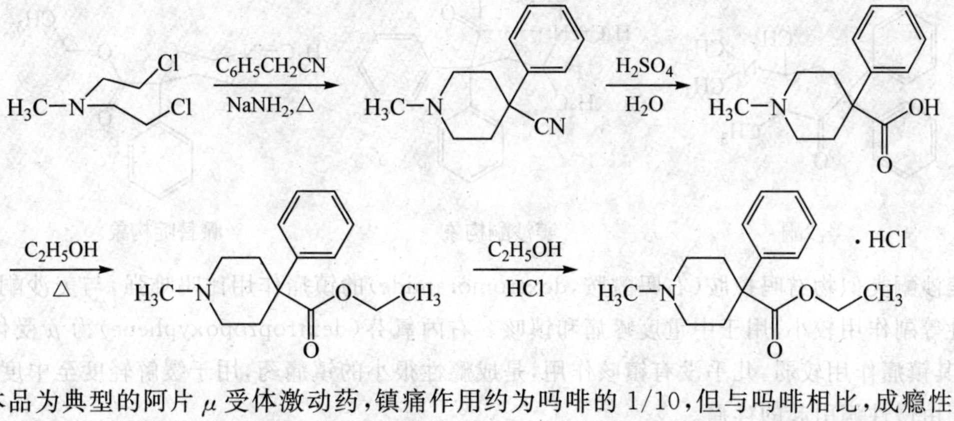

本品为典型的阿片μ受体激动药,镇痛作用约为吗啡的1/10,但与吗啡相比,成瘾性较小,不良反应较少,口服效果好,用于各种创伤性疼痛及平滑肌痉挛引起的内脏剧痛及麻醉前镇静。由于起效快,作用时间较短,常用于分娩时的镇痛,对新生儿的呼吸抑制作用较小。

本品代谢迅速,在肝中经酯酶水解生成无活性的哌替啶酸(pethidine acid),或者脱甲基生成去甲哌替啶(norpethidine),再水解生成去甲哌替啶酸(norpethidine acid),与葡萄糖醛酸结合后经肾排泄。去甲哌替啶镇痛作用小而致惊厥作用大,且消除很慢,易积蓄中毒。

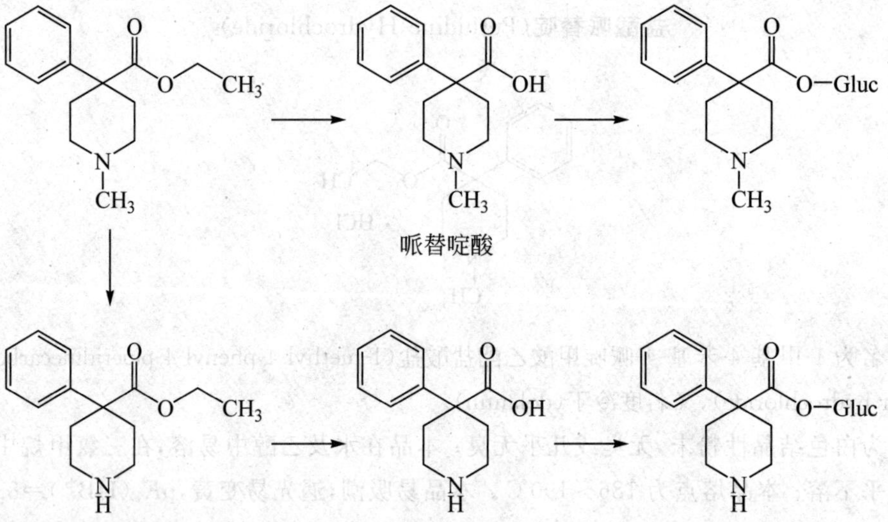

哌替啶酸

去甲哌替啶　　　　去甲哌替啶酸

二、氨基酮类（Aminoketones）

氨基酮类也称苯基丙胺类（phenylpropylamines）。在具有碱性侧链的芴-9-羧酸酯类化合物的构效关系研究过程中，获得了氨基酮类镇痛药美沙酮（methadone）。美沙酮是一个高度柔性分子，羰基碳原子上带有部分正电荷，与氨基氮原子上的孤对电子相互吸引，通过非共价键相互作用可形成与哌替啶相似的构象，氨基酮类镇痛药也可以看作是开环的哌啶类化合物。

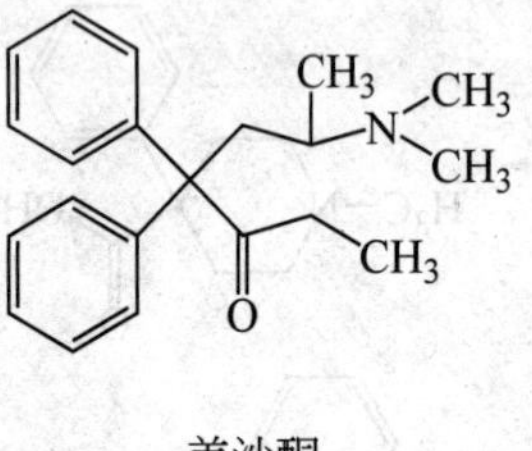

美沙酮 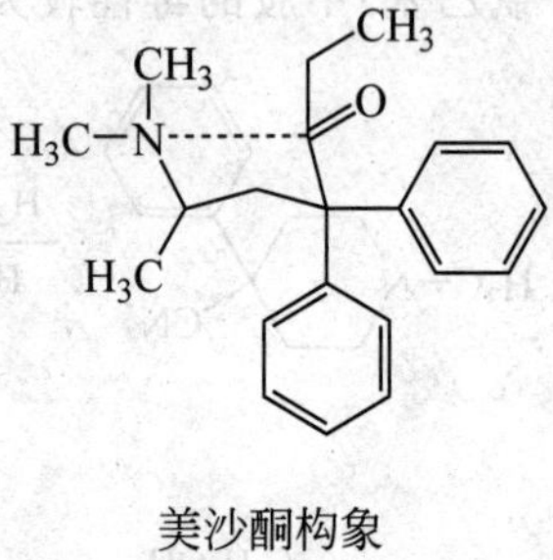　　　　美沙酮构象 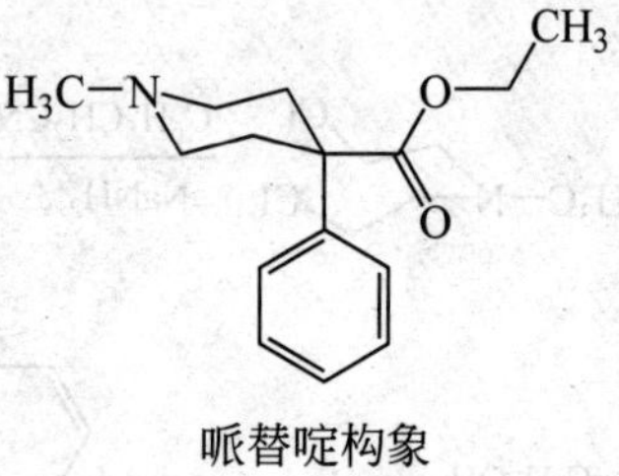　　　　哌替啶构象

美沙酮类似物右吗拉胺（右吗酰胺，dextromoramide）的镇痛作用比吗啡强，与美沙酮类似，成瘾性等副作用较小，用于中重度疼痛和镇咳。右丙氧芬（dextropropoxyphene）为 μ 受体激动药，但其镇痛作用较弱，几乎没有镇咳作用，是成瘾性很小的镇痛药，用于缓解轻度至中度疼痛，适用于由慢性病引起的疼痛。

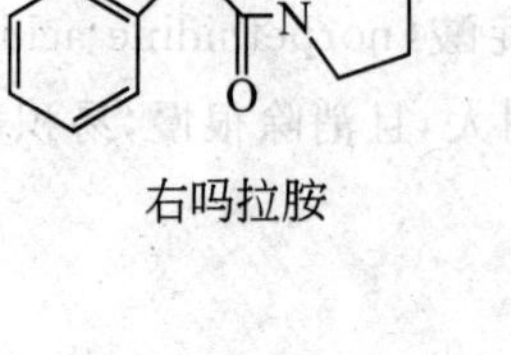

右吗拉胺 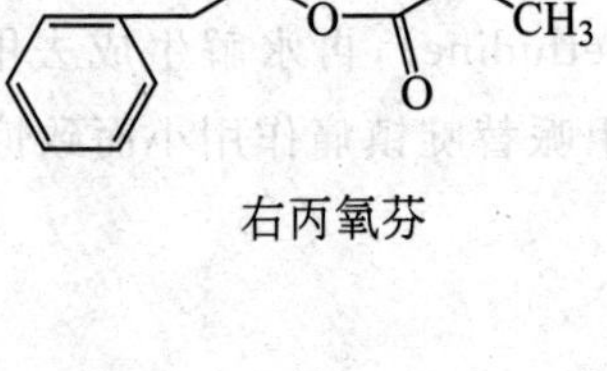　　　　右丙氧芬

盐酸美沙酮(Methadone Hydrochloride)

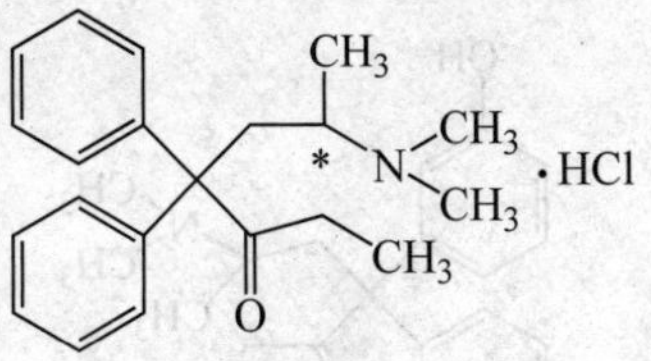

化学名为 4,4-二苯基-6-二甲氨基-3-庚酮盐酸盐(6-dimethylamino-4,4-diphenyl-3-heptanone hydrochloride)。

本品为无色结晶或白色结晶性粉末,无臭;本品易溶于乙醇和三氯甲烷,在水中溶解,在乙醚中几乎不溶;熔点为230~234℃。

本品分子中有一个手性碳原子,具有旋光性,其左旋体($[\alpha]_D^{25}-145°$)的镇痛活性大于右旋体,临床上常用其外消旋体。

本品水溶液与甲基橙试液反应生成黄色复盐沉淀,可用于鉴别。

盐酸美沙酮的合成可用环氧丙烷与二甲胺进行胺化、氯代反应制得 2-氯-N,N-二甲基丙胺,再与二苯乙腈在氨基钠或丁醇钾催化下生成几乎等量的 2,2-二苯基-4-二甲胺基戊腈及异构体 2,2-二苯基-4-二甲胺基-3-甲基丁腈,分离出不溶于正己烷的后者,前者与溴化乙基镁进行 Grinard 反应后成盐,即得到盐酸美沙酮。

本品为 μ 受体激动药,镇痛作用比吗啡、哌替啶稍强,适用于各种原因引起的剧痛,并有显著镇咳作用。本品的毒性较大,有效剂量与中毒剂量较接近,安全性小,但成瘾性也较小。由于其耐受性、成瘾性发生较慢,戒断症状轻,常作为依赖阿片患者的替代治疗,但长期应用也能成瘾。

本品体内主要在肝内经 N-去甲基化、N-氧化、苯环羟化及羰基氧化、还原等途径代谢。美沙酮的酮基被醇脱氢酶还原生成美沙醇(methadol),美沙醇的镇痛活性弱于美沙酮,它经 N-脱甲基后得到活性镇痛剂去甲基美沙醇和二去甲基美沙醇，半衰期比美沙酮长，因此，美沙醇的镇痛作用时间较长。

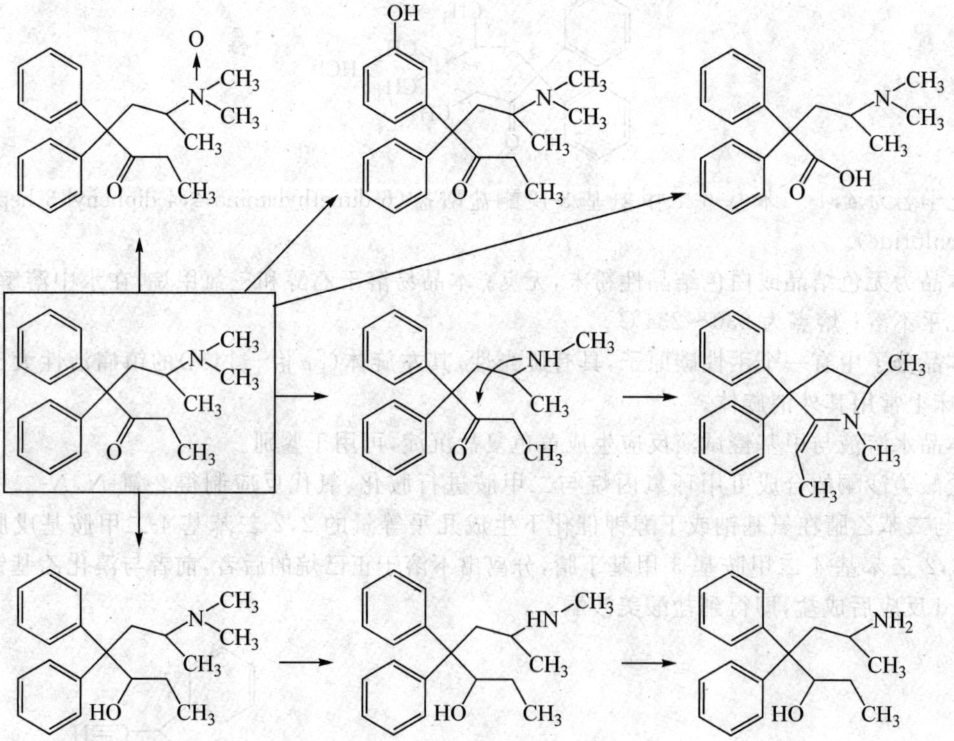

三、吗啡喃类（Morphinanes）

吗啡喃类也称吗啡烃类，是吗啡分子去除呋喃环后的衍生物，与吗啡结构高度相似。结构中 B/C 环呈顺式，C/D 环呈反式，与吗啡立体结构相同。吗啡喃(morphinane)无镇痛活性，N-甲基吗啡喃(N-methylmorphinane)镇痛作用弱，在其结构中引入 3-羟基后的左旋体即左啡诺(levorphanol)，镇痛作用约为吗啡的 4 倍，研究认为是由于对 μ 受体的亲和性增加和较大的亲脂性所致。布托啡诺(butophanol)是 μ 受体拮抗药，κ 受体激动药，对阿片受体具有激动-拮抗双重作用。它与完全激动药不同，对痛觉缺失有最高限度效应，在与 μ 受体激动药同时给药时，由于对 μ 受体的拮抗作用可能出现急性戒断症状。布托啡诺对减轻中度至重度疼痛作用安全而有效，成瘾性小，依赖性和滥用倾向较低。

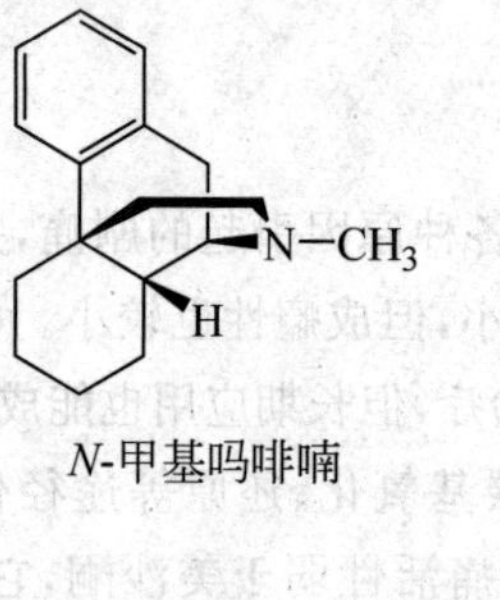

N-甲基吗啡喃 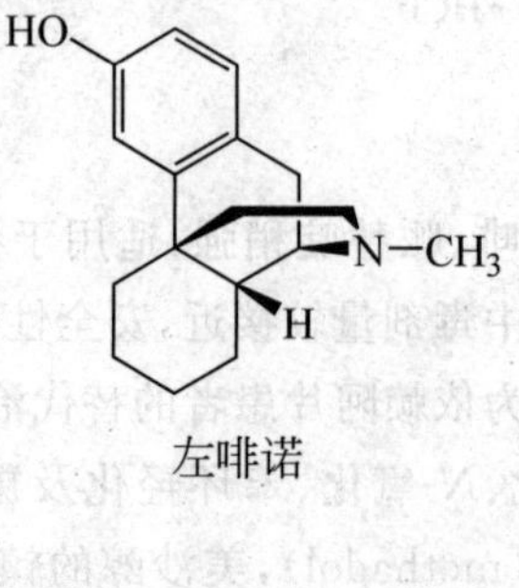　　　　左啡诺 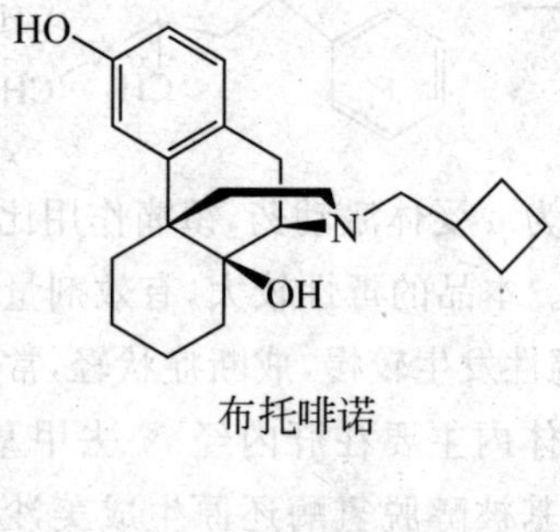　　　　布托啡诺

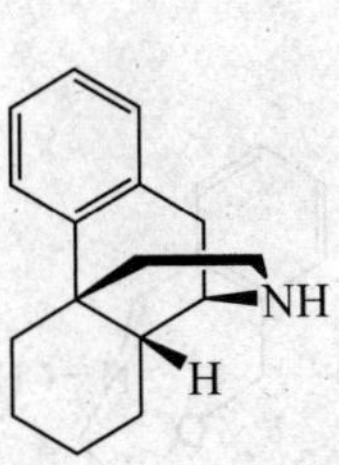

吗啡喃 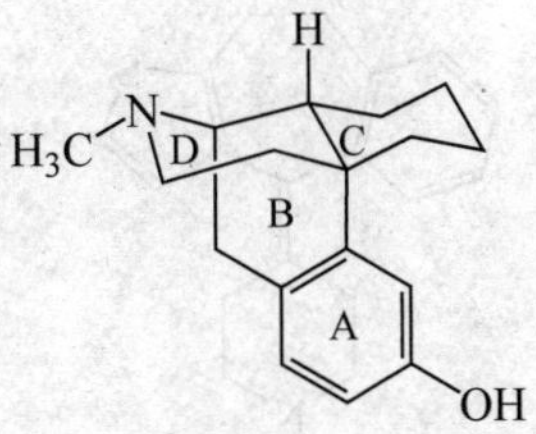   左啡诺构象 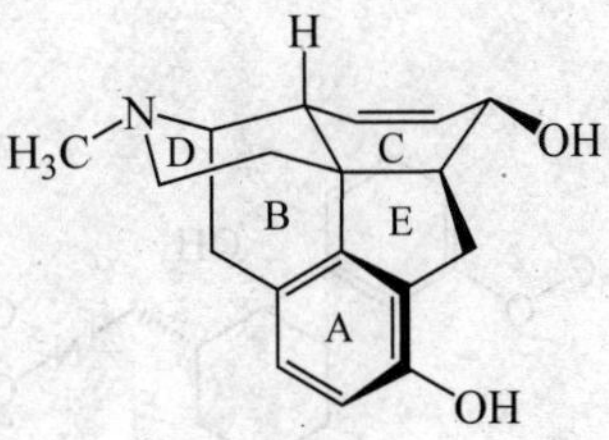   吗啡构象

四、苯吗喃类（Benzomophanes）

将吗啡喃类结构中的C环也打开，保留相当于吗啡结构中的A、B、D环，形成6,7-苯并吗喃结构。研究发现C环裂开后保留小的烃基作为C环残基，得到苯吗喃类镇痛药。1959年首先研制出了非那佐辛（phenazocine），为μ受体激动药，镇痛作用是吗啡的10倍。后来得到喷他佐辛（pentazocine）、氟镇痛新（fluopentazocine）等优良镇痛药。喷他佐辛为κ受体激动药，微弱拮抗μ受体，副作用小，成瘾性小，属阿片受体部分激动药。氟镇痛新镇痛作用比喷他佐辛强，成瘾性很小，并具有安定和肌肉松弛作用。

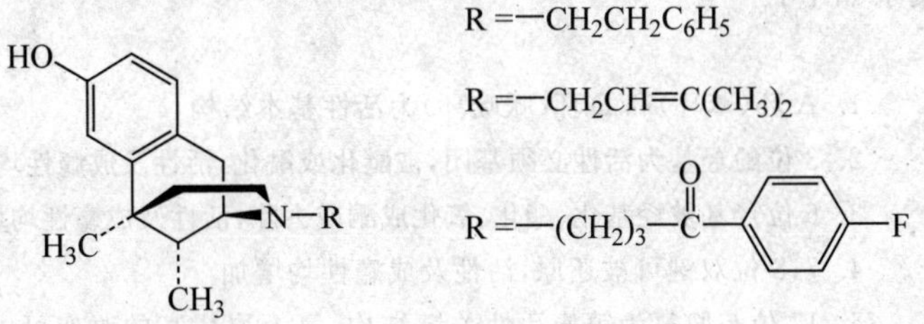

$R = -CH_2CH_2C_6H_5$　　　非那佐辛

$R = -CH_2CH = C(CH_3)_2$　　喷他佐辛

$R = -(CH_2)_3-CO-C_6H_4-F$　　氟镇痛新

五、其他类（Others）

氨基四氢萘衍生物地佐辛（dezocine）具有阿片受体激动-拮抗双重作用，成瘾性小。其β-取向的氨基相当于阿片受体配体的叔胺碱性基团。

曲马朵（tramadol）为具有吗啡样作用的环己烷衍生物，也可看作是4-苯基哌啶类似物。为μ阿片受体激动药，但是它还能通过对单胺重摄取的抑制作用，阻断疼痛脉冲的传导。它对呼吸抑制作用低，短时间应用时成瘾性小，可以替代吗啡、哌替啶，用于中重度急慢性疼痛的止痛，临床上尚使用其外消旋混合物。

另外，苯噻啶（pizotifen）、奈福泮（nefopam）、舒马普坦（sumatriptan）等的镇痛机制不是作用于阿片受体，为非阿片类镇痛药。

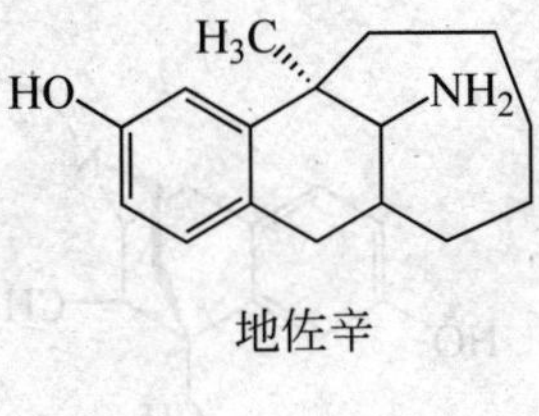

地佐辛 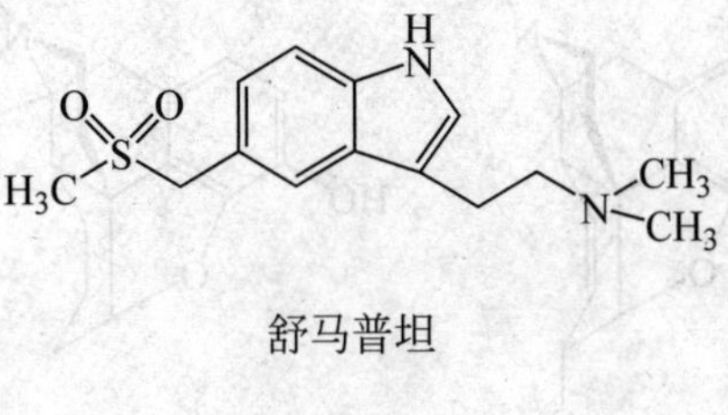   舒马普坦

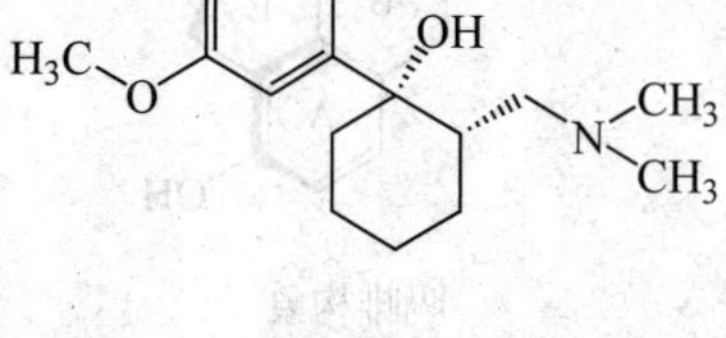

曲马多 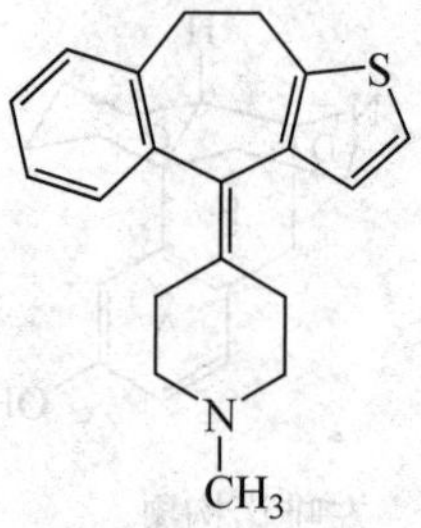　　　　　　　　　　苯噻啶 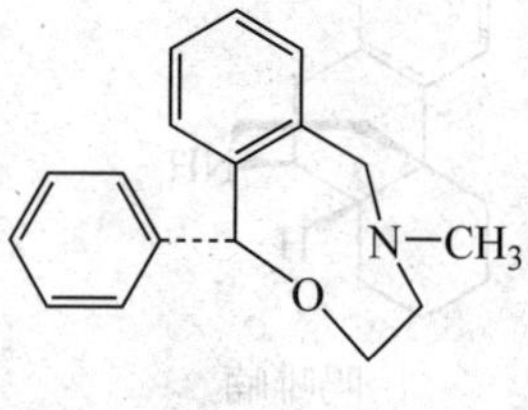　　　　　　　　　　奈福泮

第3节　镇痛药的构效关系
Structure-Activity Relationships of Analgesics

阿片类镇痛药对不同阿片受体亚型的亲和力和内在活性均不完全相同，它们之间的作用机制和作用模式也各不相同。本节主要介绍作用于 μ 阿片受体的镇痛药的构效关系。

在对吗啡等天然阿片生物碱类镇痛药进行了大量结构修饰及活性研究工作后，归纳总结了吗啡及其衍生物的构效关系如下：

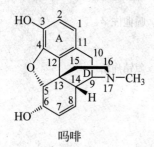

吗啡

1. A 环（苯环）和 D 环（哌啶环）为活性基本结构
2. 3 位酚羟基为活性必须基团，被醚化或酰化，活性及成瘾性均下降
3. 6 位羟基被烃基化、酯化、氧化成酮或去除，活性及成瘾性均增加
4. 7,8 位双键可被还原，活性及成瘾性均增加
5. 17 位叔胺氮为镇痛活性关键结构，氮上取代基的改变可由阿片受体激动药转为拮抗药

20 世纪 50 年代，通过对吗啡及大量半合成、全合成镇痛药进行结构分析，归纳了镇痛药的共同结构特征。如吗啡、吗啡喃类和苯吗喃类合成镇痛药均具有多环刚性结构，其构象均与吗啡相似，它们的镇痛活性与其立体结构密切相关，如左旋吗啡为活性异构体，右旋吗啡则完全没有药效，由此推断阿片受体与该类药物结合时存在严格的空间立体结构要求。哌啶类和氨基酮类合成镇痛药为柔性结构，哌替啶结构中芳环和哌啶环间以单键相连，可通过单键自由旋转，保持与吗啡相似构象；美沙酮则通过分子内原子间的电荷转移，形成与哌替啶相似的构象，吗啡、吗啡喃类、苯吗喃类、哌啶类和氨基酮类等存在共同的药效构象（pharmacophoric conformation）。

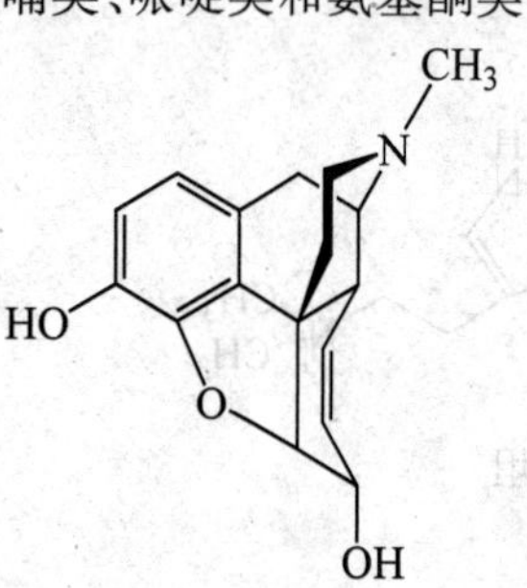

吗啡 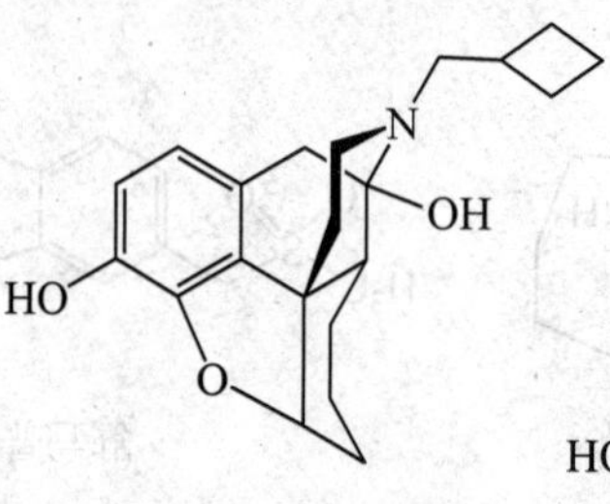　　　　　　　　　　布托啡诺 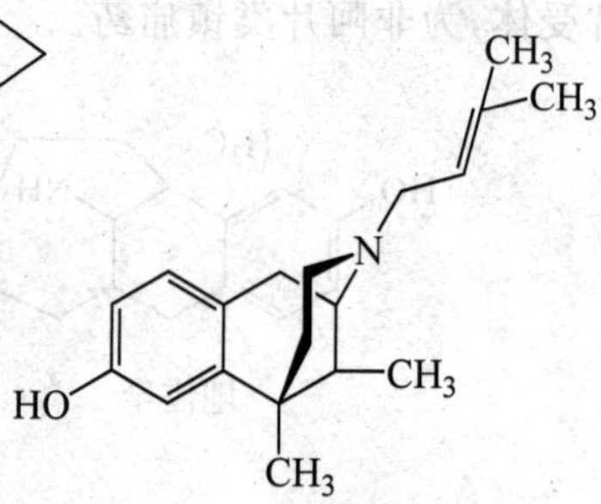　　　　　　　　　　喷他佐辛

哌替啶　　　　　美沙酮

基于镇痛药的共同"药效构象",提出了三点结合的阿片受体模型,即三点结合学说。镇痛药通过其共同结构部分与阿片受体结合:①一个平坦的芳环结构,与受体的平坦区通过范德华力相互作用;②一个与芳环共平面的碱性中心,在生理 pH 下部分解离为阳离子,与受体表面负离子部分结合;③一个包含在哌啶环或类似哌啶环结构中的烃基链部分(如吗啡结构中的 C15-C16),该烃基链凸出于芳环和碱性中心所在平面的前方,正好与受体的凹槽相适应。阿片受体相应的结合位点:①一个适合芳环的平坦区;②一个与碱性中性结合的负离子部位;③一个与烃基链相适应的凹槽部位,见图 6-1。

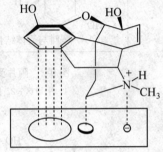

图 6-1　镇痛药与阿片受体的三点结合模型示意图

上述三点结合学说能解释大部分镇痛药的作用机制,也在一定程度上促进了镇痛药的研究和发展,但是并不能解释所有现象,如镇痛药结构中 N-取代基的改变对活性产生的不同影响,阿片受体激动药和拮抗药与受体结合的本质区别,埃托啡、二氢埃托啡的高效作用机制等。随着多重阿片受体理论的提出、镇痛药构效关系研究的不断深入和完善以及内源性镇痛物质的发现,在此基础上又提出了一些新的阿片受体模型和理论。研究发现具有刚性结构的吗啡、吗啡喃和苯吗喃类镇痛药,当 N-取代基改变时,镇痛活性均发生相应改变,说明刚性结构的吗啡类化合物以相同的方式与受体结合;而柔性结构的哌替啶、美沙酮等镇痛药,N-取代基的改变则得不到拮抗药,由此认为,刚性和非刚性的阿片样镇痛药的 N-取代基部分分别与受体的不同部位结合。另外,吗啡的苯环上有 3-OH 时,活性增大,而哌替啶的苯环相应位置上引入 OH 时,则活性消失,由此推断,吗啡和哌替啶的芳环结构部分也是分别与受体的不同部位结合。根据这些问题提出了阿片受体的四点结合模型(也称四点结合学说),认为阿片受体尚存在两个分离的芳基识别部位,分别与吗啡结构中的 A 环和 N-取代基上的苯环结合,哌替啶等柔性结构中的芳环结合位点具有疏水性,所以芳环上酚羟基的引入不利于与受体的结合,见图 6-2。

四点结合模型可解释上述问题,也能说明脑啡肽等内源性阿片样肽与阿片受体的相互作用,还能较好地解释埃托啡及其衍生物的高镇痛活性,认为埃托啡及其类似物结构中的 7 位取代基可与阿片受体第四个结合位点结合,如图 6-3 所示。

为了解释吗啡、吗啡喃和苯吗喃类镇痛药,当 N-取代基改变得到阿片受体激动药、部分激动药(激动-拮抗药)及拮抗药的现象,有人提出,阿片受体第四点结合位点具有两个区域:激动药结合区域和拮抗药结合区域。如 N-取代基处在氮原子的 e 键位置时,可与阿片受体拮抗药结合区域结合,产生拮抗作用;反之,处在氮原子的 a 键位置时,就与阿片受体激动药结合区域

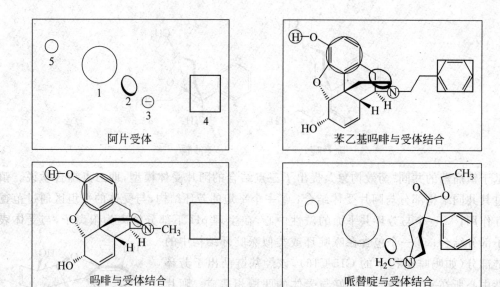

图 6-2 阿片受体结合位点与吗啡、苯乙基吗啡、哌替啶结合示意图
1. 平坦区；2. 凹槽；3. 负离子部位；4. 第四结合位点；5. 氢键接受部位

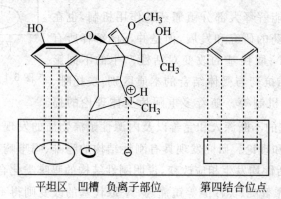

图 6-3 埃托啡及其衍生物与阿片受体的结合示意图

结合，产生激动作用。药物的激动、拮抗作用之间的强弱比率取决于烯丙基处在氮原子 e 键与 a 键两种构象平衡时的比例（图 6-4）。

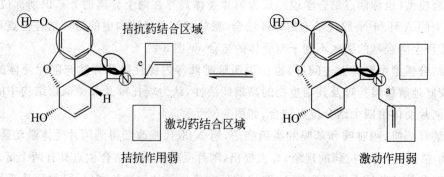

图 6-4 烯丙吗啡激动拮抗作用示意图

纳洛酮和纳曲酮14位羟基的引入产生了位阻效应,阻止氮原子上取代基处于a键位置,使其完全处于e键位置,故为阿片受体纯拮抗药(图6-5)。

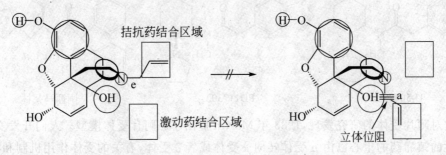

图6-5 纳洛酮与阿片受体作用示意图

第4节 阿片受体和内源性阿片样镇痛物质
Opiate Receptors and Opiate-Like Substances

构效关系研究表明,阿片类镇痛药具有高选择性及立体专属性,其镇痛作用能被特异性拮抗药拮抗,如左旋吗啡具有镇痛等生理活性,右旋体则完全没有活性,左旋吗啡的作用能被纳洛酮拮抗,这些特点均说明阿片类镇痛药可能是通过与体内特定受体结合起作用。20世纪70年代,发现并证实了阿片受体的存在,这些受体是一种具高亲和力、可饱和的、可在脑膜上与阿片类生物碱进行特异性结合的受体。

最初,人们认为阿片类镇痛药的镇痛作用和副作用是分别由不同阿片受体产生,而吗啡由于选择性差,可与所有类型的阿片受体结合,所以镇痛作用和副作用都很明显。人们希望找到能与阿片受体中和镇痛作用有关的受体专一性结合的药物,后来发现阿片受体至少存在μ、κ、δ、σ等四种类型,并有μ_1、μ_2、δ_1、δ_2、κ_1、κ_2、κ_3等亚型,每种受体都各有其不同的药理学特征和解剖学定位。μ受体激动药镇痛活性最强,成瘾性、呼吸抑制作用等副作用也最强,是产生镇痛作用和副作用的主要原因;δ受体激动药成瘾性小,镇痛作用也不明显;κ受体激动药镇痛活性介于前两者之间,但在镇痛的同时有明显的致焦虑作用;σ受体激动药主要产生致幻作用。阿片类镇痛药对不同阿片受体的亲和力及内在活性均不完全相同,生理效应也不尽相同,吗啡、芬太尼等为μ受体激动药,喷他佐辛等为κ受体激动药,脑啡肽等肽类化合物为δ受体激动药。

布托啡诺　　　　　喷他佐辛　　　　　氟镇痛新

U-50488　　　　　　　　PD117302　　　　　　　　阿西马朵林

通过对阿片受体的研究发现，1983年Martin提出了κ阿片受体模型。人们开发安全有效、低成瘾性的镇痛药的重心已由μ受体转向κ受体或者δ受体，有关的受体作用机制和构效关系研究也得到发展。

目前临床上使用的κ受体激动药类镇痛药有布托啡诺、喷他佐辛、氟镇痛新等。它们具有激动κ受体和拮抗μ受体的双重作用特点，镇痛作用强，成瘾性低。20世纪80年代以来发现的U-50488、PD117302等化合物具有高κ受体激动作用、低μ受体和δ受体活性，中枢性κ受体激动药镇痛作用强，成瘾性低，但存在镇静、焦虑、利尿等副作用，从而影响了其临床应用。

研究表明，阿片受体不仅仅存在于中枢神经系统，在外周感觉神经元、肠平滑肌等组织中也有存在，在人和动物的炎症组织中也发现了内源性阿片肽，证明阿片肽类可在外周发挥镇痛作用，为镇痛提供了一条新的途径，拓展了人们对镇痛药结构修饰的思路。

20世纪90年代以来，随着在心脏、血管、胃肠壁以及人的胎盘组织中κ受体的发现，研究者们将目标转向外周选择性κ受体激动药，使其仅作用于外周而较少通过血脑屏障，就可以保持对κ受体激动的高活性，同时避免中枢副作用，该类代表药物有阿西马朵林（asimadoline）等，研究显示，他们能减轻腹胀引起的疼痛反射和肠易激综合征患者的腹痛强度。另外，随着κ受体$κ_1$、$κ_2$、$κ_3$亚型的发现，又有了发现新的具有临床应用价值镇痛药的方向。

研究发现μ受体存在$μ_1$和$μ_2$两个亚型，$μ_1$受体与镇痛作用有关；而$μ_2$受体可能主要与呼吸抑制等副作用有关，因此，寻找专属性的$μ_1$受体激动药是寻找非成瘾性镇痛药的另一方向。

因为阿片受体的纯化极为困难，对其分子水平的结构和功能还知之甚少。阿片受体的方法研究主要是受体的克隆，目前，阿片受体家族代表性成员的基因均已被克隆成功，并确认了它们的基因编码和功能。阿片受体基因编码的发现和确认，对进一步阐明阿片受体功能和作用机制，也有助于研制和开发新的无成瘾性、镇痛效果好、副作用小的阿片类镇痛药。

内源性阿片样镇痛物质

吗啡并不是人体自身所有的物质，阿片受体的存在使人们相信，在人体内必然存在内源性"镇痛"物质。1975年Hughes等首先从猪脑中分离提取得到两种具有吗啡样镇痛活性的多肽，亮氨酸脑啡肽（leucine enkephaline，LE）和甲硫氨酸脑啡肽（methionine enkephaline，ME），统称为脑啡肽（enkephaline）。这是两个结构相似的五肽，仅碳端氨基酸残基不同，一个为亮氨酸（Leu），另一个为甲硫氨酸（Met），其余四个氨基酸依次为酪氨酸（Tyr）、甘氨酸（Gly）、甘氨酸（Gly）和苯丙氨酸（Phe）。

Tyr-Gly-Gly-Phe-Leu

亮氨酸脑啡肽(LE)

Tyr-Gly-Gly-Phe-Met

甲硫氨酸脑啡肽(ME)

它们在大脑中的分布和阿片受体的分布一致，并能与阿片受体结合产生吗啡样作用。LE 和 ME 为多肽化合物，化学结构与吗啡等镇痛药差别巨大，但经 X 射线衍射法分析证实 LE 和 ME 分子可通过单键的自由曲绕，在分子内氢键的作用下，形成与吗啡相似的空间立体构象，且第一个氨基酸酪氨酸结构部分与吗啡结构中的对羟基苯乙胺结构部分一致，使 LE 和 ME 可与阿片受体各结合位点进行结合，而产生强的生理活性。

后来，从垂体中分离得到与镇痛及精神活动相关的内啡肽(endorphines)类化合物，其结构中 N 端 1-5 肽片段具有 ME 序列，其中 β-内啡肽的作用最强，为 31 肽化合物，镇痛活性 10 倍于吗啡，同时，它还具有内分泌调节功能，可能是一种神经递质和神经调质。

从猪脑及垂体中分离提纯得到含 17 个氨基酸的强啡肽(dynorphin)，结构中 N 端 1-5 肽片段具有 LE 序列。强啡肽是已知的内源性阿片肽中活性最强的一个，对豚鼠回肠的作用较 LE 强 700 倍以上，并具有独特的调节作用，有可能用来治疗阿片成瘾的患者。

Tyr-Gly-Gly-Phe-Met-Thr-Ser-Glu-Lys-Ser-Gln-Thr-Pro-Leu-Val-Thr-Leu-Phe-Lys-Asn-
1   5   10   15   20
Ala-Ile-Ile-Lys-Asn-Ala-Tyr-Lys-Lys-Gly-Gln
21   25   30 31

β-内啡肽

Tyr-Gly-Gly-Phe-Leu-Arg-Arg-Ile-Arg-Pro-Lys-Leu-Lys-Trp-Asp-Asn-Gln
1   5   10   15   17

强啡肽

现已发现的内源性阿片肽有 20 余种，广泛存在于脑、垂体、胎盘、胃肠道和血浆中，表现出明显的阿片样活性，长度从 5 个到 33 个氨基酸不等，它们都有如下共同结构特点：①前 5 个氨基酸及序列都与亮氨酸脑啡肽(LE)或甲硫氨酸脑啡肽(ME)相同，使内源性阿片肽产生与吗啡相似的空间构象；②第一个氨基酸均为酪氨酸，为活性必须结构，该结构部分与吗啡结构中的对羟基苯乙胺结构部分相似，是与阿片受体结合的重要结构部分；③第四个氨基酸为苯丙氨酸，苯环提供了与阿片受体第四个结合位点结合的结构部分，如图6-6所示。

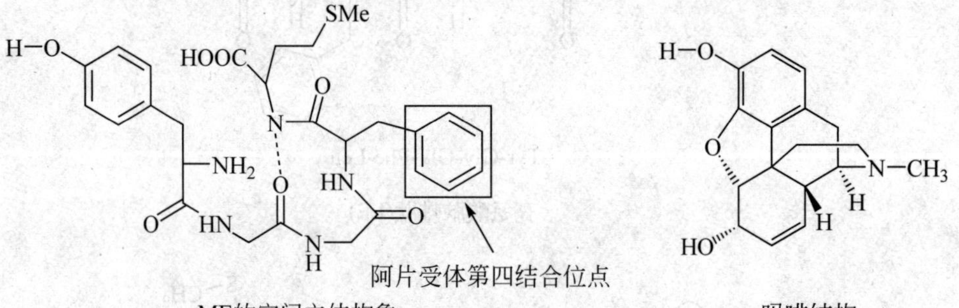

图6-6 ME的空间立体构象与吗啡结构比较

另外，在内源性阿片肽的构效关系研究中，发现许多与外源性阿片类镇痛药相似的特点，如第一个氨基酸酪氨酸结构中的酚羟基或碱性氨基的去除将使活性消失，碱性氨基上的氢被甲基或烯丙基取代，可得到阿片受体激动药或拮抗药；第四个氨基酸苯丙氨酸的苯基去除或改变它与第一个氨基酸的距离，将使活性消失；内源性阿片肽也具有成瘾性，其作用能被阿片受体拮抗药拮抗等。

内源性阿片肽对不同阿片受体的选择性不同，其中脑啡肽和甲硫脑啡肽对δ受体有较强的选择性，被认为是δ受体的内源性配体；强啡肽对κ受体选择性强，故认为是κ受体的内源性配体；β-内啡肽对μ受体和δ受体均有较强的结合力，因而不能认为β-内啡肽为μ受体的专一性配体。后来发现四肽化合物内吗啡肽（endomorphin），包括内吗啡肽-1（Tyr-Pro-Trp-Phe-NH$_2$）、内吗啡肽-2（Tyr-Pro-Phe-Phe-NH$_2$）两种，其性能类似吗啡，是高选择性的、强效的μ受体内源性配体。

内源性阿片肽的发现为寻找高效非成瘾性镇痛药的研究提供了新方向，但是多肽类物质体内不稳定，在肽酶的作用下容易降解，限制了其临床应用。对内源性阿片肽进行结构改造和开发肽酶抑制药，是阻断其酶解、延长作用时间的重要途径。结构改造的主要方法有用D-Ala取代Gly^2、Phe^{4}的N-甲基化、末端羧基进行酰胺化或转化为醇等，如美克法胺（metkefamide）及FK-33824，体内稳定性提高，镇痛活性也明显提高。脑啡肽酶抑制药凯拉托芬（kelatorphan）几乎能完全阻断脑啡肽在体内的代谢，显著提高其镇痛活性；塞奥芬（thiorphan）是一种二肽羧肽酶抑制药，可显著地加强电针和吗啡的镇痛效应，这种加强可被纳洛酮逆转。

Tyr-D-Ala-Gly-Phe-Me-Met-NH$_2$　　　　Tyr-D-Ala-Gly-Me-Phe-Met(o)ol
美克法胺　　　　　　　　　　　　　　　　　　FK-33824

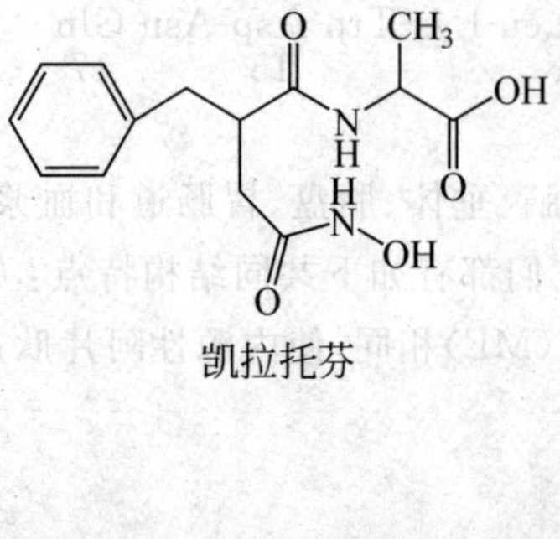

凯拉托芬 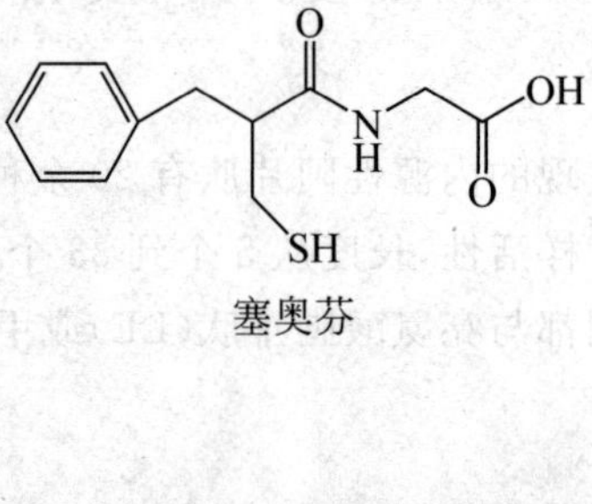　　　　　　　　　　　　　　　　　　塞奥芬

阿片受体和阿片样物质的研究还在不断进行中,有些推断和假设随着研究的逐步深入将会不断修正。阿片受体和阿片样物质的发现和研究对了解疼痛有关的生理、病理基础理论以及痛觉感觉信息调节等方面具有重大意义,推动了阿片受体分型的研究,为镇痛药的构效关系研究奠定了物质基础,进而为开发新型、高效、非成瘾性的镇痛药提供了理论基础和研究方向。

此外,随着对疼痛生理研究的深入,人们发现一些与疼痛有关的其他机制。除阿片受体外,以谷氨酸受体、乙酰胆碱受体、神经肽受体等作为新的镇痛靶点,正进行新的镇痛药的研究。现在,镇痛药的研究已突破传统的非甾体抗炎药和阿片类镇痛药的局限,这些药物的成功,将避免和减少阿片类镇痛药的使用,大大提高镇痛治疗的效果。

知识链接

"癌痛三阶梯治疗方案",该方案是世界卫生组织提出的一种用现有镇痛药解除癌痛的治疗方案,目的是使癌症患者不痛,并提高生活质量。具体方案就是对癌痛性质和原因做出正确评估并选择相应的镇痛药物和辅助药物,第一阶梯:轻、中度癌痛使用非阿片类镇痛药如阿司匹林、对乙酰氨基酚等;第二阶梯:中度癌痛非阿片类镇痛药治疗无效者选用弱阿片类镇痛药,如曲马朵、可待因等;第三阶梯:重度癌痛或第二阶梯治疗无效者选用强阿片类镇痛药,如吗啡等。主要治疗原则:①口服给药:首选方法,尽量避免创伤性给药途径,以便患者长期服药;②按时给药:有规律的"按时"给药,而不是"按需"(如只在疼痛时)给药;③按阶梯用药,先从第一阶梯开始;④个体化用药;⑤严密观察,及时处理药物副作用、评定疗效、调整剂量。

学习小结

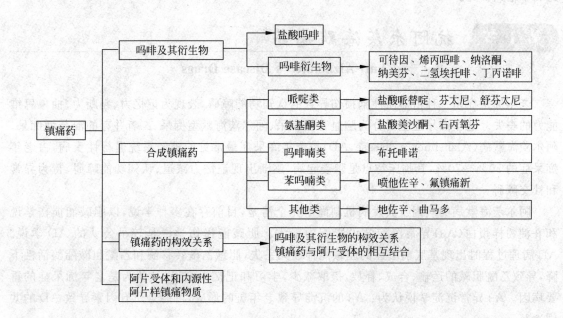

(向红琳)

第7章

神经退行性疾病治疗药和中枢兴奋药

Drug for Neurodegenerative Disease and Central Nervous System Stimulants

学习目标

- 掌握左旋多巴化学结构、药理作用及其机制,卡比多巴的作用机制和特点。
- 熟悉多奈哌齐、咖啡因、吡拉西坦的结构特点、作用机制、临床用途。
- 了解抗阿尔茨海默病药和中枢兴奋药的分类,多巴胺受体激动药、酶抑制药类抗帕金森病药代表药物。

神经退行性疾病(neurodegenerative disease)是一类由于中枢神经系统被阻断,导致神经元细胞功能丧失,从而使中枢神经系统功能被抑制的一类疾病;主要包括阿尔茨海默病、帕金森病、肌萎缩侧索硬化症以及脑卒中、脑外伤等。本章重点介绍抗阿尔茨海默病药、抗帕金森病药和中枢兴奋药。

第1节 抗阿尔茨海默病药

Anti-Alzheimer's Disease Drugs

老年痴呆症是一种由器质性脑损伤导致的认知功能障碍,表现为记忆力、判断力、抽象思维能力的丧失。老年痴呆症主要分为脑血管性痴呆、阿尔茨海默型痴呆、二者并存的混合型痴呆。阿尔茨海默病(Alzheimer's disease,AD)是老年痴呆症最常见的神经系统退行性疾病,占老年痴呆症的50%~70%,其临床特点是隐袭起病,逐渐出现记忆力减退、认知功能障碍、行为异常和社交障碍。

阿尔茨海默病的病因及其发病机制尚不完全清楚,目前存在多种学说,以胆碱能损伤学说和β-淀粉样蛋白(Aβ)异常沉淀学说影响力最大。胆碱能损伤学说是较早公认的AD学说。AD病理过程时出现基底前脑区的胆碱能神经元丢失,胆碱乙酰转移酶和乙酰胆碱酯酶活性下降,导致乙酰胆碱的运输、合成、释放、摄取减少,学习和记忆力衰退,被认为是老年痴呆症的重要病因。Aβ异常沉淀学说认为:Aβ的沉淀导致老年斑的形成,可能是所有因素导致AD的共同途径。

目前临床应用的AD治疗药物可以分成以下几类:胆碱能系统改善药物、NMDA受体拮抗药、抑制 Aβ 形成和沉淀药物、抗氧化药物、抗炎药物、神经细胞营养药物、钙拮抗药和代谢增强药物等。

一、胆碱能系统改善药物（Drugs of Improving Cholinergic System）

根据胆碱能损伤学说，胆碱能神经元的损伤，脑内乙酰胆碱的运输、合成、释放、摄取减少，是造成 AD 患者学习和记忆力衰退的重要病因。因此增加中枢神经系统的胆碱能神经功能，增加脑内乙酰胆碱（ACh）的含量，或者采用激动药激活乙酰胆碱受体，都有利于阻止或延缓 AD 患者认知功能的减退。目前主要有乙酰胆碱酯酶抑制药和 M_1 受体激动药等。

1. 乙酰胆碱酯酶抑制药（acetylcholinesterase inhibitors，AChEI） AChEI 是目前临床上主要用于治疗 AD 的药物，其疗效最明确、应用最广泛。该类药物通过抑制脑内突触间隙内乙酰胆碱的降解，增强毒蕈碱受体和烟碱受体处乙酰胆碱的浓度，对毒蕈碱受体和烟碱受体的激动具有神经保护作用，从而提高认知功能，不良反应为恶心、呕吐、心动过缓，在用药几天后便会逐渐消退。现有的 AChEI 可分为吖啶类、苄基哌啶类、氨基甲酸酯类及生物碱类等。近年上市的第二代 AChEI 如多奈哌齐（donepezil）、利凡斯的明（rivastingmine）已经取代了肝毒性较大的他克林（tacrine），成为 AD 治疗的最主要用药。我国研制的天然提取物石杉碱甲（huperzine-A）具有较强的乙酰胆碱酯酶抑制作用，可增强患者的记忆力，副作用少，已经进入临床使用。原先用于治疗重症肌无力的药物加兰他敏（galanthamine）具有乙酰胆碱酯酶抑制和乙酰胆碱 M_1 受体激动双重作用，也被用于 AD 的治疗。

他克林　　　　石杉碱甲　　　　氢溴酸加兰他敏

他克林是一种具有中枢活性、可逆性的 AChEI，是第一个经大规模临床验证用于 AD 治疗的药物，用于有轻度至中度痴呆 AD 患者的治疗。对 25%～40% 患者的记忆、思维和其他认知功能以及某些继发精神症状有改善作用，还能明显推迟患者进入医院护理的时间。但是它具有肝毒性较大，服用剂量高、次数多等缺点。

石杉碱甲是我国科学家从石杉属植物千层塔酚性部分中分离获得的生物碱，药理研究表明石杉碱甲是一高效、高选择性的可逆性 AChEI，目前已经在国内上市，它的选择性、生物利用度和改善工作记忆的作用高于他克林和多奈哌齐，而且作用时间长，具有良好的治疗 AD 前景。但有严重心动过缓及低血压者不宜使用。

氢溴酸加兰他敏是一种可逆性的脑乙酰胆碱酯酶抑制药，最初是从雪花莲球茎和水仙中分离出的一种生物碱，常用其氢溴酸盐。曾用于重症肌无力、营养不良和小儿麻痹后遗症等神经系统疾病的治疗。加兰他敏易透过血脑屏障，对阿尔茨海默型老年痴呆有肯定的疗效。可改善学习能力、记忆和认知功能，不良反应较少。

盐酸多奈哌齐(Donepezil Hydrochloride)

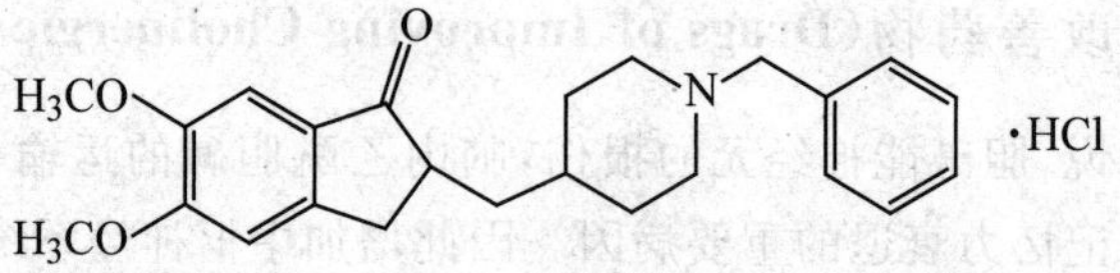

化学名为 2-[(1-苄基哌啶基-4-基)甲基]-5,6-二甲氧基-2,3-二氢-1-茚酮盐酸盐。(2-[(1-benzylpiperidin-4-yl)methyl]-5,6-dimethoxy-2,3-dihydroinden-1-one hydrorochloride)。

本品为白色结晶性粉末,无臭,溶于水、乙酸,熔点为 211～212℃。

盐酸多奈哌齐是苄基哌啶类衍生物,为高选择性、可逆的乙酰胆碱酯酶抑制药,对脑内乙酰胆碱酯酶的抑制作用比外周的丁酰胆碱酯酶的抑制作用强 1000 倍,半衰期为 70～80 小时。本品对轻至中度 AD 的治疗显示,在为期超过 24 周的治疗中,有 60%～80% 的患者认知和脑功能得到改善。持续治疗 2 年以上,治疗的 AD 患者精神量表评分持续高于未治疗者。与他克林相比,没有肝毒性,不良反应也较少。

盐酸多奈哌齐的合成以 3,4-二甲氧基苯甲醛为原料,与丙二酸缩合,经催化氢化、环合、重排、Aldol 缩合等反应,最后经 Pd/C 催化氢化以及盐酸化得到盐酸多奈哌齐。

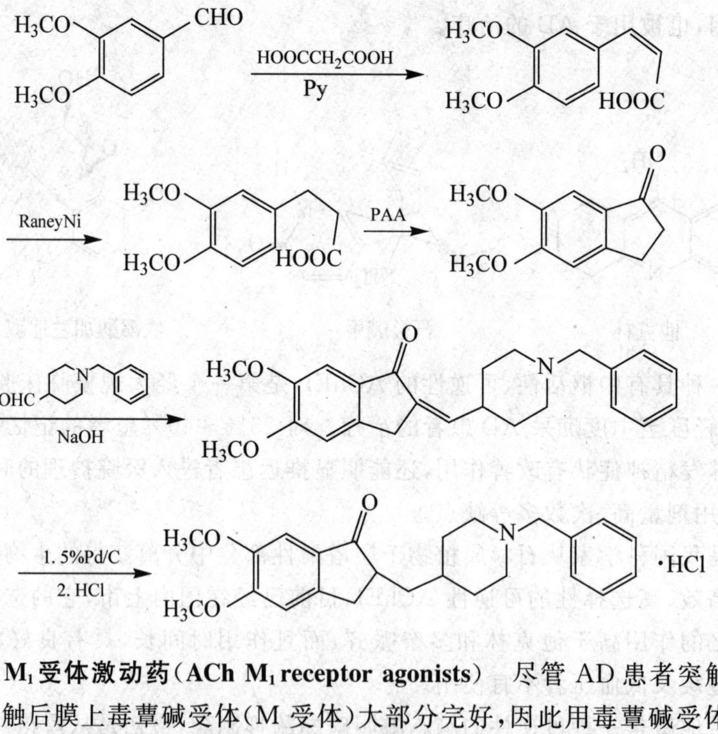

2. 乙酰胆碱 M_1 受体激动药(ACh M_1 receptor agonists) 尽管 AD 患者突触前膜胆碱酯酶活性降低,但是突触后膜上毒蕈碱受体(M 受体)大部分完好,因此用毒蕈碱受体激动药直接刺激突触后毒蕈碱受体,可能绕过胆碱能系统受损的突触前部分,使胆碱能系统的功能得到部分恢复。西维美林(cevimeline)作为 M_1/M_3 受体激动药于 2000 年上市,起初用于 AD 的治疗,后被终止,转用于干燥综合征的临床治疗。另外占诺美林(xanomeline)和沙可美林(sabcomeline)正处于开发阶段。

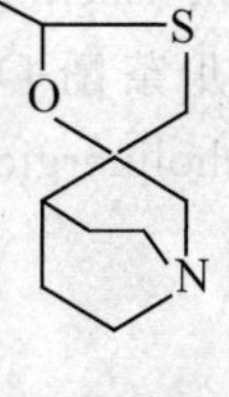

西维美林 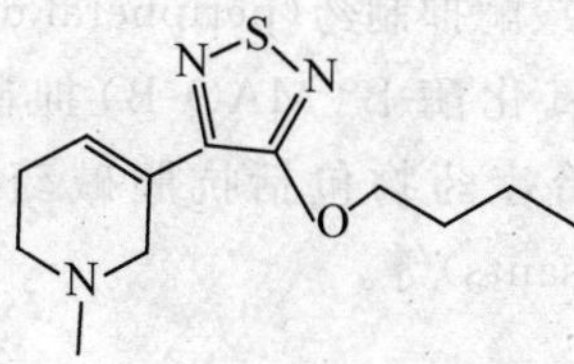　　　　　　占诺美林 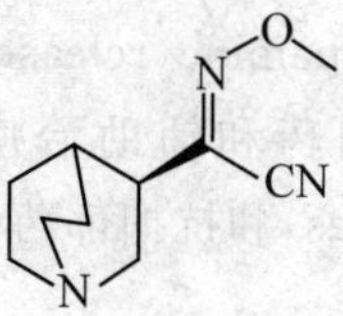　　　　　　沙可美林

二、其他药物

盐酸美金刚(memantine hydrochloride)是一个中等亲和力、非竞争性的 NMDA 受体拮抗药，可与 NMDA 受体优先结合，阻断 NMDA 受体的轻度病理性激活，抑制兴奋性氨基酸的神经毒性而不干扰学习、记忆所需的短暂的谷氨酸生物性释放。用于治疗中、重度阿尔茨海默型痴呆症。目前也在进行对早期痴呆患者临床效果的研究。

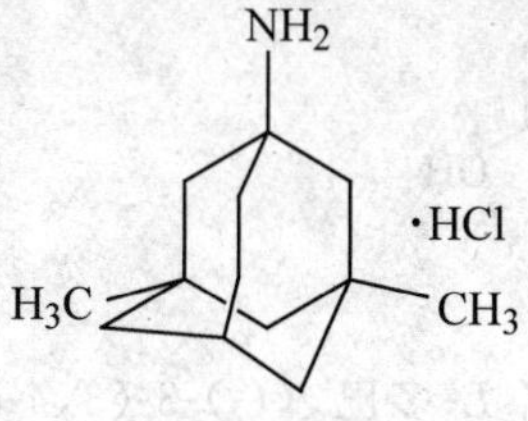

盐酸美金刚 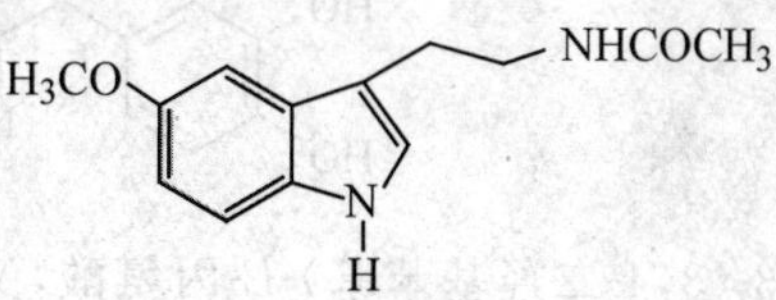　　　　　　美拉托宁

第2节　抗帕金森病药
Anti-Parkinson's Disease Drugs

帕金森病(Parkinson's disease，PD)又称震颤麻痹(paralysis agitans)，为严重影响人类健康的第二大神经退行性疾病，是一种多发生于老年人的慢性、进行性神经系统变性疾病，临床表现为经典的三联征：静止性震颤、肌肉强直和运动迟缓，并伴有知觉、识别和记忆障碍。神经药理学研究表明，其病变发生在锥体外系黑质纹状体多巴胺能神经通路上，PD 患者黑质致密区的多巴胺能神经元严重受损，神经细胞明显变性或减少，甚至完全消失，从而导致纹状体区域神经末梢多巴胺的明显不足。神经生化研究显示，纹状体中神经递质多巴胺(dopamine，DA)的不足可以解释 PD 运动系统症状的出现。在正常情况下，多巴胺与另一神经递质乙酰胆碱(acetylcholine)之间保持平衡，在维持锥体外系功能上起着重要的作用。纹状体内的多巴胺为抑制性递质，乙酰胆碱为兴奋性递质，在帕金森病患者中，由于纹状体中的多巴胺合成减少，导致纹状体中的多巴胺含量显著下降，而乙酰胆碱含量不变，破坏了多巴胺与乙酰胆碱之间的平衡，导致肌张力亢进等的运动障碍。

目前没有能够有效减慢帕金森病神经退行性病变的治疗，因此，仍然是对症治疗，包括通过一种或者多种途径来替代纹状体中多巴胺的缺失：①增加脑内多巴胺的合成；②刺激突触前多巴胺的释放；③直接激动多巴胺受体；④减少突触前多巴胺的再摄取；⑤减少多巴胺的分解。

相应的抗帕金森病药可以分为多巴胺替代物(dopamine replacers)、多巴胺受体激动药

(dopamine receptor stimulants)、外周脱羧酶抑制药(peripheral decarboxylase inhibitors)、多巴胺释放剂(dopamine releasers)、单胺氧化酶-B(MAO-B)抑制药、儿茶酚-O-甲基转移酶(COMT)抑制药和辅助治疗药,辅助治疗药物包括抗胆碱药(anticholinergics)、抗组胺药(antihistamines)和抗抑郁药(antidepressants)等。

一、多巴胺替代物(Dopamine Replacers)

由于多巴胺碱性较强[$pK_a=10.6(NH_2)$],在体内 pH 条件下以质子化形式存在,不能透过血脑屏障进入中枢,因此不能直接供药用。Cotzias 及其合作者首次报道大剂量口服消旋多巴可有效改进帕金森病患者的状况,其左旋体左旋多巴(levodopa,L-多巴)更为安全有效。左旋多巴是多巴胺的生物前体,由于碱性较弱[$pK_a=8.72(NH_2)$],能以分子形式透过血脑屏障而到达中枢,然后在芳香 L-氨基酸脱羧酶的作用下,生成多巴胺而发挥作用。

左旋多巴(Levodopa)

化学名为(-)-3-(3,4-二羟基苯基)-L-丙氨酸,又名 L-多巴,((-)-3-(3,4-dihydroxyphenyl-L-alanine))。

本品为白色或类白色的结晶性粉末,无臭,无味。在稀酸中易溶,在水中微溶,在乙醇、氯仿或乙醚中不溶;临床用 L-左旋体。

本品具有邻苯二酚(儿茶酚)结构,极易被空气中的氧氧化变色。水溶液久置后,可变黄、红、紫色,直至黑色,高温、光、碱和重金属离子可加速其变化。本品注射液常加 L-半胱氨酸盐酸盐作抗氧剂。变黄则不能供药用。

左旋多巴在体内透过血脑屏障进入脑内,经代谢转化为多巴胺(图 7-1)发挥药效。口服后,95%以上被外周组织的脱羧酶(DC)转化为多巴胺,后者不能通过血脑屏障,无治疗作用,因此引起不良反应。实际上口服的左旋多巴只有不到 1%能进入中枢神经系统。临床应用时,需口服大剂量左旋多巴以克服在外周组织中代谢引起的损耗,也可与外周脱羧酶抑制药如卡比多巴(carbidopa)和苄丝肼(benserazide)合用,使进入脑内的左旋多巴显著增加,减小外周不良反应。

由于维生素 B_6 是多巴脱羧酶的辅酶,如与左旋多巴同服,则会增加多巴脱羧酶的活性,从而在外周形成多巴胺的增加,减少左旋多巴进入脑组织,降低药效而增加了外周的不良反应。因此维生素 B_6 不能与左旋多巴合用。地西泮、吩噻嗪类药物、氟哌啶醇、利舍平等均对左旋多巴有对抗作用,应慎用或不用。

大约 75%的患者应用左旋多巴治疗有效,治疗初期,疗效更明显。其特点是轻症及较年轻的患者,肌肉强直及运动困难疗效较好;对重症、年老体衰及肌肉震颤者疗效较差,奏效较慢,但疗效持久,且随用药时间的延长而递增。左旋多巴对其他原因引起的帕金森综合征也有效,但对抗精神病药引起的锥体外系反应则临床用量无效。

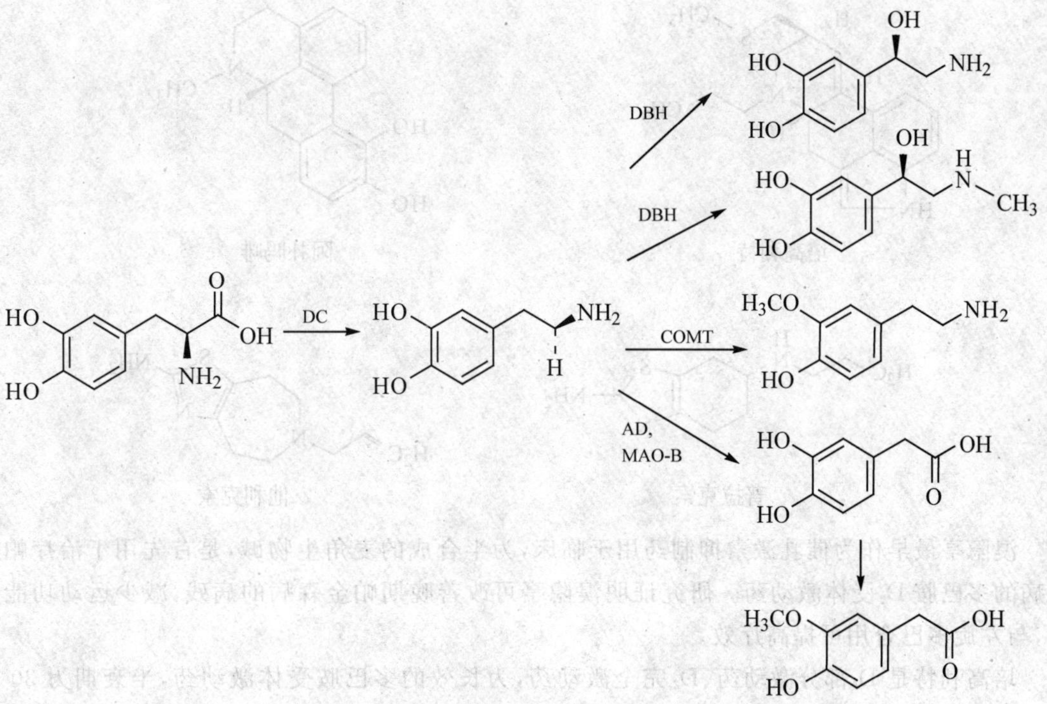

图 7-1 左旋多巴在体内代谢的主要途径
DC：芳香 L-氨基酸脱羧酶；DBH：多巴胺 β-羟基化酶；
COMT：儿茶酚-O-甲基转移酶；MAO：单胺氧化酶；AD：醛脱氢酶

二、多巴胺受体激动药(Dopamine Receptor Stimulants)

DA 神经元释放出来的 DA 和左旋多巴在纹状体内经酶作用脱羧形成的 DA，必须与 DA 受体结合才能发挥生理作用。DA 受体可分为 D_1 和 D_2 两个家族，D_1 家族受体包括 D_1 和 D_5 两个亚型，主要位于突触后；D_2 受体家族包括 D_2、D_3 和 D_4 三个亚型，分别位于突触前和突触后。多巴胺受体激动药能选择性地激动多巴胺受体，特别是选择性地激动 D_2 受体，从而发挥作用。该类药物有溴隐亭（bromocriptine）、罗匹尼罗（ropinirole）、培高利特（pergolide）、阿扑吗啡（apomorphine）和普拉克索（pramipexole）等。

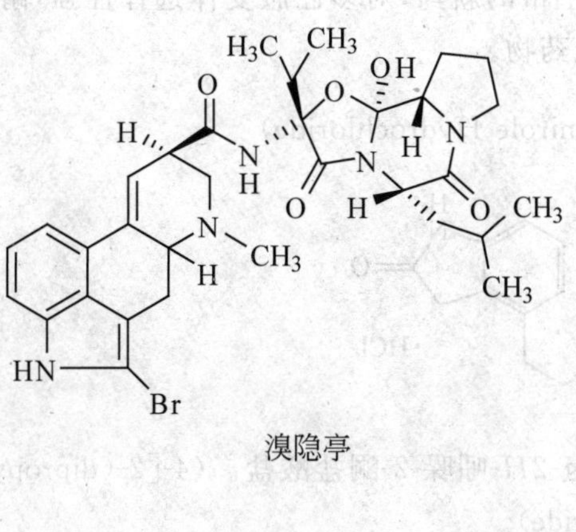

溴隐亭 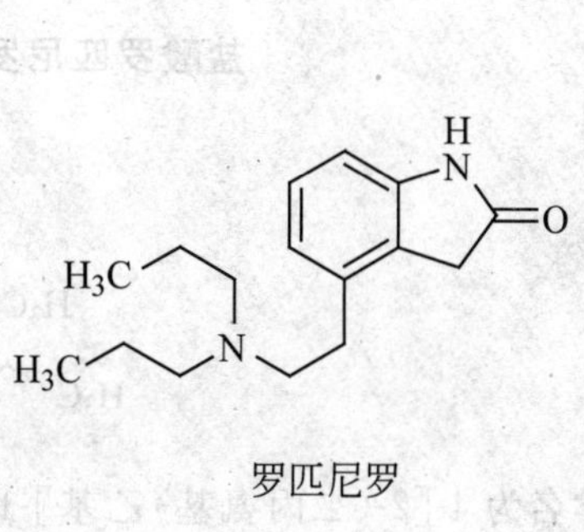　　　　　　　　　　　　罗匹尼罗

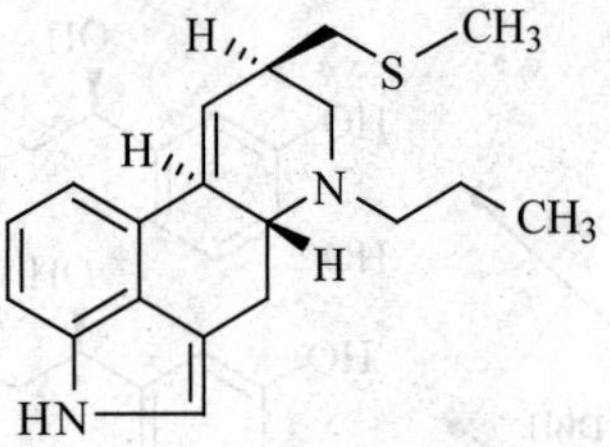

培高利特

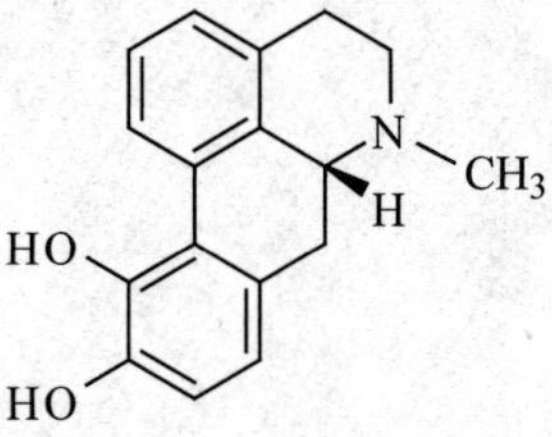

阿扑吗啡

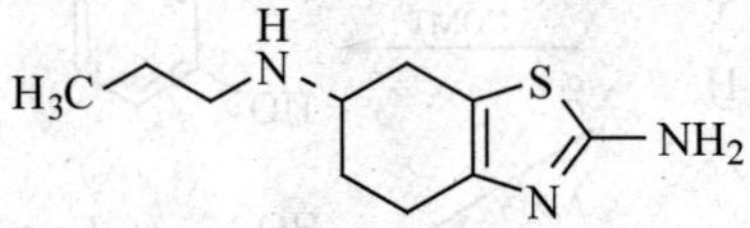

普拉克索

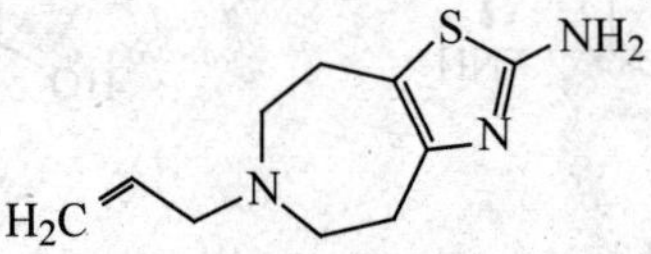

他利克索

溴隐亭最早作为催乳激素抑制药用于临床,为半合成的麦角生物碱,是首先用于治疗帕金森病的多巴胺 D_2 受体激动药。研究证明溴隐亭可改善晚期帕金森病的病残,减少运动功能障碍,与左旋多巴合用可提高疗效。

培高利特是 D_1 部分激动药、D_2 完全激动药,为长效的多巴胺受体激动药,半衰期为 30 小时,作用强,剂量低,与左旋多巴合用能降低其剂量。

阿扑吗啡为吗啡的酸重排产物,原用作催吐药,脂溶性大,可透过血脑屏障,为强效的 D_1、D_5 激动药,其抗帕金森病作用与 L-多巴相当。

罗匹尼罗为非麦角碱类多巴胺受体激动药,选择性地激动多巴胺 D_2 和 D_3 受体,作用时间长。单用治疗早期患者,与左旋多巴合用治疗晚期患者,有突然睡眠的副作用。

普拉克索是多巴胺 D_2 和 D_3 受体的完全激动药,对多巴胺受体提供长期持续的刺激,弥补了帕金森病内源性多巴胺缺乏而造成的多巴胺受体兴奋不足的缺点。单用可治疗未经左旋多巴治疗的早期患者,也可与左旋多巴联用治疗晚期患者,延迟晚期由左旋多巴引起的并发症的发生。

选择性肾上腺素 α_2/多巴胺 D_2 激动药他利克索(talipexole),口服或非口服给药改善帕金森病症状的有效剂量仅为溴隐亭的几分之一,改善率优于溴隐亭。

罗匹尼罗、普拉克索和他利克索是近年来上市的新药,对多巴胺受体选择性强,耐受性好,是应用多巴胺受体激动药治疗帕金森病的一线药物。

盐酸罗匹尼罗(Ropinirole Hydrochloride)

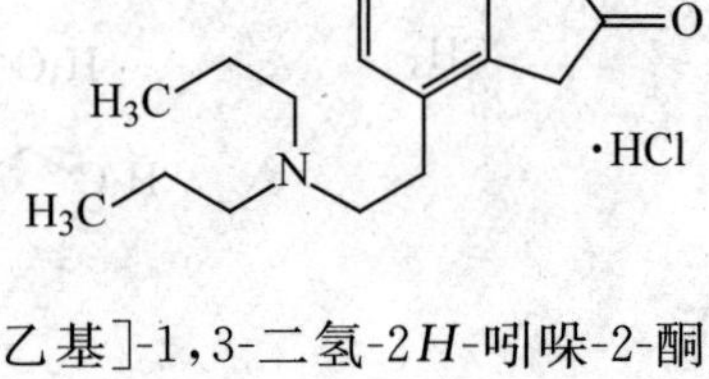

化学名为 4-[2-(二丙氨基)乙基]-1,3-二氢-2H-吲哚-2-酮盐酸盐。(4-[2-(dipropylamino)ethyl]-1,3-dihydro-2H-indol-2-one hydrochloride)。

本品为白色结晶或结晶性粉末,熔点为241~243℃,溶于水,临床用其盐酸盐。

本品是一种强效的选择性、非麦角碱类多巴胺 D_2 受体激动药,用于治疗 PD。它作用于纹状体内突触后受体,补偿 DA 的不足,提高交感神经紧张性。还可选择性地与多巴胺 D_3 受体结合,对 D_3 受体的激动作用可治疗记忆或性功能不良症和 PD。

本品口服后吸收迅速且完全,首过效应严重,生物利用度为50%,血药浓度达到峰值时间约为1.5小时。本品主要通过 N-脱丙基化和氧化代谢失活,经肾排出体外。严禁用于伴有严重肾或肝功能不全者及孕妇和哺乳期患者。

本品耐受性良好,大多数不良反应与它的外周 DA 能活性有关。

盐酸普拉克索(Pramipexole Dihydrochloride)

化学名为(S)-2-氨基-4,5,6,7-四氢-6-正丙氨基苯并噻唑二盐酸盐一水合物,((S)-2-amino-4,5,6,7-tetrahydro-6-(propylamino)benzolhiazole dihydrochloride monohydrate)。

普拉克索是非麦角碱类衍生物,高度选择性地作用于多巴胺 D_2 受体,可以单独使用治疗早期 PD,也可与 DA 合用治疗晚期症状,还可有效地治疗腿多动综合征(restless leg syndrome,RLS),而且对 DA 神经有保护作用。口服后,普拉克索迅速吸收,2小时内达到峰浓度,绝对生物利用度约为90%。在老年人中消除半衰期为12小时,90%的药物以原型通过尿液排泄。

三、外周脱羧酶抑制药(Periphetral Decarboxylase Inhibitors)

卡比多巴(carbidopa)和苄丝肼(benserazide)是外周脱羧酶抑制药,不易进入中枢,它们抑制外周多巴胺脱羧酶,阻止左旋多巴在外周降解,使循环中的左旋多巴的量增加5~10倍,促使多巴胺进入中枢神经系统而发挥作用。与左旋多巴合用,既可减少其用量,又可降低对心血管系统的不良反应。

卡比多巴　　　　　　　　　苄丝肼

四、酶抑制药(Enzymes Inhibitors)

多巴胺体内代谢主要通过单胺氧化酶-B(MAO-B)、儿茶酚-O-甲基转移酶(COMT)和多巴胺 β-羟基化酶进行。抑制这三种酶,能够降低脑内多巴胺的代谢,从而提高脑内多巴胺水平,对帕金森病具有治疗作用。

MAOI

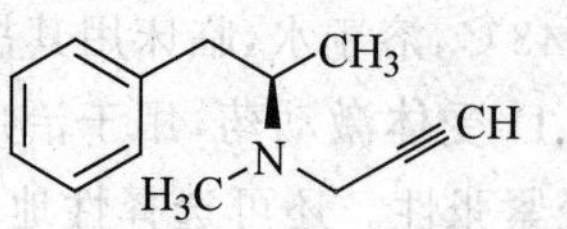

司来吉兰

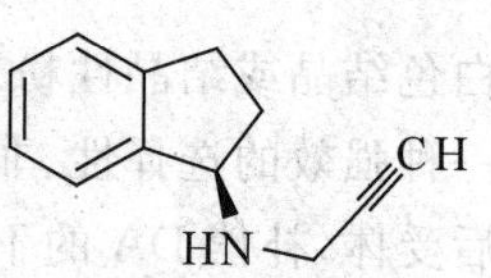

雷沙吉兰

COMTI

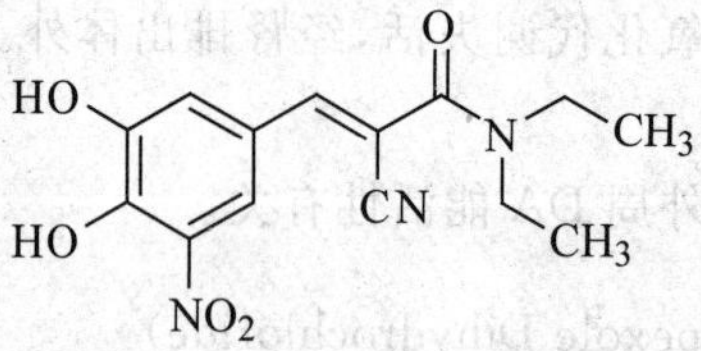

恩他卡朋

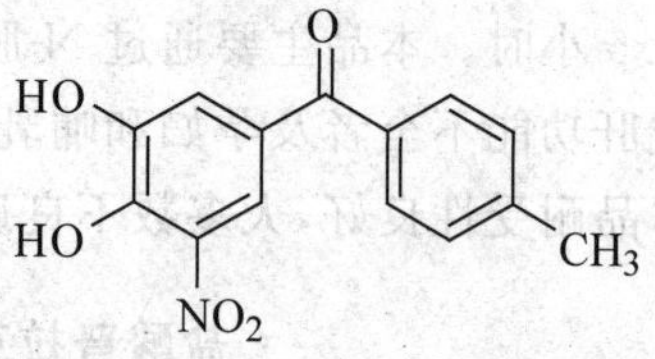

托卡朋

司来吉兰(selegiline)为 N,α-二甲基-N-2 炔丙基苯乙胺的左旋异构体,为一高度选择性的 MAO-B 抑制药,具有温和的抗帕金森病作用,与左旋多巴合用可延长给药间隔。

雷沙吉兰(rasagiline)是第二代高选择性的 MAO-B 抑制药,被 FDA 批准单独使用作为早期 PD 的一线治疗用药,或与左旋多巴联用治疗中度至重度 PD。与其他 PD 治疗药物不同,研究表明它的主要代谢产物 1-R-氨基茚满具有神经保护作用,不会引发"奶酪样反应",即酪胺的拟交感作用。

儿茶酚-O-甲基转移酶(COMT)抑制药恩他卡朋(entacapone)和托卡朋(tolcapone),是近年上市的治疗帕金森病的药物。托卡朋能够在外周和中枢同时起 COMT 抑制作用,作为左旋多巴的辅助用药,抑制机体对左旋多巴的代谢,从而提高进入脑的左旋多巴的量,增强其抗帕金森病疗效。本品一般耐受性良好,用药方便。COMT 抑制药加左旋多巴治疗晚期患者最有价值。由于 COMT 抑制药可能诱发产生幻觉或运动障碍,因此须降低左旋多巴的剂量。

五、其他药物

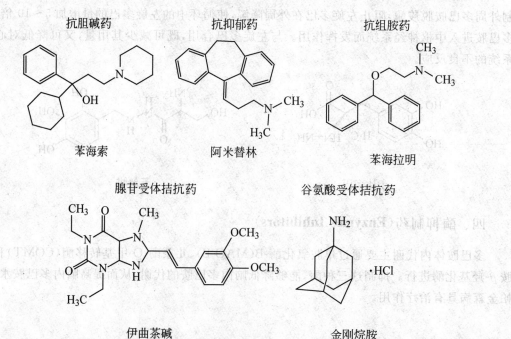

抗胆碱药　　抗抑郁药　　抗组胺药

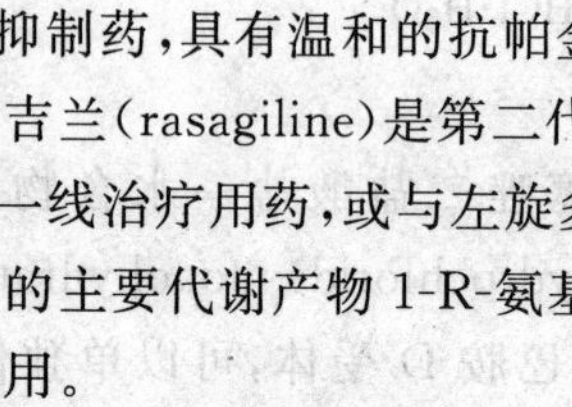

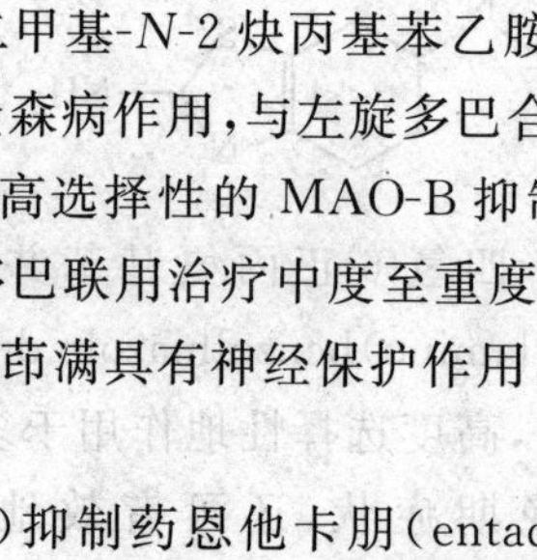

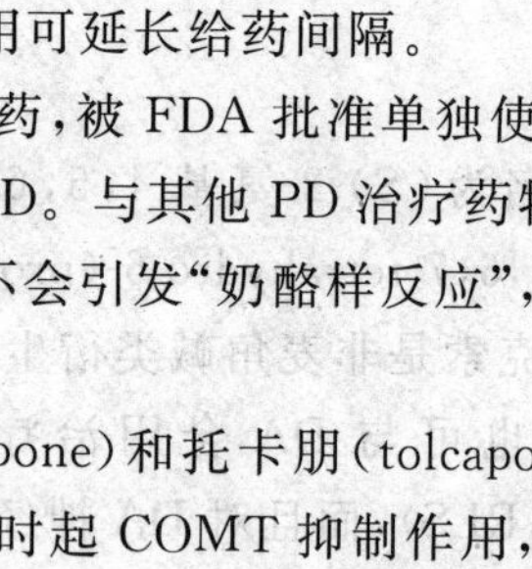

苯海索　　阿米替林　　苯海拉明

腺苷受体拮抗药　　谷氨酸受体拮抗药

伊曲茶碱　　金刚烷胺

5-羟色胺激动药

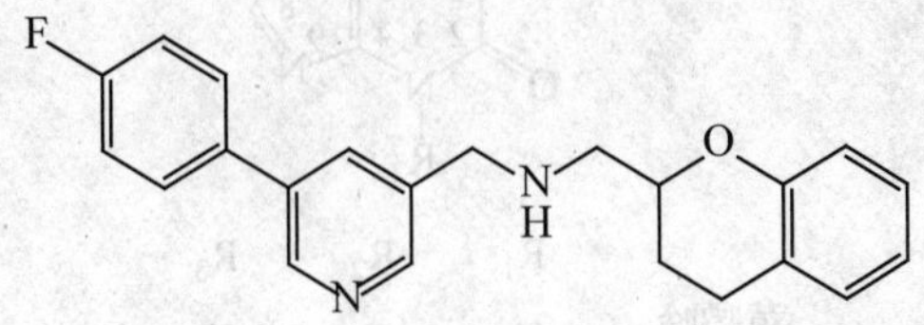

沙立佐坦

第3节 中枢兴奋药

Central Nervous System Stimulants

中枢神经系统疾病是影响人类健康的一大类疾病，其中与中枢抑制直接或间接相关的疾病和病症主要包括：轻度抑郁症、意识障碍、中枢性呼吸抑制与衰竭、儿童多动综合征、小儿遗尿症、发作性睡病与嗜睡症以及神经麻痹性疾病等。凡能兴奋中枢神经系统提高功能活动的药物统称为中枢兴奋药。根据作用部位和用途不同可分为兴奋大脑皮层的药物（如咖啡因、哌甲酯）、兴奋延髓呼吸中枢的药物（如尼可刹米、二甲弗林、洛贝林）、兴奋脊髓的药物（如士的宁、马钱子碱）及促进大脑功能恢复的药物和老年痴呆治疗药物（如吡拉西坦、甲氯芬酯）等。

中枢兴奋药随着剂量的增加，不仅作用增强，而且药物作用范围也相应扩大，用量过大时，可引起中枢神经广泛、过度而强烈的兴奋导致惊厥，持续惊厥可转为抑制，这种抑制称为"超限抑制"，不能再被中枢兴奋药所对抗和消除，危及生命，甚至死亡。因此，在应用本类药物时，必须密切注意控制用量，仔细观察患者用药后的反应，以防用药过量给患者带来危害。

中枢兴奋药按化学结构可分为黄嘌呤类、酰胺类及其他类，其他类常用的药物有洛贝林、二甲弗林（回苏灵）、哌醋甲酯（利他林）等。

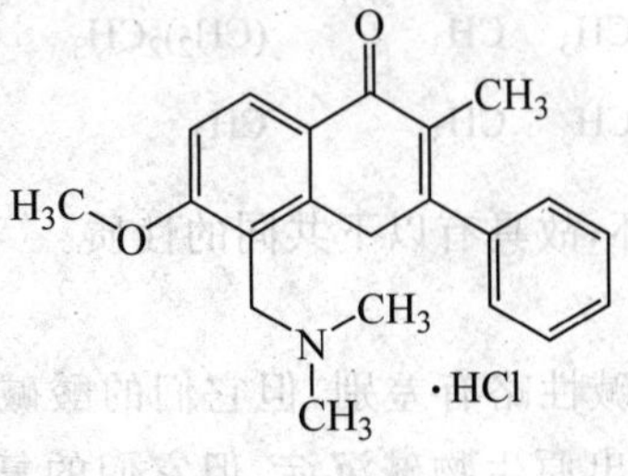

二甲弗林 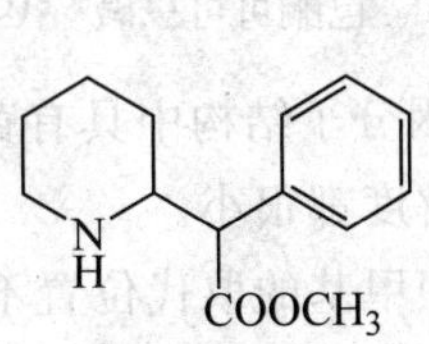　　　　　　哌醋甲酯

一、黄嘌呤类

黄嘌呤类药物均为黄嘌呤的衍生物，常用的药物有咖啡因、茶碱、可可豆碱。本类药物目前主要采用合成方法制备，也可从植物中提取，如茶叶中含有 $1\%\sim5\%$ 的咖啡因和少量的茶碱及可可豆碱，咖啡豆中主要含有咖啡因，可可豆中含有较多的可可豆碱及少量的茶碱。

	R₁	R₂	R₃
黄嘌呤	H	H	H
咖啡因	CH₃	CH₃	CH₃
茶碱	CH₃	CH₃	H
可可豆碱	H	CH₃	CH₃

咖啡因、茶碱、可可豆碱具有相似的药理作用,即兴奋中枢、松弛平滑肌、利尿及兴奋心脏等作用,但作用强度因化学结构的差异有显著的不同。其中兴奋中枢作用的强弱顺序依次为咖啡因＞茶碱＞可可豆碱；兴奋心脏、松弛平滑肌及利尿作用的强弱顺序为茶碱＞可可豆碱＞咖啡因。因此,咖啡因在临床上主要作中枢兴奋药；茶碱主要作平滑肌松弛药、利尿药及强心药；可可豆碱曾作利尿药,现已少用。近年来,对黄嘌呤生物碱的化学结构进行改造,发现了一些具有医疗价值的衍生物,如登布茶碱可扩张脑血管,增加脑内氧分压,用于治疗脑血管梗死后遗症；丙已茶碱能激活神经细胞,改善记忆,用于治疗阿尔茨海默病；已酮可可豆碱可抑制血小板凝集,改善脑代谢和微循环,用于抗血栓和治疗脑血管性痴呆。

	R₁	R₂	R₃
登布茶碱	(CH₂)₃CH₃	(CH₂)₃CH₃	CH₂COCH₃
丙已茶碱	(CH₂)₄COCH₃	CH₃	(CH₂)₂CH₃
已酮可可豆碱	(CH₂)₄COCH₃	CH₃	CH₃

黄嘌呤类药物因分子结构中具有黄嘌呤环,故具有以下共同的性质。

(1) 在水中溶解度都很小。

(2) 由于结构中甲基的取代位置不同,酸碱性略有差别,但它们的酸碱性都很弱(表7-1)。不能形成稳定的盐类,在水中或醇中即游离析出原生物碱沉淀,但它们的复盐在水中溶解度较大,临床上常用其复盐制成水溶性制剂,如咖啡因与苯甲酸钠所制成的复盐苯甲酸钠咖啡因(安钠咖),茶碱与乙二胺所制成的复盐氨茶碱等。

表 7-1 黄嘌呤类药物的电离常数

药物名称	K_a	K_b	pK_a
咖啡因	$<1\times10^{-14}$ (25℃)	0.7×10^{-14} (19℃)	14
可可豆碱	0.9×10^{-10} (18℃)	1.3×10^{-14} (18℃)	10
茶碱	1.7×10^{-9} (25℃)	1.9×10^{-14} (25℃)	8.8

(3) 具有紫脲酸铵反应。本类药物均能与盐酸和氯酸钾在水浴上共热(黄嘌呤的咪唑环开环),蒸干后,残渣遇氨气则发生缩合反应,生成紫色的紫脲酸铵,再加氢氧化钠试液,紫色消失。此反应称为紫脲酸铵反应,是黄嘌呤类药物共有的反应,常用于鉴别。以咖啡因为例,反应生成紫色的四甲基紫脲酸铵。

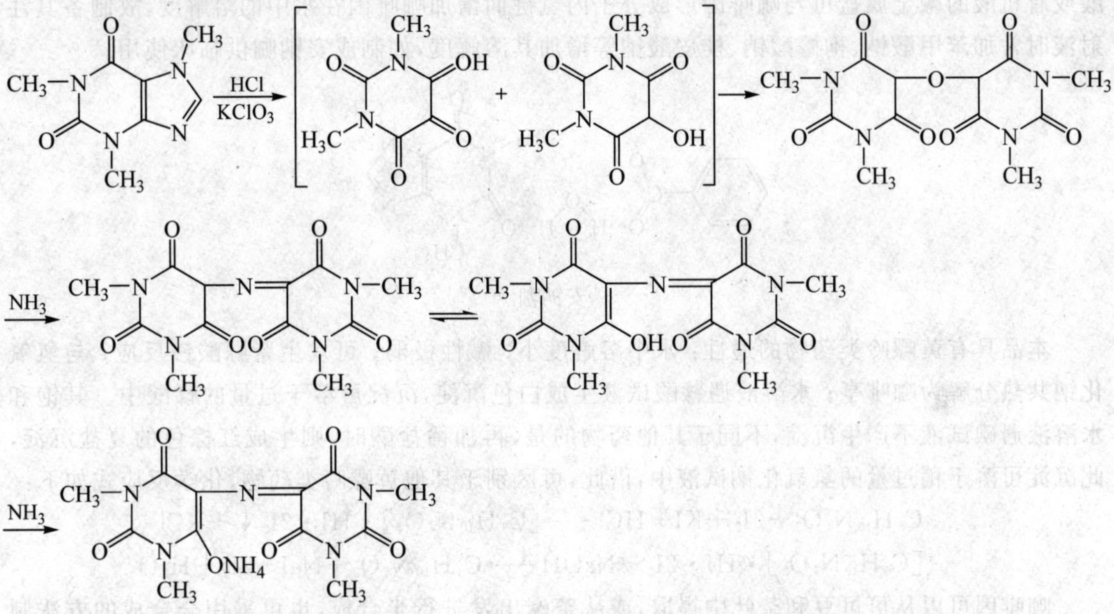

四甲基紫脲酸铵

(4) 具有内酰胺结构,与碱共热,发生水解而开环并脱羧。对碱的稳定顺序为茶碱＞可可豆碱＞咖啡因。以咖啡因为例,与碱共热生成咖啡亭。

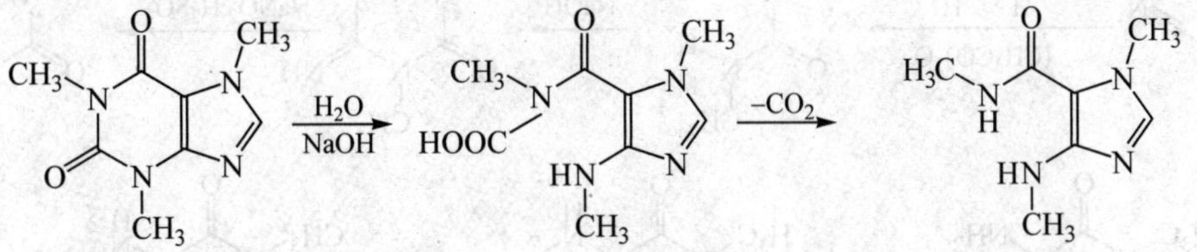

咖啡亭

(5) 与一般生物碱沉淀试剂不产生沉淀,但遇鞣酸试液产生沉淀,沉淀溶于过量的鞣酸试液中。

咖啡因(Caffeine)

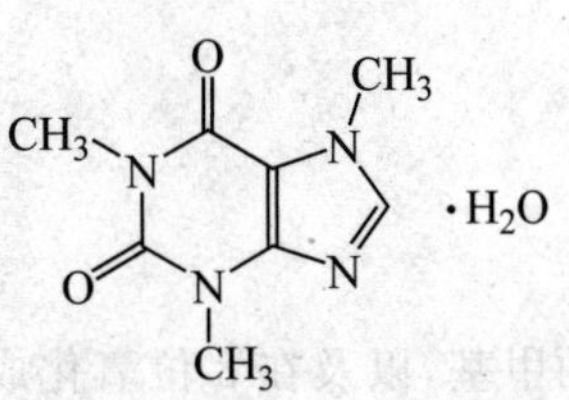

化学名为 1,3,7,-三甲基-3,7-二氢-1H-嘌呤-2,6-二酮一水合物,3,7-dihydro-1,3,7-trimethyl-1H-purine-2,6-dione monohydrate,又名三甲基黄嘌呤、咖啡碱。

本品为白色或带极微黄绿色、有丝光的针状结晶；无臭，味苦；有风化性。易溶于热水或三氯甲烷，略溶于水、乙醇或丙酮，极微溶于乙醚。熔点为235～238℃。

本品分子结构中1,3,7位无质子可解离，故不显酸性，9位氮因参与共轭系统，碱性极弱，接近中性。与强酸如盐酸、氢溴酸生成的盐极不稳定，在水中立即水解生成咖啡因和酸，而有机酸或有机酸的碱金属盐可与咖啡因形成分子内氢键而增加咖啡因在水中的溶解度，故制备其注射液时常加苯甲酸钠、枸橼酸钠、桂皮酸钠等增加其溶解度，如制成安钠咖供临床使用。

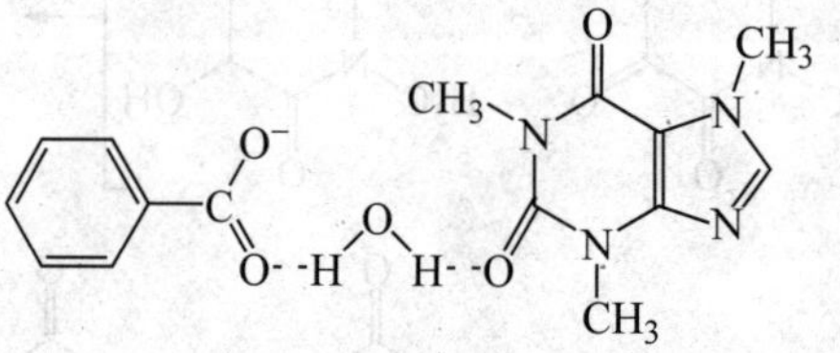

安钠咖

本品具有黄嘌呤类药物的通性：水中溶解度小；碱性极弱；可发生紫脲酸铵反应；与氢氧化钠共热分解为咖啡亭；水溶液遇鞣酸试液生成白色沉淀，沉淀可溶于过量的鞣酸中。其饱和水溶液遇碘试液不产生沉淀，不同于其他药物的是，再加稀盐酸时，则生成红棕色的复盐沉淀，此沉淀可溶于稍过量的氢氧化钠试液中，借此，可区别于其他黄嘌呤类药物，化学反应式如下：

$$C_8H_{10}N_4O_2 + 2I_2 + KI + HCl \longrightarrow [C_8H_{10}N_4O_2] \cdot HI \cdot 2I_2 \downarrow + KCl$$

$$[C_8H_{10}N_4O_2] \cdot HI \cdot 2I_2 + NaOH \longrightarrow C_8H_{10}N_4O_2 + NaI + 2I_2 + H_2O$$

咖啡因可以从可可豆和茶叶中提取，或从茶碱出发进行半合成，也可采用全合成的方法制备。依制备方法不同，产品中的相关产物不同。全合成路线如下：

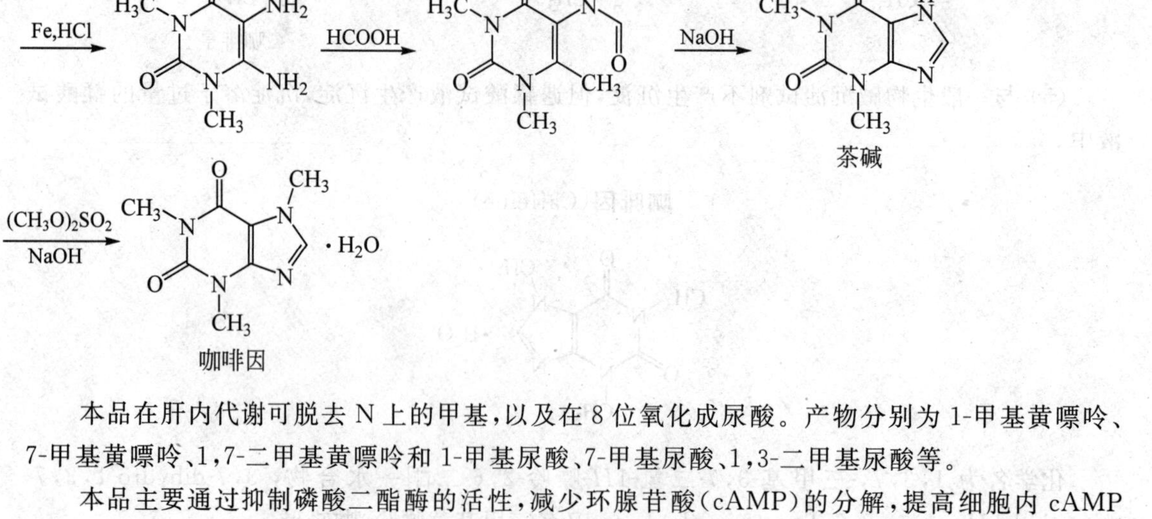

咖啡因

本品在肝内代谢可脱去N上的甲基，以及在8位氧化成尿酸。产物分别为1-甲基黄嘌呤、7-甲基黄嘌呤、1,7-二甲基黄嘌呤和1-甲基尿酸、7-甲基尿酸、1,3-二甲基尿酸等。

本品主要通过抑制磷酸二酯酶的活性，减少环腺苷酸（cAMP）的分解，提高细胞内 cAMP

的含量,加强大脑皮质的兴奋过程。用于中枢性呼吸衰竭、循环衰竭、神经衰弱和精神抑制等。此外,咖啡因可收缩脑血管,常与解热镇痛药制成复方制剂如 APC 片、速效感冒胶囊、去痛片等,用于缓解感冒、牙痛等引起的头痛,还可与麦角胺配伍制成复方制剂麦角胺咖啡因,用于治疗偏头痛。应密封保存。

二、酰胺类

酰胺类(amides)药物可分为芳酰胺和脂酰胺两类。尼可刹米是最早发现的芳酰胺类中枢兴奋药,为烟酸的结构类似物。其后又发现了脂酰胺类中枢兴奋药吡拉西坦(piracetam)为 2-吡咯烷酮的结构类似物,本类药物通过改变 2-吡咯烷酮 1,4 位取代基发现了一些较好改善脑功能的药物并相继应用于临床。

尼可刹米(Nikethamide)

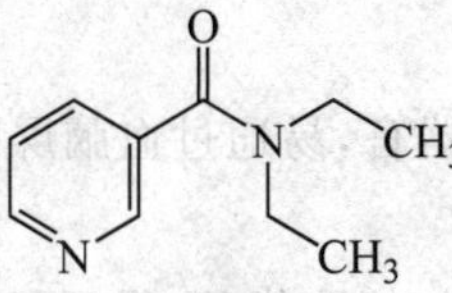

化学名为 N,N-二乙基-3-吡啶甲酰胺,N,N-diethylnicotinamide,又名可拉明。

本品为无色或淡黄色的澄明油状液体,放置冷处,即成结晶;有轻微的特臭,味苦;有引湿性。能与水、乙醇、乙醚或三氯甲烷任意混合。相对密度为 1.058～1.066(25℃);凝点为 22～24℃。

本品分子结构中具有酰胺键,但一般条件下较稳定,如 25% 水溶液在 pH 为 7 时,水解速度最慢,经高压灭菌或存放一年,均无明显水解,故制备其注射液时应调 pH 为 5.5～7.8,若注射液变浑或析出沉淀,即不可供药用。当与碱共热时,可发生水解,产生的二乙胺臭气,能使湿润的红色石蕊试纸变为蓝色。

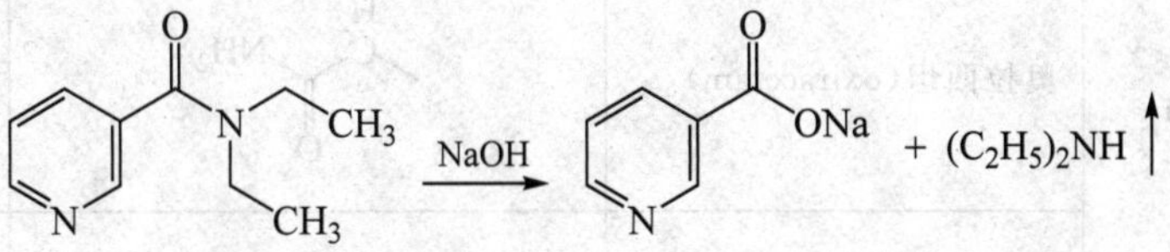

本品可与多种试剂产生沉淀反应,如遇硫酸铜试液,生成蓝色沉淀。遇硫酸铜及硫氰酸铵试液,生成草绿色的配位化合物沉淀[$Cu(SCN)_2 \cdot 2(C_{10}H_{14}N_2O) \cdot 2H_2O$]。遇碱性碘化汞钾、氯化汞或鞣酸试液,均可生成不溶性沉淀,但遇碘化汞钾、碘或三硝基苯酚试液不产生沉淀。

本品与溴化氰试液及苯胺溶液作用,渐显黄色。

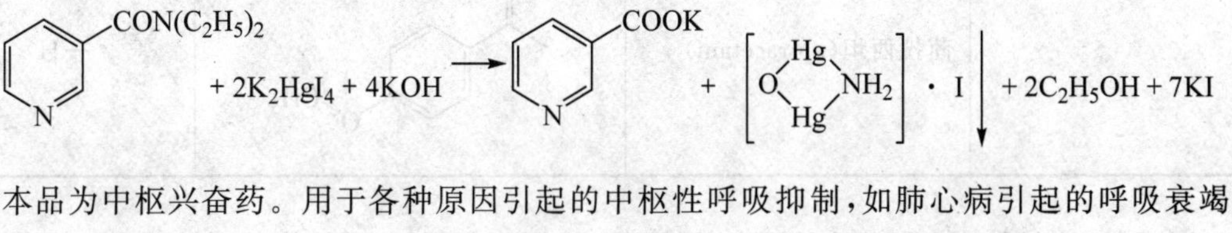

本品为中枢兴奋药。用于各种原因引起的中枢性呼吸抑制,如肺心病引起的呼吸衰竭、吗啡中毒引起的呼吸抑制等。应遮光,密封保存。

吡拉西坦(Piracetam)

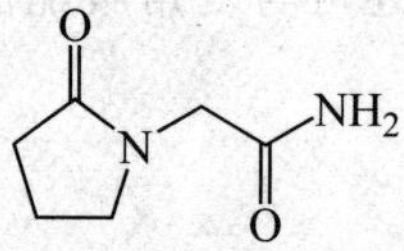

化学名为 2-(2-氧代-1-吡咯烷基)乙酰胺，2-oxo-1-pyrrolidineacetamide。又名脑复康、吡乙酰胺。

本品具有五元杂环内酰胺类结构，为 γ-氨基丁酸(GABA)的衍生物。可直接作用于大脑皮质，具有激活、保护和修复神经细胞的作用。本品可改善轻度及中度老年痴呆者的认知能力，但对重度痴呆者无效。还可用于治疗脑外伤所致记忆障碍及弱智儿童。

本品对中枢作用的选择性强，仅限于脑功能(记忆、意识等)的改善。精神兴奋的作用弱，无精神药物的副作用，无成瘾性。

本品口服后可分布到大部分组织器官，易通过血脑屏障及胎盘屏障。给药后 26～30 小时，给药量的 94%～98% 以原形由尿排出。

通过改变 2-吡咯烷酮的 1 位和 4 位的取代基，得到了用于改善脑功能的药物，见表 7-2。

表 7-2 2-吡咯烷酮类药物

2-吡咯烷酮	药物名称	—R	—R_1
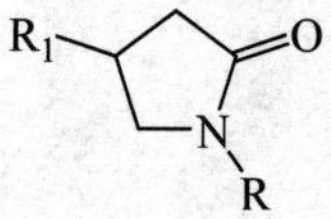	吡拉西坦(piracetam)	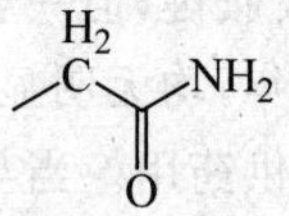 —CH₂—CONH₂	—H
	奥拉西坦(oxiracetam)	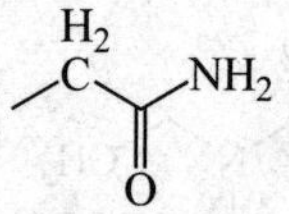 —CH₂—CONH₂	—OH
	普拉西坦(pramiracetam)	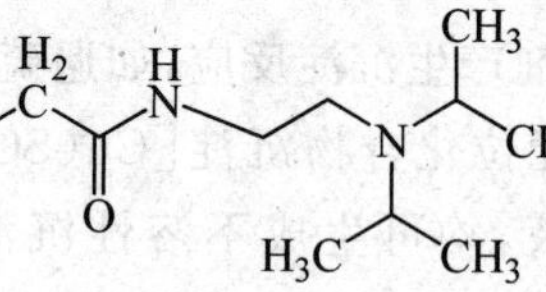 —CH₂—CO—NH—CH₂CH₂—N(CH(CH₃)₂)₂	—H
	茴拉西坦(aniracetam)	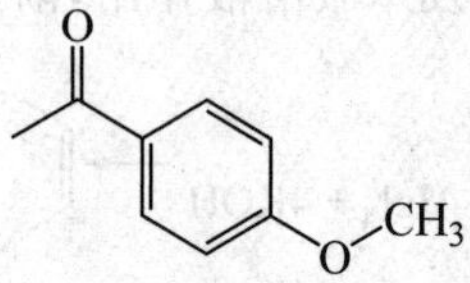 —CO—C₆H₄—OCH₃	—H

吡拉西坦的制备是由 2-吡咯烷酮与氯乙酸乙酯反应制得 2-(2-氧代-1-吡咯烷基)乙酸乙酯，再氨解得本品。

$$\text{(pyrrolidinone)} \xrightarrow{CH_3ONa} \text{(N-Na salt)} \xrightarrow{ClCH_2COOEt} \text{(N-CH}_2\text{COOEt)} \xrightarrow{NH_3} \text{(N-CH}_2\text{CONH}_2\text{)}$$

三、其他类

盐酸洛贝林（Lobeline Hydrochloride）

化学名为2-[1-甲基-6-(β-羟基苯乙基)-2-哌啶基]苯乙酮盐酸盐，[6-(β-hydroxyphenethyl)-1-methyl-2-piperidinyl]aceto-phenone，又名盐酸山梗菜碱。

本品为白色结晶或颗粒状粉末；无臭，味苦。水溶液显酸性反应。易溶于乙醇或三氯甲烷，溶于水。比旋光度为 $-56°\sim-58°$（2%的水溶液）。

本品与甲醛硫酸试液作用，显红色。与碱共热，可分解产生苯乙酮，特臭。本品水溶液滴加氨试液后呈碱性，放置后析出游离洛贝林沉淀，熔点约为120℃。

本品的水溶液显氯化物的鉴别反应。

本品为呼吸兴奋药。用于治疗新生儿窒息、一氧化碳中毒、中枢抑制药及肺炎、白喉等传染病引起的呼吸衰竭。应遮光，密闭，在阴凉处保存。

盐酸甲氯芬酯（Meclofenoxate Hydrochloride）

化学名为对氯苯氧基乙酸-2-(二甲基氨基)乙酯盐酸盐，((4-chlorophenoxy)acetic acid 2-(dimethylamino)ethyl ester hydrochloride)，又名遗尿丁、氯酯醒。

本品为白色结晶性粉末，略有特异臭，味酸苦。在水中极易溶解，在乙醚中易溶，在三氯甲烷中溶解。熔点为137~142℃。

本品为酯类化合物，水溶液不稳定，易水解。在弱酸条件下稳定，pH增高时水解速度加快，pH 5以上易被水解。水解后产物之一为对氯苯乙酸，熔点为158~160℃，可用于鉴别。

盐酸甲氯芬酯的合成可从对氯苯酚出发，在碱性条件下与氯乙酸缩合得对氯苯氧乙酸钠，用盐酸中和后与二甲氨基乙醇进行酯化，然后成盐，反应式如下：

$$\text{4-ClC}_6\text{H}_4\text{OH} \xrightarrow{ClCH_2COOH, NaOH} \text{4-ClC}_6\text{H}_4\text{OCH}_2\text{COONa} \xrightarrow{HCl} \text{4-ClC}_6\text{H}_4\text{OCH}_2\text{COOH}$$

$$\xrightarrow[\text{(2) HCl}]{\text{(1) HOCH}_2\text{CH}_2\text{N(CH}_3)_2, \text{TS}}$$ 对氯苯氧乙酸二甲氨基乙酯盐酸盐 · HCl

本品能促进脑细胞的氧化还原代谢，增加对糖类的利用，对中枢抑制的患者有兴奋作用。用于治疗意识障碍、外伤性昏迷、新生儿缺氧、儿童遗尿症、老年性精神病及某些中枢和外周神经症状等。

莫达非尼是由法国 Lafon 公司开发的提神醒脑效果良好的新型药物。目前临床上主要用于治疗发作性睡病及自发性睡眠过度。2007 年左旋莫达非尼（R-莫达非尼，Nuvigil）在美国上市，优点为作用时间更长。食欲素 A 亚型（orexin-A 或 hypocretin-1），是一种由下丘脑侧部特异性神经元分泌的短肽，由 33 个氨基酸残基组成。orexin-A 具有明确的催醒作用。他替瑞林（taltirelin）为促甲状腺素释放激素（thyrothopin releasing hormone，TRH）类似物，具有强中枢兴奋作用，强度是 TRH 的数十倍，2000 年在日本上市。他替瑞林几乎不存在因缺乏 TRH 引起的行为性耐受。

JNJ-5207852 为一种强效选择性非咪唑类组胺 H_3 受体阻断药，促醒活性强，无食欲抑制作用。能缩短慢波睡眠（slow wave sleep，SWS）增强觉醒，而不产生运动活性。因此，JNJ-5207852 有望成为治疗白天过度嗜睡和认知障碍的临床候选药物。

莫达非尼　　　　　他替瑞林　　　　　JNJ-5207852

> **知识链接**
>
> 左旋多巴分别与卡比多巴、维生素 B_6 合用治疗帕金森病是否合理？左旋多巴在体内透过血脑屏障进入脑内，经代谢转化为多巴胺发挥药效。口服后，95％以上被外周组织脱羧酶转化为多巴胺，后者不能通过血脑屏障，无治疗作用，因此引起不良反应。卡比多巴是外周脱羧酶抑制药，不易进入中枢，它可以抑制外周多巴胺脱羧酶，阻止左旋多巴在外周降解，促使多巴胺进入中枢神经系统而发挥作用。故卡比多巴与左旋多巴合用，既可减少其用量，又可降低左旋多巴对心血管系统的不良反应。而维生素 B_6 是外周脱羧酶的辅酶，如与左旋多巴同服，则会增加外周脱羧酶的活性，从而在外周形成多巴胺的增加，减少左旋多巴进入脑组织，降低药效而增加了外周的不良反应，因此维生素 B_6 不能与左旋多巴合用。

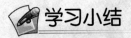
学习小结

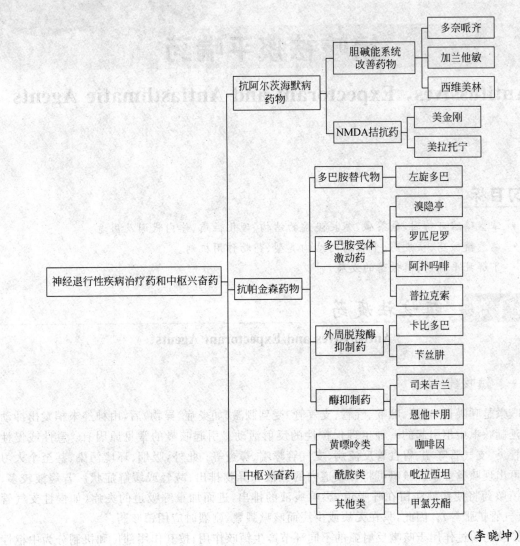

(李晓坤)

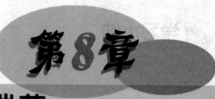

第8章

镇咳祛痰平喘药

Antitussives, Expectorant and Antiasthmatic Agents

学习目标

- 掌握磷酸可待因、氨茶碱、塞托溴铵的结构、理化性质、体内代谢及用途。
- 熟悉镇咳药、祛痰药、平喘药的结构类型、药物作用机制。
- 了解抗平喘药、镇咳药的发展。

第1节 镇咳祛痰药

Antitussives and Expectorant Agents

一、镇咳药

咳嗽是呼吸道(口腔、咽喉、气管、支气管)受到刺激(如炎症、异物)后,由神经末梢发出冲动传入延髓咳嗽中枢引起的一种生理保护性的反射活动。引起咳嗽的常见原因有:急性或慢性支气管炎、支气管哮喘、胃食管反流病、支气管哮喘、鼻炎等;此外,吸烟、环境污染、甚至个人习惯也可出现咳嗽症状。咳嗽可将呼吸道内的黏液和异物排出,减轻或缓解症状。若痰液较多,单用镇咳药将使痰液滞留在呼吸道,影响痰液的排出,进而加重呼吸道的炎症(如慢性支气管炎、支气管扩张等)。因此,只在无痰或少痰而咳嗽频繁、剧烈时应用镇咳药。

镇咳药通过作用于咳嗽反射弧的不同环节产生镇咳作用,按其作用部位和机制分为中枢性镇咳药和外周性(末梢性)镇咳药两大类。中枢性镇咳药又分为成瘾性和非成瘾性镇咳药。前者通过直接抑制延髓咳嗽中枢发挥作用,多为阿片类生物碱及其衍生物,如可待因(codeine),该类药物的特点是镇咳作用强,但有成瘾性,在镇咳的同时还兼有镇痛等作用。非成瘾性中枢镇咳药多为人工合成,如右美沙芬、喷托维林、福米诺苯等。该类药物虽然也作用于中枢,但仅保留其强镇咳作用,几乎无镇痛作用和成瘾性。外周性镇咳药通过抑制呼吸道感受器或反射弧的传出、传入神经的相关环节而发挥镇咳作用。如苯佐那酯、福米诺苯等,故避免了中枢副作用。外周性镇咳药主要包括局部麻醉性镇咳药、支气管解痉性镇咳药、黏膜保护性镇咳药以及某些既具有非成瘾性中枢性镇咳作用又兼有外周性镇咳作用的镇咳药,如苯丙哌林等。通过进一步对咳嗽反射通路和呼吸道高反应性机制的揭示,一些新型外周性镇咳药物相继被开发,包括香草酸受体(VR_1)拮抗药、速激肽(TK_S)受体拮抗药、钾离子通道开放剂、选择性大麻素(CB_2)受体拮抗药等。

临床上常用的镇咳药见表8-1。

表8-1 临床常用的镇咳药物

类别		药物名称	药物结构	作用特点
中枢镇咳药	成瘾性	可待因	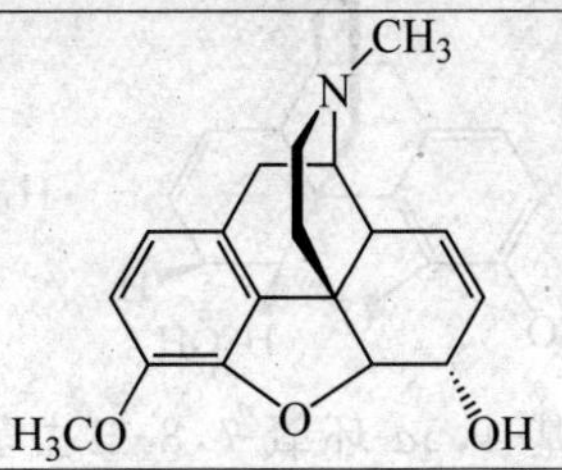	对延髓的咳嗽中枢有选择性地抑制,镇咳作用强而迅速
	非成瘾性	右美沙芬	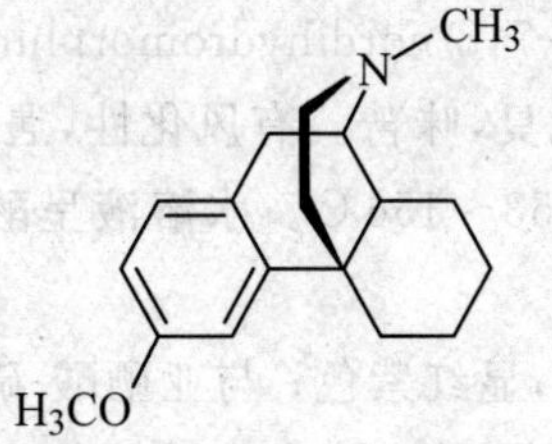	中枢性镇咳,镇咳强度与可待因相等或略强。无镇痛作用,无成瘾性
		福米诺苯	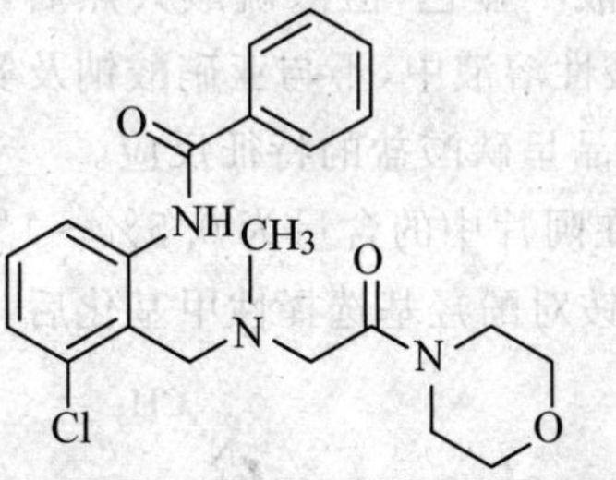	中枢性镇咳,有呼吸中枢兴奋作用。无成瘾性
		喷托维林	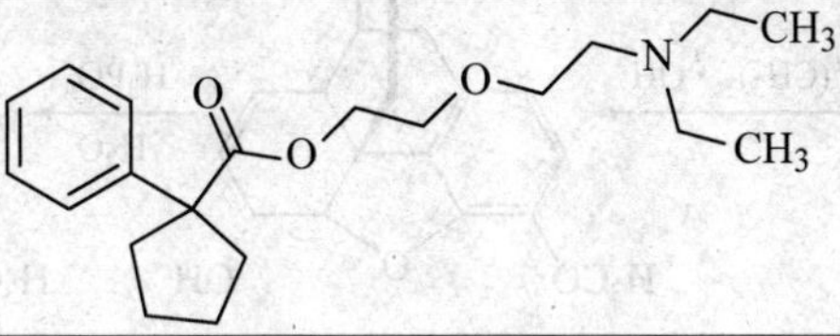	对咳嗽中枢具有直接抑制作用,兼有局部麻醉作用,反复应用无成瘾性
外周镇咳药		莫吉司坦	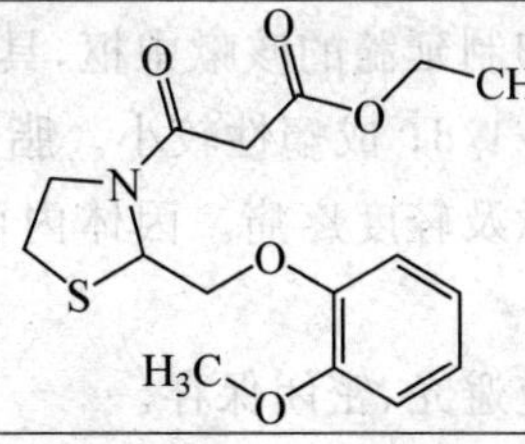	属于乙酰胆碱拮抗药、外周性非麻醉性镇咳药物,无成瘾性
		苯丙哌林	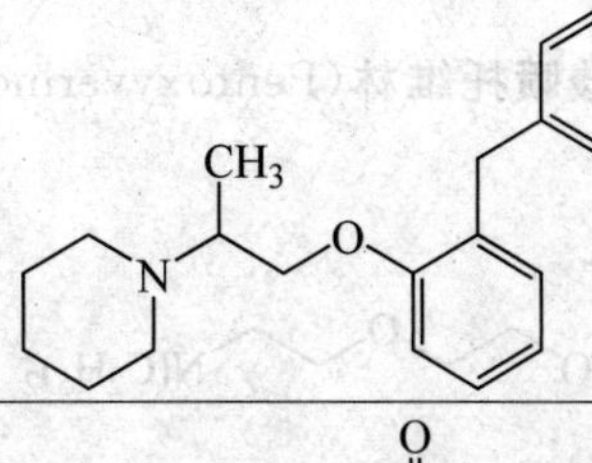	兼具中枢性和外周性双重镇咳机制,作用较可待因强2~4倍,无成瘾性
		苯佐那酯	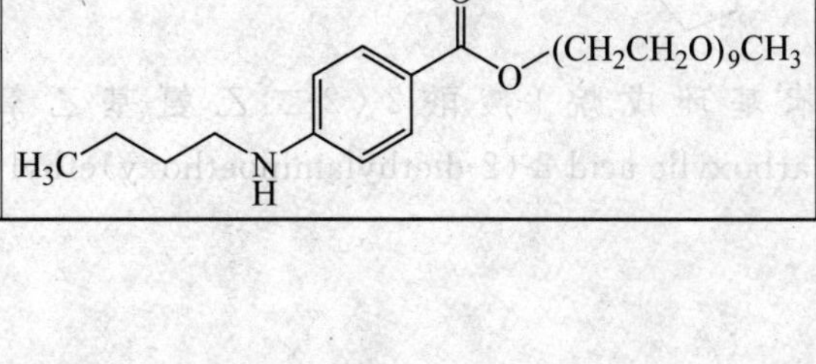	抑制肺-迷走神经反射,镇咳作用强度略低于可待因,具有较强的局部麻醉作用

磷酸可待因(Codeine Phosphate)

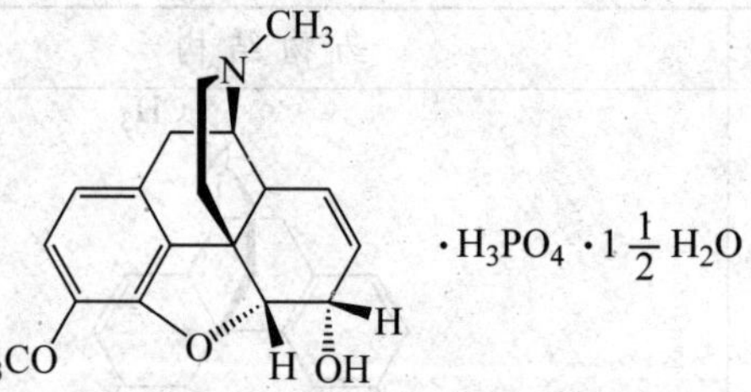

[结构式] ·H₃PO₄·1½H₂O

化学名为 17-甲基-3-甲氧基-4,5α-环氧-7,8-二去氢吗啡喃-6α-醇磷酸盐倍半水合物(17-methyl-3-methoxyl-4,5α-epoxy-7,8-nordihydromorphinan-6α-ol phosphate sesquihydrate)。

本品为白色结晶性粉末,无臭,味苦。有风化性,遇光易变质。易溶于水,微溶于乙醇,极微溶于三氯甲烷、乙醚。熔点为 153～156℃。水溶液呈酸性,加入氨水,不产生沉淀,但加入氢氧化钠溶液,可析出白色沉淀。

本品与甲醛-硫酸试液反应,显红紫色;与亚硒酸-硫酸试液反应,显绿色,渐变蓝色,最后变为暗黄绿色;与三氯化铁试液不显色,但浓硫酸共热后,与三氯化铁显蓝紫色,若加入少许硝酸,则变为深红色;本品在酸性溶液中,不与亚硝酸钠及氨水作用(而吗啡则显黄棕色),以此检查可待因中微量的吗啡。本品呈磷酸盐的特征反应。

可待因是阿片生物碱,在阿片中的含量为 0.5%～1%,主要经吗啡半合成获得。合成方法为:吗啡经氢氧化三甲基苯铵对酚羟基选择性甲基化后,与磷酸成盐即得本品。

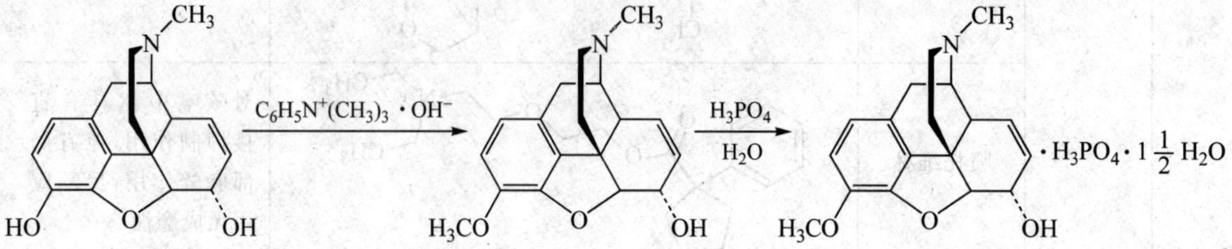

[合成路线图]
吗啡 →(C₆H₅N⁺(CH₃)₃·OH⁻)→ 中间体 →(H₃PO₄/H₂O)→ 磷酸可待因·H₃PO₄·1½H₂O

本品临床用于镇咳,能直接抑制延髓的咳嗽中枢,具有迅速且较强的镇咳作用,强度为吗啡的 1/4,镇痛强度为吗啡的 1/12～1/6;成瘾性较小。脂溶性比吗啡大,口服易吸收。用于各种原因引起的剧烈干咳、刺激性咳嗽及轻度疼痛。因体内可 3-脱甲基代谢为吗啡,故也是可口服的弱镇痛剂。

本品不宜持续、长期应用。应避光、密闭保存。

枸橼酸喷托维林(Pentoxyverine Citrate)

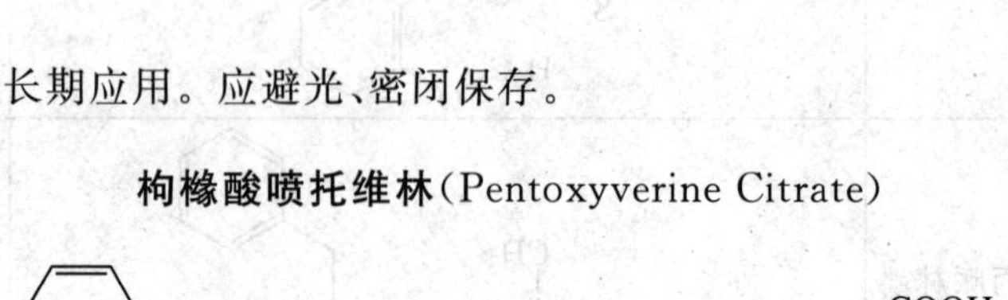

[结构式]

化学名为 1-苯基环戊烷-1-羧酸-2-(2-二乙氨基乙氧基)乙酯枸橼酸盐 1-Phenylcyclopentanecarboxylic acid 2-(2-diethylaminoethoxy)ethyl ester citrate。

本品为白色或类白色的结晶性或颗粒性粉末,无臭,味苦。在水中易溶,在乙醇中溶解,在三氯甲烷中略溶,在乙醚中几乎不溶。熔点为88~93℃。

本品对咳嗽中枢有选择性抑制作用,尚有轻度的阿托品样作用和局麻作用,大剂量对支气管平滑肌有解痉作用,故本品兼有中枢性和外周性镇咳作用。本品镇咳作用的强度约为可待因的1/3,无成瘾性。一次给药,作用可持续4~6小时。多用于上呼吸道感染引起的急性、轻度咳嗽和百日咳等。

本品适用于急性支气管炎、慢性支气管炎等上呼吸道感染引起的无痰干咳。

二、祛痰药

咳痰为呼吸系统疾病的常见症状,痰液的增加可刺激呼吸道黏膜引起咳嗽。当阻塞细支气管时,可引起气喘,甚至引起继发感染,进一步损伤呼吸道,加重咳嗽、咳痰和气喘。严重者可引起呼吸抑制或窒息致死。

祛痰药是一类能使痰液黏稠度降低而易于咳出,或者能加速呼吸道黏膜纤毛运动、刺激胃黏膜反射性地促使气道腺体分泌增加,改善痰液转运功能的药物。祛痰药促进呼吸道管腔内积痰的排出,减少对呼吸道黏膜的刺激,间接起到镇咳和平喘的作用,也有利于控制继发感染。根据药物的作用机制,祛痰药物分为黏液调节剂和黏痰溶解剂。临床上常用的祛痰药见表8-2。

表8-2 临床常用的祛痰药物

类别	药物名称	药物结构	作用特点
黏痰调节剂	溴己新	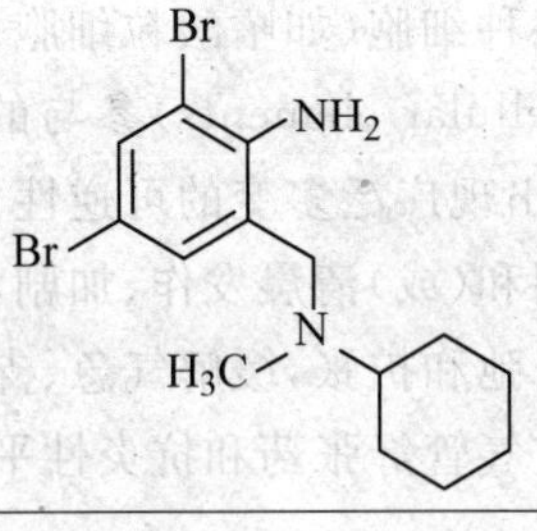	抑制呼吸道腺体和杯状细胞合成酸性黏多糖,使呼吸道腺体分泌增加,促进呼吸道黏膜的纤毛运动
	氨溴索	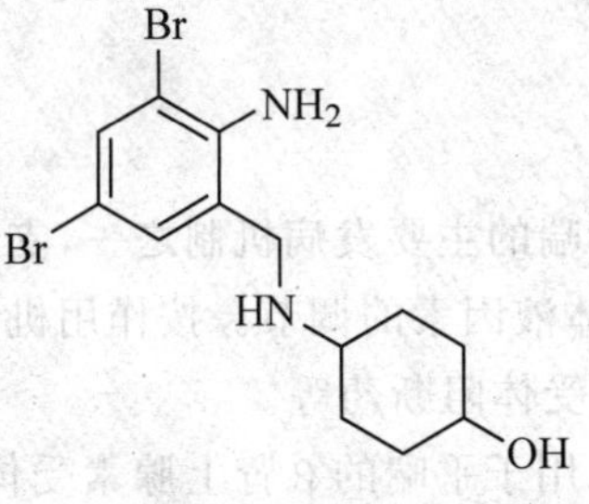	溴己新的活性代谢物,作用强于溴己新,可显著增加痰量、降低痰黏稠度
	羧甲司坦	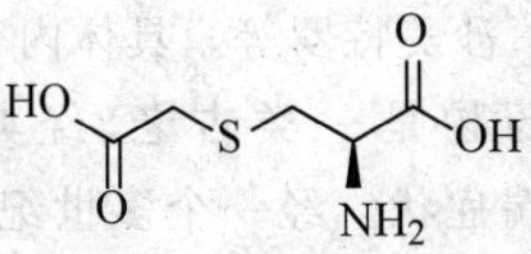	作用于黏液产生细胞,促进其分泌黏滞性低的分泌物,使呼吸道分泌的流变性恢复正常
黏痰溶解剂	乙酰半胱氨酸	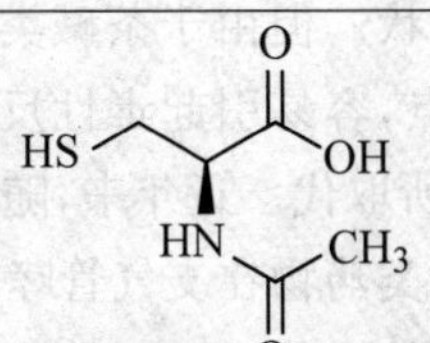	分子中的巯基(—SH)可使黏多糖蛋白中的二硫键(S-S)裂解,从而使蛋白链断裂,降低痰黏度

1. 黏痰调节剂 黏痰调节剂主要作用于气管、支气管的黏液产生细胞，促进其分泌黏滞性低的分泌物，使呼吸道分泌的流变性恢复正常，痰液由黏变稀，易于咳出。常用药物有羧甲司坦和溴己新。羧甲司坦适用于慢性支气管炎、支气管哮喘等引起的痰液稠厚不易咳出的患者。使痰的黏滞性降低而易于咳出。羧甲司坦口服后 4 小时即可有明显疗效。溴己新可使痰中的多糖纤维素裂解，稀化痰液，并抑制杯状细胞和黏液腺体合成糖蛋白使痰液中的唾液酸减少，降低痰黏度，利于排出，并有促进呼吸道黏膜的纤毛运动作用。

2. 黏痰溶解剂 黏痰溶解剂直接作用于支气管腺体，促使黏液分泌细胞的溶解酶释出，使黏液中的黏多糖解聚，并抑制酸性糖蛋白的合成，从而降低痰液黏度，使呼吸道分泌的流变性恢复正常，痰液由黏变稀，易于咳出。该类药物常用的有乙酰半胱氨酸和氯化铵等。乙酰半胱氨酸结构中的巯基(SH)可使黏蛋白的链断裂，使黏性痰液化，降低痰黏度，使黏痰容易咳出。

此外，目前尚有一些新型黏痰溶解剂，如强力稀化黏素(gelomyrtol forte)，该药为桃金娘科树叶的标准提取物，具有溶解黏痰，刺激腺体分泌，稀释呼吸道黏稠的分泌物，促进呼吸道黏膜纤毛摆动，加速液体流动，促进分泌物排出等作用，该药还具有消炎作用，能通过减轻支气管黏膜肿胀而改善气道的通气功能。

第 2 节 平喘药

Antiasthmatic Drugs

支气管哮喘(简称哮喘)是由多种细胞(如嗜酸粒细胞、肥大细胞、T 淋巴细胞、中性粒细胞、呼吸道上皮细胞等)和细胞组分(cellular elements)参与的呼吸道慢性炎症性疾病。这种慢性炎症导致呼吸道反应性增加，从而出现广泛多变的可逆性气流受限，并引起反复发作性的喘息、气急、胸闷或咳嗽等症状，常在夜间和(或)清晨发作、加剧，多数患者可自行缓解或经治疗缓解。

平喘药通过使支气管平滑肌松弛和扩张，缓解气急、支气管痉挛、呼吸困难等哮喘症状。哮喘治疗药物根据作用机制可分为支气管舒张药和抗炎性平喘药两大类，某些药物兼有以上两种作用。

一、支气管舒张药

支气管痉挛致气道狭窄是哮喘的主要发病机制之一，支气管平滑肌的收缩与舒张是影响气道张力的主要因素，并受到神经体液因素的调节。按作用机制不同，本类药物可分为 β_2 肾上腺素受体激动药、茶碱类及 M 胆碱受体阻断药等。

1. β肾上腺素受体激动药 用于平喘的 β 肾上腺素受体激动药主要为选择性 β_2 肾上腺素受体激动药，如沙丁胺醇、特布他林、沙美特罗等。具体内容见第 10 章。

2. 茶碱类平喘药 茶碱类药物是一类古老、经典的支气管舒张药。早在 18 世纪 Withering 首先发现咖啡能缓解哮喘症状。经一个多世纪的发展，1937 年 Hermann 等发现氨茶碱可治疗重度哮喘并能缓解临床症状。但由于茶碱类药物的治疗窗窄、影响其药动学的因素较多，且血药浓度个体差异较大等缺点，容易引起毒性反应，导致临床用药剂量难以掌握，逐渐被 β_2 肾上腺素受体激动药和糖皮质激素所取代。近年来，随着茶碱缓(控)释制剂的问世和低浓度茶碱抗变态反应性炎症作用的发现，茶碱类药物在支气管哮喘治疗学中的地位又呈上升势头。

茶碱类药物是一类甲基黄嘌呤类衍生物，一方面可通过抑制磷酸二酯酶，减少腺苷酸环化酶的降解,导致平滑肌细胞内的 cAMP 增加,另一方面通过阻断腺苷受体,促进内源性儿茶酚胺类物质释放,影响钙离子转运,从而达到松弛支气管平滑肌的目的。

现已发现的茶碱及其衍生物有 300 种以上。茶碱缓释剂是近年来茶碱类药物的主要研究进展之一,与普通氨茶碱片剂相比,具有安全、有效、服用方便等优点,在临床上得到广泛应用。目前临床上较为常用的茶碱类药物包括茶碱缓释剂、氨茶碱、喘定和多索茶碱(doxofyline)等。临床上常用的支气管扩张药见表 8-3。

表 8-3 临床常用的支气管扩张药

类别	药理作用	药物	结构	适应证
β_2 受体激动药	激动支气管平滑肌 β_2 受体,松弛支气管平滑肌	沙丁胺醇	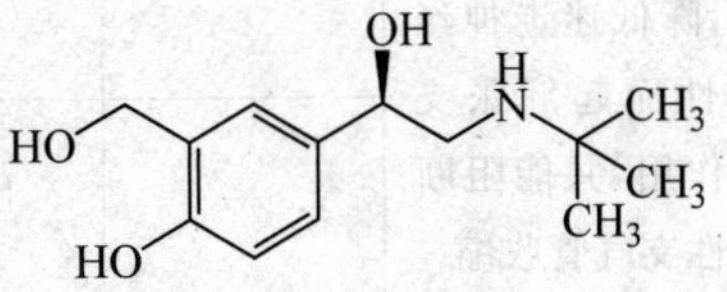	缓解轻、中度急性哮喘症状,也可用于运动性哮喘的预防
		特布他林	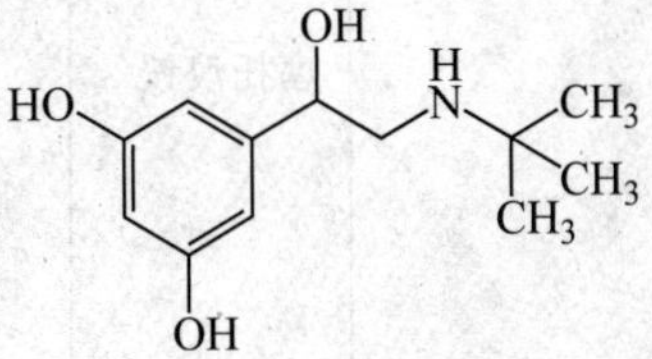	
		氯丙那林	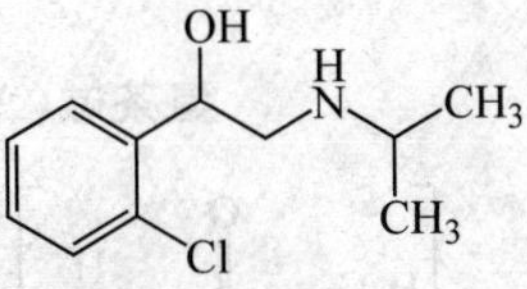	
茶碱类平喘药	不仅能抑制磷酸二酯酶,提高平滑肌细胞内的 cAMP 浓度,从而引起平滑肌松弛,同时具有腺苷受体的拮抗作用并能促进体内肾上腺素的分泌;增强气道纤毛清除功能和抗炎作用	氨茶碱	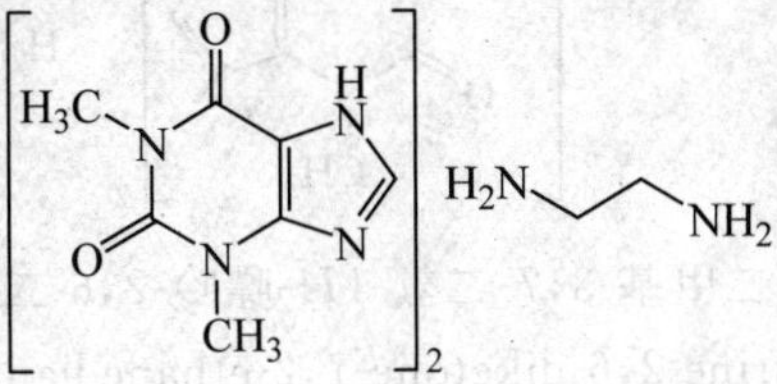	适用于支气管哮喘、喘息型支气管炎、阻塞性肺气肿等缓解喘息症状;也可用于心源性肺水肿引起的哮喘
		多索茶碱	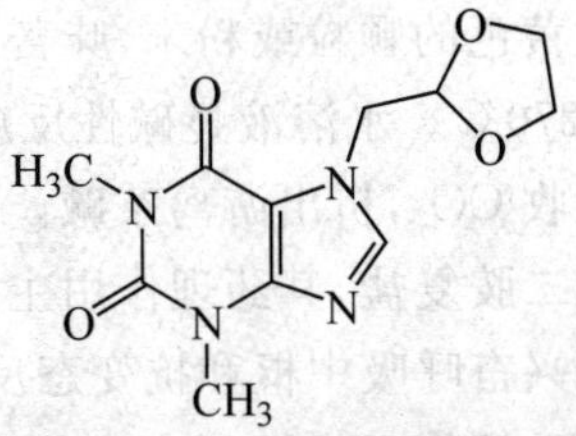	
		恩丙茶碱	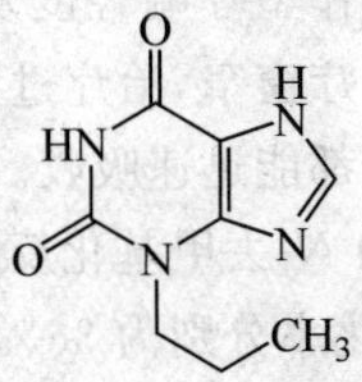	

续表

类别	药理作用	药物	结构	适应证
M胆碱受体阻断药	阻断节后迷走神经通路，降低迷走神经兴奋性而起舒张支气管作用，并能阻断反射性支气管收缩	异丙托溴铵	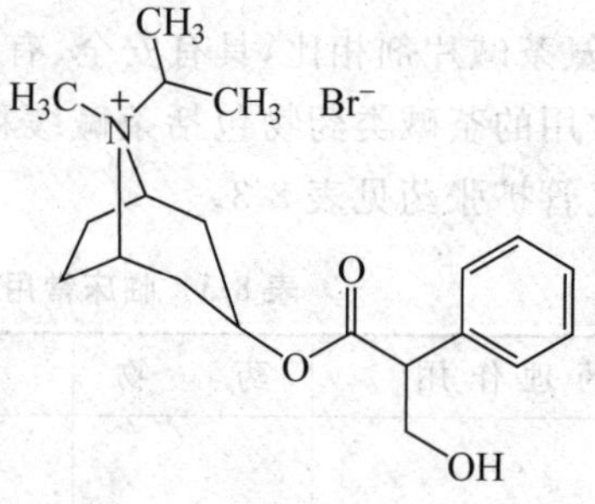 (结构式)	适用于可逆性支气管痉挛如支气管哮喘、伴发肺气肿的慢性支气管炎
		噻托溴铵	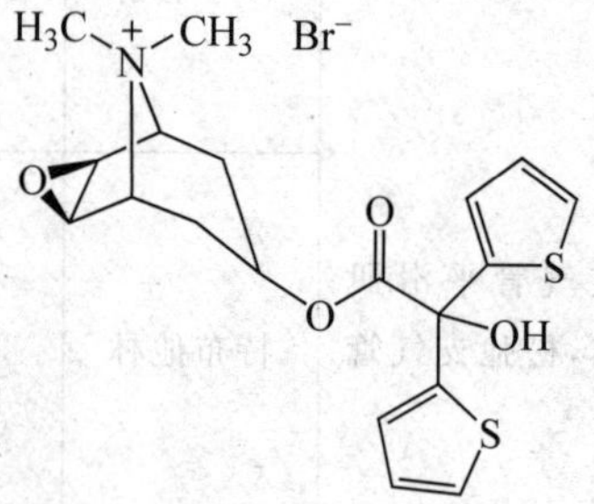 (结构式)	

氨茶碱（Aminophylline）

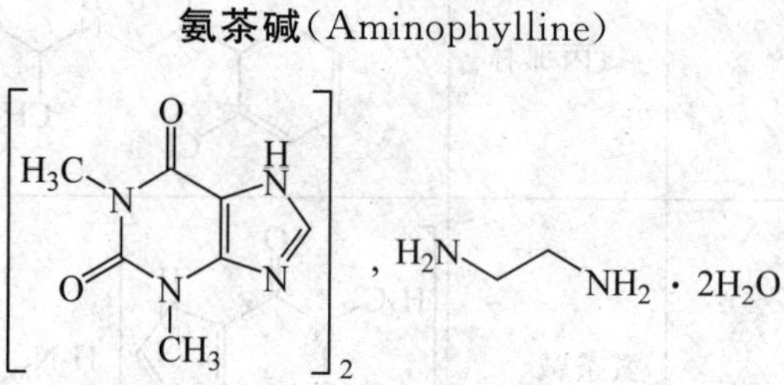

(结构式) ，H_2N—CH_2CH_2—NH_2 · $2H_2O$

化学名 1,3-二甲基-3,7-二氢-1H-嘌呤-2,6-二酮-1,2-乙二胺盐二水合物（1,3-dimethyl-3,7-dihydro-1H-purine-2,6-diketone-1,2-ethanediamine dihydrate）。

本品为白色或微黄色的颗粒或粉末，味苦。本品在水中溶解，在乙醇中微溶，在乙醚中几乎不溶。熔点为269~270℃。水溶液显碱性反应。

本品在空气中吸收 CO_2，析出游离茶碱。

本品为茶碱与乙二胺复盐，其药理作用主要来自茶碱，乙二胺使其水溶性增强。本品具有解痉平喘、强心利尿、兴奋呼吸中枢和抗变态反应炎症等多种药理作用。适用于轻度-重度慢性持续性哮喘和慢性间歇发作型哮喘轻度发作；也可用于喘息性支气管炎和心源性哮喘。但有一定缺陷，如副作用大、治疗窗窄，治疗过程需依靠血药浓度监测实现对剂量的控制。

本品口服和注射给药都能迅速吸收。主要在肝内代谢，在细胞色素 P-450 和黄嘌呤氧化酶的作用下经 C 氧化反应和 N-去甲基化反应，人体的主要代谢产物是 3-甲基黄嘌呤、1-甲基尿酸和 1,3-二甲基尿酸，其转化率分别为 36%、17% 和 40%。约 7% 以原形由肾排出。

3. M胆碱受体阻断药 M胆碱受体阻断药在临床上用于治疗呼吸系统疾病具有悠久的历史，早在17世纪印度就有用M胆碱受体阻断药治疗支气管哮喘的记载，因当时的医学水平和制药工业技术的限制,人们将颠茄草、曼陀罗、白花曼陀罗等的花或草制成粉末,做成卷烟或用烟斗吸入,发现能缓解哮喘患者的症状。直到19世纪初,阿托品等生物碱才被人们从抗胆碱草药中提取出来并广泛用于治疗哮喘等呼吸系统疾病。近年来,M胆碱受体阻断药对哮喘等呼吸道阻塞性疾病的治疗手段又重新受到重视,原因是胆碱能神经系统正常和非正常的对支气管舒张或收缩的重要调控作用及阿托品等M胆碱受体阻断药具有肯定的舒张支气管作用的事实。但由于阿托品等颠茄生物碱选择性差、不良反应多等缺点,人们一直在寻找和开发作用好、毒副作用更少的新型M胆碱受体阻断药。

M胆碱受体阻断药通过与乙酰胆碱竞争M受体上的同一部位而发挥竞争性拮抗作用。M胆碱受体阻断药阻断M受体后通过抑制细胞内环磷酸鸟苷(cGMP)的转化提高腺苷酸的活性来降低细胞内钙离子浓度,从而松弛呼吸道平滑肌,舒张支气管,抑制呼吸道腺体的黏液分泌。

对阿托品进行结构改造得到了大量合成的M胆碱受体阻断药。异丙托溴铵(ipratropium bromide),为阿托品的N-异丙基溴化物,具有较强的支气管平滑肌松弛作用,用于治疗支气管哮喘。噻托溴铵是一种新型的吸入型长效抗胆碱支气管舒张药,治疗慢性阻塞性呼吸道疾病疗效显著,适用于缓解急性支气管痉挛。因后者较前者有更大的空间位阻,可影响药物与受体的结合,因而选择性更好,作用时间更长,不良反应更小。该类药物平喘作用强度和起效时间远弱于 β_2 受体激动药,但因其作用时间长,可减少给药次数,也有利于控制病情。M胆碱受体阻断药比较适合老年患者,但患有青光眼、前列腺肥大者及早孕妇女等慎用。

噻托溴铵(Tiotropium Bromide)

化学名为(1α,2β,4β,5α,7β)3-噁-9-氮鎓三环[3,3,1,0²,⁴]壬烷,7-[(羟基-二-2-噻吩乙酰)氧基]-9,9-二甲基溴化物((1a,2b,4b,5a,7b)-7-[(hydroxydi-2-thienylacetyl)oxy]-9,9-dimethyl-3-oxa-9-azoniatricyclo[3.3.1.0²,⁴]nonane bromide)。

本品为白色或淡黄白色粉末,可溶于甲醇,微溶于水。熔点为218~220℃。

本品能选择性作用于副交感神经的毒蕈碱受体亚型 M_1、M_3 受体,并延长了作用时间,从而避免了因 M_2 受体阻断而导致的唾液分泌和引起瞳孔散大等副作用。本品可以剂量依赖性地抑制乙酰胆碱所致的成纤维细胞和成肌纤维细胞的增生。具有逆转过敏原诱导的呼吸道平滑肌重构,降低平滑肌肌凝蛋白的表达,减少平滑肌肌细胞数量,抑制呼吸道平滑肌的增厚和呼吸道高反应性的作用。本品可改善患者的肺过度充气,可以持续改善肺在静息及运动中的过度通气状态,改善潮气量以及分钟通气量,减轻呼吸困难症状,提高夜间睡眠的氧饱和度及提高运动耐量。

本品口服吸收迅速,吸入10μg后5分钟即达血药峰值6pg/mL,1小时后恢复到稳态血药浓度2pg/mL,半衰期为5~6天。本品的绝对生物利用度为19.5%,食物不影响本品的吸收。

本品的生物转化率很低,年轻健康志愿者静脉注射本品后,74%的原型药物随尿液排出。若以吸入方式,则有14%经尿液排出,其余大部分被肠道吸收由粪便排出。

噻托溴铵的合成方法以托品醇为原料,与2,2-噻吩基乙醇酸甲酯发生酯交换反应生成托品醇酯,与尿素-过氧化氢复合物反应得到东莨菪醇酯,再与溴甲烷反应得到噻托溴铵。

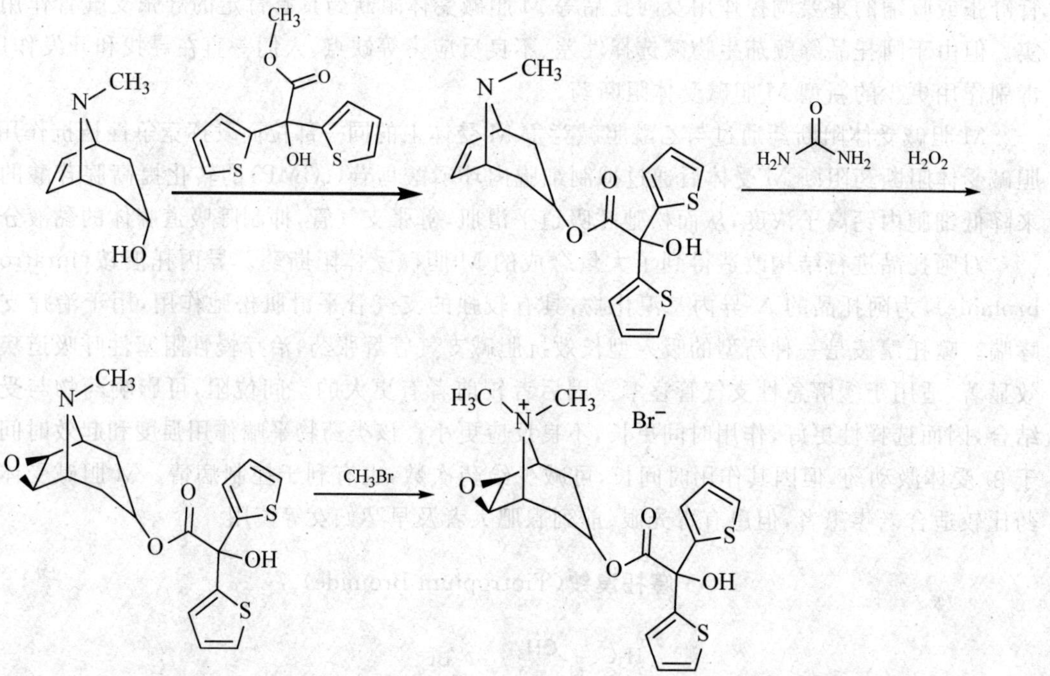

二、抗炎性平喘药

气道炎症和气道高反应性是哮喘发病的重要机制,抗炎性平喘药通过抑制呼吸道炎症反应,减少引起支气管痉挛的化学介质的产生,抑制气道对冷空气、烟尘、气道感染等刺激的反应性亢进,具有显著而稳定的平喘疗效,可以长期预防哮喘发作。抗炎性平喘药主要包括糖皮质激素类、抗白三烯类以及磷酸二酯酶-4抑制药类型药物。

> **知识链接**
>
> 某女性患者,52岁,既往有青霉素药物过敏史且头孢吡肟皮试呈阳性,无烟酒嗜好。自述因气候变化而感冒后出现喘憋、伴咳嗽、鼻塞、流涕、不能平卧。经解痉平喘及抗菌药物治疗后好转。5年来哮喘反复发作。患者3天前无明显诱因下又出现胸闷喘憋、伴咳嗽、咳黄色黏痰、乏力出汗等症状。入院检查:神志清、精神差、口唇发绀、胸廓对称、呼吸急促、语颤正常、叩诊呈清音、双肺可闻及广泛哮鸣音。医生初步诊断:支气管哮喘急性发作。入院后给予莫西沙星、甲泼尼龙琥珀酸钠和氨溴索联合治疗,治疗一周后患者无明显胸闷、喘憋、无咳嗽、咳痰。病情明显好转出院,给予美沙特罗/氟替卡松粉吸入剂等药物院外治疗。

1. 本案中出现支气管哮喘急性发作的原因　支气管哮喘急性发作诱因复杂，发病机制尚不完全明确，气道慢性炎症、气道高反应性、神经调节失常、变态反应等刺激作用都可能引发哮喘。在本案中肺炎病原体应首先考虑社区获得性肺炎（CAP）最常见的肺炎链球菌、流感嗜血杆菌、非典型病原体以及病毒等。

2. 解释本案所用莫西沙星、甲泼尼龙琥珀酸钠和氨溴索联合治疗的合理性　根据此次发作的临床症状，判定患者目前处于急性发作期，严重程度属于重度，同时伴有肺部感染，使用抗菌药物较为合理。既往有青霉素药物过敏史且头孢吡肟皮试呈阳性，因此采用第四代喹诺酮药物莫西沙星，该药对革兰阳性菌、革兰阴性菌均有较强杀伤力，对厌氧菌也有良好抗菌活性，主要用于敏感病原菌引起的上下呼吸道感染，如慢性支气管炎急性发作、社区获得性肺炎等。其次，糖皮质激素类是目前支气管哮喘治疗中最为有效的药物，哮喘防治指南推荐中重度哮喘急性发作患者应尽早全身使用糖皮质激素，本案中使用甲泼尼龙琥珀酸钠。可迅速减轻或抑制炎症过程，减轻或终止气道阻塞及气管高反应性，减少发作频率，改善肺功能、降低病死率，大大缩短重症哮喘的缓解时间。第三，该患者有咳嗽、咳脓痰但不易咳出的症状，应用氨溴索（沐舒坦）等黏痰溶解剂，可促进呼吸道内黏稠分泌物的排除及减少黏液的滞留，因而显著促进排痰，改进呼吸状况，同时该药可增加抗生素在肺组织中的分布浓度，有协同作用，应用后患者呼吸道黏液的分泌恢复至正常状况。

学习小结

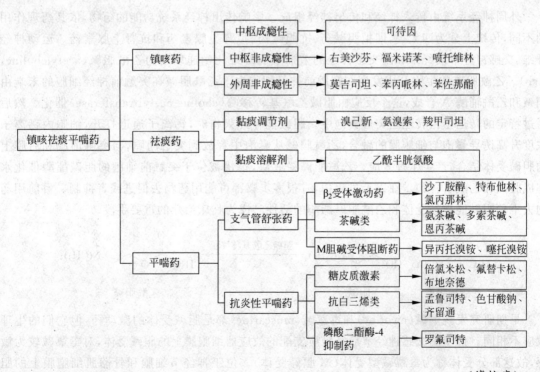

（傅榕赓）

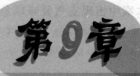

第9章

拟胆碱药和抗胆碱药

Cholinergic Drugs and Anticholinergic Drugs

学习目标

- 掌握拟胆碱药、抗胆碱药物的分类；氯贝胆碱、溴化斯的明、碘解磷定、溴丙胺太林的化学名、化学结构、理化性质、合成、作用靶点及用途；掌握硫酸阿托品的化学结构、理化性质、作用靶点及用途；掌握胆碱受体激动药的构效关系。
- 熟悉毒扁豆碱、右旋氯筒箭毒碱、泮库溴铵的化学结构、理化性质、作用靶点及用途；熟悉M胆碱受体阻断药的结构特征。
- 了解乙酰胆碱拟似物的设计思路；了解乙酰胆碱酯酶的活性部位；了解神经肌肉阻断药（肌松药）的分类及作用机制。

外周神经系统由传入神经和传出神经组成。影响传出神经系统功能的药物,依其药理作用的不同,传统上分为四大类,即拟胆碱药、抗胆碱药、拟肾上腺素药和抗肾上腺素药。运动神经纤维、交感神经节前纤维和副交感神经的节前节后纤维化学递质均为乙酰胆碱(acetylcholine, Ach)。乙酰胆碱的生物合成发生在突触前神经细胞内。乙酰胆碱在突触前神经细胞的末端由胆碱和乙酰辅酶A合成,这个反应由胆碱乙酰基转移酶(choline acetyltransferase)催化。然后通过特定的转运蛋白转运至突触囊泡中。胆碱能神经兴奋时,钙离子通道打开,细胞内钙离子浓度升高诱导囊泡与细胞膜的融合,乙酰胆碱从囊泡中释放到突触间隙,与突触前膜和后膜上的胆碱受体结合,产生生理效应。乙酰胆碱释放后,很快被位于突触前细胞的胆碱酯酶催化水解成胆碱和乙酸(失活)。在以上过程中,有很多步骤都可能用药物去促进或者抑制。目前用药物去干预胆碱能神经受体和乙酰胆碱酯酶的活性已成为临床治疗的重要手段。

$$H_3C-\underset{\underset{O}{\parallel}}{C}-SCoA + HO-CH_2CH_2-\overset{+}{N}(CH_3)_3 \xrightarrow{\text{胆碱乙酰基转移酶}} H_3C-\underset{\underset{O}{\parallel}}{C}-O-CH_2CH_2-\overset{+}{N}(CH_3)_3$$

乙酰辅酶A　　　　　胆碱　　　　　　　　　　　　　　乙酰胆碱

早期研究发现烟碱(nicotine)和毒蕈碱(muscarine)都是胆碱受体的激动药,但它们的生理效应不相同。位于副交感神经节后纤维所支配的效应器细胞膜上的胆碱受体,对毒蕈碱较为敏感,故这部分受体称为毒蕈碱型受体(M胆碱受体)。位于神经节细胞和骨骼肌细胞膜上的胆碱受体,对烟碱比较敏感,这部分受体称为烟碱型胆碱受体(N胆碱受体)。乙酰胆碱是胆碱受体激动药,对 M 胆碱受体及 N 胆碱受体均有作用,无选择性,分别产生 M 样作用及 N 样作用。

烟碱　　　　　　毒蕈碱

毒蕈碱和烟碱是最早被发现对乙酰胆碱受体具有选择性的化合物,由于这两种化合物均具有较强副作用而不能被药用,但为进一步寻找选择性高、副作用小的化合物提供了思路。

第1节 拟胆碱药
Cholinergic Drugs

拟胆碱药是一类具有与乙酰胆碱相似作用的药物。按其作用机制的不同,可分为直接作用于胆碱能受体的胆碱受体激动药(cholinoreceptor agonists)和通过抑制内源性乙酰胆碱水解,发挥作用的乙酰胆碱酯酶抑制药(cholinesterase inhibitors)两类。

一、胆碱受体激动药

乙酰胆碱是胆碱受体的天然配基,具有十分重要的生理作用,但存在以下缺点:①乙酰胆碱在胃酸的催化下易水解,所以不能口服。②乙酰胆碱在血液中非常容易被酸解或者酶解(酯酶)。③没有选择性,毒副作用大。所以没有实用价值。临床应用的胆碱受体激动药是依据乙酰胆碱化学结构,经过构效关系研究,设计开发的对酸、酯酶等稳定且有选择性的乙酰胆碱拟似物。

(一) 构效关系

对乙酰胆碱构效关系的研究表明,乙酰胆碱分子中带电荷的氮原子对活性是必需的,换为碳原子则活性消失。氮原子到酯基的距离是很重要的,酯基和氮原子之间的亚乙基桥及酯的功能基团是必要的。乙酰基被其他高级同系物取代,活性降低。亚乙基桥上的氢被甲基取代时,由于在体内不易被胆碱酯酶所破坏,因而作用较持久。若甲基取代在 β 位,烟碱样作用消失,为 M 拟胆碱药;若甲基取代在 α 位,则 M 样作用甚小,N 样作用仍保留。S 构型对 M 受体的亲和力比 R 构型大 320 倍。酰基部分的改变以乙酰基或氨甲酰基为最好。氨甲酰衍生物不易被胆碱酯酶水解,故作用时间较乙酰胆碱长。酰基增大,一般是 M 样作用很快消失,但对 N 样作用影响不大。乙酰基上,氢原子被苯环或环己基等亲酯性较大基团取代,生物活性由拟胆碱作用转变成抗胆碱作用。氮原子和氧原子的距离以相隔两个碳原子为最合适。

乙酰氧基　乙烯基桥　季碳原子

从乙酰胆碱的 M 受体活性部位结构推测(图 9-1),在受体的天冬氨酸残基和乙酰胆碱的分子的酯基团之间存在着重要的氢键作用。在受体上也存在一些小的疏水性孔穴,可以恰好适合酯的甲基基团。这种相互作用对于毒蕈碱型受体来说要比烟碱型受体更重要。有证据表明季铵基团位于受体的一个疏水性孔穴中,这个孔穴是由排在一起的3个氨基酸构成的。并且,这个孔穴恰巧包含两个小的刚好能容得下一个甲基的疏水性孔穴,以适应季铵基团上3个取代基中的两个甲基。第三个甲基被安置在结合位点的一个空阔的区域,所以可以被其他的烷基所取代。在带正电荷的氮原子和天冬氨酸阴离子残基之间存在很强的离子间相互作用。

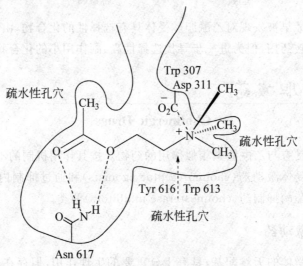

图 9-1 毒蕈碱受体结合部位

(二) 乙酰胆碱拟似物的设计

为解决乙酰胆碱不稳定性,可通过增加空间位阻及电子的稳定性这两条途径来解决。

1. 增加空间位阻 乙酰甲胆碱(methacholine)是在乙酰胆碱的乙烯基桥上增加一个甲基。这个甲基的存在使得羰基受到了保护,可以阻碍潜在的亲核进攻以减慢水解的速率,也可以阻碍与酯酶的结合,使得酶解的速度降低。乙酰甲胆碱的稳定性是乙酰胆碱的三倍多。由于乙酰胆碱分子与其受体之间的结合是紧密的以至于没有太大空间容纳比甲基大的基团,如果比甲基大的基团,虽然位阻增加稳定性,但活性降低。研究发现,乙酰甲胆碱对于毒蕈碱型受体具有很好的选择性。

乙酰甲胆碱

2. 电子效应 在卡巴胆碱(carbachol)中,乙酰基上的甲基被大小相近的氨基取代,既保留了活性又增加了稳定性。

卡巴胆碱

在以下的共振式(图9-2)中氨基氮的给电子共轭效应降低了羰基碳的正电性,使羰基对亲核试剂的稳定性增加。

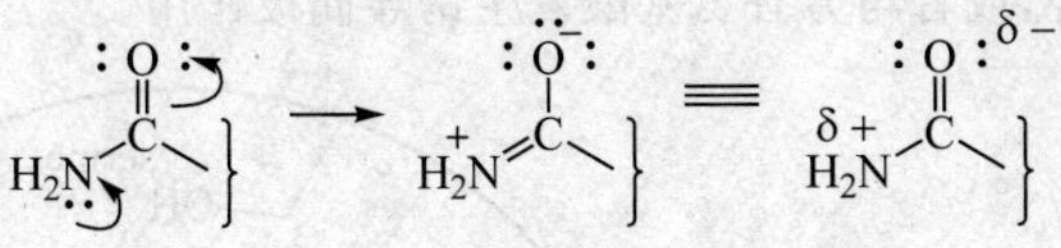

图 9-2 卡巴胆碱的共振式

卡巴胆碱虽然增加了其对化学和酶水解的稳定性,但对于毒蕈碱和烟碱受体选择性差。在临床上用于治疗青光眼。

研究表明 β-甲基可提高乙酰胆碱拟似物的稳定性和对受体作用的选择性,如氯贝胆碱。

氯贝胆碱(Bethanechol Chloride)

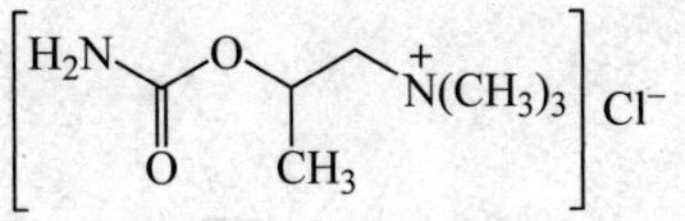

化学名为(±)-氯化 N,N,N-三甲基-2-氨基甲酰氧基-1-丙铵(2-[(aminocarbonyl)oxy]-N,N,N-trimethyl-1-propanaminium chloride)。

本品为无色或白色吸湿性结晶性粉末;有轻微氨样气味。极易溶于水,易溶于乙醇,几乎不溶于三氯甲烷和乙醚。熔点为 218~219℃(分解)。0.5%水溶液的 pH 为 5.5~6.5。其溶液于 120℃消毒 20 分钟不会发生变色或失效。

氯贝胆碱的合成由氯代异丙醇与光气反应,再经酰胺化和胺解,即可制得氯贝胆碱。

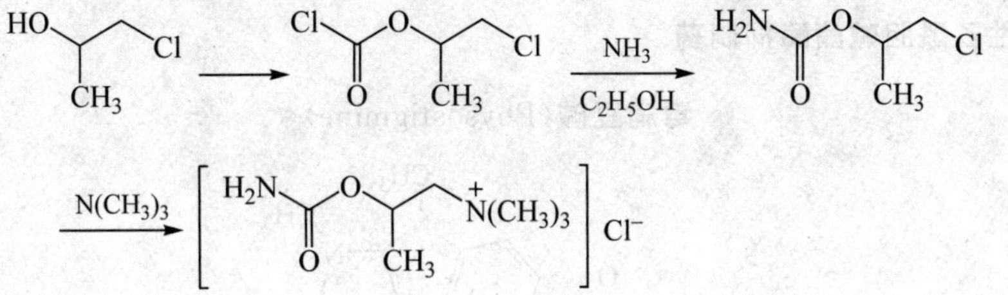

本品为 M 胆碱受体激动药,尤其对胃肠道和膀胱平滑肌的选择性较高,对心血管系统的作用几无影响。由于不易被胆碱酯酶水解,它的作用时间较乙酰胆碱长。临床主要用于手术后腹胀、尿潴留以及其他原因所致的胃肠道或膀胱功能异常。

二、乙酰胆碱酯酶抑制药

乙酰胆碱酯酶(AchE)能迅速地催化水解神经末梢所释放的乙酰胆碱使之失去活性。临床上使用的胆碱酯酶抑制药是一种能可逆性地与乙酰胆碱酯酶的酯解部位或负离子结合,从而阻碍乙酰胆碱酯酶对乙酰胆碱水解的药物。由于胆碱酯酶受到竞争性抑制,神经末梢释放的乙酰胆碱在受体部位浓度增高,从而增强并延长了乙酰胆碱的生理作用。

(一) 乙酰胆碱酯酶的活性部位

有两个重要的区域,分别是阴离子结合区域和酯结合区域(图9-3)。乙酰胆碱与胆碱酯酶结合是通过:①与天冬氨酸残基形成离子键。②与色氨酸残基形成氢键。在催化位点的组氨酸残基与丝氨酸残基也是水解机制所需的。乙酰胆碱酯酶的阴离子结合区域与乙酰胆碱受体的阴离子结合区域非常相似。有两个刚好能容甲基的疏水性空穴。带正电荷的氮原子与带负电荷的天冬氨酸残基结合,或者与芳香氨基酸发生诱导偶极作用。

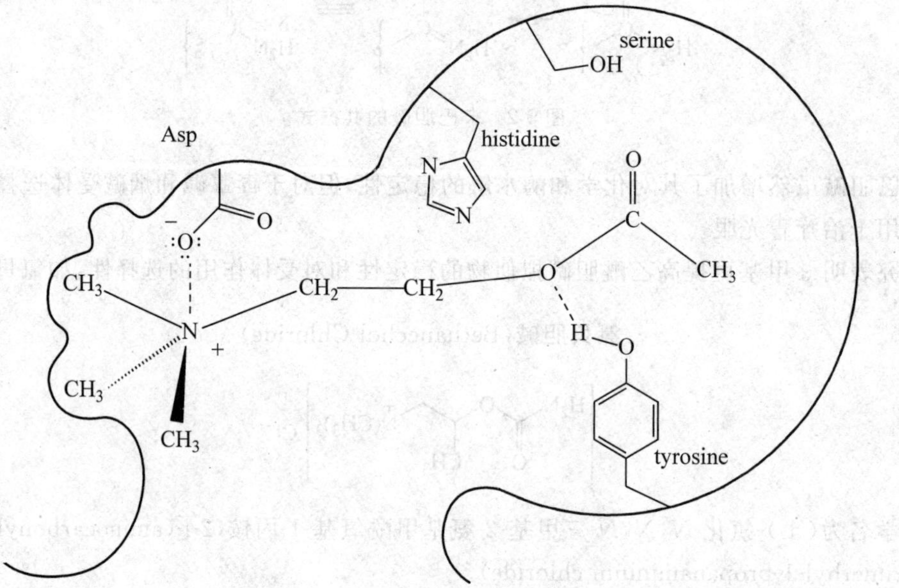

图 9-3 乙酰胆碱与活性部位的键合作用

(二)胆碱酯酶抑制药

根据与乙酰胆碱酯酶结合程度不同,可分为可逆性乙酰胆碱酯酶抑制药、不可逆性乙酰胆碱酯酶抑制药和胆碱酯酶复活剂。

1. 可逆性乙酰胆碱酯酶抑制药

毒扁豆碱(Physostigmine)

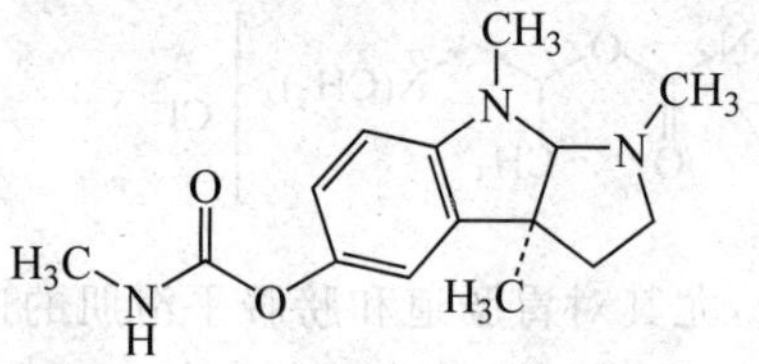

化学名为(3a,S-cis)-1,2,3,3a,8,8a-六氢-1,3a,8-三甲基吡咯并(2,3-b)吲哚-5-醇甲氨基甲酸酯((3a,S-cis)-1,2,3,3a,8,8a-hexahydro-1,3a,8-trimethylpyrrolo[2,3-b]indol-5-ol methylcarbamate),又名依色林(eserine)。

本品为斜方棱形晶体或小叶片状簇晶,其水杨酸盐为针状结晶;本品易溶于乙醇、苯和三氯甲烷,微溶于水。

1864年人们从西非的一种植物毒扁豆中发现了毒扁豆碱。1925年确立了该化合物的结构。它是最先发现并用于临床的可逆性乙酰胆碱酯酶抑制药。毒扁豆碱易被胃肠道、皮下组织和黏膜吸收,在体内大部分被胆碱酯酶催化水解失活,毒扁豆碱易透过角膜,具有缩瞳降低眼内压等作用。临床上用于治疗青光眼。由于毒扁豆碱为叔胺(非季铵离子),因此能透过血脑屏障到达中枢,抑制脑内的乙酰胆碱酯酶,逆转抗胆碱类药物的作用。可进一步开发为治疗老年性痴呆和识别障碍的药物。

毒扁豆碱由于天然资源有限,不易合成,且水溶液很不稳定,放置可逐渐水解成毒扁豆酚(physostigmol)而失效。又因其毒性较大,药理作用特异性低等缺点,故进行了合成代用品的研究。

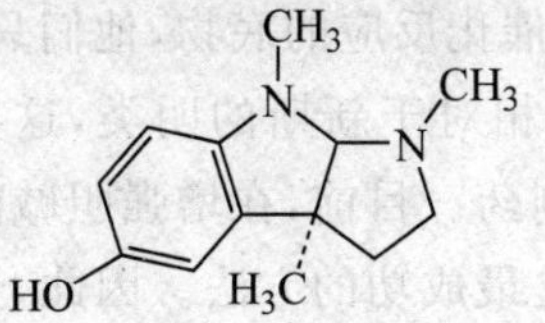

毒扁豆酚

在毒扁豆碱结构改造中发现,酯键对其抑酶作用是必需的。由 N,N-二甲基氨基甲酸酯取代 N-甲基氨基甲酸酯,则酯键的稳定性提高,从而找到疗效较好的新斯的明,以其溴化物或甲基硫酸盐用于治疗重症肌无力、腹胀、尿潴留等。

溴新斯的明(Neostigmine Bromide)

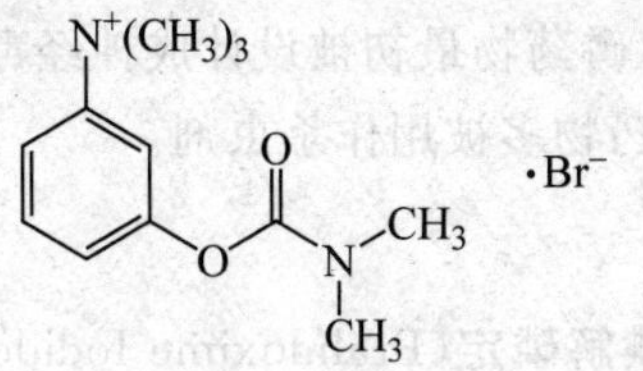

化学名为溴化 N,N,N-三甲基-3-[(二甲氨基)甲酰氧基]苯铵(3-[[(dimethylamino)carbonyl]oxy]-N,N,N-trimethylbenzenaminium bromide)。

本品为白色结晶性粉末;无臭,味苦。极易溶于水,水溶液呈中性。易溶于乙醇和三氯甲烷,几乎不溶于乙醚。熔点为 171~176℃(分解)。

本品与氢氧化钠溶液加热反应被水解生成间二甲氨基酚钠,再与重氮苯磺酸反应生成红色的偶氮化合物,可用于鉴别。

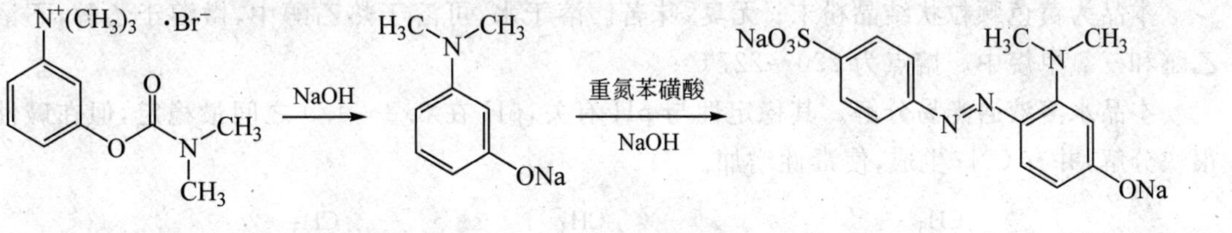

溴新斯的明的合成以间氨基苯酚为原料,经甲基化、成盐后与二甲氨基甲酰氯成酯,再经季铵化即可制得溴新斯的明。

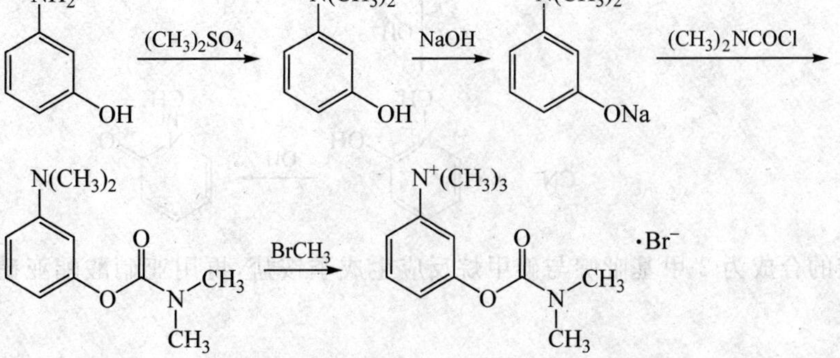

溴新斯的明是经典的乙酰胆碱酯酶抑制药,药物本身是乙酰胆碱酯酶催化反应的底物。可以静脉给药逆反神经肌肉阻断药的作用,也可以口服给药用于治疗重症肌无力。近年来,相继研发了新型抗胆碱酯酶药。这些药物与乙酰胆碱相比,对乙酰胆碱酯酶具有更高的亲和力,但药物分子本身却不是乙酰胆碱酯酶催化反应的底物,他们只是在一段时间内占据了酶的活性部位使之不能催化乙酰胆碱的水解。相对于新斯的明类,这些药物被称为非经典的抗胆碱酯酶药,仍属于可逆性乙酰胆碱酯酶抑制药。目前,在增强胆碱能传递,治疗和减轻阿尔茨海默病的某些症状中,抑制乙酰胆碱酯酶仍是最成功的方法。因此,开发新型乙酰胆碱酯酶抑制药,寻找抗老年痴呆药已成为引人注目的研究领域。

2. 不可逆性乙酰胆碱酯酶抑制药 一些有机磷酸酯类衍生物为有效的胆碱酯酶抑制药,这是利用磷酸酯对水解非常稳定的性质设计的。它们的作用机制与可逆性酶抑制药相同,但生成的磷酰化乙酰胆碱酯酶的水解速率非常慢,以致很难经水解重新释放出乙酰胆碱酯酶,所以称为不可逆性乙酰胆碱酯酶抑制药。其结果导致乙酰胆碱在体内堆积,发生一系列中毒症状,需及时用胆碱酯酶复活药救治。

在第二次世界大战期间,有机磷药物最初被设计成神经毒气。幸运的是该类物质并没有在战时应用。在和平时期有机磷类药物多被用作杀虫剂。

3. 胆碱酯酶复活剂

碘解磷定(Pralidoxime Iodide)

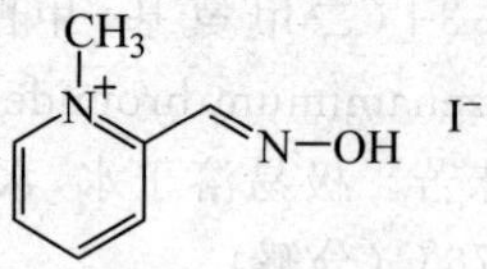

化学名为 1-甲基-2-吡啶甲醛肟碘化物(2-[(hydroxyimino)methyl]-1-methylpyridinium Iodide),又名解磷毒,派姆(PAM)。

本品为黄色颗粒状结晶粉末;无臭,味苦。溶于水,可溶于热乙醇中,微溶于乙醇,不溶于乙醚和三氯甲烷中。熔点为220~227℃。

本品水溶液遇光易分解。其稳定性与 pH 有关,pH 在 3.2~4.9 之间最稳定,但在碱性时很快分解,并有 CN^- 生成,使毒性增加。

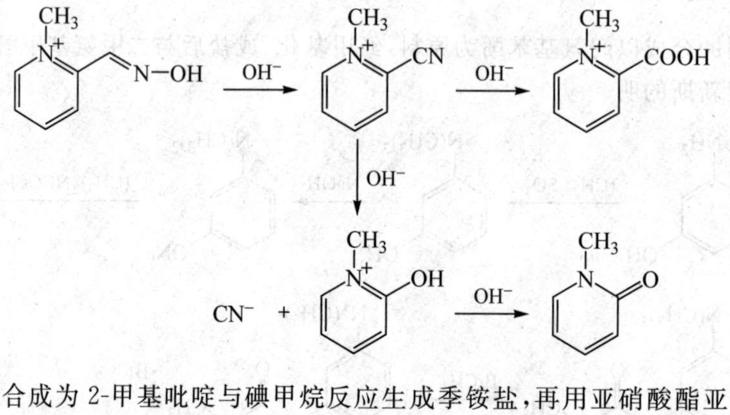

碘解磷定的合成为 2-甲基吡啶与碘甲烷反应生成季铵盐,再用亚硝酸酯亚硝化,最后重排即得碘解磷定。

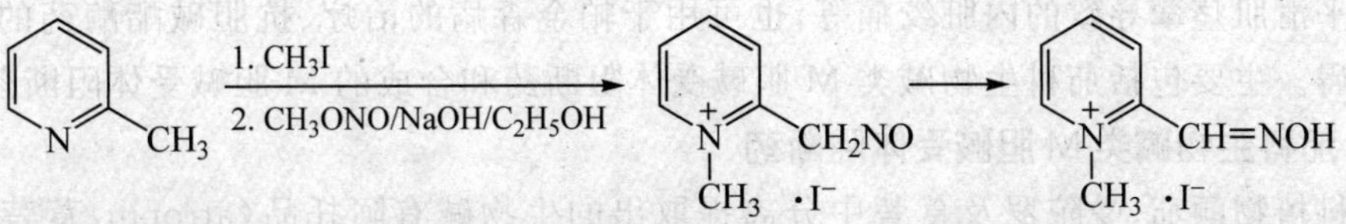

本品为有机磷农药解毒剂，能恢复胆碱酯酶的活性。解磷定能与有机磷酸酯类直接作用，结合成无毒的化合物由尿中排出。但它仅对形成不久的磷酰化酯酶有复能作用，对老化的磷酰化胆碱酯酶复能效果差。

设计有机磷酸酯类药物的解毒剂要解决的问题是寻找一种能将有机磷酸酯分子从丝氨酸上置换下来的药物。这就需要使得磷酸—丝氨酸键被水解，但该键的键能很大不易被破坏。因此，需要一种比水的亲核能力还强的亲核试剂。根据磷酸盐可以被羟胺水解这一事实，设计了羟胺类化合物。

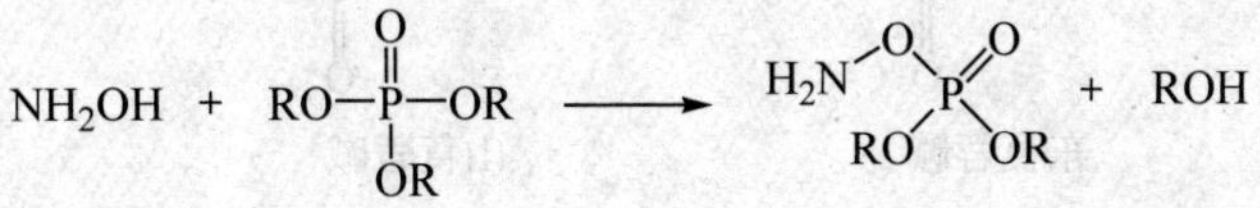

考虑到有机磷酸酯基团并不能完全占据活性位点，其阴离子结合位点是空的。显然需要寻找一种适合于这一阴离子中心并具有与磷酸酯基反应的羟胺基团的物质（图9-4）。解磷定就是其设计产物。正电荷由甲基化的嘧啶环提供，亲核性侧链则在其邻位，经计算把亲核性羟基置于与磷酸酯基反应的最恰当的位置上。解磷定表现出很好的解毒性。

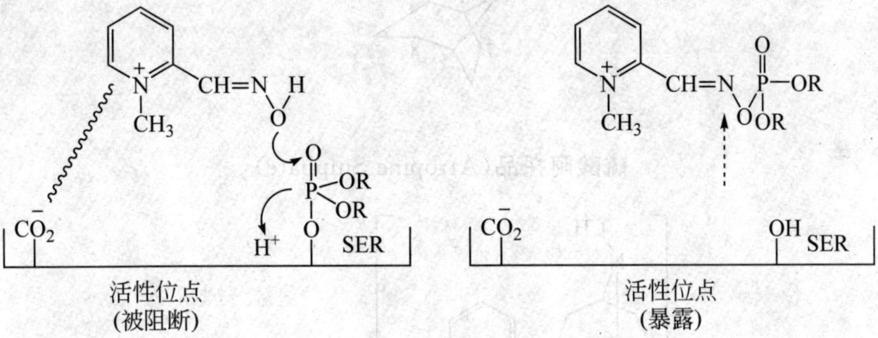

图9-4　羟胺基团与磷酸酯基反应

第2节　抗胆碱药

Anticholinergic Drugs

胆碱能受体的阻断药是一类能与受体结合但并无内在活性的药物。胆碱能受体阻断药可分为M胆碱受体阻断药（muscarinic antagonists）和N胆碱受体阻断药（nicotinic antagonists）。

一、M胆碱受体阻断药

M胆碱受体阻断药具有可逆性竞争拮抗乙酰胆碱的作用，呈现抑制腺体（汗腺、唾液腺和胃液）分泌、散大瞳孔、加速心率、松弛支气管和胃肠道平滑肌等作用。临床用于治疗消化性溃疡、散瞳、平滑肌痉挛导致的内脏绞痛等,也可用于帕金森病的治疗、抗胆碱酯酶药的中毒解救及运动障碍。主要包括茄科生物碱类M胆碱受体阻断药和合成的M胆碱受体阻断药。

(一) 茄科生物碱类M胆碱受体阻断药

从茄科植物颠茄、曼陀罗及莨菪中分离提取出的生物碱有阿托品(atropin,莨菪碱外消旋体)、(-)-东莨菪碱((-)scopolamine)、山莨菪碱(anisodamine)和樟柳碱(anisodine)。天然阿托品为左旋,但在提取过程中,可产生外消旋化,故无旋光性。

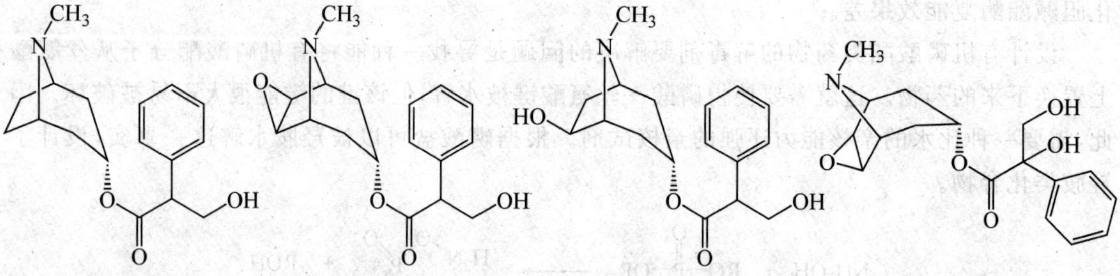

阿托品　　东莨菪碱　　山莨菪碱　　樟柳碱

阿托品、东莨菪碱、山莨菪碱和樟柳碱的化学结构中均含有莨菪烷(tropane)骨架,莨菪烷结构中的 C_1 和 C_5, C_3[多有α-羟基取代即为托品(tropine),也称莨菪醇],为手性碳原子,但由于内消旋无旋光性。

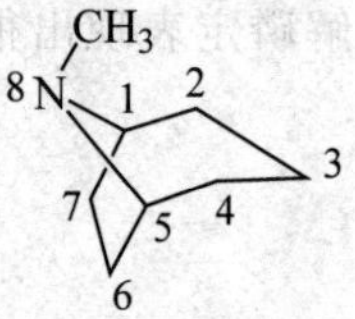

硫酸阿托品(Atropine Sulphate)

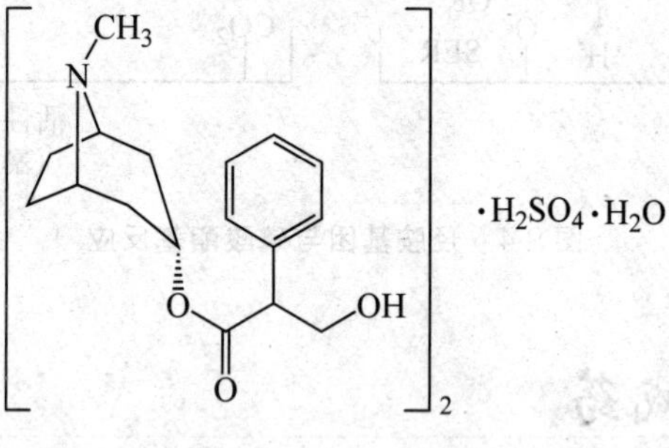

化学名为 α-(羟甲基)苯乙酸-8-甲基-8-氮杂双环[3,2,1]-3-辛酯硫酸盐一水合物(α-(hydroxymethyl)benzeneacetic acid (3-endo)-8-methyl-8-azabicyclo[3.2.1]oct-3-yl ester sulphate monohydrate)。

本品为无色结晶或白色结晶性粉末;无臭,味苦。极易溶于水,易溶于乙醇和甘油中,难溶于三氯甲烷、丙酮和乙醚。熔点为190～194℃(分解)。

阿托品分子中有一叔胺氮原子,显较强的碱性($K_b=4.5\times10^{-5}$),与硫酸成盐的水溶液呈中性。

分子中的酯键易被水解。在微酸性、近中性时比较稳定,强酸性或碱性时易水解。水解后生成莨菪醇和消旋莨菪酸。其水溶液的 pH 在 3.5～4.0 最为稳定,故制备硫酸阿托品注射液时通常用盐酸(0.1mol/L)调节 pH,并加入 1% 氯化钠作为稳定剂。此外温度升高水解加速,灭菌宜采用流通蒸汽 100℃,30min。避光保存。

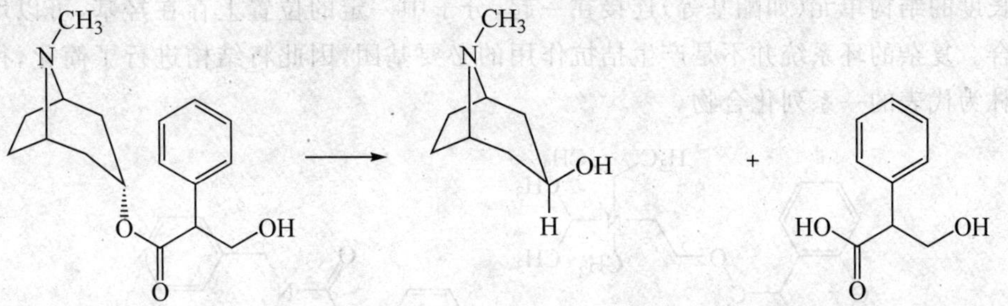

本品具有 Vitali 反应,反应过程:用发烟硝酸加热处理时,发生硝基化反应,生成三硝基衍生物;再加入氢氧化钾醇溶液和一小粒固体氢氧化钾,初显深紫色,后转暗红色,最后颜色消失,这是莨菪酸的特异反应。

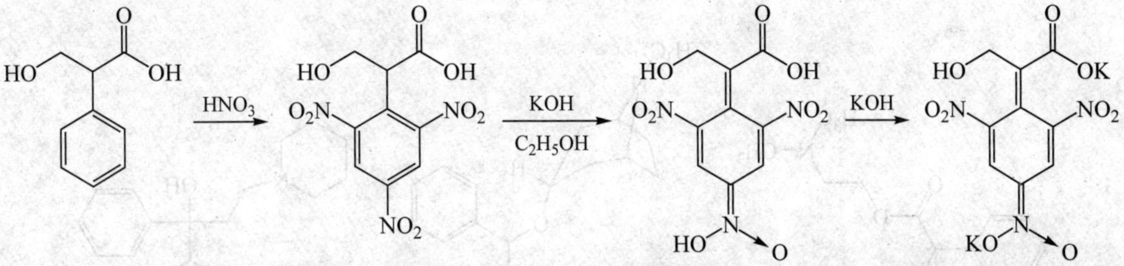

本品水解生成的莨菪酸,与重铬酸钾作用,氧化生成苯甲醛,具苦杏仁特异臭味。本品还能和多数生物碱沉淀试剂和显色剂反应。

本品常用于胃肠痉挛引起的疼痛、盗汗和胃酸过多等,作为散瞳剂用于眼底检查,也可用于麻醉前给药、有机磷农药中毒等。用药后有口干、眩晕等副作用。青光眼患者禁用。

(二)合成的 M 胆碱受体阻断药

1. 半合成 M 胆碱受体阻断药 由于阿托品是叔胺,因此它们能够跨越血脑屏障并拮抗大脑中的 M 受体。为了减少中枢的副作用,合成了阿托品的季铵盐。例如,异丙托溴铵(ipratropium bromide)常被用于支气管扩张剂,制成气雾剂,局部应用治疗慢性支气管炎和支气管哮喘,无明显全身副作用。甲硝阿托品可降低胃肠道的活动性。

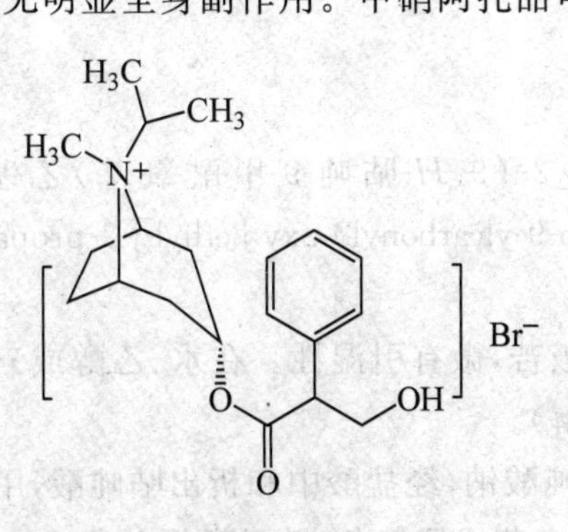

异丙托溴铵 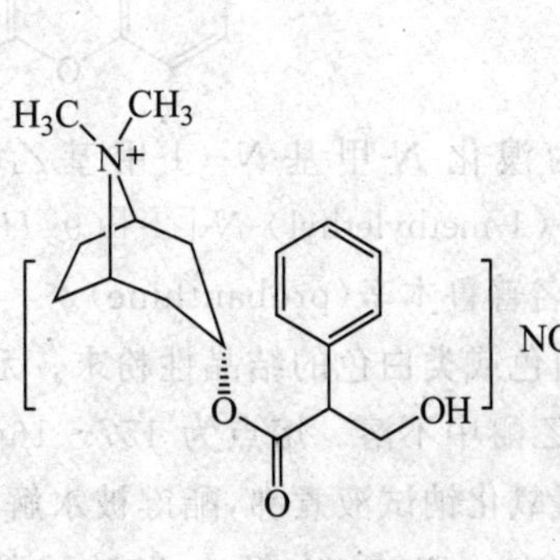　　　　甲硝阿托品

2. 全合成 M 胆碱受体阻断药 经过用大量的不同阿托品合成类似物去研究它们的构效关系,研究表明,M 胆碱受体阻断药的共同的特征:分子一端有正离子基团,与受体的负离子部位结合;分子另一端为较大的环状基团,该基团可通过范德华力或疏水键与受体结合;这两端由一定长度的结构单元(如酯基等)连接在一起,分子中一定的位置上存在羟基,可以增加与受体的结合。复杂的环系统并不是产生拮抗作用的必要基团,因此将结构进行了简化,得到以溴丙胺太林为代表的一系列化合物。

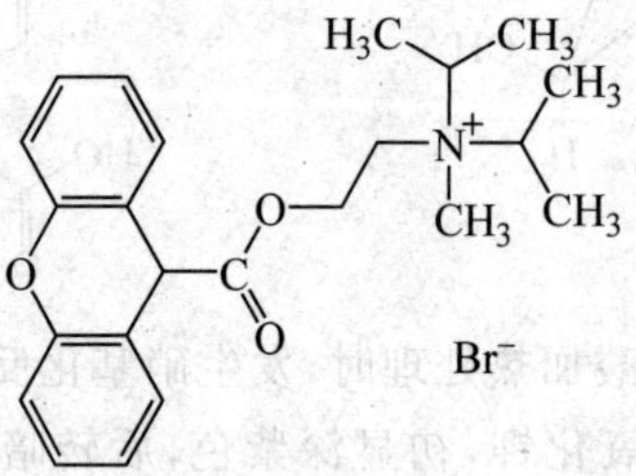

溴丙胺太林 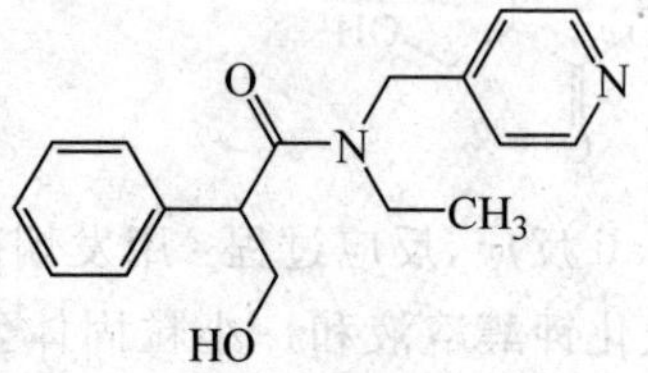   托品酰胺

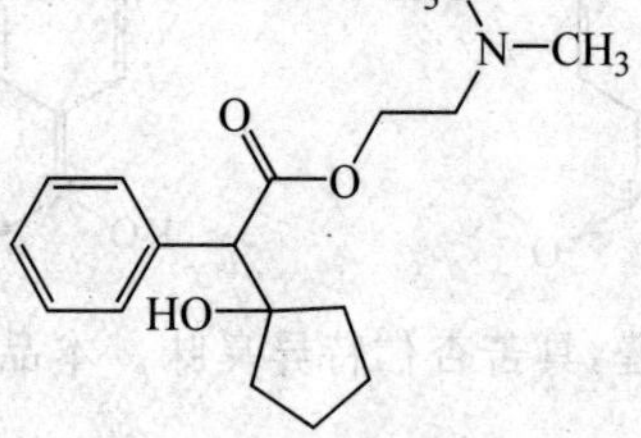

环喷托酯 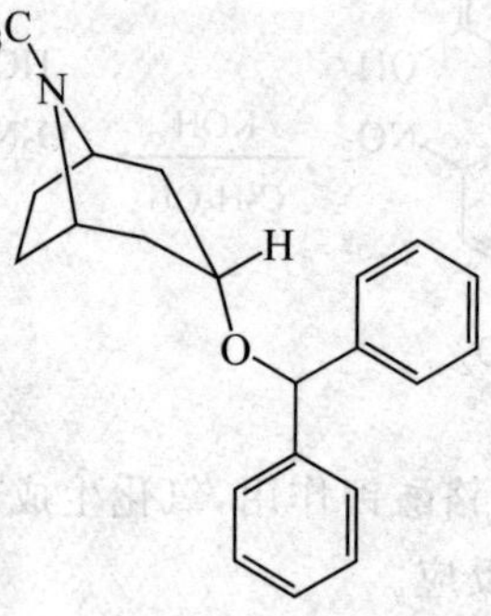   苯托品 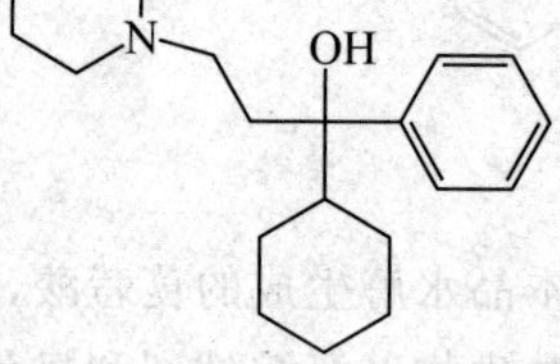   苯海索

溴丙胺太林(Propantheline Bromide)

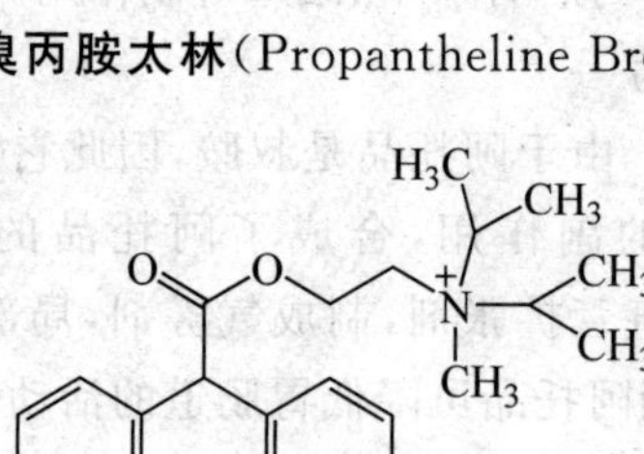

化学名为溴化 N-甲基-N-(1-甲基乙基)-N-[2-(9 H-呫吨-9-甲酰氧基)乙基]-2-丙铵(N-methyl-N-(1-methylethyl)-N-[2-[(9 H-xanthen-9-ylcarbonyl)oxy]ethyl]-2-propanaminium bromide),又名普鲁本辛(probanthine)。

本品为白色或类白色的结晶性粉末;无臭,味极苦,微有引湿性。在水、乙醇或三氯甲烷中极易溶解,在乙醚中不溶。熔点为 157～164℃(分解)。

本品与氢氧化钠试液煮沸,酯键被水解生成呫吨酸钠,经盐酸中和析出呫吨酸,用稀乙醇精制后,熔点为 213～219℃(分解)。呫吨酸遇硫酸显亮黄或橙黄色,并显微绿色荧光。

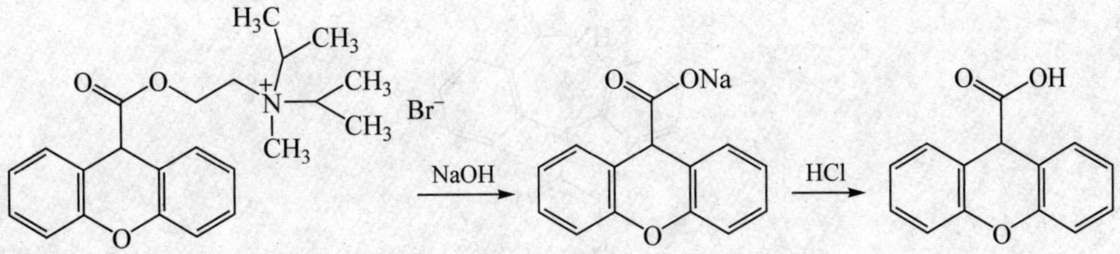

溴丙胺太林的合成以邻氯苯甲酸为原料,在氢氧化钠及青铜粉催化下与苯酚反应,制成邻苯氧基苯甲酸,再以浓硫酸加热脱水环合得到 9-呫吨酮,经锌粉在碱性条件下还原得到呫吨醇。呫吨醇经氰化、水解得到呫吨 9-甲酸后,与二异丙氨基乙醇在二甲苯共沸脱水下进行酯化,再与溴甲烷反应即得溴丙胺太林。

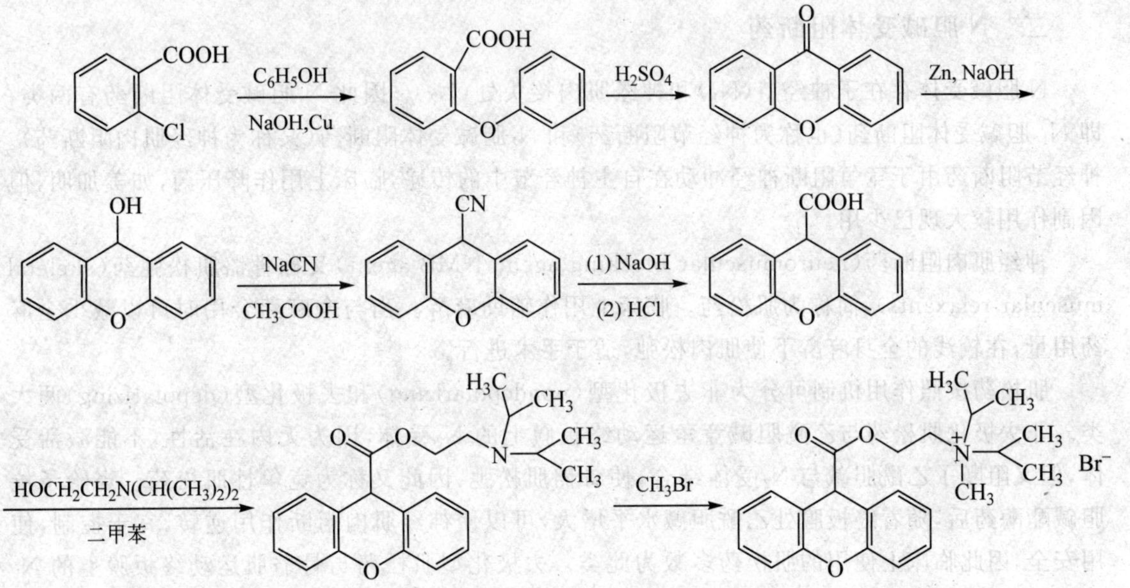

《中国药典》规定对合成过程中可能带入的呫吨酮、呫吨酸等杂质,用薄层色谱法进行杂质限度检查。

本品为季铵化合物,不易透过血脑屏障,因此,中枢副作用小。外周 M 胆碱受体阻断作用与阿托品类似。主要用于胃肠道痉挛和胃及十二指肠溃疡的治疗。

阿托品及合成抗胆碱药对 M 受体有高选择性,但对受体亚型选择性差,副作用较多。近年来发展的 M_1 胆碱受体阻断药哌仑西平(pirenzepine)是一种选择性 M 胆碱受体阻断药,对 M_1 受体具有高亲和性,对 M_2 和 M_3 受体亲和性弱。与其他经典的抗胆碱药不同,治疗剂量时选择性阻断胃黏膜上 M_1 受体,控制胃酸分泌,此剂量时对胃肠道平滑肌、唾液腺分泌、心血管、瞳孔和泌尿功能影响很小,由于它难透过血脑屏障,对中枢神经系统副作用小。哌仑西平可经胃肠道吸收,但是生物利用度仅 20%～30%,如与食物同服可降至 10%～20%。在体内几乎不被代谢,90% 从粪便、10% 从尿以原型排出。消除半衰期约 12 小时。哌仑西平常以其二盐酸盐一水合物供药用,适用于治疗胃和十二指肠溃疡。与西咪替丁、雷尼替丁等合用疗效更好。

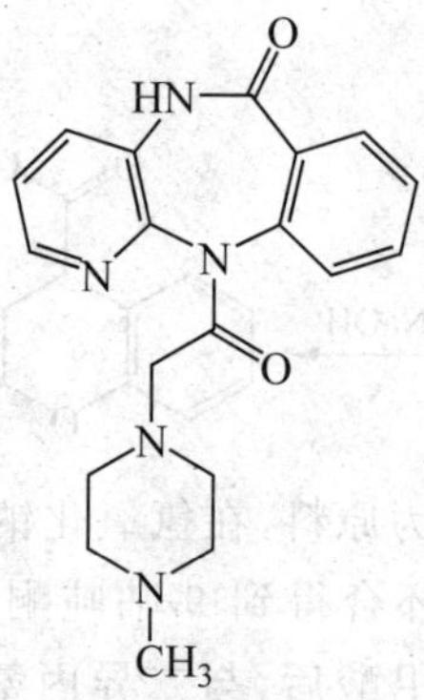

哌仑西平

二、N 胆碱受体阻断药

N 胆碱受体存在于神经节(N_1)和神经肌肉接头处(N_2)。因此 N 胆碱受体阻断药有两类，即 N_1 胆碱受体阻断药(也称为神经节阻断药)和 N_2 胆碱受体阻断药(又称为神经肌肉阻断药)。神经节阻断药由于竞争阻断神经冲动在自主神经节中的传递，临床上用作降压药，如美加明，但因副作用较大现已少用。

神经肌肉阻断药(neuromuscular blocking agent, NMB agent)又称骨骼肌松弛药(skeletal muscular relaxants)，简称为肌松药。临床上用作辅助麻醉。当与全麻药合用时可以减少全麻药用量，在较浅的全身麻醉下使肌肉松弛，适于手术进行。

肌松药按照作用机制可分为非去极化型(nondepolarizing)和去极化型(depolarizing)两大类。非去极化肌松药与乙酰胆碱竞争运动终板膜上的 N_2 受体，因为无内在活性，不能激活受体，但又阻断了乙酰胆碱与 N_2 受体结合，使骨骼肌松弛，因此又称为竞争性肌松药。当给予抗胆碱酯酶药后，随着终板膜处乙酰胆碱水平增大，可以使神经肌肉阻断作用逆转，宜于控制，使用安全，因此临床上使用的肌松药多数为此类。去极化型肌松药与骨骼肌运动终板膜上的 N_2 受体结合并激动受体，使终板膜及邻近肌细胞膜长时间去极化，阻断神经冲动的传递，导致骨骼肌松弛。由于多数去极化肌松药不易被乙酰胆碱酯酶分解破坏，其作用类似过量的乙酰胆碱长时间作用于受体，因此本类药物过量时，不能用抗胆碱酯酶药解救，因此限制了去极化肌松药在临床上的应用。但本类药物中氯琥珀胆碱例外，由于它起效快，易被体内血浆胆碱酯酶水解失活，持续时间短，易于控制，但不良反应较多。

右旋氯筒箭毒碱(d-Tubocurarine Chloride)

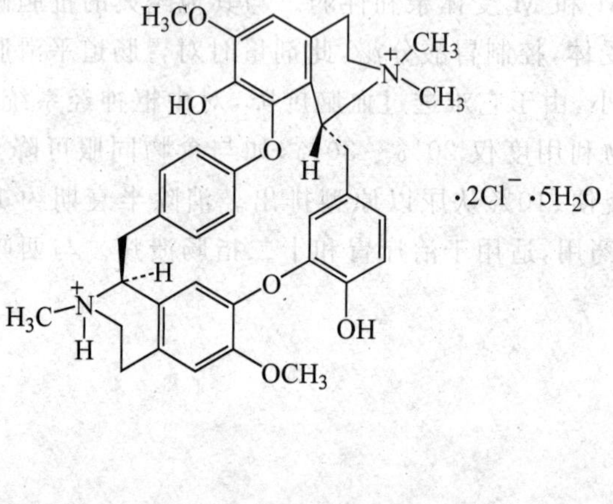

$\cdot 2Cl^- \cdot 5H_2O$

化学名为 2,2′,2′-三甲基-6,6′-二甲氧基-7,12′-二羟基-筒箭毒鎓盐酸盐五水合物((+)-tubocurari chloride hydrochloride pentahydrate)。

本品为白色至微黄色结晶性粉末；无臭。溶于水和乙醇,不溶于丙酮、乙醚和三氯甲烷。熔点为 268℃(部分分解)。水溶液稳定,1%水溶液 pH4～6,可加热消毒。比旋光度为+210°～+224°。

d-氯化筒箭毒碱是南美洲防己科植物中的一种生物碱,化学结构为双-1-苄基四氢异喹啉类。1935 年被分离,1970 年其结构才得到确认。本品是临床上第一个非去极化型肌松药,作用较强,曾用于治疗帕金森、破伤风、狂犬病、士的宁中毒等。但由于有神经节阻断作用和促进组胺释放作用,使心率减慢,血压下降,还有麻痹呼吸肌的危险,应用前须做好急救准备。制成注射液多用于腹部外科手术。重症肌无力和支气管哮喘者忌用。本品注射后 18 小时内,50%由尿排出,体内基本上不进行生物转化。

生物碱类肌松药具有非去极化型肌松药的结构特点,即双季铵结构,两个季铵氮原子相隔 10～12 个原子,季铵氮原子上有较大取代基团,此外,多数还都含有苄基四氢异喹啉的结构,以此结构为基础,人们从加速药物代谢的角度,在分子中通过加入自身破坏机制来达到快速消除的目的,设计合成了苯磺阿曲库铵(atracurium besilate)为代表的一系列四氢异喹啉类神经肌肉阻断药。这是运用软药原理设计新药的一个成功实例。

苯磺阿曲库铵

苯磺阿曲库铵具有分子内对称的双季铵结构,在其季铵氮原子的 β 位上有吸电子基团取代,使其在体内生理条件下可以发生非酶性霍夫曼消除反应,以及非特异性血浆酯酶催化的酯水解反应,迅速代谢为无活性的代谢物。该药物被化学机制灭活而不是被酶机制灭活的一个主要的优点是灭活的速率在不同的患者之间保持相同。而以往的神经肌肉阻断药的灭活大都依赖于酶参与的代谢过程并排泄出去。但是酶参与的过程依不同的患者而各异。该药代谢机制避免了对肝、肾酶催化代谢的依赖性,解决了其他神经肌肉阻断药的蓄积中毒问题。苯磺阿曲库铵的非去极化型肌松作用强度约为 d-氯化筒箭毒碱的 1.5 倍,起效快,维持时间短(约 0.5 小时),不影响心、肝、肾功能,无蓄积性,是比较安全的肌松药。

有活性　　　　　　无活性

阿曲库铵的霍夫曼消除

由于药物的作用时间非常短暂(大约30分钟),使用时通过静脉滴注给药,可随时终止用药。

近年来临床应用的本类药物还有多库氯铵(doxacurium chloride)和米库氯铵(mivacurium chloride)。前者起效稍慢(4~6分钟),维持时间长(90~120分钟),为一长效药物。而后者起效快(2~4分钟),维持时间短(12~18分钟),为一短效药物。两者均较安全。

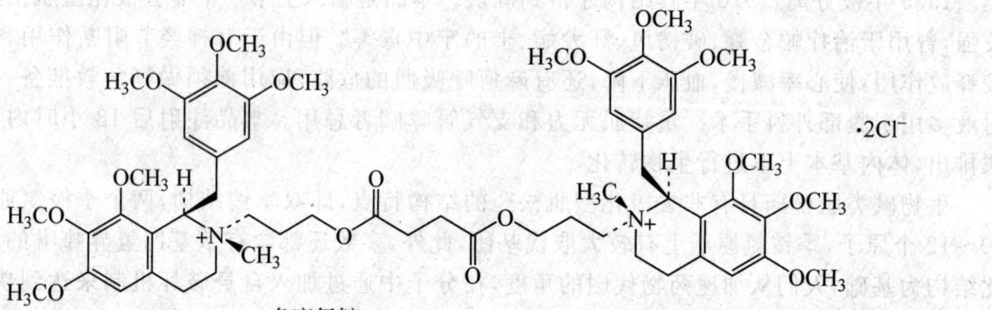

多库氯铵

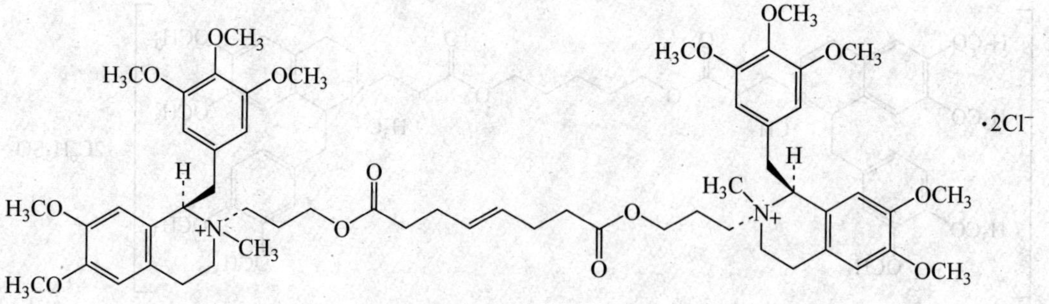

米库氯铵

另外,还有一类甾类非去极化型神经肌肉阻断药,此类药物的研究始于20世纪60年代初,研究发现一些具有雄甾烷母核的季铵生物碱具有肌肉松弛作用,经结构改造后于1968年泮库溴铵进入临床。之后此类药物陆续有新药问世。

泮库溴铵(Pancuronium Bromide)

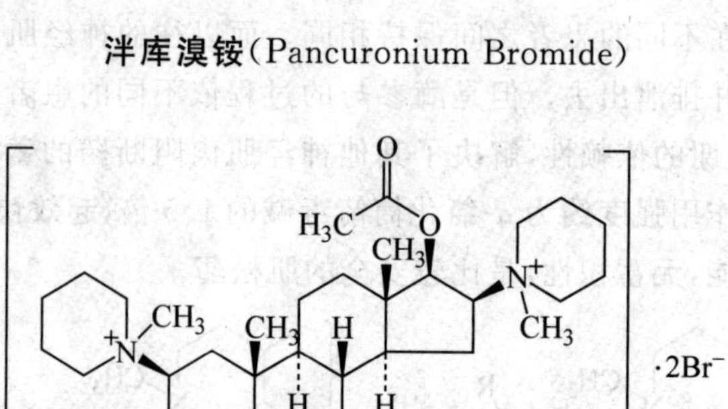

化学名为1,1'-[3α,17β-双-(乙酰氧基)-5α-雄甾烷-2β,16β-二基]双-(1-甲基哌啶鎓)二溴化物(1,1'-[(2β,3α,5α,16β,17β)-3,17-bis(acetyloxy) androstane-2,16-diyl] bis (1-

methylpiperidinium) dibromide)。

本品为白色或近白色结晶或结晶性粉末；无臭，味苦，有引湿性。易溶于水(1∶1)，能溶于乙醇、三氯甲烷和二氯甲烷，几乎不溶于乙醚。水溶液呈右旋。熔点为213～218℃。

泮库溴铵的肌松作用约为氯化筒箭毒碱的5～6倍，起效时间(4～6分钟)和持续时间(120～180分钟)与氯化筒箭毒碱相近，无神经节阻断作用。本品虽为雄甾烷衍生物，却无雄性激素作用。

泮库溴铵为5α雄甾烷衍生物，分子中手性中心构型为 $2S, 3S, 5S, 8R, 9S, 10S, 13S, 14S, 16S, 17R$。在其结构中环A和环D部分，各存在一个乙酰胆碱样的结构片段，属于双季铵结构的肌松药。

其他甾类非去极化型神经肌肉阻断药：

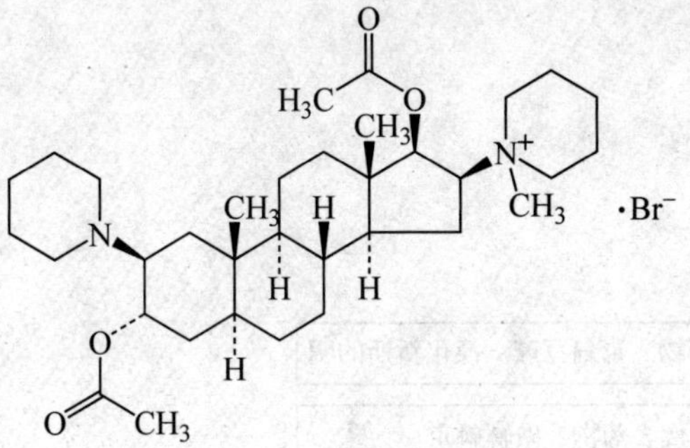

维库溴铵

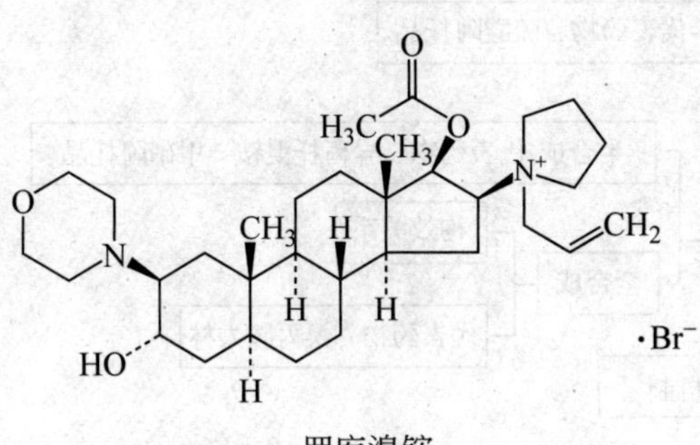

罗库溴铵

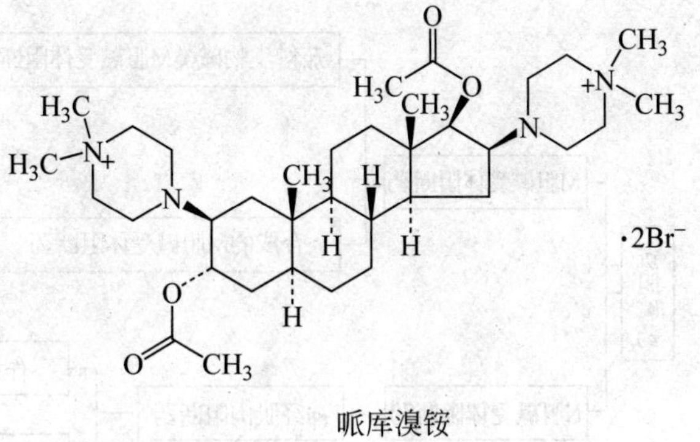

哌库溴铵

知识链接

患者，女，24岁。因与丈夫争吵，服下敌敌畏300mL，10分钟后出现呕吐症状，被送到医院。入院时，患者脸色发灰，口吐白沫，牙关紧闭，间停呼吸，全身颤抖，并出现呼吸衰竭、昏迷症状。抢救：立即放置通气导管，然后插管洗胃，导尿，碘解磷定2g静脉滴注、阿托品10mg静脉推注。开始患者无反应，阿托品静脉推注量从20mg、40mg到80mg，5分钟之内，随着剂量的加大，患者心率加快，瞳孔由1mm渐渐增大至4mm，皮肤由潮湿变为干爽。患者阿托品化后，医生一边用药，一边严密观察病情，至次日清晨6时，患者开始苏醒。

讨论：

为什么采用阿托品与碘解磷定合并用药？

答： 阿托品是 M 胆碱受体阻断药，可以有效解除有机磷农药中毒患者的 M 样症状，如呕吐、流涎、大小便失禁、呼吸困难等。但对中枢症状如惊厥、躁动不安等对抗作用较差；对 N 样症状（如肌肉震颤）无效；也不能使失活的乙酰胆碱酯酶恢复活性。碘解磷定为乙酰胆碱酯酶复活药，可使被有机磷农药抑制的乙酰胆碱酯酶恢复活性，促使体内的有机磷由肾排出，并可迅速对抗肌肉震颤。故对中、重度有机磷农药中毒的患者，必须采用阿托品与乙酰胆碱酯酶复活药合并应用的措施。

学习小结

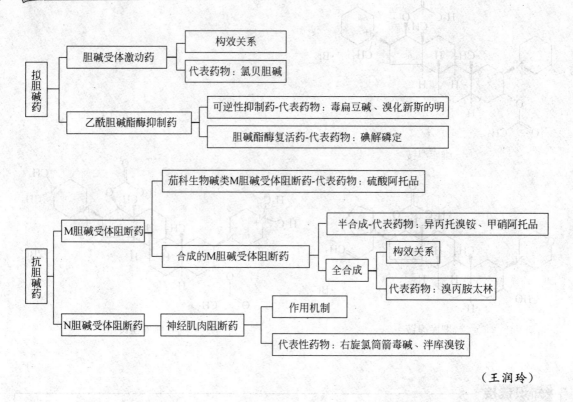

（王润玲）

第10章

拟肾上腺素药

Adrenomimetic Drugs

学习目标

- 掌握拟肾上腺素药的分类,拟肾上腺素药的构效关系,肾上腺素和麻黄碱的化学结构、化学名、理化性质及影响因素、合成方法和临床应用。
- 熟悉重酒石酸去甲肾上腺素、沙丁胺醇和克伦特罗的化学结构、作用特点,以及拟肾上腺素药物的构效关系。
- 了解异丙肾上腺素、特布他林的结构、临床用途。

拟肾上腺素药,又称肾上腺素受体激动药,是一类直接与肾上腺素受体结合或促进肾上腺素能神经末梢释放递质,产生与肾上腺素能神经兴奋时相似效应的药物。由于是一类通过兴奋交感神经而发挥作用的药物,亦称为拟交感神经药。因为化学结构均为胺类,且部分药物又具有儿茶酚(1,2-苯二酚)结构部分,故又有拟交感胺和儿茶酚胺之称。

肾上腺素受体可分为 α 受体和 β 受体。它们又可分为不同的亚型。不同亚型的受体在体内分布部位不同,产生的生理效应也不尽相同。

α 受体分为 α_1、α_2 两种亚型。α_1 受体主要分布在血管平滑肌(如皮肤、黏膜血管,以及部分内脏血管)、瞳孔开大肌,激动时引起血管收缩、血压上升、瞳孔扩大。α_2 受体主要分布在去甲肾上腺素能神经的突触前膜上,激动时可使去甲肾腺素释放减少,对其产生负反馈调节作用。

β 受体主要分为 β_1、β_2 两个亚型,后来随着分子生物学技术的迅猛发展和广泛应用,又发现了 β_3 受体。β_1 受体主要分布于心脏,激动时可增加心肌收缩性、自律性和传导功能;β_2 受体主要分布于支气管平滑肌和血管平滑肌等,兴奋使支气管平滑肌松弛、血管扩张等作用。

肾上腺素受体的所有已知亚型都属于 G 蛋白偶联受体超家族,与 M 受体在结构上有很多相似之处。G 蛋白偶联受体超家族均由三部分构成:受体蛋白、G 蛋白、效应器酶系或离子通道。不同的肾上腺素受体亚型偶联的 G 蛋白种类不同,激活的酶系不同,产生的第二信使物质也不同。

目前临床上使用的拟肾上腺素药物按其是否与 α 受体或 β 受体发生作用而分类。通常把直接与肾上腺素受体结合,兴奋受体而产生 α 型作用和(或)β 型作用的药物称为直接作用药物,即肾上腺素受体激动药。有些药物不与肾上腺素受体结合,但能促进肾上腺素能神经末梢释放递质,增加受体周围去甲肾上腺素浓度而发挥作用,这些药物称为间接作用药。有些兼有直接和间接作用的药物称为混合作用药(表10-1)。

表 10-1　拟肾上腺素药受体分布与效应表

分型	α受体		β受体		
	α_1	α_2	β_1	β_2	β_3
主要分布	突触后膜,心脏效应细胞、血管平滑肌、扩瞳肌、毛发运动平滑肌	突触前膜和后膜、血小板、血管平滑肌、脂肪细胞	心脏、肾、脑干	子宫肌、气管、胃肠道、血管壁	脂肪组织
激动后效应	收缩平滑肌,增加心肌收缩力,升压,瞳孔扩缩,毛发竖立	抑制NA释放,降压,血小板凝集,抑制血管平滑肌收缩,抑制脂肪分解等	增强心脏功能,升压,松弛胃肠道平滑肌,分解脂肪	舒张支气管、子宫和血管平滑肌	分解脂肪,促进氧耗
激动药作用	升高血压和抗休克	降低血压	强心和抗休克	平喘和改善微循环	治疗肥胖症和糖尿病
阻断药	降压,舒张前列腺平滑肌、膀胱括约肌	升压药,增加血管血流量	治疗心律失常	引起支气管痉挛、糖代谢紊乱等	没有临床应用

第1节　拟肾上腺素药的构效关系
Structure-Activity Relationships of Adrenomimetic Drugs

肾上腺素是发现最早的激素之一,是由人体肾上腺髓质分泌的一种儿茶酚胺激素,当经历某些刺激(例如兴奋、恐惧、紧张等)分泌出这种化学物质,能让人呼吸加快,心跳与血液流动加速,瞳孔放大,为身体活动提供更多能量,使反应更加快速。1895年,Oliver证明肾上腺提取物具有升压作用。1901年,科学家从肾上腺素髓质中提取得到肾上腺素。1904年合成了肾上腺素的消旋体,其生理活性只有天然品的一半。1908年成功拆分肾上腺素消旋体,证明人工合成的左旋体与天然品完全相同;1946年鉴定了去甲肾上腺素。后来,人们逐渐发现除肾上腺素外,人体内还广泛存在去甲肾上腺素、多巴胺两种与之作用相似的化合物,它们都属于肾上腺素能神经递质。

拟肾上腺素药物具有和肾上腺素相同的活性,目前,人们已经发现和合成了许多该类型药物,如肾上腺素、去甲肾上腺素、异丙肾上腺素和麻黄碱等。它们的化学结构相似,有共同的骨架母核,为苯乙胺类和苯异丙胺类。苯环的3、4位上带有邻二酚羟基的药物称为儿茶酚胺类;去掉儿茶酚胺结构中的4位羟基,即为间羟胺结构的药物;去掉苯环上两个羟基,如植物来源的麻黄碱、伪麻黄碱,称为非儿茶酚胺类。

该类型药物的构效关系分析:

1. 苯环取代基的影响　肾上腺素、去甲肾上腺素、异丙肾上腺素和多巴胺等在苯环3、4位上都有羟基形成儿茶酚,均属于儿茶酚胺类。苯环上酚羟基使作用增强,尤以3,4-二羟基化合物的活性最强。儿茶酚胺类药物极性较大,不易透过血脑屏障,有较强的外周作用。但3位羟基易被儿茶酚-O-甲基转移酶(catechol-O-methyltransferase,COMT)甲基化失活,口服无效,作用时间短。

如果苯环上去掉一个羟基,特别是去掉3位羟基,其外周作用将减弱,但作用时间延长;如将苯环上两个羟基都去掉,则外周作用减弱,稳定性增加,可口服,作用时间也延长,由于极性大为降低,易透过血脑屏障进入中枢神经系统,中枢毒性作用增加,如麻黄碱。

2. 烷胺侧链 α 碳原子上的氢被碳甲基取代 拟肾上腺素药侧链氨基的 α 碳引入甲基,即称为苯异丙胺类。引入甲基后,α 碳原子也成为手性碳原子,其活性构型为 S 构型。由于甲基的存在,使单胺氧化酶(MAO)对药物代谢脱氨的空间位阻增大,代谢缓慢,在神经元内存在时间长,故体内作用时间延长,从而发挥促进递质释放的作用,如间羟胺和麻黄碱。

3. 氨基上的取代基的影响 氨基上必须保留一个氢不被取代,另一氢原子如被取代,则药物对 α、β 受体选择性将发生变化,取代基的大小可显著影响 α 和 β 受体效应。取代基团从甲基到叔丁基,无取代基如去甲肾上腺素主要为 α 受体效应,对 α 受体的作用逐渐减弱,β 受体作用则逐渐加强,且对 $β_2$ 受体的选择性也提高。

无取代基如去甲肾上腺素主要为 α 受体效应,对 β 受体作用微弱,当取代基逐渐增大,α 受体效应减弱,β 受体效应则增强。肾上腺素结构中为 N-甲基取代,兼作用于 α 和 β 受体;当取代基增大为异丙基,异丙肾上腺素中为 N-异丙基取代,主要为 β 受体效应,α 作用极微;而沙丁胺醇结构中有叔丁胺基,所以其选择性作用于 $β_2$ 受体。

N-取代基对受体选择性的这种影响可以解释为在 β 受体结合部位,与氨基相结合的天冬氨酸残基旁边有一个亲脂性区域,这个区域可容纳较大烷基,而 α 受体结合部位没有这样的区域,取代基的增大有助于和 β 受体的疏水键结合,并可使 β 受体变构以便与拟肾上腺素药的 β 羟基形成氢键。一般使 β 效应增强最有效的取代基为异丙基、叔丁基和环戊基。不同的取代基可以对不同的 β 受体亚型产生选择性作用,如 N-叔丁基通常增强对 $β_2$ 的选择性,而 N-异丙基只产生一般 β 受体激动药的作用。

当 β 受体激动药兴奋 $β_2$ 受体,作为支气管扩张剂用于平喘时,其同时具有的对 $β_1$ 受体的兴奋作用会带来一系列的心脏毒性,而选择性 $β_2$ 受体激动药则可大大降低和消除这些不良反应。

4. β 碳原子的构型对活性的影响 β 碳原子引入羟基,则分子有手性,结构中的羟基在与受体相互结合时,与受体产生氢键结合,因此 β 碳原子的绝对构型对活性影响显著。天然拟肾上腺素药如肾上腺素、去甲肾上腺素的 β 碳原子均为 R-(−)构型。合成药也均以 R 构型为活性体,转变为 S 构型则失活(表 10-2)。

拟肾上腺素药基本结构骨架如下:

表 10-2 拟肾上腺素药物结构与药理作用

药物名称	X	R_1	R_2	作用受体
去甲肾上腺素	3,4-diOH	H	H	α
甲氧明	3,5-diOCH$_3$	H	CH$_3$	$α_1$
间羟胺	3-OH	H	CH$_3$	α
肾上腺素	3,4-diOH	CH$_3$	H	α、β
多巴胺	3,4-diOH	H	H	α、β
麻黄碱	H	CH$_3$	CH$_3$	α、β
异丙肾上腺素	3,4-diOH	CH(CH$_3$)$_2$	H	β
沙丁胺醇	3-CH$_2$OH,4-OH	C(CH$_3$)$_3$	H	$β_2$
克仑特罗	3,5-diCl,4-NH$_2$	C(CH$_3$)$_3$	H	$β_2$
特布他林	3,5-diOH	C(CH$_3$)$_3$	H	$β_2$

第2节 常用拟肾上腺素药

Common Adrenomimetic Drugs

根据药物对肾上腺素受体的选择性,拟肾上腺素药分为α受体激动药、β受体激动药。

根据化学结构的不同,拟肾上腺素药可分为苯乙胺类和苯异丙胺类。两者的区别在于苯乙胺类的α碳原子上是否有取代基。绝大多数拟肾上腺素药物的化学结构类型属于苯乙胺类,只有少数药物的结构类型为苯异丙胺类,如麻黄碱、间羟胺和甲氧明(methoxamine)等。

肾上腺素(Epinephrine)

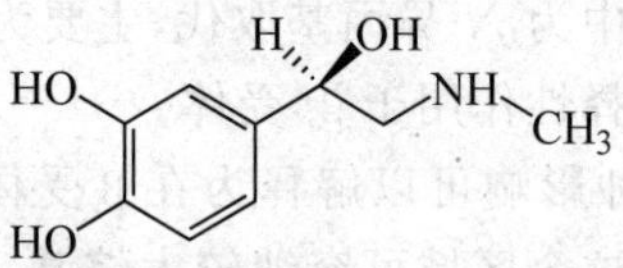

化学名为(R)-4-[2-(甲氨基)-1-羟基乙基]-1,2-苯二酚(4-[(1R)-1-hydroxy-2-(methylamino) ethyl]-1,2-benzenediol),又名副肾碱(adrenaline)。

本品为白色或类白色结晶性粉末;无臭,味苦,与空气和日光接触,易氧化变质;在水中极微溶解,在乙醇、三氯甲烷、乙醚、脂肪油或挥发油中不溶;在无机酸或氢氧化钠溶液中易溶,在氨溶液或碳酸碱溶液中不溶;熔点为206~212℃,熔融时分解。

本品的稀盐酸溶液加三氯化铁试液,即显翠绿色,再加氨试液,即变紫色,最后变成紫红色;加过氧化氢试液,煮沸,即显血红色。

本品在中性或碱性水溶液中不稳定,饱和水溶液显弱碱性反应。

本品具有邻苯二酚结构,具有较强还原性,遇空气中的氧或其他弱氧化剂,日光、热及微量金属离子均能使其氧化变质,生成红色的肾上腺素红,继而聚合成棕色多聚体,其水溶液露置空气及日光中也会氧化变色。

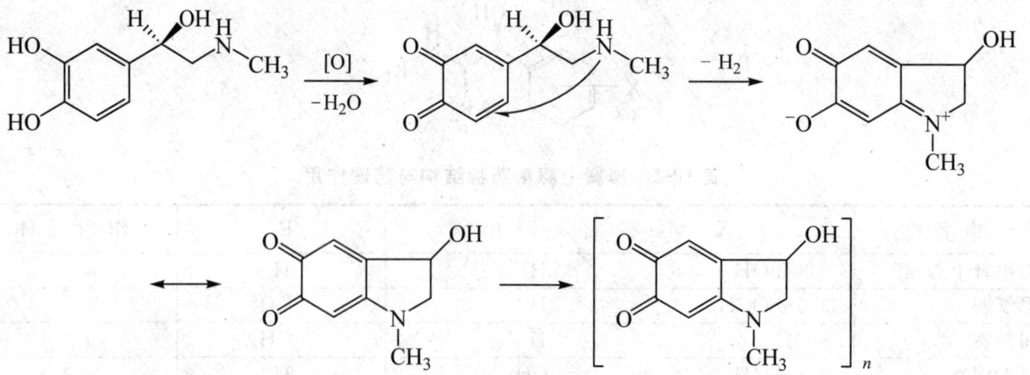

为防止氧化,储藏时应避光并避免与空气接触,加入焦亚硫酸钠等抗氧剂,以防止贮存过程的氧化变质。

本品含有一个手性碳,有旋光性,左旋体的药效比右旋体大12倍,是消旋体的2倍,临床用其左旋体,比旋光度为 $-50°$~$-53.5°$(20mg/mL 盐酸溶液)。

本品作用于受体见图10-1:

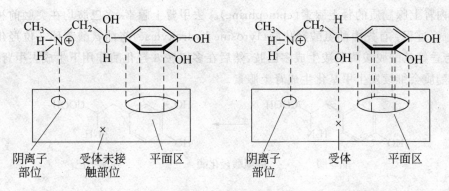

图 10-1 (S)构型与(R)构型肾上腺素与受体结合示意图

本品水溶液在放置过程中可发生消旋化,消旋化速度与 pH 有关,在 pH<4 时消旋化的速度较快。温度对消旋化速度也有较大影响,加热可使消旋化加快。

为了延缓肾上腺素的消旋化和氧化变质,《中国药典》规定本品注射液的 pH 应为 2.5~5.0;同时加抗氧化剂焦亚硫酸钠、金属离子螯合剂乙二胺四乙酸二钠;注射用水用惰性气体二氧化碳或氮气饱和,灌封安瓿时充入上述气体;100℃流通蒸气灭菌 15 分钟;并避光、密闭、置阴凉处保存。

肾上腺素的合成方法通常以邻苯二酚为原料,在三氯氧磷存在下与氯乙酸缩合,经甲胺化生成中间体肾上腺素酮,再经催化氢化,得到消旋化的肾上腺素,最后用酒石酸拆分即可制得 R-(−)肾上腺素。

人体内肾上腺髓质的肾上腺素(epinephrine)。去甲肾上腺素、多巴胺均在突触前神经细胞内生物合成,过程:首先由酪氨酸羟化酶(tyrosine hydroxylase)将酪氨酸苯环 3 位羟化生成多巴,再由芳香氨基酸脱羧酶脱羧生成多巴胺,然后在多巴胺 β-羟化酶作用下生成去甲肾上腺素,在肾上腺髓质会继续发生甲基化生成肾上腺素。

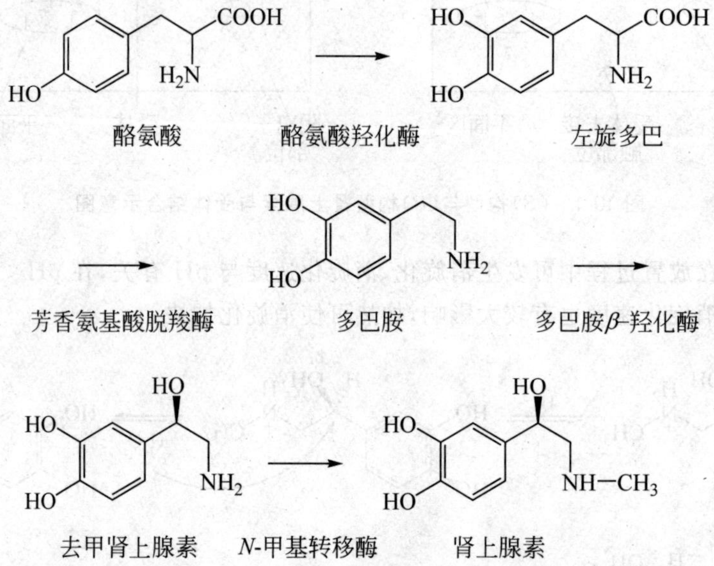

酪氨酸 酪氨酸羟化酶 左旋多巴

芳香氨基酸脱羧酶 多巴胺 多巴胺 β-羟化酶

去甲肾上腺素 N-甲基转移酶 肾上腺素

在交感神经末梢,上述去甲肾上腺素的合成过程的前两步,即酪氨酸的羟化和多巴的脱羧,都在神经元胞质内进行。形成的多巴胺约一半经主动转运进入储存囊泡,并在其中进一步转化为去甲肾上腺素。神经冲动使去甲肾上腺素释放并作用于突触后膜上的肾上腺素受体,产生效应。去甲肾上腺素也可扩散进入效应器细胞,很快被细胞内儿茶酚-O-甲基转移酶 COMT 代谢。大部分突触间隙的去甲肾上腺素经主动再摄取返回神经元细胞并被储存于囊泡。

本品口服无效,需注射给药。体内代谢失活主要受两种酶的催化。一种是儿茶酚氧位甲基转移酶(COMT),催化 3 位酚羟基的甲基化;一种是单胺氧化酶(MAO),催化侧链末端氨基氧化脱胺反应。产物可进一步经醛还原酶(AR)和醛脱氢酶(AD)的作用继续转化,最终的代谢产物为 3-甲氧基-4-羟基苯乙醇酸和 3-甲氧基-4-羟基苯乙二醇。

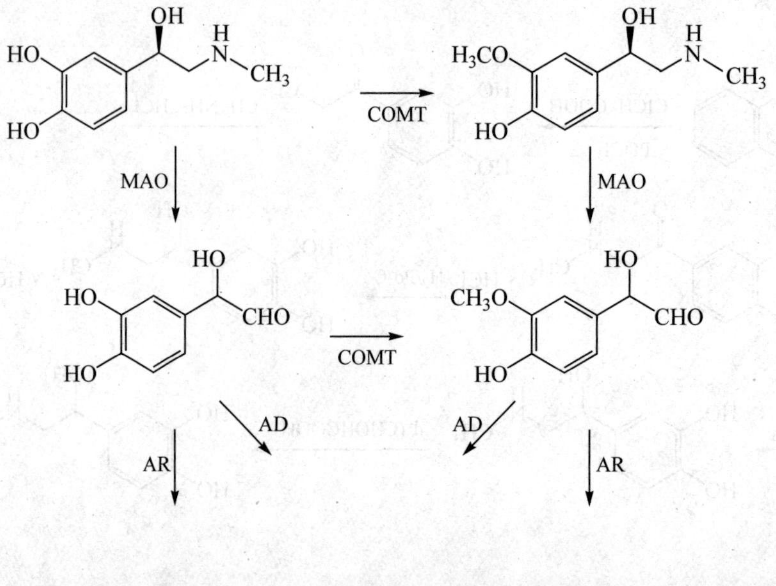

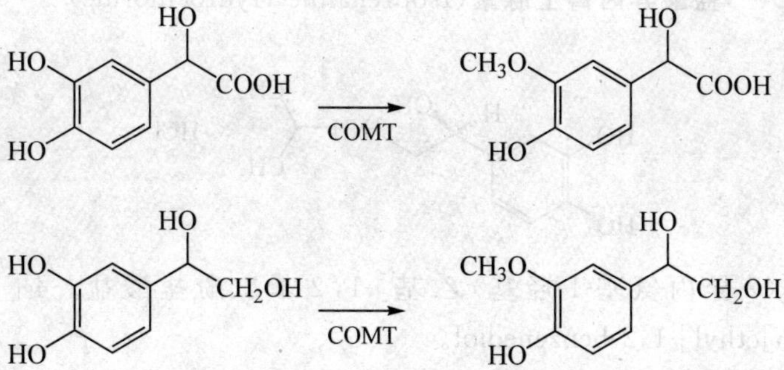

肾上腺素同时具有较强的α受体和β受体兴奋作用,临床用于过敏性休克、心脏骤停和支气管哮喘的急救,还可制止鼻黏膜和牙龈出血。与局部麻醉药合用可减少其毒副作用,可减少手术部位的出血。

重酒石酸去甲肾上腺素(Norepinephrine Bitartrate)

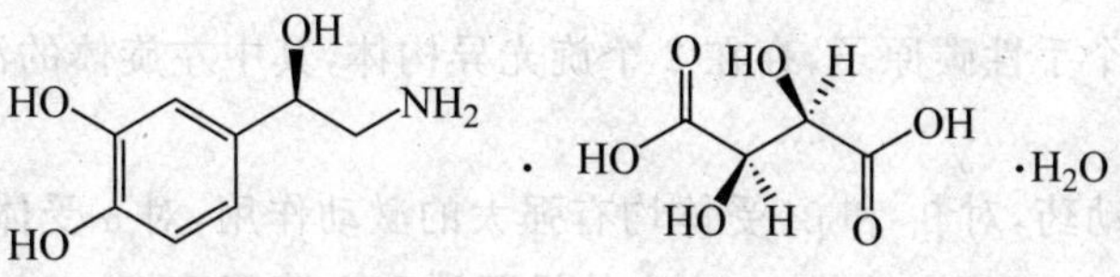

化学名为(R)-4-(2-氨基-1-羟基乙基)-1,2-苯二酚重酒石酸一水合物,又名正肾素。(R)-(4-(2-amino-1-hydroxyethyl)-1,2-benzenediol).[R-(R',R')]-2,3-dihydroxybutanedioate (1:1)(salt),monohydrate。

本品为白色或类白色结晶粉末;无臭,味苦,遇光和空气易变质。

本品理化性质与肾上腺素基本相同。由于氨基未被取代,还原性略弱于肾上腺素。N上的取代基可使N上电子云密度升高,加快氧化反应速度。如拟肾上腺素药氧化生成红色色度的速度顺序依次为异丙肾上腺素＞肾上腺素＞去甲肾上腺素。

盐酸肾上腺素、盐酸异丙肾上腺素和重酒石酸去甲肾上腺素以酒石酸氢钾饱和溶液(pH 3.56)为溶剂,重酒石酸去甲肾上腺素比较稳定,几乎不被碘氧化,加碘试液放置5分钟后,加硫代硫酸钠试液使剩余碘的棕色消退,溶液为无色或仅显微红色或淡紫色;而在此条件下肾上腺素和盐酸异丙肾上腺素可被氧化产生明显的红棕色或紫色,可与重酒石酸去甲肾上腺素区别。若改变反应条件,将溶剂改为pH 6.5的缓冲液,三者均可被碘氧化产生红色。故在pH 6.5条件下加碘试液,这三种药物则无法鉴别。

本品用水溶解后,加三氯化铁试液,振摇,即显翠绿色,再缓缓滴加碳酸氢钠试液,即显蓝色,最后变成红色。

本品为α受体激动药,对β受体的激动作用很弱。可引起血管强烈收缩,血压升高,临床静脉滴注用于治疗各种休克。静脉滴注时外渗可以造成缺血性坏死和浅表组织的脱落,现已少用。

盐酸异丙肾上腺素(Isoprenaline Hydrochloride)

化学名为 4-[(2-异丙氨基-1-羟基)乙基]-1,2-苯二酚盐酸盐。4-[1-hydroxy-2[(1-methylethyl)amino]ethyl]-1,2-benzenediol。

本品为白色或类白色结晶粉末;无臭,味微苦,遇光和空气渐变色,在碱性溶液中更易变色。

本品加水溶解后,加三氯化铁试液,振摇,即显深绿色,再滴加碳酸氢钠试液,即变蓝色,然后变成红色。

本品加水溶解后,加盐酸滴定液(0.1mol/L)和碘溶液,放置后,加硫代硫酸钠溶液,即显淡红色。

本品结构中有一个手性碳原子,存在 2 个旋光异构体,其中左旋体的活性强,临床上用其消旋体。

本品为 β 受体激动药,对 $β_1$ 和 $β_2$ 受体均有强大的激动作用,对 α 受体几无作用。临床用于治疗支气管哮喘、心源性或感染性休克、房室传导阻滞和心搏骤停。

盐酸麻黄碱(Ephedrine Hydrochloride)

化学名为 [R-(R′,S′)]-α-[1-(甲氨基)乙基]苯甲醇盐酸盐 [R-(R′,S′)]-α-[1-(methylamino)ethyl]benzenemethanol hydrochloride,又名麻黄素。

本品为白色针状结晶或结晶性粉末;无臭,味苦,在水中易溶,在乙醇中溶解,在三氯甲烷和乙醚中不溶,熔点为 217~220℃,比旋光度为 -33°~-35.5°,溶液呈左旋性,较稳定,遇光、空气、热不易被破坏,结构中含氮原子,具有碱性。

本品存在于多种麻黄属植物中,是中药麻黄的主要成分。目前我国主要是从麻黄中分离提取得到。麻黄中麻黄碱的含量很高,占总生物碱的 40%~90%,因此麻黄碱主要从麻黄中直接提取。将麻黄科植物木贼麻黄或草麻黄用水浸煮,水液用氢氧化钠碱化后以甲苯提取,加草酸中和至 pH 6~7,减压浓缩,析出的草酸麻黄碱用氯化钙饱和溶液置换即得盐酸麻黄碱粗品,经重结晶制得成品,麻黄碱亦可用发酵法制取。麻黄碱于 1887 年发现,1930 年用于临床。

本品 α 碳上带有甲基使其成为第二个手性中心,所以有 4 个异构体,(-)-麻黄碱、(+)-麻黄碱、(-)-伪麻黄碱和(+)-伪麻黄碱,均具有拟肾上腺素作用,但强度略有区别。以 β-碳为 C_1,α-碳为 C_2,(-)-麻黄碱的绝对构型为(1R,2S),又名赤藓糖型。其 β-碳原子与去甲肾上腺素的 R 构型相同,是 4 个异构体中活性最强的,为临床主要药用异构体。β-碳构型反转的(+)-伪麻黄碱(1S,2S),没有直接拟肾上腺素作用,只有间接作用,但中枢副作用也较小,有些复方感冒药中用其作鼻黏膜充血减轻剂。

(1R, 2S)	(1R, 2R)	(1S, 2R)	(1S, 2S)
(−)-麻黄碱	(−)-伪麻黄碱	(+)-麻黄碱	(+)-伪麻黄碱

本品水溶液较稳定,遇光、空气、热不易被破坏。

本品的苯环侧链为 α-氨基-β-羟基化合物,可发生特征的双缩脲反应,用于鉴别。本品水溶液加硫酸铜和氢氧化钠试液,即显蓝紫色;加入乙醚振摇后放置,乙醚层显紫红色,水层变成蓝色。其中无水铜配位化合物及含有 2 个结晶水的铜配位化合物进入乙醚层显紫红色,而含有 4 个结晶水的铜配合物则溶于水呈蓝色。

$$2\ \text{PhCH(OH)CH(NHCH}_3)\text{CH}_3 \cdot \text{HCl} + \text{CuSO}_4 + 4\text{NaOH} \longrightarrow [\text{Cu complex}] + \text{Na}_2\text{SO}_4 + 2\text{NaCl} + 4\text{H}_2\text{O}$$

本品可被高锰酸钾、铁氰化钾等氧化生成苯甲醛和甲胺,苯甲醛具有特臭,甲胺可使红色石蕊试纸变蓝。

$$\text{PhCH(OH)CH(NHCH}_3)\text{CH}_3 \xrightarrow[\text{NaOH}]{[O]} \text{PhCOCH}_2\text{CH}_3 + \text{CH}_3\text{NH}_2$$

$$\longrightarrow \text{PhCHO}$$

麻黄碱的合成由蔗糖和苯甲醛在啤酒酵母催化下缩合,生成左旋中间体,再与甲胺缩合,经氢化即得(1R,2S)-(−)-麻黄碱。

$$\text{PhCHO} + \text{蔗糖} \xrightarrow{\text{啤酒酵母}} \text{PhCH(OH)COCH}_3$$

$$\xrightarrow{\text{CH}_3\text{NH}_2} \text{PhCH(OH)C(=NCH}_3)\text{CH}_3 \xrightarrow{\text{H}_2/\text{Pd}\cdot\text{C}} \text{PhCH(OH)CH(NHCH}_3)\text{CH}_3$$

本品为苯异丙胺结构,侧链 α 碳原子上具有甲基,因空间位阻效应不易被单胺氧化酶代谢脱氨,故稳定性增加,作用时间延长,口服亦有效。同时由于苯环上无酚羟基取代,极性大为降低,且不受儿茶酚-O-甲基转移酶的影响,能够透过血脑屏障进入中枢神经系统,产生中枢兴奋作用。其对α受体和β受体均有激动作用,呈现出松弛支气管平滑肌,收缩血管,兴奋心脏等作用。

与肾上腺素类药物相比,本品具有两个结构特点:①其苯环上不带有酚羟基;苯环上酚羟基的存在一般使作用增强,尤以3′,4′-二羟基化合物的活性最强。但具有此儿茶酚结构的化合物极易受儿茶酚氧位甲基转移酶(COMT)的代谢而口服活性较低。而本品没有酚羟基,不受COMT的影响,虽作用强度较肾上腺素为低,但作用时间比后者大大延长。苯环上没有酚羟基,还使化合物极性大为降低,易通过血脑屏障进入中枢神经系统,具有中枢兴奋作用。②α-碳上带有一个甲基,因空间位阻不易被单胺氧化酶代谢脱胺,故也使稳定性增加,作用时间延长。但α-碳上烷基亦使活性降低,中枢毒性增大。若甲基换以更大取代基,则活性更弱,毒性更大。

本品口服后在肠内易吸收,并可进入脑脊液。吸收后极少量脱胺氧化或N-去甲基化,79%以原形经尿排泄。因代谢、排泄较慢,故作用较持久,半衰期为3~4小时。

本品临床上可用于支气管哮喘、过敏性反应、低血压及鼻黏膜出血肿胀引起的鼻塞等的治疗。过量使用,或长期连续使用会产生震颤、焦虑、失眠、心悸等反应。

本品不良反应较多,长期大量使用,易引起精神兴奋、失眠、不安、神经过敏、震颤等症状。

本品为二类精神药品,同时也是甲基苯丙胺(冰毒)和亚甲二氧甲基苯丙胺(摇头丸)的生产原料,应严格按照国家相关规定进行管理和使用。

本品可兴奋中枢神经系统,可以刺激脑神经、加快心跳和扩张支气管,明显增加兴奋程度,使运动员在不感疲倦的情况下超水平发挥。所以本品是国际奥委会和世界单项体育联合会绝对禁止使用的兴奋剂类药物。

苯丙醇胺(phenylpropanolamine),简称PPA,即去甲麻黄碱,因能激动肾上腺素受体,有松弛支气管平滑肌、收缩血管及中枢兴奋作用,曾广泛用于治疗鼻黏膜充血和作为复方感冒药的配伍,近年因发现能诱发心律失常、心肌损害等严重不良反应,在国内外市场上被紧急撤除。

甲基苯丙胺(冰毒)　　亚甲二氧甲基苯丙胺(摇头丸)　　苯丙醇胺(PPA)

沙丁胺醇(Salbutamol)

化学名为1-(4-羟基-3-羟甲基苯基)-2-(叔丁氨基)乙醇(1-(4-hydroxy-3-hydroxymethylphenyl)-2-(tertbutylamino)ethanol),亦名阿布叔醇(albuterol)。

本品为白色结晶性粉末;无臭,几乎无味,在乙醇中溶解,在水中略溶,在三氯甲烷和乙醚中几乎不溶,熔点为154~158℃,熔融时同时分解。

本品水溶液加三氯化铁试液,振摇,溶液显紫色;加碳酸氢钠试液即生成橙黄色浑浊。

本品用硼砂溶液溶解,加入 4-氨基安替比林与铁氰化钾试液,再加入三氯甲烷振摇,放置使分层,三氯甲烷层显橙红色。

沙丁胺醇合成由对羟基苯乙酮经氯甲基化、酯化、溴代、缩合、水解、中和、还原来制得,合成过程中可能带入含酮结构等特殊杂质。

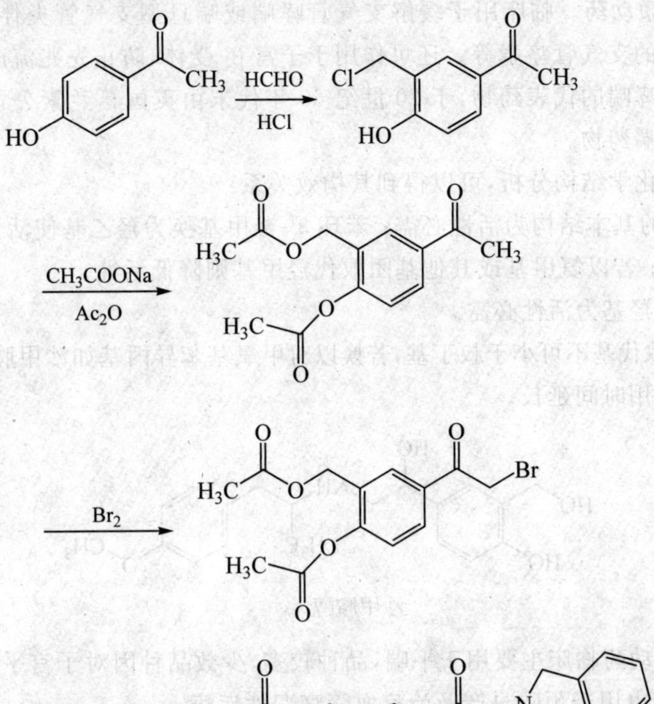

$$\text{HO-C}_6\text{H}_4\text{-COCH}_3 \xrightarrow{\text{HCHO, HCl}} \text{中间体1} \xrightarrow{\text{CH}_3\text{COONa, Ac}_2\text{O}} \text{中间体2} \xrightarrow{\text{Br}_2} \text{中间体3} \xrightarrow{\text{Ph}_2\text{CHNC(CH}_3)_3} \text{中间体4} \xrightarrow{\text{HCl}} \text{中间体5} \xrightarrow{(1) \text{Na}_2\text{CO}_3, (2) \text{H}_2/\text{PdCl}_2} \text{沙丁胺醇}$$

本品从胃肠道吸收,大部分在肠壁和肝代谢,进入循环的原形药物少于 20%。在狗、大鼠和家兔体内分别有 10%、40%、90%的沙丁胺醇形成 4-O-葡萄糖醛酸结合物,后者无兴奋或抑制 β 受体活性。在人体内与动物体内不同,多数是形成极性代谢物经肾排泄,如人体中投药量的 25%代谢成为 4-O-硫酸酯。

本品对 β_2 受体的作用强于 β_1 受体，支气管作用扩张明显，支气管平滑肌扩张作用的强度较异丙肾上腺素强 10 倍以上，且作用持久。兴奋心脏 β_1 受体作用仅为异丙肾上腺素的约 1/10。因不易被消化道的硫酸酯酶和组织中的 COMT 破坏，作用持续时间较长，可以多种途径给药。吸入剂 5～10 分钟即可起效，持续 3～6 小时；口服给药后 30 分钟内起效，持续 6 小时以上，属短效 β_2 受体激动药。临床用于缓解支气管哮喘或喘息型支气管炎伴有支气管痉挛的病症以及肺气肿患者的支气管痉挛等。还可作用于子宫 β_2 受体，防止先兆流产。

沙丁胺醇作为哮喘的代表药物，于 20 世纪 60 年代末由英国葛兰素公司开发上市，是一个较为成功的治疗哮喘药物。

从沙丁胺醇的化学结构分析，可以得到其构效关系：

(1) 苯乙醇胺的基本结构为活性必需；苯环 3′-羟甲基换为羟乙基使活性增强，换成羟丙基则使活性大大降低；若以氨甲基或其他基团取代羟甲基则降低活性。

(2) 苯环 4′-位羟基为活性必需。

(3) 氨基上的取代基不可小于叔丁基，若换以对甲氧基苯异丙基如沙甲胺醇(salmefamol)，不仅增强活性，且使作用时间延长。

沙甲胺醇

目前 β_2 受体激动药临床主要用于平喘，品种较多，少数品种因对子宫平滑肌或周围血管平滑肌作用较强，临床也用于预防早产及治疗血管痉挛性疾病。

β 受体激动药除了 β_1 和 β_2 两种亚型，20 世纪 80 年代，研究发现一些新合成的 β 受体激动药可刺激啮齿类动物脂肪组织的脂解作用和增加能量消耗，增加机体对胰岛素的敏感性，但对 β_1 或 β_2 受体活性影响很小，该脂解作用不被传统的 β 受体阻断药阻断，由此提出了此类非典型的 β 亚型，称为 β_3 肾上腺素受体。该受体主要存在于脂肪组织、胆囊、小肠和膀胱。由于 β_3 受体激动药的特殊的药理活性，有望发展成为减肥和抗糖尿病的良好药物。

盐酸克伦特罗(Clenbuterol Hydrochloride)

化学名为 α-[(叔丁氨基)甲基]-4-氨基-3,5-二氯苯甲醇盐酸盐。α-[(Tertbutyl)methyl]-4-amino-3,5-dichloribenzylalcohol Hydrochloride。

本品为白色或类白色的结晶性粉末；无臭，味微苦。

本品在水或乙醇中溶解，在三氯甲烷或丙酮中微溶，在乙醚中不溶。

本品具芳香第一胺，可发生重氮化-偶合反应，用于鉴别。

本品可被高锰酸钾溶液氧化，生成 3,5-二氯-4-氨基苯甲醛，再加草酸，振摇使溶液褪色并澄清,加水后,加 2,4-二硝基苯肼的高氯酸溶液,析出沉淀。

本品为选择性 β_2 受体激动药,松弛支气管平滑肌作用强而持久,有增强纤毛运动、溶解黏液促进痰液排出的作用。临床用于缓解支气管哮喘或慢性喘息型支气管炎所致的支气管痉挛。

20 世纪 80 年代发现本品可以使动物的蛋白质合成和肌肉组织生长,减少皮下脂肪,提高瘦肉率,所以习惯上称之为"瘦肉精"。但本品化学性质稳定,体内代谢消除慢,人吃了这种猪肉后会出现拟交感的毒副作用,现已严格被禁止用作饲料添加剂。

硫酸特布他林(Terbutaline Sulfate)

化学名为 (±) α-[(叔丁氨基)甲基]-3,5-二羟基苯甲醇硫酸盐(2:1)。(±) α-[(tertbutylamino) methyl]-3,5-dihydroxy benzyl alcohol sulfate(2:1)。

本品为白色或类白色的结晶性粉末;无臭,或微有乙酸味,遇光后渐变色。

本品在水中易溶,在甲醇中微溶,在三氯甲烷中几乎不溶。

本品为间苯二酚的衍生物,对 β_2 受体的选择性高,支气管的扩张作用与沙丁胺醇相当或稍弱,不易被 MAO 或 COMT 代谢,作用持久,可口服,但生物利用度低,故常用气雾剂,临床应用与沙丁胺醇相同。

目前临床应用了许多新型的长效 β_2 受体激动药,主要包括沙美特罗、福莫特罗等。

沙美特罗(salmeterol):为长效的选择性 β_2 受体激动药。沙美特罗是沙丁胺醇的衍生物,于 1990 年在英国首次推出,是第一个具有明显抗炎活性的长效支气管扩张药。其带有 10 个碳的长侧链,具有较高的亲脂性,该长链可与 β_2 受体的活性外在部位结合,使之不易被解离,从而发挥长效作用。除具有明显的支气管扩张作用外,还具有明显的抗炎作用和降低血管通透性作用。

沙美特罗具有一定的气道抗炎作用,其抗炎作用强度比沙丁胺醇强。目前研究认为 β_2 受体激动药可以预激活激素受体,增强其对激素的敏感性;另一方面,激素可以促进 β_2 受体基因的表达,两类药物相辅相成,从而可减少激素用量及副作用。临床中沙美特罗联用氟替卡松也常应用于慢性哮喘患者,可以良好控制临床症状,改善肺功能状况,药物不良反应发生率低。

沙美特罗易于穿透细胞膜而作用持续时间长。吸入后起效慢,20~30 分钟起效,支气管扩张作用可持续 12 小时。尚有强大的抑制肺肥大细胞释放过敏反应介质作用,可抑制吸入抗原诱发的早期和迟发相反应,降低气道高反应性。

沙美特罗

福莫特罗(formoterol)：福莫特罗是一种新型长效 β_2 受体选择性更高的激动药,雾化吸入可产生剂量依赖性的第一秒用力呼气容积(forced expiratory volume in one second,FEV_1)、用力肺活量(forced vital capacity,FVC)和呼气峰流速(peak expiratory flow,PEF)增加,气道扩张作用可维持 12 小时以上；其另一显著特点是具有较强的抗炎活性,抑制气道血管通透性增高和抗原引起的炎症细胞在气道的浸润。口服吸收良好,服后 30 分钟起效,约 4 小时后达最大效应；吸入给药 5 分钟即起效,约 2 小时后达最大效应。福莫特罗与沙美特罗相比脂溶性略小,支气管扩张作用起效迅速,沙美特罗是缓效类,福莫特罗其吸入剂型属于短效类,口服剂型属于缓效类,口服比吸入给药起效慢,但作用时间长。口服福莫特罗 $80\mu g$ 效应与口服沙丁胺醇 4mg 相当。在临床中福莫特罗吸入治疗支气管哮喘患者有效,且更安全。

福莫特罗

班布特罗(bambuterol)：班布特罗是特布他林的前体药物,是长效 β_2 受体激动药。特布他林起效必须保证 2 个酚羟基团相联结,班布特罗的分子结构中,2 个酚羟基团各自和二甲基氨基甲酸酯结合,后者可逆性地抑制血浆胆碱脂酶,血浆胆碱脂酶又参与了班布特罗的分解代谢。随着水解的进行,二甲基氨基甲酸脂不断抑制血浆胆碱脂酶的活性,结果使得转换为特布他林的量明显减少。因此班布特罗通过调节自身水解代谢的速度起到了"内储备"的作用。

口服盐酸班布特罗后,大约口服剂量的 20% 被吸收。吸收后被缓慢代谢成有活性的特布他林。盐酸班布特罗和中间代谢物对肺组织显示有亲和力,在肺组织内也进行盐酸班布特罗——特布他林的代谢。因此在肺中活性药物可以达到较高浓度。口服本药后,约 7 小时可以达到活性代谢物—特布他林的最大血浆浓度,半衰期为 17 小时左右。盐酸班布特罗及它的代谢物,主要由肾排出。口服每天只需一次用药,因而患者的用药依从性好,对夜间哮喘和老年哮喘疗效甚好,副作用少,具有很大应用价值。班布特罗目前主要应用于支气管哮喘、慢性喘息性支气管炎、阻塞性肺气肿和其他伴有支气管痉挛的肺部疾病。

班布特罗

> **知识链接**
>
> 肾上腺素常用量：皮下注射,1 次 0.25～1mg(0.25～1 支)；极量：皮下注射,1 次 1mg(1 支)。
>
> (1) 抢救过敏性休克：如青霉素等引起的过敏性休克。由于本品具有兴奋心肌、升高血压、松弛支气管等作用，故可缓解过敏性休克的心跳微弱、血压下降、呼吸困难等症状。皮下注射或肌内注射 0.5～1mg(0.5～1 支)，也可用 0.1～0.5mg 缓慢静脉注射(以 0.9%氯化钠注射液稀释到 10mL)，如疗效不好，可改用 4～8mg(4～8 支)静脉滴注(溶于 5%葡萄糖液 500～1000mL)。
>
> (2) 抢救心脏骤停：可用于麻醉和手术中的意外、药物中毒或心脏传导阻滞等原因引起的心脏骤停，0.25～0.5mg (0.25～0.5 支)以 10mL 生理盐水稀释后静脉(或心内)注射，同时进行心脏按压、人工呼吸、纠正酸中毒。对电击引起的心脏骤停，亦可用本品配合电除颤仪或利多卡因等进行抢救。
>
> (3) 治疗支气管哮喘：效果迅速但不持久。皮下注射 0.25～0.5mg(0.25～0.5 支)，3～5 分钟见效，但仅能维持 1 小时。必要时每 4 小时可重复注射一次。
>
> (4) 与局麻药合用：加少量[1∶(200000～500000)]于局麻药中(如普鲁卡因)，在混合药液中,本品浓度为 2～5μg/mL，总量不超过 0.3mg，可减少局麻药的吸收而延长其药效，并减少其毒副作用，亦可减少手术部位的出血。
>
> (5) 制止鼻黏膜和齿龈出血：将浸有 1∶20000～1∶1000 溶液的纱布填塞出血处。
>
> (6) 治疗荨麻疹、花粉症(枯草热)、血清反应等：皮下注射 1∶1000 溶液 0.2～0.5mL，必要时再以上述剂量注射一次。

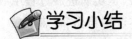 学习小结

```
                    ┌── 拟肾上腺素药的构效关系，拟肾上腺素药的分类、结构类型、结构特点
      拟肾上腺素药 ──┤
                    └── 常用药物的化学结构、作用特点及临床用途
```

(许　军)

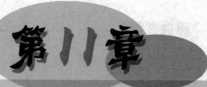

第11章
解热镇痛药与非甾体抗炎药
Antipyretic Analgesics and Nonsteroidal Antiinflammatory Drugs

学习目标

- 掌握阿司匹林、对乙酰氨基酚（扑热息痛）、布洛芬的结构、性质、作用机制；阿司匹林和对乙酰氨基酚的合成方法。
- 熟悉吲哚美辛、双氯芬酸钠、吡罗昔康的化学结构式；非甾体抗炎药的主要副作用，以及新型COX-2抑制药塞来昔布等此类药物的优缺点。
- 了解吡唑酮类解热镇痛药的历史，布洛芬及双氯芬酸钠的合成，布洛芬的代谢特点。

解热镇痛药与非甾体抗炎药（antipyretic analgesics and nonsteroidal antiinflammatory drugs）是一类具有解热、镇痛与抗炎作用的化学药物。发热是指病理性体温升高，是人体对致热原的作用使体温调节中枢的调定点上移而引起，是临床上最常见的症状，是疾病进展过程中的重要临床表现。机体的发热可以对抗病原体的攻击，过度高热也对机体产生损伤，解热镇痛药的应用可以避免体温过度升高对机体产生的危害，儿童成长时期，机体的免疫体系尚未完善，发热是最常见的疾病之一。解热药的应用几乎是儿童时期的必用药物。炎症，就是平时人们所说的"发炎"，是机体对于刺激的一种防御反应，表现为红、肿、热、痛和功能障碍。炎症，可以是感染引起的感染性炎症，也可以不是由于感染引起的非感染性炎症。通常情况下，炎症是有益的，是人体的自动的防御反应；但是有时候，炎症也是有害的，例如对人体自身组织的攻击等。

解热镇痛药和抗炎药能解热、镇痛和缓解炎症症状，为使用率较高的化学药物。

第1节 解热镇痛药
Antipyretic Analgesics

解热镇痛药作用于下丘脑体温调节中枢，可使发热的体温恢复正常，对正常体温没有影响。解热镇痛药的镇痛作用机制与吗啡类镇痛药不同，作用部位主要在外周，因此不能代替吗啡类镇痛药使用，只对牙痛、头痛、神经痛、肌肉痛、关节痛等慢性钝痛有效，而对外周创伤性锐痛和内脏平滑肌绞痛无效，且此类药物不易产生耐受性和成瘾性。解热镇痛药主要有苯胺类（anilines）、水杨酸类（salicylic acids）和吡唑酮类，除苯胺类以外大多具有抗炎作用。

一、苯胺类

乙酰苯胺(acetanilide)又称退热冰,1886年就用于临床。退热作用良好,但毒性较大,可引起虚脱,长期服用可导致贫血,因此被淘汰。苯胺的体内代谢产物对氨基酚,也具有解热镇痛作用,但毒性仍较大。将对乙酰氨基酚的酚羟基乙醚化即得到非那西丁(phenacetin),发现其解热镇痛作用增强,而广泛用于临床。但随着该药大量应用,发现对肾及膀胱有致癌作用,对血红蛋白与视网膜也有毒性,因此各国相继废除使用。我国于1983年废止该药单方,2003年停止了含该成分的复方的使用。1948年Brodie发现非那西丁的代谢产物对乙酰氨基酚(paracetamol)的毒性及副作用都相对较低,临床上广泛用作解热镇痛药,是目前临床苯胺类临床使用的唯一品种,也是临床解热镇痛药的主要品种。

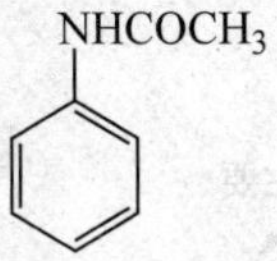

乙酰苯胺 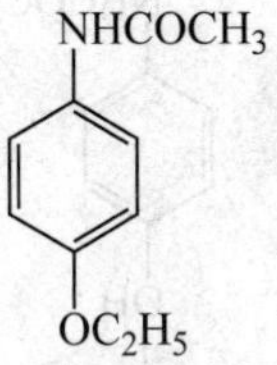　　非那西丁 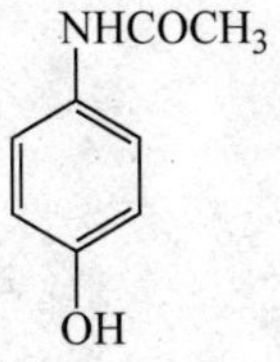　　对乙酰氨基酚

对乙酰氨基酚(Paracetamol)

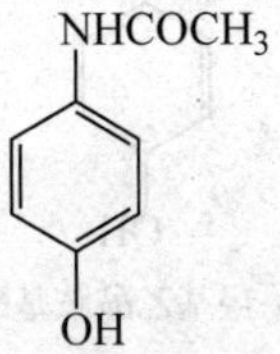

化学名为 N-(4-羟基苯基)-乙酰胺[N-(4-hydroxyphenyl)acetamide],别名扑热息痛,醋氨酚(acetaminophen)。

本品为白色结晶,无臭,味微苦。在热水中或乙醇中易溶,丙酮中溶解,在水中略溶。熔点为168~172℃,pK_a为9.51。

对乙酰氨基酚呈弱酸性。干燥时在空气中稳定,在水溶液中的稳定性与溶液pH有关,pH 6时,最稳定,室温时半衰期可达21.8年;但在酸性或碱性条件下及潮湿环境中,稳定性降低,可水解为4-氨基酚,并进而氧化为对亚胺醌类化合物,颜色也逐渐变深,由黄色变为红色至棕色,最终为黑色,因此在贮存及制剂的配制过程时应注意。

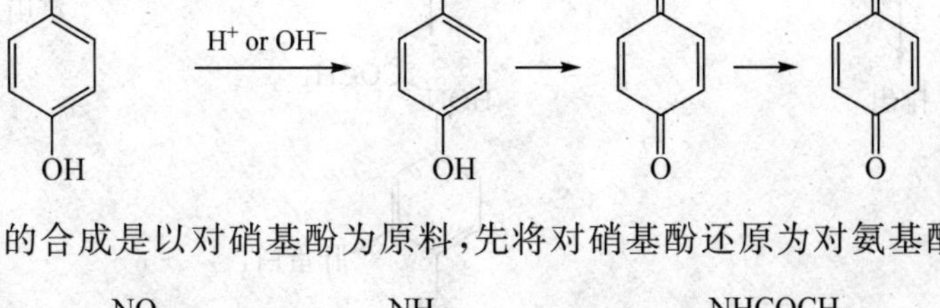

对乙酰氨基酚的合成是以对硝基酚为原料,先将对硝基酚还原为对氨基酚,再乙酰化即可。

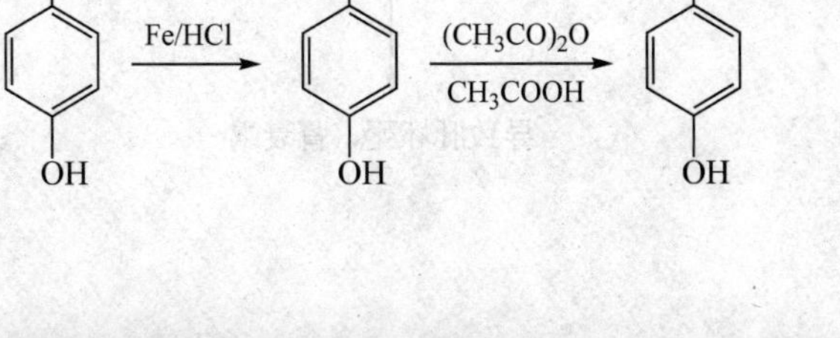

因乙酰化不完全或贮存不当发生部分水解,产品中可能存在对氨基酚杂质,对氨基酚毒性较大,《中国药典》特别规定要检查对氨基酚。对氨基酚可与亚硝酰铁氰化钠试液作用生成络合物而显蓝紫色。

本品代谢主要在肝中经 CYP-450 酶系统代谢,通过酚羟基 55%~75% 与葡萄糖醛酸结合,20%~24% 与硫酸结合,少量生成对肝有毒的 N-羟基乙酰氨基酚,进一步转化为 N-乙酰基亚胺醌。正常情况时该醌型产物可与内源性谷胱甘肽结合而解毒,但过量服用对乙酰氨基酚时,肝的谷胱甘肽会被耗竭,则 N-乙酰基亚胺醌会进一步与肝蛋白(—SH)共价结合,导致肝坏死。这是过量服用对乙酰氨基酚导致肝坏死、低血糖和昏迷的原因。因此可以含巯基(如 N-乙酰半胱氨酸)的化合物解毒。

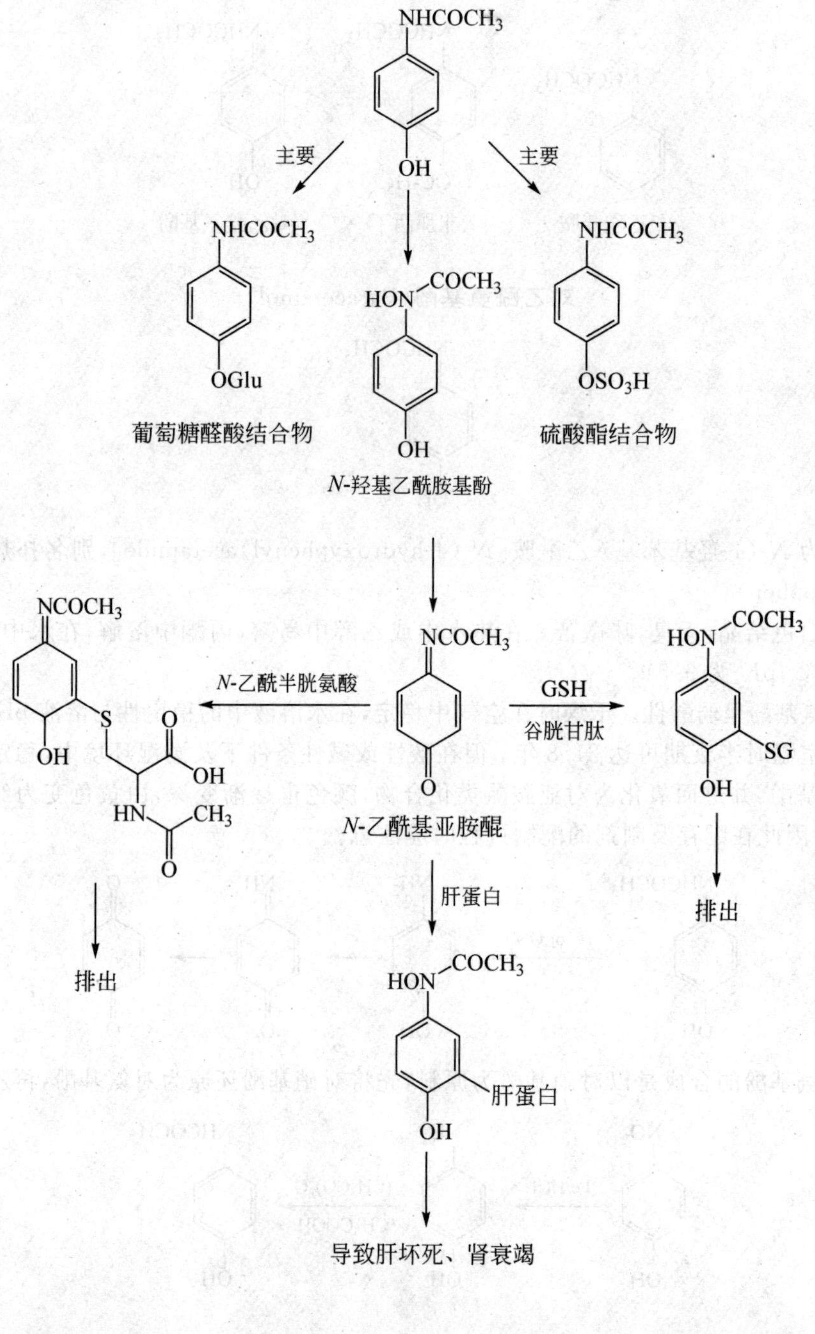

本品是环氧化酶抑制药，无抗炎作用，这可能是由于其对中枢的环氧化酶敏感而对外周的环氧化酶不敏感所致。尤其适于对阿司匹林敏感的患者。临床用于发热、头痛、神经痛和痛经等。本品是多种抗感冒药复方制剂的活性成分。

二、水杨酸类

水杨酸（也称柳酸）是人类使用最早的药物之一。早期水杨酸是从水杨苷分离获得，1860 年 Kolbe 首次化学合成。由于水杨酸的酸性较强（pK_a3.0），1875 年首次将水杨酸钠用于解热镇痛和抗风湿，对胃肠道刺激性仍然较大。水杨酸现只供外用。1859 年 Gilm 首次合成乙酰水杨酸，副作用相对较低，但直到 1898 才由拜尔公司命名为阿司匹林上市，至今已有一百多年的使用历史。

水杨酸

阿司匹林

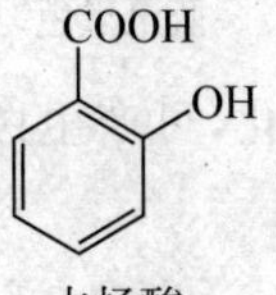

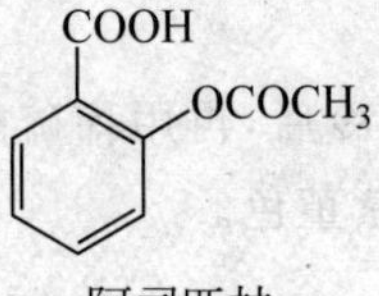

阿司匹林对胃黏膜有刺激性作用，可引起胃出血、胃穿孔，人们普遍认为水杨酸类的胃肠道刺激性是因其酸性导致的，因而研制了大量水杨酸的衍生物诸如阿司匹林的盐、酰胺和酯等以克服其缺点，如阿司匹林铝（aluminum acetylsalicylate）、赖氨匹林（lysine acetylsalicylate）、双水杨酯（salsalate）、乙氧苯酰胺（ethoxy benzamide）和贝诺酯（benorilate）等。

这些衍生物对胃黏膜的刺激性减小，其中赖氨匹林水溶性增大，可作注射剂，贝诺酯是阿司匹林与对乙酰氨基酚拼合的前药，在体内可代谢为阿司匹林和对乙酰氨基酚两个药物，共同发挥作用，具有副作用较小的优势，适合于老人和儿童使用。

阿司匹林铝

赖氨匹林

双水杨酯

贝诺酯

乙氧苯酰胺

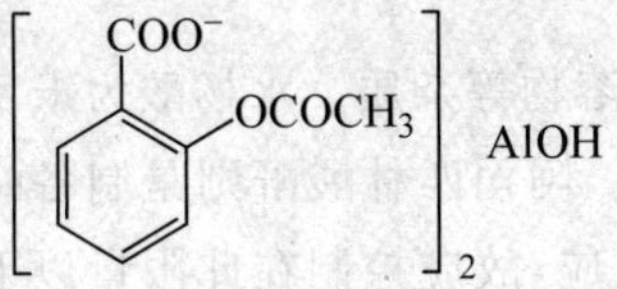

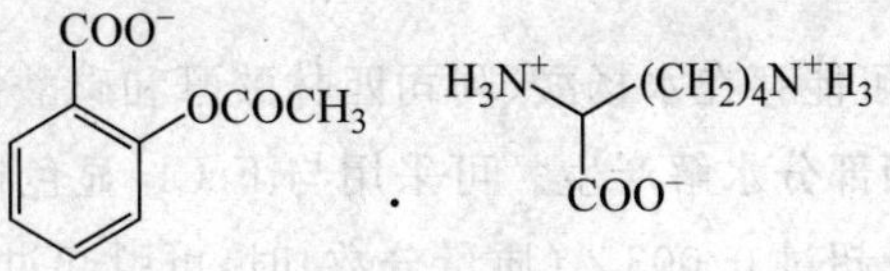

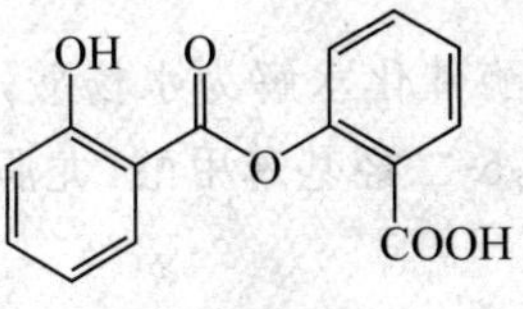

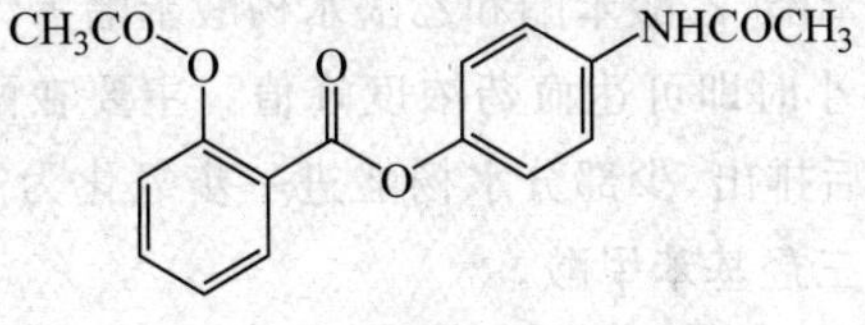

阿司匹林(Aspirin)

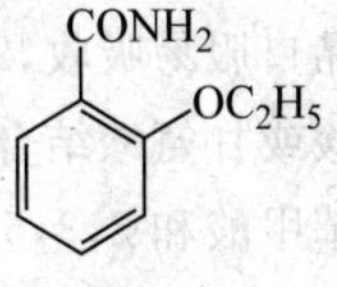

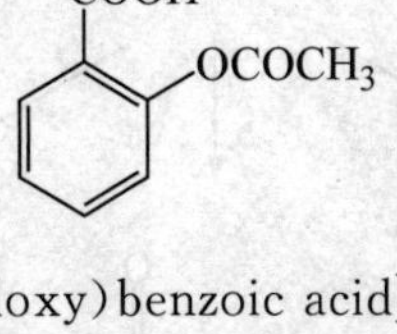

化学名 2-(乙酰氧基)苯甲酸[2-(acetyloxy)benzoic acid]，又名乙酰水杨酸。

本品为白色结晶或结晶性粉末，无臭或微带乙酸臭，味微酸；熔点为 135～140℃，pK_a3.5。

本品遇湿空气可缓慢分解为水杨酸和乙酸。水杨酸可进一步氧化为醌式结构，进而缩合，逐渐变淡黄、红棕、深棕色、蓝至黑色。碱、光线、温度、微量金属离子均可加速上述氧化反应。

因此阿司匹林应置于密闭容器干燥保存。

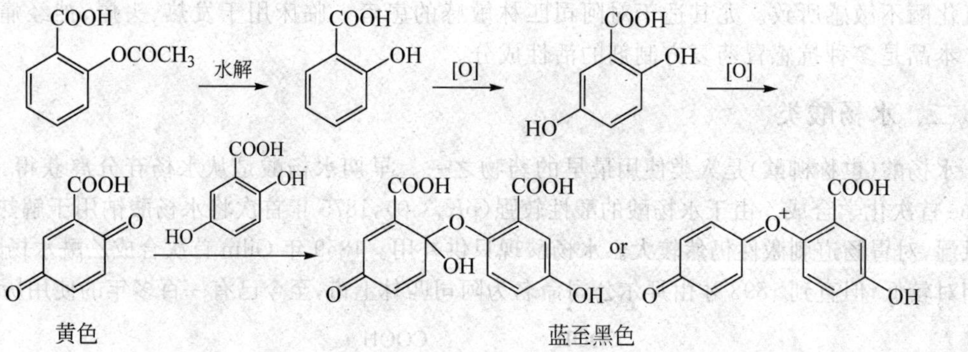

本品的碳酸钠溶液加热放冷后,再用稀硫酸酸化,可产生白色沉淀,并产生乙酸臭。该白色沉淀与 $FeCl_3$ 试液反应可显紫堇色。

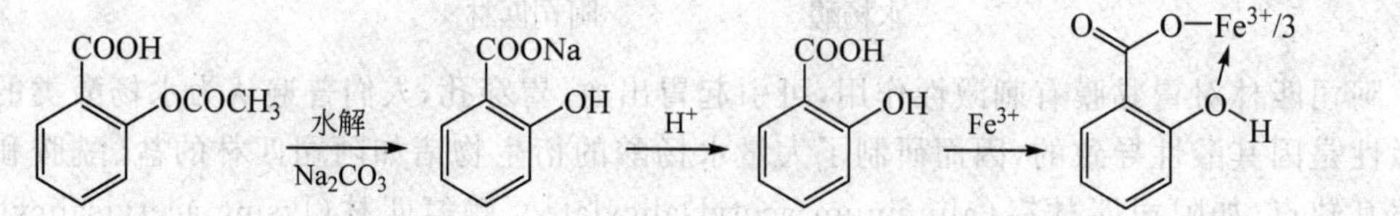

阿司匹林以水杨酸为原料在硫酸或吡啶催化下以乙酸酐酰化即得。

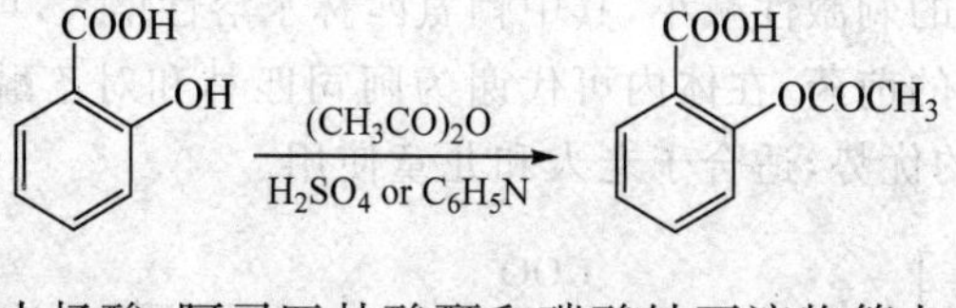

阿司匹林中可能存在水杨酸、阿司匹林酸酐和碳酸钠不溶物等杂质。水杨酸为未反应的原料,或因储存不当部分水解产生。可采用与 $FeCl_3$ 显色检查。阿司匹林酸酐则是制备时发生的副反应产生,含量超过0.003%(质量分数)时,可引起过敏反应,故应控制在此限量以下。碳酸钠不溶物包括原料中带入的苯酚及其苯酚与上述阿司匹林合成反应中的原料及阿司匹林等分别反应所生成的水杨酸苯酯、乙酸苯酯和乙酰水杨酸苯酯等。

本品口服易吸收,2小时即可达血药浓度峰值。主要在酯酶催化水解为水杨酸,进而与葡萄糖醛酸或甘氨酸结合后排出,少部分水杨酸进一步氧化为2,5-二羟基苯甲酸(龙胆酸)、2,3-二羟基苯甲酸和2,3,5-三羟基苯甲酸。

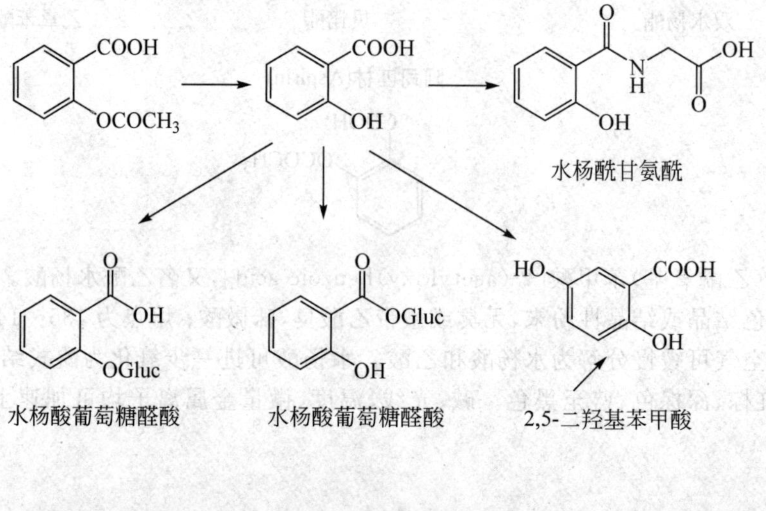

本品具有较强的解热镇痛作用和抗炎、抗风湿作用。临床上用于感冒发烧、头痛、牙痛、神经痛、肌肉痛和痛经等,是风湿及活动型风湿性关节炎的首选药物。小剂量的阿司匹林可用于心血管疾病的预防和治疗。阿司匹林长期服用可导致胃肠道出血和过敏反应。

三、吡唑酮类

在研究抗疟药奎宁的过程中,偶然发现具有解热镇痛作用的安替比林(antipyrine),并首先应用于临床。但其毒性大,未能在临床上长期使用。安替比林经过结构改造,引入二甲氨基,得到氨基比林(aminopyrine),解热镇痛作用比安替比林优良,且无胃肠道刺激性,曾广泛用于临床,但发现该药可引起白细胞减少及粒细胞缺乏,我国于1982年予以淘汰。为增加氨基比林的水溶性,在其结构中引入水溶性亚甲基磺酸钠,得到解热镇痛作用强而迅速的安乃近(metamizole sodium, analgin),可供注射使用。但仍对造血系统毒性较大,并可引起粒细胞缺乏,故安乃近一般不作首选药,仅在病情危重,其他药物无效时,用于紧急退热。目前美国等国家已完全禁用。为进一步增加此类药物解热镇痛作用,降低毒副作用,合成了一系列3-吡唑酮类化合物,其中异丙基安替比林(isopropyl antipyrine)、烟酰胺基安替比林(nicotinoyl amino antipyrine)等的解热镇痛作用较好,毒性较小。

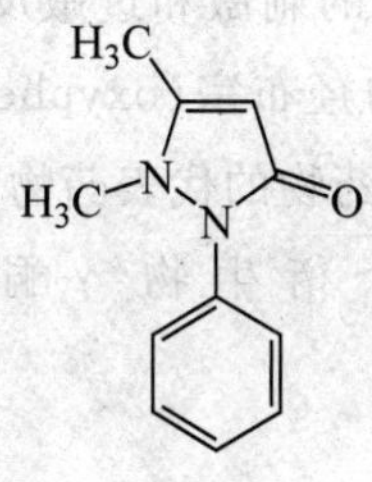

安替比林 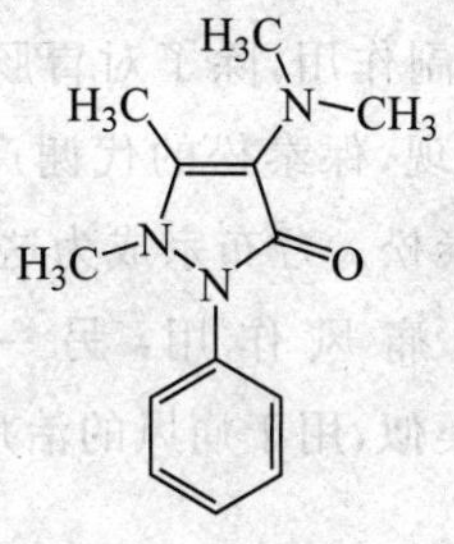　　氨基比林 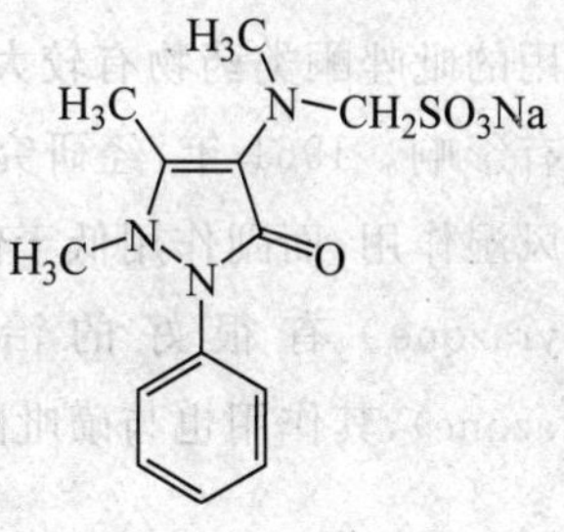　　安乃近

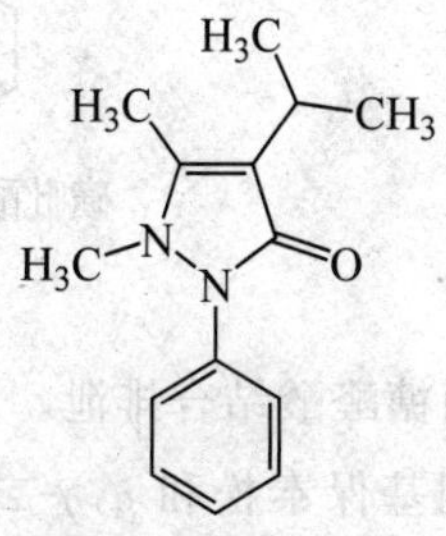

异丙基安替比林 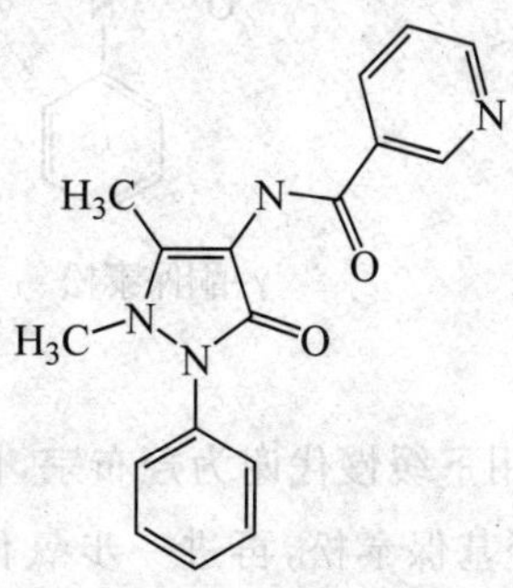　　烟酰胺基安替比林

第 2 节 非甾体抗炎药

Nonsteroidal Antiinflammatory Drugs

非甾体抗炎药(NSAID)主要用于抗炎和抗风湿,为类风湿关节炎、骨关节炎、红斑狼疮及强直性脊椎炎等疾病的治疗药物。解热镇痛药中除苯胺类外,多具有抗炎作用。抗炎作用都是通过抑制花生四烯酸的环氧化酶而起作用,使得前列腺素合成减少。非甾体抗炎药按照结构类型不同,可分为吡唑酮类、邻氨基苯甲酸类、吲哚乙酸类、芳基烷酸类、苯并噻嗪类及其他结构类型的非甾体抗炎药。

一、吡唑酮类

吡唑酮类非甾体抗炎药来源于安替比林及安乃近的研究与应用,为了提高吡唑酮类解热镇痛药的镇痛效果,瑞士科学家在1946年合成了3,5-吡唑烷二酮结构的保泰松(phenylbutazone),它的作用类似于氨基比林,但解热镇痛作用较弱,而抗炎作用较强,这被认为是关节炎治疗的一大突破,也能促进尿酸排泄。临床上用于类风湿关节炎、痛风的治疗,由此开始了非甾体抗炎药的应用。早期应用的吡唑酮类药物有较大的副作用,除了对胃肠道的刺激和过敏反应外,对肝功能及血常规也有影响。1961年,经研究发现,保泰松的代谢产物羟布宗(oxyphenbutazone)同样具有抗炎抗风湿作用,而副作用低于保泰松。羟布宗成为这类药物的代表药物。其衍生物磺吡酮(sulfinpyrazone)有很好的治疗痛风作用,另一个衍生物 γ-酮保泰松(γ-ketophenylbutazone),其作用也与磺吡酮类似,用于痛风的治疗。

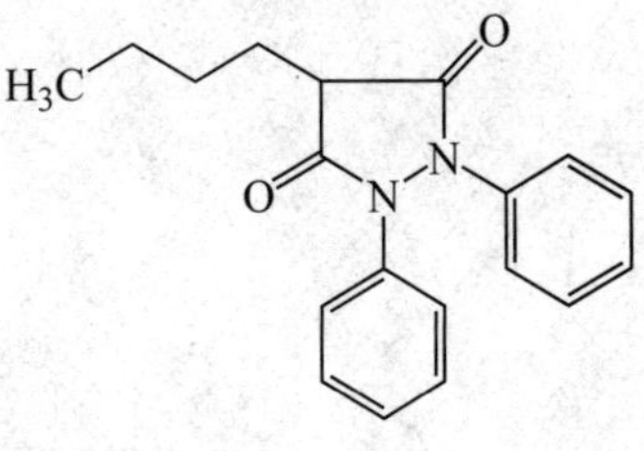

保泰松 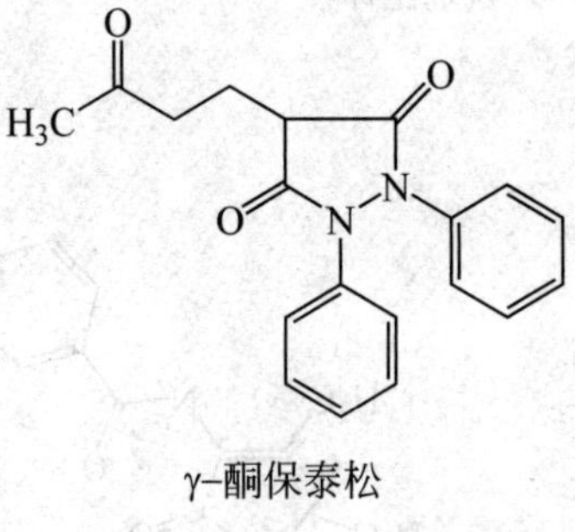　　　　　　　γ-酮保泰松 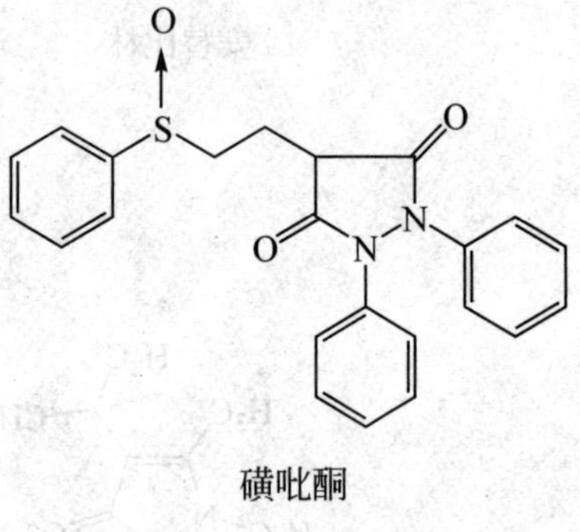　　　　　　　磺吡酮

保泰松在肝微粒体酶作用下缓慢代谢为羟布宗,再与葡萄糖醛酸结合排泄。或经微粒体酶氧化正丁基的 γ-H,产生 γ-羟基保泰松,再进一步氧化为 γ-酮基保泰松和 ρ,γ-二羟基保泰松,最后于葡萄糖醛酸结合后排泄。

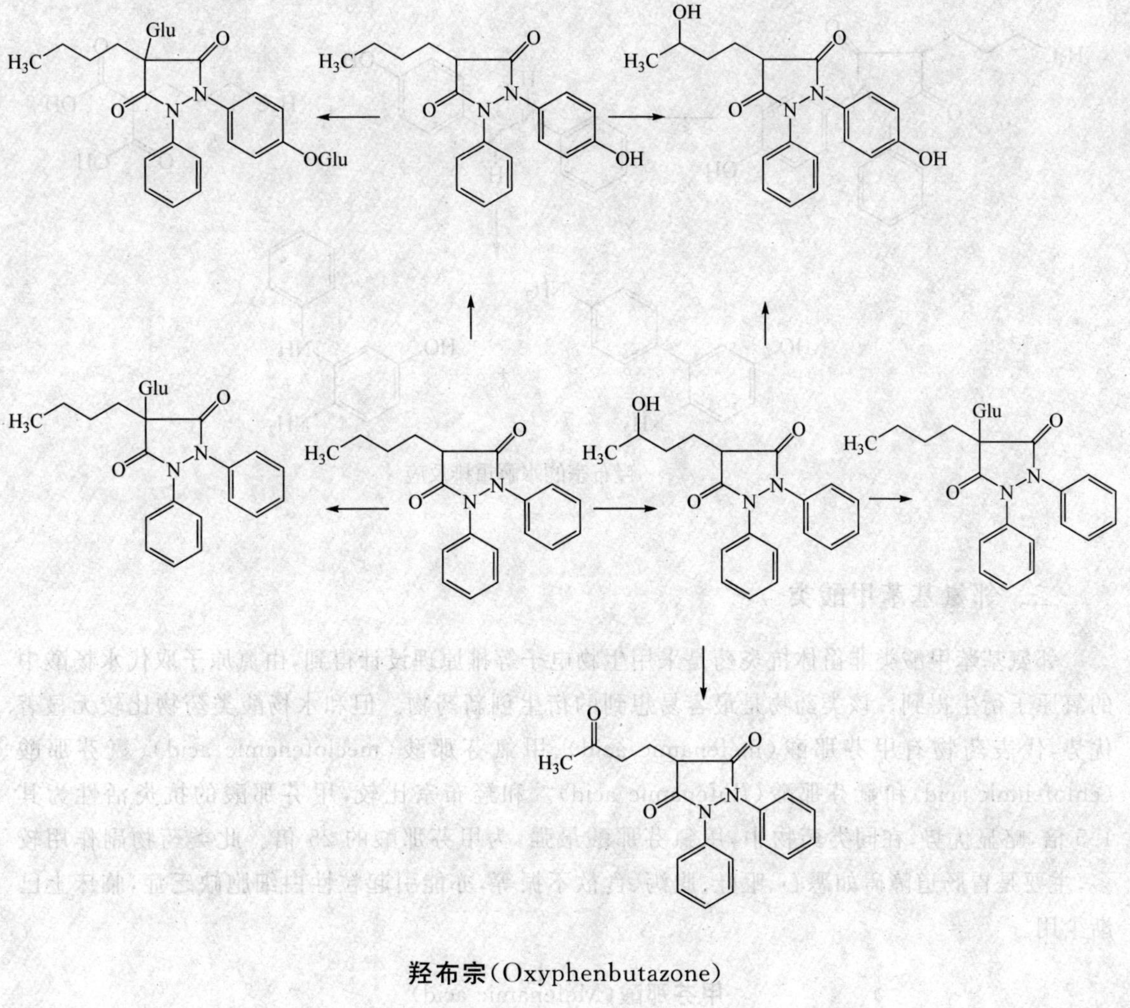

羟布宗(Oxyphenbutazone)

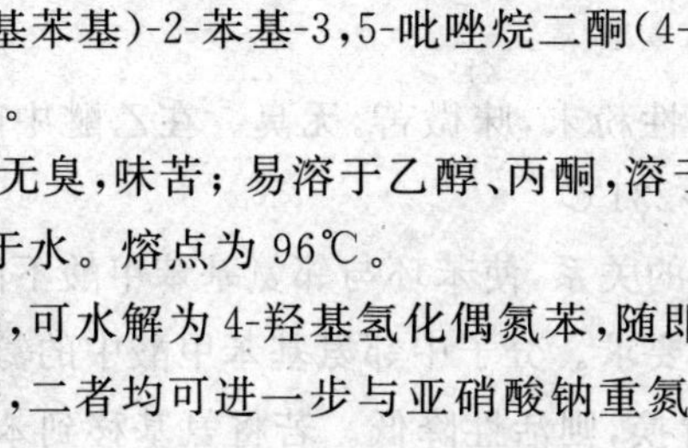

化学名为 4-丁基-1-(4-羟基苯基)-2-苯基-3,5-吡唑烷二酮(4-butyl-1-(4-hydroxyphenyl)-2-phenyl-3,5-pyrazolidinedione)。

本品为白色结晶性粉末；无臭，味苦；易溶于乙醇、丙酮，溶于三氯甲烷、乙醚，易溶于氢氧化钠和碳酸钠溶液，几乎不溶于水。熔点为96℃。

本品与冰乙酸及盐酸共热，可水解为4-羟基氢化偶氮苯，随即发生转位重排，生成2,4-二氨基联苯酚和对羟基邻氨基苯胺，二者均可进一步与亚硝酸钠重氮化，再与碱性β-萘酚偶合生成橙色沉淀。

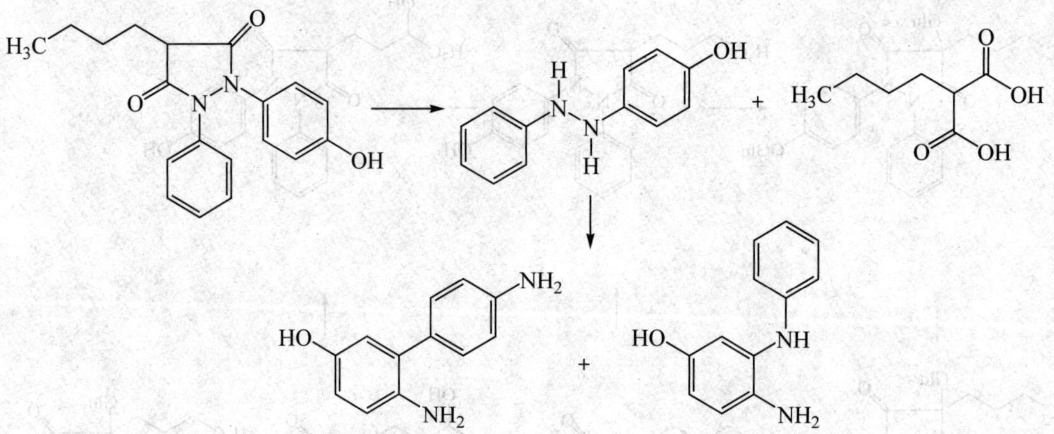

羟布宗的水解重排反应

二、邻氨基苯甲酸类

邻氨基苯甲酸类非甾体抗炎药是采用生物电子等排原理设计得到，由氮原子取代水杨酸中的氧原子衍生得到。该类药物是最容易想到的衍生创新药物。但和水杨酸类药物比较无显著优势，代表药物有甲芬那酸（mefenamic acid）、甲氯芬那酸（meclofenamic acid）、氯芬那酸（chlofenmic acid）和氟芬那酸（flufenamic acid）。和羟布宗比较，甲芬那酸的抗炎活性为其1.5 倍，略显优势，在同类药物中，甲氯芬那酸最强，为甲芬那酸的 25 倍。此类药物副作用较多，主要是胃肠道障碍如恶心、呕吐、腹泻、食欲不振等，亦能引起粒性白细胞缺乏症，临床上已渐少用。

甲芬那酸（Mefenamic acid）

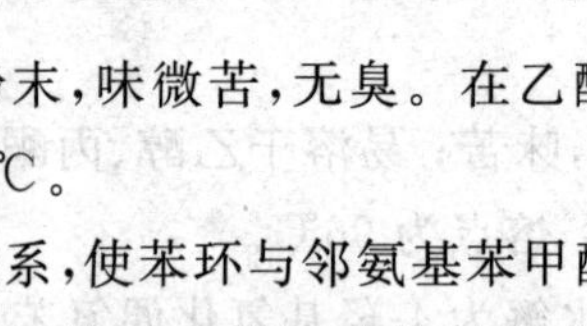

化学名为 N-[（2,3-二甲基苯基）氨基]-苯甲酸，2-[（2,3-dimethylphenyl）amino]benzoic acid。

本品为白色或类白色结晶性粉末，味微苦，无臭。在乙醚中略溶，在乙醇及三氯甲烷中微溶，在水中不溶。熔点为 230～231℃。

甲芬那酸结构中由于位阻的关系，使苯环与邻氨基苯甲酸不能共平面。这种非共平面结构可能更适合于抗炎药物受体的要求。分子中邻氨基苯甲酸中的氮原子若以其电子等排体 O、S、CH_2、SO_2、NCH_3 或 $COCH_3$ 置换，则活性降低。若将氨基移到苯核的对位或邻位，水杨酸结构相似性降低而活性消失。

甲芬那酸的氯仿溶液在紫外灯下呈强烈绿色荧光；本品的硫酸溶液与重铬酸钾反应，显深蓝色，随即变成棕绿色。

甲芬那酸的代谢主要发生在3′-甲基上和葡萄糖醛酸结合。服用量的50%~55%从尿中排泄，其中包括6%的原药、25%的3′-羟甲基物（主要为葡萄糖醛酸结合物）和20%的二羧酸物（30%为葡萄糖醛酸结合物）。这些代谢物基本无活性。

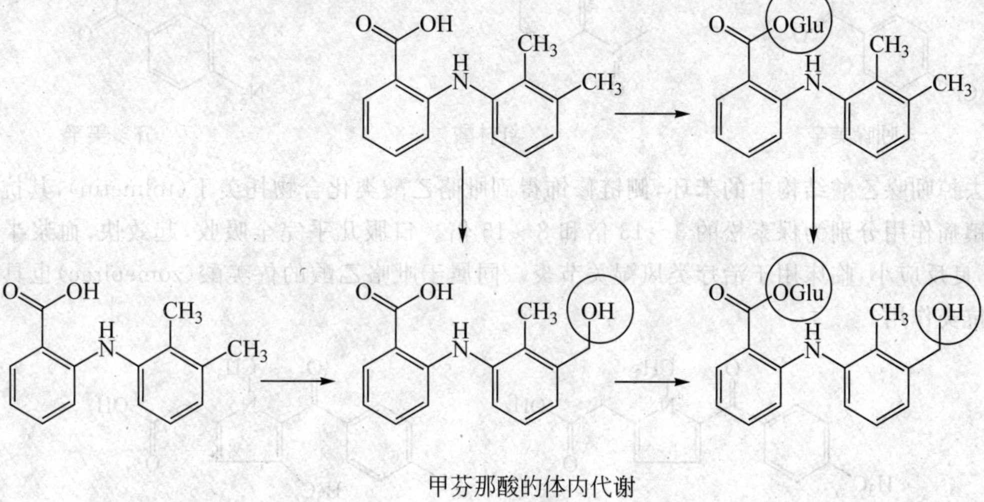

甲芬那酸的体内代谢

三、吲哚乙酸类

5-羟色胺是炎症介质之一，其体内的生物来源与色氨酸（tryptophan）有关，风湿患者的色氨酸代谢水平较高。

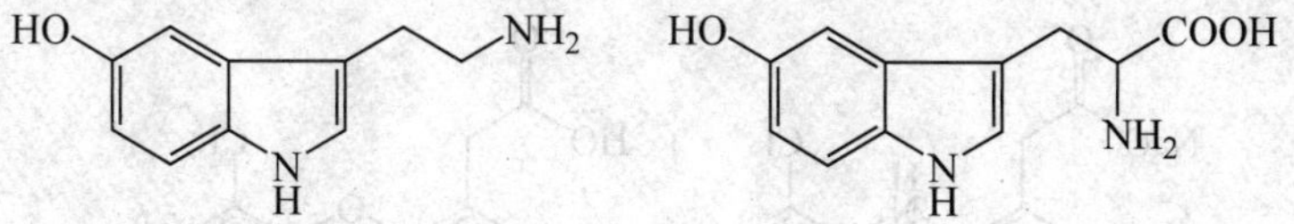

5-羟色胺　　　　色氨酸

基于上述现象，研究者希望能在吲哚衍生物中寻找抗炎药物。筛选了350个吲哚衍生物，从中得到了吲哚美辛（indomethacin）。吲哚美辛是一个强效镇痛抗炎药，抗炎作用是保泰松的25倍，解热作用强于阿司匹林和对乙酰氨基酚，镇痛作用是阿司匹林的10倍，可用于治疗风湿和类风湿关节炎，但对胃肠道和中枢系统的毒副作用较严重。进一步研究抗炎机制揭示，其抗炎作用不是拮抗5-羟色胺，而是与其他非甾体抗炎药一样，通过作用于环氧化酶，抑制前列腺素的生物合成。

在对吲哚美辛进行结构改造时，利用生物电子等排原理以亚甲基（—CH=）取代亚氨基（—N=），可得茚类衍生物舒林酸，其抗炎作用是吲哚美辛的1/2，镇痛效果略强于吲哚美辛。舒林酸体外无活性，体内经肝内代谢为甲硫基化合物起效。且甲硫基化合物自肾排泄较慢，半衰期长。因此舒林酸使用时，起效慢，作用持久，副作用小，耐受性较好，长期服用不易引起肾坏死。而吲哚美辛结构中氯原子以叠氮基取代即得齐多美辛（zidomethacin），动物实验显示，抗炎作用较吲哚美辛强，毒性较低。

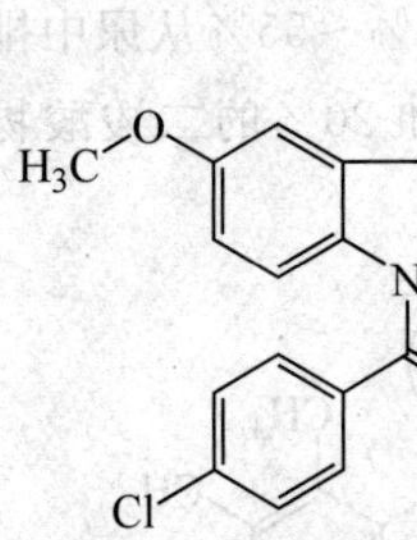

吲哚美辛 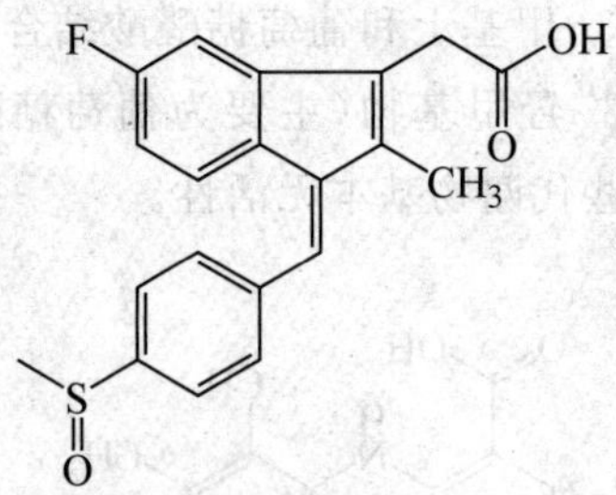　　　　舒林酸 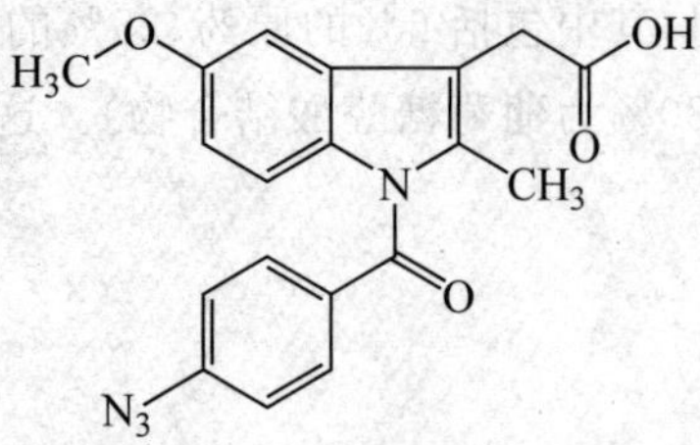　　　　齐多美辛

去掉吲哚乙酸结构中的苯环，侧链修饰得到吡咯乙酸类化合物托美丁(tolmetin)，其抗炎作用和镇痛作用分别为保泰松的3～13倍和8～15倍。口服几乎完全吸收，起效快，血浆半衰期短，不良反应小，临床用于治疗类风湿关节炎。同属于吡咯乙酸的佐美酸(zomepirac)也具有较好的抗炎作用。

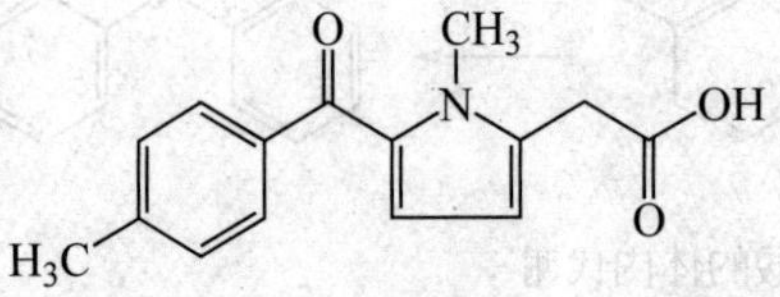

托美丁 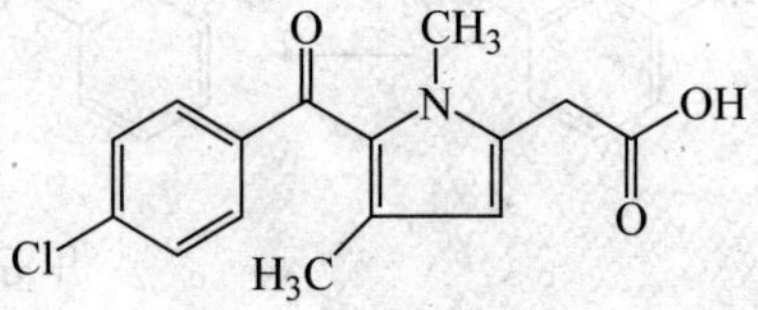　　　　佐美酸

苯乙酸衍生物双氯芬酸钠(diclofenac sodium)，具抗炎镇痛作用强、不良反应小、剂量低等特点，用于治疗风湿关节炎及骨关节炎。其他同属于芳基乙酸类的非甾体抗炎药还有芬氯酸(fenclofenac)。

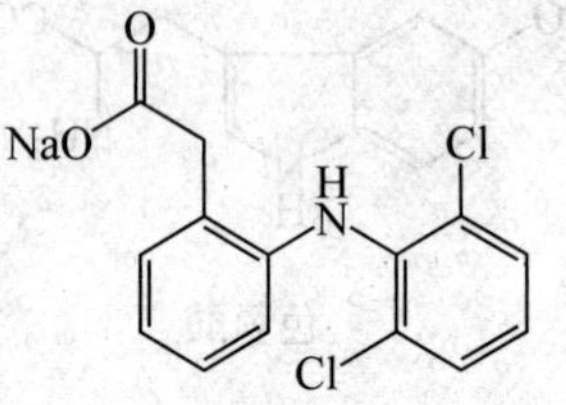

双氯芬酸钠 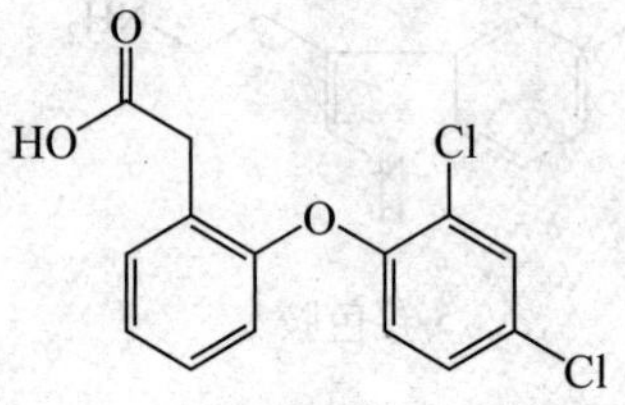　　　　芬氯酸

吡喃乙酸类衍生物依托度酸(etodolac)是选择性抑制炎症部位前列腺素的生物合成的药物。尽管其抗炎作用并无突出的特点，但对胃和肾的前列腺素合成没有影响，因而对胃肠道的副作用相对较小，是其典型特点。

芬布芬(fenbufen)属于酮酸类前体药物，在体内代谢为联苯乙酸形式起效，避免直接用联苯乙酸对胃肠道产生刺激。用于治疗类风湿关节炎、风湿性关节炎等。

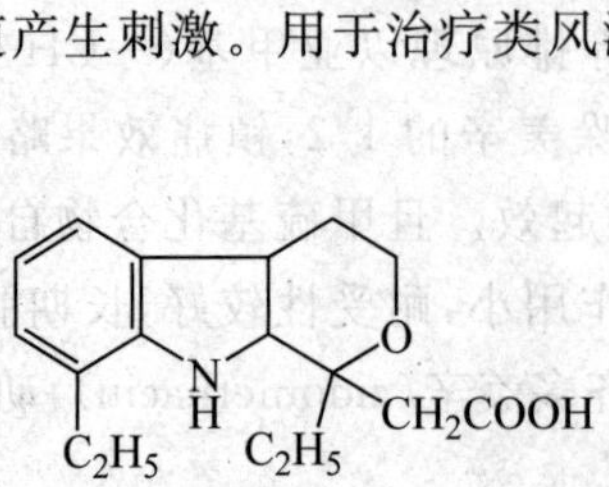

依托度酸 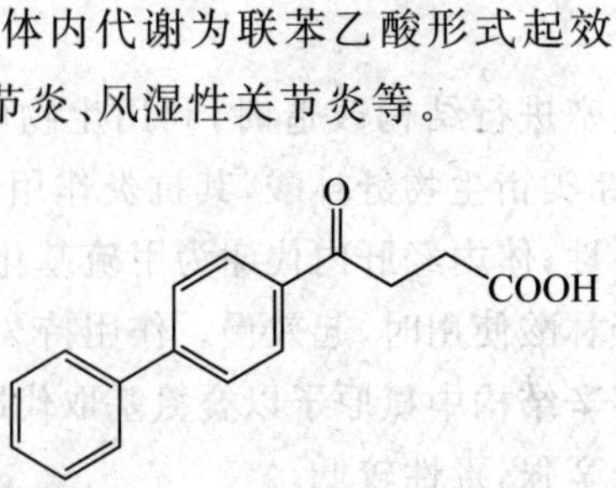　　　　芬布芬

吲哚美辛（Indomethacin）

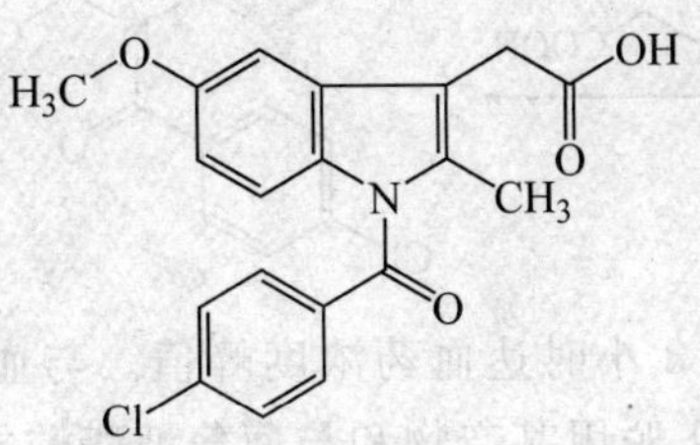

化学名 2-甲基-1-(4-氯苯甲酰基)-5-甲氧基-1H-吲哚-3-乙酸（1-(4-chlorobenzyl)-5-methoxy-2-methyl-1H-indole-3-acetic acid）。

本品为类白色或微黄色结晶性粉末；几乎无臭，无味；溶于丙酮，略溶于乙醇，三氯甲烷及甲醇，极微溶于甲苯，几乎不溶于水，可溶于氢氧化钠溶液。熔点为158～162℃，pK_a 4.5。

本品在室温下空气中稳定，但对光敏感。水溶液在pH2～8时较稳定。在强酸（pH<2）或强碱（pH>8）条件下水解，生成对氯苯甲酸和5-甲氧基-2-甲基吲哚-3-乙酸，后者可脱羧为5-甲氧基-2,3-二甲基吲哚，吲哚衍生物可进一步氧化变色。

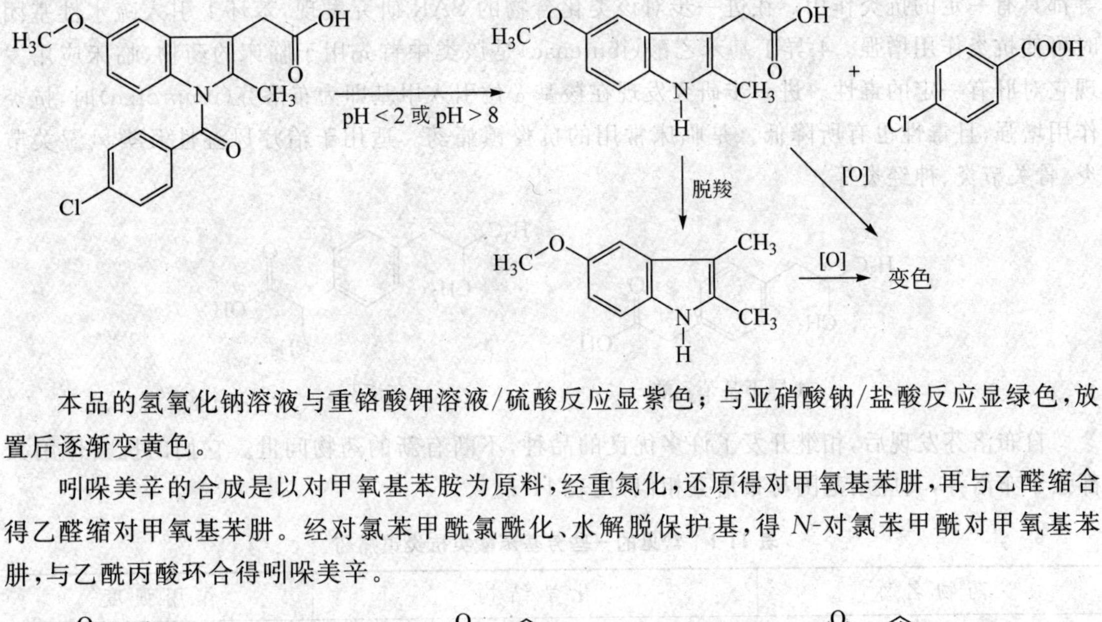

本品的氢氧化钠溶液与重铬酸钾溶液/硫酸反应显紫色；与亚硝酸钠/盐酸反应显绿色，放置后逐渐变黄色。

吲哚美辛的合成是以对甲氧基苯胺为原料，经重氮化，还原得对甲氧基苯肼，再与乙醛缩合得乙醛缩对甲氧基苯肼。经对氯苯甲酰氯酰化、水解脱保护基，得N-对氯苯甲酰对甲氧基苯肼，与乙酰丙酸环合得吲哚美辛。

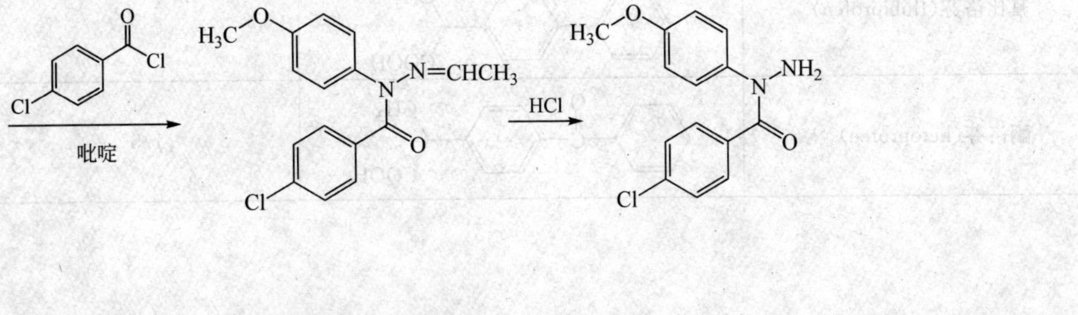

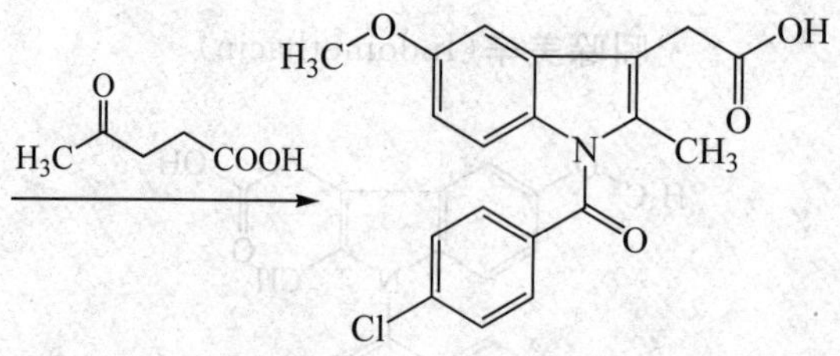

吲哚美辛口服吸收较好，2～3小时达血药浓度峰值。与血浆蛋白有高度的亲和力。吲哚美辛在体内可代谢为无活性的 O-脱甲基产物和与葡萄糖醛酸的结合产物。

本品对缓解疼痛作用明显，是最强的COX酶抑制药之一。副作用较大，主要用于对水杨酸类药物耐受、疗效不明显时的替代药物，也用于急性痛风和炎症发热。

在非甾体抗炎药中，吲哚美辛的中枢神经系统的影响最为显著，表现为精神抑郁、幻觉和精神错乱等，对肝功能和造血系统也有影响，过敏反应和胃肠道反应也常见。

四、芳基异丙酸类

20世纪60年代研究某些植物生长激素时，发现萘乙酸、吲哚乙酸和2,4-二取代苯氧乙酸等都具有一定的抗炎作用。在进一步对该类化合物的SAR研究发现，苯环上引入疏水性基团时可使抗炎作用增强。4-异丁基苯乙酸（ibufenac）是该类中首先用于临床的药物，临床应用发现它对肝有一定的毒性。进一步研究发现在羧基α位引入甲基即为布洛芬（ibuprofen）时，抗炎作用增强，且毒性也有所降低。是临床常用的抗炎镇痛药。适用于治疗风湿性及类风湿关节炎、骨关节炎、神经炎等。

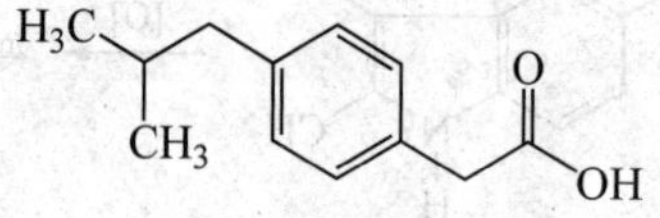

4-异丁基苯乙酸 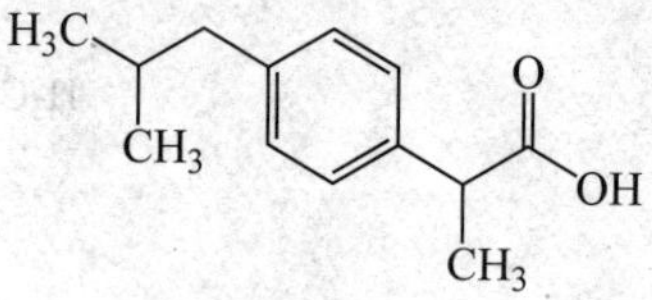　　　　　布洛芬

自布洛芬发现后，相继开发了许多优良的品种，不断有新的药物问世。它们的抗炎作用大都强于布洛芬，其应用范围与布洛芬相似，见表11-1。

表11-1　常见的一些芳基苯酸类抗炎镇痛药

药物名称	化学结构	作用强度
布洛芬（ibuprofen）	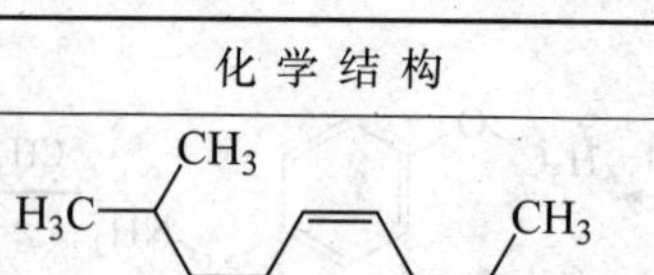	0.1
氟比洛芬（flubiprofen）	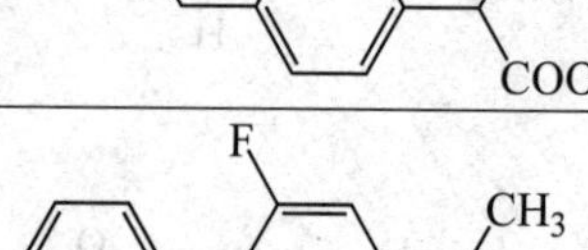	5
酮洛芬（ketoprofen）	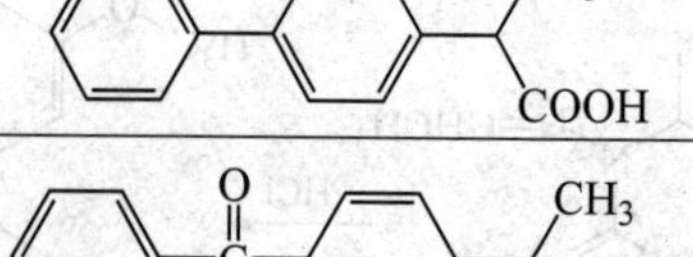	1.5

药物名称	化学结构	作用强度
非诺洛芬(fenoprofen)		0.1
萘普生(naproxen)		1
吡洛芬(pirprofen)		1
吲哚洛芬(indoprofen)		2

本类药物都含有一个手性碳原子。所产生的对映异构体在生理活性、毒性、体内代谢等方面均有差异。通常它们的 S 异构体的活性强于 R 异构体。以萘普生为例,S 体的活性是 R 体的 35 倍,布洛芬的 S 体活性是 R 体的 28 倍。

布洛芬以消旋体给药,在体内无活性的 R-$(-)$ 体在消化道吸收过程中可经酶的作用转化为活性的 S-$(+)$ 体。且药物在消化道滞留的时间越长,布洛芬的 S/R 之比值就越大,S 体在血浆中浓度就越高。在体内两个对映体是等价的,这种转换现在其他芳基丙酸类中也存在。尽管消旋体在体内可发生这种转换,但近年来已经有芳基异丙酸类的光学异构体上市。布洛芬的体内构型转化很大程度上取决于患者的机体条件,因此布洛芬的单一的 S-$(+)$ 体已于 1994 年上市,S-$(+)$ 体对慢性炎症和风湿关节炎的疗效与消旋体相当,但剂量仅为消旋体的 1/2。

酮洛芬如以消旋体给药,口服后只有 10% R 体在体内转化为 S 体,未能显著增加 S 体的血浆浓度。近年发现酮洛芬的 S 体可作为镇痛抗炎药,而 R 体则对牙周骨质耗损有效,有可能用于牙膏组分。

萘普生目前也以 S-$(+)$ 异构体供药用。

布洛芬(Ibuprofen)

化学名 α-甲基-4-(2-甲基丙基)苯乙酸(α-methyl-4-(2-methylpropyl)benzeneacetic acid)。

本品为白色结晶性粉末,有异臭,无味。易溶于乙醇、乙醚、三氯甲烷及丙酮,易溶于氢氧化钠及碳酸钠溶液;不溶于水。熔点为 74.5~77.5℃。

布洛芬的合成是由甲苯与丙烯经钠-碳(钠-氧化铝)催化得异丁基苯,再经无水三氯化铝催化乙酰化生成 4-异丁基苯乙酮,再与氯乙酸乙酯经 Darzens 缩合后,经水解、脱羧、重排得 2-(4'-异丁基苯基)丙醛,最后在碱性条件下以硝酸银氧化即得本品。

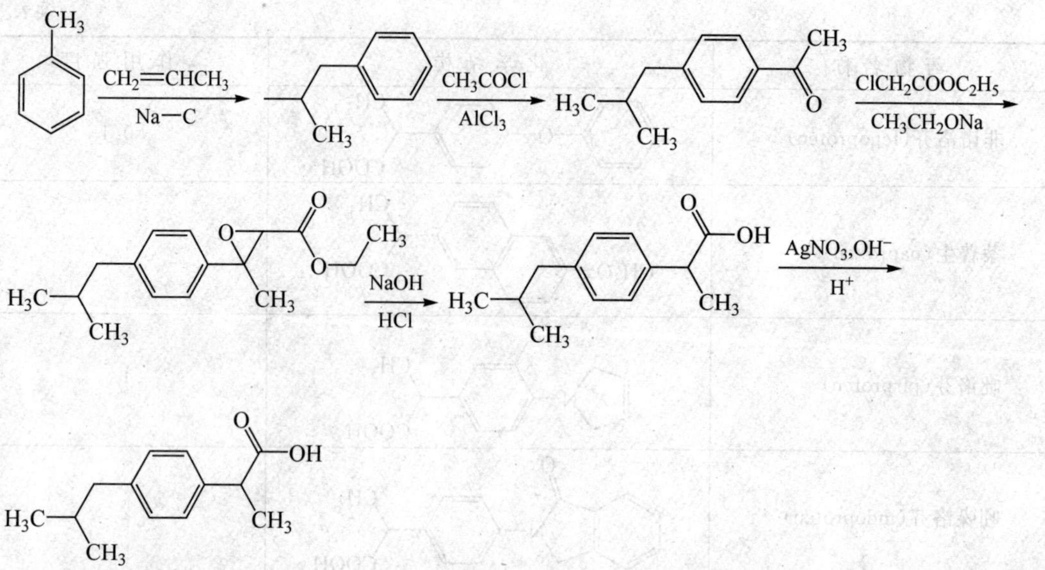

布洛芬的抗炎作用与阿司匹林和保泰松相似,较萘普生和非诺洛芬弱,但副作用相对较小,对肝、肾及造血系统无明显副作用,胃肠道副作用小。对不耐受阿司匹林和保泰松的患者,可选用本品。布洛芬临床用于风湿性及类风湿关节炎、骨关节炎、强直性脊椎炎、神经炎及咽喉炎等症。布洛芬口服吸收较快,1小时可达峰值,可分布于各种组织中。布洛芬代谢迅速,其代谢主要发生在异丁基的 ω-1 和 ω-2 氧化,首先代谢为醇,而后是代谢为酸。无论哪种异构体,代谢产物为 $S(+)$-构型。更有趣的是 $R(-)$ 构型在体内可以转化为 $S(+)$ 构型。24 小时有 50% 以上的氧化产物自尿中排出。布洛芬的代谢途径如下:

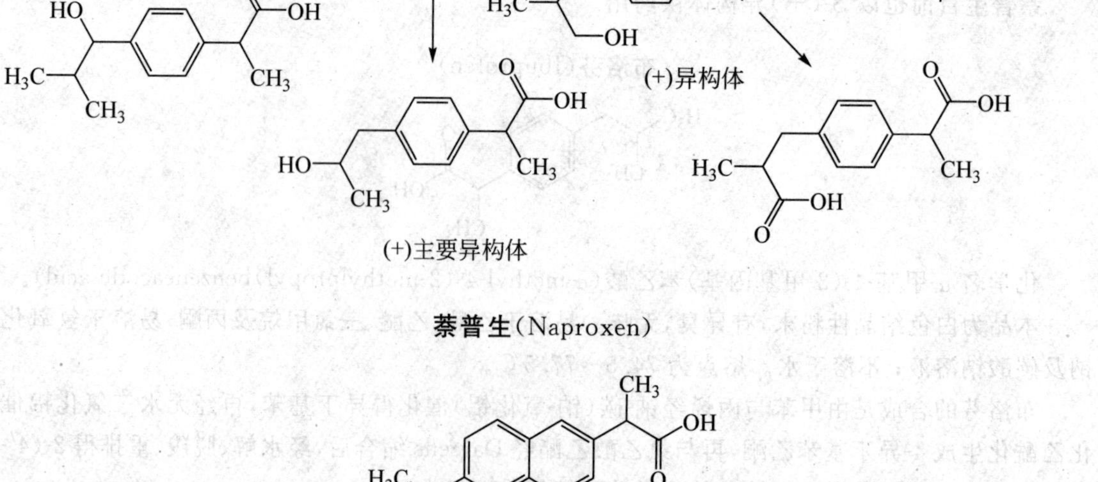

萘普生(Naproxen)

化学名(+)-α-甲基-6-甲氧基-2-萘乙酸((α)-6-methoxyl-α-menthyl-2-naphthaleneacetic acid)。

本品为白色结晶性粉末,无臭或几乎无臭。可溶于甲醇、乙醇、三氯甲烷,略溶于乙醚,几乎不溶于水。熔点为153~158℃。

萘普生自上市以来一直位居该类药物的销售前列,临床用S-(+)异构体。抑制前列腺素的合成较阿司匹林强12倍,是保泰松的10倍,布洛芬的3~4倍,但大约是吲哚美辛的1/300。

萘普生的衍生物萘丁美酮(nabumetone)为一个非酸性非甾体抗炎药,和其他非甾体抗炎药比较,它的胃肠道刺激作用最小,它在体内被代谢成6-甲氧基萘乙酸而激活,6-甲氧基萘乙酸能有效的在关节中抑制前列腺素的合成。而萘丁美酮在胃黏膜中不能影响前列腺素环氧酶的活性。

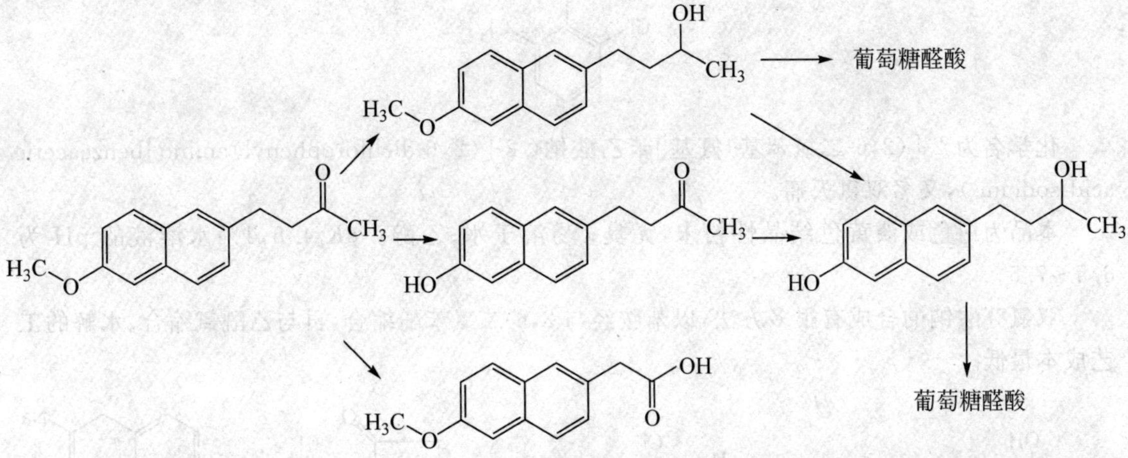

萘普生的合成方法较多,较经典的方法可采用类似于布洛芬的合成方法,经Darzens缩合制备,路线如下:

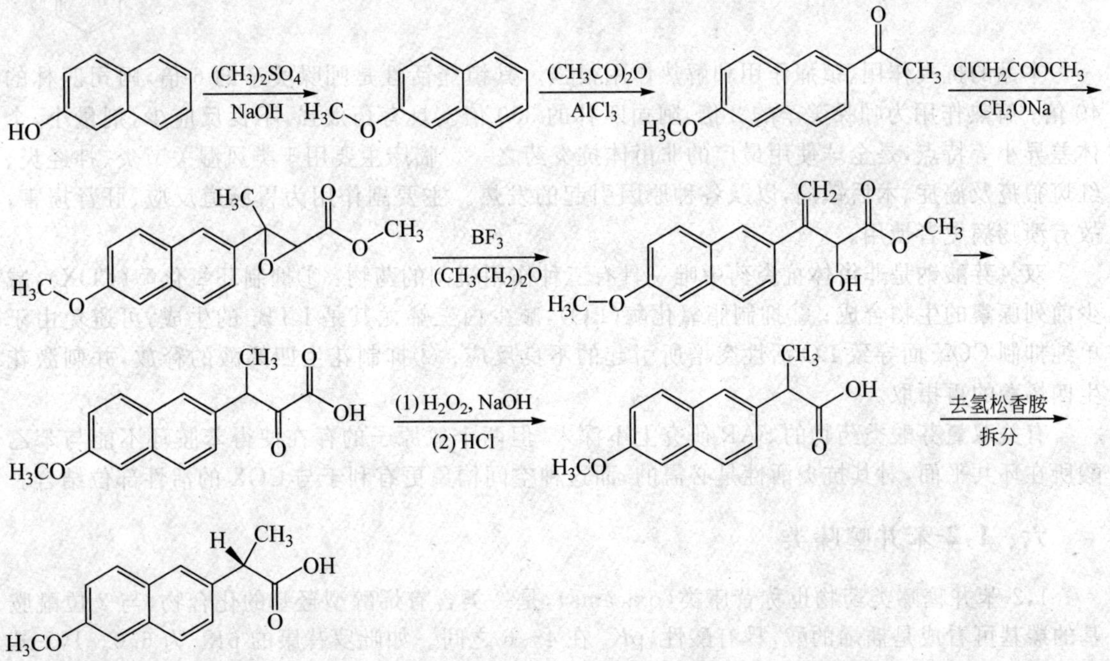

萘普生的口服吸收迅速而完全,2~4小时达血药浓度峰值。与血浆蛋白有高度的结合力。

约70%以原型排出,其余的以葡萄糖醛酸结合物形式或以无活性的6-去甲基萘普生形式自尿中排出。

五、芳基乙酸类

双氯芬酸钠(Diclofenac Sodium)

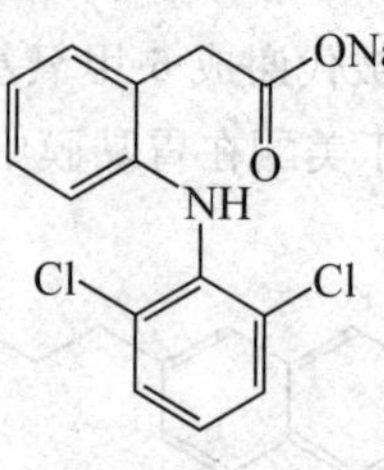

化学名为 2-[(2,6-二氯苯基)氨基]苯乙酸钠(2-[(2,6-dichlorophenyl)amino]benzeacetic acid sodium),又名双氯灭痛。

本品为白色或淡黄色结晶性粉末,无臭;易溶于水、乙醇。pK_a 4.5,1%水溶液的 pH 为 6.5~7.5。

双氯芬酸钠的合成有很多方法,以苯胺经与2,6-二氯苯酚缩合,再与乙酰氯缩合、水解的工艺成本最低。

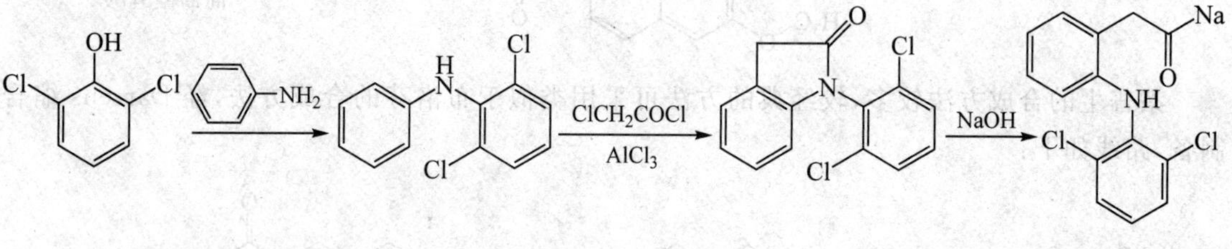

本品的抗炎作用、镇痛作用和解热作用很强。其镇痛活性是吲哚美辛的6倍,阿司匹林的40倍;解热作用为吲哚美辛的2倍,阿司匹林的350倍。具有药效强,不良反应少,剂量小,个体差异小等特点,是全球使用最广的非甾体抗炎药之一。临床主要用于类风湿关节炎、神经炎、红斑狼疮及癌症、术后镇痛,以及各种原因引起的发热。主要副作用为胃肠道反应、肝肾损害,故有溃疡病史者慎用。

双氯芬酸钠是非甾体抗炎药中唯一具有三种作用机制的药物:①抑制环氧化酶(COX),减少前列腺素的生物合成;②抑制脂氧化酶(LO),减少白三烯尤其是 LTB_4 的生成,可避免由于单纯抑制COX而导致LO活性突增所引起的不良反应;③抑制花生四烯酸的释放,并刺激花生四烯酸的再摄取。

有关双氯芬酸类药物的SAR研究上不深入,但两个氯原子的存在使得苯胺环不能与苯乙酸所在环共平面,对其抗炎活性是必需的,而这种空间构象更有利于与COX的活性部位结合。

六、1,2-苯并噻嗪类

1,2-苯并噻嗪类药物也称昔康类(oxicams),是一类含有烯醇型羟基的化合物,与2位酰胺基的羰基可看成是插烯的酸,具有酸性,pK_a 在4~6之间。如吡罗昔康的 pK_a 为6.0。1,2-苯并噻嗪类药物是一类长效抗炎镇痛药。此类药物的副作用发生率较高,但意外的是其胃肠道刺激反应比常见的 NSAIDs 要小,且该类药物对 COX-2 的抑制作用较对 COX-1 强,有一定的选择性。代表药物有吡罗昔康(piroxicam)、舒多昔康(sudoxicam)、美洛昔康(meloxicam)、伊索昔康(isoxicam)、替诺昔康(tenoxicam)、氯诺昔康(lornoxicam)、安吡昔康(ampiroxicam)和辛诺昔康(cinnoxicam)。

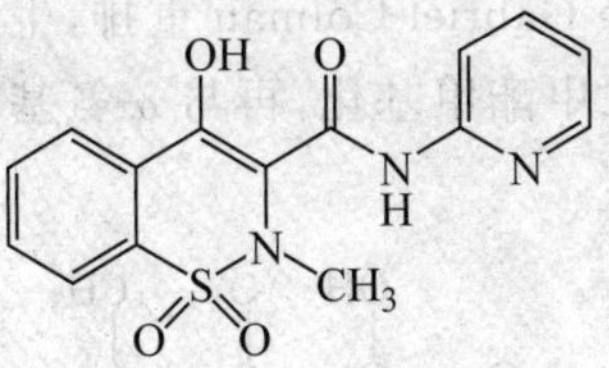

吡罗昔康 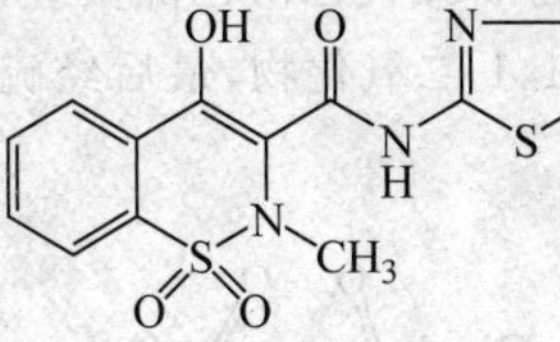　　　　　舒多昔康 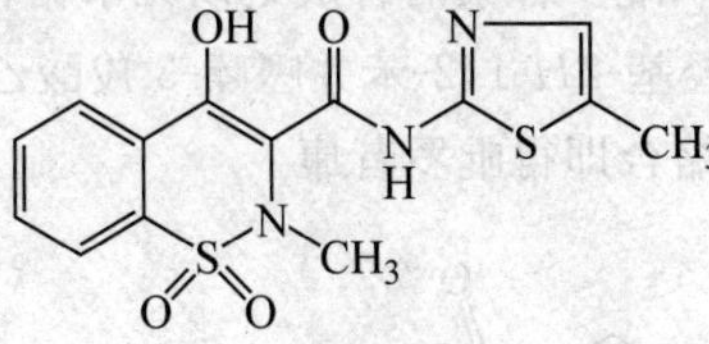　　　　　美洛昔康

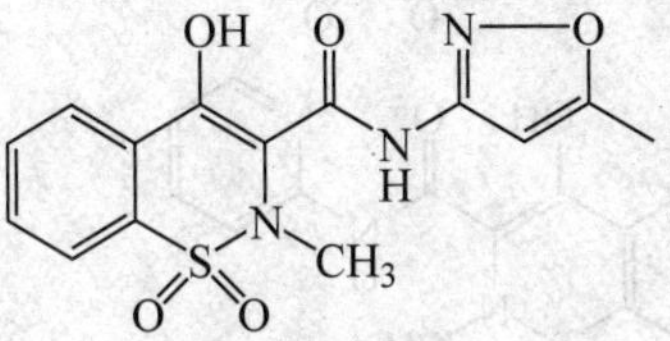

伊索昔康 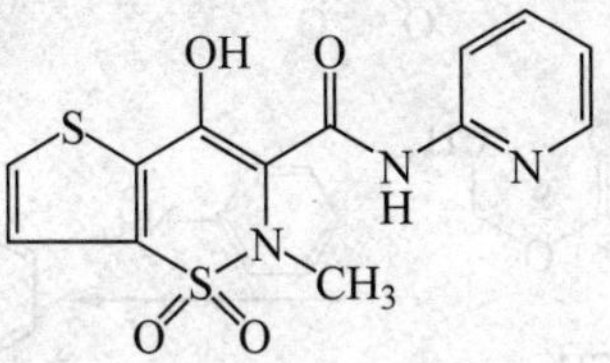　　　　　替诺昔康 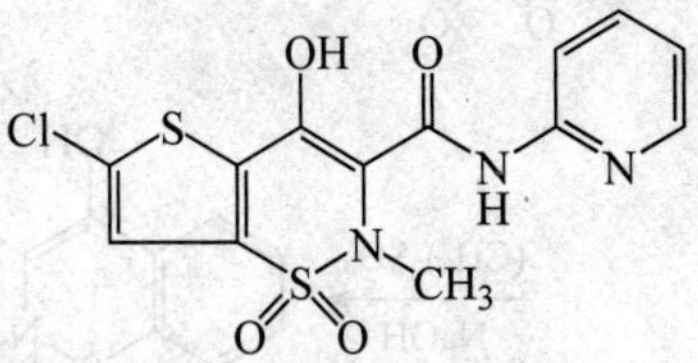　　　　　氯诺昔康

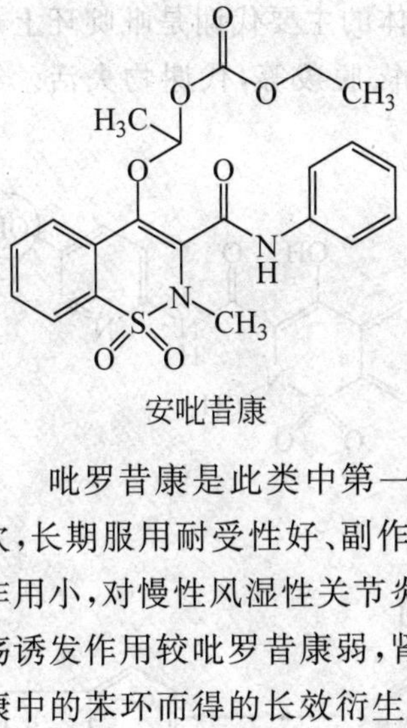

安吡昔康 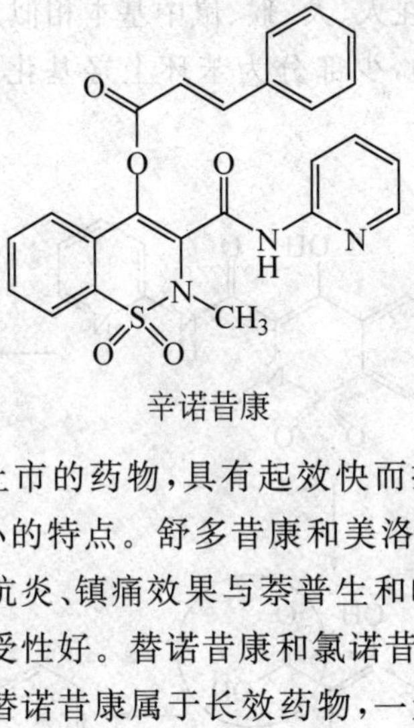　　　　　辛诺昔康

吡罗昔康是此类中第一个上市的药物,具有起效快而持久,$t_{1/2}$达38小时,可一天给药一次,长期服用耐受性好、副作用小的特点。舒多昔康和美洛昔康对COX-2选择性高,胃肠道副作用小,对慢性风湿性关节炎的抗炎、镇痛效果与萘普生和吡罗昔康相当,但对胃、十二指肠溃疡诱发作用较吡罗昔康弱,肾耐受性好。替诺昔康和氯诺昔康是以电子等排体噻唑取代吡罗昔康中的苯环而得的长效衍生物,替诺昔康属于长效药物,一天给药一次,口服吸收迅速且完全,给药30分钟即疼痛消失。氯诺昔康主要用于骨关节炎、术后镇痛和偏头痛等。安吡昔康和辛诺昔康则是吡罗昔康的前药,可改善原药胃肠道耐受性,并降低副作用。

吡罗昔康(Piroxicam)

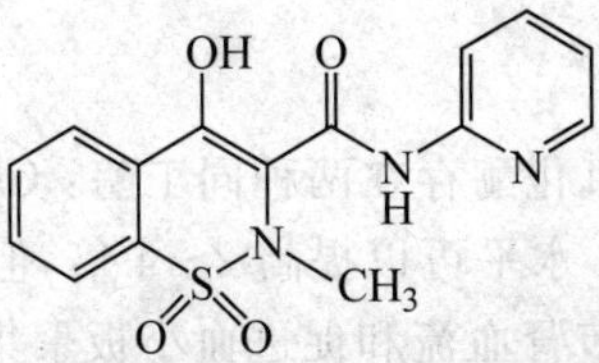

化学名 4-羟基-2-甲基-N-2-吡啶基-2H—1,2-苯并噻嗪-3-甲酰胺 1,1-二氧化物(4-hydroxy-2-methyl-N-2-pyridinyl-2H-1,2-benzothiazine-3-carboxamide-1,1-dioxide)。又名炎痛喜康。

本品为类白色结晶性粉末。易溶于三氯甲烷,溶于酸,略溶于碱、丙酮,微溶于乙醇、乙醚,难溶于水。熔点为 198~202℃,pK_a 6.3。

本品结构中含有烯醇羟基,它的三氯甲烷溶液与三氯化铁反应,显玫瑰红色。

吡罗昔康的合成是以无水糖精钠与 α-氯代乙酸乙酯反应,再经 Gabriel-Colman 重排,生成 4-羟基-2H-1,2-苯并噻嗪-3 羧酸乙酯-1,1-二氧化物,最后经硫酸二甲酯甲基化,再与 α-氨基吡啶缩合即得吡罗昔康。

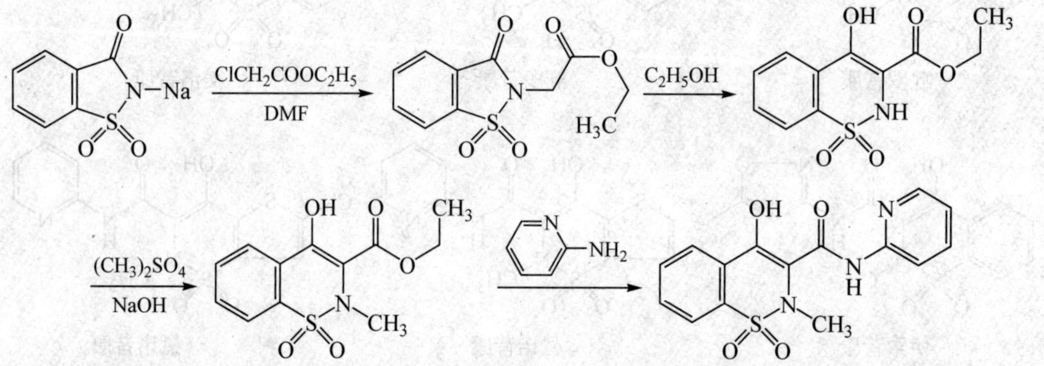

本品的代谢因物种不同而异,在人、犬、猴、鼠中基本相似。人体的主要代谢是吡啶环上羟基化代谢及其与葡萄糖醛酸结合物,少部分为苯环上羟基化、水解、脱羧等,代谢物失活。约 5% 以原型排出。

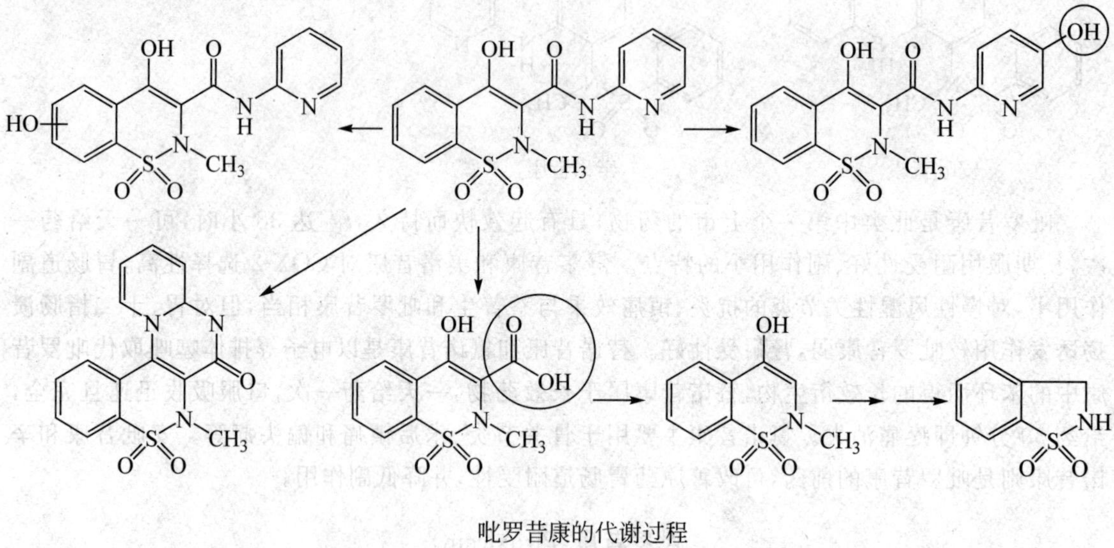

吡罗昔康的代谢过程

七、选择性 COX-2 抑制药

20 世纪 90 年代,研究证实环氧化酶存在两种同工酶:COX-1 和 COX-2。COX-1 是一种组成酶,尽管在介质的激发下,COX-1 水平可以提高 2~4 倍,但一般情况下保持稳定。COX-1 催化生成的 PG 具有保护胃肠道、调节肾血流和促进血小板聚集等重要生理作用。COX-2 是酶的诱导形式,主要在炎症细胞中表达,与 COX-1 有相似的结合部位。COX-2 在炎症组织中可被多种因子所诱导,其水平以 8~10 倍的速度急剧增加,引起炎症部位的多数前列腺素成分如

PGE_1、PGE_2、PGI_2等含量增加,促进了炎症反应和组织损伤。

目前的研究认为,非甾体抗炎药对炎症的治疗主要源于其对COX-2的抑制,而不良反应则由于抑制了COX-1。这是多年来一直没有解决NSAIDs的胃肠道副作用的重要原因。近年来,选择性COX-2抑制药成为非甾体抗炎药研究的热点,也获得了许多胃肠道副作用小的选择性COX-2抑制药,当然,选择性COX-2也不是万能的。由此产生的新的更严重的副作用出现了,成为了这类药物的重要事件。

COX-1和COX-2在结构上十分相似,具有600个左右氨基酸残基。相对分子质量在70000~74000,有60%以上的同源性。COX-1和COX-2都在通道一侧的120位有一个极性较大的精氨酸残基,与药物通过氢键结合。COX-1和COX-2属于不同的基因表达,二者结构上的主要区别是COX-2的N端比COX-1少一段17个氨基酸残基的片段,而C端则多一段含18个氨基酸残基的片段。且COX-1的523位氨基酸是异亮氨酸,而COX-2则是缬氨酸,缬氨酸结构较异亮氨酸小,因而在其旁存在一个称之为侧袋的空隙,某些具有特殊结构的药物可在此与酶共价结合。非特异性COX抑制药因分子略小,易于从COX-1和COX-2的开口进入通道,与120位的精氨酸残基以氢键结合,从而竞争性阻碍正常底物花生四烯酸的进入,抑制生理性前列腺素和炎性前列腺素的合成。

选择性COX-2抑制药大多含有苯环等刚性结构和磺酰胺或磺酰基侧链,难以进入开口较小的COX-1的通道,因而不能抑制COX-1的作用,该具有特性基团的侧链能深入COX-2的523位缬氨酸旁的侧袋内,因而产生选择性抑制作用。

二苯基取代类化合物是研究较为深入的一类选择性COX-2抑制药。其结构特征是在苯环、杂环或不饱和脂肪环的邻位连有两个苯基。其中一个苯基的对位有甲磺酰基或氨磺酰基,此为选择性COX-2抑制药的必需结构。塞来昔布(celecoxib)已在多个国家上市,抗炎活性与吲哚美辛相当,而胃肠道不良反应发生率很低。大量临床研究证实,塞来昔布的疗效与最大剂量的传统非甾体抗炎药(NSAIDs)相比,严重上消化道不良事件如出血、穿孔、梗阻的发生率比NSAIDs降低45%,内镜下溃疡发生率比NSAIDs降低71%。一项涉及130万老年关节炎患者的研究显示,塞来昔布导致消化道出血住院的危险性,是用NSAIDs的1/4,与安慰剂相当。

罗非昔布(rofencoxib)的活性与塞来昔布相似,但长期使用可增加心血管事件的风险。2004年10月,默克公司宣布从市场上召回罗非昔布。使COX-2抑制药受到重创。依托昔布(etoricoxib)是迄今为止已知的最具选择性的COX-2抑制药,其COX-2/COX-1抑制强度之比高于罗非昔布3倍,高于塞利昔布约14倍,受罗非昔布事件影响,该药也未获批准。心血管事件是选择性COX-2抑制药所具有的"类效应"。各国药品管理部门均要求此类药物的说明书或标签增加警示标志,塞来昔布的销售也由最初的快速增长到趋于平稳,说明选择性的化学药物也难以避免其他生化途径导致的副作用。

塞来昔布　　　　　　罗非昔布　　　　　　依托昔布

塞来昔布(Celecoxib)

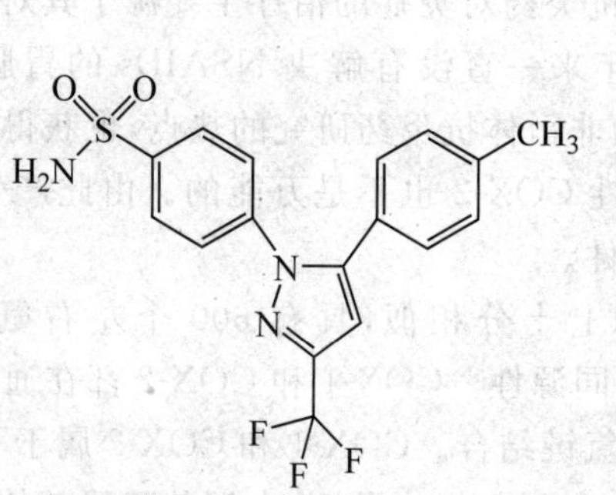

化学名 4-{[5-(4-甲基苯基)-3-三氟甲基]-1H-吡唑-1-基}-苯磺酰胺{4-[5-p-tolyl-3-(trifluoromethyl)-1H-pyrazol-1-yl]benzenesulfonamide},又名塞利昔布。

本品为白色粉末或浅黄色粉末,溶于甲醇、乙醇、二甲亚砜等有机溶剂,不溶于水。熔点为160~163℃。

本品的合成以4-甲基苯乙酮为原料,与三氟乙酸甲酯反应,得苯丙酮衍生物中间体,再与4-氨磺酰基苯肼盐酸盐环合即得本品。

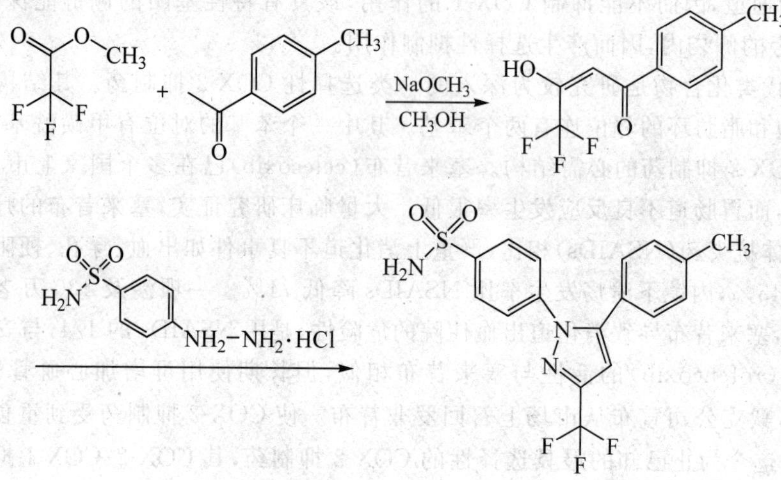

艾瑞昔布(Imrecoxib)

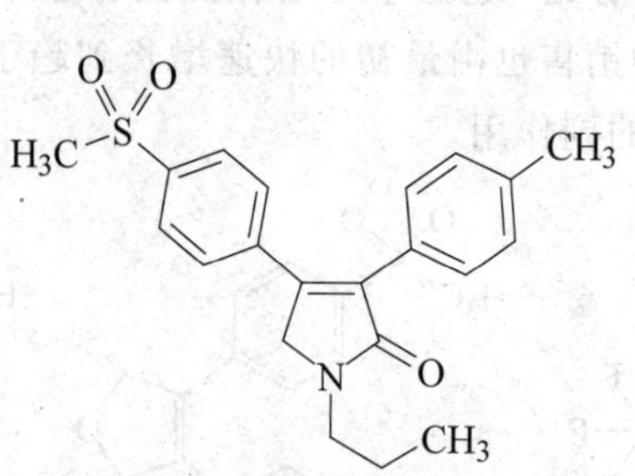

艾瑞昔布是国家Ⅰ类新药,由中国医学科学院药物研究所和恒瑞医药集团合作研究开发的COX-2抑制药药物。该药是基于药效团的分子设计得到的创新药物。根据已有COX-2抑制药的结构构建了药效团,并依照药效团特征及其分布,设计了以不饱和吡咯烷酮为骨架的

COX-2 抑制药,体外评价化合物对 COX-2 和 COX-1 的抑制活性。为了避免 COX-2 高选择性抑制药引起心血管事件的风险,提出了对 COX 酶适度抑制的策略,在抑制引起炎症的 COX-2 酶的前提下,不对其过分抑制,以保持 COX-2 和 COX-1 在体内功能上的平衡,最后选定艾瑞昔布为进入临床研究,证明是治疗人骨关节炎的安全有效的药物,于 2011 年 5 月获得 SFDA 的批准,成为国内的第一个 COX-2 抑制药药物。

第3节 抗痛风药

Antigout Agents

痛风是因体内嘌呤代谢紊乱或尿酸排泄减少而引起的一类疾病。因患者血液、尿中的尿酸盐水平增高,沉积于关节、囊、软骨和肾等的结缔组织中,而刺激组织引起痛风性关节炎、痛风性肾病和肾尿酸结石等症状。正常人尿酸盐水平男性为 1000~1200mg,女性为男性的一半。而痛风患者的尿酸水平可为正常值的 2 倍以上。

尿酸是具弱酸性的(pK_{a1} 5.7, pK_{a2} 10.3),水溶性小,生理条件下以尿酸钠形式存在。在肾,尿酸可重吸收。当尿酸的生成增加或排泄减少时,引起尿酸水平升高,而导致痛风性疾病。临床上治疗痛风的药物:①抗急性痛风性关节炎的药物,如秋水仙碱(colchicine)和非甾体抗炎药等;②促进尿酸排泄的药物,如丙磺舒;③抑制尿酸生成的黄嘌呤抑制药,如别嘌醇、非布司他。

一、抗急性痛风关节炎的药物

秋水仙碱(Colchicine)

化学名 N-[(7S)-5,6,7,9-四氢-1,2,3,10 四甲氧基-9-氧-苯并[α]庚间三烯并庚间三烯-7-基]乙酰胺 N-[(7S)-5,6,7,9-tetrhydro-1,2,3,10-tetramethoxy-9-oxobenzo[α]heptalen-7-yl]acetamide

本品原产于欧洲中南部及非洲北部为百合科植物(*Colchium autummale L.*),我国采用丽江山慈菇(*Iphigenia Indica Kunth et Benth.*)的球茎中提取的生物碱。

本品为淡黄色结晶性粉末,熔点为 142~150℃。遇光颜色变深,故需避光密闭保存。

秋水仙碱通过与粒细胞的微管蛋白结合,妨碍粒细胞的活动,抑制粒细胞的浸润而抗炎,不影响尿酸盐的生成、溶解和排泄。因此对急性痛风关节炎有选择性作用,而对一般性疼痛、炎症和慢性痛风无效。也由于秋水仙碱与肿瘤细胞的有丝分裂的抑制作用,显示出一定的抗肿瘤作用,临床用于皮肤癌和乳腺癌的治疗。但本品选择性差,毒性大,长期应用可产生骨髓抑制,患者急性痛风症状消失或出现胃肠道反应的症状时应立即停药。但秋水仙碱仍作为痛风急性发作时的首选药物。

二、促进尿酸排泄的药物

促进尿酸排泄的药物可抑制肾小管对尿酸的重吸收,促进尿酸的排泄,减少关节变形和痛风结节。此类药物有丙磺舒(probenecid)、磺吡酮(sulfinpyrazone)和苯溴马隆(benzbromarone)等。该类药物不能用于急性痛风,其潜在性危险是尿路形成尿酸结晶,在肾小管、骨盆或输尿管中沉积,引起肾结石或肾功能衰退。为降低该药的上述危险,在开始用药时选择低剂量,再逐渐增加,来维持较高的尿容积。并与碳酸氢钠同服以碱化尿液,增加尿酸盐的溶解性。

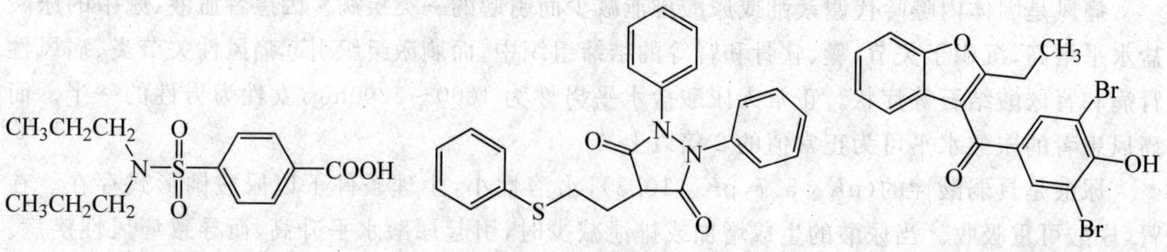

丙磺舒　　　　　　　磺吡酮　　　　　　　苯溴马隆

丙磺舒本身是一种有机酸,因溶解度大,经肾小管排泄时也易被肾小管重吸收,在有丙磺舒存在时,对其他有机酸在肾小管的转运有竞争性抑制,从而影响其排泄。丙磺舒可使青霉素、头孢菌素、对氨基水杨酸等药物排泄减慢,延长其作用时间。

三、尿酸生成抑制药

尿酸是人体内可由腺嘌呤(adenine)、鸟嘌呤(guanine)代谢生成的正常代谢产物,代谢途径如下:

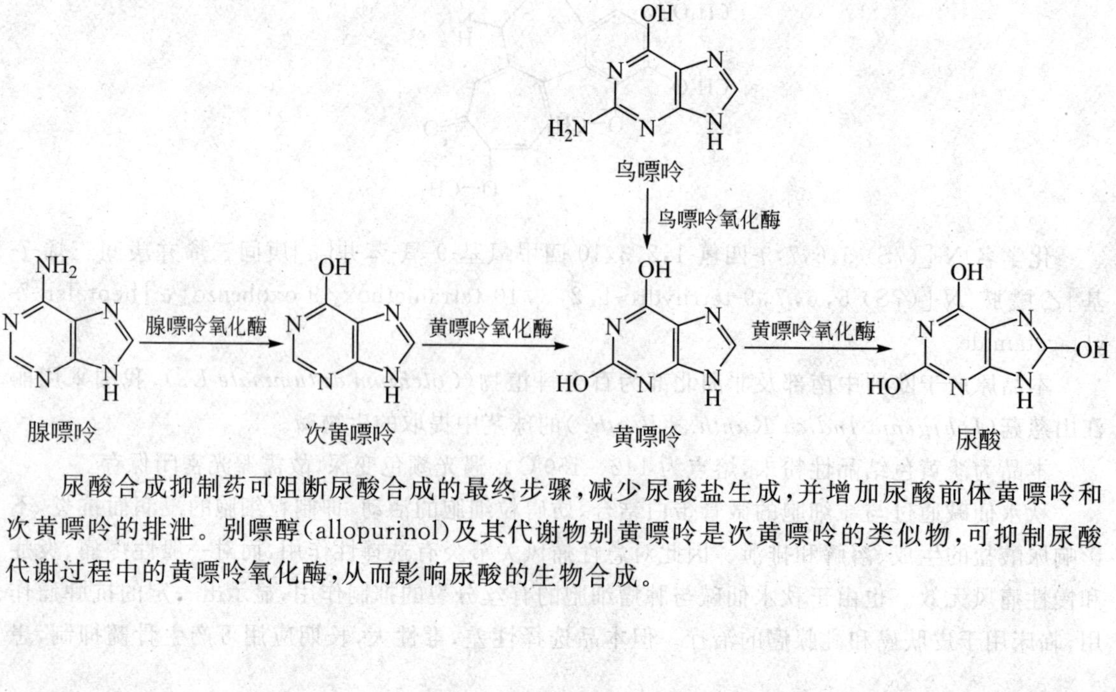

鸟嘌呤

腺嘌呤 →(腺嘌呤氧化酶)→ 次黄嘌呤 →(黄嘌呤氧化酶)→ 黄嘌呤 →(黄嘌呤氧化酶)→ 尿酸

(鸟嘌呤氧化酶)

尿酸合成抑制药可阻断尿酸合成的最终步骤,减少尿酸盐生成,并增加尿酸前体黄嘌呤和次黄嘌呤的排泄。别嘌醇(allopurinol)及其代谢物别黄嘌呤是次黄嘌呤的类似物,可抑制尿酸代谢过程中的黄嘌呤氧化酶,从而影响尿酸的生物合成。

别嘌醇(Allopurinol)

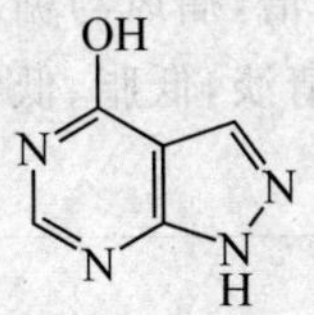

化学名 1H-吡唑并[3,4-d]嘧啶-4-醇{1H-pyrazolo[3,4-d]pyrimidine-4-ol}。

本品为白色或类白色结晶性粉末,无臭,熔点为350℃以上。易溶于碱,微溶于水或乙醇,不溶于三氯甲烷。

本品在 pH3.1～3.4 时最稳定,pH 升高时可分解为 3-氨基吡唑-4-羧酸铵。

别嘌醇的合成路线是氰乙酸乙酯与原甲酸三乙酯缩合得 2-氰基-3-乙氧基丙烯酸乙酯,再依次与水合肼、甲酰胺二次环合,即得本品。

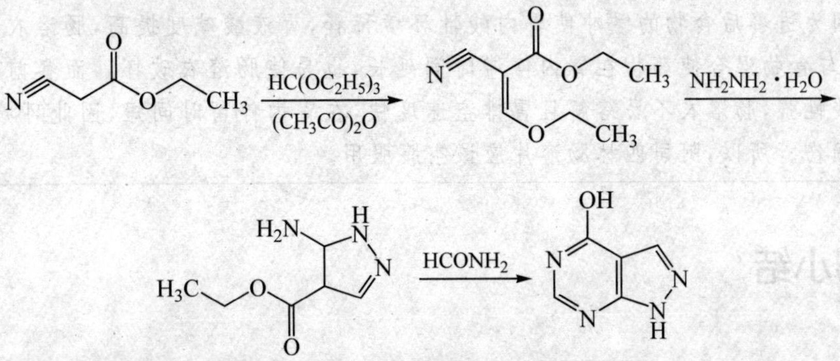

别嘌醇口服吸收后经肝内代谢,约 70% 转化为活性代谢产物别黄嘌呤。后者对黄嘌呤氧化酶也有抑制作用,且半衰期更长($t_{1/2}$ 18～30 小时)。别嘌醇可抑制肝酶活性,与其他药物如茶碱、6-巯嘌呤等合用时可使其清除率减少,因此应加以注意。

本品临床用于痛风及痛风性肾病。

非布司他(Febuxostat)

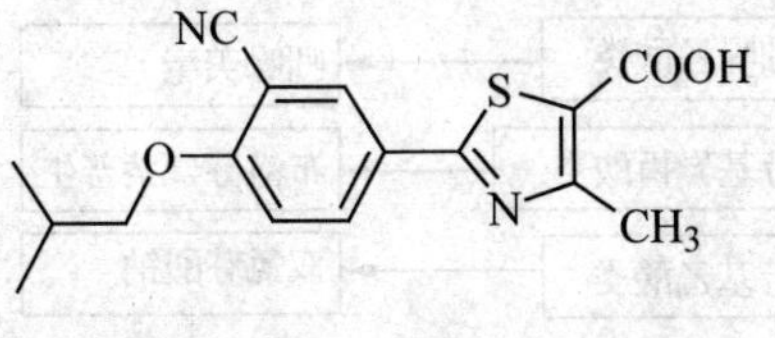

化学名为 2-[(3-氰基-4-异丁氧基)苯基]-4-甲基-5-噻唑羧酸。本品为黄嘌呤氧化酶(XO)抑制药。和别嘌醇作用机制有区别的是,其是通过非竞争性抑制黄嘌呤氧化酶,作用于黄嘌呤氧化酶辅酶部分,其结合力强,不易被置换,显示较强的抗尿酸作用,其作用强于同类药物别嘌醇。适用于具有痛风症状的高尿酸血症的长期治疗,不推荐本品用于治疗无症状性高尿酸血症。

非布司他是 1998 年由日本制药公司科学家发现,2009 年获得 FDA 批准上市,我国已有该药的销售。

痛风常见于 40 岁以上的中年男人,男女发病比例是 20∶1,体胖者发病率较高。女性体内雌激素能促进尿酸排泄,较少出现痛风。男性喜饮酒、喜食富含嘌呤类蛋白质食物,使体内尿酸增加,筵席不断者发病占30%。动物内脏、虾、贝类、海鲜、啤酒,含嘌呤量高,痛风患者应尽量少摄入。高血压患者患痛风可能性增加10倍,痛风与糖尿病一样是终生疾病。关键是控制饮食,多食瓜果、蔬菜,少食肉、鱼等,做到饮食清淡、低脂、低糖、多饮水,以利体内尿酸排泄。

> **知识链接**
>
> **阿司匹林制剂应用中患者常常碰到的问题**
>
> 　　阿司匹林已经是最经典的化学药物,是第一个以制剂形式出现的药物。阿司匹林从最初的解热、镇痛和抗炎作用发展到小剂量用于心血管疾病的预防和治疗,已经有一百多年的历史。制剂也由普通制剂发展到肠溶制剂。日常用药患者经常咨询的问题是,服用阿司匹林是餐前服用还是餐后服用?
>
> 　　**解答**:阿司匹林普通制剂的传统用法是餐后服用,旨在通过食物的缓冲减少对胃肠黏膜的直接损伤。而阿司匹林肠溶制剂,抗酸而不耐碱,若在餐后服用并不能体现肠溶片的优势。这是因为进餐后食物的缓冲使胃内酸性环境稀释,胃液酸碱度提高,肠溶衣容易溶解;此外,药片与食物混合使药物在胃内停滞时间延长,也易使肠溶衣破坏。而餐前服用,由于空腹胃内酸性强,肠溶衣不易溶解且胃排空速度快,在胃内停留时间短,因此可减少药物对胃黏膜的损伤。所以,阿司匹林肠溶片应该空腹服用。

学习小结

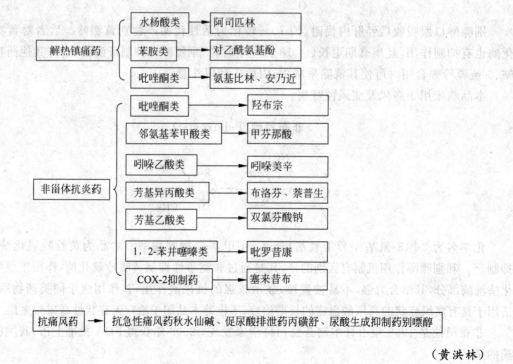

(黄洪林)

第12章 心血管疾病治疗药和调血脂药

Drugs for the Cardiac Disease and Lipid Regulators

学习目标

- 掌握硝酸甘油、硝苯地平、氨氯地平、普萘洛尔、卡托普利、洛伐他汀的结构、理化性质、体内代谢及临床应用。
- 熟悉尼莫地平、桂利嗪、普尼拉明、美托洛尔、氯吡格雷、华法林、盐酸胺碘酮的结构及应用。熟悉β受体阻断药的分类及构效关系。熟悉NO供体药物的作用机制。熟悉钙拮抗药、抗血栓药、钠通道阻断药的分类及构效关系。

随着社会的现代化、人类生存的条件和环境发生变化、人口老龄化程度日趋严重,一些常见的心血管疾病如高血压、冠心病、心力衰竭及多种心律失常等发病率逐年增高。药物是防治心脏疾病综合措施中极其重要的组成部分,相关学科的迅速发展,在心血管疾病的发生、发展与发病机制的研究方面取得了令人欣喜的结果。近年来,心血管疾病治疗药物的更新率远高于其他各类药物。

本章将对抗心绞痛药、抗心律失常药、抗高血压药、强心药、血脂调节药等分别加以介绍。

第1节 抗心绞痛药、抗血小板药和抗凝药

Antianginal Drugs, Antithrombotic Drugs and Anticoagulant Drugs

一、抗心绞痛药

心绞痛原因多为冠状动脉粥样硬化引起的心肌缺血的短暂发作。其病理生理基础为氧的供需平衡失调,心肌缺血、缺氧状态是由冠状动脉供血不足或心肌耗氧量增加引起的,心肌的需氧量超过了实际的供氧量。心肌耗氧量增加、冠状动脉供氧不足或血携氧能力降低等均可诱发心绞痛的发作。心肌缺血最常见的病因是冠状动脉粥样硬化性心脏病(简称冠心病),心绞痛是冠心病的常见症状。治疗心绞痛的合理途径是增加供氧或降低耗氧。

抗心绞痛药可通过舒张冠状动脉,解除冠状动脉痉挛或促进侧支循环的形成进而增加冠状动脉供血和心肌供氧量。另一方面也可舒张静脉血管,减少回心血量,降低前负荷;或通过舒张外周小动脉,降低血压,减轻后负荷;也可降低心室壁肌张力,减慢心率及降低心肌收缩力等作用而降低心肌耗氧量。抗心绞痛药主要通过上述两方面的作用,恢复心肌氧的供需平衡发挥其治疗作用。

常用的抗心绞痛药物有硝酸酯类及亚硝酸酯类、钙拮抗药、β受体阻断药和其他类药物，可单独或合并用药。

（一）硝酸酯类

本类药物在过去的一百多年中在治疗急性心绞痛方面占据了主导地位，在20世纪80年代阐明其作用机制为释放一氧化氮（NO，血管舒张因子）。药物的作用以扩张静脉为主，降低心肌氧耗，从而缓解心绞痛症状，适用于各型心绞痛。尽管近年来钙拮抗药和β受体阻断药也广泛用于治疗心绞痛。但在治疗急性心绞痛时，硝酸酯和亚硝酸酯仍是首选药物。目前用于临床的主要有硝酸甘油（nitroglycirin）、戊四硝酯（pentaerythrityl tetranitrate）、硝酸异山梨醇酯（isosorbide dinitrate）、单硝酸异山梨醇酯（isosorbide mononitrate）等。硝酸酯类药物的基本结构是由醇或多元醇与硝酸或亚硝酸而成的酯。这些不同醇的变化，改变药物的作用时间、起效时间和作用时程。

硝酸甘油　　亚硝酸异戊酯　　硝酸异山梨醇酯　　丁四硝酯

戊四硝酯　　单硝酸异山梨醇酯　　硝甘露醇　　尼可地尔

NO一直被认为是"不受欢迎"的气体小分子，1980年Furchgott对多种离体血管进行实验时发现，血管内皮细胞健全时能释放一种活性很强的舒张血管的物质，被称为内皮舒张因子（endothelium derived relaxing factor，EDRF）。1987年证明这种物质就是NO，1992年NO被美国 *Science* 杂志选为当年的明星分子（molecule of the year），随之NO的生物学特性逐渐被人们认识，对其功能的探讨也成为新的生物学研究领域。NO的发现带动了心血管药理学与生命科学的发展。1998年美国药理学家Furchgott R. F.、Ignarro L. J.及Murad F.因发现NO是心血管系统信使分子而荣获诺贝尔生理学或医学奖。

硝酸酯类药物通过生物转化形成一氧化氮（NO）。NO具有高度的脂溶性，能通过细胞膜，激活鸟苷酸环化酶，使细胞内cGMP的含量增加，激动依赖性的蛋白激酶引起相应底物的磷酸化状态的改变，结果导致肌凝蛋白轻链去磷酸化。由于肌凝蛋白轻链去磷酸化过程调控平滑肌细胞收缩状态的维持，因此，松弛血管平滑肌。在冠状动脉粥样硬化以及急性缺血时，EDRF释放减少，外源性硝酸酯可以补充内源性NO的不足，这些非内皮依赖性的NO供体，对冠状动脉病变处于痉挛状态血管的松弛作用远远强于对正常血管段的作用。

硝酸酯类药物的挥发性使其在制剂时可造成有效成分丢失，且因酯键易水解，故储藏时应避免潮湿。且此类药物在高纯度时，受热、摩擦或撞击，可发生爆炸。在各种溶媒和赋形剂中稀释可以避免这种危险。

由于硝基酯类药物与平滑肌细胞的"硝酸酯受体"结合，并被"硝酸酯受体"的巯基还原成NO或SNO（亚硝巯基）发挥作用，这类药物在连续使用后，体内"硝酸酯受体"中的巯基被耗竭，产生耐药性。给予硫化物还原剂,能迅速翻转这一耐受现象。若在应用硝酸酯类药物时,同时给予保护性的硫醇类化合物,就不易产生耐药性。

由于这些药物分子中酯具有非极性特性,通过生物膜吸收非常快,所以对心绞痛患者进行急救非常有效。此类药物口服吸收较好,经肝首过效应后大部分已被代谢,因此血药浓度极低。其药物代谢动力学特点是吸收快、起效快。本类药物在肝被谷胱甘肽、有机硝酸酯还原酶降解,脱去硝基成为硝酸盐而失效,并与葡萄糖酸结合,主要经肾排泄,其次为胆汁排泄。

硝酸甘油(nitroglycerin)

$$H_2C-ONO_2$$
$$HC-ONO_2$$
$$H_2C-ONO_2$$

化学名:1,2,3-丙三醇三硝酸酯。又名三硝酸甘油酯。

本品为浅黄色、无臭、带甜味的油状液体,熔点为145℃。本品溶于乙醇,混溶于丙酮、乙醚、冰醋酸、乙酸乙酯,略溶于水,有挥发性,能吸收空气中的水分子成塑胶状。本品在遇热或撞击下易发生爆炸。为了便于运输,本品常以乙醇溶液的形式保存。

$$O_2NO\underset{ONO_2}{\overset{ONO_2}{\diagup}} \xrightarrow[\text{或撞击}]{\Delta} 12CO_2\uparrow + 10H_2O + 6O_2\uparrow$$

本品经口腔黏膜吸收迅速,起效快,作用时间短。心绞痛发作时将其片剂在舌下含化,直接进入人体循环可避免首过效应,舌下含服后血药浓度很快达峰值,1~2分钟起效,半衰期约为42分钟。在肝硝酸甘油经谷胱甘肽还原酶还原为水溶性较高的二硝酸代谢物、少量的单硝酸代谢物和无机盐。前者仍有扩张血管作用,但作用仅为硝酸甘油的1/10。脱硝基的速度主要取决于谷胱甘肽的含量,谷胱甘肽的消耗可导致对本品的快速耐受性。在体内代谢生成的1,2-二硝酸甘油酯、1,3-二硝酸甘油酯、甘油单硝酸酯和甘油均可经尿和胆汁排出体外,也有部分甘油进一步转化成糖原、蛋白质、脂质和核苷参与生理过程,还有部分氧化为二氧化碳排出。

临床用于心绞痛、冠状动脉循环功能不全、心肌梗死等的缓解和预防。常见的不良反应为头痛、头晕,也可出现直立性低血压;长期连续服用,有耐受性。

硝酸异山梨酯(Isosorbide Dinitrate)

化学名:1,4:3,6-二脱水-D-山梨醇-2,5-二硝酸酯(1,4:3,6-dianhydrosorbitol 2,5-dinitrate),又名消心痛、硝异梨醇。

本品为白色结晶性粉末,熔点为68~72℃。本品在丙酮或三氯甲烷中易溶,在乙醇中略溶,在水中微溶。本品在室温下较稳定,和其他硝酸酯一样遇强热时会发生爆炸,应避免撞击或高温。

本品具有冠状动脉扩张作用,临床用于缓解和预防心绞痛、冠状循环功能不全、心肌梗死等,其效果优于硝酸甘油,且持续时间长。舌下给药5分钟后即能中止心绞痛,持续时间可达2小时。口服给药约30分钟起效,持续约5小时,为长效的抗心绞痛药。

本品具有爆炸性。硝酸异山梨酯的结晶有稳定型和不稳定型两种,药用为稳定型。两种晶型的其他理化性质相同。不稳定型在30℃下放置数天后,即转为稳定型。本品干燥状态比较稳定,45℃下放置几个月,室温下放置60个月未发生变化,但在酸、碱溶液中硝酸酯容易水解,在 0.1mol/L 盐酸中 100℃加热 1 小时,分解 25%,在 0.1mol/L 氢氧化钠溶液中 100℃加热 1 小时,分解 45%。

本品为血管扩张药,用于缓解和预防心绞痛,也用于充血性心力衰竭。本品有扩张血管平滑肌的作用,效果比硝酸甘油更显著,且持续时间长,能明显地增加冠状动脉流量,降低血压。本品口服约 30 分钟见效,持续约 5 小时,舌下含服后约 5 分钟见效,持续 2 小时。

常见的不良反应为头晕、面部潮红、灼热、恶心等。长期服用可产生药物耐受性,与其他硝酸酯有交叉耐药性。

硝酸异山梨酯口服生物利用度仅为 3%,半衰期为 30 分钟,多数在胃肠道和肝被破坏,进入人体后很快被代谢为 2-单硝酸异山梨醇酯和 5-硝酸异山梨醇酯,两者均显其抗心绞痛活性,半衰期分别为 1.8~2 小时和 5~7.6 小时。正是由于 5-硝酸异山梨醇酯的半衰期长,加之硝酸异山梨酯为二硝酸酯脂溶性大,易透过血脑屏障,有头痛的不良作用。现将单硝酸异山梨酯(isosorbide mononitrate)(异山梨醇-5-硝酸酯)开发为临床用药,水溶性增大,副作用降低。作用机制与硝酸异山梨酯相同,但作用时间较长。临床上用于预防和治疗心绞痛,与洋地黄及(或)利尿药合用治疗慢性心力衰竭。副作用在用药最初几天可出现头痛、低血压、眩晕或心跳加速,若继续用药可自然消失。

(二)钙拮抗药

钙拮抗药选择性地阻滞 Ca^{2+} 经细胞膜上的钙离子通道进入细胞内,减少细胞内 Ca^{2+} 浓度的药物。临床上主要用于治疗高血压、心绞痛、心律失常、脑血管痉挛、心肌缺血等疾病。Ca^{2+} 是心肌和血管平滑肌兴奋-收缩偶联中的关键物质,进入血管平滑肌细胞后,可直接收缩平滑肌,使冠状动脉痉挛,阻力增大,耗氧增加。钙拮抗药通过抑制细胞外 Ca^{2+} 的内流,使心肌和血管平滑肌细胞内缺乏足够的 Ca^{2+},心肌收缩力减弱,心率减慢,血管松弛,血压下降,减少心肌做功量和耗氧量。

钙拮抗药有选择性和非选择性两类,这与钙离子通道存在多种亚型、在各种组织器官的分布以及生理特性有密切关系。L-亚型钙通道最为重要,存在于心肌、血管平滑肌和其他组织中,是细胞兴奋时钙内流的主要途径。二氢吡啶类钙拮抗药具有 L-亚型钙通道特殊选择性,所以又称为二氢吡啶敏感钙通道。

按世界卫生组织对此类药物的划分,选择性钙拮抗药:①二氢吡啶类(dihydropydines,DHP),如硝苯地平;② 苯烷胺类(aralkylamine derivatives),如维拉帕米;③ 苯并硫氮杂䓬类(benzothiazepine derivatives),如地尔硫䓬。非选择性钙拮抗药,如氟桂利嗪类和普尼拉明类。

按照化学结构特征可将钙拮抗药分为二氢吡啶类、芳烷基胺类、苯并硫氮杂䓬类和三苯基哌嗪类。

1. 二氢吡啶类 在钙拮抗药中二氢吡啶类为特异性高、作用很强的一类药物,具有很强的扩张血管作用,在整体条件下不抑制心脏,适用于冠状动脉痉挛、高血压、心肌梗死等。该类药物也是目前上市品种最多,临床应用最广和降压作用最强的一类钙拮抗药。常用的药物,如硝苯地平(nifedipine)为第一代钙拮抗药,对各期高血压均有效,无严重不良反应,应用较广,为抗高血压一线用药。尼卡地平(nicardipine)、尼群地平(nitrendipine)、氨氯地平(amlodipine)等为第二代钙拮抗药,扩冠作用更强、维持时间更长,通常在降低血压同时,并不降低血流量,同时还能增加心脏及肾血流量。另外,其迅速降压和高感激活,副作用较小。

1,4-二氢吡啶类钙拮抗药的基本结构如下。

1,4-二氢吡啶环是该类药物的必需药效团,且 N_1 上不宜有取代基,6 位为甲基取代,C4 位常为苯环,3,5 位存在羧酸酯的药效团,不同的羧酸酯结构在体内的代谢速度和作用部位都有较大的区别。

该类药物与柚子汁一起服用时,会产生药物-食物相互作用,导致其体内浓度增加。这种相互作用的机制可能是由于存在于柚子汁中的黄酮类和香豆素类化合物抑制了肠内的 CYP-450 酶,减慢了 1,4-二氢吡啶类钙拮抗药代谢速度。

除尼索地平外,所有的 1,4-二氢吡啶类钙拮抗药都经历肝首过效应,1,4-二氢吡啶类钙拮抗药被肝细胞色素 P-450 酶系(CYP-450)氧化代谢,产生一系列失活的代谢物。二氢吡啶环首先被氧化成一个失活的吡啶类似物,随后这些代谢物通过水解、聚合以及氧化进一步被代谢。

硝苯地平(nifedipine)为对称结构的二氢吡啶类药物,口服经胃肠道吸收完全,1~2 小时内达到血药浓度最大峰值,有效作用时间持续 12 小时,经肝内代谢,硝苯地平的体内代谢物均无活性,80% 由肾排泄。硝苯地平能抑制心肌对钙离子的摄取,降低心肌兴奋-收缩偶联中 ATP 酶的活性,使心肌收缩力减弱,降低心肌耗氧量,增加冠状动脉血流量。还可通过扩张周边血管,降低血压,改善脑循环。用于治疗冠心病,缓解心绞痛。硝苯地平适用于各种类型的高血压,对顽固性、重度高血压和伴有心力衰竭的高血压患者也有较好疗效。

尼群地平(nitrendipine)为 1,4-二氢吡啶环上所连接的两个羧酸酯的结构不同,使其 4 位碳原子具手性。目前临床用外消旋体。本品为选择性作用于血管平滑肌的钙拮抗药,它对血管的亲和力比对心肌大,对冠状动脉的选择性作用更强。能降低心肌耗氧量,对缺血性心肌有保护作用。可降低总外周阻力,使血压下降。降压作用温和而持久。临床用于治疗高血压,可单用或与其他降压药合用。本品也可用于充血性心衰的治疗。

非洛地平(felodipire)为选择性钙拮抗药,主要抑制小动脉平滑肌细胞外钙的内流,选择性扩张小动脉,对静脉无此作用,不引起直立性低血压;对心肌亦无明显抑制作用。在降低肾血管阻力的同时,不影响肾小球滤过率和肌酐廓清率,肾血流量无变化甚至稍有增加,有促尿钠排泄和利尿作用。本品可增加心排血量和心脏指数,显著降低后负荷,而对心脏收缩功能、前负荷及心率无明显影响。临床用于治疗高血压,可单用或与其他降压药合用。

硝苯地平　　　　　　尼群地平　　　　　　非洛地平

氨氯地平(amlodipine)与其他二氢吡啶类钙拮抗药不同,氨氯地平分子中的1,4-二氢吡啶环的 2 位甲基被 2-氨基乙氧基甲基取代。3,5 位羧酸酯的结构不同,因而 4 位碳原子具手性,可产生两个光学异构体,临床用外消旋体和左旋体。本品的生物利用度近 100%,其吸收不受食物影响,血药浓度稳定。主要在肝内代谢为氧化的吡啶衍生物,无药理活性。

尼莫地平(nimodipine)容易通过血脑屏障而作用于脑血管及神经细胞,选择性扩张脑血管,在增加脑血流量的同时不影响脑代谢。具有抗缺血和抗血管收缩作用,能选择性地扩张脑血管,对抗脑血管痉挛,增强脑血管流量,对局部缺血有保护作用。临床用于预防和治疗蛛网膜下隙出血后脑血管痉挛所致的缺血性神经障碍、高血压和偏头痛等。

尼卡地平与尼莫地平均为选择性扩张脑血管,被称为脑血管扩张药,用于各种缺血性脑血管疾病,如脑梗死后遗症、脑溢血后遗症及脑动脉硬化,尼索地平扩张冠状动脉作用较强。

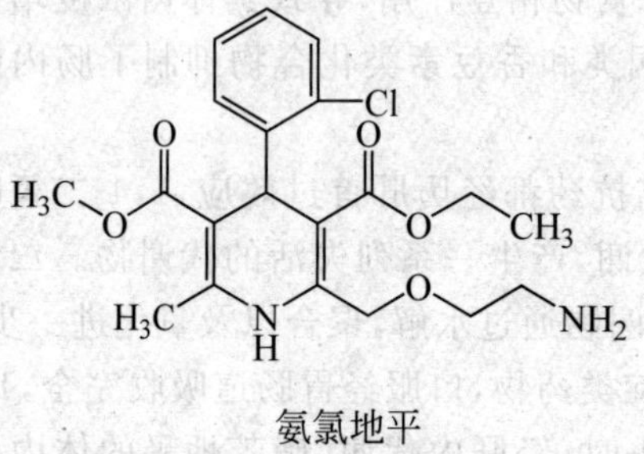

氨氯地平

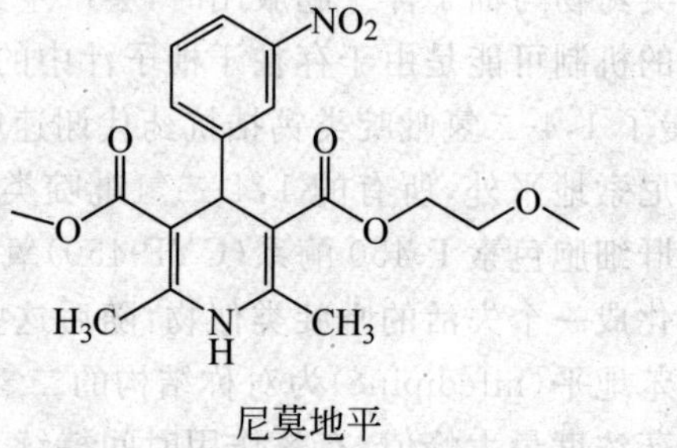

尼莫地平

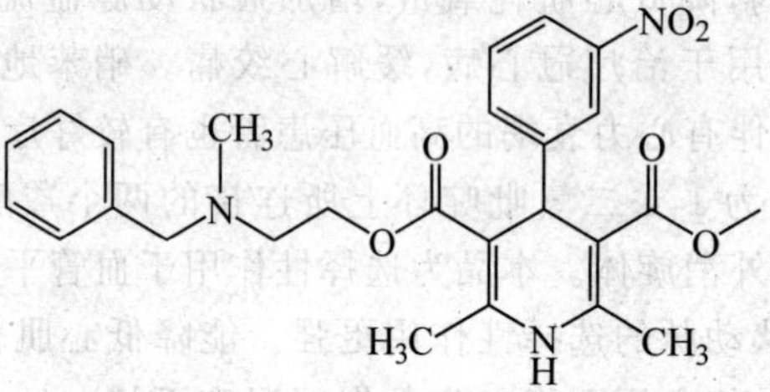

尼卡地平

二氢吡啶类构效关系:

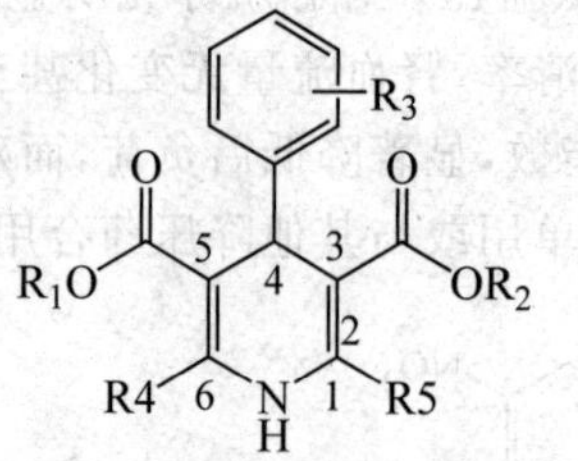

结构与取代 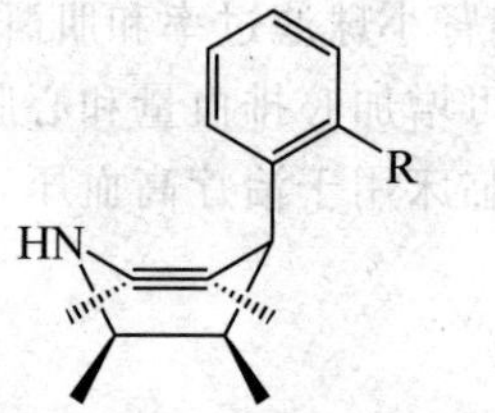   构象

(1) 1,4-二氢吡啶为活性必需结构,若氧化为吡啶或还原为六氢吡啶,则活性消失。
(2) 二氢吡啶的氮原子上没有取代基或有在代谢中易离去的基团,活性最佳。
(3) 二氢吡啶的 2,6 位最适宜的取代基为低级烃,多数药物为甲基,氨氯地平例外。
(4) 分子中二氢吡啶环和 3,5 位上的羧酸酯基是活性所必需的,若为乙酰基或氰基活性降低,若为硝基则激活钙通道。两个酯基不同时,活性优于相同的化合物。4 位上取代苯环和二氢吡啶在空间位置上相互垂直是本类药物的药效构象。
(5) C_4 位为苯基或取代苯基时活性最强,若以杂环、环戊基或烷基替代,则活性下降。
(6) 苯环上取代基以吸电子基活性为佳,取代基位次依下列顺序减弱:邻位、间位、对位。
(7) 3,5-位取代酯基不同时使 C_4 形成手性中心,结果可影响药物作用效果。具有手性中心的药物,通常以 S 体活性更强。

硝苯地平(Nifedipine)

化学名:1,4-二氢-2,6-二甲基-4-(2-硝基苯基)-3,5-吡啶二甲酸二甲酯(1,4-Dihydro-2,6-dimethyl-4-(2-nitrophenyl)-pyridin-3,5-dicarboxylic acid dimethyl ester)又名硝苯吡啶,心痛定。拜耳公司产品的商品名为 Adalat,于 1985 年 11 月 27 日获 FDA 批准上市。

本品为黄色结晶性粉末;无臭,无味;遇光不稳定。本品在丙酮或氯仿中易溶,在乙醇中略溶,在水中几乎不溶。本品的熔点为 171~175℃。

本品遇光极不稳定,分子内部发生光催化的歧化反应,降解产生硝基苯吡啶衍生物和亚硝基苯吡啶衍生物。亚硝基苯吡啶衍生物对人体极为有害,故在生产、贮存过程均应注意避光。

硝基苯吡啶　　亚硝基苯吡啶

本品口服吸收良好,有一定的首过效应,生物利用度可达 45%~68%,通常服药后 20~25 分钟起效,1~2 小时达最大效应,有效作用可维持 12 小时。在肝内氧化代谢失活,80% 经肾排泄。

本品能抑制心肌对钙离子的摄取,降低心肌兴奋-收缩偶联中 ATP 酶的活性,使心肌收缩力减弱,降低心肌耗氧量,增加冠状动脉血流量。还可通过扩张周边血管,降低血压,改善脑循环。用于治疗冠心病,缓解心绞痛。本品还适用于各种类型的高血压,对顽固性、重度高血压和伴有心力衰竭的高血压患者也有较好疗效。

不良反应有短暂头痛、面部潮红、嗜睡,其他还包括眩晕、过敏反应、低血压、心悸及有时促发心绞痛发作。剂量过大可引起心动过缓和低血压。

硝苯地平的合成以 2-硝基苯甲醛为原料,进行 Hantzsch 合成,用一分子的 2-硝基甲醛与两分子的乙酰乙酸甲酯及过量氨水在甲醇中作用制得。

$$\text{2-O}_2\text{N-C}_6\text{H}_4\text{CHO} + 2\text{CH}_3\text{COCH}_2\text{CO}_2\text{CH}_3 + \text{NH}_4\text{OH} \xrightarrow{\text{CH}_3\text{OH}} \text{Nifedipine}$$

氨氯地平(Amlodipine)

化学名为(±)-2-[(2-氨基乙氧基)甲基]-4-(2-氯苯基)-1,4-二氢-6-甲基-3,5-吡啶二甲酸,3-乙酯,5-甲酯,(Methyl ethyl 2-(2-aminoethoxymethyl)-4-(2-chlorophenyl)-6-methyl-1,4-dihydropyridine-3,5-dicarboxylate)。

本品为马来酸盐,微溶于水,略溶于乙醇,熔点为 178~179℃。

本品由辉瑞公司开发,商品名为络活喜,于 1992 年 7 月 31 日获 FDA 批准上市。该药半衰期长达 35~50 小时,口服一次可缓和平稳降压。该药在降压的同时可控制心肌缺血,改善心绞痛发生,并对心肌无负性肌力作用,所以对房室传导阻滞伴有高血压的患者,使用此药无顾虑。故心力衰竭患者合并患有高血压和心绞痛时,该药为首选。

氨氯地平的生物利用度近 100%,其吸收不受食物影响,血药浓度稳定。主要在肝内代谢,为氧化的吡啶衍生物,无药理活性。

本品 1,4-二氢吡啶环的结构产生 4 位的手性中心,氨氯地平临床用外消旋体。真正与机体发生药效作用的是左旋体,右旋体不仅无效而且有毒。与其他降压药相比,左旋氨氯地平还具有药效长,降压作用缓慢,持久,生物利用度高等优点。该药也是一种有效的抗心绞痛药物,尤其对冠状动脉痉挛性心绞痛更有效。

2. 芳烷基胺类 芳烷基胺类药物主要有维拉帕米(verapamil)、戈洛帕米(gallopamil)、依莫帕米(emopamil)及法利帕米(falipamil)等。本类药物都具有手性,代表药物维拉帕米具有明显的立体选择性,其 S-(−)异构体是室上性心动过速等的首选药物,R-(+)异构体用于治疗心绞痛。加洛帕米对心肌和平滑肌的活性强于维拉帕米,临床使用的是其 S 异构体。依莫帕米 S 异构体的活性优于 R 异构体。

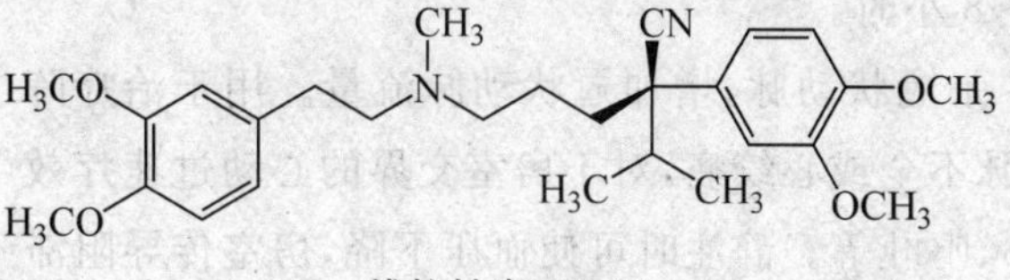

维拉帕米-(R)-(+) 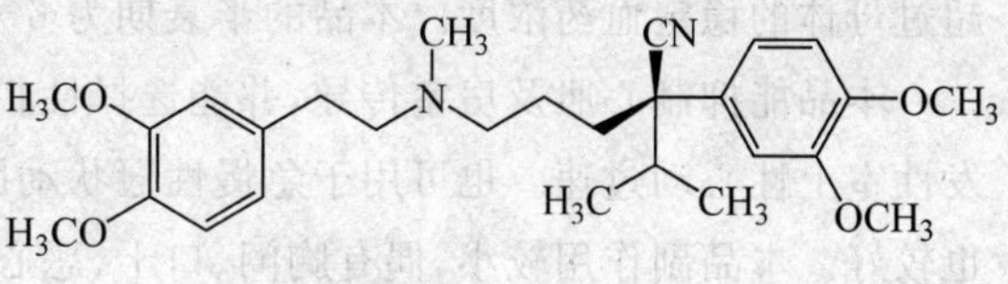   维拉帕米-(S)-(−)

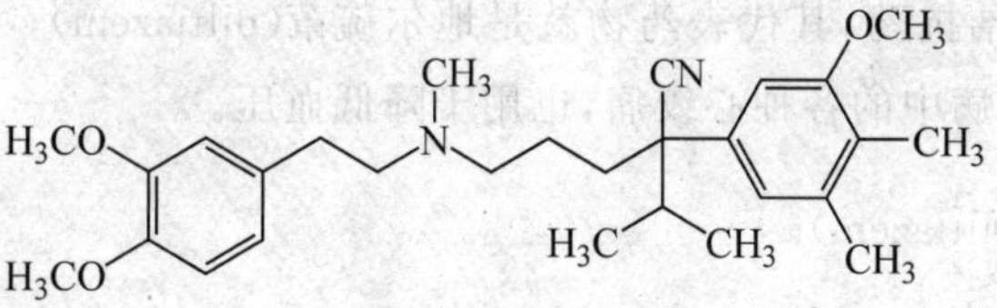

戈洛帕米 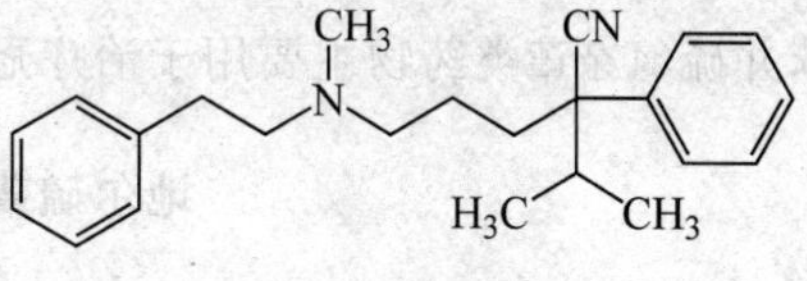   依莫帕米

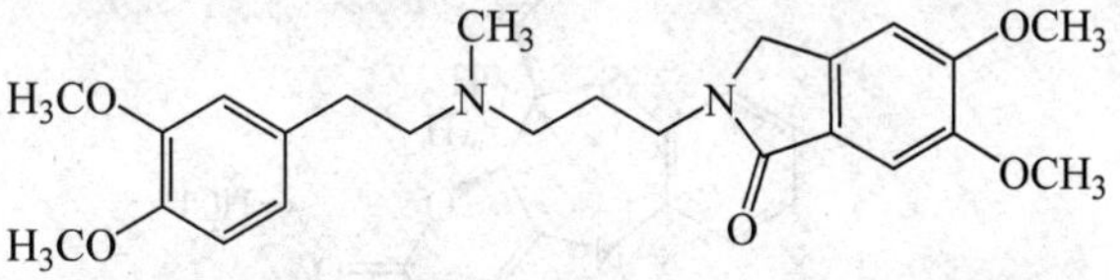

法利帕米

维拉帕米(Verapamil)

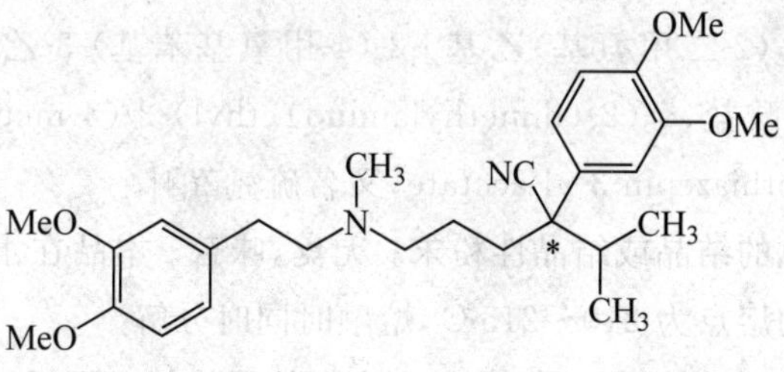

化学名:5-[(3,4-二甲氧基苯乙基)甲氨基]-2-(3,4-二甲氧基苯基)-2-异丙基戊腈,5-((3,4-Dimethoxyphenethyl)methylamino)-2-(3,4-dimethoxyphenyl)-2-isopropylvaleronitrile,以其盐酸盐供药用。又名异搏定、戊脉安。

本品为白色粉末;无臭。本品在甲醇、乙醇或三氯甲烷中易溶,在水中溶解。本品的熔点为 141~145℃。

分子中含有手性碳原子,右旋体比左旋体的作用强。现用外消旋体。维拉帕米呈弱碱性,pK_a 8.6。化学稳定性良好,不管在加热、光化学降解条件,还是酸、碱水溶液,稳定性好。然而维拉帕米的甲醇溶液,经紫外线照射 2 小时后,降解 50%。

维拉帕米口服吸收后,经肝内代谢,生物利用度为20%,维拉帕米的代谢物主要为 N-脱甲基化合物,也就是去甲维拉帕米。去甲维拉帕米保持了大概20%母体活性,并且能够达到甚至超过母体的稳定血药浓度。本品的半衰期为6~8小时。

本品能抑制心肌及房室传导,并能选择性扩张冠状动脉,增加冠状动脉流量。用于治疗阵发性室上性心动过速。也可用于急慢性冠状动脉不全或心绞痛,对于房室交界的心动过速疗效也较好。本品副作用较小,偶有胸闷、口干、恶心、呕吐等。静注时可使血压下降,房室传导阻滞及窦性心动过缓。

3. 苯并硫氮杂䓬类 20世纪70年代初,人们在研究抗抑郁、安定和冠状动脉扩张的苯并硫氮杂䓬类衍生物时,发现了一类高选择性的钙拮抗药,其代表药物就是地尔硫䓬(diltiazem),在临床上苯并硫氮杂䓬类药物主要用于治疗冠心病中的各种心绞痛,也用于降低血压。

地尔硫䓬(Diltiazem)

化学名为顺-(+)-5-[(2-二甲氨基)乙基]-2-(4-甲氧基苯基)-3-乙酰氧基-2,3-二氢-1,5-苯并硫氮杂䓬-4(5H)-酮盐酸盐,5-(2-(dimethylamino)ethyl)-2-(4-methoxyphenyl)-4-oxo-2,3,4,5-tetrahydro-1,5-benzothiazepin-3-yl acetate,又名硫氮䓬酮。

本品为白色或类白色的结晶或结晶性粉末;无臭,味苦。本品在水、甲醇或氯仿中易溶,在乙醚或苯中不溶。本品的熔点为210~215℃,熔融时同时分解。

本品分子结构中有2个手性碳原子,具有4个立体异构体。即反式 D-和 L-异构体,以及顺式 D-和 L-异构体,其中以顺式 D-异构体活性最高,其活性大小顺序依次为顺式 D->顺式 DL->顺式 L->反式 DL-体。冠状动脉扩张作用对 D-顺式异构体具立体选择性,临床仅用其 D-顺式异构体,即(2S,3S)-异构体。

地尔硫䓬口服吸收迅速完全,但有较高的首过效应,导致生物利用度下降,为25%~60%,几乎全部(95%)在肝内氧化失活,经肾排泄,体内有效期为6~8小时。地尔硫䓬经肝肠循环,主要代谢途径为脱乙酰基、N-脱甲基和 O-脱甲基化。去乙酰基地尔硫䓬保持了母体冠状血管扩张作用的25%~50%,并且达到母体血药浓度的10%~45%。

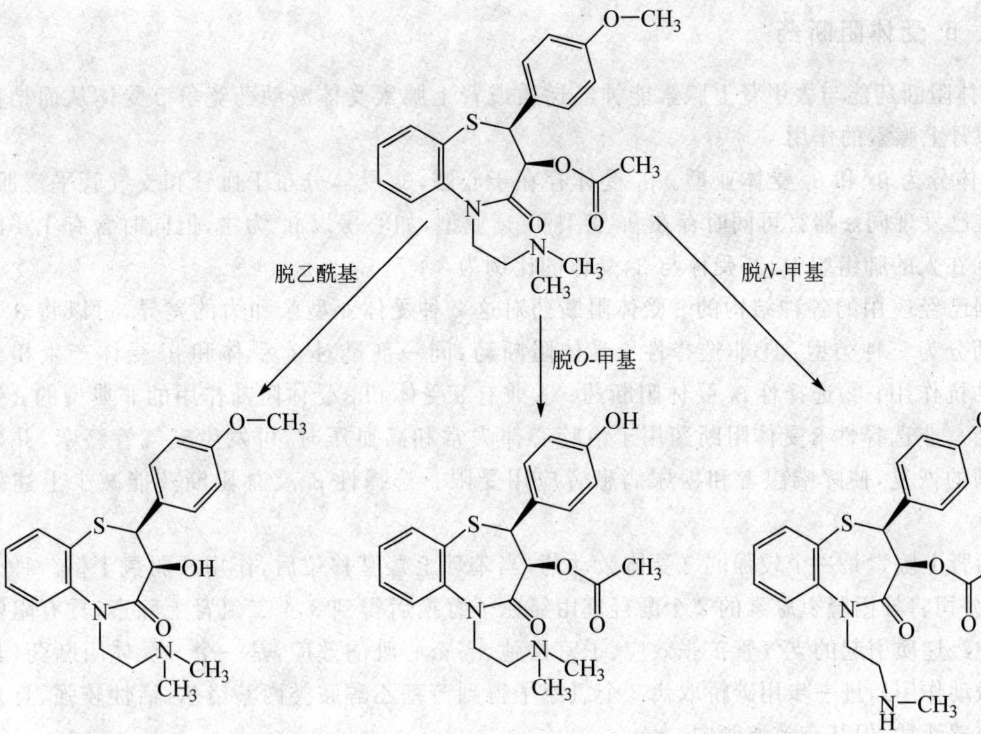

地尔硫䓬是一高选择性的钙拮抗药,具有扩张血管作用,特别是对大的冠状动脉和侧支循环均有较强的扩张作用。临床用于治疗冠心病中各型心绞痛,也有减缓心率的作用。长期服用,对预防心血管意外病症的发生有效,无耐药性或明显副作用的报道。

4. 三苯基哌嗪类 三苯基哌嗪类是对血管平滑肌钙通道有选择性抑制作用的钙拮抗药,这类药物主要有桂利嗪(cinnarizine)、氟桂嗪(flunarizine)、利多氟嗪(lidoflazine)等,主要用于脑血管和脑细胞的疾病,对缺血性脑缺氧引起的脑损伤和代谢异常能显著改善脑循环和冠状循环,减轻脑水肿。

桂利嗪(Cinnarizine)

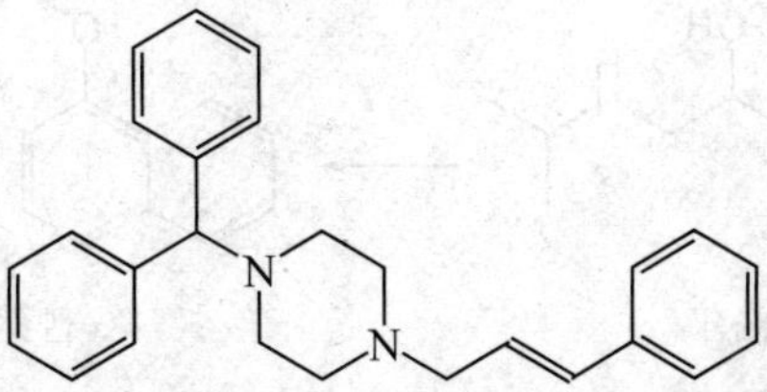

化学名为(E)-1-二苯甲基-4-(3-苯基-2-丙烯基)哌嗪,(E)-1-(diphenylmethyl)-4-(3-phenyl-2-propenyl)piperazine,又名肉桂苯哌嗪,脑益嗪。

本品为白色或类白色结晶或结晶性粉末;无臭,无味。本品在氯仿或苯中易溶,在沸乙醇中溶解,在水中几乎不溶。本品的熔点为117~120℃。

本品直接作用于血管平滑肌而使血管扩张,能显著地改善循环。能缓解血管痉挛,同时有预防血管脆化的作用。临床适用于脑血管障碍、脑栓塞、脑动脉硬化症等。

二、β 受体阻断药

β 受体阻断药能与去甲肾上腺素能神经递质或肾上腺素受体激动药竞争 β 受体从而拮抗其 β 型拟肾上腺素的作用。

β 受体分为 β_1 和 β_2 受体亚型。β_1 受体存在于心脏，β_2 受体分布于血管和支气管平滑肌。但是现在已发现同一器官可同时存在 β_1 亚型和 β_2 亚型，如心房以 β_1 为主，但同时含有 1/4 的 β_2 受体。在人的肺组织中，β_1 受体与 β_2 受体的比例为 3∶7。

根据已经应用的各种结构的 β 受体阻断药对这 2 种受体亚型亲和力的差异，可以将 β 受体阻断药分为三种类型：①非选择性 β 受体阻断药，同一剂量对 β_1 受体和 β_2 受体产生相似幅度的拮抗作用；②选择性 β_1 受体阻断药；③兼有 α 受体和 β 受体阻断作用的非典型的 β 受体阻断药。非选择性 β 受体阻断药用于治疗心律失常和高血压时，可发生支气管痉挛，并延缓低血糖的恢复，使哮喘患者和糖尿病患者应用受限。选择性 β_1 受体阻断药能减少上述副作用。

异丙肾上腺素是一个较强的 β 受体激动药，当苯环上羟基移位后，作用减弱数十倍。1957 年 Lilly 公司将异丙肾上腺素的 2 个酚羟基由氯原子置换后得到 3,4-二氯肾上腺素，具有阻断拟交感神经递质引起的支气管扩张效应、子宫松弛、兴奋心脏的效应，是一个 β 受体阻断药（具有部分激动作用），进一步用碳桥取代 2 个氯原子得到芳基乙醇胺类丙萘洛尔，活性较强，且几乎无拟交感活性，但其有致癌倾向。

异丙肾上腺素　　3,4-二氯肾上腺素　　丙萘洛尔

在丙萘洛尔的芳基乙醇胺结构中引入 1 个氧亚甲基（OCH_2）后，得到 β 受体阻断药的芳基氧丙醇胺的基本结构，其阻断 β 受体作用比芳基乙醇胺类强，并于 1964 年开发出第一个几乎无内在拟高感活性，也无致癌性，至今广泛使用的 β 受体阻断药为普萘洛尔（propranolol）。

丙萘洛尔　　→　　普萘洛尔

自普萘洛尔问世以来，先后发明了数以千计的类似药物，这些药物结构具有异丙肾上腺素的骨架，结构由三部分组成：①取代芳环或杂环；②乙醇型或氧代丙醇型，醇羟基均为仲醇结构；③含有较大的 2 个以上碳原子取代基的仲胺。

β 受体阻断药按结构可分两类，即芳氧丙醇胺类和苯乙醇胺类。侧链上均含有带羟基的手性中心，该羟基在拮抗药与受体相互结合时，通过形成氢键发挥作用，是关键药效团。芳氧丙醇胺类侧链较苯乙醇胺类多一个亚甲氧基，但分子模型研究表明，在芳氧丙醇胺类的较低能量构象中，芳环、羟基和氨基可与苯乙醇胺类拮抗药完全重叠，因此亦符合与 β 受体结合的空间

要求。

对芳环部分的要求不甚严格,可以是苯环、萘环、芳杂环或稠环等。苯环或其他芳环上不同位置带有不同取代基,氨基 N 上大多带有一个取代基。芳环取代基的位置与 β_1 受体阻断作用的选择性存在一定的关系,在芳氧丙醇胺类中芳环为萘基或结构上类似于萘的邻位取代苯基化合物,如普萘洛尔,对 β_1 和 β_2 受体选择性较低,为一般 β 受体阻断药。引入取代基(特别是酰氨基),虽 β 阻断作用减少,但对 β_1 受体的选择性增加,如阿替洛尔。如苯环 4 位取代基为醚结构时,如美托洛尔,对 β_1 受体有较高的特异性,为选择性 β_1 受体阻断药。在苯环引入极性的甲磺酰氨基或乙酰氨基以降低脂溶性,可避免产生抑制心脏的副作用。

在苯乙醇胺类中,同醇羟基相连的 β 碳原子 R 构型具有较强的 β 受体阻断作用,其对映体 S 构型的活性则大大降低甚至消失。在芳氧丙醇胺类中,由于插入了氧原子,命名时手性碳原子上的优先基团顺序发生改变,而取代基的空间排列不变,但其手性碳构型不同,因此 β 碳原子 S 构型的立体结构与苯乙醇胺类 R 构型相当。左旋的 S 构型普萘洛尔拮抗异丙肾上腺素所引起的心动过速的作用强度为其右旋体 R 构型的 100 倍以上。

芳氧基丙醇胺　　重叠　　苯乙醇胺

重叠构象

1. 非选择性 β 受体阻断药　该类药物是从异丙肾上腺素的结构衍生而来,具芳氧丙醇胺类的基本结构。普萘洛尔(propranolol)是 β 受体阻断药的代表药物,属于芳氧丙醇胺类结构类型的药物,芳环为萘核。具 S-构型(左旋体)的芳氧丙醇胺类拮抗药的作用大于其(R)-对映体。普萘洛尔的(S)-异构体具有强效的受体阻断作用,而(R)-异构体的阻断作用很弱。(R)-异构体在体内竞争性取代(S)-异构体,导致后者血浆蛋白结合率下降,发生药动学相互作用,外消旋体的毒性比单个对映体强。但临床上仍应用其外消旋体。具长效作用的纳多洛尔(nadolol),其血浆半衰期较长,被认为与药物的水溶性有关,适合需长期服药的高血压患者使用。此外,作为前药的波吲洛尔(bopindolol)是吲哚洛尔的苯甲酸酯,进入体内水解后产生作用,一周给药 1~2 次即可降低血压。

纳多洛尔　　波吲洛尔

索他洛尔(sotalol)是强效非选择性β受体阻断药。索他洛尔为无内源性拟交感活性或膜稳定活性的β受体阻断药,可延长复极、动作电位时程、心房、心室、房室结和旁路的有效不应期,有明显的抗心肌缺血、提高致室颤阈值作用,并具有抗颤动和抗交感作用。临床使用外消旋体,但仅L-索他洛尔有β受体阻断活性,故本品的作用低于普萘洛尔。

索他洛尔

β受体阻断药具有抑制心脏的副作用,与其脂溶性有关,以软药设计原理得到的一些超短效的药物,如艾司洛尔(esmolol)在结构中引入易变部分。艾司洛尔的芳环4-取代碳链末端脂肪酸甲酯,很容易被血浆酯酶水解,水解后的代谢产物只有微弱的活性。艾司洛尔的体内半衰期只有8分钟,适用于室性心律失常和急性心肌局部缺血,几乎无副作用。

艾司洛尔

2. 选择性 $β_1$ 受体阻断药　$β_1$ 和 $β_2$ 受体亚型的分布和生理功能的不同,发展了有选择性作用于 $β_1$ 受体的药物应该具有无支气管收缩副作用的优点。以普拉洛尔开始,出现了大量选择性 $β_1$ 受体阻断药。这些药物的化学结构类型都为 4-取代苯氧丙醇胺,其 4-取代基的不同又分为 4-胺取代(包括酰胺、脲、磺酰胺等)和 4-醚取代,药物结构中 4-胺取代的胺基直接与芳环连接者都有微弱的部分激动作用。

美托洛尔,第一个被证明具有 $β_1$ 受体阻断活性的 4-醚取代苯氧丙胺类化合物,其作用强,维持时间长,可用于高血压治疗。比索洛尔、倍他洛尔对胰腺 $β_1$ 受体抑制转弱,特别适合于合并有糖尿病的高血压患者。

比索洛尔是一种高选择性的 $β_1$ 受体阻断药,对支气管和血管平滑肌的 $β_1$ 受体有高亲和力,对支气管和血管平滑肌的调节代谢的 $β_2$ 受体仅有很低的亲和力。因此,比索洛尔通常不会影响呼吸道阻力和 $β_2$ 受体调节的代谢效应。比索洛尔在超出治疗剂量时仍具有 $β_1$ 受体选择性作用。比索洛尔无明显的负性肌力效应。

倍他洛尔的结构与美托洛尔相似,临床应用的是其盐酸盐。为较新的选择性 $β_1$ 受体阻断药,其 $β_1$ 受体阻断作用为普萘洛尔的4倍。脂溶性较大,口服后在胃肠道易于吸收,生物利用度较高,无首过效应,半衰期为14~22小时。每天给药一次,可控制血压与心率达24小时。

普拉洛尔　　　　　　　　　美托洛尔

比索洛尔 倍他洛尔

3. 非典型的 β 受体阻断药　非典型的 β 受体阻断药兼有 $α_1$ 受体和 $β_1$ 受体阻断作用。单纯的 β 受体阻断药可使外周血管阻力增高,致使肢端循环发生障碍,在治疗高血压时产生拮抗。故兼有 α 受体阻断药作用(扩张血管作用)的 β 受体阻断药更合适。

本类药物的代表有拉贝洛尔(labetalol)。拉贝洛尔具有 $α_1$、$β_1$ 和 $β_2$ 阻断活性。分子结构中含有两个手性碳原子,临床上使用的是其 4 个立体异构体的混合物。异构体中 S,S 和 R,S 两个异构体是无活性的;S,R 体是 $α_1$ 受体阻断药;R,R 体为地来洛尔(dilevalol),β 受体阻断活性约为 α 受体阻断活性的 3 倍。它的优点是不产生直立性高血压,曾单独开发为药物上市,但不久发现它有肝毒性而迅速从市场撤除。而同样情况下的拉贝洛尔无肝毒性。目前临床应用的仍是 4 个异构体的外消旋体。拉贝洛尔因同时具有了 α 受体和 β 受体的阻断活性,不会显著改变心率和心排血量,临床用于治疗原发性高血压。

拉贝洛尔

盐酸普萘洛尔(Propranolol Hydrochloride)

化学名为 1-异丙氨基-3-(1-萘氧基)-2-丙醇盐酸盐,1-isopropylamino-3-(1-naphthyloxy)-2-propanol hydrochloride。又名心得安。

本品为白色或类白色的结晶性粉末;无臭,味微甜后苦。本品在水或乙醇中溶解,在氯仿中微溶。熔点为 162~165℃。水溶液为酸性,游离碱的 $pK_a(HB^+)$ 9.5。

本品含一个手性碳原子,其(S)-构型左旋体的活性较(R)-构型右旋体强,目前药用外消旋体。

本品对热稳定,光对其有催化氧化作用。酸性水溶液可发生异丙氨基侧链氧化,在碱性条件下较稳定。

普萘洛尔游离碱的亲脂性较大(脂水分配系数为 20~40),本品口服吸收率在 90% 以上,主要在肝内代谢,因此肝损害患者慎用,生成 α-萘酚,再以与葡萄糖醛酸结合的形式排出,侧链则经氧化代谢生成 2-羟基-3-(1-萘氧基)-丙酸而排出。此外由于游离碱的高度脂溶性,易产生中枢效应,易于通过血脑屏障和胎盘,也可分泌于乳汁中。

普萘洛尔对 $β_1$ 受体和 $β_2$ 受体均有阻断作用。还有较强的抑制心肌收缩力和引起支气管痉挛及哮喘的副作用,因此哮喘患者禁用。不同个体口服相同剂量的普萘洛尔,血浆高峰浓度相差可达20倍之多,这可能由于肝消除功能不同所致。因此临床用药需从小剂量开始,逐渐增加到适当剂量。临床上用于心绞痛、窦性心动过速、心房扑动及颤动;也用于期前收缩和高血压的治疗。

普萘洛尔的合成方法可用 α-萘酚在氢氧化钾存在下用氯代环氧丙烷进行 O-烃化反应,得 1,2-环氧-3-(α-萘氧)丙烷,再以异丙胺胺化,成盐后即得。

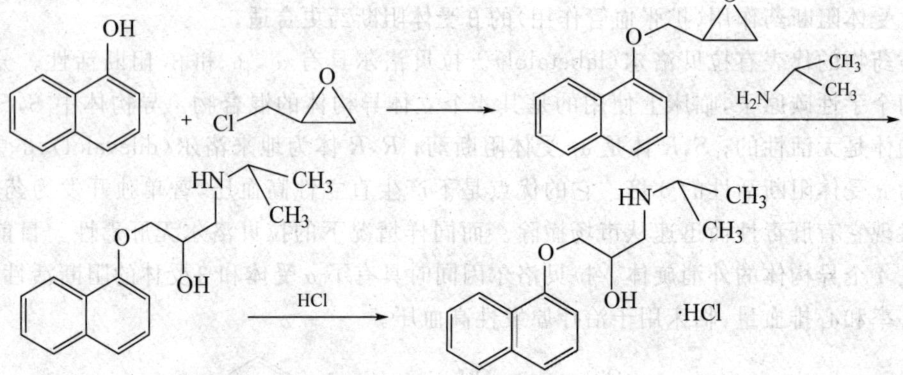

美托洛尔酒石酸盐(Metoprolol Tartrate)

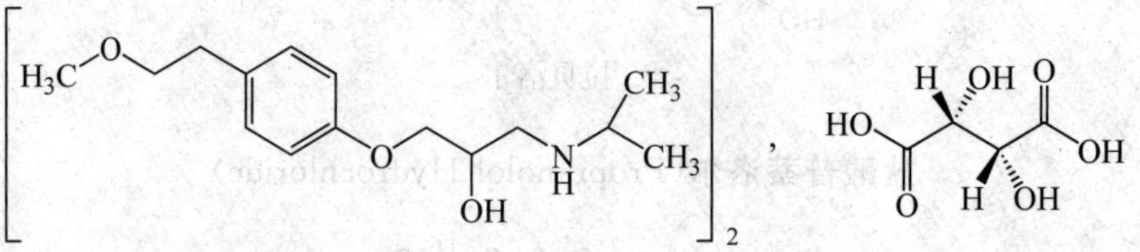

化学名为 1-异丙氨基-3-[对-(2-甲氧乙基)苯氧基]-2-丙醇 L(+)-酒石酸盐,1-(isopropylamino)-3-(p-(2-methoxyethyl)phenoxy)-2-propanol L-(+)-tartrate (2∶1)。

本品是第一个被证明为具有 4-醚取代苯氧丙胺类结构的选择性 β_1 受体阻断药。美托洛尔临床应用的是其酒石酸盐,其对 β_1 和 β_2 受体拮抗能力的比值约为 3∶1。抑制 β_1 受体的强度与普萘洛尔相仿,但阻断 β_2 受体的作用比普萘洛尔弱,只有普萘洛尔的 1/50～1/100。有轻度局部麻醉作用,无内源性拟交感活性。临床用于治疗心绞痛、心律失常和高血压等。

三、抗血小板及抗凝药

血栓形成(thrombosis)是指在一定条件下,血液有形成分在血管(多数为小血管)形成栓子,造成血管部分或完全堵塞、相应部位血供障碍的病理过程。血栓栓塞(thromboembolism)是血栓由形成部位脱落,在随血流移动的过程中部分或全部堵塞某些血管,引起相应组织和(或)器官缺血、缺氧、坏死(动脉血栓)及淤血、水肿(静脉血栓)的病理过程。

以上两种病理过程所引起的疾病,临床上称为血栓性疾病。主要表现为心肌梗死、缺血性脑梗死、静脉血栓栓塞。血栓性疾病严重威胁人类的生命健康,中年人猝死、老年人死亡的首要原因,其发病率近年来还有渐增之势,是当代医学研究的重点和热点之一。预防血栓形成是有效措施。

常用的抗血小板药有阿司匹林、氯吡格雷。常用的抗凝药主要有肝素和华法林。

氯吡格雷(clopidogrel)属噻吩并四氢吡啶类衍生物,也可以看成是乙酸的衍生物,羧基成甲酯,甲基上有两个氢分别被邻氯苯基和噻吩并四氢吡啶基取代,由此而产生了一个手性碳原子为S构型,本品为手性药物。氯吡格雷是世界上第2只销售额超过百亿美元的药品,2009年位于世界畅销药排名榜第2位。选择性不可逆地与血小板膜上二磷酸腺苷(ADP)受体结合,从而抑制 ADP 诱导的血小板膜表面纤维蛋白原受体(GPⅡb/Ⅲa)活化,导致纤维蛋白原无法与该受体发生粘连而抑制血小板聚集。预防缺血性脑卒中、心肌梗死及外周血管病等。大规模临床研究显示,其疗效强于阿司匹林。阿司匹林是老的解热镇痛药,后发现其能延长出血时间,抑制环氧酶活性,从而抑制血栓素 A_2(TXA_2)合成。阿司匹林的推荐量是肠溶片每日 75~150mg,睡前服用效果佳。

氯吡格雷　　　阿司匹林

华法林是香豆素类化合物,结构与维生素 K 结构相似,为维生素 K 阻断药。影响含有谷氨酸残基的凝血因子Ⅱ、Ⅶ、Ⅸ、Ⅹ的羧化作用,使这些因子停留于无凝血活性的前体阶段,对已形成的上述因子无抑制作用,因此抗凝作用出现时间较慢。停药后抗凝作用尚可持续 2~5 天。主要经肝细胞色素 P450(CYP)酶系代谢,故能抑制 CYP 活性的药物,如胺碘酮、甲硝唑、氯霉素、西咪替丁、奥美拉唑、氟康唑和选择性 5-羟色胺再摄取抑制药等药物,均可使华法林的代谢减慢,半衰期延长,抗凝作用增强。治疗急性心肌梗死、肺栓塞及人工心脏瓣膜手术等发生的血栓栓塞性疾病。治疗血栓栓塞性疾病,首先用作用快的肝素,再用华法林维持治疗。

华法林

第 2 节　抗高血压药

Antihypertensive Agents

高血压是指动脉血压升高超过正常值,根据世界卫生组织建议,高血压诊断标准为成年人血压(收缩压/舒张压)超过 140/90mmHg(18.7/12.0kPa)。高血压患者由于动脉血压长期高于正常血压,不仅能引起头痛、头昏、心悸等症状,而且可能导致出血性脑卒中、心肌梗死、心力衰竭和脑血栓等并发症,使患者死亡或偏瘫。用药物降低过高的血压,使之维持在正常的水平,是减少心、脑、肾等器官的并发症,降低死亡率的重要医疗措施。

一般高血压患者的降压目标是低于18.7/12.0kPa(140/90mmHg),≥65岁的老年人降压目标是低于20.0/12.0kPa(150/90mmHg),如果能耐受还可进一步降低至低于18.7/12.0kPa(140/90mmHg);糖尿病、肾病和冠状动脉性心脏病的降压目标为低于17.3/10.7kPa(130/80mmHg);对高危患者管理应个体化。生活方式的改善如限盐、戒烟、减重、限酒、增加钾摄入量及体力活动,对预防和控制高血压是有意义的。90%以上的高血压病因不明,成为原发性高血压。部分患者的高血压是肾或内分泌疾病的症状之一,成为症状性高血压。常见伴有症状性高血压的疾病有肾动脉狭窄、嗜铬细胞瘤、原发性醛固酮增多症和妊娠中毒症等。

抗高血压药物可通过影响上述系统中的一个或几个生理环节而发挥降压效应。因此,抗高血压药根据其作用机制分为以下几种类型:①作用于自主神经系统的药物;②血管紧张素转化酶抑制药(ACEI)和血管紧张素Ⅱ受体阻滞药;③作用于离子通道的药物;④利尿药及其他药物。本节介绍前两种,后两种在其他章节中介绍。

一、作用于自主神经系统的药物(autonomic nervous system drugs)

作用于自主神经系统的药物主要包括作用于中枢交感神经系统和外周交感及副交感神经系统的降压药物。

(一)中枢性降压药物

中枢性降压药物是中枢α肾上腺素受体和咪唑啉受体的激动药,通过抑制交感神经冲动的传出,导致血压下降。此类药物多为具有高度脂溶性,可通过血脑屏障,产生中等强度的降压作用。其主要代表药物有甲基多巴(methyldopa)和盐酸可乐定(clonidine hydrochloride)及其类似物。盐酸可乐定、胍那苄(guanabenz)和胍法辛(guanfacine),它们通过选择性的激动延髓孤束核次级神经元突触后膜的$α_2$受体和延髓腹外侧核吻侧端的I_1-咪唑啉受体,使外周交感神经活性降低,从而导致血压下降。

盐酸可乐定　　　　　　　　胍那苄　　　　　　　　胍法辛

药理学研究表明,可乐定的降压机制是兴奋中枢侧网状核的咪唑啉受体(imidozoline receptor)来实现的。除了对咪唑啉受体有亲和作用外还对α受体、胆碱受体、阿片受体、多巴胺受体有一定作用,所以可乐定有口干、镇静、嗜睡的副作用,也用于吗啡成瘾的戒断治疗。

可乐定分子结构中,由于胍基上连接着吸电子基团(2,6-二氯苯基),使其碱性减弱,可乐定的pK_a值为8.0(一般胍基的碱性强,pK_a 13.6),在生理pH下,存在着足够量的未解离的分子形式,能够进入中枢神经系统,为中枢$α_2$受体激动药。

鉴于发现盐酸可乐定和其结构类似物所产生的中枢降压作用为刺激$α_2$肾上腺素受体和I_1-咪唑啉受体,导致了新一代中枢抗高血压药物的开发,即I_1-咪唑啉受体拮抗药的研究,莫索尼定(mixonidine)和利美尼定(rilmenidine)对I_1-咪唑啉受体显示出高度的亲和性,而对$α_2$肾上腺素受体的亲和性较弱,因此在产生抗高血压作用时,几乎没有像盐酸可乐定等激动$α_2$肾上腺素受体所产生那样的镇静、心动过缓和精神抑郁副作用。莫索尼定为盐酸可乐定结构中的苯环置换为嘧啶环后的衍生物。莫索尼定降压作用可靠,疗效与盐酸可乐定相当。利美尼定为噁唑类化合物,是咪唑经生物电子等排置换后所得。对咪唑啉受体Ⅰ亚型的亲和力是 α_2 受体的 2.5 倍,不抑制心脏收缩,不改变肾功能,副作用较小。利美尼定的另一重要作用是减少钠潴留。

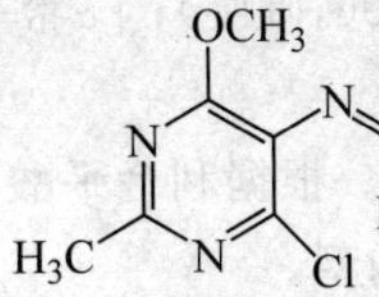

莫索尼定 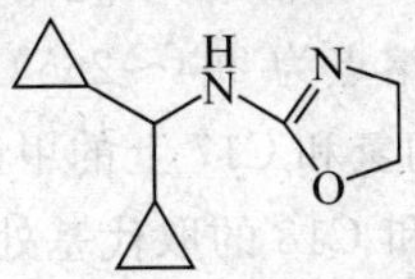　　　　　利美尼定

(二) 作用于交感神经末梢的药物

利舍平(利血平,reserpine)是从印度产植物萝芙木根中提取分离得到的降压药,也是第一个应用的天然抗高血压药物,可使交感神经末梢囊泡内的神经递质释放增加,同时又阻止交感神经递质进入囊泡,这些作用导致囊泡内的递质减少并可使交感神经的传导受阻,表现出降压作用。其降压作用的特点是缓慢、温和而持久。利舍平能进入中枢神经系统,耗竭中枢的神经递质去甲肾上腺素和 5-羟色胺,因此可以治疗某些精神病。降压灵(verticill)为国产萝芙木提取的总生物碱制剂,含有包括利舍平在内的多种降压成分,它的降压作用较利舍平温和,副作用小,适用于轻度高血压。

此类药物还有胍乙啶(guanethidine)及类似物胍甲啶(guanzodine)和胍那决尔(guanadirel),具有进入神经细胞囊泡中将去甲肾上腺素取代出来的作用,氧化破坏去甲肾上腺素,使其耗尽,因此也起到和利舍平相似的耗竭神经递质的作用,故有降压作用。胍乙啶不能透过血脑屏障,没有中枢神经反应。该药用于中度和重度的高血压,作用较强,可出现直立性低血压等副作用,现已少用。

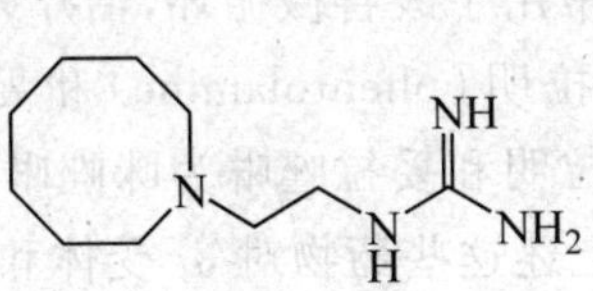

胍乙啶 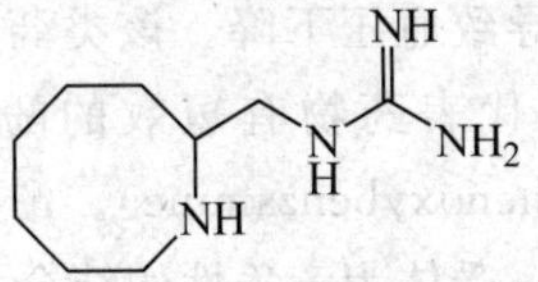　　　　　胍甲啶 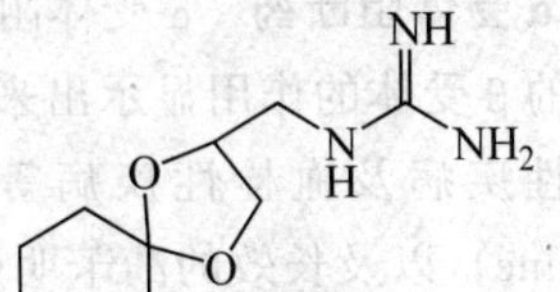　　　　　胍那决尔

利舍平(Reserpine)

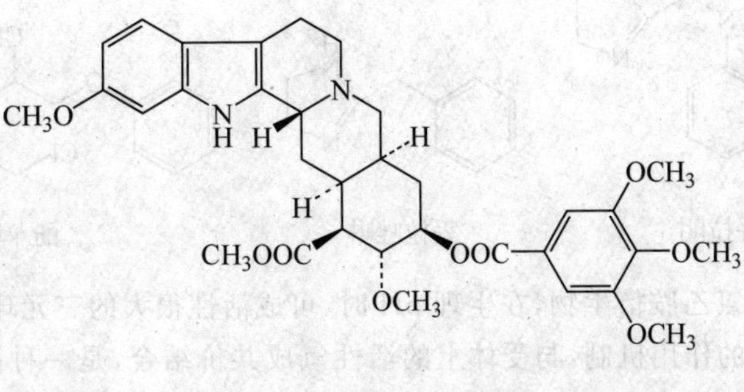

化学名为 11,17α-二甲氧基-18β-[(3,4,5-三甲氧基苯甲酰)氧]-3β,20α-育亨烷-16β-甲酸甲酯(3β,16β,17α,18β,20α)-11,17dimethoxy-18-[(3,4,5-trimethoxybenzoyl)oxy]yohimban-16-carboxylic acid methyl ester,又名蛇根碱、血平安、利舍平。本品从夹竹桃科植物萝芙木中提取分离而得。

本品为棱柱形结晶,略溶于水,易溶于氯仿、二氯甲烷、冰乙酸,溶于甲醇、乙醇、乙醚等。利舍平具有旋光性$[\alpha]_D^{23}$-118°($CHCl_3$);$[\alpha]_D^{26}$-164°(C = 0.96,吡啶);$[\alpha]_D^{26}$-168°(C=0.624,DMF),具有弱碱性,pK_b6.6。熔点为 264~265℃。

本品 C_{15}、C_{20} 上的氢和 C_{17} 上的甲氧基为 α 构型。根据利舍平酸易形成 γ-内酯而不发生转向的事实,证明 C_{16} 和 C_{18} 的取代基处于同边为 β 构型。

本品在光和热的影响下,3β-H 能发生差向异构化,生成无效的 3-异利舍平。本品及其水溶液都比较稳定,最稳定的 pH 为 3.0。但在酸、碱条件下,水溶液可发生水解,碱性水解时两个酯基断裂,生成利舍平酸,仍有抗高血压活性。本品在光和氧的作用下发生氧化,生成无效的黄绿色荧光产物 3,4-二去氢利舍平及 3,4,5,6-四去氢利舍平,具有黄绿色荧光,故应在避光、密闭和干燥的条件下保存。

利血平酸

(三) 肾上腺素受体阻断药

1. α 受体阻断药 α 受体阻断药可选择性地阻断与血管收缩有关的 α 受体,可使与血管舒张有关的 β 受体的作用显示出来,导致血压下降。该类药物常用于改善微循环,治疗外周性血管痉挛性疾病及血栓性疾病等。代表药物有短效的酚妥拉明(phentolamine)和妥拉唑啉(tolazoline),以及长效的酚苄明(phenoxybenzamine)。酚妥拉明和妥拉唑啉为咪唑啉衍生物,结构与去甲肾上腺素有些相似,与 α 受体为竞争性的结合。上述这些药物对 $α_1$ 受体和 $α_2$ 受体无选择性,称为经典的 α 受体阻断药。

酚妥拉明　　　　妥拉唑啉　　　　酚苄明

酚苄明是一个 β-氯乙胺衍生物,在生理 pH 时,可成活性很大的三元环状乙撑亚胺离子,具有类似氮芥类抗癌药的作用机制,与受体上的活性氢成共价结合,是一种高度反应活性的烷化剂,可对α受体发生烷化作用,属于作用较持久,非竞争性的α受体阻断药。其α阻断作用长而持久,直到新的α受体被生物合成出来。邻近α受体的其他分子不可避免的也会受到烷化作用,所以其选择性很差,毒性很大。

20世纪60年代后期发展起来一类α₁受体阻断药,能选择性地阻断血管平滑肌上的 α_1 受体而不影响 α_2 受体,能松弛血管平滑肌,作为降压药使用。这些药物有较好的选择性,与常规的α受体阻断药不同,降压时该类药物不引起反射性心动过速,副作用小,口服有效,该类药物还可用于治疗良性前列腺增生导致的排尿困难。代表药物有哌唑嗪(prazosin),以及其他衍生物,如特拉唑嗪(terazosin)、多沙唑嗪(doxazosin)和曲马唑嗪(trimazosin)等。这些化合物都是2-哌嗪-4-氨基-6,7-二甲氧基喹唑啉的衍生物,作用与机制相似。

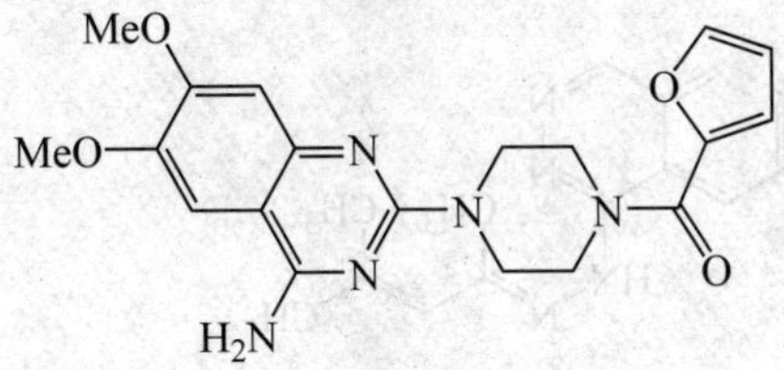

哌唑嗪 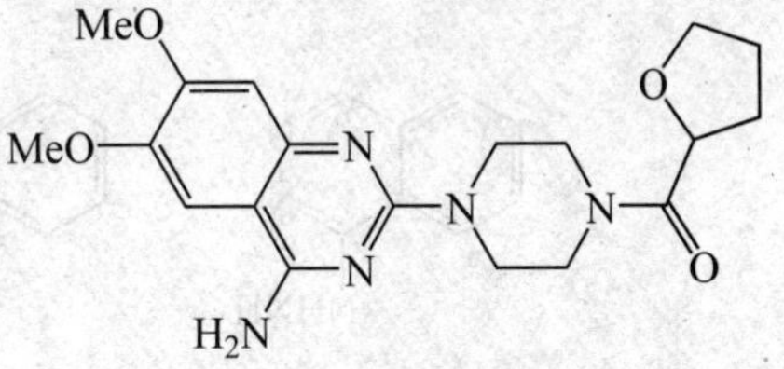　　　　　　　　　　　　　　特拉唑嗪

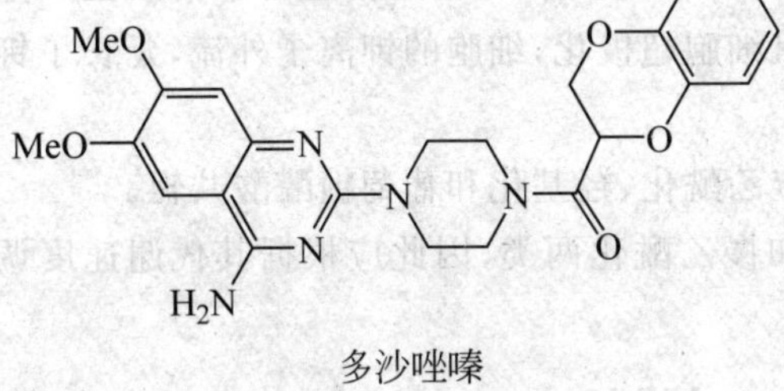

多沙唑嗪 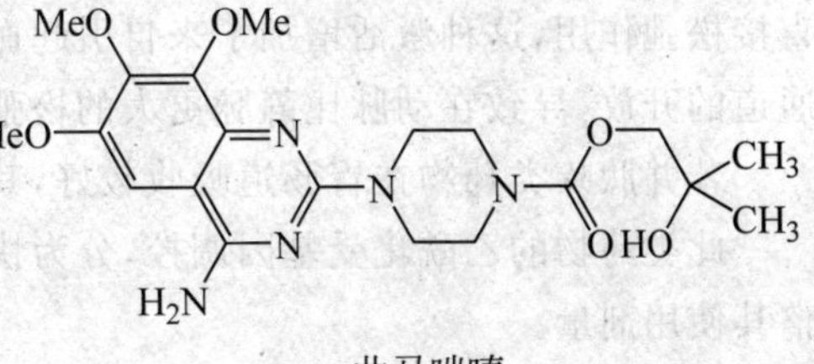　　　　　　　　　　　　　曲马唑嗪

盐酸哌唑嗪(Prazosin Hydrochloride)

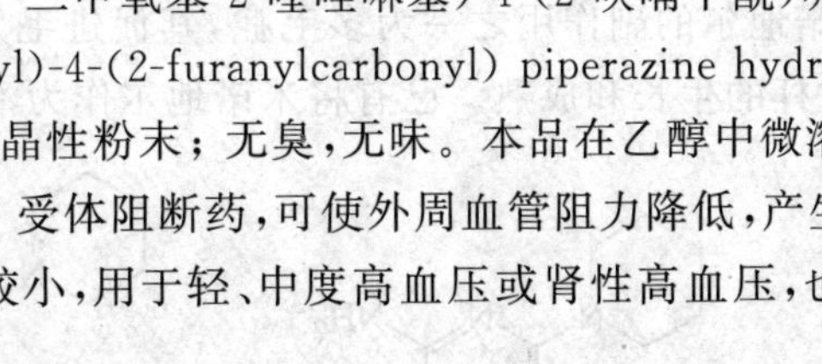

化学名为1-(4-氨基-6,7-二甲氧基-2-喹唑啉基)-4-(2-呋喃甲酰)哌嗪盐酸盐,1-(4-Amino-6,7-dimethoxy-2-quinazolinyl)-4-(2-furanylcarbonyl) piperazine hydrochloride。

本品为白色或类白色结晶性粉末;无臭,无味。本品在乙醇中微溶,在水中几乎不溶。

本品为选择性突触后 α_1 受体阻断药,可使外周血管阻力降低,产生降压作用。对冠状动脉有扩张作用,对肾血流影响较小,用于轻、中度高血压或肾性高血压,也适用于治疗顽固性心功能不全。

2. β受体阻断药　β受体阻断药均有良好的抗高血压作用,该类药物主要通过阻断心肌 β_1 受体减少心排血量,降低血压,同时也间接地通过抑制肾素分泌、降低外周交感神经活性而发挥降压作用。临床常用的β受体阻断药有普萘洛尔(propranolol)、美托洛尔(metoprolol)和阿替洛尔(atenolol)等,被广泛用于治疗高血压,它们对轻、中度高血压有效,对高血压伴有心绞痛的患者可减少发作,选择性 β_1 受体阻断药美托洛尔、阿替洛尔的作用优于 β 受体阻断药普萘洛尔,且副作用小。

(四) 直接松弛血管平滑肌的药物,周围血管扩张药

血管扩张药物直接作用于外周小动脉平滑肌,扩张血管,降低外周阻力,使血压下降。早期应用临床的肼屈嗪(hydralazine)具有中等强度的降压作用,其特点为舒张压下降较显著,并能增加血流量。类似物双肼屈嗪(dihydralazine)作用缓慢持久,适用于肾功能不全的高血压患者。布屈嗪(budralazine)用于原发性高血压,与肼屈嗪相比,作用时间长,对心脏的刺激作用弱。

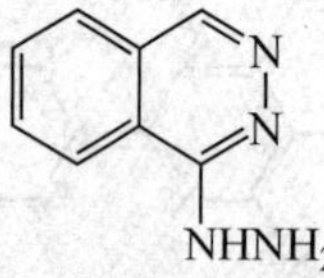

肼屈嗪 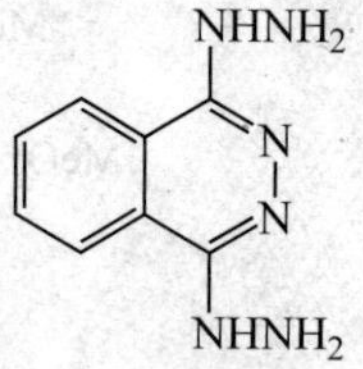　　　　双肼屈嗪 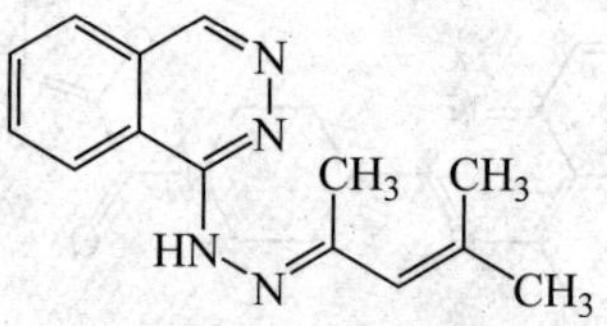　　　　布屈嗪

苯并肽嗪类药物的作用靶点激活 ATP 敏感钾通道,通过激活此通道在血管平滑肌上产生直接松弛作用,这种激活增加了来自引起血管平滑肌细胞超极化,细胞的钾离子外流,延长了钾通道的开放,导致在动脉比静脉更大的松弛作用。

苯并肽嗪类药物在胃肠道吸收较好,其代谢反应乙酰化、羟基化和葡萄糖醛酸共轭。

此类药物的乙酰化受基因调控,分为快乙酰化和慢乙酰化两类,因此应根据其代谢速度调整其使用剂量。

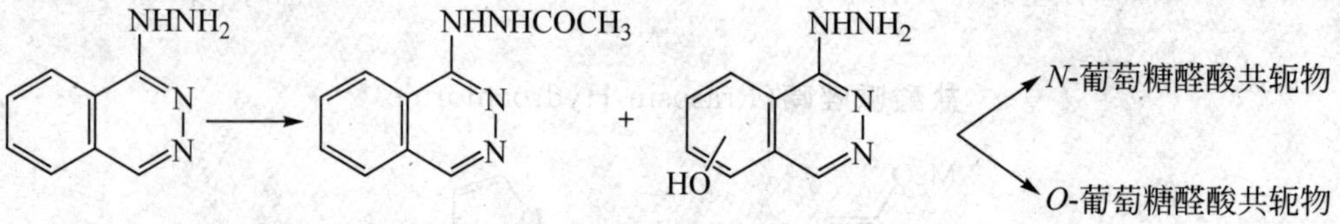

→ N-葡萄糖醛酸共轭物
→ O-葡萄糖醛酸共轭物

米诺地尔又名长压定,其本身无药理活性,在胃肠道被吸收后,在肝中经转磺酶(sulfotranaferase)代谢生成活性代谢物米诺地尔硫酸酯,使血管平滑肌细胞上的 ATP 敏感性钾通道开放,发挥降压作用。米诺地尔口服吸收后,30 分钟内起效,2~8 小时其作用达最大,持续时间为 2~5 天,这种持续的降压作用为其活性代谢物的贡献。另一代谢物为 N-O-葡萄糖醛酸化物,为失活物质。米诺地尔的副作用之一为多毛症,其促进毛发生长的原因为激活调解毛发杆蛋白基因而促进毛发杆的生长和成熟。已有将米诺地尔作为治疗男性脱发外用药的报道。

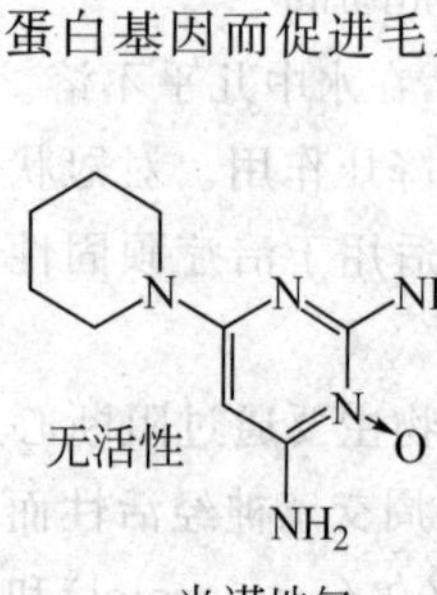

无活性　　　　活性　　　　无活性
米诺地尔 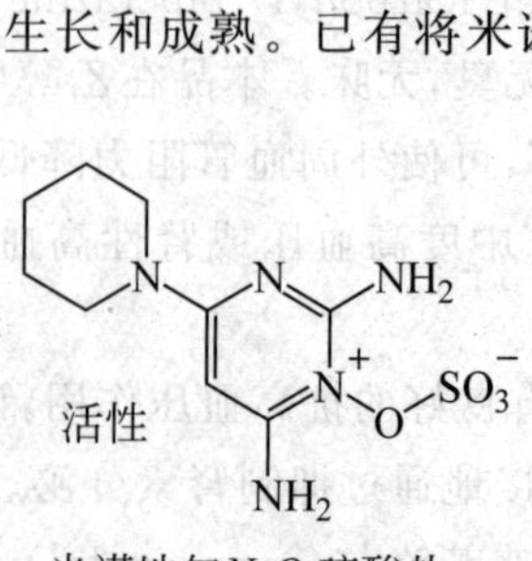　　米诺地尔N-O-硫酸盐 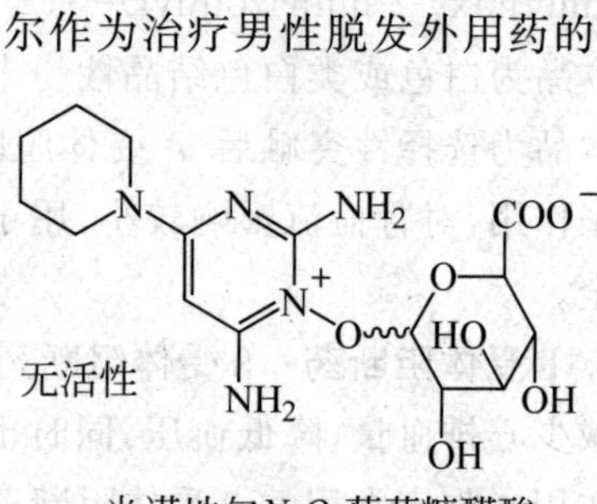　　米诺地尔N-O-葡萄糖醛酸

吡那地尔(pinacidil)属于氰胍类钾通道开放剂,为高效血管扩张药,其降压作用强于哌唑嗪。吡那地尔的基本结构为三取代胍,其取代基分别为吡啶基、氰基和烷基。其构效关系大致如下,氰基亚胺基团被硫和-NH-取代后,活性较低;吡啶基与胍基连接的位置,以3位吡啶基取代活性相应较好。吡啶基虽可以由苯环置换,但苯环的对位应有 NO_2 或 CN 取代;烷基一般是短的支链烷基。吡那地尔结构有一个手性碳原子,药用虽为消旋体,但只有 R(−) 型有效。

吡那地尔

二、血管紧张素转化酶抑制药(ACEI)和血管紧张素Ⅱ受体阻滞药

在体内众多的神经体液调节机制中,自主神经系统、肾素-血管紧张素-醛固酮系统(RAS)以及内皮激素系统对血压的调节起着关键的作用。由高血压发病的生理机制可知,当精神紧张等刺激产生时,脑部传出神经冲动到神经节,引起神经递质(如去甲肾上腺素等)的释放,这些神经递质与相应的受体结合后,引起心跳加快、血管收缩、血压升高,同时使肾素分泌增加。肾素是一种蛋白水解酶,可使血管紧张素原(453个氨基酸组成的糖蛋白)水解为无活性的10肽化合物血管紧张素Ⅰ(Angiotensin Ⅰ,AngⅠ),AngⅠ在血管紧张素转化酶(ACE)的作用下,断裂两个氨基酸形成8肽血管紧张素Ⅱ(Angiotensin Ⅱ,AngⅡ),AngⅡ是一种很强的血管收缩剂,它与相应的AngⅡ受体结合后使血压升高,并刺激肾上腺皮质醛固酮的合成分泌,醛固酮具有保钠留水的作用,因而使血容量增大,血压升高。

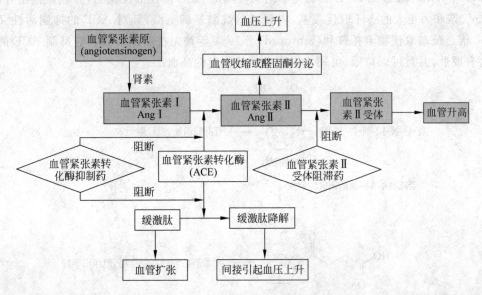

从抗高血压药物设计的角度出发,可以看出RAS级联反应有几个可以阻断的部位:①肾素释放;②血管紧张素Ⅰ(AngⅠ)的形成;③血管紧张素Ⅱ(AngⅡ)的形成;④AngⅡ与受体的结合。因此,作用于RAS的降压药物有肾素抑制药、血管紧张素转化酶抑制药和血管紧张素Ⅱ受体阻滞药。

这里主要介绍血管紧张素转化酶抑制药和血管紧张素Ⅱ受体阻滞药。

(1) 血管紧张素转化酶抑制药(ACEI),通过抑制 ACE,使 AngⅡ合成受阻内源性 AngⅡ减少,血管舒张,血压下降。

(2) 血管紧张素Ⅱ受体阻滞药,阻滞 AngⅡ受体引起的生理作用,使血管扩张,血压下降,两类药物均能有效降低血压,均为目前临床应用的一线抗高血压药。

(一) 血管紧张素转化酶抑制药(angiotensin converting enzyme inhibitors, ACEI)

基于化学结构,血管紧张素转化酶抑制药(ACEI)可以分成三类:含巯基的 ACEI、含二羧基的 ACEI 和含磷酰基的 ACEI。

所有 ACEI 都能有效地阻断血管紧张素Ⅰ向血管紧张素Ⅱ转化,同时都具有相似的治疗与生理作用。这些药物的主要不同之处在于它们的作用效果和药动学参数。ACEI 可以单独使用,也可以与其他药物联合使用。ACEI 特别适用于患有充血性心力衰竭、左心室功能紊乱或糖尿病的高血压患者。ACEI 能引起动脉和静脉的扩张,这不仅降低血压,而且对患有 CHF 的患者的前负荷和后负荷都有较好的效果。

ACEI 这类药物的研究开发于 20 世纪 70 年代开始,最初用于临床的是 1971 年从巴西蛇毒分离得到的 9 肽化合物替普罗肽(teprotide),它通过抑制 ACE,减少血管紧张素Ⅱ的生成,舒张血管而发挥降压作用,是一种有效的抗高血压药物,但口服无效。

为了寻找结构简单、稳定且口服有效的药物,通过对蛇毒肽和 ACE 作用部位的分析,同时借鉴羧肽酶 A 抑制药研究的经验,合成了一系列化合物进行筛选及构效关系研究,以蛇毒肽类似物研究发现凡是 C 端为 Leu-pro-pro,Trp-Ala-Pro 结构均抑制 ACE 活性。受羧肽酶 A 抑制药启发,首先合成琥珀酰脯氨酸,作用弱;后发现模拟 C 端二肽结构的 D-甲基琥珀酰脯氨酸,活性上升 15~20 倍。

1977 年,Ondetti 根据 ACE 底物化学结构推测出 ACE 活性部位模型,并在该模型导向处,用对 Zn^{2+} 亲和力更大的-SH 取代羧基,得到巯基烷酰基脯氨酸,其对 ACE 的抑制活性又可增大 1000 倍。巯基取代物卡托普利(captopril)于 1981 年首先在美国上市。它抑制 ACE 的作用强于替普罗肽,并且可以口服,可用于不同类型的原发性高血压。

谷-色-脯-精-脯-谷-亮-脯 ← 有抑酶活性,但口服无效

替普罗肽

↓ 受羧肽酶A抑制药研究的启发

← 对酶有特异性抑制作用,但作用很好

琥珀酰-L-脯氨酸

↓ 结构改造,引入手性碳原子

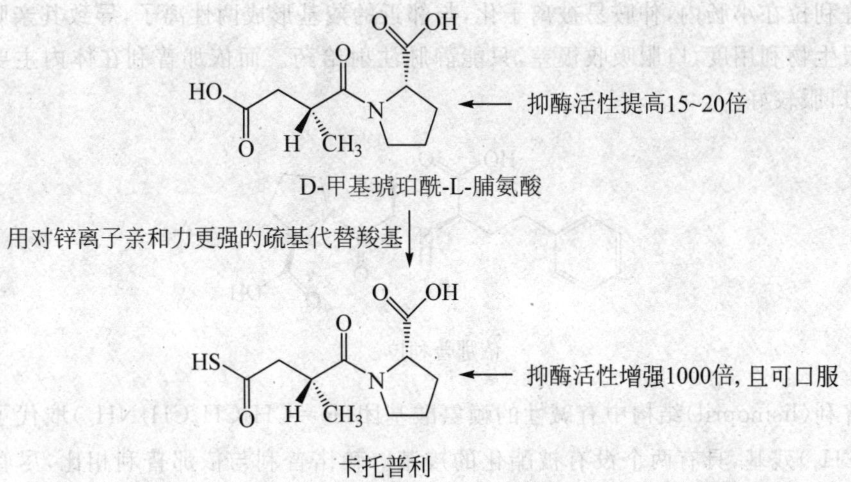

第12章 心血管疾病治疗药和调血脂药

D-甲基琥珀酰-L-脯氨酸 ← 抑酶活性提高15~20倍

用对锌离子亲和力更强的巯基代替羧基 ↓

卡托普利 ← 抑酶活性增强1000倍,且可口服

卡托普利(captopril)是含巯基的 ACEI 的唯一代表,分子中的巯基可有效地与酶中的锌离子结合,为关键药效团,但会产生皮疹和味觉障碍;在卡托普利分子中含有脯氨酸片段,也是产生药效的关键药效团。

ACEI 的副作用有血压过低、血钾过多、咳嗽、皮疹、味觉障碍、头痛、头晕、疲劳、恶心、呕吐、急性肾衰竭、中性粒细胞减少症、蛋白尿以及血管神经性水肿等,其中一部分副作用归因于个别药物的特定官能团,而其他副作用则直接与这类药物的作用机制有关。这类药物最主要的副作用是引起干咳,其产生原因是在抑制 ACE 的同时也阻断了缓激肽的分解,增加呼吸道平滑肌分泌前列腺素、慢反应物质以及神经激肽 A 等刺激咽喉-气道的 C 受体所致。研究表明,斑丘疹和味觉障碍的高发生率与卡托普利的巯基有关。为了克服这些缺点,对卡托普利进行结构改造,开发了卡托普利的前药及含二羧基的 ACEI,得到非巯基化合物。

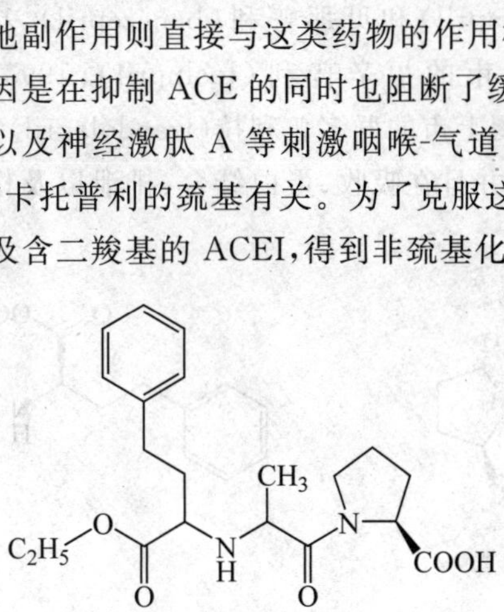

依那普利

二羧基的 ACEI 依那普利(enalapril)1984 年在美国上市,属前体药物,需在体内水解后才能发挥作用,起效较慢,作用持久,副作用小,降压活性比卡托普利强,皮疹及味觉丧失发生率较低。赖诺普利(lisinopril)1987 年在美国上市,具有长效的抗高血压作用,用于原发性高血压和充血性心力衰竭。

依那普利(enalapril)是双羧基的 ACEI 药物的代表,它分子中含有 3 个手性中心,均为 S-构型。依那普利是前体药物,口服给药后在体内水解代谢为依那普利拉(enalaprilat)。依那普利拉是一种长效的 ACEI,抑制血管紧张素Ⅱ的生物合成,导致全身血管舒张,血压下降。主要用于治疗高血压,可单独应用或与强心药、利尿药合用。

依那普利拉在小肠内,仲胺易被离子化,与邻近的羧基形成两性离子,导致其亲脂性降低和较低的口服生物利用度,口服吸收极差,只能静脉注射给药。而依那普利在体内主要以非离子形式存在,口服较好。

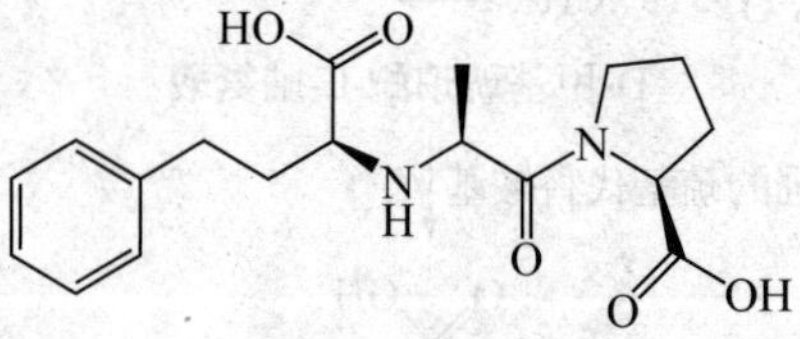

依那普利拉

赖诺普利(lisinopril)结构中有碱性的赖氨酸基团($R=CH_2CH_2CH_2CH_2NH_2$)取代了经典的丙氨酸($R=CH_3$)残基,具有两个没有被酯化的羧基。赖诺普利与依那普利相比,尽管增加一个可离子化羧基基团,口服活性不如依那普利,但赖诺普利的口服吸收却优于依那普利。赖诺普利和卡托普利也是当前唯一使用的两个非前药的 ACEI。主要用于治疗高血压,可单独应用或与其他降压药如利尿药合用;也可治疗心力衰竭,可单独应用或与强心药、利尿药合用。

雷米普利(ramipril)1989 年在德国上市。1988 年在法国上市的培哚普利(perinropril)、1989 年在日本上市的地拉普利(delapril)、1989 年在美国上市的喹那普利(quinapril)、1990 年在瑞士上市的西拉普利(cilazapril)和贝那普利(benazepril)、1991 年在法国上市的螺普利(spirapril)、1991 年在美国上市的福辛普利(fosinpril)、1993 年在美国上市的莫昔普利(moexipril)以及 1993 年在法国上市的群多普利拉(trandolapril)等药物由于结构中引入了不同的环系,与酶的结合能力增强,并且在吸收、蛋白结合、排泄以及作用时间和剂量等方面都有较好的改善。

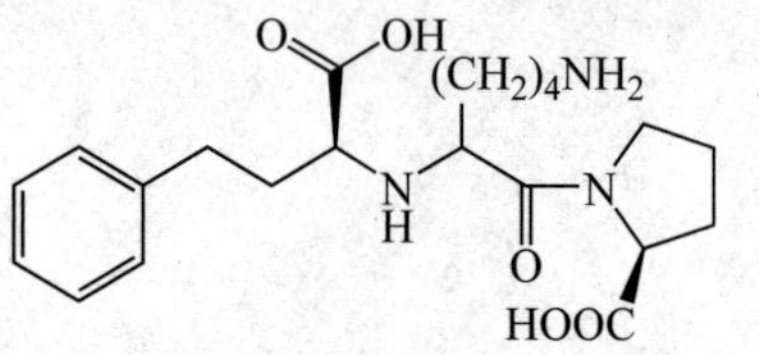

赖诺普利

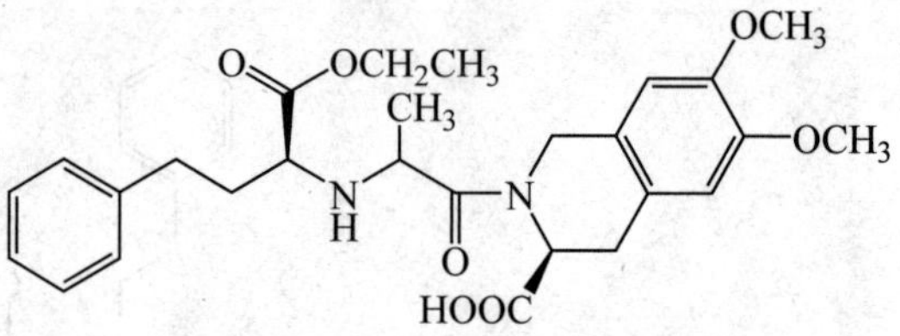

莫昔普利

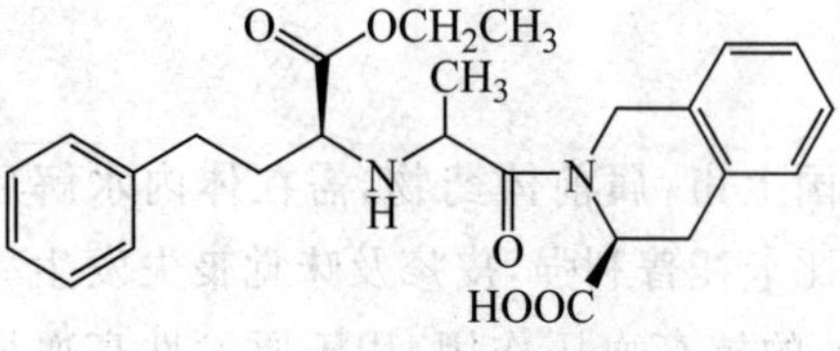

喹那普利

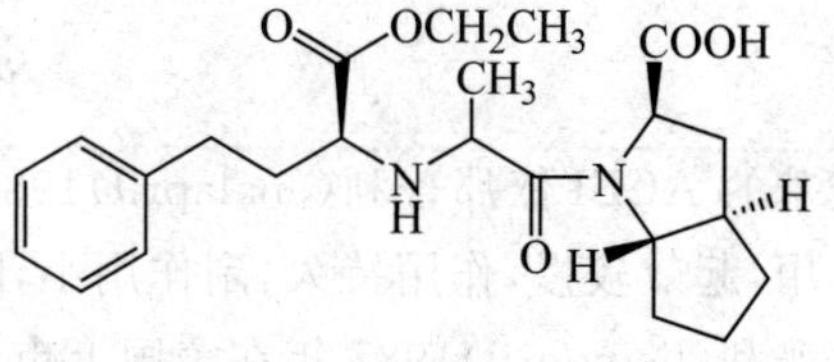

雷米普利

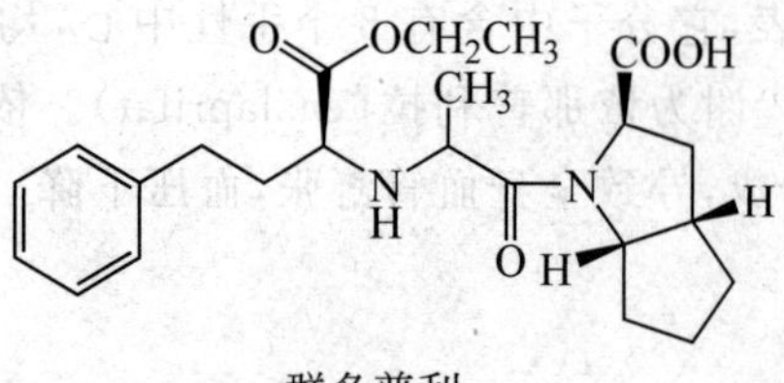

群多普利

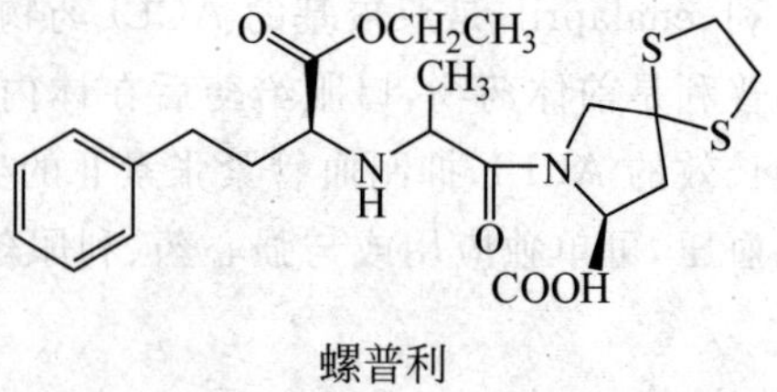

螺普利

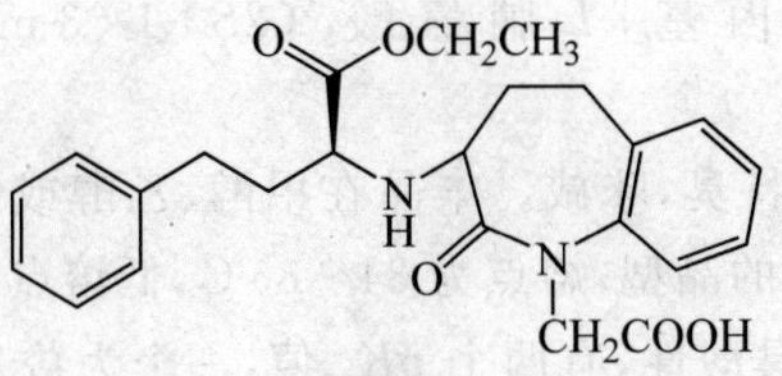

贝那普利

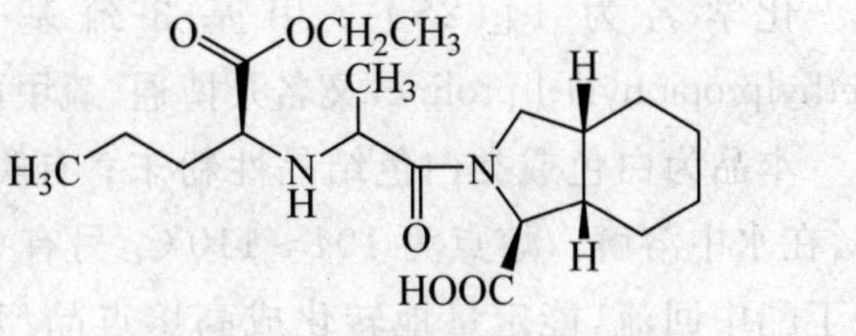

培哚普利

贝那普利(benazepril)，双羧基的 ACEI 药物，是一种前体药，水解后才具有活性。主要用于治疗高血压，可单用或与其他降压药如利尿药合用；本品也可用于治疗心力衰竭，可单用或与强心药、利尿药合用。

雷米普利(ramipril)也是双羧基的 ACEI 药物，是一种前体药，水解后才具有活性。作用持久，毒副作用小，药用剂量小，为长效、高效抗高血压药物。用于治疗高血压，可单用或与其他降压药如利尿药合用；治疗心力衰竭，可单用或与强心药、利尿药合用；本品也可用于非糖尿病肾病患者，尤其是高血压者；本品还可用于心血管危险增高的患者。

福辛普利(fosinopril)是含有磷酰基的 ACEI 的代表。以次磷酸类结构替代依那普利拉中的羧基，可产生与依那普利相似的方式和 ACE 结合，锌离子与次磷酸的相互作用与巯基和羧基与锌离子的结合方式相类似，可以形成离子键、氢键和疏水键。其作用效果优于卡托普利，但低于依那普利拉。福辛普利在体内水解成福辛普利拉，由于福辛普利拉具有强疏水性和弱口服活性，其前药福辛普利包含一个酰氧基烷基，这个酰氧基烷基能使福辛普利具有较好的脂溶性，同时也能提高其生物利用度，福辛普利经肠壁和肝的酯酶催化，便形成了活性的福辛普利拉。福辛普利以磷酰基与 ACE 的锌离子结合，经肠壁和肝的酯酶催化，形成活性的福辛普利拉而发挥作用。由于福辛普利在体内能经肝或肾双通道代谢而排泄，特别适用于肝或肾功能不良的高血压患者使用。如肝功能不佳者，在肾代谢，如肾功能损伤者，则在肝代谢，故无蓄积毒性。

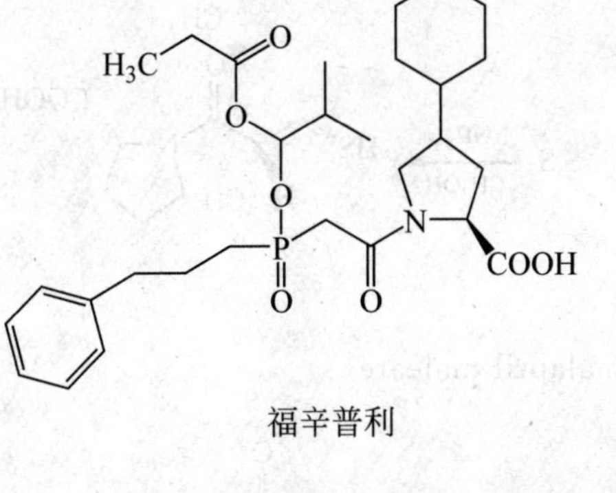

福辛普利

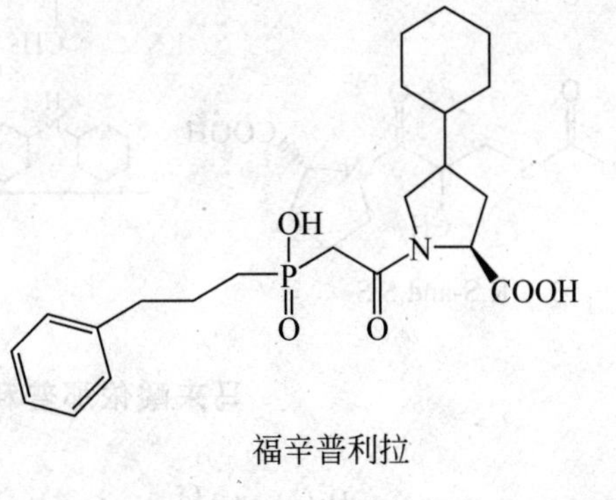

福辛普利拉

卡托普利(Captopril)

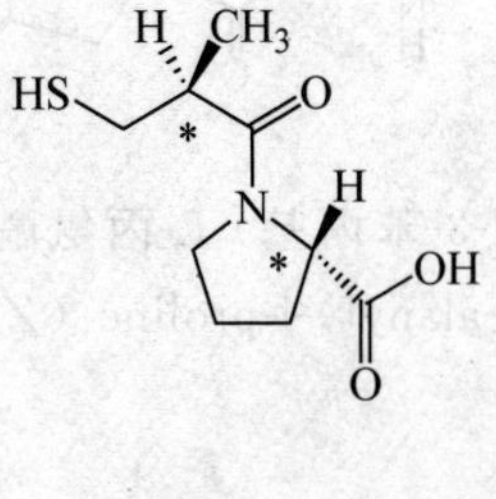

化学名为 1-[(2S)-2-甲基-3-巯基-1-氧代丙基]-L-脯氨酸,(2S)-1-(3-mercapto-2-methylpropionyl)-l-proline,又名开博通、巯甲丙脯酸。

本品为白色或类白色结晶性粉末;有类似蒜的特臭,味咸。本品在甲醇、乙醇或氯仿中易溶,在水中溶解。熔点为104~110℃,另有一不稳定的晶型,熔点为84~86℃,低熔点晶型在乙酸丁酯中回流,能定量地转化成高熔点晶型。本品具酸性,有两个 pK_a 值,一个为羧基的 pK_{a1} 为3.7,另一个为巯基的 pK_{a2} 为9.8。

本品有两个手性中心,均为 S 构型,具左旋光性,比旋光度 $[\alpha]_D^{25}$ 为 $-126°\sim132°$。一般 ACEI 分子结构中具有 L-脯氨酸(2-四氢吡咯羧酸)母体,脯氨酸上的羧基是与酶作用的重要部位。

本品固体稳定性较好,但其水溶液则可发生氧化反应。二分子药物氧化通过巯基形成二硫化物。本品的氧化反应受 pH 值、金属离子以及本身浓度的影响,可以用通过增大浓度,加入络合剂和抗氧剂等办法防止氧化反应的发生。在剧烈的条件下,酰胺也可水解。

本品含有巯基,其水溶液可使碘试液褪色,此法可供鉴别。

本品是合成的非肽类血管紧张素转化酶抑制药,具有舒张外周血管,降低醛固酮分泌,影响钠离子的重吸收,降低血容量的作用,用作抗高血压药。使用后无反射性心率加快,不减少脑、肾的血流量,无中枢副作用,无耐受性,停药后也无反跳现象。

本品的合成为硫羟乙酸与2-甲基丙烯酸加成得2-甲基-3-乙酰硫基丙酸,再与氯化亚砜反应生成2-甲基-3-乙酰硫基丙酰氯,与 L-脯氨酸反应得乙酰卡托普利的 R,S 体和(S,S)体的混合物,以二环己基胺做拆分剂,利用(R,S)体与(S,S)体在硫酸氢钾中溶解度的不同而将其分离得到的(S,S)体,最后经碱催化水解脱保护基得本品。

马来酸依那普利(Enalapril maleate)

化学名为 N-((S)-1-(乙氧羰基)-3-苯丙基)-L-丙氨酰-L-脯氨酸马来酸盐,(S)-1-(N-(1-(ethoxycarbonyl)-3-phenylpropyl)-l-alanyl)-l-proline (Z)-2-butenedioate salt。又名苯酯丁脯酸。

本品是依那普利那（enaprilat）的乙酯，依那普利那是一种长效的血管紧张素转化酶抑制药，依那普利是其前体药物。经口服给药，依那普利在体内需经代谢活化，水解生成具活性的二酸形式依那普利那（enalaprilat）发挥药效。而依那普利那则只能静脉注射，不能口服。

本品降压作用比卡托普利强，不良反应较轻，给药简单方便（日服一次），血压下降呈平稳、持续状态，可有效控制 24 小时血压。

与卡托普利一样，固体状态的依那普利马来酸盐非常稳定，室温贮存数年不会降解，依那普利马来酸盐水溶液可水解为依那普利拉和双酮吡嗪衍生物。

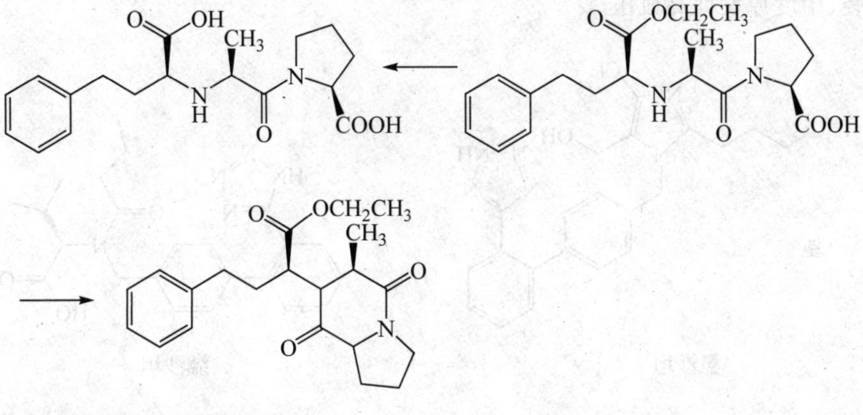

（二）血管紧张素Ⅱ受体阻滞药

作用于 RAS 通路中 AngⅡ受体（AT_1），阻断 AngⅡ与受体结合产生升压作用的药物为血管紧张素Ⅱ受体阻滞药（AT_1 受体阻滞药）。血管紧张素Ⅱ（AngⅡ）受体阻滞药为一类新的降血压药物。

AngⅡ受体主要有 AT_1 和 AT_2 两种亚型。其中 AT_1 型受体最具临床意义，主要分布于心、脑血管及肾等部位，参与心肌、平滑肌收缩，调节醛固酮分泌。血管紧张素Ⅱ受体阻滞药分为肽类和非肽类，比较重要的非肽类 AngⅡ受体阻滞药又分为选择性 AT_1 和 AT_2 等类型。

AT_1 受体阻滞药与 ACEI 相比具有作用更专一，副作用更小的特点，因为：

（1）ACE 并非 RAS 系统特有的酶，其除降解 AI 生成 AngⅡ外，还降解非 RAS 系统的生物活性多肽，如缓激肽、内啡肽等，ACEI 在产生降压疗效的同时也抑制上述内源性物质活性多肽的灭活，可引起血管水肿、干咳等副作用产生。

（2）AT_1 受体阻滞药的作用靶点与 ACEI 不同，其能特异性地作用于 AT_1 受体而对其他酶和受体无影响。

与 ACEI 相比，AngⅡ受体阻滞药（ARB）治疗高血压不仅疗效好，副作用小，安全可靠，且无首剂低压效应，更易为高血压患者，特别是老年患者接受，被誉为 20 世纪 90 年代心血管药物的一个里程碑。从副作用角度上来看，它比以往的抗高血压药物具有更高的安全性。

1988 年 Wong 首次发现上述衍生物结构改造得到的联苯四唑类化合物，能选择性阻滞 AT_1 受体，并合成了一系列该类化合物，从中找到可口服选择性高的药物氯沙坦（losartan），由美国杜邦和默克联合公司开发，1994 年 11 月首先在瑞典获准上市（商品名：Cozaar），于 1995 年 4 月首次被 FDA 批准上市，并成为第一个非肽类且选择性强的 AngⅡ受体阻滞药。

AngⅡ受体阻滞药是含有酸性基团的联苯结构,酸性基团可以为四氮唑环也可以是羧基,在联苯的一端连有咪唑环或可视为咪唑环的开环衍生物,咪唑环或开环的结构上都连有相应的药效基团。

缬沙坦(valsautan)是不含咪唑环的AngⅡ受体阻滞药,其作用稍高于氯沙坦,分子中的酰胺基与氯沙坦的咪唑环上的N为电子等排体,与受体形成氢键。用于各类轻、中度高血压,尤其对ACEI不耐受的患者。缬沙坦可和氨氧地平组成复方用于治疗原发性高血压,特别是单药治疗不能充分控制血压的患者;缬沙坦可和氢氯噻嗪组成复方用于治疗单一药物不能充分控制血压的轻、中度原发性高血压。

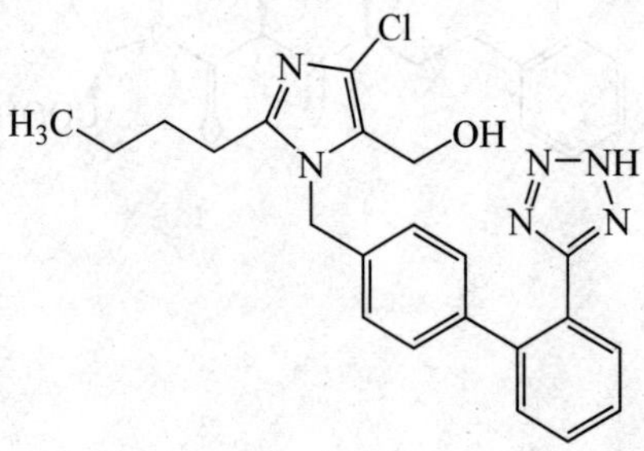

氯沙坦 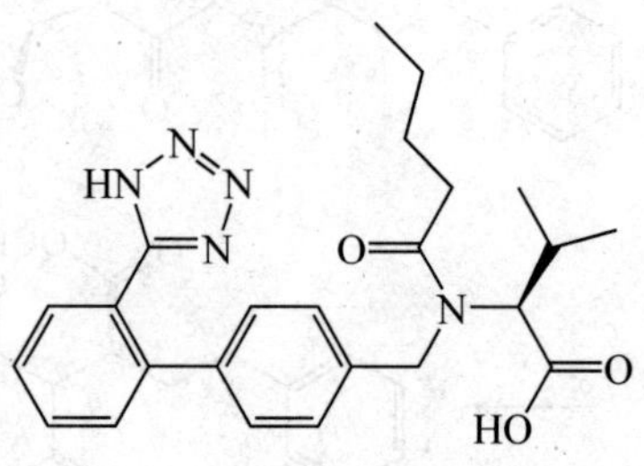　　　　　　　　　缬沙坦

厄贝沙坦(irbesartan)为缺乏氯沙坦中羟基的螺环化合物,但与受体结合的亲和力却是氯沙坦的10倍。用于原发性高血压、合并高血压的2型糖尿病肾病的治疗。厄贝沙坦也可与氢氯噻嗪组成复方用于治疗单用厄贝沙坦或氢氯噻嗪不能有效控制血压的患者。

替米沙坦(telmisartan)是分子中不含四氮唑基的AngⅡ受体阻滞药,分子中的酸性基团为羧酸基。替米沙坦是一种特异性血管紧张素Ⅱ受体1(AT_1型)阻滞药,与AT_1受体(已知的血管紧张素Ⅱ作用位点)具有较高亲和性,是AT_2受体的3000倍。替米沙坦是该类药物中半衰期最长(达24小时)、分布体积最大(达500L)的药物。用于原发性高血压的治疗。

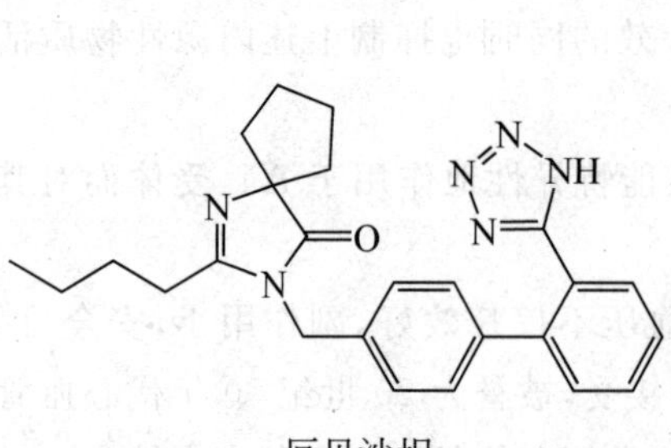

厄贝沙坦 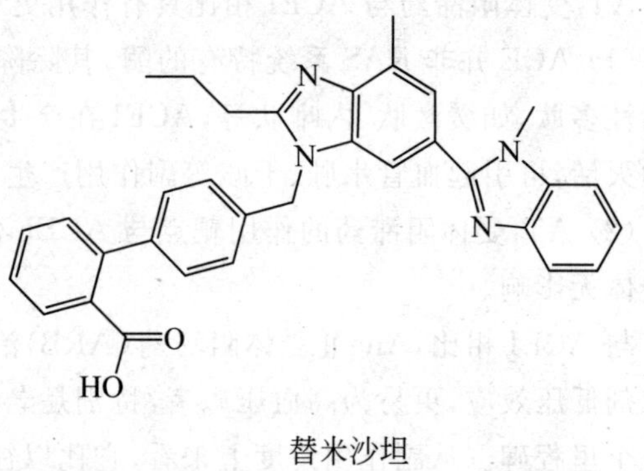　　　　　　　　　替米沙坦

坎地沙坦酯(candeszutan cilexetil)与替米沙坦均为含有苯并咪唑环的AngⅡ受体阻滞药。坎地沙坦为将—COOH制成双酯获得的前药,提高了原药的吸收特性及生物利用度,为长效降压药。在体内迅速并完全地代谢成活性化合物坎地沙坦。用于治疗原发性高血压,可单独使用,也可与其他抗高血压药物联用。

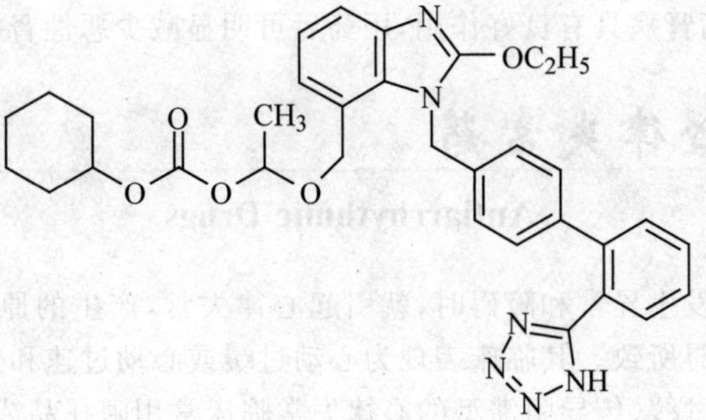

坎地沙坦酯

氯沙坦（Losartan）

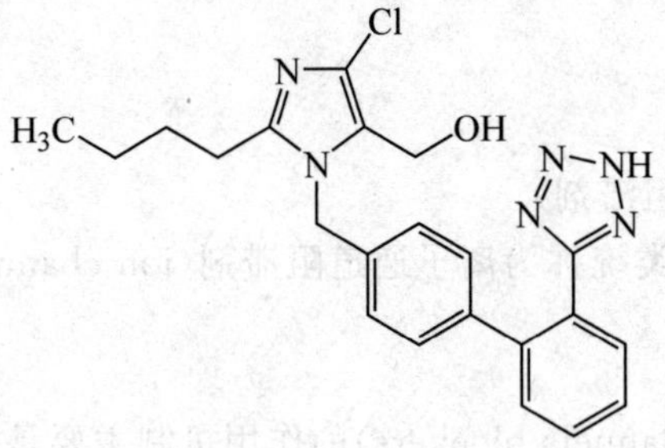

化学名为 2-丁基-4-氯-5-(羟甲基)-1-((2′-(1H-四氮唑-5-)联苯基-4-)甲基)咪唑，2-butyl-4-chloro-1-(p-(o-1H-tetrazol-5-ylphenyl)benzyl) imidazole-5-methanol。

本品结构由三部分构成：四氮唑环、联苯及咪唑环，咪唑环 2 位有一个丁基，4 位 Cl 取代，5-位有一个羟甲基，四氮唑环上 1 位 N 原子有一定酸性，可与碱成盐。本品为中等强度的酸，其 pK_a 5~6，能与钾离子成盐。氯沙坦通常用其钾盐。

氯沙坦分子中的四氮唑结构为酸性基团，为中等强度的酸，其 pK_a 5~6，能与钾离子成盐。2 位为丁基使其保证必要的脂溶性和疏水性。口服吸收良好，不受食物影响，蛋白结合率达 99%，不能透过血脑屏障，可经肝内产生活性代谢物 EXP-3174，羟甲基代谢氧化成的甲酸衍生物。EXP-3174 为一种非竞争性 AT_1 受体阻滞药，其作用为氯沙坦的 10~40 倍，因此服用氯沙坦所引起的综合性心血管效应归因于母体药物和代谢物的联合作用，因此，氯沙坦应被看作前体药物。

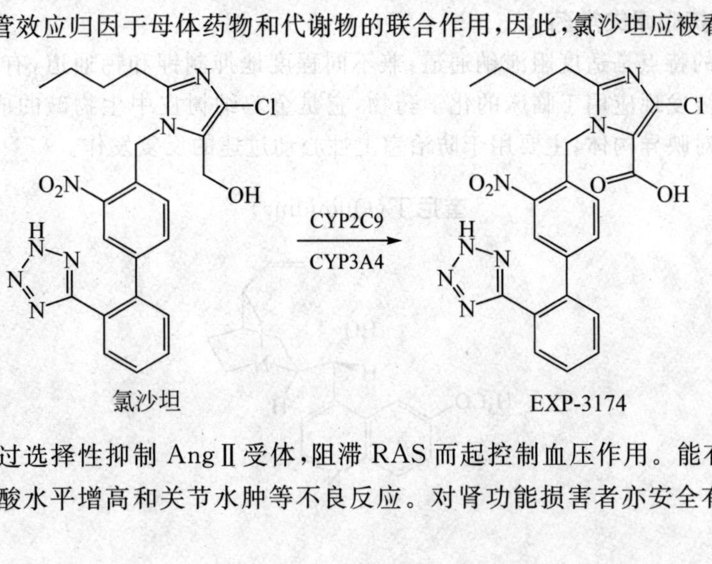

氯沙坦   CYP2C9 / CYP3A4   EXP-3174

氯沙坦钾通过选择性抑制 AngⅡ受体，阻滞 RAS 而起控制血压作用。能有效控制血压，但无乏力、疲倦、尿酸水平增高和关节水肿等不良反应。对肾功能损害者亦安全有效，可改善胰岛素敏感性,对 2 型糖尿病肾病具有良好作用,用药后可明显减少恶性肾病的发生。

第 3 节 抗心律失常药

Antiarrhythmic Drugs

心脏搏动的自律性发生异常和障碍时,就引起心律失常,产生的原因是由于心房心室不正常冲动的形成及传导障碍所致。其临床表现为心动过缓或心动过速和传导阻滞等类型,是一种后果严重的疾病。心动过缓、传导阻滞型的心律失常临床常用阿托品或异丙肾上腺素治疗。通常抗心律失常药特指用于治疗心动过速型心律失常的药物。

根据心脏的电生理规律和药物的作用机制,采用 Vaughan Williams 分类法将抗心律失常药物分为 4 类:

Ⅰ类:钠通道阻滞剂
Ⅱ类:β受体阻断药
Ⅲ类:钾通道阻滞剂
Ⅳ类:钙拮抗药(钙通道阻滞剂)

有时又将Ⅰ类、Ⅲ类和Ⅳ类统称为离子通道阻滞剂(ion channel blockers)。

一、钠通道阻滞剂

钠通道阻滞剂(sodium channels blockers)的作用机制主要是抑制 Na^+ 离子内流,抑制心脏细胞动作电位振幅及超射幅度,使其传导速度减慢,延长有效不应期。钠通道阻滞剂为Ⅰ类抗心律失常药,根据它们的通道阻滞选择性和通道阻滞特性不同,Ⅰ类药物被细分为ⅠA类、ⅠB类、ⅠC类三种。

ⅠA类为适度(30%)阻滞钠通道,主要影响传导速度。例如:奎尼丁(quinidine)、普鲁卡因胺(procainamide)等。

ⅠB类为轻度阻滞钠通道。例如:利多卡因(lidocaine)、妥卡尼(tocainide)、美西律(mexiletine)等。

ⅠC类为重度(50%以上)阻滞钠通道,可明显影响传导速度。例如:氟卡尼(flecainide)、普罗帕酮(propafenone)等。

(一)ⅠA类抗心律失常药

ⅠA类药物的特点是适度阻滞钠通道,兼不同程度地抑制钾和钙通道,有膜稳定作用。其中奎尼丁是最早被发现应用于临床的化学药物,它是金鸡纳树皮中生物碱的成分之一,是抗疟药奎宁的右旋非对映异构体,主要用于防治室上性心动过速的反复发作。

奎尼丁(Quinidine)

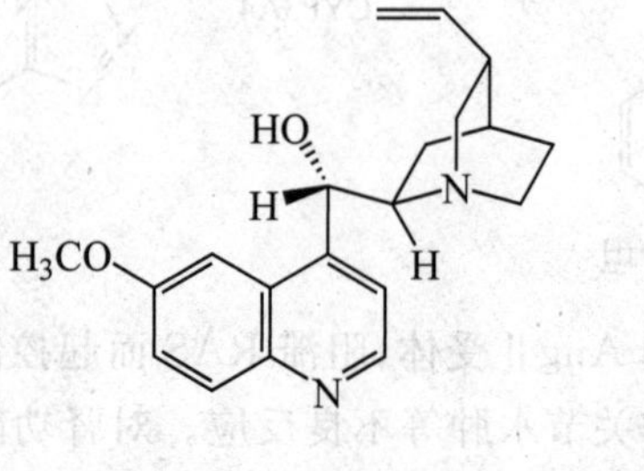

化学名：(9S)-6′-甲氧基脱氧辛可宁-9-醇((9S)-6′-Methoxycinchonan-9-ol)。

奎尼丁游离碱为白色无定形粉末，味苦。微溶于水，溶于乙醇、乙醚、氯仿，奎尼丁硫酸盐为白色针状结晶见光变暗，溶于水、沸水、乙醇、氯仿，不溶于乙醚。

本品分子中有两个氮原子，其中奎宁环的叔氮原子碱性较强。可制成各种盐类应用，常用的有硫酸盐、葡萄糖酸盐、聚半乳糖醛酸盐等。口服时这些盐都有较好的吸收（大约95%），由于硫酸盐水溶性小，只适于制作片剂。而葡萄糖酸盐则水溶性大、刺激性小，适于制成注射液，但在临床上奎尼丁的注射液使用较少。

本品是从金鸡纳树皮中提取分离出的一种生物碱，常用其硫酸盐。具有右旋光性，与抗疟药(−)-奎宁为非对映异构体。它们各具有 4 个不对称碳原子，其中两个不对称碳原子的立体化学相同，奎尼丁(8R,9S)是右旋体，奎宁(8S,9R)是左旋体，奎尼丁和奎宁一样有抗疟作用，但奎尼丁对心脏传导的影响较大，对房颤患者的抗心律失常效力比奎宁和辛可尼丁大 2 倍。奎尼丁抑制钠通道开放，延长通道失活恢复时间，降低细胞膜钠离子通透性。用于治疗阵发性心动过速、心房颤动和期前收缩。

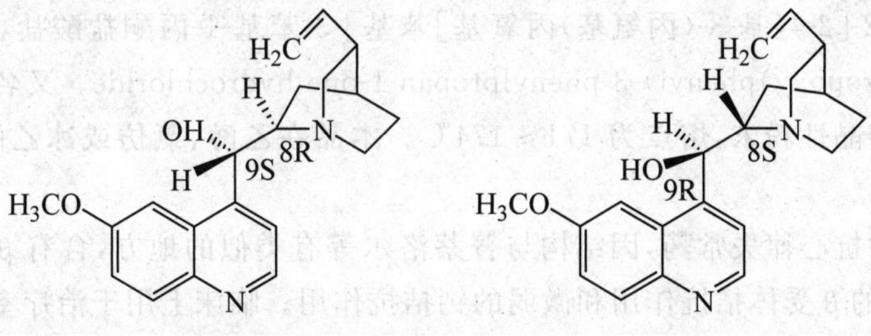

奎尼丁　　　奎宁

（二）ⅠB 类抗心律失常药

ⅠB 类药物的特点是轻度而迅速地阻滞钠通道受体，并快速与受体解离，此特性决定了此类药物具有明显的组织选择性。常用的药物有利多卡因、美西律及妥卡尼等。利多卡因是局麻药，但可用于治疗各种室性心律失常，是一种安全有效的药物。

盐酸美西律化学结构与利多卡因相似，用醚键代替了利多卡因的酰胺键，稳定性好。抗心律失常作用和局麻作用与利多卡因相同。适用于各种原因引起的室性心律失常，如室性期前收缩、心动过速、心室纤颤，特别适用于急性心肌梗死和洋地黄引起的心律失常。美西律在肝内代谢较慢，主要由肾排泄，当正常人尿 pH 由 5 升至 8 时，血药浓度会显著升高，因此本品使用时需监控尿的 pH。

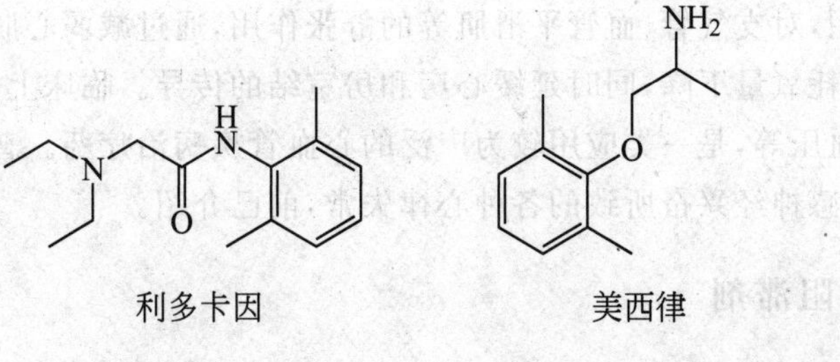

利多卡因　　　美西律

(三) ⅠC类抗心律失常药

ⅠC类药物的特点是阻滞钠通道作用明显,对钠通道的三种状态均有阻滞作用,因此对心肌的自律性及传导性有较强的抑制作用。代表药物普罗帕酮(propafenone)对心肌传导细胞有局部麻醉作用和膜稳定作用,还有一定程度的β阻滞活性和钙拮抗活性,适用于室性和室上性心律失常。

盐酸普罗帕酮(Propafenone Hydrochloride)

化学名为1-[2-[2-羟基-3-(丙氨基)丙氧基]苯基]-3-苯基-1-丙酮盐酸盐,1-(2-(2-hydroxy-3-(propylamino)propoxy)phenyl)-3-phenylpropan-1-one hydrochloride。又名心律平。

本品为白色结晶性粉末,熔点为171～174℃。本品在乙醇、氯仿或冰乙酸中微溶,在水中极微溶解。

本品为常用的抗心律失常药,因结构与普萘洛尔等有类似的地方,含有β受体阻断药的结构片段,故有一定的β受体拮抗作用和微弱的钙拮抗作用。临床上用于治疗室性和室上性心动过速,室性、室上性异位搏动,对由异位刺激或折返机制引起的心律失常有较好的效果。

本品具有两个对映的旋光异构体(R)和(S),在药效和药物代谢动力学方面存在明显的立体选择性差异,两者均具有钠通道阻滞作用,但(S)型异构体的β受体阻断作用是(R)型异构体的100倍,(S)型异构体和受体存在三点结合,苯环平面区、铵基正离子、侧链羟基氢键的结合,(R)型异构体无氢键结合。

本品口服吸收完全,肝内代谢迅速,约1%以原形经尿液排泄,代谢产物为5-羟基丙胺苯丙酮,也有抗心律失常作用。临床上用于室性或室上性异位搏动和心动过速、预激综合征等;与奎尼丁或普鲁卡因胺合用时安全性和耐受性较好。

二、β受体阻断药

β受体阻断药通过阻断β受体产生拮抗内源性神经递质或β受体激动药的效应,包括对心脏兴奋的抑制作用,对支气管、血管平滑肌等的舒张作用,通过减弱心肌收缩力,使心率减慢,心排血量减少、心肌耗氧量下降,同时延缓心房和房室结的传导。临床上用于治疗心律失常、缓解心绞痛以及抗高血压等,是一类应用较为广泛的心血管疾病治疗药。普萘洛尔是这类药物的典型代表,适用于交感神经兴奋所致的各种心律失常,前已介绍。

三、钾通道阻滞剂

钾通道是最复杂的一大类离子通道,广泛分布于各类组织细胞中,种类很多,可分为几十种亚型。钾通道阻滞剂(potassium channel blockers)作用于心肌细胞的电压敏感性钾通道,使

K⁺外流速率减慢，心律失常消失，恢复窦性心率。目前认为Ⅲ类抗心律失常药的延长动作电位时程作用是由于对各种钾外流通道阻滞产生的。这些药物中胺碘酮（amiodarone）为苯并二氢呋喃类化合物。

盐酸胺碘酮（Amiodarone Hydrochloride）

化学名为(2-丁基-3-苯并呋喃基)[4-[2-(二乙氨基)乙氧基]-3,5-二碘苯基]甲酮盐酸盐，(2-Butyl-3-benzofuranyl) [4-[2-(diethylamino) ethoxy]-3,5-diiodophenyl] methanone hydrochloride，又名乙胺碘肤酮、胺碘达隆。

本品为白色至微黄色结晶性粉末；无臭，无味。本品在三氯甲烷中易溶，在乙醇中溶解，在丙酮中微溶，在水中几乎不溶。本品的熔点为158～162℃，熔融时同时分解。

本品口服吸收较慢，体内分布广泛，主要代谢物为N-脱乙基胺碘酮，也具有类似的电生理活性，能够延长心肌动作电位时程和有效不应期，其半衰期为5～7天，属长效的抗心律失常药物。

本品能选择性地扩张冠状血管，增加冠脉血流量，减少心肌耗氧量，减慢心率，用于阵发性心房扑动或心房颤动、室上性心动过速及室性心律失常，长期口服能防止室性心动过速和心室颤动的复发，疗效持久。

四、钙拮抗药

钙拮抗药在抗心律失常、抗高血压、抗心绞痛等方面都有广泛的应用，目前许多钙拮抗药都是抗心律失常的良药，临床上常用的是维拉帕米、地尔硫䓬、苄普地尔等。维拉帕米是治疗阵发性室上性心动过速的首选药物，地尔硫䓬可用于阵发性室上性心动过速和心房颤动的治疗，苄普地尔用于治疗房室结性折返型心动过速，前已介绍。

第4节 调血脂药

Lipid Regulators

血脂（blood-lipid）指血浆或血清中的脂质，包括胆固醇（CH）、胆固醇酯、三酰甘油（TG）和磷脂等，它们通常与载脂蛋白结合为水溶性脂蛋白的形式溶解于血浆，进行转运和代谢。脂蛋白（lipoproteiot）根据其组成成分的密度不同分类：乳糜微粒（chylomicron, CM）、极低密度脂蛋白（very low density lipoproteins, VLDL）、低密度脂蛋白（low density lipoproteins, LDL）和高密度脂蛋白（high density lipoproteins, HDL）。正常人体中脂质、脂蛋白浓度基本恒定，彼此间保持平衡。

高脂血症主要是血浆中 VLDL 与 LDL 增多,而血浆中 HDL 则有利于预防动脉粥样硬化。临床上将血浆中 CH 高于 230mg/100mL 和 TG 高于 140mg/100mL 统称为高脂血症。在饮食及生活方式改变 6 周以上,血脂仍然异常,考虑用药物治疗。

由于 CH、TG 在血浆中主要由 LDL、VLDL 携带转运,CH、TG 增加,引起 LDL、VLDL 升高。当机体脂质代谢紊乱、血脂与脂蛋白长期升高,血脂及其分解产物可沉积于血管内壁,并伴有纤维组织增生形成动脉粥样硬化斑块,使血管局部增厚,弹性减小,导致血管堵塞,产生动脉粥样硬化,结果损害心、脑、肾等重要器官,引起冠心病、心肌梗死、卒中、肾衰竭和外周血管疾病。

调血脂药又称抗动脉粥样硬化药。动脉粥样硬化是缺血性心脑血管疾病的病理基础。控制高血脂是防治动脉粥样硬化和冠心病的重要预防和治疗方法。

调血脂药物主要是针对体内胆固醇和三酰甘油的合成和分解代谢过程而设计的,通过不同的途径降低致动脉粥样硬化的 CM、LDL、VLDL 等脂蛋白,或升高抗动脉粥样硬化的 HDL,以纠正脂质代谢紊乱。主要包括以降低 VLDL 和 TG 为主的苯氧乙酸类(贝特类)和烟酸类,降低 CH 及 LDL 的羟甲基戊二酰辅酶 A 还原酶抑制药类(他汀类)以及胆汁酸结合树脂和植物固醇等类型。

一、苯氧乙酸类药物

苯氧乙酸类降血脂药物主要降低 TG,此类药物可明显降低 VLDL 并可调节性升高 HDL 的水平及改变 LDL 的浓度。苯氧乙酸类药物以氯贝丁酯为代表,其结构可分为芳基和脂肪酸两部分。结构中的羧酸或在体内可水解成羧酸的部分是该类药物具有活性的必要结构。

胆固醇在体内的生物合成是以乙酸为起始原料,所以利用乙酸衍生物,可以干扰胆固醇的生物合成以达到降低胆固醇的目的。在 20 世纪 60 年代通过大量筛选乙酸衍生物,发现了苯氧乙酸类血脂调节药,对动物和人均有干扰胆固醇合成作用,其中氯贝丁酯(clofibrate)是第一个问世的药物,目前有 30 多种此类药物应用于临床,其中为减少氯贝丁酯的不良味觉和对胃刺激的副作用,开发出一些氯贝丁酯的前药如氯贝酸铝(降脂铝,aluminum clofibrafe),双贝特(simfibrate)在作用强度和持续时间都略优于氯贝丁酯。

降脂铝是氯贝酸的铝盐,无臭,无胃肠道刺激作用,但其吸收效果不如氯贝丁酯。双贝特是氯贝酸的丙二醇酯,在体内代谢为氯贝酸的丙二醇单酯,其作用强度和时间都优于氯贝丁酯。

氯贝丁酯   氯贝酸铝

双贝特

长期临床观察发现氯贝丁酯使用后因胆结石造成的病死率已超过使用该药后改善冠心病的病死率,因此氯贝丁酯现已少用。苯氧乙酸类药物其结构可分为芳基和脂肪酸两部分。苄氯贝特(beclobrate)增加了一个苄基,活性增强。非诺贝特(fenofibrate)与氯贝丁酯的区别有两点:一是氯贝丁酯为乙酯,而非诺贝特是异丙酯;二是氯贝丁酯分子中苯环的 4 位是氯原子,非诺贝特分子中苯环的 4 位是 4-氯苯甲酰基。基于这两点非诺贝特整个分子的脂溶性略大。非诺贝特在体内迅速代谢成非诺贝特酸而起降血脂作用。具有明显的降低胆固醇、三酰甘油和升高 HDL 的作用。临床上用于治疗高脂血症,尤其是高三酰甘油血症、混合型高脂血症。非诺贝特、苄氯贝特是较氯贝丁酯更优的一类降脂药。

苄氯贝特　　　　　　非诺贝特

吉非贝齐(gemfibrozil)为非卤代的苯氧戊酸衍生物,特点是能显著降低三酰甘油和总胆固醇,主要降低 VLDL,而对 LDL 则较少影响,但可提高 HDL。苯扎贝特(bezafibrate)降低三酰甘油的作用比降低胆固醇为强,也使 HDL 升高。此外,本品尚可降低血纤维蛋白原。临床上用于治疗高三酰甘油血症、高胆固醇血症、混合型高脂血症。

吉非贝齐　　　　　　苯扎贝特

苯氧乙酸类药物的结构可分为芳基和脂肪酸两部分,构效关系如下:

(1) 分子中羧基或易于水解的烷氧羰基的存在是这类药物具有活性的必要条件,这部分结构能与羟甲戊二酰还原酶和乙酰辅酶 A 羧化酶相互作用。

(2) 脂肪酸部分的季碳原子不是必要结构,只有一个烷基取代基也具有降血脂活性。

(3) 结构上的芳环部分保证了药物的亲脂性,并能与蛋白质链某些部分互补。增加芳环有活性增强的趋势。

(4) 芳环对位取代基的存在可以减慢苯环羟基化代谢,有时取代基的位置不一定是对位。当对位取代基为环烷基时,能增强对乙酰辅酶 A 羧化酶的抑制作用,从而抑制脂肪酸的合成。这类药物结构中,芳基对位有氯离子取代,其作用是为了防止和减慢药物在体内的羟基化代谢而延长作用时间。如果以烷基、氧基或三氟甲基置换,基本不影响药物的降脂活性。

(5) 在 α-碳原子上再引入其他芳基或芳氧基取代的化合物能显著降低三酰甘油的水平。

(6) 以硫代替芳基与羧基之间的氧可以提高降血脂活性。

吉非贝齐(Gemfibrate)

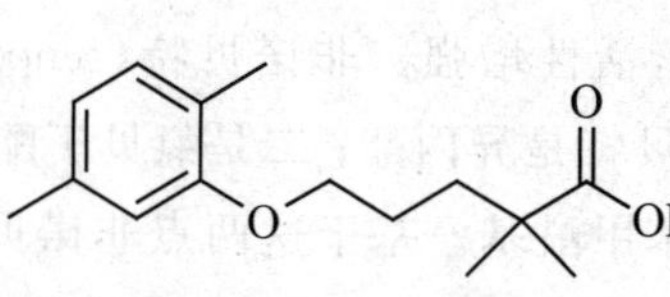

化学名 2,2-二甲基-5-(2,5-二甲基苯氧基)戊酸。

本品为白色固体,几乎不溶于水和酸性溶液,可溶于碱性溶液。熔点为 61~63℃。

本品可降低总胆固醇和三酰甘油的水平,减少冠心病的发病率,特别适用于以 VLDL-胆固醇、LDL-胆固醇及三酰甘油的水平升高的高脂血症及糖尿病引起的高血脂。

本品口服吸收快并完全,1~2 小时血药浓度达峰值,半衰期为 8.5~35 小时。进入体内后可被代谢,在尿中原型的排泄仅占 5%,其主要代谢反应发生在苯核上,为甲基的氧化为醇和酸及苯核羟基化。

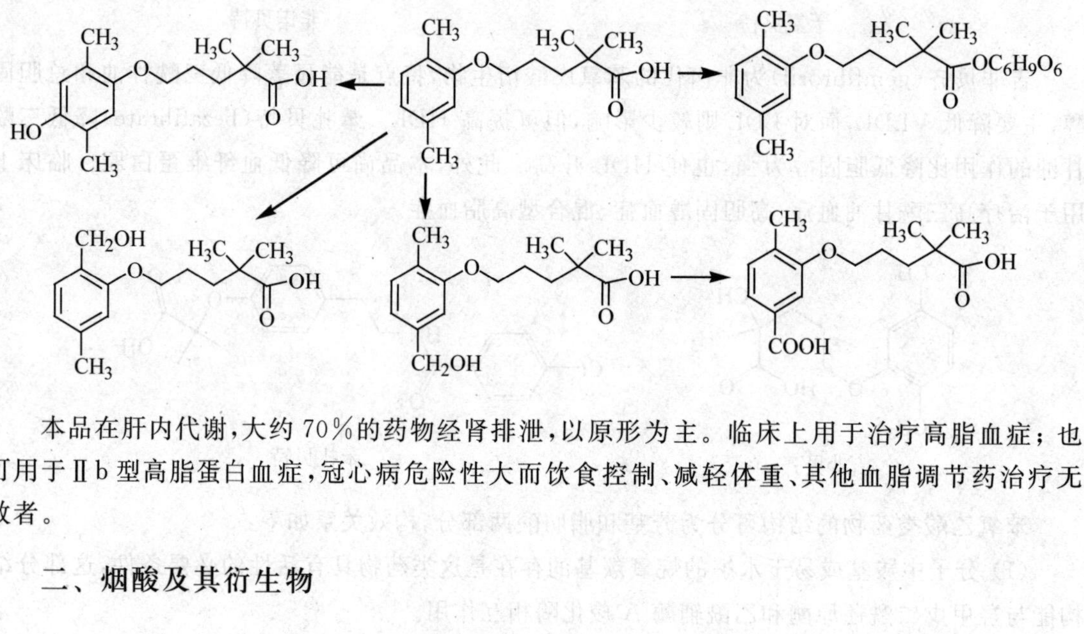

本品在肝内代谢,大约 70% 的药物经肾排泄,以原形为主。临床上用于治疗高脂血症;也可用于Ⅱb型高脂蛋白血症,冠心病危险性大而饮食控制、减轻体重、其他血脂调节药治疗无效者。

二、烟酸及其衍生物

烟酸(Nicotinic Acid)

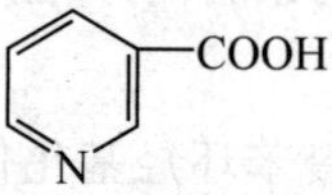

本品为维生素 B 属中的一种(维生素 B_3 或维生素 PP)。Altschul 等在 20 世纪 50 年代曾发现大剂量的烟酸可降低人体胆固醇的水平,后来又发现烟酸还可有效地降低血清三酰甘油的浓度,降血脂作用与其维生素作用无关,可用于治疗高脂血症。人们发现烟酸类药物的作用机制一方面是抑制脂肪组织的脂解,使游离脂肪酸的来源减少,从而减少肝三酰甘油和 VLDL 的合成与释放;另一方面能直接抑制肝中 VLDL 和胆固醇的生物合成。

但由于本品具有扩张血管的作用,服用该类药物时会导致面色潮红、皮肤瘙痒等副作用。

由于烟酸具有较大的刺激作用,通常将其制成酯的前药使用,常用的药物有烟酸肌醇酯(inositol nicotinate)和戊四烟酯(niceritrol),进入体内分解释放出烟酸发挥作用。烟酸肌醇在体内水解为烟酸和肌醇,二者都具有作用,可剂量依赖性地降低血清胆固醇,但对三酰甘油几乎无影响。

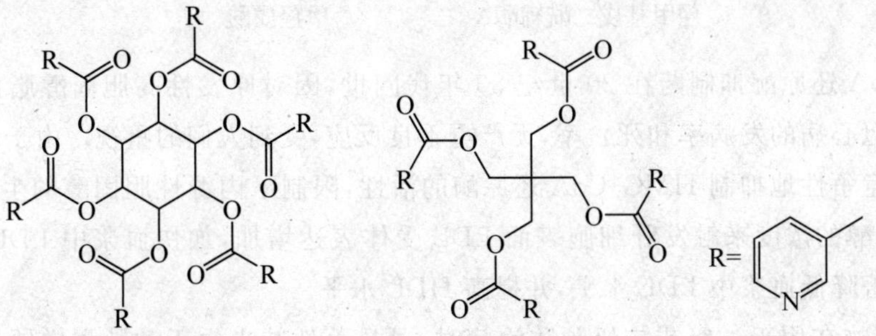

烟酸肌醇酯　　戊四烟酯

烟酸类似物阿昔莫司(acipimox)是氧化吡嗪甲酸的衍生物。该药物能增加高密度脂蛋白,其降低胆固醇和三酰甘油的作用与烟酸相似,但长期服用耐受性较好,还能增加 HDL,副作用较少。

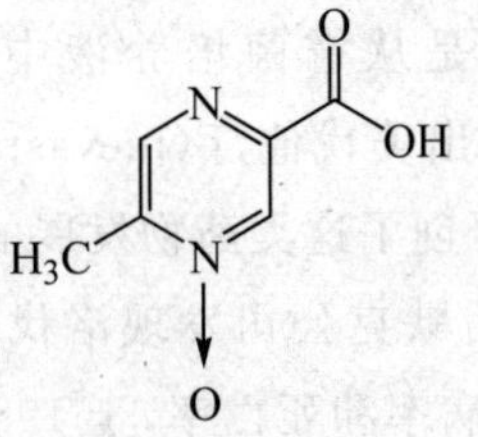

阿昔莫司

近年还出现苯氧乙酸和烟酸结合而成的酯类前药,如依托贝特(etofibrate)和氯烟贝特(ronifibrate),这些药物在体内可水解成烟酸和氯贝酸分别起作用。

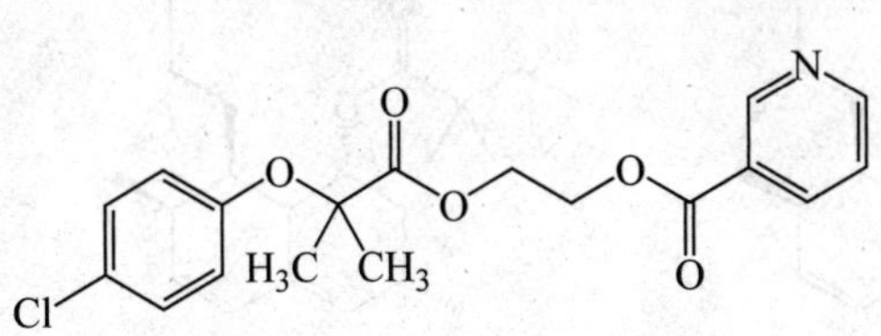

依托贝特 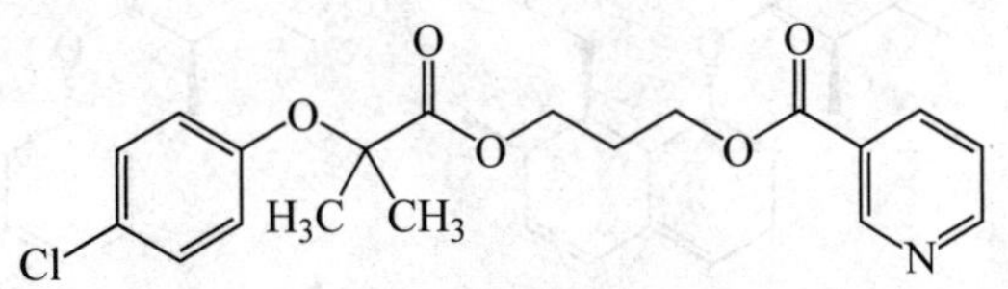　　氯烟贝特

三、羟甲基戊二酰辅酶 A 还原酶抑制药

血浆中的胆固醇来源有外源性和内源性两种途径,其中内源性是主要途径(70%),内源性胆固醇主要在肝内合成,由乙酸经 26 步生物合成步骤在细胞质中进行完成的。其中,羟甲基戊二酰辅酶 A(hydroxymethyl glutaryl coenzyme A,HMG-CoA)还原酶是合成全过程的限速酶,能催化 HMG-CoA 还原为羟甲戊酸,为体内合成胆固醇的关键一步。通过竞争性地抑制该酶的作用,可有效地降低胆固醇水平。

羟甲基戊二酰辅酶A　　　　　甲羟戊酸

HMG-CoA 还原酶抑制药在 20 世纪 80 年代问世,因对原发性高胆固醇脂血症的疗效确切,明显降低冠心病的发病率和死亡率,无严重不良反应,受到人们的重视。由于它们能选择性地分布于肝,竞争性地抑制 HMG-CoA 还原酶的活性,限制了内源性胆固醇的生物合成;同时通过降低胆固醇的浓度来触发肝细胞表面 LDL 受体表达增加,加快血浆中 LDL 和 VLDL 的消除,从而显著降低血浆中 LDL 水平,并提高 HDL 水平。

他汀类药物在用于一级或二级预防治疗时,可显著地减少由于动脉粥样硬化导致的临床病症,是现有的可确切降低冠状动脉患者总死亡率的唯一降脂药物。由于 HMG-CoA 还原酶抑制药可通过非脂类机制调节内皮功能、炎症效应、斑块稳定性及血栓的形成来发挥抗动脉粥样硬化的作用,因此,它们也是目前临床上用于预防、治疗高脂血症及冠心病的优良药物。

HMG-CoA 还原酶抑制药最初是从霉菌培养液中提取得到,1976 年,Endo 从青霉菌(penicillium citricum)培养液中提取出美伐他汀(mevastation)发现其可抑制 HMG-CoA 还原酶,降低实验动物血浆胆固醇水平,开创了这类药物发展的新纪元,但该药因在动物实验中引起肠感染学改变而停止临床试验。而后默克公司发现洛伐他汀(lovastatin)对高胆固醇血症,具有显著疗效,能明显降低冠心病的发病率和死亡率,于 1987 年经 FDA 批准上市。

美伐他汀　　　　　洛伐他汀　　　　　辛伐他汀

洛伐他汀(lovastatin)是天然的 HMG-CoA 还原酶抑制药,但由于分子中是内酯结构,所以体外无 HMG-CoA 还原酶抑制作用,需进入体内后分子中的羟基内酯结构水解为 3,5-羟基戊酸才表现出活性。十氢化萘环与 3,5-羟基戊酸间,存在乙基连接链,洛伐他汀有 8 个手性中心,若改变手性中心的构型,将导致活性的降低。但十氢化萘环上酯侧链的立体化学对活性影响不大。洛伐他汀可竞争性抑制 HMG-CoA 还原酶,选择性高,能显著降低 LDL 水平,并能提高血浆中 HDL 水平。临床上用于治疗高胆固醇血症和混合型高脂血症,也可用于缺血性脑卒中的防治。

辛伐他汀(simvastatin)是第二个上市的他汀类药物,它是一个半合成他汀类药物,与洛伐他汀的区别是十氢萘环的侧链上多一个甲基,使其亲脂性略有提高,辛伐他汀的活性比洛伐他汀高一倍。二者均有一多氢萘母环和 δ-内酯环,二者都是具有内酯结构的疏水性前药,δ-内酯环在肝内经酶的水解,使内酯转化为起活化形式 β-羟基酸才显效。

普伐他汀(pravastatin)是在洛伐他汀的基础上将内酯环开环成 3,5-羟基戊酸,通常与钠成盐,以及将十氢萘环 3 位的甲基用羟基取代而得的药物。它是一个真菌代谢产物,为内酯开环后的形式。其结构中具有 β-羟基酸的活性形式,β-羟基酸的结构与 HMG-CoA 还原酶的底物,羟甲戊二酰辅酶 A 的戊二酰部分具有结构相似性,故对酶具有高度的亲和性,产生抑制作用。普伐他汀比洛伐他汀具有更大的亲水性,这种亲水性的增加的优点是减少了药物进入亲脂性细胞,对肝组织有更好的选择性,从而减少了洛伐他汀偶尔出现的副作用。临床上用于治疗高脂血症、家族性高胆固醇血症。

以上 3 个药物的结构中都含有氢化萘环,这是药物与酶结合所必需的憎水性刚性平面结构。洛伐他汀等天然他汀类药物降脂作用明显,耐受性良好,无严重不良反应,然而其化学结构复杂,全合成困难,故应寻找其合成代用品,在原天然他汀类药物结构基础上,保留与底物相似的结构,简化其他部分,开发结构简单而且安全有效的 HMG-CoA 还原酶抑制药。

无论是对天然还是合成的 HMG-CoA 还原酶抑制药分子中都含有 3,5-二羟基羧酸药效团,与 HMG 还原酶的天然底物 HMG-CoA 结构相似,能与酶活性部位结合,为酶竞争性抑制药。3,5-二羟基羧酸的 5 位羟基有时会和羧基形成内酯,该内酯须经水解后才能起效,可看作前体药物。且 3,5-羟基的绝对构型对产生药效有至关重要的作用。十氢化萘环与酶活性部位结合是必需的,若以环己烷基取代则活性降低 10 000 倍。他汀类结构中含有酯环时为一前药,须在体内(肝内)水解转化为 β-羟基酸后才可显效。因细胞对其内酯结构的摄取率明显大于 β-羟基酸,故以内酯形成前药可提高其在肝内浓度。

氟伐他汀(fluvastatin)被称为第二代他汀类药物,它是在第一代他汀类药物的基础上进行结构简化获得的化合物,也是第一个上市的全合成他汀类药物,结构较为简单,无多个手性中心的氢化萘环。其结构有别于天然他汀类药物的部分是:有一个对氟苯基取代的吲哚环系统替代洛伐他汀分子中的双环;一个与天然他汀内酯环开环产物相似的二羟基酸的碳链,内酯环打开与钠成盐后得到氟伐他汀钠。氟伐他汀水溶性好,口服吸收迅速而完全,与蛋白结合率较高。本品除具强效降血脂作用外,还能抗动脉硬化的潜在功能,降低冠心病发病率及死亡率。

阿托伐他汀(atorvastatin)为第一个批准用于治疗混合型高脂血症与家庭性高脂血症的全合成的 HMG-CoA 还原酶抑制药,用吡咯环替代洛伐他汀分子中的双环,具有开环的二羟基戊酸侧链。阿托伐他汀口服吸收后不需在体内激活后才具有生物活性,因此阿托伐他汀发挥作用比洛伐他汀和辛伐他汀更快,阿托伐他汀对 HMG-CoA 还原酶抑制作用的 50% 抑制浓度(IC50)为 73nmol/L,而普伐他汀为 2650nmol/L。此外,单剂量阿托伐他汀对 HMG-CoA 还原酶抑制作用的持续时间较其他同类药物长。阿托伐他汀在血浆中的 $t_{1/2}$ 更是长达 20～30 小时,其他他汀类药物的 $t_{1/2}$ 为 1.5～4 小时,这可能是阿托伐他汀药效作用特别强的原因之一,2002—2012 年连续单品种全球销售排名第一。

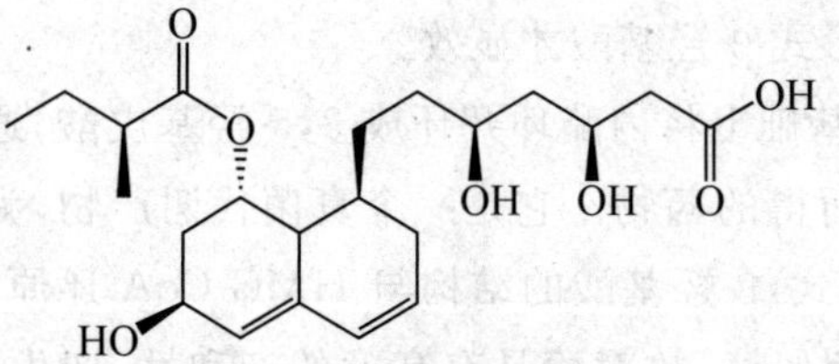

普伐他汀

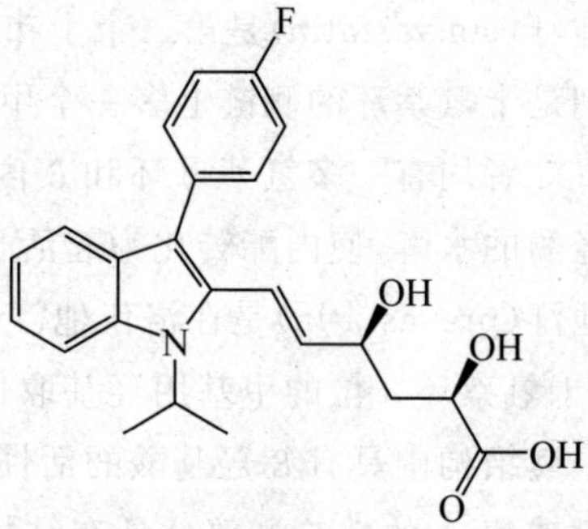

氟伐他汀

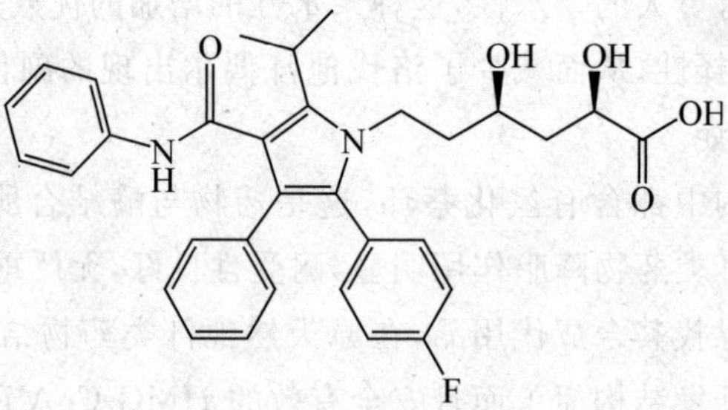

阿托伐他汀

瑞舒伐他汀(rosuvastatin)则以多取代嘧啶环取代双环。本品适用于经饮食控制和其他非药物治疗仍不能适当控制血脂异常的原发性高胆固醇血症或混合型血脂异常症。

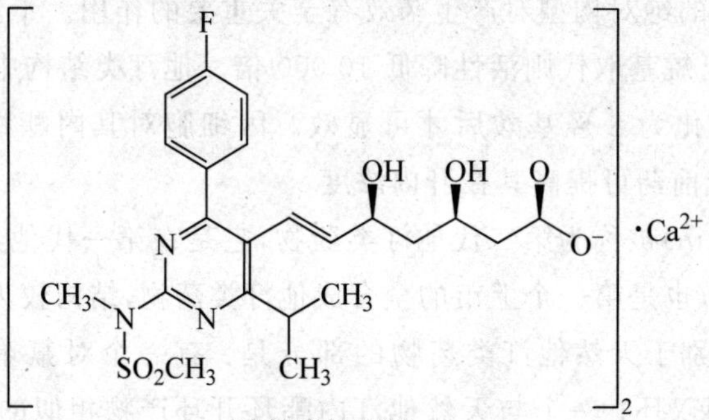

瑞舒伐他汀钙

他汀类药物会引起肌肉疼痛或横纹肌溶解的副作用，特别是西立伐他汀由于引起横纹肌溶解，导致患者死亡的副作用而撤出市场后，更加引起人们的关注。实际上，所有他汀类药物可能均有一定程度的横纹肌溶解副作用。西立伐他汀因严重横纹肌溶解致死而被全球撤市。

洛伐他汀（Lovastatin）

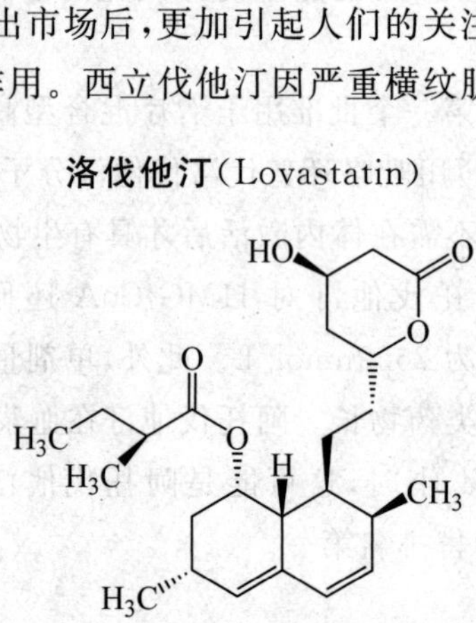

化学名为(S)-2-甲基丁酸-(1S,3S,7S,8S,8aR) 1,2,3,7,8,8a-六氢-3,7-二甲基-8-{2-((2R,4R)-4-羟基-6-氧代-2-四氢吡喃基)-乙基}-1-酯,1,2,3,7,8,8a-hexahydro-3,7-dimethyl-8-(2-(tetrahydro-4-hydroxy-6-oxo-2h-pyran-2-yl)ethyl)-1-naphthalenyl 2-methylbutanoate。

本品是白色结晶粉末,熔点为174.5℃,洛伐他汀不溶于水,易溶于氯仿、DMF、丙酮、乙腈、略溶于甲醇、乙醇、异丙醇、丁醇等。$[\alpha]_D^{25}+32.3°$(乙腈)。

本品结晶固体在贮存过程中其六元内酯环上羟基发生氧化反应生成二酮吡喃衍生物,洛伐他汀水溶液,特别在酸、碱条件下,其内酯环能迅速水解,其产物羟基酸为较稳定化合物,水解反应伴随的副作用则较少。

本品是一种无活性前药。在体内水解为羟基酸衍生物成为HMG-CoA还原酶的有效抑制药。洛伐他汀可产生活性和无活性代谢产物。主要活性代谢物是洛伐他汀开环羟基酸和其3-羟基、3-亚甲基、3-羟基甲基衍生物,其活性作用比洛伐他汀略低,3-羟基洛伐他汀进一步重排为6-羟基代谢物后,失去活性。

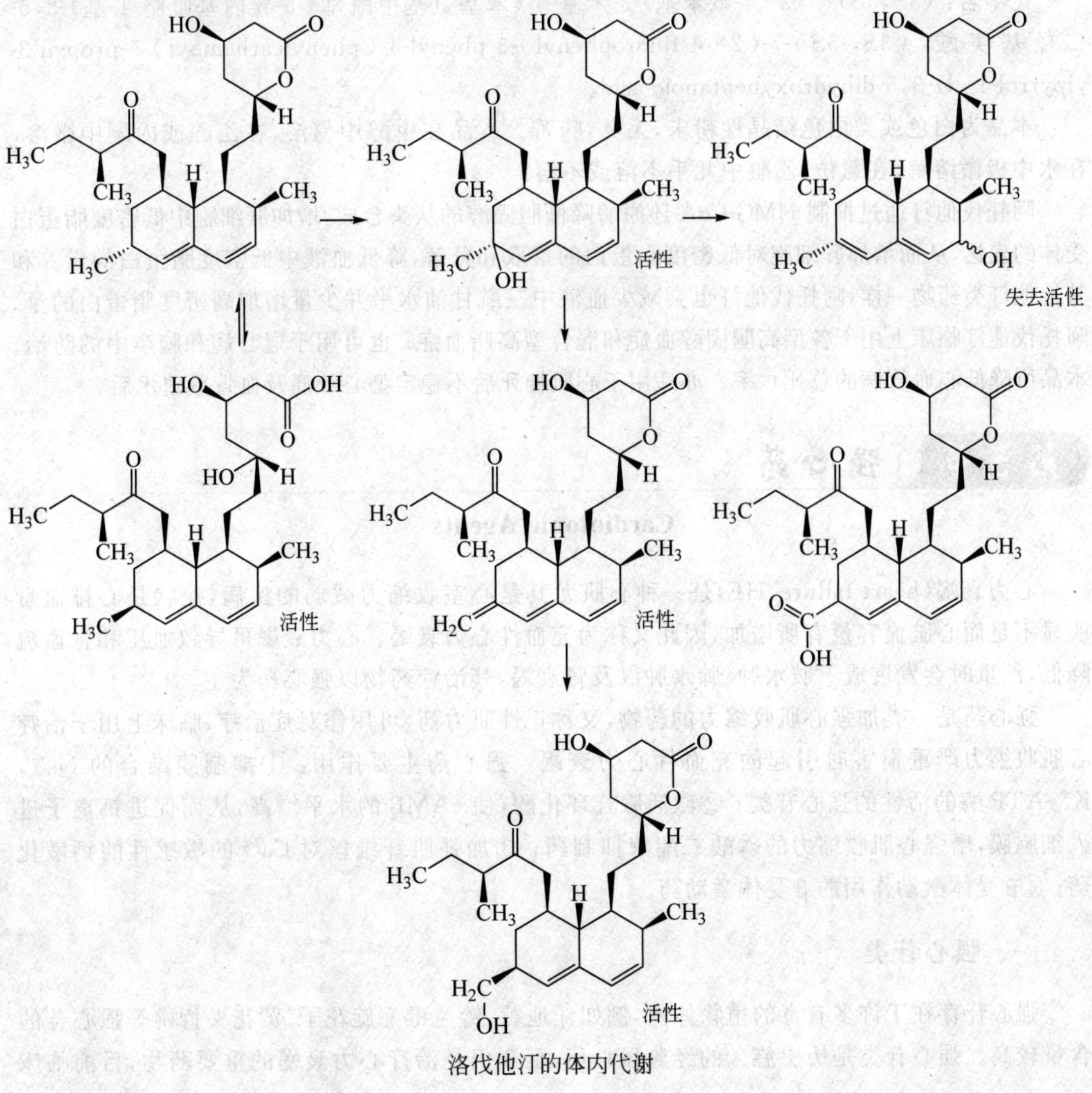

洛伐他汀的体内代谢

这些代谢物都存在内酯环结构和羟基酸结构两种形式。洛伐他汀代谢物主要随胆汁排出。

阿托伐他汀（Atorvastatin）

化学名：(3S,5S)-7-(2-(4-氟苯基)-3-苯基-4-(苯基氨基甲酰基)-5-异丙基吡咯-1-基)-3,5-二羟基庚酸，(3S,5S)-7-(2-(4-fluorophenyl)-3-phenyl-4-(phenylcarbamoyl)-5-propan-2-ylpyrrol-1-yl)-3,5-dihydroxyheptanoic acid。

本品为白色或类白色结晶性粉末，无臭，味苦。本品在甲醇中易溶，在乙醇或丙酮中微溶，在水中极微溶解，在氯仿、乙醚中几乎不溶或不溶。

阿托伐他汀通过抑制 HMG-CoA 还原酶降低胆固醇的从头合成，增加肝细胞中低密度脂蛋白受体的表达，从而增加肝细胞对低密度脂蛋白的摄取和分解，降低血液中低密度脂蛋白的量。和其他他汀类药物一样，阿托伐他汀也会减少血液中三酰甘油水平并少量增加高密度脂蛋白的量。阿托伐他汀临床上用于各型高胆固醇血症和混合型高脂血症；也可用于冠心病和脑卒中的防治。本品可降低心血管病的总死亡率。亦适用于心肌梗死后不稳定型心绞痛及血管重建术后。

第5节 强心药

Cardiotonic Agents

心力衰竭（heart failure，HF）是一种心肌尤其是心室收缩力减弱的疾病，症状是心排血量明显不足而心脏血容量有所增加，因此又称为充血性心力衰竭。心力衰竭可导致血压和肾血流降低，严重时会发展成下肢水肿、肺水肿以及肾衰竭，其治疗药物以强心药为主。

强心药是一类加强心肌收缩的药物，又称正性肌力药，可用作对症治疗，临床上用于治疗心肌收缩力严重损害时引起的充血性心力衰竭。强心药主要作用：①抑制膜结合的 Na^+，K^+-ATP 酶的活性的强心苷类；②激活腺苷环化酶，使 cAMP 的水平增高，从而促进钙离子进入细胞膜，增强心肌收缩力的磷酸二酯酶抑制药；③加强肌纤维丝对 Ca^{2+} 的敏感性的钙敏化药；④β受体激动作用的β受体激动药。

一、强心苷类

强心苷存在于许多有毒的植物体内，例如洋地黄、铃兰毒毛旋花子、黄花夹竹桃等强心苷的含量较高。强心苷类是历史悠久的经典强心药，至今仍是治疗心力衰竭的重要药物，目前临床上使用的强心苷类药物主要有洋地黄毒苷（digitoxin）和地高辛（digoxin）。此类药物小剂量使用时有强心作用，能使心肌收缩力加强，但是大剂量时能使心脏中毒而停止跳动。这类药物的缺点是安全范围小、作用不够强、排泄慢、易于蓄积中毒，因此必须在住院监测下使用，这类药物已使用了数百年，现仍未能被新型药物代替。这类药物种类很多，小剂量使用时有强心作用，能使心肌收缩作用加强，但大剂量使用会使心脏中毒而停止跳动。

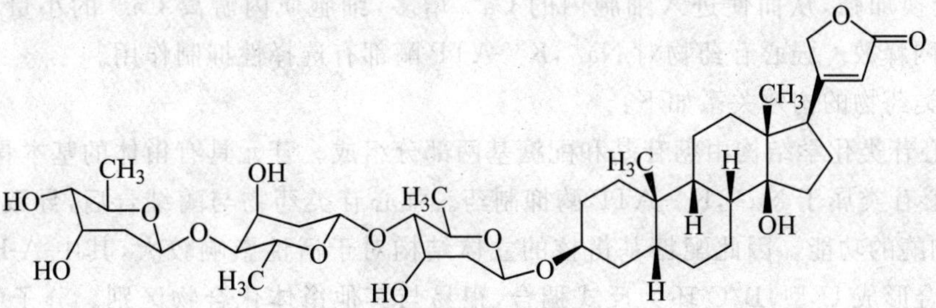

洋地黄毒苷

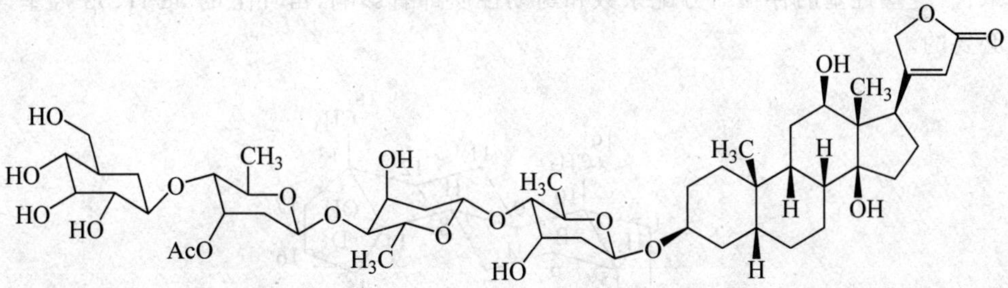

毛花苷C

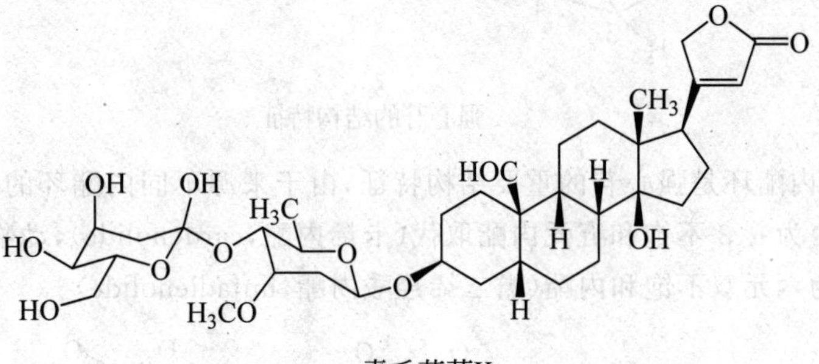

毒毛花苷K

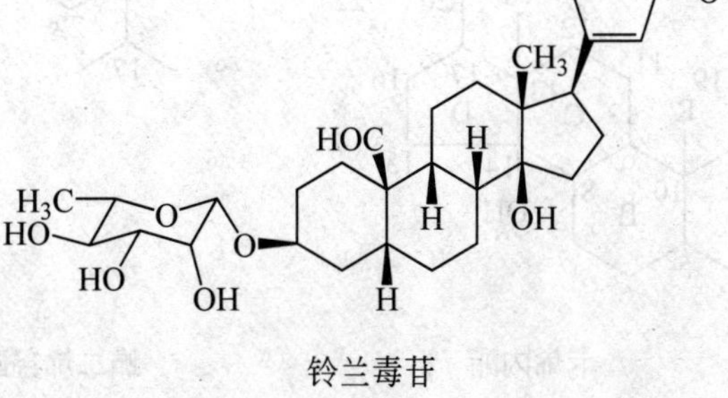

铃兰毒苷

强心苷的作用机制：心肌细胞质内 Ca^{2+} 是触发心肌兴奋-收缩偶联的关键物质，胞质内游离 Ca^{2+} 能和肌钙蛋白（tropinin）结合，解除原肌球蛋白（tropomysin）对肌动蛋白（actin）和肌球蛋白(myosin)相互作用的抑制,从而肌动蛋白在横桥间滑动,把化学能转化为机械能。强心苷能升高胞质内 Ca^{2+} 游离,其时相和动作电位改变与收缩张力提高平行。这种作用被认为与强心苷抑制细胞膜 Na^+,K^+-ATP 酶有关,Na^+,K^+-ATP 酶又称为钠泵,对于维持细胞内外的离子梯度有重要的作用,它能利用水解释放的能量,使 3 个 Na^+ 逆浓度梯度主动转运出细胞外,2 个 K^+ 主动转运进入细胞内。Na^+,K^+-ATP 酶受到抑制时,细胞内 Ca^{2+} 游离浓度升高,Na^+/Ca^{2+} 交换加强,从而使进入细胞内的 Ca^{2+} 增多,细胞质内游离 Ca^{2+} 的小量增多可触发 Ca^{2+} 从内浆网释放。强心苷药物对 Na^+,K^+-ATP 酶都有选择性抑制作用。

强心苷类药物的构效关系如下:

(1) 强心苷类化学结构由糖苷基和配糖基两部分组成。苷元具有甾体的基本骨架。

(2) 强心苷类属于 Na^+,K^+-ATP 酶抑制药。强心苷类药物与酶结合后,导致酶的构象变化,适度影响酶的功能。因此配糖基甾核的立体结构对于活性影响较大,其中 A-B 环、C-D 环都是顺式稠合形成 U 型,B/C 环为反式稠合,很易与其他甾体化合物区别。分子中位于 C-10 和 C-13 的两个甲基与 3 位羟基均为 β 构型,3 位羟基通常与糖相连接,C14、C12、C16 位有时亦有羟基取代,这些羟基的存在对分配系数和药动性质都有影响,甾环上的 5β-H、3β-羟基与酶的结合是必要的。

强心苷的结构特征

(3) C_{17} 位上的内酯环是强心苷的重要结构特征,由于来源不同内酯环的结构有所差异,一般植物来源的 C_{17} 位为 α、β-不饱和五元内酯取代(卡烯内酯,cardenolide),动物来源的蟾蜍毒苷及海葱苷元 C_{17} 位为六元双不饱和内酯(蟾二烯羟酸内酯,bufadienolide)。

卡烯内酯　　蟾二烯羟酸内酯

(4) 强心苷的糖基多连接在甾核的 3-位羟基上,通常为 D-葡萄糖、D-洋地黄毒糖、L-鼠李糖和 D-加拿大麻糖,并以 β-构象与苷元连接。虽然糖苷基部分不具有强心作用,但可影响配糖基的药代动力学性质。3 位羟基上的糖越少其强心作用越强。糖苷基与配糖基相连的键为 α-体或 β-体对活性无影响。

β-D-葡萄糖　　β-D-洋地黄毒糖　　β-L-鼠李糖　　β-D-加拿大麻糖

地高辛(Digoxin)

化学名：(3β,5β,12β)-3β-[(O-2,6-脱氧-β-D-核-已吡喃糖基-(1→4)-O-2,6-二脱氧-β-D-核-已吡喃糖基-(1→4)-2,6-二脱氧-β-D-核-已吡喃糖基)氧代]-12,14-二羟基卡-20(22)烯内酯(3β,5β,12β)-3-[(O-2,6-Dideoxy-β-D-ribo-hexopyranosyl-(1→4)-O-2,6-dideo-xy-β-D-ribo-hexopyranosyl-(1→4)-2,6-dideoxy-β-D-ribo-hexopyranosyl) oxy]-12,14-dihydroxycard-20(22)-enolide，又名狄戈辛。

本品为白色结晶或结晶性粉末；无臭；味苦。本品在吡啶中易溶，在稀醇中微溶，在三氯甲烷中极微溶解，在水或乙醚中不溶。

本品为中等作用类强心苷，对病情不很紧急或容易中毒的心力衰竭患者，可采用地高辛口服。高生物利用度的地高辛片剂，患者空腹口服后(0.25～0.5mg)吸收最快，经 0.5～1 小时血药浓度即达高峰。治疗血药浓度为 0.5～1.5ng/mL，而中毒血药浓度为 2ng/mL。临床上用于治疗急性或慢性心力衰竭，尤其用于心房颤动及室上性心动过速。

地高辛是最常用的强心苷。地高辛在胃肠道中的吸收是一被动过程，取决于该药的脂溶性、溶解度和膜的穿透性。地高辛口服后的生物利用度为给药剂量的 70%～85%，表现出有个体的差异性。尽管地高辛不被广泛代谢，但已知它通过糖蛋白(P-gp)从肠道上皮细胞经上皮组织进入肠内腔(流出)，在肝和肾中也存在 P-gp。个体差异是因为肠道 P-gp 流出及 P-gp 依赖性的肾消除不同所致。因此，认真地对每个患者确定有效的地高辛剂量非常重要，以避免中毒。

二、磷酸二酯酶抑制药(phosphodiesterase inhibitors，PDEI)

磷酸二酯酶(phosphodiesterase，PDE)的作用为水解和灭活环磷酸腺苷 cAMP 和环磷酸鸟苷 cGMP，目前已经发现 7 种同工酶，其中 PDE-Ⅲ型位于细胞膜，活性也高、选择性强，为心肌细胞降解 cAMP 的主要亚型，磷酸二酯酶抑制药抑制 PDE-Ⅲ的活性，将明显减少心肌细胞

cAMP 降解而提高 AMP 含量导致强心作用。

代表药物有氨力农(amrinone)、米力农(milrinone),这类药物能够选择性地抑制心肌细胞膜上的 PDE,阻碍心肌细胞的 cAMP 降解,高浓度的 cAMP 激活多种蛋白激酶,使心肌膜上钙通道开放,促 Ca^{2+} 内流,经一系列生理效应,引起心肌纤维收缩,达到强心作用。这类药物曾经被希望能够作为洋地黄类的替代新药,但在临床使用中由于出现了肝酶异常、血小板下降、心律失常及严重低血压等副作用,使得其应用受到了限制。

吡啶联吡啶酮类化合物氨力农是第一个用于临床的磷酸二酯酶抑制药,但其副作用较多。米力农是氨力农的同系物,也是其替代品。米力农对磷酸二酯酶 PDE-Ⅲ 的选择性更高,强心活性为氨力农的 10~20 倍,具有显著的正性肌力作用和扩血管作用,可以口服,不良反应少,但仍存在致心律失常的潜在危险。依洛昔酮(enoximone)是咪唑酮类衍生物,为 PDE-Ⅲ 强效选择性抑制药,主要代谢为亚砜衍生物和痕迹量的酮。两者均有较母体弱的强心活性。本品可长期口服,耐受性良好。匹罗昔酮(piroximone)为依洛昔酮的类似物,但作用比后者强 5~10 倍。

氨力农　　　　米力农　　　　依洛昔酮　　　　匹罗昔酮

三、钙敏化药(calcium sensitizers)

钙敏化药可以增强肌纤维丝对于 Ca^{2+} 的敏感性,在不增加细胞内的 Ca^{2+} 浓度的条件下,增强心肌收缩力,多数钙敏化剂都兼有 PDEI 的作用,其代表药物为苯并咪唑-哒嗪酮衍生物匹莫苯(pimobendan)等。

匹莫苯

四、β受体激动药

心肌上的肾上腺素受体多为 $β_1$ 受体,当兴奋 $β_1$ 受体时,可产生一个有效的心肌收缩作用,其机制在于能激活腺苷环化酶,使 ATP 转化为 cAMP,促进钙离子进入心肌细胞膜,从而增强心肌收缩力,增加心排血量。临床上治疗心衰使用的肾上腺素 $β_1$ 受体激动药为多巴胺衍生物。多巴胺(dopamine)为去甲肾上腺素的前体,因此,尽管本身具有强的兴奋 $β_1$ 受体作用,但仍具有一些不良作用。然而,多巴胺的衍生物却保持了强心作用并且对心率、动脉收缩及心律的影响较小。多巴酚丁胺(dobutamine)为此类药物的代表,它为心脏 $β_1$ 受体选择激动药。虽有轻微的 α 受体兴奋作用,但主要为兴奋 $β_1$ 受体,用于治疗心衰。

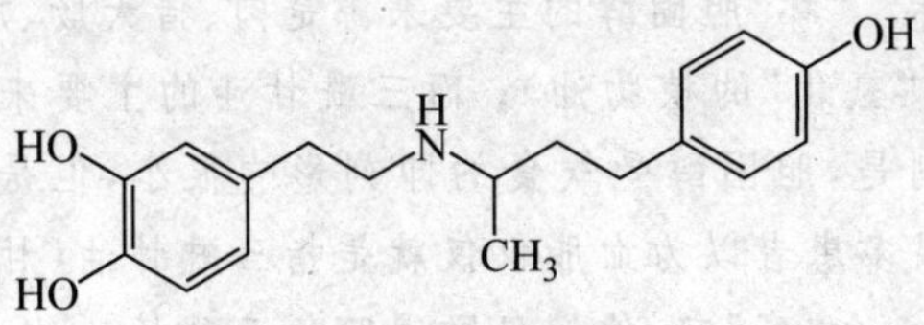

第12章 心血管疾病治疗药和调血脂药

多巴酚丁胺

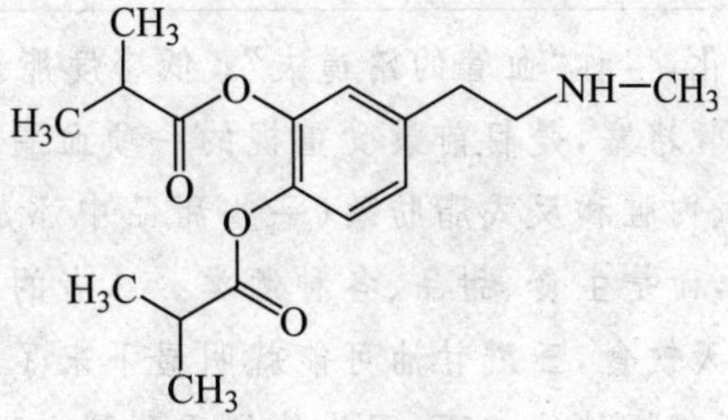

异波帕胺

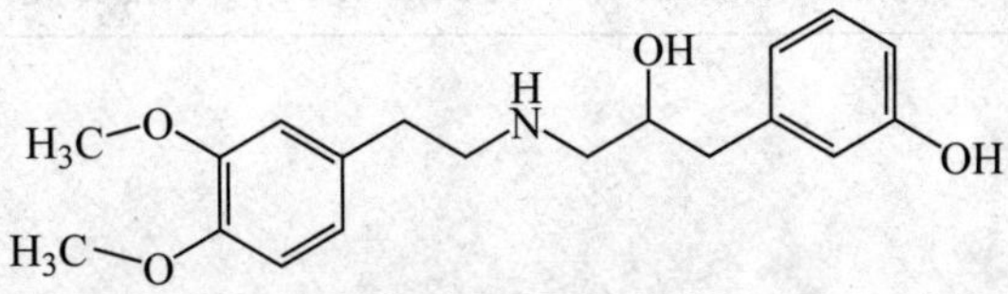

地诺帕明

但由于在体内可经儿茶酚-O-甲基转移酶（catechol-O-mehtyltransferase，COMT）被代谢，所以仅限注射剂。为解决其口服问题，对多巴酚丁胺进行一些结构修饰，得到如异波帕胺（ibopamine）、地诺帕明（denopamine）、多培沙明（dopexamine）及布托巴胺（butopamine）等。

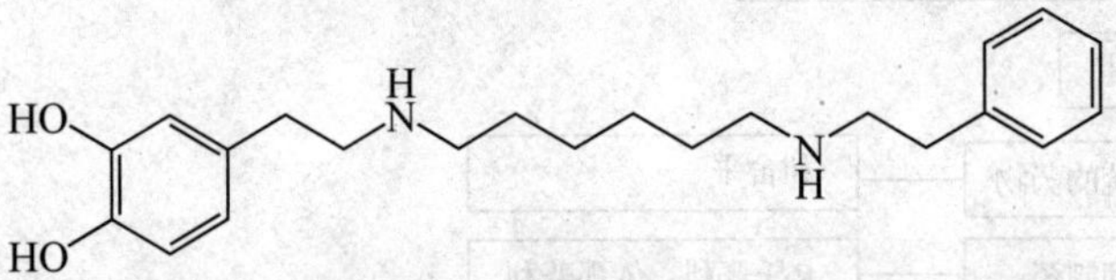

多培沙明

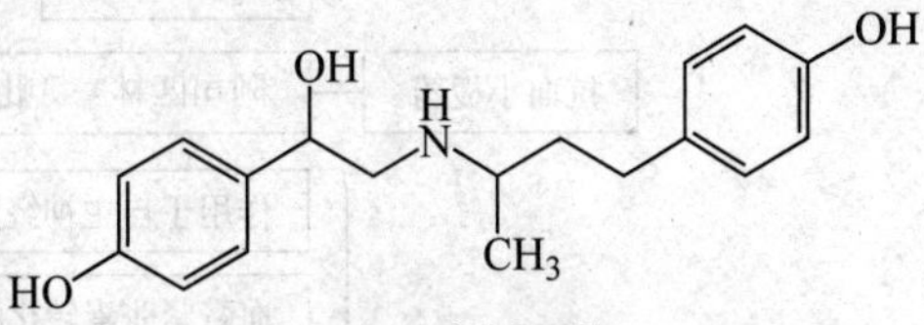

布托巴胺

非多巴胺衍生物的β受体激动药，主要有扎莫特罗（xamoterol）和普瑞特洛（prenalterol）。扎莫特罗具有对心脏选择性兴奋作用，当交感神经功能低下时，可产生正性肌力作用和正性频率作用，而当交感神经亢进时，可产生负性肌力作用。适用于对使用普萘洛尔等其他β受体阻断药可能在休息时就会产生心肌抑制或心动过速的中速心衰患者。普瑞特洛是选择性的心脏β_1受体激动药，对肺与血管β_2受体则无明显兴奋作用，用于治疗伴有心肌梗死的心力衰竭治疗。

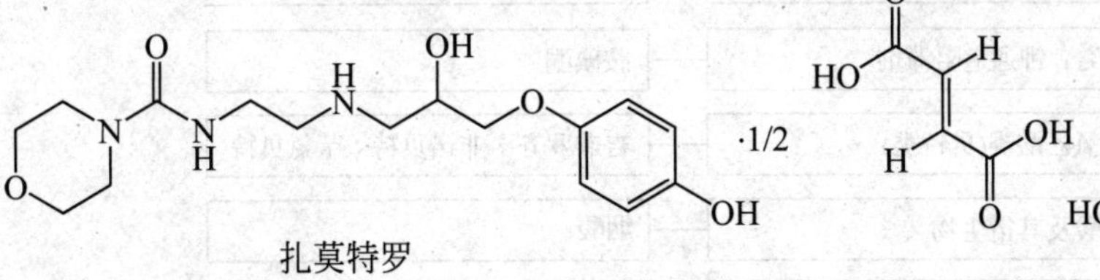

扎莫特罗 ·1/2

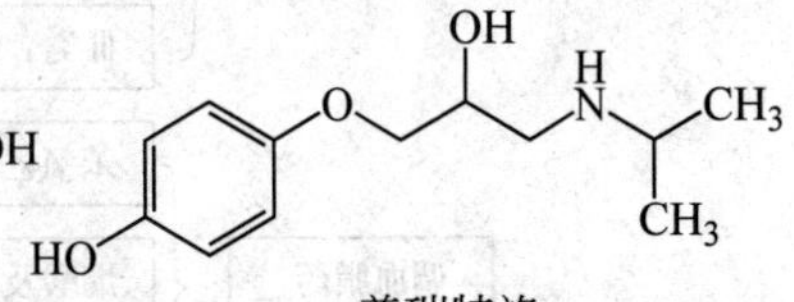

普瑞特洛

> **知识链接**
>
> **看懂血脂化验单**
>
> 人们控制胆固醇首先就要先学会看化验单，血脂就是血液中的脂类物质。血脂化验单第一个是总胆固醇，第二个是三酰甘油（甘油三酯），第三个是高密度脂蛋白，第四个是低密度脂蛋白。血脂升高，"主犯"是总胆固醇，即血液中所有脂蛋白所含胆固醇之总和，而三酰甘油是"从犯"。要注意的是，胆固醇也分好、坏，高密度脂蛋白是"好"胆固醇，可以抗动脉粥

样硬化,俗称"血管的清道夫";低密度脂蛋白是"坏"胆固醇,会乘机进入血管,形成斑块,造成血管堵塞,是目前最受重视的一项血脂指标。"坏"胆固醇的主要来源是肉、猪大肠、肝尖、腰花、内脏和反式脂肪酸(一些甜品中添加的"氢化"的植物油);而三酰甘油的主要来源不是肉,而是主食、甜品、各种酒类。二者的区别是,胆固醇受饮食的即刻影响很小,但是调整两三天饮食,三酰甘油可能就明显下来了。很多患者以为血脂仅仅就是指三酰甘油(甘油三酯)不包括其他东西,因为他们看到那上面有一个"酯"字,他们只顾得盯住三酰甘油的浓度,结果把危害更大的低密度脂蛋白胆固醇和总胆固醇这两个指标忽视了。

学习小结

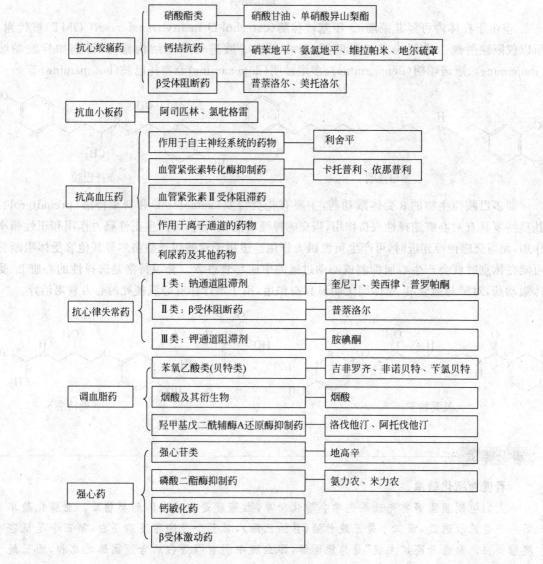

(熊 俭)

第13章
消化疾病药物和抗变态反应药
Digestive System Agents and Antiallergic Drugs

学习目标

- 掌握西咪替丁、雷尼替丁、奥美拉唑、西沙必利、甲氧氯普胺、联苯双酯、苯海拉明、氯苯那敏、西替利嗪的结构、性质和作用。
- 熟悉西咪替丁的合成路线，H_2 受体拮抗药及其他抗溃疡药的发展和对新药研究的意义。
- 了解 H_1 受体拮抗药及其他抗过敏药物的发展概况；抗过敏和抗溃疡药物的结构类型和作用机制；促动力药、止吐药和肝胆疾病辅助治疗药物的发展概况和代表药物。

本章主要介绍两大类药物：消化疾病用药和抗变态反应药。消化系统疾病临床种类多而常见，根据临床治疗目的，消化系统药物可分为抗溃疡药、助消化药、止吐药和催吐药、泻药和止泻药、肝病辅助治疗药、胆病辅助治疗药等几大类。外源性物质对人体能引起变态性或过敏性反应，这些症状已证明与体内组胺释放有关，故选择性组胺 H_1 受体拮抗药（histamine H_1-receptor antagonist）已被广泛用作抗变态反应药。

第1节 抗溃疡药
Antiulcer Agents

消化性溃疡发生在胃幽门和十二指肠处，是由胃液的消化作用引起的胃黏膜损伤。在正常情况下，胃不会被胃液消化而形成消化性溃疡。发生溃疡的根本原因是胃酸分泌过多或者胃黏膜抵抗力下降，当胃酸分泌量超过胃分泌黏液对胃保护能力和碱性十二指肠液中和胃酸能力时，含有胃蛋白酶、低 pH 的胃液可以消化胃壁，从而发生溃疡。近代研究表明胃溃疡的发生与体内的组胺、乙酰胆碱、胃泌素、前列腺素及其相关受体和胃壁细胞 H^+, K^+-ATP 酶（质子泵）均有密切关系，胃酸分泌的过程有三步，如图13-1所示。

由图13-1可以看出胃酸分泌经由以下过程：

第一步，组胺、乙酰胆碱或胃泌素等内源性活性物质刺激壁细胞底边膜上相应的受体——组胺 H_2 受体、乙酰胆碱受体或胃泌素受体，引起第二信使 cAMP 或钙离子的增加。

第二步，经 cAMP 或钙离子介导，由细胞内向细胞顶端传递刺激。

第三步，在刺激下，细胞内管状泡与顶端膜内陷形成的分泌性微管融合，原位于管泡状处的 H^+, K^+-ATP 酶（胃质子泵）移至分泌性胃管，将氢离子从胞质泵向胃腔，与从胃腔进入胞质的

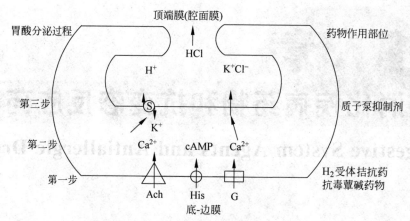

图 13-1 胃酸分泌过程与药物作用示意图

钾离子交换,氢离子与顶膜转运至胃腔的氯离子形成盐酸(即胃酸的主要成分)。

上述过程中由组胺刺激增加的 cAMP 作用比由乙酰胆碱和胃泌素刺激增加的钙离子作用大得多,故组胺 H_2 受体拮抗药抑制胃酸生成的作用远大于抗胆碱药和抗胃泌素药。H^+,K^+-ATP 酶作为胃酸分泌最后一步,质子泵抑制药抑制该酶的活性,可以完全拮抗任何刺激引起的胃酸分泌。

20 世纪 80 年代初,诺贝尔生理学或医学奖获得者澳大利亚科学家 Marshall 和 Warren 发现胃部寄生的幽门螺杆菌也能导致胃溃疡,随后针对胃幽门螺杆菌的抗菌药物,如阿莫西林、克拉霉素和四环素等,开始用于治疗胃溃疡,取得了很好疗效。

抗溃疡药物根据其作用机制,可以分为中和过量胃酸的抗酸药如氢氧化铝、氧化镁等弱碱性无机化合物,但该类药物的副作用较大。新的抗溃疡药物可以从不同环节抑制胃酸分泌,如抗胆碱药、H_2 受体拮抗药、抗胃泌素药和质子泵抑制药,以及加强胃黏膜抵抗力的黏膜保护药。

本节主要介绍临床使用的抗溃疡药物:H_2 受体拮抗药和质子泵抑制药。

一、H_2 受体拮抗药(H_2-Receptor Antagonist)

1975 年 H_2 受体拮抗药西咪替丁(cimetidine)的问世,开创了 H_2 受体拮抗药治疗胃溃疡的新时代。

西咪替丁(Cimetidine)

化学名为 N'-甲基-N''-[2-[[(5-甲基-1H-咪唑-4-基)甲基]硫代]-乙基]-N-氰基胍(N-cyanol-N'-methyl-N''-[2-[[5-methyl-1H-imidazol-4-yl]methyl]thio]ethyl]guanidine),又名甲基咪胍、泰胃美(tagament)。

本品为白色或类白色结晶性粉末,味微苦涩,在水中微溶,乙醇中溶解,在乙醚中不溶,稀矿酸中溶解。其饱和水溶液呈弱碱性。熔点为140~146℃。具有多晶现象，产品晶型与工艺条件有关。

本品对湿、热稳定，在过量稀盐酸中氰基缓慢水解，生成氨甲酰胍，加热则进一步水解成胍。

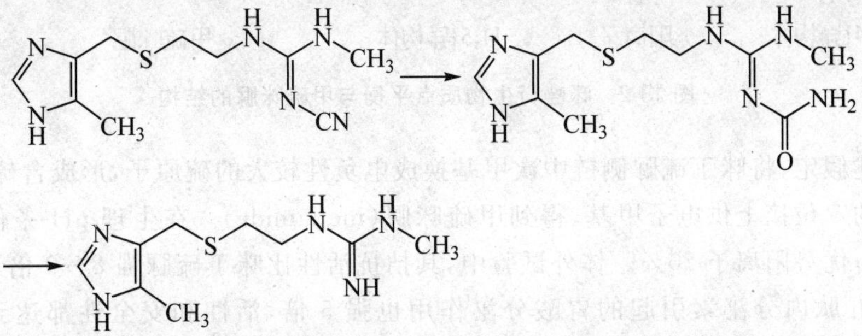

本品虽然属于胍类化合物，但与铜离子结合生成蓝灰色沉淀，因此可与一般胍类化合物相区别。本品分子结构中含有硫，经灼热释放出硫化氢气体能使乙酸铅试纸显黑色。

本品分子极性较大，脂水分配系数小。在碱性条件下，主要以质子化形式存在。口服吸收良好，生物利用度为静脉注射剂量的70%。药物服用后，大部分以原形随尿排出。服药后12小时排出40%~50%，主要代谢产物为硫氧化物，也有少量咪唑环上甲基被氧化为羟甲基的产物。

西咪替丁是第一个上市（1976年）的H_2受体拮抗药，其化学结构由五元咪唑环、含硫醚四原子链和末端取代胍三部分构成。其一问世很快就成为治疗溃疡的首选药物，并取代了传统抗酸药（如碳酸氢钠、氧化镁、氢氧化铝等碱性无机化合物）中和过量胃酸的治疗方法。

西咪替丁的研究和开发经历了十余年，是通过合理药物设计的方法得到的第一个治疗胃溃疡的H_2受体拮抗药。20世纪60年代中期，人类假定壁细胞存在刺激胃酸分泌的组胺H_2受体，试图通过拮抗H_2受体而得到抗胃溃疡新药。因抗组胺药物（H_1受体拮抗药）没有抑制胃酸分泌的作用，研究工作从组胺的结构改造开始。在改造过程中，保留了组胺的咪唑环，改变侧链，对合成得到的大量组胺衍生物进行药理试验，发现侧链端基胍类似物N-胍基组胺（N^a-guanylhistamine）有拮抗H_2受体的作用，以后将侧链端基换成碱性较弱的甲基硫脲，将侧链增长为4个碳原子，得到咪丁硫脲（burimamide），比最先得到的N-胍基组胺拮抗作用强100倍，选择性好，成为第一个H_2受体拮抗药，但口服无效。

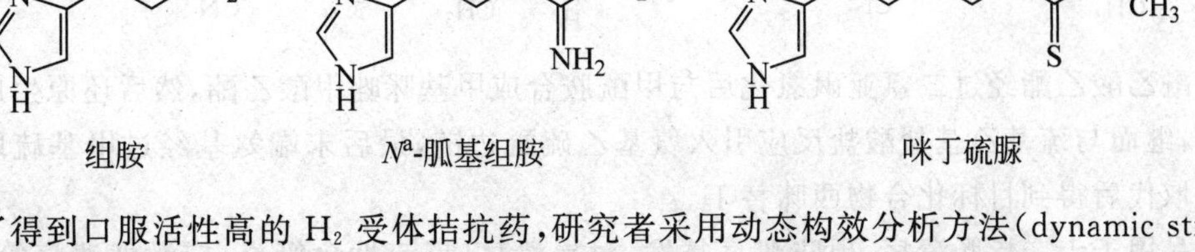

组胺　　　　　　N^a-胍基组胺　　　　　　咪丁硫脲

为了得到口服活性高的H_2受体拮抗药，研究者采用动态构效分析方法（dynamic structure activity analysis），发现在生理pH条件下，咪唑衍生物存在阳离子和两个不带电荷的[1,4]和[1,5]互变异构体，各化学质点的相应比例，受环上取代基R的电性效应影响。咪丁硫脲的主要质点之一是阳离子（分子数为40%），[1,4]互变异构体最少；而组胺的主要质点是[1,4]互变异构体（近80%），阳离子只占少部分（约3%），两者占优势的质点各不相同。研究认为如果拮抗药的活性质点主要是[1,4]互变异构体即与组胺的相同，则拮抗作用可能增强。如图13-2所示。

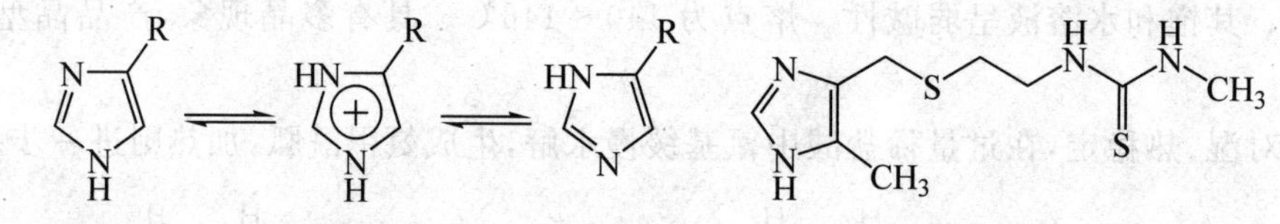

图 13-2 咪唑衍生物质点平衡与甲硫咪脲的结构

根据上述假定,将咪丁硫脲侧链中次甲基换成电负性较大的硫原子,形成含硫四原子链,同时在咪唑环的 5 位接上供电子甲基,得到甲硫咪脲(metiamide)。在生理 pH 条件下,其[1,4]互变异构体占优势阳离子 20%。体外试验中,其拮抗活性比咪丁硫脲强 8~9 倍,体内试验中,对抗组胺和五肽内分泌素引起的胃酸分泌作用也强 5 倍,活性和安全性都达到了临床试验要求。

但在初步临床研究中,甲硫咪脲的试验者出现肾损伤和粒细胞缺乏症,试验被迫终止。通过分析,可能与甲硫咪脲分子中存在硫脲基有关。后用硫脲电子等排体取代胍基替换硫脲基,因取代胍基碱性强,在生理条件下,几乎完全呈阳离子态,活性较小。最后在胍的亚氨基氮上引入吸电子的氰基,减小了分子碱性,从而使阳离子数减少,研究终于获得成功,得到西咪替丁,1976 年西咪替丁在英国率先上市,到 1979 年就在世界一百多个国家获得上市许可,成为第一个高活性的 H_2 受体拮抗药。

西咪替丁的合成路线:

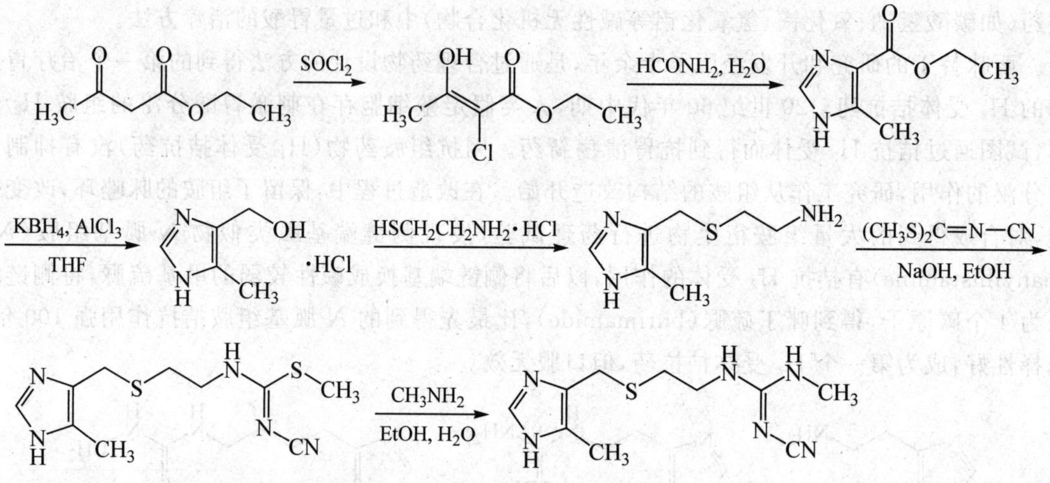

乙酰乙酸乙酯经过二氯亚砜氯化后与甲酰胺合成甲基咪唑甲酸乙酯,然后还原生成甲基咪唑乙醇,继而与巯基乙基盐酸盐反应引入氨基乙硫醚边链,最后末端氨基经过甲基硫取代以及甲基胺取代后得到目标化合物西咪替丁。

本品用于十二指肠溃疡,预防溃疡复发,对胃溃疡、反流性食管炎、应激性溃疡等均有效。临床应用中发现停药后复发率高,需维持治疗。

本品不良反应较多,与雌激素受体有亲和作用,长期应用或用药剂量大时,可产生男子乳腺发育和阳痿,妇女溢乳等副作用,停药后可消失。本品可抑制 P-450 酶,能影响许多其他药物的代谢速率,合用药要注意。

盐酸雷尼替丁(Ranitidine Hydrochloride)

化学名为 N'-甲基-N-[2-[[5-[(二甲氨基)甲基-2-呋喃基]甲基]硫代]乙基]-2-硝基-1,1-乙烯二胺盐酸盐，N-[2-[[5-[(dimethylamino)methyl-2-furanyl]methyl]thio]ethyl]-N'-methy-2-nitro-1,1-ethenediamine hydrochloride，又名甲硝呋胍、呋喃硝胺、善味得。

H_2 受体拮抗药西咪替丁的问世，开辟了研究抗溃疡药物的新领域。药物化学家曾一度认为，咪唑环是与 H_2 受体识别的必要结构，因此早期的化学结构改造主要集中在对侧链的改造上，但没有得到比西咪替丁更优秀的药物。后来用呋喃环代替咪唑环，得到的雷尼替丁突破了原来的观点，成了第二个上市(1983年)的 H_2 受体拮抗药。

本品为类白色至浅黄色晶形粉末，有异臭，味微苦带涩。易溶于水，极易潮解，吸潮后颜色变深。本品在注射用含氨基酸的营养液中，室温 24 小时内可保持稳定，溶液的颜色、pH、药物含量等均无明显变化。

本品灼热后，产生硫化氢气体，能使湿润的乙酸铅试纸显黑色，用于鉴别。

本品在胃肠道被迅速吸收，2～3 小时达到高峰，约 50% 发生首过代谢，肌注生物利用度为 90%～100%。口服量 30% 和肌注量 70%，24 小时内以原形从尿中排出。少量代谢物为 N-氧化、S-氧化和去甲基雷尼替丁。

本品作用较西咪替丁强 5～8 倍，对胃及十二指肠溃疡疗效高，且有速效和长效特点。其副作用较西咪替丁小，无抗雌激素副作用。因与 P-450 酶的亲和力仅为西咪替丁的 1/10，故与其他合用药物的相互作用也小。临床上雷尼替丁主要用于治疗十二指肠溃疡、良性胃溃疡、术后溃疡、反流性食管炎等。上市后不久，其销售量就后来居上，超过了西咪替丁。

继雷尼替丁之后，1986 年和 1988 年相继上市了法莫替丁(famotidine)和尼扎替丁(nizatidine)，这两个药物具有噻唑环母核，与西咪替丁相比，具有作用强、副作用小及优秀的药代动力学性质等特点。

法莫替丁　　　　　　　　尼扎替丁

用胍基噻唑环代替西咪替丁的甲基咪唑环，用氨磺酰咪基代替氰胍基得到噻唑类的代表性药物法莫替丁。法莫替丁的作用强度比西咪替丁大 30～100 倍，比雷尼替丁大 6～10 倍，对 H_1 受体、M 受体、N 受体、5-HT 受体、α 和 β 受体均无作用，对细胞色素氧化酶 P-450 也无作用。对 H_2 受体的拮抗作用，在低浓度时是竞争性的，在高浓度时则是不可逆的。药理作用与雷尼替丁大致相同。这可能是噻唑环上胍基，增强了与 H_2 受体结合力的原因。

尼扎替丁具有与雷尼替丁同样的硝基脒侧链，亲脂性强，生物利用度高。临床治疗效果类似雷尼替丁和法莫替丁。但其血浆半衰期为 1.4~1.5 小时,口服后生物利用度大于 90%,远远超过雷尼替丁(50%)和法莫替丁(40%~45%)。

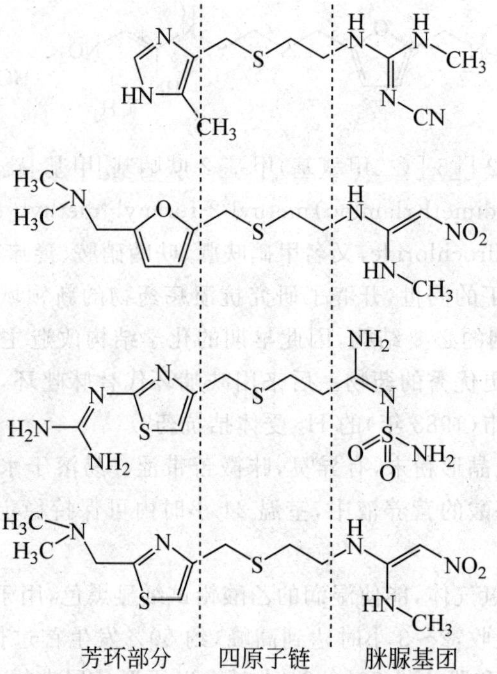

芳环部分　　四原子链　　脒脲基团

H₂ 受体拮抗药构效关系表明,大部分 H₂ 受体拮抗药在化学结构上由三部分构成:一部分是碱性芳杂环或碱性基团取代的芳杂环,另一部分是平面型的"咪脲基团",这两个基团对活性的影响很大,中间由四原子链连接起来,其中以含硫原子的为佳。西咪替丁分子中咪脲基团的 N-甲基改为 N-[β-(四氢苯并咪唑基-2-乙基)],活性提高约 5 倍;四原子链上有支链则无活性;乙撑基增长为丙撑基,活性减弱。雷尼替丁分子中的"咪脲基团"换为苯并咪唑氨基后,活性不降低;进一步在其苯并环上用甲基、甲氧基、氯、硝基、氰基或氨甲酰基取代,也不降低其活性。

以后有上市的一些新的 H₂ 受体拮抗药,上述构效关系研究的结论不能予以解释,如含哌啶甲苯的罗沙替丁[其前药罗沙替丁乙酸酯(roxatidine acetate)],含胍基噻唑的唑替丁(zatidine),其结构就不符合前述 H₂ 受体拮抗药的结构三部分的分析,有人认为可能与 H₂ 受体的结合部位与西咪替丁等不同有关。

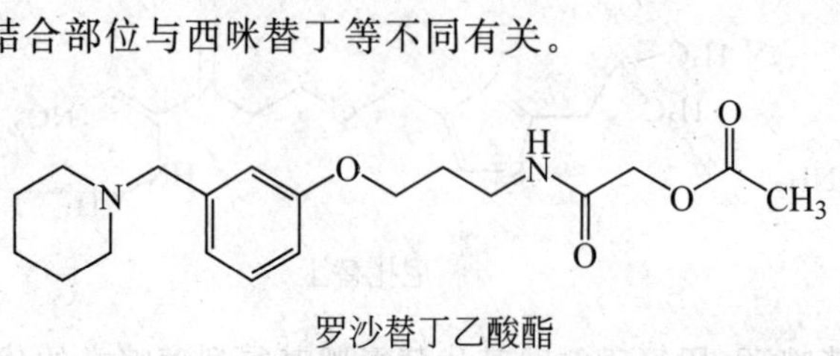

罗沙替丁乙酸酯 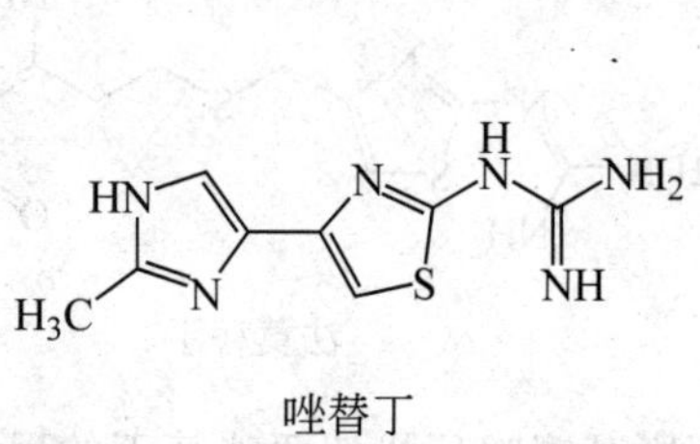　　　　　　唑替丁

1997 年上市有乙溴替丁(ebrotidine),2002 年上市有拉呋替丁。乙溴替丁(lafutidine)是在噻唑类 H₂ 受体拮抗药的基础之上,接上苯磺酰氨基的片段,其抗胃酸分泌作用与雷尼替丁相当,兼有抗幽门螺杆菌和保护胃黏膜的作用。在一项随机双盲临床试验中,治愈率比雷尼替丁要高。拉呋替丁是在罗沙替丁的基础上结构改造而来,其活性与法莫替丁相当,也具有保护胃黏膜的作用。

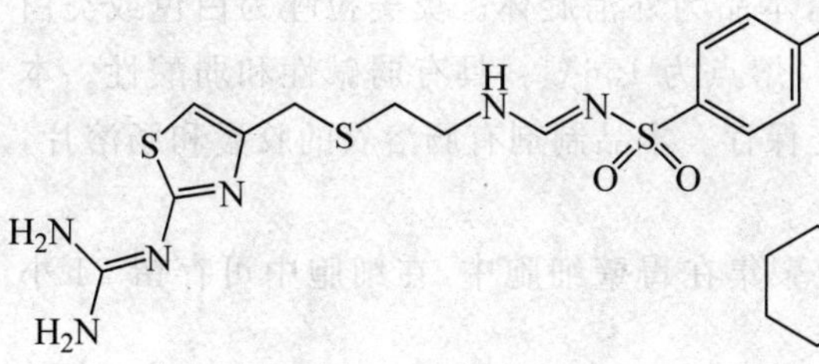

乙溴替丁 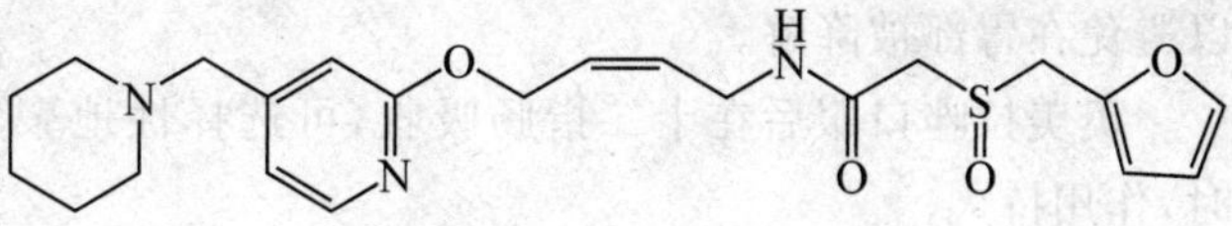   拉夫替丁

二、质子泵抑制药

20世纪60年代,质子泵作用机制的发现,给抗胃酸分泌药提供了新靶点。该酶催化胃酸分泌的最后一步,所以质子泵抑制药比 H_2 受体拮抗药的作用面广,对各种作用于第一步的刺激引起的胃酸分泌均可抑制。另外 H_2 受体除了存在于胃壁细胞外,还存在于脑细胞中,而质子泵仅存在于胃壁细胞表面,故质子泵抑制药较 H_2 受体拮抗药专一,选择性高,副作用小。

根据与 H^+,K^+-ATP 酶的作用方式不同,质子泵抑制药可分为可逆型和不可逆型两类,其中不可逆型的研究开发相对比较成熟,已有多个新药上市。我们通常指的质子泵抑制药即为 H^+,K^+-ATP 酶不可逆抑制药。

奥美拉唑(Omprazole)

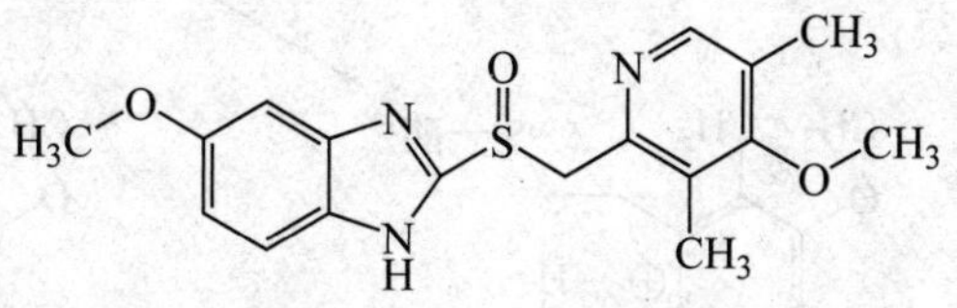

化学名为(R,S)-5-甲氧基-2-(4-甲氧基-3,5-二甲基吡啶-2-基甲基亚磺酰基)-1H-苯并咪唑(5-methoxy-2-[[(4-methoxy-3,5-dimethyl-2-pyridinyl)methyl]sulfinyl]-1H-benzimidazole),又名洛赛克、奥克等。

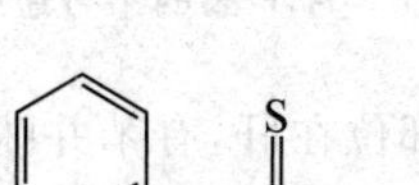

吡啶硫代乙酰胺 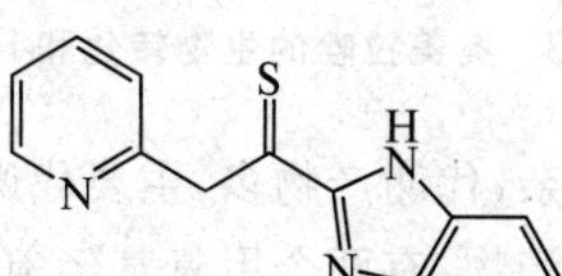   替莫拉唑

在早期抗病毒药物研究中发现筛选的吡啶硫代乙酰胺可抑制胃酸分泌,但对肝的毒性较大,不能作为抗酸药物,随后对其进行结构改造,以降低毒副作用,发现苯并咪唑环的衍生物替莫拉唑具有强烈抑制胃酸分泌的作用,但该作用不通过拮抗 H_2 受体而产生。进一步研究发现,苯并咪唑化合物具有弱碱性,容易通过细胞膜,到达胃壁细胞的酸性环境后,与氢离子作用后形成的离子化合物对 H^+,K^+-ATP 酶有抑制作用。随后的研究集中在对苯并咪唑环进行结构改造,经过近十年研究,最终得到了抑制胃酸分泌作用强、疗效显著、副作用较小的奥美拉唑。

奥美拉唑因亚砜上的硫有手性,具有光学活性,本品为外消旋体。奥美拉唑为白色或类白色结晶,易溶于二甲基甲酰胺,溶于甲醇,难溶于水,熔点为156℃。具有弱碱性和弱酸性。本品在水溶液中不稳定,对强酸也不稳定,应低温避光保存。本品制剂有肠溶衣的胶囊和肠溶片,以避免在胃部被降解。

奥美拉唑口服后在十二指肠吸收,可选择性地聚集在胃壁细胞中,在细胞中可存留24小时,作用持久。

奥美拉唑体外无活性,进入胃壁细胞后,在氢离子作用下,依次转化成螺环中间体(spiroderivate)、次磺酸(sulfenic acid)和次磺酰胺(sulfonamide)等形式。其中次磺酰胺是奥美拉唑的活性代谢物,与 H^+,K^+-ATP 酶上的巯基作用(图13-3,图中酶表示 H^+,K^+-ATP 酶)形成二硫键的共价结合,使 H^+,K^+-ATP 酶失活,产生抑制作用。因此奥美拉唑是次磺酰胺的前药,因磺酰胺极性太大,很难被吸收,而且稳定性差,不能直接作为药物使用。

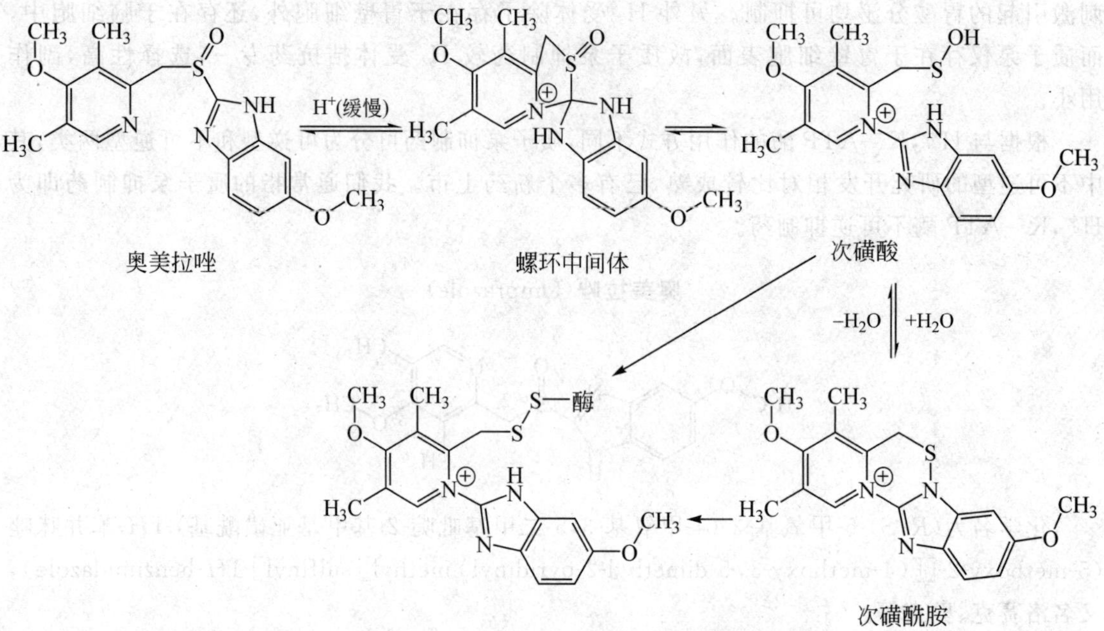

图13-3 奥美拉唑的生物转化和 H^+,K^+-ATP 酶的不可逆结合

奥美拉唑体内代谢复杂,代谢产物多,主要代谢部位在肝,有苯并咪唑环6位羟基化以后进一步与葡萄糖醛酸结合的产物,有两个甲氧基经氧化脱甲基的代谢产物,吡啶环上甲基氧化成羟甲基的代谢产物,还有进一步氧化生成二羧酸的代谢产物,代谢产物很快通过肾排出。

奥美拉唑是第一个上市的质子泵抑制药,与传统 H_2 受体拮抗药相比较,能使十二指肠溃疡较快愈合,治愈率较高、显效快、不良反应少。自1997年以来,本品销售额在世界抗溃疡药物市场中超过了原排名第一的雷尼替丁,跃居首位。

奥美拉唑为消旋体,分离出单一光学活性化合物以后,研究发现其 S 异构体的活性更强。因为 R 异构体在肝内容易代谢,而 S 异构体首过代谢小,生物利用度较高,作用时间较长。另外 S 异构体受肝中代谢酶的影响较小,用单一 S 异构体比用消旋体更优越。2000年奥美拉唑专利到期时,S 异构体命名为埃索美拉唑(esomeprazole),成了奥美拉唑的换代产品,于2000年和2001年分别在欧洲各国和美国以 Nexium 为商品名上市。

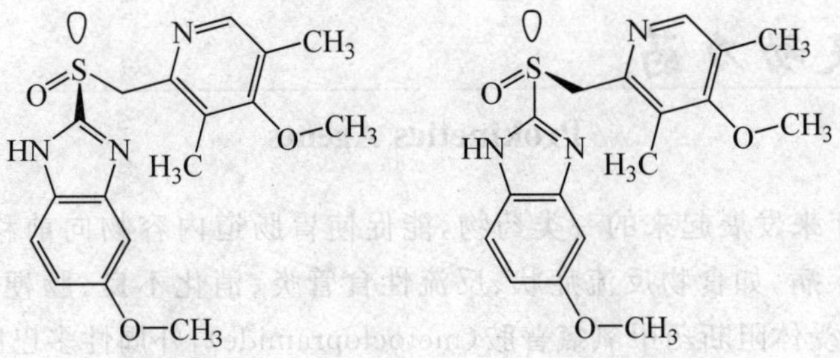

S-isomer　　　　　　　　　　*R*-isomer

奥美拉唑的化学结构分为三部分：吡啶环、亚磺酰基、苯并咪唑环。许多制药公司对奥美拉唑两个环系的不同取代基进行结构改造，开发得到了兰索拉唑（lansoprazole）、泮托拉唑（pantoprazole）、雷贝拉唑（rabeprazole）等一系列的质子泵抑制药。

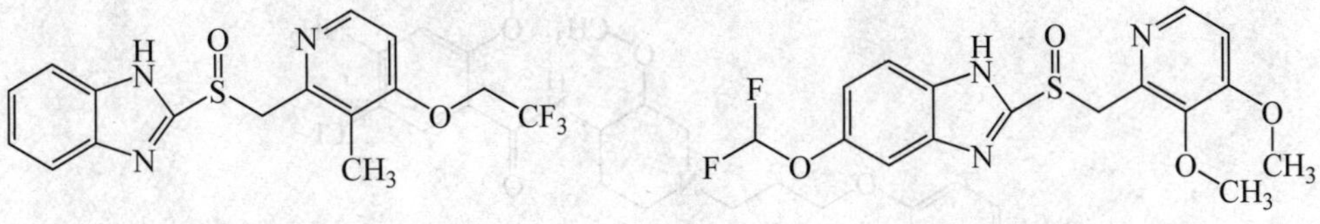

兰索拉唑　　　　　　　　　　泮托拉唑

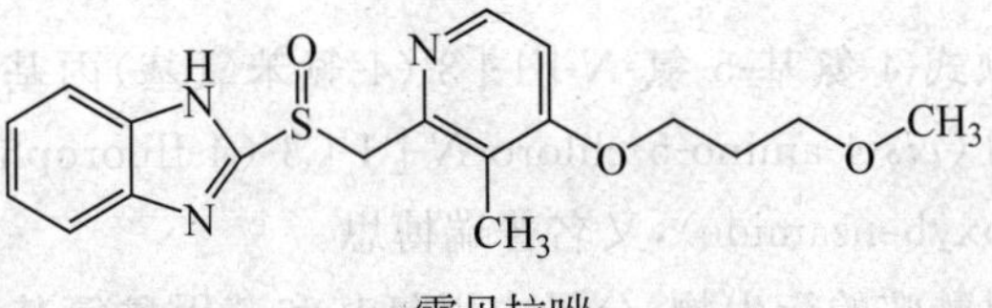

雷贝拉唑

在吡啶环 4 位引入含氟的烷氧基得到兰索拉唑，抑制胃酸分泌作用比奥美拉唑强 2～10 倍。泮托拉唑的苯并吡啶环 5 位有二氟甲氧基，该药物对犬的胃酸分泌抑制作用与奥美拉唑相似，对大鼠的胃酸分泌抑制作用比奥美拉唑强 2～10 倍。雷贝拉唑为吡啶环的 3 位有较长的含氟侧链，具有很强的抑制胃酸分泌作用和较强的抗幽门螺杆菌作用。雷贝拉唑的代谢不经过 CYP2C91、CYP3A4、CYP1A 代谢酶，可形成非活性的硫醚羧酸，其与葡萄糖醛酸结合后由尿排泄，因此雷贝拉唑被誉为"质子泵抑制药的新突破"。

奥美拉唑、兰索拉唑、雷贝拉唑等药物，因与 H^+，K^+-ATP 酶以共价二硫键结合，产生不可逆抑制，所以被称为不可逆质子泵抑制药，此类药物可长期抑制胃酸分泌，从而诱发胃窦反馈机制，导致高胃泌素血症，如果长期处于此状态，可在胃体中引起内分泌细胞的增生，最终形成胃癌（已有动物实验的报道），所以该类药物在临床上不宜长期连续使用。

研究发现，H^+，K^+-ATP 酶的钾离子结合部位有两个：一个部位与钾离子结合而活化（钾离子高亲和性部位），另一个部位与氢离子交换而输出钾离子（钾离子低亲和性部位）。现已发现一些化合物与 H^+，K^+-ATP 酶的钾离子高亲和性部位作用，由于该类化合物与酶的结合不同于奥美拉唑类药物的二硫键结合，对酸的抑制作用可逆，称为可逆的质子泵抑制药。

第2节　促动力药

Prokinetics Agents

促动力药是近年来发展起来的一类药物,能促使胃肠道内容物向前移动,临床用于治疗胃肠道动力障碍的疾病,如食物反流症状、反流性食管炎、消化不良、肠梗阻等。现常用的促动力药有多巴胺 D_2 受体阻断药甲氧氯普胺(metoclopramide),外周性多巴胺 D_2 受体阻断药多潘立酮(domperidone),通过乙酰胆碱起作用的西沙必利(cisapride),以及抗生素类的红霉素等。

西沙必利(Cisapride)

化学名为(±)顺式-4-氨基-5-氯-N-[1-[3-(4-氟苯氧基)丙基]-3-甲氧基-4-哌啶基]-2-甲氧基苯甲酰胺水合物(cis-4-amino-5-chloro-N-[1-[3-(4-fluorophenoxy)proply]-3-methoxy-4-piperidinyl]-2-methoxybenzamide),又名普瑞博思。

西沙必利是苯甲酰胺的衍生物,分子中甲氧基和苯甲酰氨基均在哌啶环同侧,所以为顺式构型,甲氧基和苯甲酰氨基连接的哌啶环上的碳原子(C_3,C_4)均有手性,有4个光学异构体,药用其顺式的2个外消旋体。

西沙必利是白色或类白色结晶性粉末,无臭,易溶于冰乙酸或 N,N-二甲基甲酰胺,溶于二氯甲烷,难溶于乙醇和乙酸乙酯,几乎不溶于水。熔点为140℃,本品有同质多晶现象。

西沙必利是从早期止吐药甲氧氯普胺发展起来的,但由于甲氧氯普胺是多巴胺 D_2 受体的阻断药,因此具有中枢椎体外系副作用。研究者以甲氧氯普胺为先导化合物,采用3位氧代的哌嗪衍生物对甲氧氯普胺的侧链进行替换,得到一个新的合成子3-羟基(或3-甲氧基)-4,4-二甲氧基-N-苄基哌嗪后,利用该合成子合成了大量的哌嗪1位不同取代的3-羟基(或3-甲氧基)-4-哌嗪酰胺的甲氧氯普胺的衍生物。随后进行了初步的药理实验,经多巴胺 D_2 受体、S_2 受体、$α_1$ 受体的结合试验,coaxial 刺激试验,胃多巴胺拮抗试验以及对阿扑吗啡(催吐药)的拮抗试验后,其中几个化合物均具有较好的抗吐和促胃动力作用,且不拮抗多巴胺受体,可望得到无锥体外系副作用的该类药物。在初步的构效关系研究后,从中选择了西沙必利(L=(4-氟苯氧基)丙基,OR=cis-甲氧基)和另一个化合物(L=乙酰丙基,OR=cis-甲氧基),作为促胃动力药物进行开发,最终得到了促动力药西沙必利。

西沙必利上市后获得很大成功,到1995年由英国药典和欧洲药典收载,在世界主要国家都已上市。到1997年,该品在世界最畅销的处方药中排名25位,销售额为10.4亿美元。

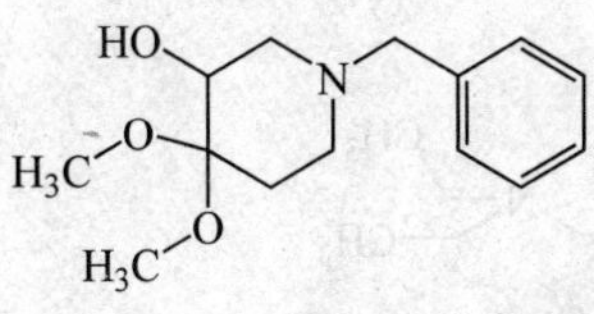

3-羟基-4,4-二甲氧基-N-苄基哌嗪 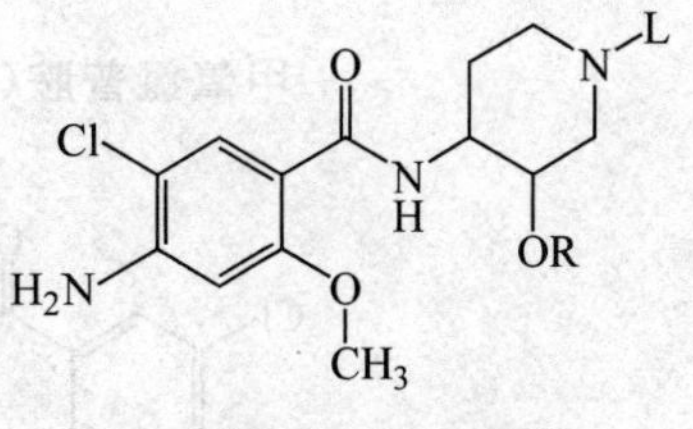　　　哌嗪酰胺衍生物通式

西沙必利口服后，在胃肠道被迅速吸收，在肝内发生首过效应。主要的代谢途径为氮上去羟基化反应，得到去羟基西沙必利和羟基西沙必利。90％以上的剂量以代谢形式从尿和粪便中近等量排出，消除半衰期为7～10小时。西沙必利经细胞色素P-450中的3A4进行氧化代谢，与其他CYP3A4抑制药合用，会抑制西沙必利的代谢，使其血浆水平显著升高，发生QT期延长等严重心脏不良反应。

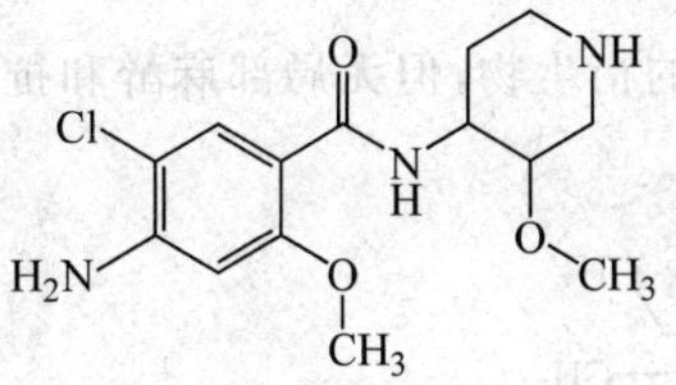

去羟基西沙必利 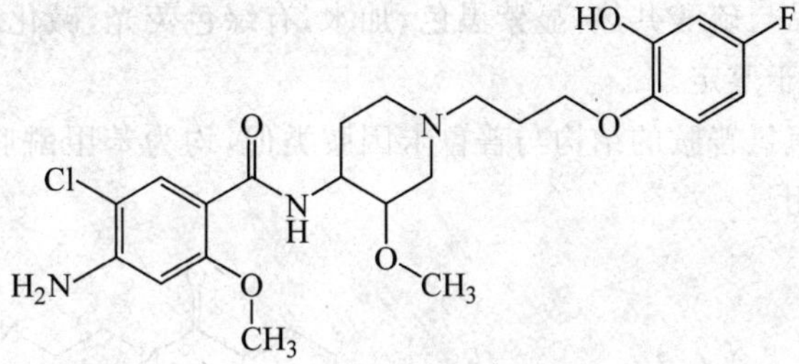　　　　　　　　　羟基西沙必利

西沙必利可选择性地刺激肠肌间神经丛的乙酰胆碱释放，通过胆碱能神经系统起作用，促进食管、胃、肠道的运动。对绝大多数类型的胃轻瘫有效，对胃反流病有效，广泛地用于各种以胃肠动力障碍为特征的疾病。其作用比多巴胺D_2受体阻断药强，选择性高，少有甲氧氯普胺的锥体外系副作用。研究表明，西沙必利既不激活乙酰胆碱受体，也不抑制乙酰胆碱降解（与胆碱酯酶抑制药不同），西沙必利的作用可能是激活了一种新发现的5-羟色胺受体（5-HT4受体）而起作用。

在西沙必利的不良反应监测中，发现西沙必利可延长心脏QT间隔，可导致心室心律失常。至2000年，已累计报道了由西沙必利所致的严重心血管系统的副作用386例，其中125例死亡。在2000年，美国和英国的药政部门决定取消该品的上市许可，待进一步研究后再重新审查。该品在我国于1998年上市，现药政部门已将此品限制在医院内使用，并将根据研究情况修改药品说明书。

西沙必利在化学上以取代的苯甲酰胺为结构特征，具有类似化学结构的同类药物还有近年来上市的伊托必利（itopride）、莫沙必利（mosapride）等，也作为促动力药使用。伊托必利在30倍西沙必利的剂量下不导致QT间期延长和心室心律失常，而且其代谢不依赖细胞色素P-450。莫沙必利没有与相似的导致尖端扭转性室性心动过速的电生理特性。因此伊托必利与莫沙必利在临床使用上比西沙必利要安全。

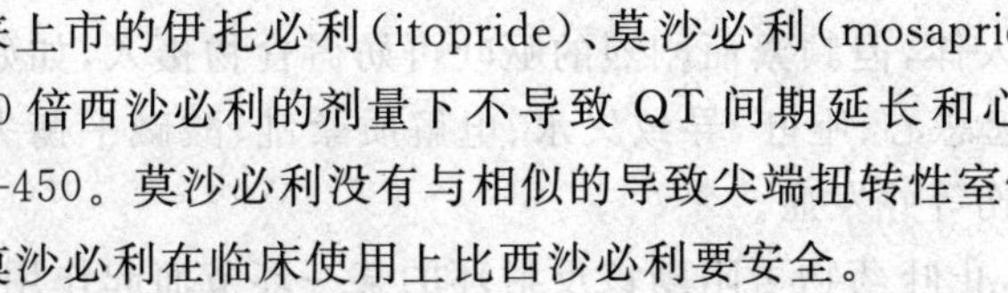

伊托必利 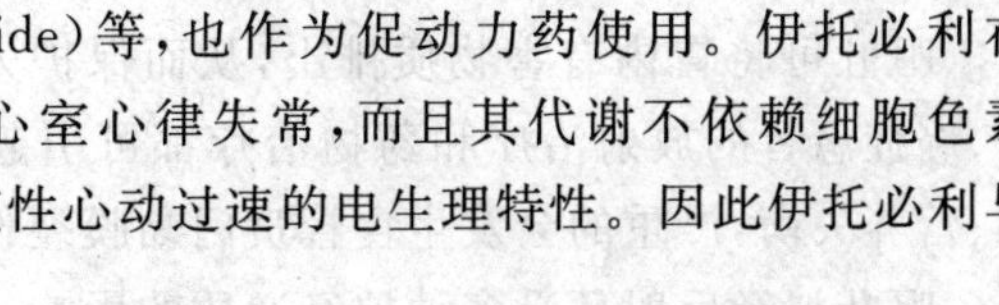　　　　　　　　　　　　莫沙必利

甲氧氯普胺(Metoclopramide)

化学名为 N-[(2-二乙氨基)乙基]-4-氨基-2-甲氧基-5-氯苯甲酰胺(4-amino-5-chloro-N-[2-(diethylamino)ethyl]-O-anisamine),又名胃复安、灭吐灵,是苯甲酰胺的衍生物。

本品为白色结晶性粉末,无臭,味苦,在三氯甲烷中溶解,微溶于乙醇、丙酮,水中几乎不溶,溶于酸性溶液。熔点为147~151℃。本品含叔胺和芳伯胺结构,具有碱性。

本品与硫酸共热,显紫黑色,加水,有绿色荧光,碱化后消失。因含芳伯氨基,可发生重氮化反应,用于鉴定。

甲氧氯普胺的结构与普鲁卡因胺类似,均为苯甲酰胺的衍生物,但无局部麻醉和抗心律失常的作用。

普鲁卡因胺

甲氧氯普胺系中枢性和外周性多巴胺 D_2 受体阻断药,具有促动力作用和止吐作用,是第一个用于临床的促动力药,在20世纪60年代上市。甲氧氯普胺可改善糖尿病性胃轻瘫和特发性胃轻瘫的胃排空速率,对非溃疡性消化不良亦有效,对反流病效果不佳,大剂量时用作止吐药。现发现多巴胺 D_2 受体和 $5-HT_3$ 受体有相似分布,大剂量使用多巴胺 D_2 受体阻断药实际起着 $5-HT_3$ 受体拮抗药的作用。甲氧氯普胺有中枢神经系统的副作用(锥体外系症状),常见嗜睡和倦怠。

第3节 止吐药

Antiemetics

呕吐可将胃内有害物质排出,从而保护人体,但频繁而剧烈的呕吐可妨碍食物摄入,如妊娠、癌症患者的放射治疗和药物治疗都可引起恶心、呕吐,导致失水、电解质紊乱、酸碱平衡失调、营养失衡,严重的会发生食管贲门黏膜裂伤等并发症。

呕吐神经反射环受多种神经递质的影响,止吐药物可阻断该反射环的某一环节而起作用。传统止吐药,按作用机制可分为抗组胺受体止吐药、抗乙酰胆碱受体止吐药、抗多巴胺受体止吐药。其中抗胆碱药可有效治疗运动性恶心、呕吐,但对预防和减少癌症患者化学治疗引起的恶心、呕吐作用很弱。而多巴胺神经元大量分布在肠道中,是化疗引起的恶心、呕吐的传入部位,现已从多巴胺受体阻断药中得到了作用较强的止吐药。其次近年来发现影响呕吐反射弧的5-羟色胺(5-HT)受体亚型 $5-HT_3$,主要分布在肠道,在中枢神经系统分布相对较少,由此开发出新型的 5-HT$_3$ 受体拮抗药,如昂丹司琼,特别适用于癌症患者因化学治疗或放射治疗引起的呕吐。

一、5-HT$_3$ 受体拮抗药

昂丹司琼(Ondansetron)

化学名为 1,2,3,9-四氢-9-甲基-3-[(2-甲基-1H 咪唑-1-基)甲基]-4(1H)-咔唑酮(1,2,3,9-tetrahydro-9-methyl-3-[(2-methyl-1H-imidazol-1-yl)methyl]-4H-carbazol-4-one),又名奥丹西隆、枢复宁。

本品常用其二水合盐酸盐,为白色或类白色结晶性粉末,熔点为 178.5~179.5℃。

昂丹司琼于 20 世纪 90 年代初上市,昂丹司琼咔唑环上 3 位碳具有手性,其 R 体活性较大,临床上使用外消旋体。

昂丹司琼可静脉注射或口服,口服生物利用度为 60%,口服后迅速吸收,分布广泛,半衰期为 3.5 小时。90% 以上在肝内代谢,尿中代谢产物主要为葡萄糖醛酸及硫酸酯的结合物,也有少量羟基化和去甲基代谢物。

本品为强效、高选择性的 5-HT$_3$ 受体拮抗药,对 5-HT$_1$、5-HT$_2$、α$_1$、α$_2$、β$_1$、胆碱、GABA、组胺 H$_1$ 和 H$_2$、神经激肽等受体都无拮抗作用。癌症患者因化学治疗或放射治疗引起的小肠与延髓的 5-HT 释放,通过 5-HT$_3$ 受体引起迷走神经兴奋而导致呕吐反射,昂丹司琼可有效对抗该过程。

本品可治疗癌症患者的恶心呕吐,其止吐剂量仅为甲氧氯普胺有效剂量的 1%,无锥体外系副作用,毒副作用极小,本品还用于预防和治疗手术后的恶心和呕吐。

昂丹司琼是在 5-HT$_3$ 受体的基础上研究得到的,5-HT 是一种神经递质,同时也是一种自身活性物质,具有多种生理功能。近年来,根据受体-配基亲和力、受体的化学结构(受体蛋白的氨基酸序列)和细胞内转导机制的不同,将 5-HT 受体分成 3 个亚型(有学者分为 7 个亚型)。20 世纪 70 年代初,无意中发现高剂量甲氧氯普胺可治疗抗癌药顺铂引起的动物犬、雪貂的呕吐。以前认为甲氧氯普胺是多巴胺 D$_2$ 受体的拮抗药,但深入研究发现甲氧氯普胺抗致吐机制与 5-HT$_3$ 受体拮抗药有关。

5-羟色胺　　　　　　甲氧氯普胺

从此以后各制药公司竞相研究开发拮抗 5-HT$_3$ 受体的止吐药,以争夺巨大的抗癌治疗中的止吐药市场。早期 5-HT$_3$ 受体拮抗药的研究分别以 5-HT 和甲氧氯普胺为先导化合物,前一类通常含吲哚环,如现已上市的昂丹司琼(ondansetron)、格拉司琼(granisetron)以及托烷司琼(tropisetron)等,这类化合物都有吲哚甲酰胺或其电子等排体吲哚甲酸酯结构,连接的脂杂环大都较为复杂,通常是托品烷或类似的含氮双环,这与早期 5-HT$_3$ 受体拮抗药去甲可卡因结构有关。

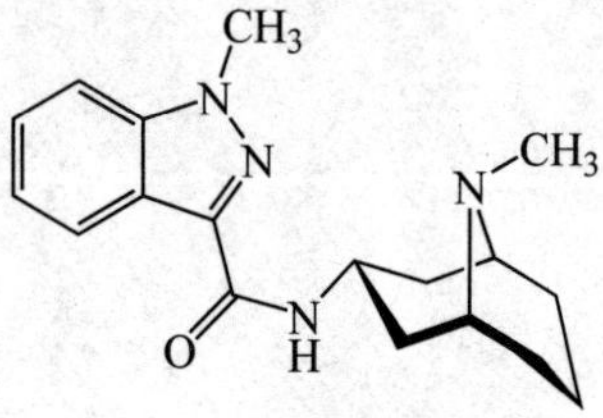

格拉司琼 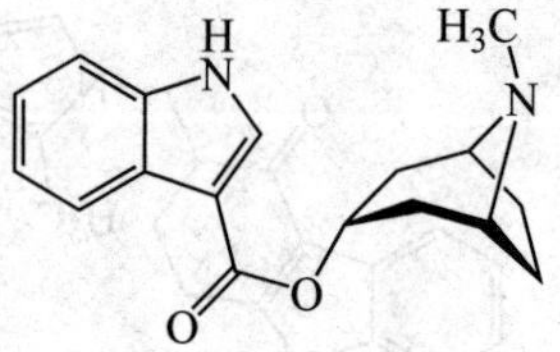　　　　托烷司琼 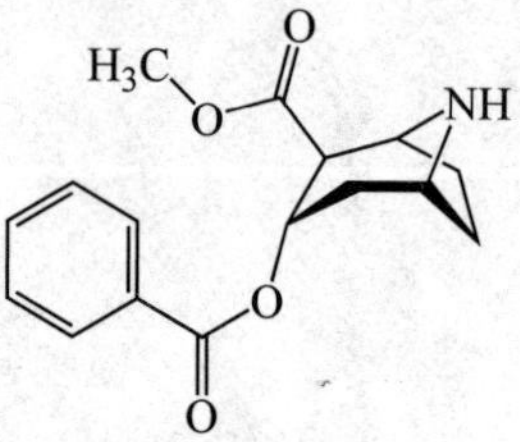　　　　去甲可卡因

格拉司琼 1991 年上市,与昂丹司琼相比,剂量小,半衰期较长,每日仅需注射一次,在我国以盐酸盐载入 2005 年版《中国药典》。

二、抗胆碱药

盐酸地芬尼多(Difenidol Hydrochloride)

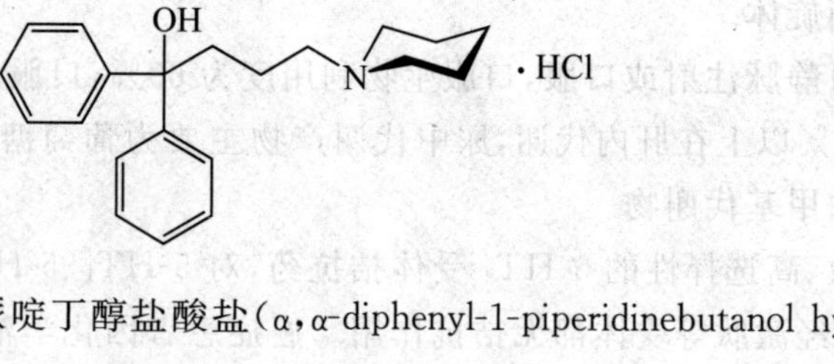

化学名为 α,α-二苯基-1-哌啶丁醇盐酸盐(α,α-diphenyl-1-piperidinebutanol hydrochloride),又名眩晕停。

本品为白色结晶性粉末,无臭,味涩,易溶于甲醇,在乙醇中溶解,在水中或三氯甲烷中微溶。熔点为 217~222℃。

本品在含枸橼酸的醋酐中,加热显玫瑰红色,为叔胺类特征反应,可以用于鉴别。

本品因味涩,常做成糖衣片。口服易吸收,半衰期约 4 小时,90% 以上以代谢物从尿中排出。

地芬尼多为抗乙酰胆碱受体止吐药,可改善椎底动脉供血不足,对前庭神经系统有调节作用,对各种中枢性、末梢性眩晕有治疗作用,有止吐及抑制眼球震颤作用。本品副作用小,在抗晕和镇吐的同时,并无抗组胺、镇静及麻醉强化等作用。

三、D$_2$ 受体拮抗药

马来酸硫乙拉嗪(Thiethylperazine Maleate)

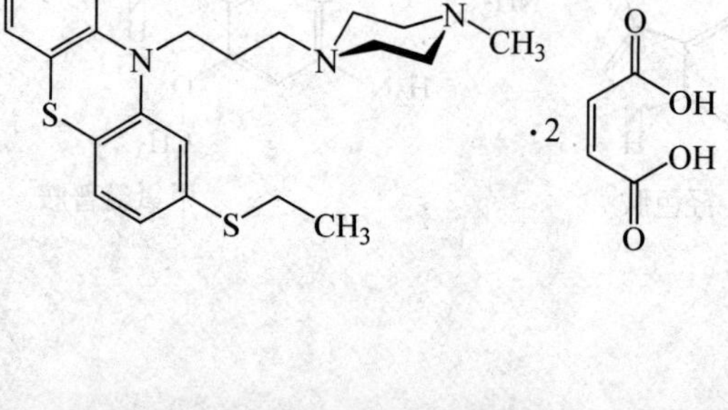

化学名为 2-乙硫基-10-[3-(4-甲基哌嗪-1-基)丙基]-10H-吩噻嗪马来酸盐(1∶2)((2-ethylthio)-10-[3-(4-methyl-1-piperazinyl)propyl]phenothiazine maleate)(1∶2),又名硫乙拉嗪、Torecan。

本品为黄色结晶性粉末,无臭,味苦,微溶于水、乙醇,不溶于乙醚和三氯甲烷。熔点为183℃(分解),其游离碱熔点为62~64℃。本品易氧化,需密封避光保存。

本品与硫酸甲醛反应呈淡红色-淡绿色,与钼酸铵反应呈蓝绿色,可用于鉴别。

马来酸硫乙拉嗪为多巴胺受体止吐药,通过抑制催吐化学敏感区的 D_2 受体,产生镇吐作用,用于治疗全身麻醉或眩晕所致的恶心和呕吐。马来酸硫乙拉嗪和吩噻嗪类抗精神病类药物类似,有锥体外系兴奋症状的副作用。此外,马来酸硫乙拉嗪也有抗组胺 H_1 受体和抗胆碱活性,可治疗晕动病。

第4节 肝胆疾病辅助治疗药物
Adjuvant for Hepatic and Biliary Diseases

一、肝病辅助治疗药

肝病变可由病毒、细菌、原虫等病原体感染,或因毒素、化学药品的损害、遗传基因缺陷所致代谢障碍及自身免疫抗体反应异常引起,导致急慢性肝炎、肝硬化及肝细胞癌变等。其中,病毒性肝炎发病率高,危害最大。至今尚无理想的特效肝病辅助治疗药物。许多"保肝"药物属于维生素或肝内代谢中所需的物质,如谷氨酸、葡醛内酯和乳果糖,尚无确定药理试验依据和严格的双盲法对照的临床研究结论。

联苯双酯(Bifendate)

化学名 4,4-二甲氧基-5,6,5′,6′-二次甲二氧-2,2′-二甲酸甲酯联苯(4,4-dimethoxy-5,6,5′,6′-dimehtylenedioxy-2,2′-dimethoxycardoxyl-biphenyl),是我国创制的治疗肝炎药物。

本品为白色结晶性粉末,无臭无味,在乙醇或水中几乎不溶,在三氯甲烷中易溶。有两种晶型,低熔点为方片状晶体,高熔点为棱柱状晶体,测定时可见部分转晶现象,熔点为180~183℃(两种晶型的药理作用相同)。

联苯双酯是在用现代药学方法研究中药五味子的基础上得到的治疗肝炎的药物,五味子是中医常用的滋补强壮药,20 世纪 70 年代初,临床研究发现五味子蜜丸和粉剂有降低病毒性肝炎患者血清谷丙转氨酶的作用,并能改善患者症状。进一步研究发现五味子水煎剂无效,随后将五味子的果仁和果肉两部分,分别制成水煎剂和醇提物,并用四氯化碳中毒小鼠的肝损伤模型进行试验,发现仅果仁的乙醇提取物有降低谷丙转氨酶的作用,其他部分均无效。根据这一结果,用五味子果仁的乙醇提取物制成了"五仁醇"片剂上市,用于临床治疗慢性肝炎,发现确有降谷丙转氨酶的作用。

为寻找五味子中降谷丙转氨酶的有效成分,从五味子的乙醇提取物中分离到七种单体成分,均为木脂素类似物。药理试验证明除五味子甲素外,这些成分在不同程度上,都能使四氯化碳引起的小鼠高谷丙转氨酶降低。这些成分中以五味子乙素含量最高,实验室里也积累了一定的数量。随后进行了 7 例慢性肝炎的治疗试验,疗效较好。

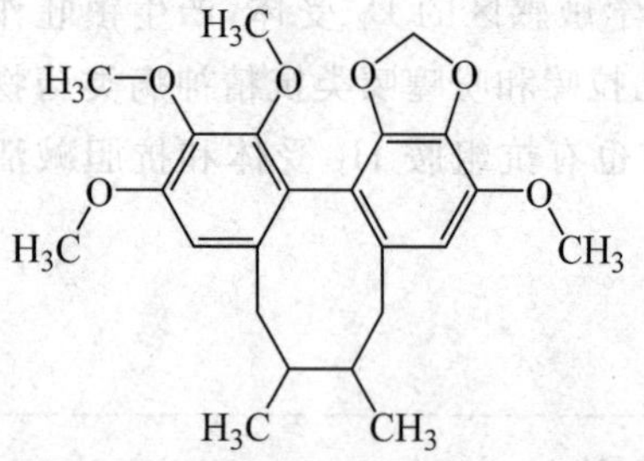

五味子乙素 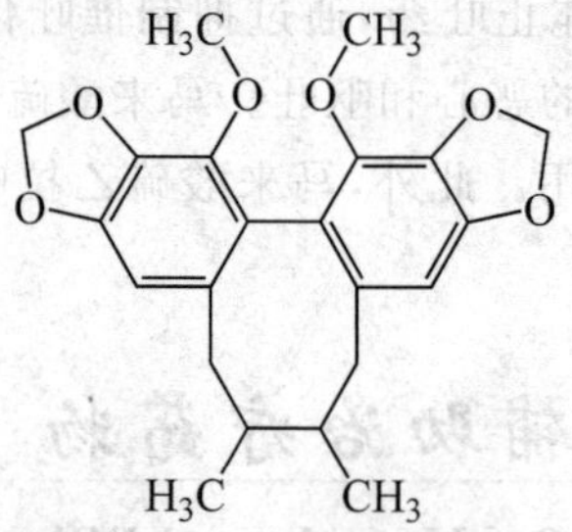　　　　　五味子丙素α体 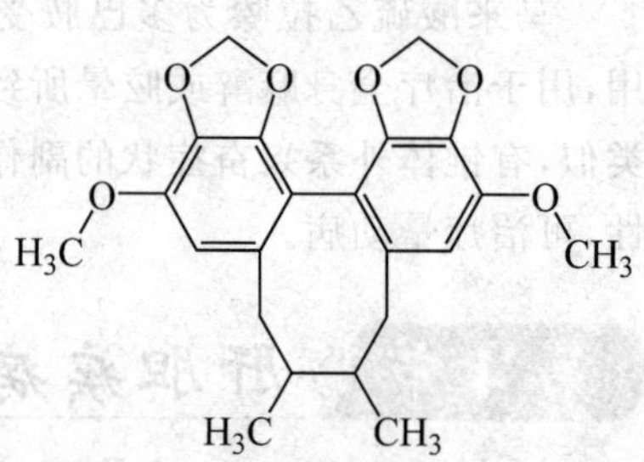　　　　　五味子丙素γ体

在七种单体中,五味子丙素有较好的降谷丙转氨酶作用,但在五味子中含量很低,仅占 0.08%。为确证其化学结构,并进行药理研究,开展了五味子丙素的全合成研究。全合成和结构分析研究确证了五味子丙素的化学结构为五味子丙素 α 体,而不是最初认定的,后命名为五味子丙素 γ 体的结构。由于五味子丙素的全合成难度较大,无法提供样品作药理研究,只好把全合成工作中得到的中间体和类似物共 31 个进行了初步药理研究,其中 16 个化合物表现出降酶活性。在明显有降酶活性的化合物中,经过初步毒性测定,选择了五味子丙素 γ 的中间体联苯双酯及二苯已烯作了进一步研究。后通过临床比较,放弃了二苯已烯,而把化学结构较为简单、化学合成比较容易、毒性比较低的联苯双酯发展为一新的保肝药物,尽管生物活性不是很高,并于 20 世纪 80 年代初在我国上市,供临床使用。

从 20 世纪 70 年代初研究五味子对肝的生化药理效应开始,1975 年合成联苯双酯并发现该化合物的保肝作用,1977 年开始临床试用于病毒性乙型肝炎的治疗,到 1983 年研制成滴丸新剂型,扩大使用,用了整整十年时间,1995 年载入《中国药典》。

本品异羟肟酸铁盐试验显暗紫色,分子中的亚甲二氧基在浓硫酸作用下产生甲醛,后者能与变色酸形成紫色产物。联苯双酯含有联苯分子骨架,有联苯特征紫外吸收带$(278±1)$nm,用于定性和定量分析。

本品片剂口服不易吸收,生物利用度约为 20%。经药剂学研究,滴丸能使生物利用度提高,现多用滴剂。

本品体内代谢首先是在一个甲氧基上脱甲基,随即与葡萄糖醛酸结合,主要从尿中排泄。用氚标记的联苯双酯结合气相色谱-质谱联用分析方法进行试验,确证了本品代谢产物之一为去甲联苯双酯,其代谢途径如图 13-4 所示。

本品能使血清谷丙转氨酶降低,增强肝的解毒功能和肝保护作用,疗效明显,无明显副作用。其不足之处是远期疗效不巩固,停止服药后,部分患者的血清转氨酶可上升,但继续服药仍有效,临床适用于迁移性肝炎及长期谷丙转氨酶异常患者。本品在与类似的保肝药物新甘草甜

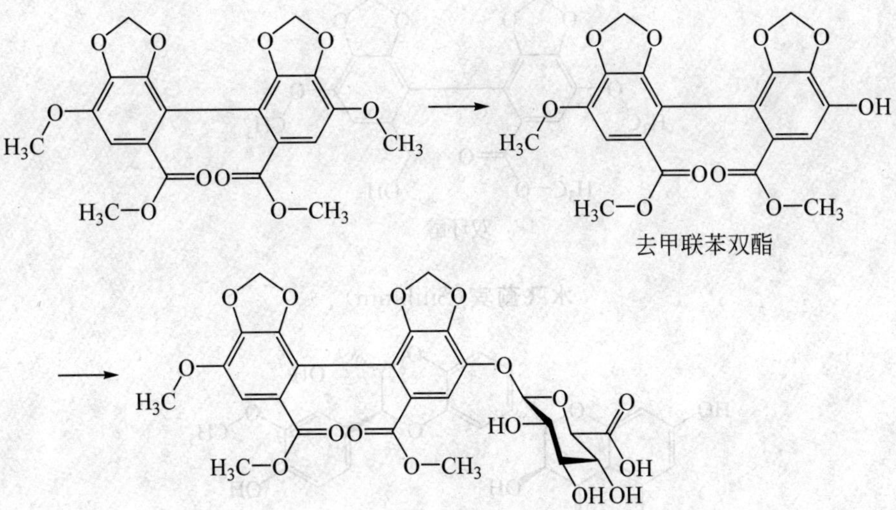

图 13-4 联苯双酯的代谢途径

素及水飞蓟宾的临床比较研究中,疗效较优。

联苯双酯的合成路线(图 13-5)较为简单,从没食子酸甲酯出发,其路线如下:没食子酸甲酯选择性单甲基化产物与二碘甲烷反应生成邻二羟基的保护产物,然后经过溴化以及铜催化的 Ullmann 偶联反应得到目标产物联苯双酯。

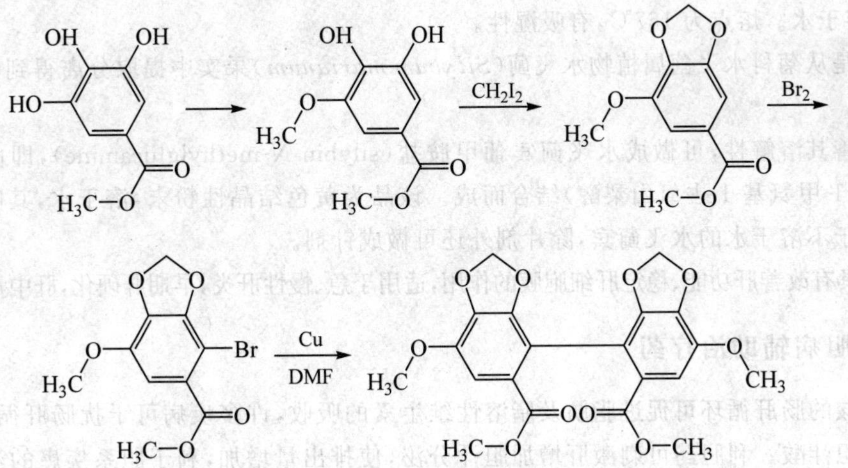

图 13-5 联苯双酯的合成路线

在联苯双酯的基础上,继续深入研究,得到一新颖性的类似化合物,现命名为双环醇(bicyclol),与联苯双酯比较,结构差别不大,把原来联苯双酯中的一个甲氧羰基换成羟甲基即成双环醇。双环醇的极性较联苯双酯大,药代动力学性质与联苯双酯有较大差异。除具有保肝作用外,体外实验还表明双环醇对肝癌细胞转染人乙肝病毒细胞株具有抑制 HBeAg、HBV-DNA、HbsAg 分泌作用。双环醇已开发成治疗乙肝的专利新药,2001 年在我国上市,商品名百赛诺,可用于治疗伴有血清氨基转移酶异常的轻、中度慢性乙型肝炎,慢性丙型肝炎以及非病毒性肝病。

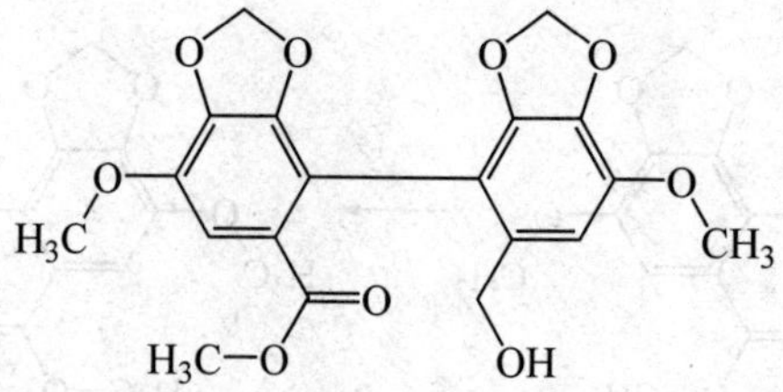

双环醇

水飞蓟宾(Silibinin)

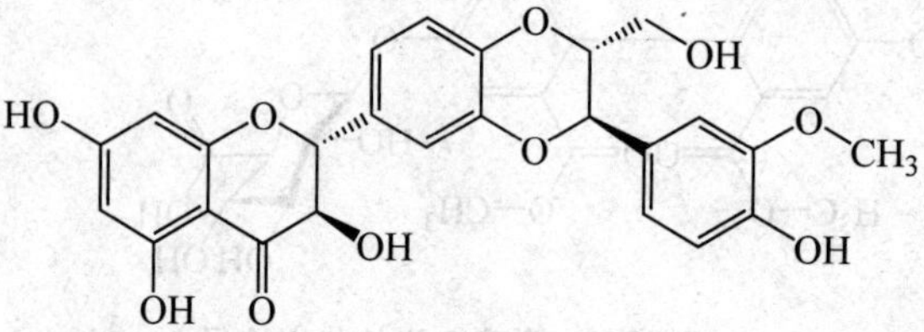

化学名为 2-[2,2-二氢-3-(4-羟基-3-甲氧基苯基)-2-(羟基甲基)-1-4-苯并二噁烷-6-基]-2,3-二氢-3,5,7-三羟基-4H-1-苯并吡喃-4-酮(2-[2,3-dihydro-3-(4-hydroxy-3-methoxyphenyl)-2-hydroxymethyl-1,4-benzodioxin-yl]-2,3-dihydro-3,5,7-trihydroxy-4H-1-benzopyran-4-one)。又名益肝灵、西利马灵、利肝隆。

本品为类白色结晶性粉末,无臭,味微苦,在丙酮、乙酸乙酯中易溶,在稀碱液中易溶,略溶于醇,不溶于水。熔点为167℃,有吸湿性。

本品是从菊科水飞蓟属植物水飞蓟(*Silybum marianum*)果实中提取分离得到的一种黄酮类化合物。

为改善其溶解性,可做成水飞蓟宾葡甲胺盐(silybin-*N*-methylglucamine),即由水飞蓟宾与葡甲胺(1-甲氨基-1-去氧山梨醇)结合而成。该品为黄色结晶性粉末,溶于水,其吸收速度与疗效均优于不溶于水的水飞蓟宾,除片剂外还可做成针剂。

本品具有改善肝功能、稳定肝细胞膜的作用,适用于急、慢性肝炎,早期肝硬化,肝中毒等病症。

二、胆病辅助治疗药

胆汁酸的肠肝循环可促进脂肪及脂溶性维生素的吸收,许多疾病可干扰肠肝循环,干扰胆固醇合成胆汁酸。利胆药可刺激肝增加胆汁分泌,使排出量增加,利于胆系疾患的治疗。胆病辅助治疗药物还可用于急慢性肝炎的治疗。

熊去氧胆酸(Ursodeoxycholic Acid)

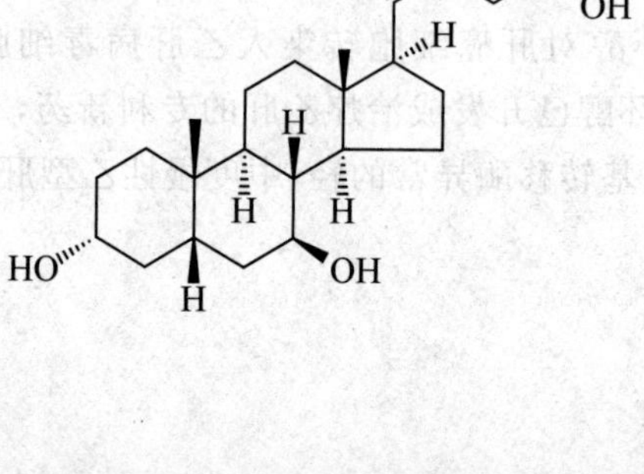

化学名为 3α,7β-二羟基-5β-胆甾烷-24-酸((3α,5β,7β)-3,7-dihydroxycholan-24-oic acid)，存在于胆汁中，又名 Ursodiol。

本品为甾体化合物，系胆酸类似物。本品为白色粉末，无臭，味苦，在乙醇和冰乙酸中易溶，在氢氧化钠中溶解，在三氯甲烷中不溶。熔点为 200~204℃。

本品遇硫酸甲醛试液，生成蓝绿色悬浮物，可用作鉴别，这也是胆酸类药物的一般鉴别方法。

本品因天然来源熊胆汁较少，现多用来源较丰富的牛、羊胆酸或鹅去氧胆酸为原料，半合成制备。因鹅去氧胆酸是熊去氧胆酸的 C_7 差向异构体，可在 C_7 位氧化成酮基，再还原成羟基，使其 7α-羟基换成 7β-羟基，两步即可，其合成路线如下：

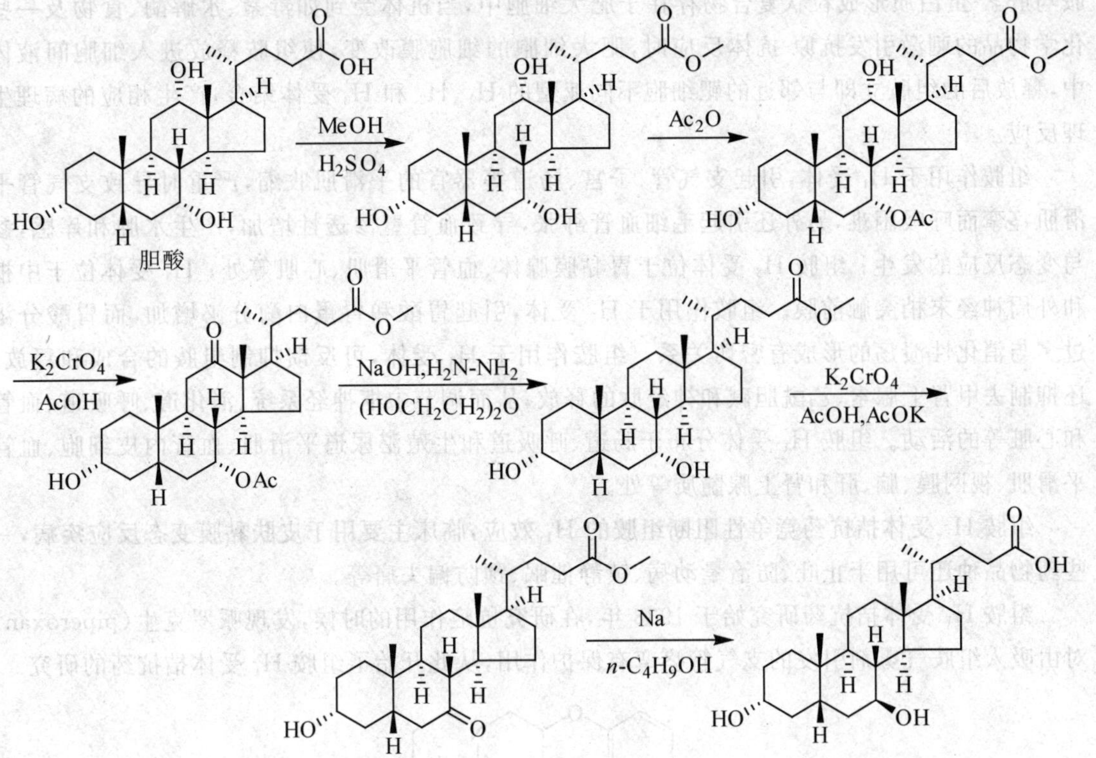

本品有利胆作用，用于治疗胆固醇结石，预防药物性结石形成。疗效优于鹅去氧胆酸，副作用小于鹅去氧胆酸。熊去氧胆酸与鹅去氧胆酸仅在 C_7 光学活性不同，但其分布、代谢和消除有很大的区别，这导致了两药的药效区别。鹅去氧胆酸因有首过代谢，剂量较大，耐受性稍差，腹泻发生率高，且对肝有一定毒性，目前已少用。

第5节 抗变态反应药物
Antiallergic Drugs

当外源性物质(如食物、动物毛发、花粉、灰尘和某些多糖或蛋白质类的抗原)对人体引起变态性或过敏性反应(常见的有花粉病、瘙痒、接触性皮炎以及过敏性哮喘和休克等)时，这些症状已证明与体内组胺释放有关,故选择性组胺 H_1 受体拮抗药(histamine H_1-receptor antagonist)已被广泛用作抗变态反应药。

组胺(histamine)是广泛存在于人体的一种活性物质,其化学结构为 2-(4-咪唑)乙胺,它是由组氨酸经脱羧酶催化下,由组氨酸脱羧形成的。

组氨酸 —组氨酸脱羧酶→ 组胺

组胺是一种重要的化学递质,在细胞之间传递信息,参与一系列复杂的生理过程。通常组胺与肝素-蛋白质形成粒状复合物存在于肥大细胞中,当机体受到如毒素、水解酶、食物及一些化学物品的刺激引发抗原-抗体反应时,肥大细胞的细胞膜改变,使组胺释放进入细胞间液体中,释放后的组胺立即与邻近的靶细胞不同亚型的 H_1、H_2 和 H_3 受体结合,产生相应的病理生理反应。

组胺作用于 H_1 受体,引起支气管、子宫、肠道等器官的平滑肌收缩,严重时导致支气管平滑肌痉挛而呼吸困难,另外还引起毛细血管舒张,导致血管壁渗透性增加,产生水肿和痒感,参与变态反应的发生;组胺 H_2 受体位于胃黏膜腺体、血管平滑肌、心肌等处;H_3 受体位于中枢和外周神经末梢突触前膜。组胺作用于 H_2 受体,引起胃酸和胃蛋白酶分泌增加,而胃酸分泌过多与消化性溃疡的形成有密切关系。组胺作用于 H_3 受体,可反馈抑制组胺的合成和释放,还抑制去甲肾上腺素、乙酰胆碱和神经肽的释放,从而调节中枢神经系统、消化道、呼吸道、血管和心脏等的活动。组胺 H_1 受体分布于肠道、呼吸道和生殖泌尿道平滑肌,血管内皮细胞、血管平滑肌、视网膜、脑、肝和肾上腺髓质等处。

组胺 H_1 受体拮抗药竞争性阻断组胺的 H_1 效应,临床主要用于皮肤黏膜变态反应疾病,一些药物品种还可用于止吐、防治晕动病、镇静催眠、预防偏头痛等。

组胺 H_1 受体拮抗药研究始于 1933 年,在研究抗疟作用的时候,发现哌罗克生(piperoxan)对由吸入组胺气雾剂引发的支气管痉挛有保护作用,从此开始了组胺 H_1 受体拮抗药的研究。

哌罗克生

从 1942 年第一个此类药物上市,至今此类药物的开发就从未间断过。传统的组胺 H_1 受体拮抗药(20 世纪 80 年代以前上市,又称为第一代抗组胺药)由于脂溶性较高,易于通过血脑屏障进入中枢,产生中枢抑制和镇静的副作用。另外,由于 H_1 受体拮抗作用选择性不够强,故常不同程度地呈现出抗肾上腺素、抗胆碱、抗 5-羟色胺、镇痛、局部麻醉等副作用。因此限制药物进入中枢和提高药物对组胺 H_1 受体的选择性就成为设计和寻找新型抗组胺药的指导思想,并由此发展出了非镇静性组胺 H_1 受体拮抗药(20 世纪 80 年代以后上市,又称为第二代抗组胺药)。目前临床应用的 H_1 受体拮抗药品种较多,按化学结构可大致分类:氨基醚类、乙二胺类、丙胺类、三环类、哌嗪类、哌啶类和其他类。

一、氨基醚类

1943年报道氨基醚类化合物中的苯海拉明（diphenhydramine）具有较好的抗组胺活性，临床应用较广，但有嗜睡、神经过敏和镇静等副作用。

盐酸苯海拉明（Diphenhydramine Hydrochloride）

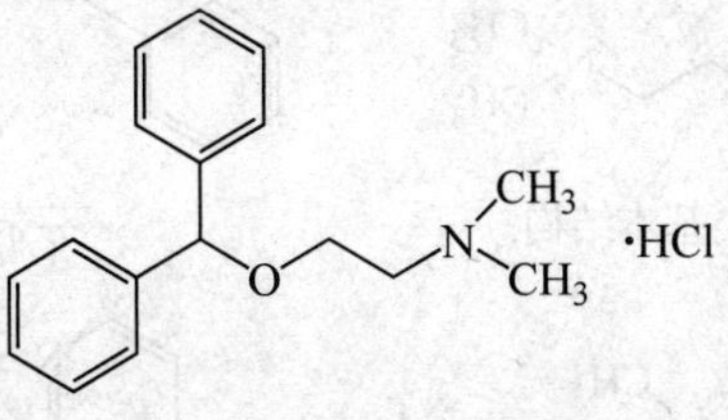

化学名为 N,N-二甲基-2-(二苯甲氧基)乙胺盐酸盐 2-(diphenylmethoxy)-N,N-dimethylethanamine hydrochloride，又名苯那君。

本品为白色结晶性粉末；无臭，味苦，随后有麻痹感，在水中极易溶解，在乙醇或三氯甲烷中易溶解，在丙酮中略溶，在乙醚和苯中极微溶解。熔点为167～171℃。

本品为醚类化合物，化学性质不活泼，纯品对光稳定，当含有杂质二苯甲醇时，在日光下渐变色。

苯海拉明虽为醚类化合物，但由于自身结构的特点，分子中有两个苯环与同一个 α-碳原子存在共轭效应，比一般醚更易受酸的催化而分解，生成二苯甲醇和二甲氨基乙醇。

本品在碱性溶液中稳定。

本品能被过氧化氢、酸性重铬酸钾或碱性高锰酸钾溶液氧化，均生成二苯甲酮。

本品遇硫酸初显黄色，继变橙红色，加水稀释后，呈白色乳浊液。

盐酸苯海拉明能竞争性阻断组胺 H_1 受体而产生抗组胺作用，中枢抑制作用显著。有镇静、防晕动和止吐作用，可缓解支气管平滑肌痉挛。临床主要用于荨麻疹、过敏性鼻炎和皮肤瘙痒等皮肤、黏膜变态性疾病，预防晕动病及治疗妊娠呕吐。

为了克服苯海拉明的嗜睡和中枢抑制副作用，将苯海拉明与具有中枢兴奋作用的 8-氯茶碱（8-chloro-theophylline）结合成盐，得到茶苯海明（乘晕宁），其副作用减轻，为常用抗晕动病药。

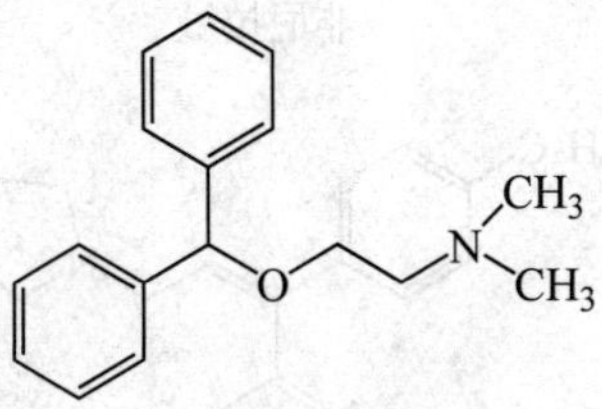

苯海拉明 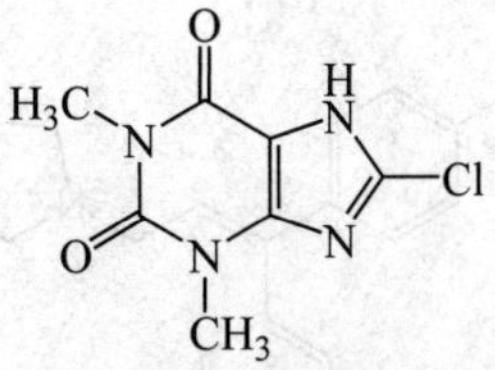　　　　　　8-氯茶碱

二、乙二胺类

乙二胺类是将氨基醚类结构的氧原子改为氮原子得到的一类组胺 H_1 受体拮抗药。1942

年发现了芬苯扎胺(phenbenzamine)和美吡拉敏(mepyramine),1946 年发现的曲吡那敏(tripelennamine)抗组胺作用强而持久,毒副作用低,是至今临床仍常用的抗过敏药之一,其中芬苯扎胺是第一个上市的组胺 H_1 受体拮抗药。

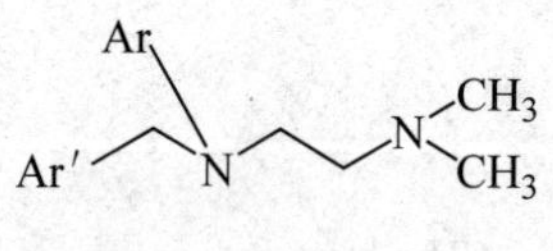

乙二胺类基本结构

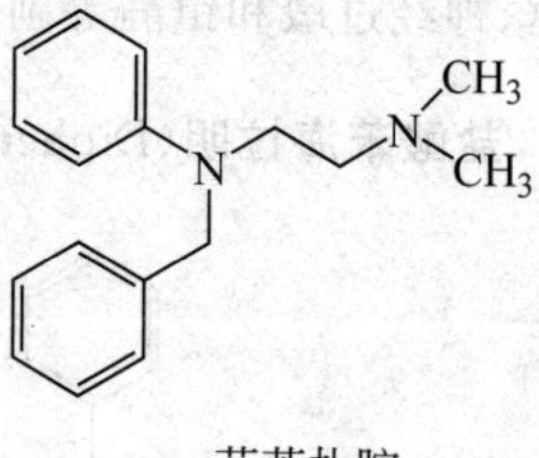

芬苯扎胺

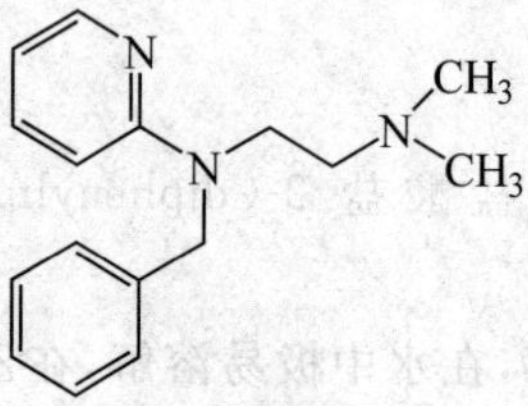

曲吡那敏

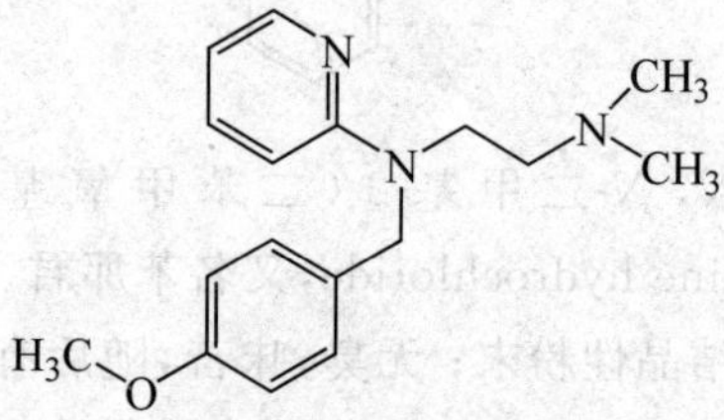

美吡拉敏

三、丙胺类

丙胺类是乙二胺类结构中靠近苯环的氮原子通过电子等排原理,用碳原子替换得到一类抗组胺药。这类药物也可认为是从氨基醚类简化了一个氧原子后得到的。这类药物有非尼拉敏(pheniramine)、氯苯那敏(chlorphenamine)、吡咯他敏(pyrrobutamine)、曲普利啶(triprolidine)、阿伐斯汀(acrivastine)等。特别是阿伐斯汀具有选择性的阻断组胺 H_1 受体的作用。结构中的丙烯酸基使其具有相当的亲水性而难以进入中枢神经系统,故无镇静作用,也无抗 M 胆碱作用。临床适用于过敏性鼻炎、花粉病、荨麻疹等。

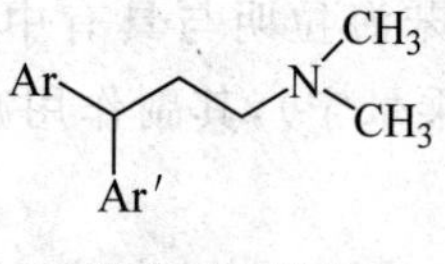

丙胺类基本结构

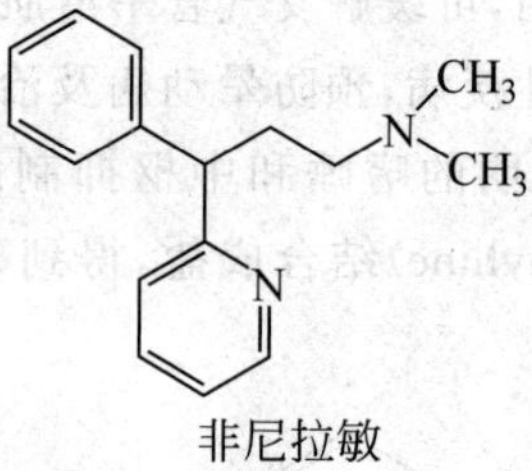

非尼拉敏

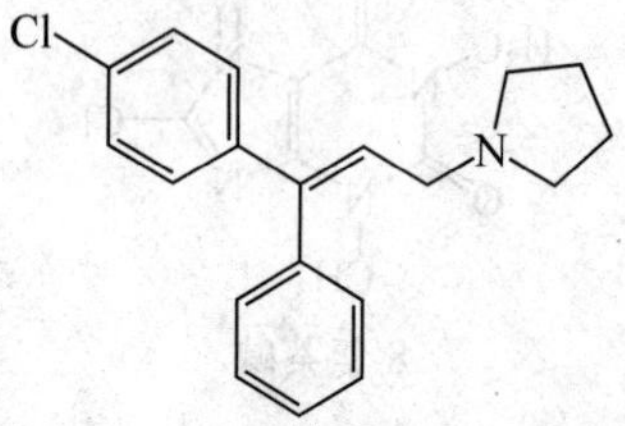

吡咯他敏

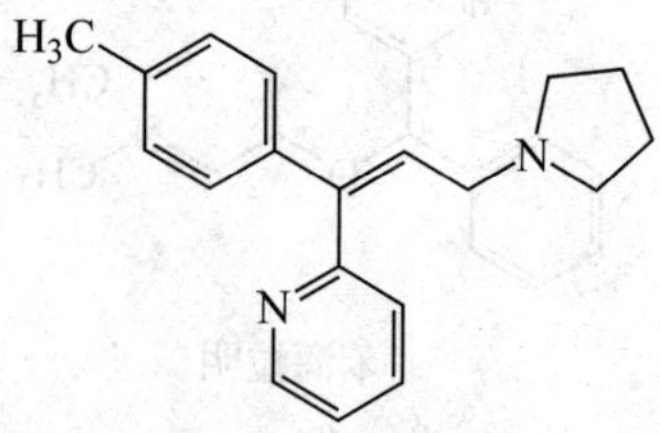

曲普利啶

马来酸氯苯那敏(Chlorphenamine Maleate)

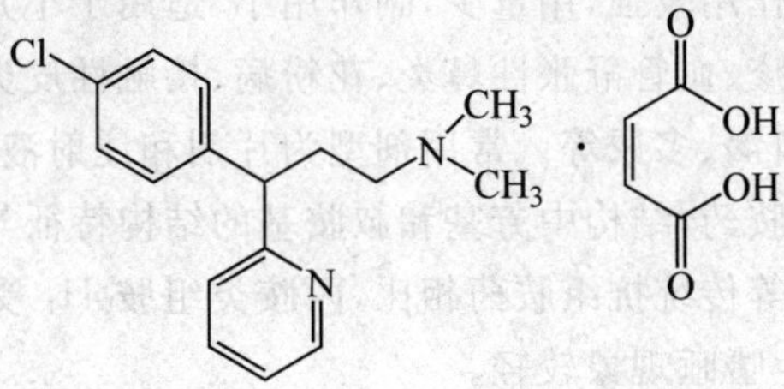

化学名为 N,N-二甲基-γ-(4-氯苯基)-2-吡啶丙胺顺丁烯二酸盐(γ-(4-chlorophenyl)-N,N-dimethyl-2-pyridinepropanamine maleate (1∶1)),又名扑尔敏。

本品为白色结晶性粉末,无臭,味苦,有升华性,在水、乙醇和三氯甲烷中易溶解,在乙醚中微溶解,其1%水溶液的pH为4.0~5.0。熔点为131~135℃。

马来酸与枸橼酸醋酐试液在水浴上加热,即显红紫色,为叔胺类反应。脂肪族、脂环族和芳香族叔胺均有此反应。马来酸氯苯那敏在稀硫酸中,高锰酸钾氧化马来酸,高锰酸钾红色消失,马来酸生成二羟基丁二酸。

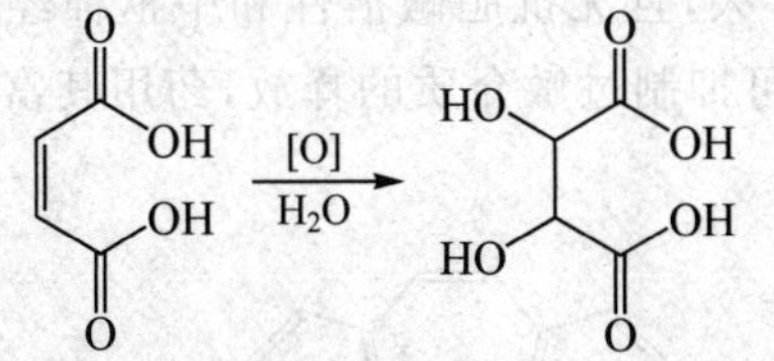

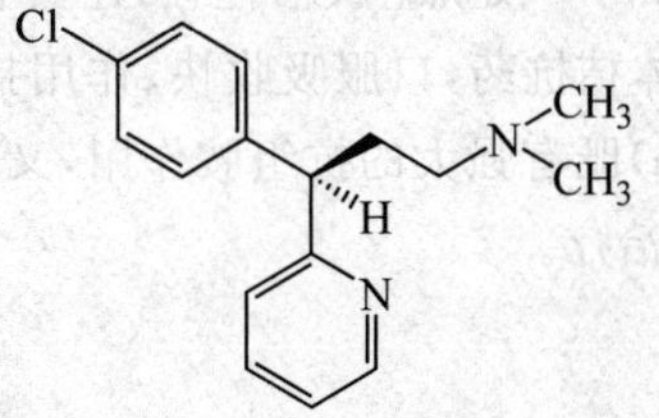

S(+)-氯苯那敏

本品含有一个手性碳,存在一对光学异构体。其 S 构型的右旋体比消旋体活性大约强两倍,急性毒性也较小。R 构型的左旋体的活性仅为消旋体的1/90,马来酸氯苯那敏的药用形式为消旋体的马来酸氯苯那敏。

本品的吡啶结构在 pH 3~4 的缓冲液中与溴化氰试剂反应,吡啶环开环,与苯胺生成橙黄色缩合物。若用1-苯基-甲基-吡啶啉酮代替苯胺,则产生红色缩合物。

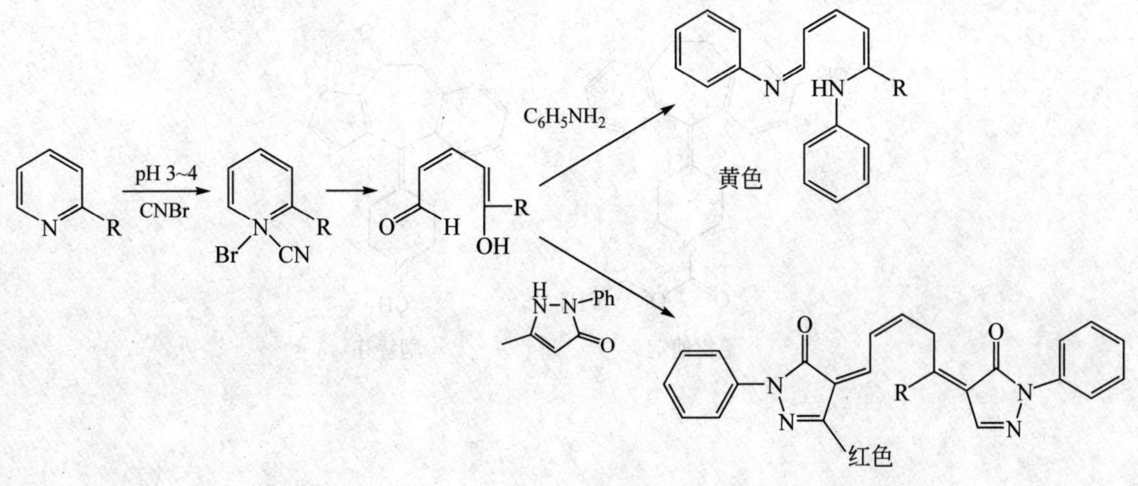

本品服用后吸收迅速而完全，排泄缓慢，作用持久。主要是以 N-去-甲基、N-去二甲基、N-氧化物及未知的极性代谢物随尿排出，而马来酸则被羟化为酒石酸。

氯苯那敏特点是抗组胺作用较强，用量少，副作用小，适用于小儿科。临床主要用于过敏性鼻炎、皮肤黏膜的过敏、荨麻疹、血管舒张性鼻炎、花粉病、接触性皮炎以及药物和食物引起的过敏性疾病。副作用有嗜睡、口渴、多尿等。常用剂型为片剂和注射液。

氯苯那敏为丙胺类抗组胺药，结构中芳基和叔胺基的结构特征与氨基醚类都是一致的。与乙二胺类、氨基醚类、三环类等传统抗组胺药相比，丙胺类组胺 H_1 受体拮抗药的抗组胺作用较强而中枢镇静作用较弱，产生嗜睡现象较轻。

四、三环类

将氨基醚类、乙二胺类和丙胺类 H_1 受体拮抗药的两个芳环部分以不同基团邻位相连，形成三环结构，再运用生物电子等排等方法加以修饰，成功得到了很多新型三环类抗过敏药物。

异丙嗪（promethazine）为三环吩噻嗪类抗过敏药，自 1945 年发现以来，至今仍在临床应用。通过对吩噻嗪环的杂原子以生物电子等排体替代，得到了许多较好的抗组胺药，其中赛庚啶（cyproheptadine）不仅抗组胺活性强，还具有抗 5-羟色胺作用。氯雷他定（loratadine）是一强效选择性 H_1 受体拮抗药，口服吸收快、作用持久，且无抗胆碱活性和中枢神经系统抑制作用。酮替芬（ketotifen）既有强大的抗组胺作用，又可抑制过敏介质的释放，药用其富马酸盐，用于各种哮喘的预防和治疗。

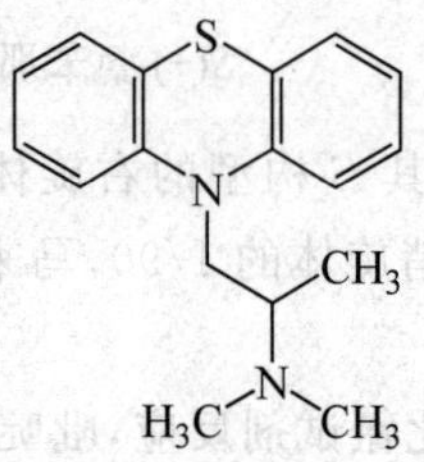

异丙嗪 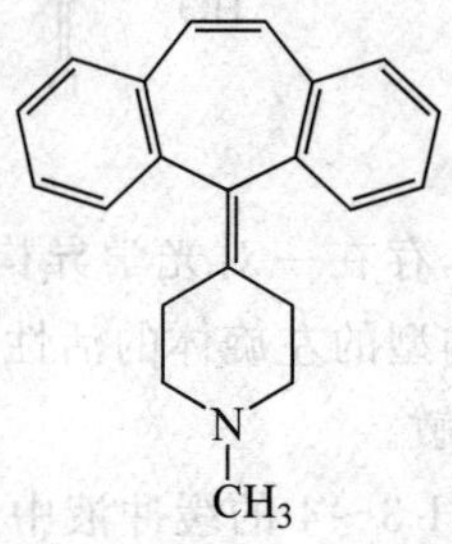　　　　赛庚啶

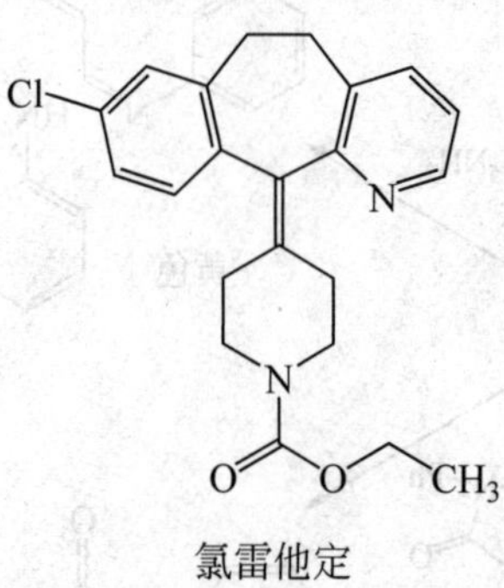

氯雷他定 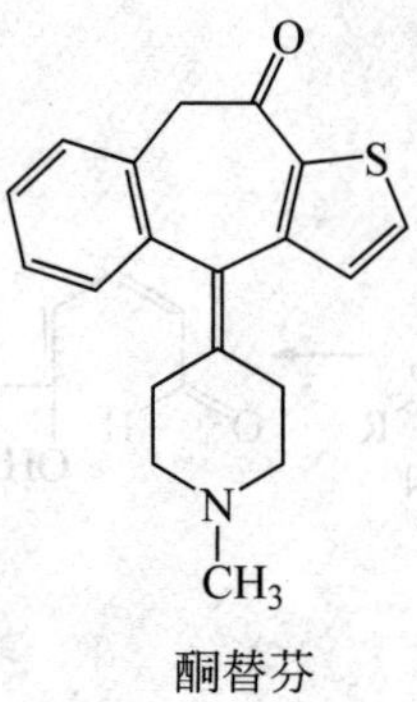　　　　酮替芬

氯雷他定（Loratadine）

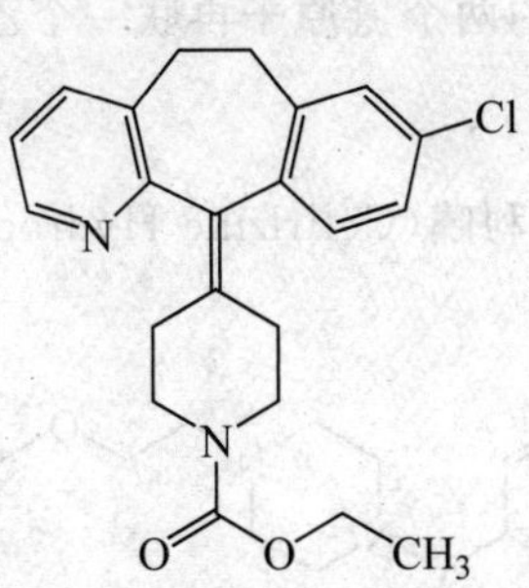

化学名为 4-(8-氯-5,6-二氢-11H-苯并[5,6]-环庚烷[1,2-b]吡啶-11-亚基)-1-羧酸乙酯，4-(8-chloro-5,6-dihydro-11H-benzo[5,6]-cyclohepta[1,2-b]pyridin-11-ylidene)-1-carboxylic acid ethyl ester。

本品为白色或微黄色的粉末，在水中不溶解，在丙酮、乙醇和三氯甲烷中易溶解。

本品口服吸收良好，起效迅速，某些患者在半小时内就显现作用，1.5小时后达到血药峰值。在肝中迅速而广泛地代谢，代谢产物主要为去乙氧羰基氯雷他定（地氯雷他定，desloratadine），代谢物仍具有 H_1 受体拮抗作用，结合后经肾消除。地氯雷他定及其衍生物卢帕他定（rupatadine）也分别于 2001 年和 2003 年上市。

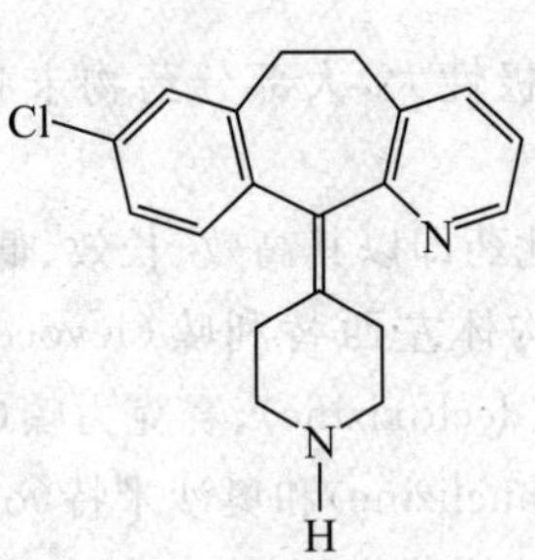

地氯雷他定 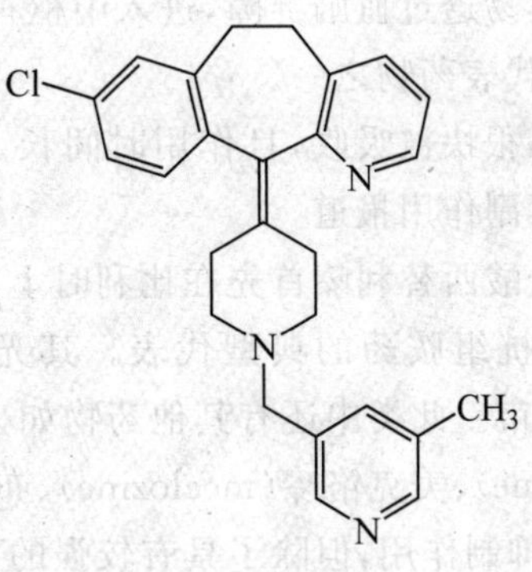　　　　　卢帕他定

氯雷他定为强效选择性 H_1 受体拮抗药，但没有抗胆碱能活性和中枢神经系统抑制作用。氯雷他定半衰期为 8～14 小时。其代谢物比氯雷他定的作用持久，半衰期达 17～24 小时。氯雷他定适用于减轻过敏性鼻炎的症状及治疗荨麻疹和过敏性关节炎。已有致心动过速的报道。

氯雷他定为三环类抗组胺药，其结构与其他三环类抗组胺药的主要区别是用中性的氨基甲酸酯代替了碱性叔胺结构，此变化被认为是直接导致其中枢镇静作用降低的原因。

三环类 H_1 受体拮抗药是在吩噻嗪类结构基础上衍生出来的，传统吩噻嗪类抗组胺药不仅具有组胺 H_1 受体拮抗作用，还有抗胆碱和镇吐作用，中枢抑制作用较明显，也可引起光致敏反应。对吩噻嗪母核和侧链进行变化，产生出多种结构的三环类 H_1 受体拮抗药，具有各自的作用特点。

五、哌嗪类

哌嗪类抗组胺药是将乙二胺类的两个氮原子再联一个乙基组成一个哌嗪环,就构成了哌嗪类抗组胺药。

盐酸西替利嗪(Cetirizine Hydrochloride)

· 2 HCl

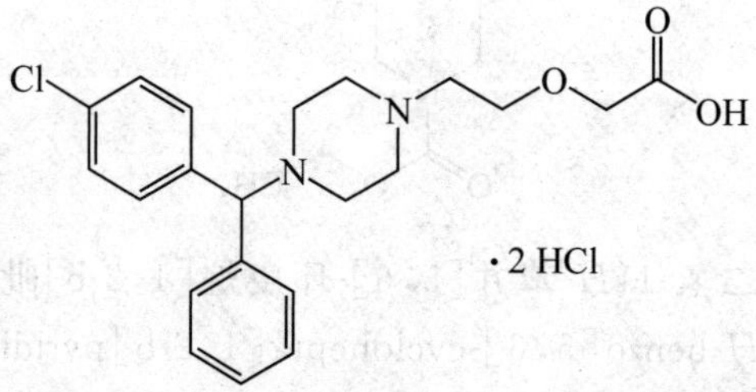

化学名为 2-[4-[(4-氯苯基)苯基甲基]-1-哌嗪基]乙氧基乙酸二盐酸盐(2-[4-[(4-chlorophenyl) phenylmethyl]-1-piperazinyl] ethoxy] acetic acid dihydrochloride)。

本品为白色或几乎白色粉末,在水中溶解,在丙酮和二氯甲烷中几乎不溶解,熔点为225℃,本品易氧化分解,应在避光的密闭容器中保存。

西替利嗪选择性作用于 H_1 受体,作用强而持久,对 M 胆碱受体和 5-HT 受体的作用极小。本品易离子化,不易透过血脑屏障,进入中枢神经系统的量极少,属于非镇静性抗组胺药,是第二代抗过敏药的代表药物之一。

服药后,本品很快被吸收,且作用时间长。因药物极性大,大部分药物未起变化而经肾消除,尚未见心脏毒副作用报道。

自 1987 年盐酸西替利嗪首先在比利时上市以来,此药即以其高效、长效、低毒、非镇静性等特点成为哌嗪类抗组胺药的典型代表。其光学纯异构体左西替利嗪(levocetirizine)也已于 2001 年在德国上市。此类中还有其他药物如去氯羟嗪(decloxizine)、赛克力嗪(cyclizine)、氯环力嗪(chlorcyclizine)、美克洛嗪(meclozine)、布克力嗪(buclizine)和奥沙米特(oxatomide)等,虽具有一定的中枢抑制作用,但除了具有较强的 H_1 受体拮抗药作用外,又各有特点,成为更有特色的三环类 H_1 受体拮抗药。具体药物可以查阅有关资料。

六、哌啶类

咪唑斯汀(Mizolastine)

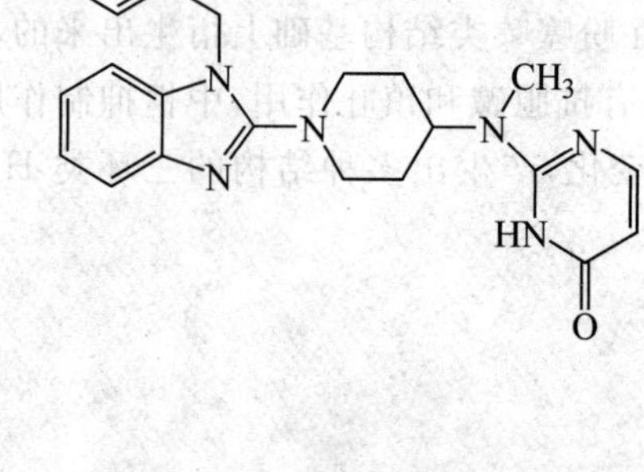

化学名为 2-((1-(1-((4-氟苯基)甲基)-1H-苯并咪唑-2-基)哌啶基-4-基)甲基氨基)嘧啶-4(3H)-酮（2-[[1-[1-[(4-fluorophenyl) methyl]-1H-benzimidazol-2-yl]-4-piperidinyl]methylamino]-4(3H)-pyrimidinone)。

本品为白色结晶,熔点为217℃。

咪唑斯汀化学结构是由一个芳环、三个含氮杂环以碳-氮键的方式连接起来,分子中可以看出有两个胍基掺入在杂环中。由于所有的氮原子都处于叔胺、酰胺及芳香性环中,只具有很弱的碱性,整体分子相对稳定。

本品为较新出现的第二代组胺 H_1 受体拮抗药,于1998年在欧洲上市,它具有 H_1 受体高度特异性和选择性,起效快、作用强,持续时间长,能持续有效达24小时。同时有效抑制其他炎症介质的释放,包括抑制炎症细胞的移行、减少嗜酸粒细胞和中性粒细胞浸润,以及对花生四烯酸诱导的水肿表现强效、持久和剂量依赖的抗炎作用。因此此药被认为是具有双重作用的抗组胺药。本品也没有中枢镇静作用,只有个别对该药敏感患者才出现镇静作用。本品其他不良反应极少,无显著的抗胆碱能样作用,对体重的影响小。当剂量达到推荐剂量的 4 倍也未发现明显的心脏副作用,这是咪唑斯汀优于其他第二代 H_1 受体拮抗药的最重要点。

本品临床主要用于治疗过敏性鼻炎和慢性特发性荨麻疹。

第一个上市的哌啶类组胺 H_1 受体拮抗药是特非那定(terfenadine),此药是在研究丁酰苯酮类抗精神病药物时合成出来的,发现其具有选择性外周 H_1 受体拮抗药活性,无中枢神经抑制作用,也无抗胆碱、抗 5-羟色胺和抗肾上腺素的作用,耐受性好,安全性高,与受体结合解离均缓慢,故药效持久。特非那定与某些抗生素及抗真菌药合用时可致严重的心脏病,由生产商主动提出,由 FDA 批准于1998年撤销,但其在哌啶类非镇静性抗组胺药发展史上仍扮演过十分积极的重要角色。1983年上市的阿司咪唑(astemizole),曾是此类中广泛使用的抗过敏药。阿司咪唑的国内商品名为息斯敏(Hismanal),此药为强效组胺 H_1 受体拮抗药,作用持续时间长,不具抗胆碱和局麻作用。因其不易穿过血脑屏障而不具中枢抑制作用,不良反应较少,但也因心脏毒性于1999年由 FDA 决定撤出。可见非镇静性抗组胺药的心脏毒性已备受关注,咪唑斯汀在这方面有特定优势,是此结构类型的代表药物。

特非那定

阿司咪唑(息斯敏)

组胺 H_1 受体拮抗药结构类似,大多数氨基醚类、乙二胺类和丙胺类药物可用以下通式表示:

$$Ar^1\text{-}X\text{-}(C)_n\text{-}N\begin{array}{c}R^1\\R^2\end{array}$$
$$Ar^2$$

(1) Ar^1 为苯环、杂环或取代杂环，Ar^2 为另一芳环或芳甲基，Ar^1 和 Ar^2 可桥连成三环类化合物。

(2) NR^1R^2 一般为叔胺，也可以是环的一部分，常见的有二甲氨基、四氢吡咯基、哌啶基和哌嗪基。

(3) X 是 sp^2 或 sp^3 杂化的碳原子、氮原子或连接氧原子的 sp^3 碳原子。

(4) 连接段碳链 $n=2\sim3$，通常 $n=2$。叔胺与芳环中心的距离一般为 $50\sim60$ nm。

抗变态反应药物按药物作用机制分类，除组胺 H_1 受体拮抗药外，还有白三烯阻断药（leukotriene antagonists）和缓激肽阻断药（bradykinin antagonists），临床上以 H_1 受体拮抗药最常用。

白三烯、缓激肽、血小板活化因子等过敏介质的阻断药也能作为抗过敏药。

白三烯（leukotriene，LTs）是一类含3个共轭双键的20碳直链羟基酸的总称，化学结构有 LTA、LTB、LTC、LTD、LTE、LTF 等大类。LTC_4、LTD_4、LTE_4 和 LTF_4（缩写的右下角数字标示分子中双键的数目）的结构中都含有半胱氨酸残基，称为半胱氨酰白三烯（cysLT），有着比组胺更强的收缩支气管和增加微血管通透性的活性，是重要的过敏介质，因此也称慢反应过敏物质（SRS-A）。花生四烯酸为 LTs 生物合成的前体物质，抗原抗体反应会激发肥大细胞或嗜碱细胞内磷脂酶 A_2 活化，裂解为膜磷脂，释放花生四烯酸，5-脂氧酶激活蛋白（FLAP）促进花生四烯酸的转移，在关键的酶 5-脂氧化酶（5-LO）催化下花生四烯酸被氧化，进而经一系列酶促反应，形成 LTs。

抗白三烯药物有直接 LTs 受体阻断药和抑制 LTs 生成的药物，包括 5-LO 抑制药、FLAP 抑制药和磷脂酶 A_2 抑制药。

扎鲁司特（zafirlukast）以天然白三烯为模型化合物，经结构衍化而得。它是有效 LTD_4 拮抗药，亲和力约为天然配基的 2 倍，可作为轻、中度哮喘的有效治疗药物。

扎鲁司特

孟鲁司特

孟鲁司特（montelukast）和普仑司特（pranlukast）为特异性 cysLT 受体阻断药，药理作用和临床应用同扎鲁司特。

齐留通（zileuton）的主要作用是选择性地抑制 5-LO，从而抑制 LTs 的合成，同时能抑制过敏反应引起的嗜酸细胞向肺部的浸润。给药后能降低血中嗜酸细胞的水平，还有扩张支气管和抗炎作用，可作为哮喘的长期用药。

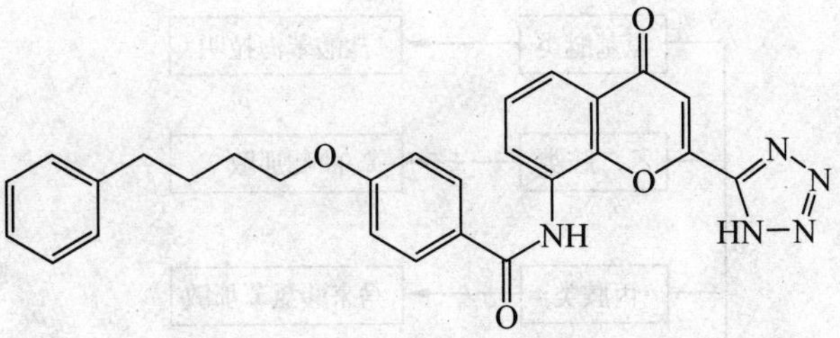

普仑司特 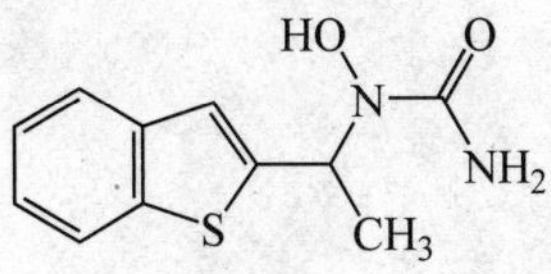　　　　　　　　齐留通

抗白三烯药物可有效地用于过敏性反应,但白三烯毕竟只是构成过敏反应的过敏介质之一,应从病因出发联合使用其他药物才能全面控制疾病。

知识链接

组胺受体只有一种吗？曾成功研制出普萘洛尔(心得安)的布莱克并没有停止探索,他开始向第二种组胺受体拮抗药——抗消化性溃疡药物进军。当时大家都把注意力放到了寻找胃泌素受体阻断药上,但是布莱克认为组胺受体可能有两种,甚至三种,或许正是组胺与这第二种受体结合,才导致了胃酸的大量分泌而触发溃疡。可是帝国化学公司认为胃溃疡的发病机制过于复杂,大量投入难以见效,不支持布莱克进行研究。

为了证实自己的假设,布莱克选择辞职,加入了当时还名不见经传的史克公司,开始寻找治疗消化性溃疡的组胺 H_2 受体拮抗药。顶着质疑与压力以及财政与研究方面的双重困难,布莱克于1972年找到了可以口服并且安全的 H_2 受体拮抗药——西咪替丁(甲氰咪胍)。经过临床研究,西咪替丁(泰胃美)于1976年上市。西咪替丁的问世,颠覆了消化性溃疡的治疗模式,以手术为主的传统治疗方式退出了历史舞台,史克公司一跃而成为世界五大制药企业之一。

学习小结

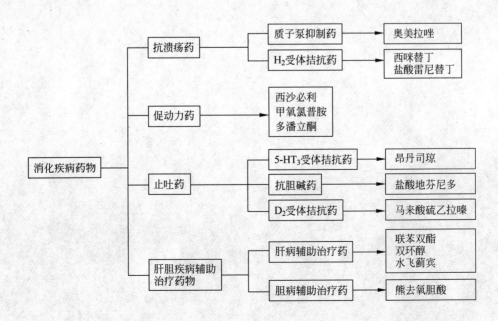

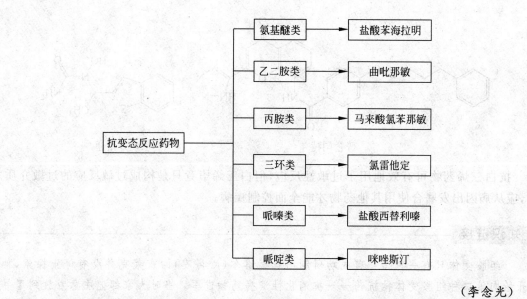

（李念光）

第14章

激 素

Hormones

学习目标

- 掌握甾体类激素的分类，炔雌醇、己烯雌酚、甲睾酮、炔诺酮、他莫昔芬、醋酸地塞米松等的化学结构、理化性质、体内代谢及用途。
- 熟悉甾体类药物的结构改造，雌性激素、雄性激素、孕激素及肾上腺皮质激素的构效关系。
- 了解前列腺素、肽类激素的结构特点及用途。

激素为人体内源性的活性物质，是一类由内分泌腺上皮细胞分泌的有机化合物，它通过血液或淋巴液到达靶器官，影响并改变其生理功能的调节方式。人体内激素种类很多，但在结构尚未阐明之前，通常称作活性因子，只有那些性质相对稳定，有治疗价值且能工业生产的激素才可能开发成为药物。目前，开发出来的激素类药物按药理作用分为拟激素药物和抗激素药物。拟激素药物指具有与激素相同或相似的作用，用于治疗激素水平过低引起的内分泌失调性疾病的药物；抗激素药物指能够拮抗激素功能或抑制激素合成的，用于治疗激素分泌过多引起的内分泌失调性疾病的药物。

按化学结构，激素类药物分为肽类激素、甾类激素和前列腺素等。肽类激素是内分泌腺的蛋白质和肽类物质。甾类激素指结构中含有甾环的激素，包括性激素和肾上腺皮质激素，这是一大类维持生命活动、调节机体代谢、细胞发育分化、促进性器官生长以及维持生殖功能的重要生物活性物质，它们通过血液传递，以很小的剂量在靶细胞上与受体结合而起作用，具有极高的专属性。当体内甾类激素水平下降或缺乏时，机体就会产生严重的疾病，丧失生殖力，甚至危及生命。前列腺素是由花生四烯酸氧化代谢产生的，除了作为炎症介质外，还可以发挥神经保护作用。

甾类激素根据母核的化学结构又可分为孕甾烷类、雄甾烷类及雌甾烷类(图14-1)。

20世纪30年代开始，人们从动物腺体中提取分离得到天然甾体激素如睾丸素、雌二醇等，阐明了其化学结构，并成功完成了化学全合成。40年代进入了激素类药物的实用化阶段，采用薯芋皂苷元为原料，合成甾类药物，特别是氢化可的松的获得对类风湿关节炎的治疗意义重大。50~60年代发明了甾类避孕药物，开辟了甾类激素的又一新用途，为人类控制生育做出了重大贡献。70年代，甾体激素类药物全合成实现工业化生产。

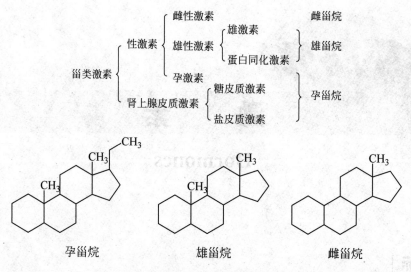

图 14-1 甾类激素分类

一、甾类激素的化学结构与命名

甾类激素是一类四环脂烃化合物,具有环戊烷并多氢菲母核。其化学结构由 A、B、C 和 D 四个环稠合而成,A、B 和 C 环为六元环,D 环为五元环。其中雄甾烷及孕甾烷在 C-10 及 C-13 上有甲基取代,此甲基编号为 C-18、C-19;孕甾烷在 C-17 上有两个碳取代,分别为 C-20、C-21;雌甾烷在 C-13 上有甲基取代,为 C-18。

当甾体母核平面平放在纸平面上时,虚线表示取代基在环的下方,为 α 取代;实线表示取代基在环的上方,为 β 取代。甾类药物的基本骨架中有 6 个手性碳原子,分别是 C-5、C-8、C-9、C-10、C-13、C-14,理论上 A、B、C、D 四个环应有 2^6 即 64 种稠合方式,由于许多稠合方式能量高、不稳定,所以绝大多数甾核以热力学较稳定的两种方式存在,即 5α-系和 5β-系。

在 5α-系中,A/B 环、B/C 环和 C/D 环均为反式稠合,即 5α-系化合物为反-反-反式构型。在 5β-系中,A/B 环顺式稠合,B/C 环和 C/D 环为反式稠合,即 5β-系化合物为顺-反-反式构型。

几乎所有的天然甾类激素都是 5α-系。

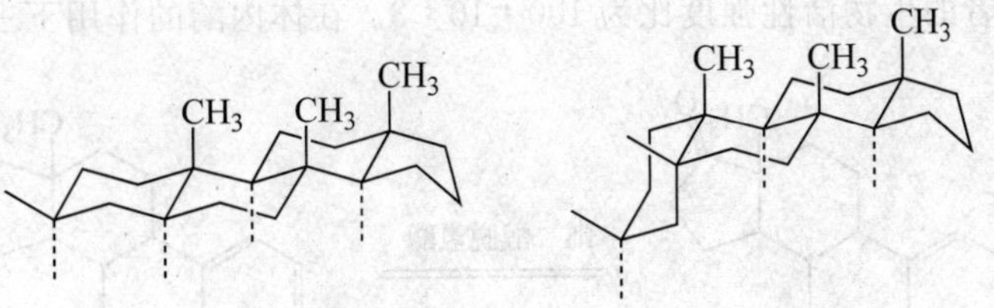

反-反-反式　　　　　　　　顺-反-反式

二、命名

甾体的命名是选择合适的母核，标出母核上相应取代基的位置和立体结构。分子中的不饱和键必须指明其位置和数目；羟基、甲基、卤素作为取代基，在指明位置的同时，必须指明 α 或 β 构型；如具有酯结构，一般以××酸酯结束。

如氢化可的松(hydrocortisone)的母核属孕甾烷，系统命名为 11β,17α,21-三羟基孕甾-4-烯-3,20-二酮(11β,17α,21-trihydroxypregn-4-ene-3,20-dione)。丙酸睾酮(testosterone propionate)的母核属雄甾烷，系统命名为 17β-羟基雄甾-4-烯-3-酮丙酸酯(17β-hydroxyandrost-4-en-3-one propionate)。

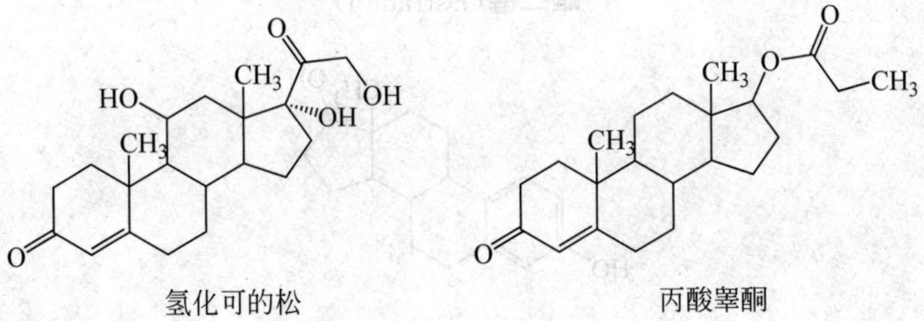

氢化可的松　　　　　　　　丙酸睾酮

第1节　雌激素类药物

Estrogenic Drugs

雌激素具有广泛的生理活性，其作用是促进女性性器官的发育成熟及维持女性第二性征，与孕激素共同完成女性性周期、妊娠、哺乳等生理活动。临床主要用于雌激素缺乏症、性周期障碍、绝经综合征、骨质疏松、乳腺癌、前列腺癌等的治疗，并常与孕激素组成复方避孕药。

雌激素主要的副作用是恶心，其他不良反应包括呕吐、厌食和腹泻。剂量过大会加速骨骺闭合，抑制青年患者的骨骼发育。当大剂量服用雌激素超过一定时间，由于反馈作用，抑制性垂体释放促卵泡素，导致抑制排卵，另外还能引起水、钠潴留，因此高血压、水肿及心衰患者慎用。

一、甾体雌激素类药物

天然雌激素由雌性动物卵泡分泌产生，有雌二醇、雌酮和雌三醇，属于雌甾烷衍生物。1923年，Allen 和 Doisy 发现卵巢提取物能引起动情。此后不久从孕妇尿中分离得到第一个雌激素结晶——雌酮(estrone)，后来又分离得到了雌二醇(estradiol)和雌三醇(estriol)。它们在体内的生物合成起源于胆固醇,雄激素是其中间产物。三种天然雌激素中,雌二醇的活性最强,雌酮次之,雌三醇最小,三者的生物活性强度比为 100∶10∶3。在体内酶的作用下三者可相互转化。

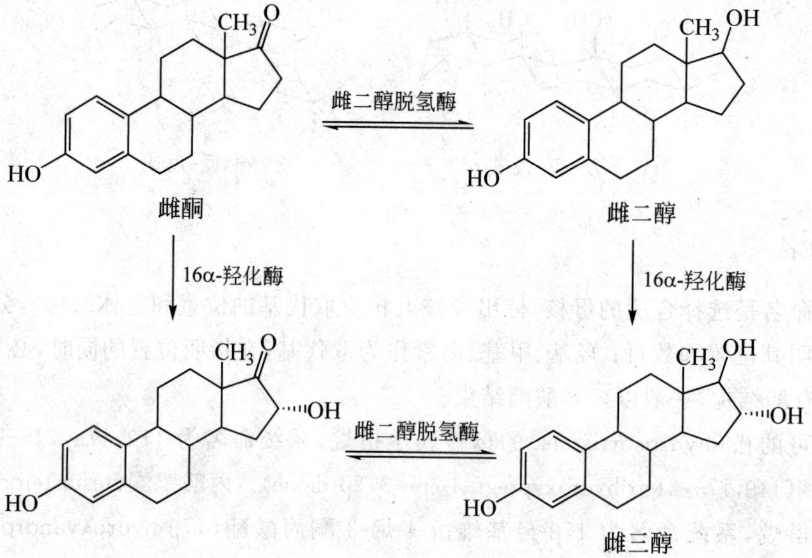

雌二醇(Estradiol)

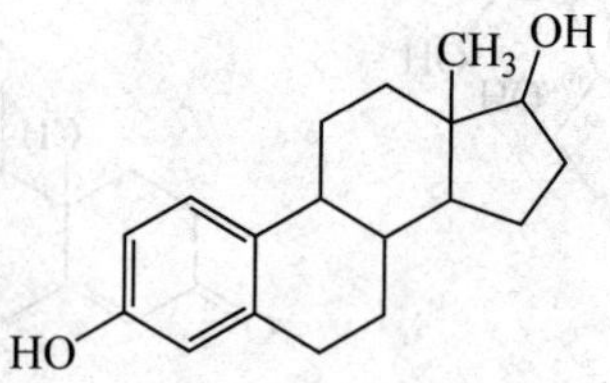

化学名为雌甾-1,3,5(10)-三烯-3,17β-二醇(17β-estra-1,3,5(10)-triene-3,17-diol)。

本品为白色或乳白色结晶性粉末,无臭;在二氧六环或丙酮中溶解,在乙醇中略溶,在水中不溶;熔点为 175～180℃;比旋光度＋76°～＋83°(10mg/1mL 乙醇);有吸湿性。

本品以雌甾烷为母环,A 环为苯环结构,因而甾体 C-10 上无甲基取代,C-3 的酚羟基具有弱酸性,与 C-17 的 β 羟基保持同平面及 0.855nm 的距离。

本品与硫酸作用显黄绿色荧光,加三氯化铁呈草绿色,再加水稀释,则变为红色,可作为鉴别。

本品的氢氧化钠溶液与苯甲酰氯反应生成苯甲酸酯,熔点为 190～196℃。

本品主要用于卵巢功能不全或雌激素不足引起的各种症状的治疗,主要是功能性子宫出血、原发性闭经、绝经期综合征以及前列腺癌。本品具有极强的生物活性,10^{-8}～10^{-10} mol/L 的浓度对靶器官即能表现出活性。但本品口服后在肝及胃肠道中迅速失活,失活的原因是 17β-羟基的硫酸酯化和被胃肠道微生物降解,因而口服无效,临床上多采用肌内注射或外用给药。

对雌二醇结构改造的目的是获得使用方便、药效持久、副作用小的药物。

雌二醇的 3 位和 17β 位有两个羟基,可与不同的羧酸成酯(表 14-1),在体内缓慢水解,发挥作用。其中使用最多的是雌二醇的 3-苯甲酸酯、3,17-二丙酸酯、17-戊酸酯和 17-环戊基丙酸酯。它们被制成长效肌内注射药物,体内可持续很长的作用时间。

在雌二醇17α-位引入取代基来稳定17β-OH可得到口服有效的雌激素。如将雌二醇17位乙炔化后得到炔雌醇(ethinylestradiol)，由于乙炔基的引入，使17β-OH的硫酸酯化代谢受阻，也不易被微生物降解，因此可口服给药。炔雌醚(quinestrol)、尼尔雌醇(nilestriol)和炔雌甲醚(mestranol)是半合成雌激素，可作为避孕药使用。活性最强的口服雌激素是炔雌醚，口服后可储存于人体脂肪中，缓慢释放可达数日。

表14-1 常见的雌二醇衍生物

药物名称	化学结构	特 点
苯甲酸雌二醇	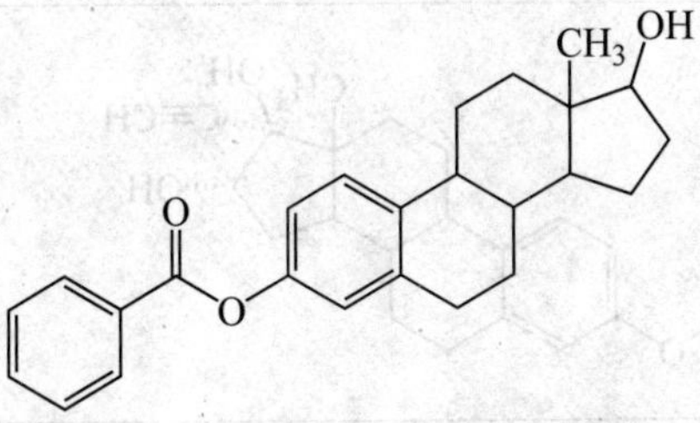	可以口服，活性是雌二醇的10~20倍
3,17-二丙酸雌二醇	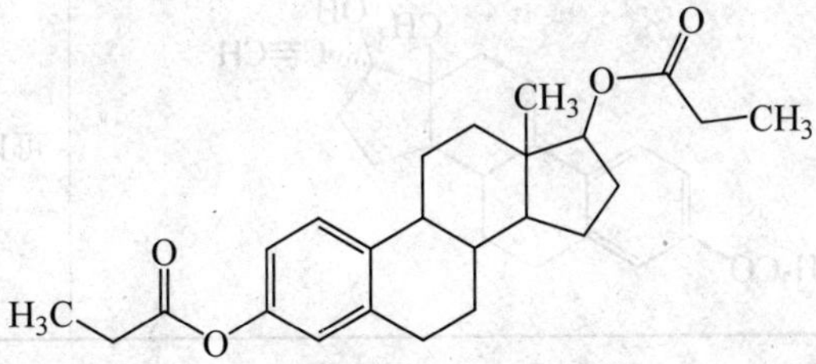	脂溶性高，可以做成长效制剂
戊酸雌二醇	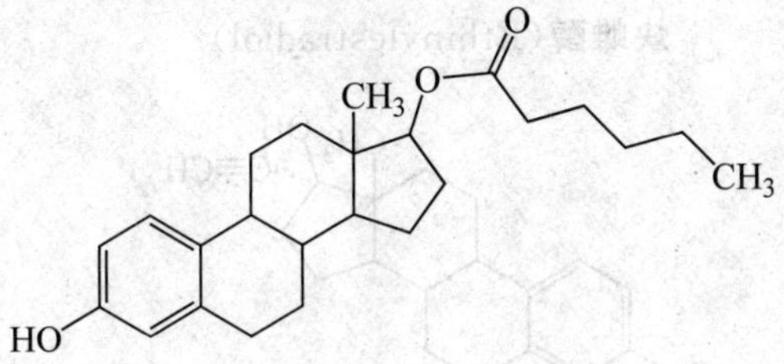	脂溶性高，可以做成长效制剂
17-环戊酸雌二醇	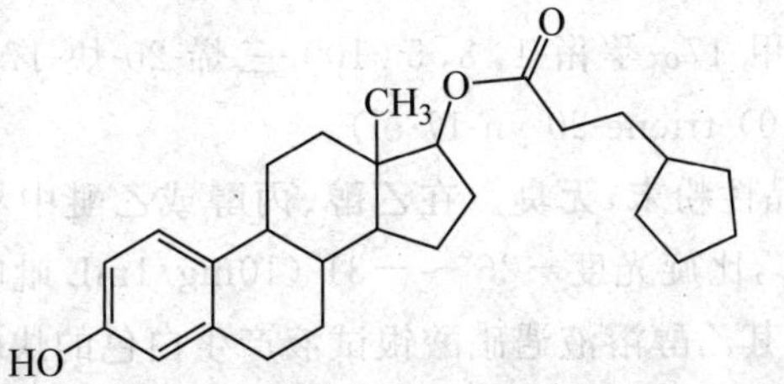	脂溶性高，可以做成长效制剂
炔雌醇	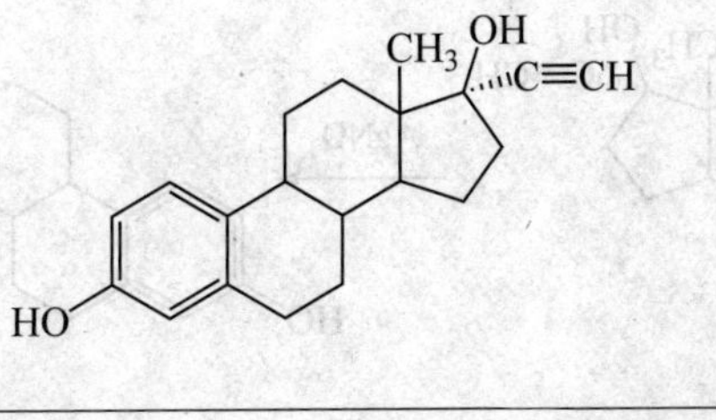	脂溶性高，可以做成长效制剂

药物名称	化学结构	特　点
炔雌醚	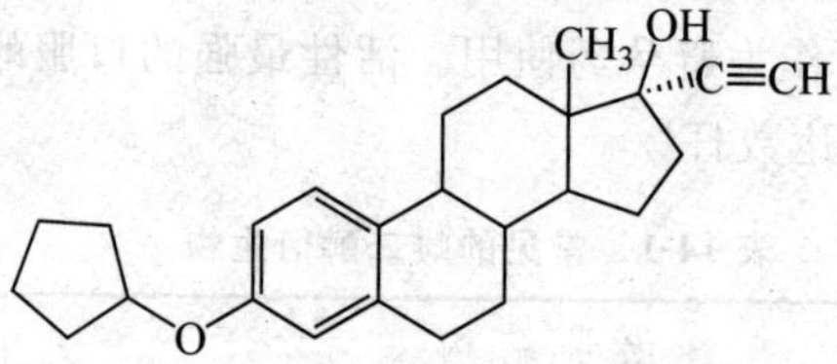 (结构式：17α-乙炔基-17β-羟基-3-环戊氧基雌甾-1,3,5(10)-三烯)	可以口服，脂溶性高，代谢慢，可以做成口服、注射长效制剂
尼尔雌醇	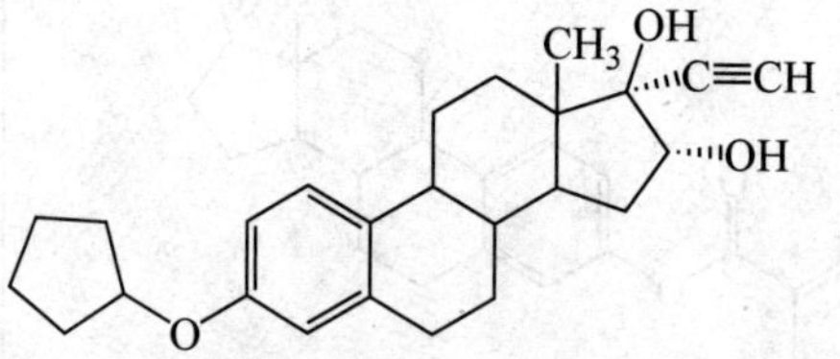 (结构式：16α-羟基-17α-乙炔基-17β-羟基-3-环戊氧基雌甾-1,3,5(10)-三烯)	可以口服，长效
炔雌甲醚	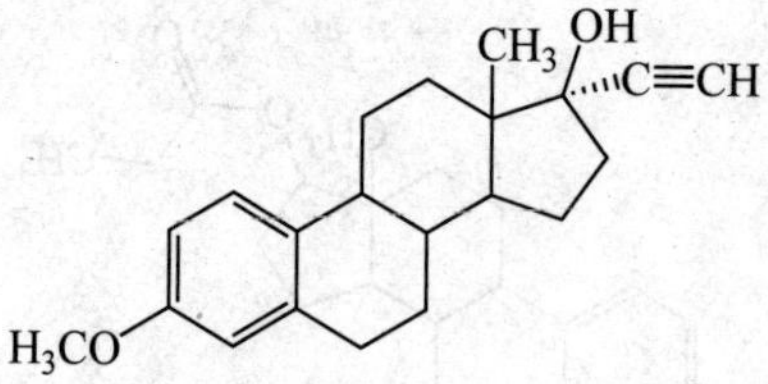 (结构式：17α-乙炔基-17β-羟基-3-甲氧基雌甾-1,3,5(10)-三烯)	可以口服，长效

炔雌醇（Ethinylestradiol）

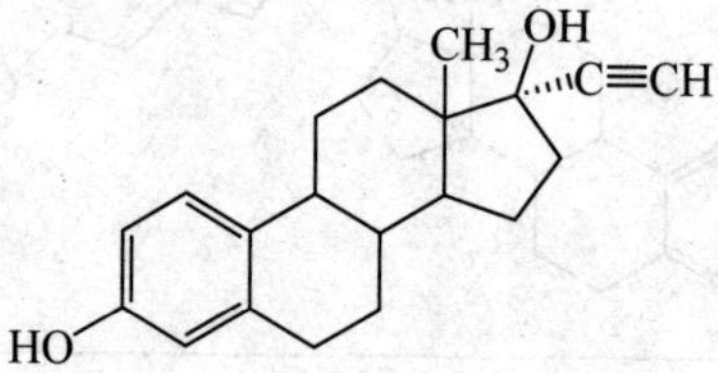

化学名为 3-羟基-19-去甲-17α-孕甾-1,3,5(10)-三烯-20-炔-17-醇（(17α)-3-hydroxy-19-demethoxy-17-pregn-1,3,5(10)-triene-20-yn-17-ol）。

本品为白色或类白色结晶性粉末，无臭。在乙醇、丙醇或乙醚中易溶，在三氯甲烷中溶解，在水中不溶，熔点 180～186℃，比旋光度 -26°～-31°(10mg/1mL 吡啶)。

本品分子中存在乙炔基，其乙醇溶液遇硝酸银试液产生白色的炔雌醇银沉淀。与硫酸反应显橙红色，加水稀释后显玫瑰红色并产生絮状沉淀。

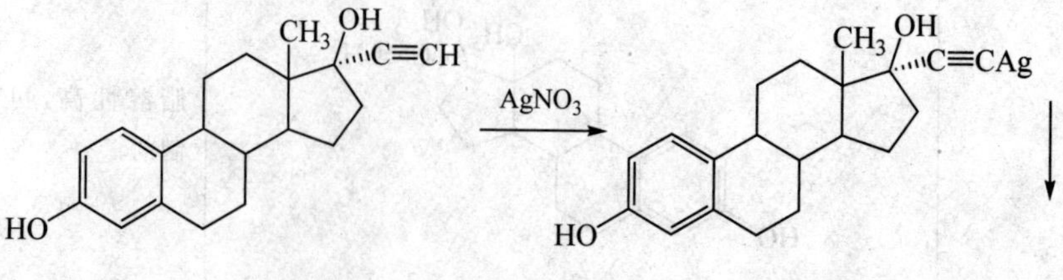

本品口服吸收良好，生物利用度高，半衰期长。

炔雌醇的合成以乙酸去氢表雄酮为原料：

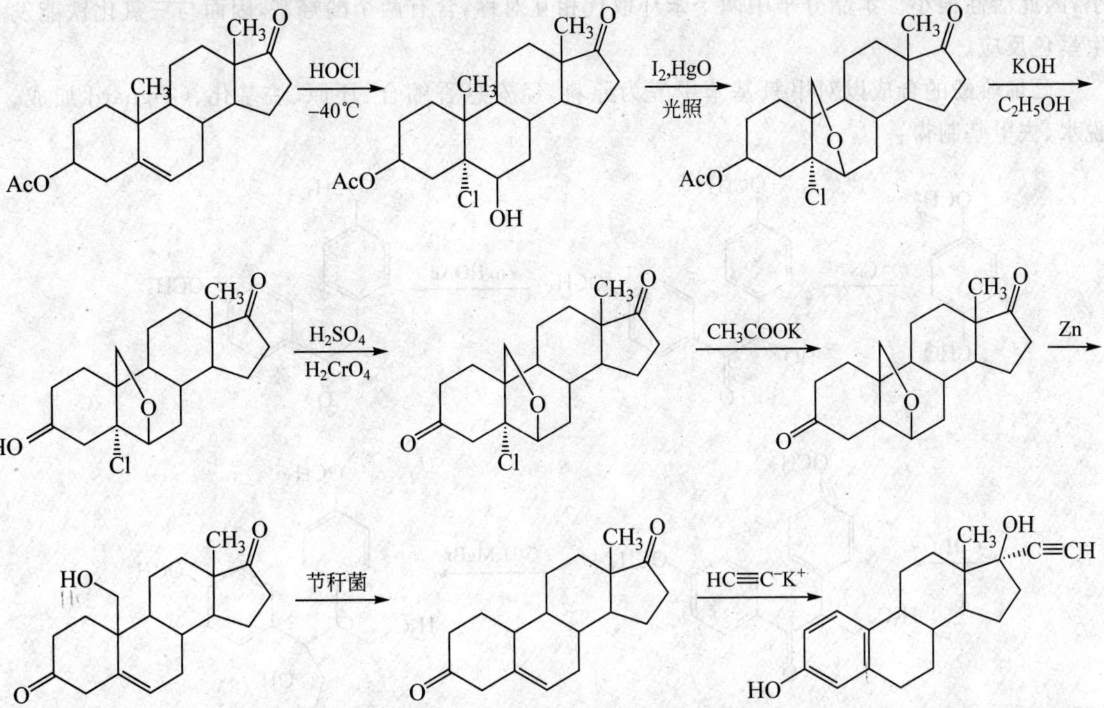

本品为口服甾体避孕药中最常用的雌激素组分，可与炔诺酮或甲地孕酮配伍制成口服避孕药。临床上主要用于治疗月经紊乱、功能性子宫出血、绝经综合征、子宫发育不全等症。

二、非甾体雌激素类药物

由于雌二醇及其衍生物不够稳定或制备复杂，人们开始寻找结构简单、制备方便的合成代用品。研究发现雌激素的结构专属性很小，一些非甾体结构的化合物也具有雌激素活性。研究中至少发现有30类以上，1000多种非甾体化合物具有雌激素活性。

非甾体雌激素主要是二苯乙烯类化合物，其中己烯雌酚（diethylstilbestrol）是这类非甾体化合物中上市最早、最典型的代表。

己烯雌酚（Diethylstilbestrol）

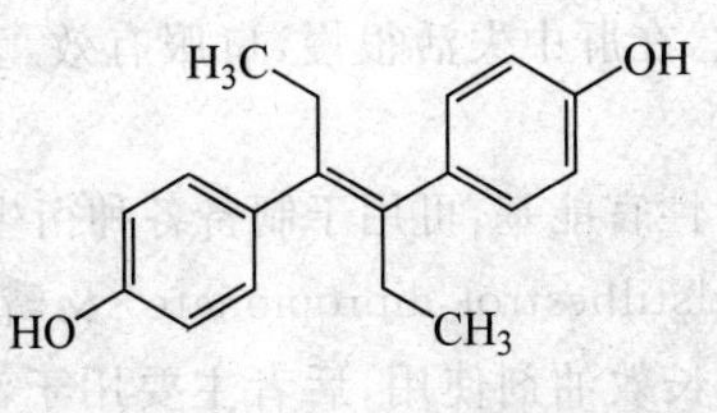

化学名为(E)-4,4'-(1,2-二乙基-1,2-亚乙烯基)双苯酚(4,4'-[(1E)-(1,2-diethyl-1,2-ethenediyl]bisphenol)。

本品为无色结晶或白色结晶性粉末，几乎无臭；在甲醇中易溶，在乙醇、乙醚或脂肪油中溶解，在三氯甲烷中微溶，在水中几乎不溶，在稀氢氧化钠溶液中溶解。熔点为169~172℃。

由于反式己烯雌酚与天然雌激素的空间结构极相似,如分子长度和宽度分别为 0.855nm 及 0.388nm,所以反式结构的己烯雌酚有效,其顺式的异构体与天然雌激素的空间结构相似性小,因此活性很小。本品分子中两个苯环取代相互对称,含有两个酚羟基,因而与三氯化铁能发生呈色反应。

己烯雌酚的合成以对甲氧基苯甲醛为原料,经安息香缩合、还原、烷基化、Grignard 加成、脱水、去甲基制得:

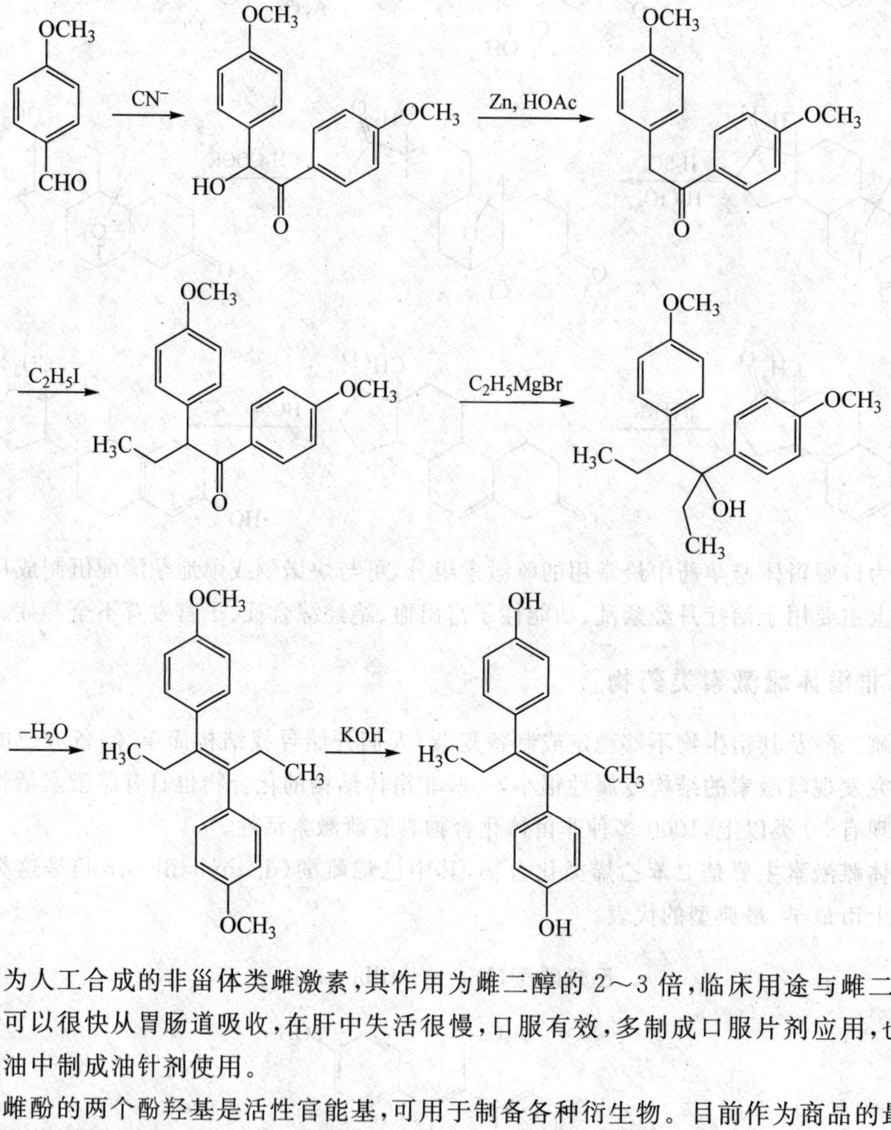

本品为人工合成的非甾体类雌激素,其作用为雌二醇的 2~3 倍,临床用途与雌二醇相同。己烯雌酚可以很快从胃肠道吸收,在肝中失活很慢,口服有效,多制成口服片剂应用,也有将它溶在植物油中制成油针剂使用。

己烯雌酚的两个酚羟基是活性官能基,可用于制备各种衍生物。目前作为商品的最常用的衍生物是丙酸己烯雌酚(diethylstilbestrol dipropionate)及磷酸己烯雌酚(diethylstilbestrol phosphate)(表 14-2)。前者作为长效油剂使用,后者主要用于治疗前列腺癌,因为癌细胞中磷酸酯酶的活性较高,药物进入体内后在癌细胞中易被水解释放出更多的己烯雌酚,从而提高了药物的选择性。

表 14-2 己烯雌酚衍生物

药物名称	化学结构	特 点
丙酸己烯雌酚	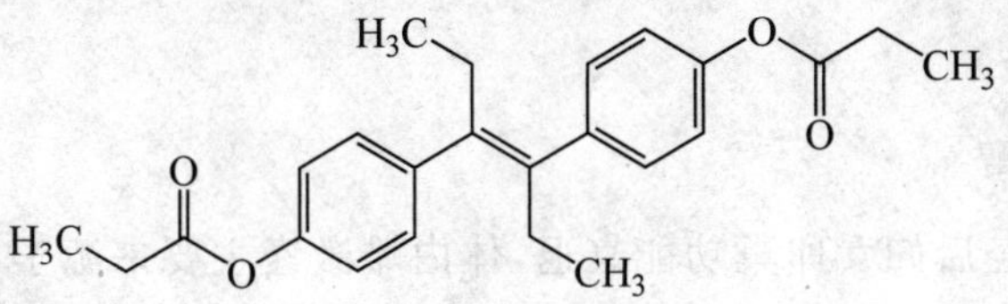	油剂,吸收慢,注射一次可延效 2~3 天
磷酸己烯雌酚	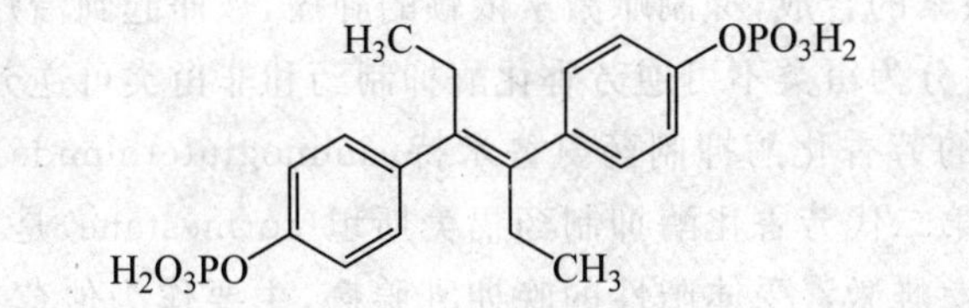	水溶性,可口服或静脉注射,作用快,耐受性好,对前列腺癌具有选择性

三、构效关系

甾类雌激素的基本结构特征是 A 环芳构化,没有 C-10 角甲基,C-3 有一个酚羟基(3-OH 与受体结合部位形成氢键)。此外,还需具有以下特征:

(1) 具有 17β-OH,且 3-OH 与 17β-OH 之间保持一定距离(0.855nm)。

(2) 具有刚性且惰性的骨架。

(3) 在 6,7 及 11 位引入羟基,以及在 B 环引入双键均可使活性降低。

(4) 在 17α 位引入甲基或乙炔基时,活性与雌二醇相当,但可口服,口服效力较雌二醇大 10~20 倍。

(5) 甾体雌激素的 3-OH 和(或)17β-OH 成酯,能延长作用时间或提高药物作用的选择性。

(6) 皮下给药,3 个天然雌激素的活性顺序是雌二醇>雌酮>雌三醇。但若口服给药,其活性顺序变为雌三醇>雌二醇>雌酮。因此将雌二醇做成酯,皮下给药能发挥雌二醇的活性,并保持长效。

雌激素的结构专属性很小,甾核不是雌激素的必需基团,满足雌激素结构特征的二苯乙烯衍生物和天然化合物也具有雌激素的活性。

四、抗雌激素类药物

(一) 雌激素拮抗药

雌激素拮抗药主要包括雌激素受体拮抗药和芳香化酶抑制药两种。

1. 雌激素受体拮抗药 雌激素拮抗药是指直接作用于靶器官上的雌激素受体,与雌激素竞争结合位点,从而阻断雌激素对靶器官的作用而发挥抗雌激素作用的药物。

雌激素受体拮抗药可用于治疗女性因雌激素过度分泌而抑制排卵造成的不孕症,也可以用作雌激素依赖型乳腺癌的治疗。如阿斯利康公司研制开发的氟维雌醇(faslodex),主要用于抗雌激素疗法治疗无效、绝经后雌激素受体阳性的转移性晚期乳腺癌的治疗。

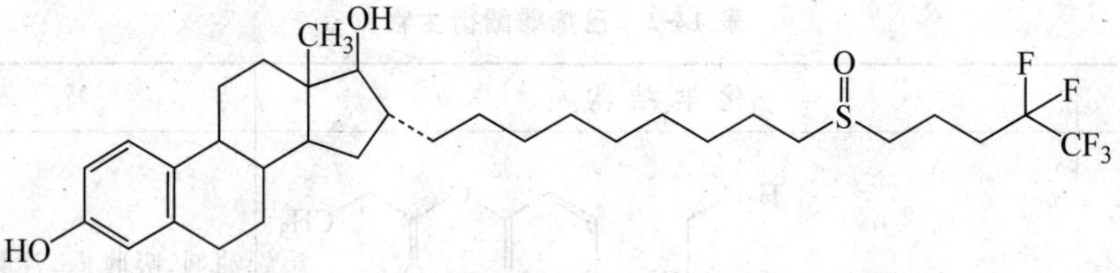

氟维雌醇

2. 芳香化酶抑制药 绝经后妇女卵巢功能衰退,体内雌激素主要来源于肾上腺产生的雄激素。而肾上腺的雄激素只有通过芳香化酶的作用才能转化为雌激素。因此,芳香化酶抑制药可以抑制绝经后妇女体内雌激素的合成,抑制雌激素依赖的肿瘤,从而起到治疗作用。

芳香化酶抑制药按结构可分为甾类不可逆芳香化酶抑制药和非甾类可逆芳香化酶抑制药。最早在1981年推出了第一代的芳香化酶抑制药氨鲁米特(aminoglutethimide),由于减少了皮质激素的体内合成,已淘汰。第二代芳香化酶抑制药福美斯坦(formestane)是甾类的第一个芳香化酶抑制药,用于绝经后妇女雌激素受体阳性的晚期乳腺癌,主要作为他莫昔芬治疗后复发患者的二线用药和少数不能耐受他莫昔芬患者的一线用药。目前临床最常用的第三代芳香化酶抑制药疗效和耐受性均比较理想,不干扰其他类固醇激素的代谢,对高龄患者和一些脏器功能障碍患者也有较好的适应性,且均为口服制剂,服用方便。阿那曲唑(anastrozole)、来曲唑(letrozole)、依西美坦(exemestane)均为此类药物,其中阿那曲唑、来曲唑与依西美坦分别属于非甾体与甾体类芳香化酶抑制药,所以两者之间无交叉耐药性,在某一类药物失效的情况下可以选择另一类药物。

氨鲁米特 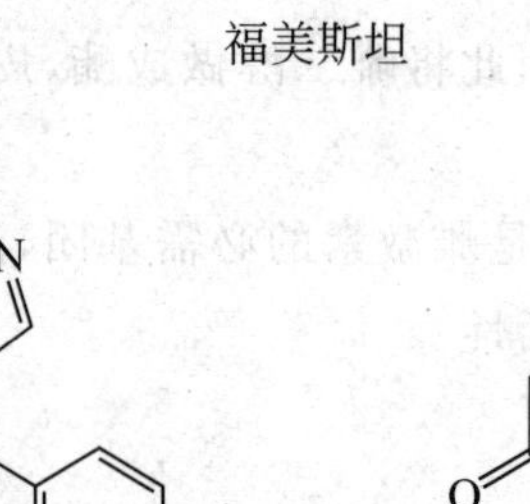   福美斯坦 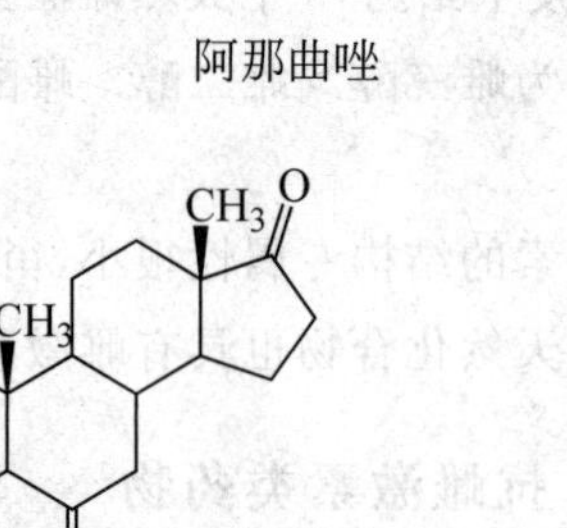   阿那曲唑

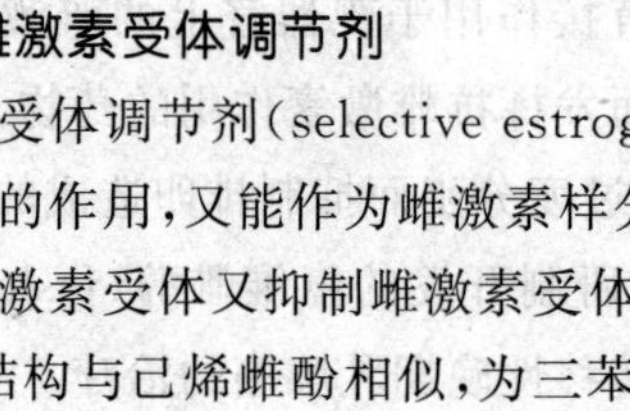

来曲唑 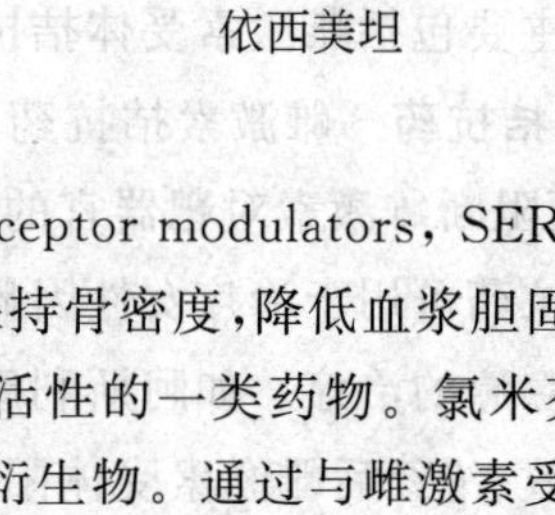   依西美坦

(二)选择性雌激素受体调节剂

选择性雌激素受体调节剂(selective estrogen receptor modulators,SERMs)是指能在乳腺或子宫阻断雌激素的作用,又能作为雌激素样分子保持骨密度,降低血浆胆固醇水平,即呈现组织特异性地活化雌激素受体又抑制雌激素受体双重活性的一类药物。氯米芬(clomifene)为该类药物的先驱,其结构与己烯雌酚相似,为三苯乙烯衍生物。通过与雌激素受体结合,发挥抗雌

激素作用,同时它又有弱的雌激素活性,能促进人的垂体前叶分泌促性腺激素,诱发排卵,故可用于治疗不孕。他莫昔芬(tamoxifen)为二苯乙烯类雌激素受体调节剂,是治疗绝经后晚期乳腺癌的一线用药,还可以作为乳腺癌、卵巢癌和子宫内膜癌术前术后、放疗后的首选辅助用药。对他莫昔芬的结构改造,在其乙基侧链上氯代,得到托瑞米芬(toremifene),具有更强的抗雌激素活性;在其相当于甾体母核 A 环的 4-位引入碘原子,得到艾多昔芬(idoxifene),由于碘原子的存在,阻碍了其代谢的羟基化。此外,本类药物还有雷洛昔芬(raloxifene),苯并噻吩结构的引入使其成为三苯乙烯类的刚性类似物,因而没有几何异构问题。雷洛昔芬对骨骼的雌激素受体有激动作用,对卵巢和乳腺上的雌激素受体有拮抗作用,临床上主要用于预防绝经后妇女的骨质疏松症。巴多昔芬(bazedoxifene)是新一代的 SERM,对骨骼有雌激素激动药活性,能改善脊椎和髋部的骨密度。三期临床试验结果较佳,主要适用于绝经后患有骨质疏松症的女性患者,可治疗患者的雌激素缺乏症。

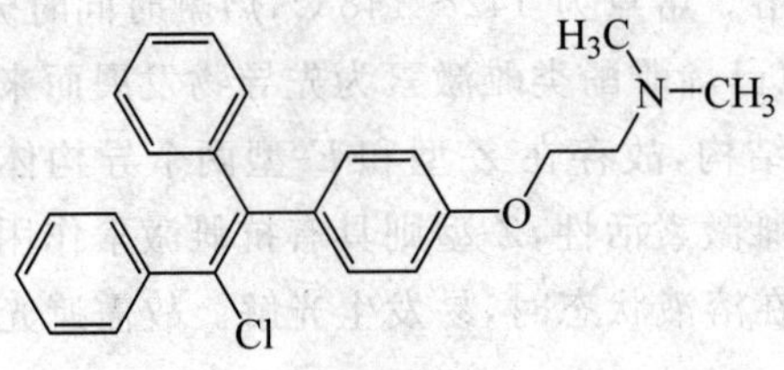

氯米芬

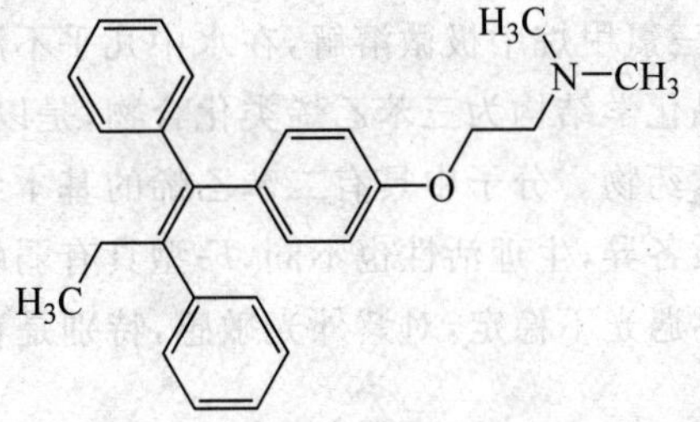

他莫昔芬

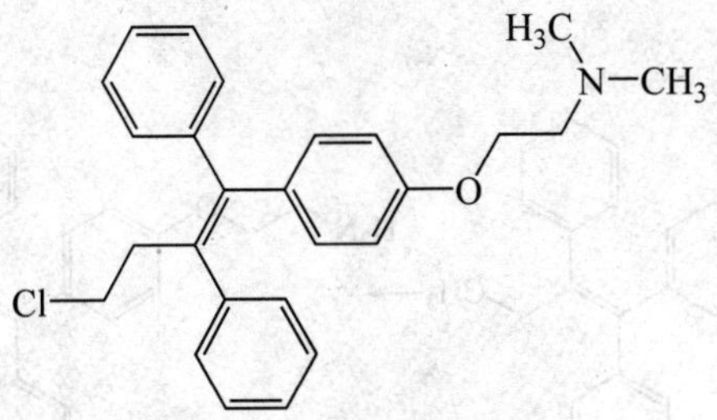

托瑞米芬

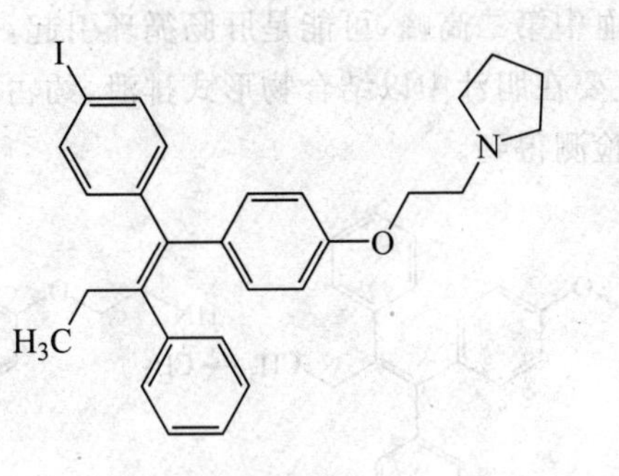

艾多昔芬

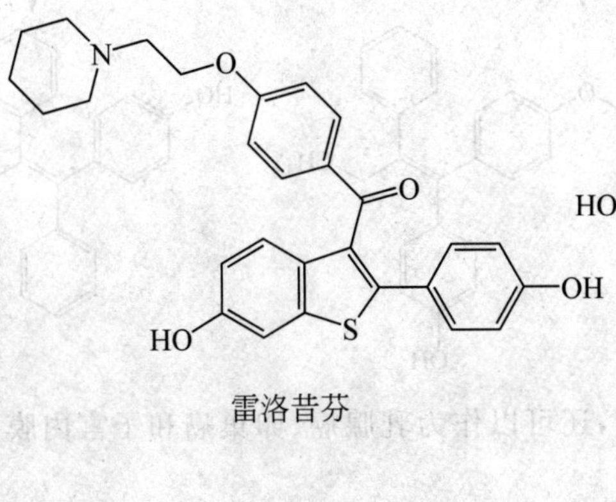

雷洛昔芬

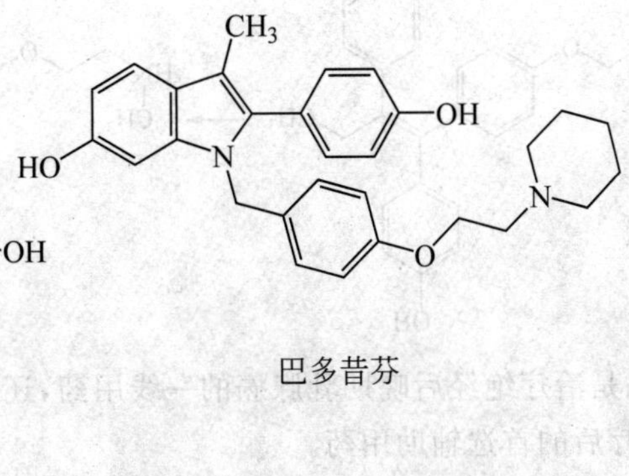

巴多昔芬

枸橼酸他莫昔芬(Tamoxifen Citrate)

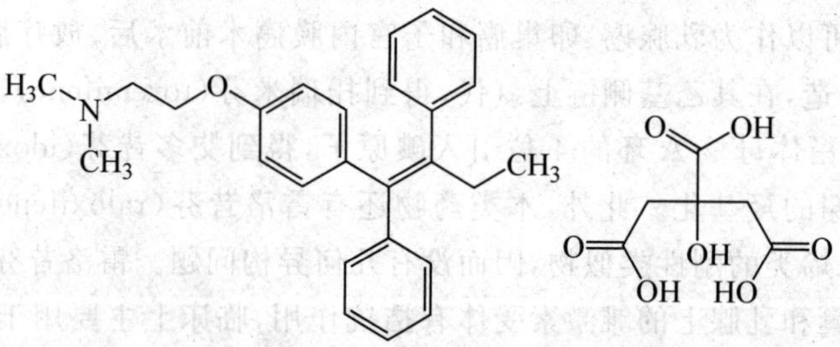

化学名为(Z)-N,N-二甲基-2-[4-(1,2-二苯基-1-丁烯基)苯氧基]乙胺枸橼酸盐((Z)-N,N-dimethyl-2-[4-(1,2-diphenyl-1-butenyl) phenoxyl] ethanamine citrate)。

本品为白色或类白色结晶性粉末,无臭;在甲醇中溶解,在冰乙酸中易溶,在乙醇或丙酮中微溶,在三氯甲烷中极微溶解,在水中几乎不溶。熔点为142~148℃,熔融时同时分解。

本品化学结构为三苯乙烯类化合物,是以己烯雌酚类雌激素为先导物发展而来的非固醇类抗雌激素药物。分子中具有二苯乙烯的基本结构,故存在 Z-型和 E-型两个异构体。两者物理化学性质各异,生理活性也不同,E-型具有弱雌激素活性,Z-型则具有抗雌激素作用。

本品遇光不稳定,对紫外光敏感,特别是在溶液状态时,易发生光解。故需遮光、密封、干燥处保存。

本品口服吸收迅速,半衰期长。口服 20mg 后 6~7.5 小时,在血中达最高浓度,4 天或 4 天后出现血中第二高峰,可能是肝肠循环引起,使得半衰期大于 7 天。在体内可被广泛代谢,排泄较慢,主要在胆汁中以结合物形式排泄,约占 4/5,尿中排泄较少,约 1/5。口服后 13 天仍可从粪便中检测得到。

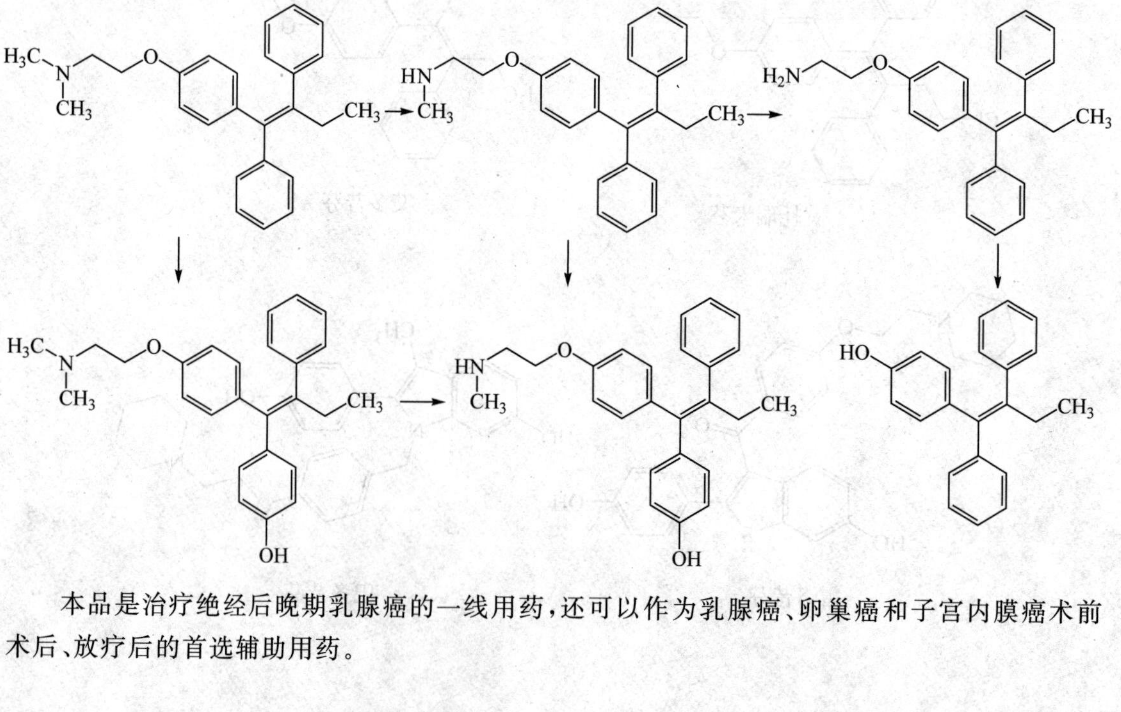

本品是治疗绝经后晚期乳腺癌的一线用药,还可以作为乳腺癌、卵巢癌和子宫内膜癌术前术后、放疗后的首选辅助用药。

第2节　雄激素类药物
Androgenic Drugs

一、雄激素

雄激素具有性和代谢两方面的活性。它控制雄性性器官的发育和维持,包括输精管、前列腺、精囊和阴茎。精子的发生、第二性征的维持也取决于雄激素。雄激素临床上主要作为内源性雄激素不足患者的替代治疗,如去睾症和类无睾症等;另外还用于治疗妇女乳房肿胀、不宜手术的乳腺癌、慢性囊性乳腺炎、慢性消耗性疾病、再生障碍性贫血、血细胞减少症、血小板减少症、高脂血症和骨质疏松症等。尽管雄激素对这些疾病有很好的疗效,但是许多不利因素限制了它的使用:所有睾酮衍生物的药代动力学性质均较差,一般用药方式为肌内注射;副作用明显,如口服存在肝毒性,女子男性化等;无论男女,长期使用会出现电解质和水潴留,引起水肿、血脂水平的改变、贫血和痤疮。

1931年,Butenandt从15 000千克男性尿液中提取得到15mg雄甾酮(androsterone),为第一个被发现具有雄性激素活性的物质,但效力太弱,无药用价值。1934年,他和Dannenberg又分离得到第二个结晶去氢表雄酮(dehydroepiandrosterone)。1935年David从公牛睾丸中分离出天然雄激素睾酮(testosterone),它主要由睾丸间质细胞分泌,同时在肾上腺皮质、卵巢和胎盘也有少量分泌,雄激素活性是雄甾酮的7~10倍。

雄甾酮　　　　　　去氢表雄酮　　　　　　睾酮

内源性雄激素以胆固醇(cholesterol)为起始物在睾丸和肾上腺皮质内合成,睾酮合成后进入靶细胞,经5α-还原酶作用转化为活性极强的内源性雄激素5α-二氢睾酮(5α-DHT),它是雄激素在细胞中的活性形式,与细胞核中的雄激素受体蛋白结合,产生激素效应。其他天然雄性激素还有雄烯二酮(androstenedione)、雄烯三酮、11β-羟基雄烯双酮等。其中,雄烯二酮的活性很小,是睾酮在体内的储存形式,它们的活性比为二氢睾酮:睾酮:雄烯二酮=150:100:10。

5α-二氢睾酮　　　　　　睾酮　　　　　　4-烯-雄烯二酮

睾酮在消化道易被破坏,口服无效,且在体内代谢快,作用时间短。天然睾酮作为雄性激素替补治疗药物,对其进行结构修饰的目的主要是为了增加其作用时间,延长疗效和使用方便。

将 17β-OH 酯化，可得到丙酸睾酮（teatosterone propionate）、庚酸睾酮（teatosterone heptanate）、苯乙酸睾酮（teatosterone phenylacetanate）。在 17α 位引入甲基得到甲睾酮（methyltestosterone），其 17β-羟基由原来的仲醇转化为叔醇，不易代谢。因而，甲睾酮可口服给药，舌下给药效果更佳。

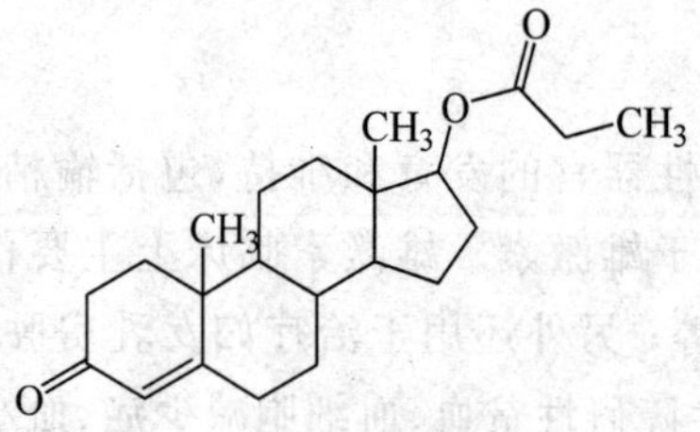

丙酸睾酮

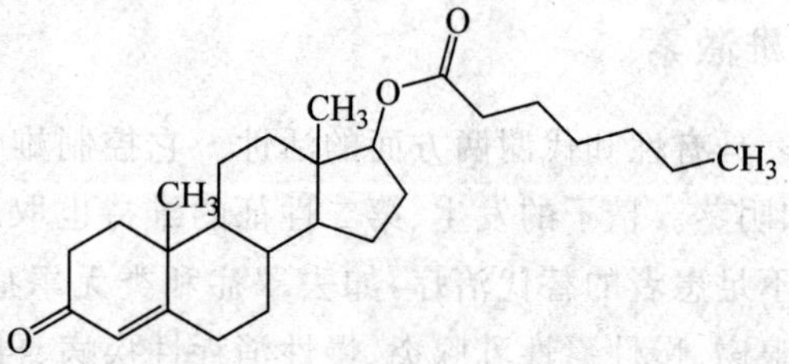

庚酸睾酮

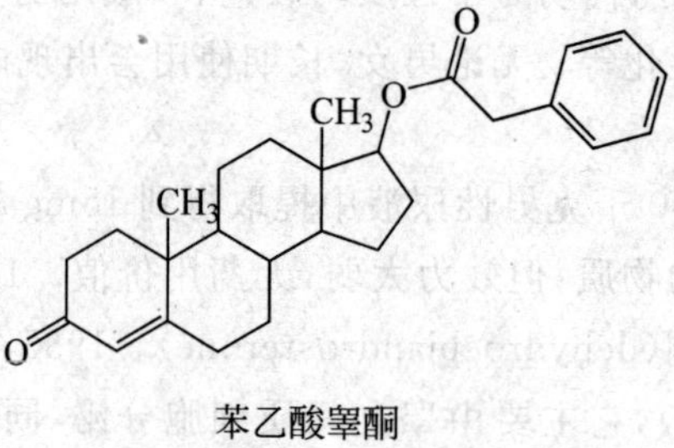

苯乙酸睾酮

甲睾酮（Methyltestosterone）

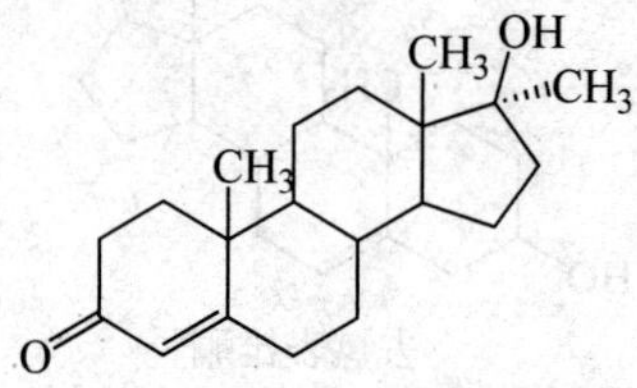

化学名为 17α-甲基-17β-羟基雄甾-4-烯-3-酮（(17α)-methyl-(17β)-hydroxyandrost-4-en-3-one）。

本品为白色或类白色结晶性粉末，无臭，无味；微有引湿性；在乙醇、丙酮或三氯甲烷中易溶，在乙醚中略溶，在植物油中微溶，在水中不溶；熔点为 163～167℃；比旋光度为 +79°～+85°（10mL/1mL 乙醇）。

甲睾酮的合成以醋酸孕双烯醇酮为原料：

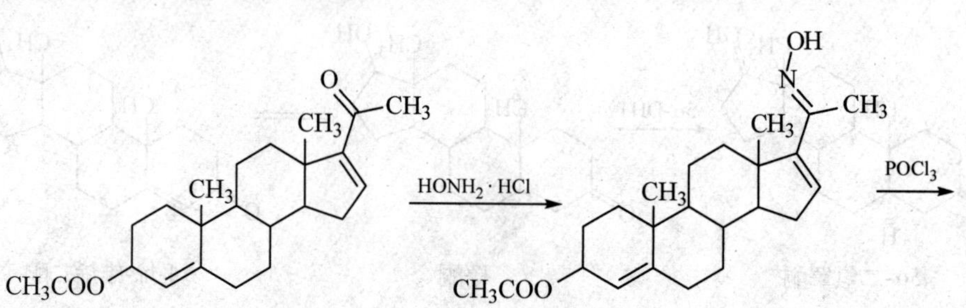

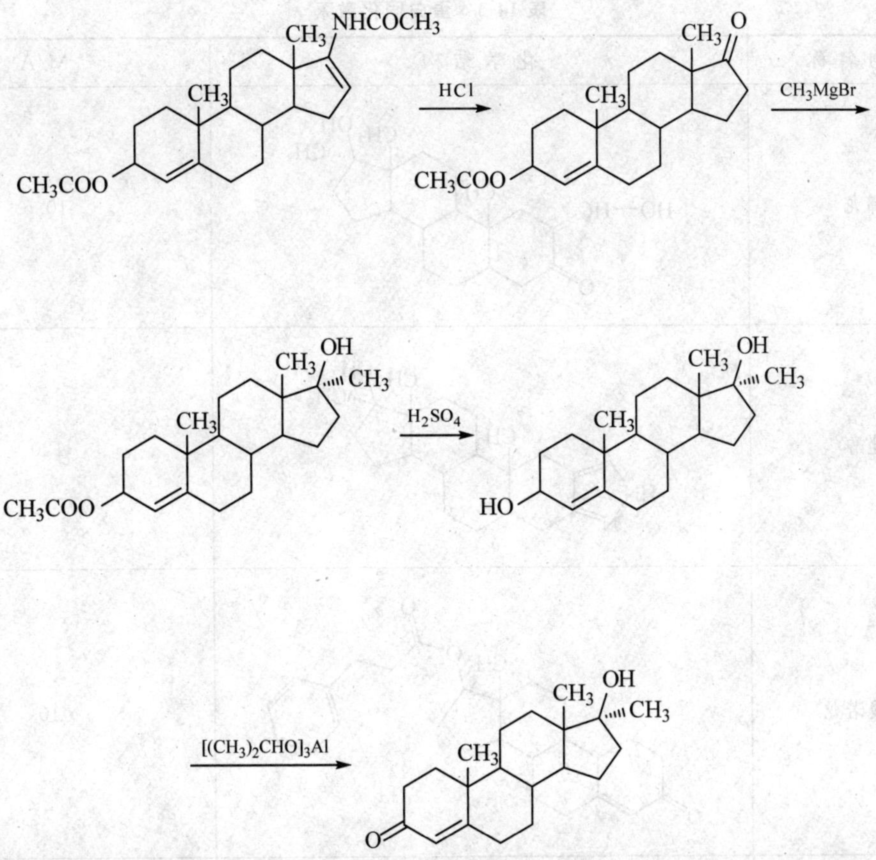

本品口服有效,主要用于男性性腺功能减退症、无睾症及隐睾症;绝经妇女晚期乳腺癌姑息治疗。

二、蛋白同化激素

雄激素同时具有蛋白同化活性,能促进蛋白质的合成,减少蛋白质的分解代谢,导致氮的保留。正氮平衡使雄性变得肌肉发达,骨骼粗壮。仅有同化活性的激素类化合物被称为同化激素,同化激素能促进蛋白质合成,减少蛋白质的分解,促使钙、磷元素在骨组织中沉淀,促进骨细胞间质的形成,加速骨钙化,促进组织新生和肉芽形成,促使创伤和溃疡愈合等生理作用,临床上用于治疗病后虚弱和营养不良,消耗性疾病、骨质疏松以及胃、十二指肠溃疡等疾病。长期应用可使女性轻微男性化,水、钠潴留,有时可引起胆汁瘀积性黄疸。

雄性激素的结构专一性很强,对睾酮的结构稍加变动就可使雄激素活性降低,蛋白同化活性增加。羟甲烯酮龙(oxymetholone)是甲睾酮 2 位结构修饰后的产物,它的同化活性是母体的 3 倍多,而雄激素活性仅为其 1/2。将羟甲烯酮龙用水合肼环合得司坦唑醇(stanozolol),其同化活性为甲睾酮的 30 倍。19-去甲睾酮为睾酮脱去 19 位甲基的雄激素,其同化活性与丙酸睾酮相同,但其雄激素活性要低得多。将其 17β-羟基用苯丙酸酯化,得苯丙酸诺龙(nandrolone phenylpropionate),是可以肌内注射给药的同化激素。其他常见的蛋白同化激素还有氯司替勃(clostebol)及美雄酮(metandienone)等(表 14-3)。

表 14-3 蛋白同化激素

药物名称	化学结构	M/A
羟甲烯龙	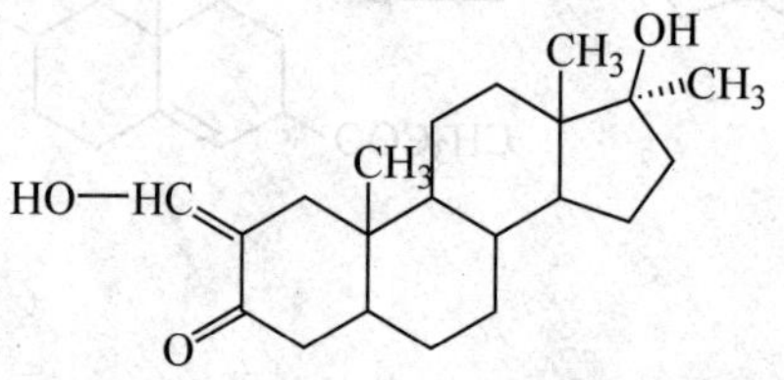	10.5
司坦唑醇	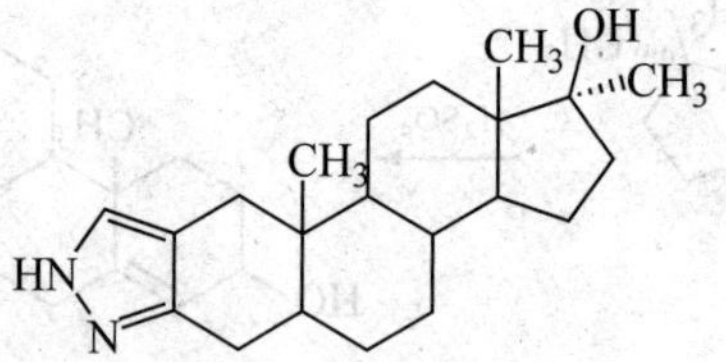	120
苯丙酸诺龙	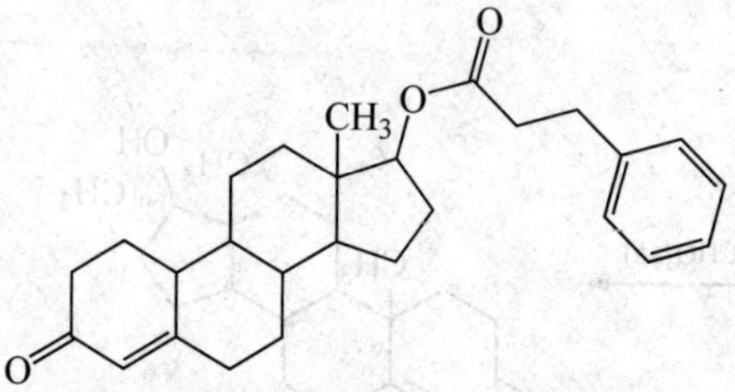	10
氯司替勃	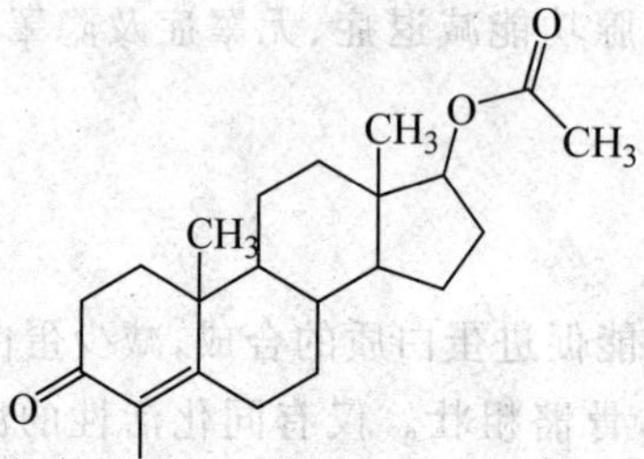	8.5
美雄酮	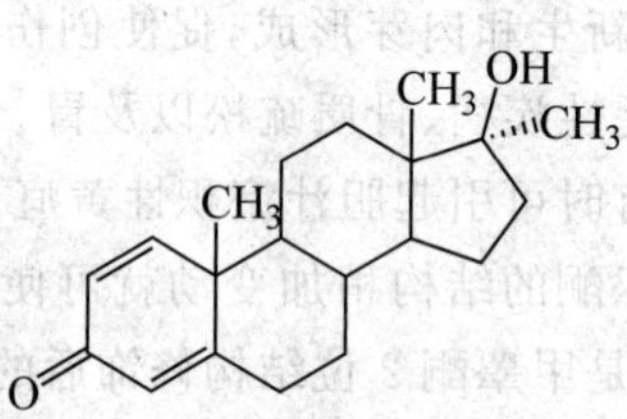	3.7

注：M＝蛋白同化活性，A＝雄激素活性

随着不同类型的蛋白同化激素药物的问世，运动员服用、滥用蛋白同化激素类药物的现象日益严重。在国际奥委会医学中心的"兴奋剂"阳性案例中，蛋白同化激素所占的比例始终高居榜首。1976年蒙特利尔奥运会第一次将蛋白同化激素列入禁药范围。

苯丙酸诺龙(Nandrolone Phenylpropionate)

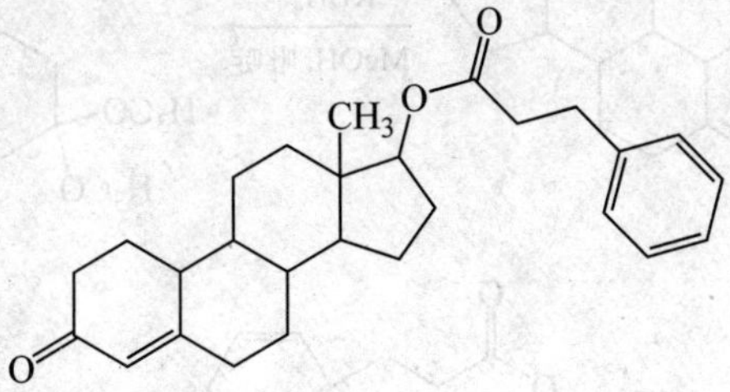

化学名为17β-羟基雌甾-4-烯-3-酮-3-苯丙酸酯(17β-hydroxyestr-4-een-3-one phenylpropionate-4-one)。

本品为白色或类白色结晶性粉末,有特殊臭;在甲醇或乙醇中溶解,在植物油中略溶,在水中几乎不溶;熔点为93～99℃;比旋光度为+48°～+51°(10mg/1mL 二氧六环)。

本品的甲醇溶液与盐酸氨基脲缩合,生成缩氨脲衍生物,可用于鉴别。

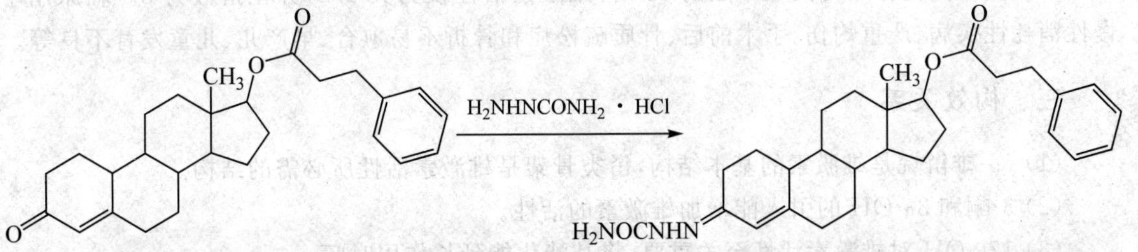

苯丙酸诺龙的合成以乙酸去氢表雄酮为原料,经氯代、卤素加成、氧化、消除、还原等反应得到19-去甲基甾体-雌甾-4-烯-3,17-二酮,后者经缩酮保护、硼氢化钾还原、苯并酰氯酰化,最后脱保护基制得本品。

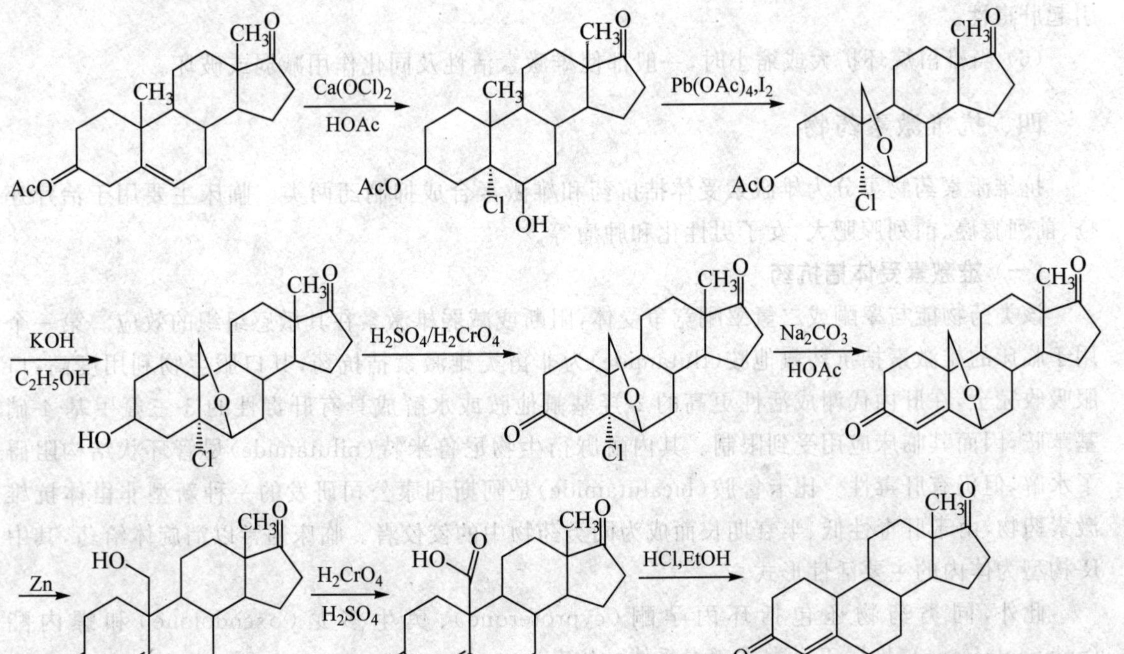

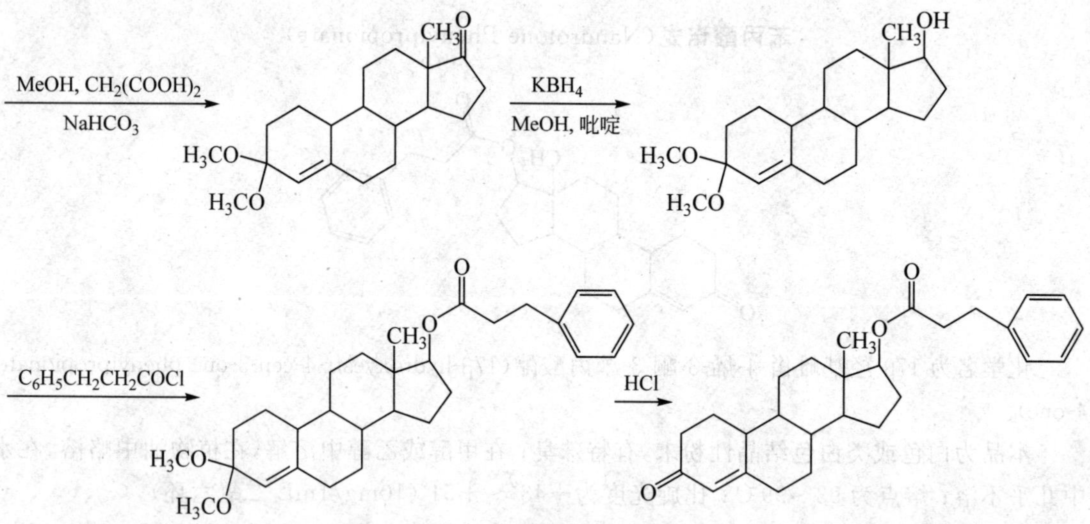

本品蛋白同化作用为丙酸睾酮的12倍,雄激素活性仅为其1/2,分化指数为8。临床用于慢性消耗性疾病、严重灼伤、手术前后、骨质疏松症和骨折不易愈合、早产儿、儿童发育不良等。

三、构效关系

(1) 5α-雄甾烷是雄激素的基本结构,甾类骨架是雄激素活性所必需的结构。

(2) 3-酮和3α-OH的引入能增加雄激素的活性。

(3) 17β-OH对雄激素活性至关重要,将其酯化能延长作用时间。

(4) 去掉19α-甲基能够增加其同化活性,降低雄激素作用。另外2位改造也能增加同化活性。

(5) 17α-烷基化能够减缓17β-OH的代谢,延长其半衰期并能增加其口服生物利用度,但会引起肝毒性。

(6) 当雄甾烷环扩大或缩小时,一般都使雄激素活性及同化作用减弱或破坏。

四、抗雄激素药物

抗雄激素药物可分为雄激素受体拮抗药和雄激素合成抑制药两类。临床主要用于治疗痤疮、前列腺癌、前列腺肥大、女子男性化和肿瘤等。

(一) 雄激素受体拮抗药

该类药物能与睾酮或二氢睾酮竞争受体,阻断或减弱雄激素在其敏感组织的效应。第一个用于临床的雄激素拮抗药氟他胺(flutamide)为非甾类雄激素拮抗药,其口服生物利用度高,口服吸收完全,在肝内代谢成活性更高的2-羟基氟他胺或水解成具有肝毒性的3-三氟甲基-4-硝基苯胺,因而其临床应用受到限制。其内酰脲衍生物尼鲁米特(nilutamide)尽管环状结构阻碍了水解,但仍有肝毒性。比卡鲁胺(bicalutamide)是阿斯利康公司研发的一种新型非甾体抗雄激素药物,由于肝毒性低、半衰期长而成为同类药物中的佼佼者。临床通常以消旋体给药,其中R-构型为体内的主要活性形式。

此外,同类药物还包括环丙孕酮(cyproterone)、奥生多龙(oxendolone)和螺内酯(spironolactone),均属于甾类雄激素受体拮抗药。

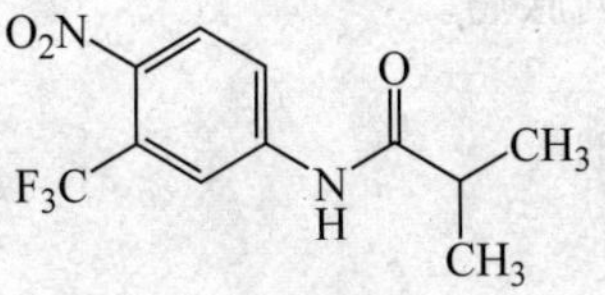

氟他胺 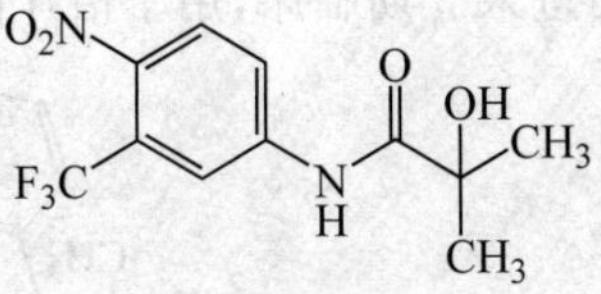   2-羟基氟他胺 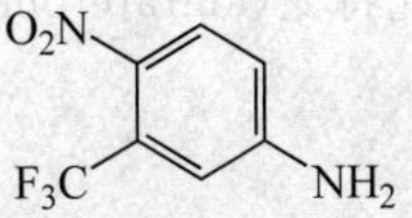   3-三氟甲基-4-硝基苯胺

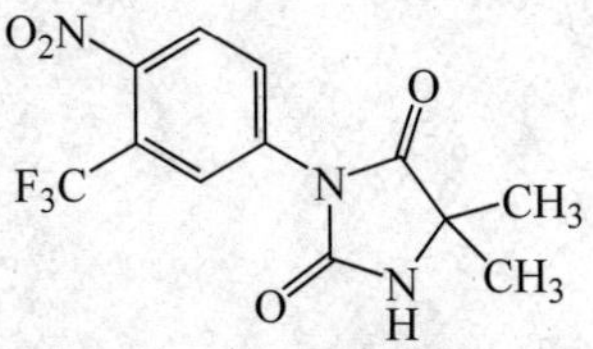

尼鲁米特 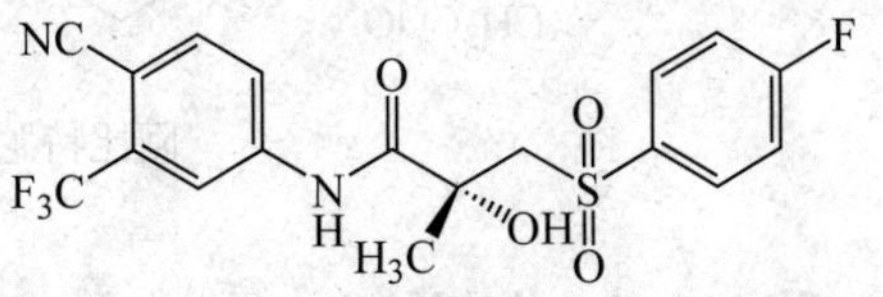   比卡鲁胺

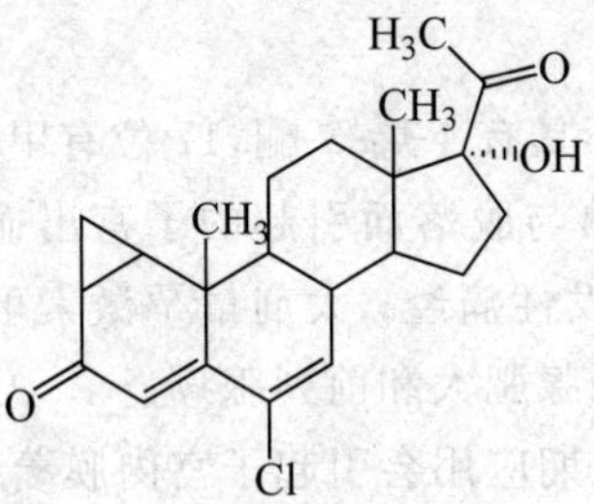

环丙孕酮 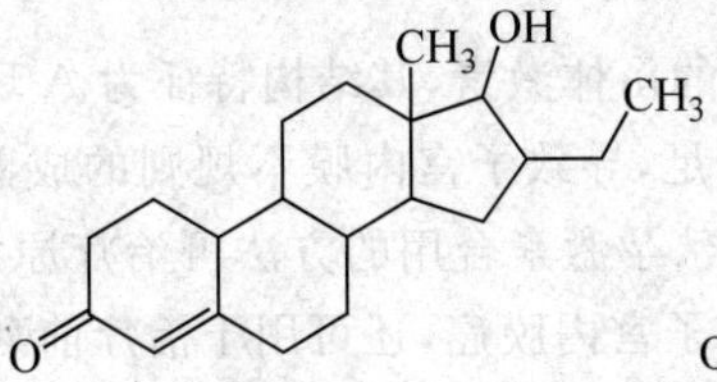   奥生多龙 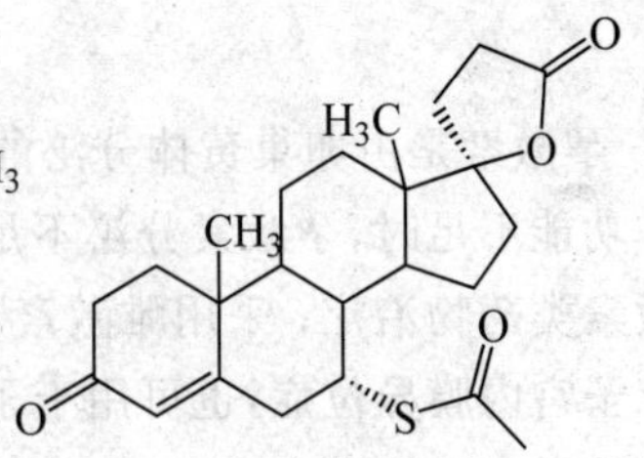   螺内酯

（二）雄激素合成抑制药

1. 5α-还原酶抑制药　由于5α-还原酶是将睾酮转化为最强的内源性雄激素二氢睾酮的关键酶，因此抑制5α-还原酶可降低体内雄激素的作用。

目前上市的5α-还原酶抑制药均为甾类抑制药。代表药物非那雄胺由默沙东公司研制，1991年首次上市，具有很强的5α-还原酶抑制活性，能有效降低血浆和前列腺组织中的二氢睾酮的浓度，主要用于前列腺增生和脱发的治疗。

度他雄胺（dutasteride）由英国葛兰素-史克研发，2003年在英国上市，比非那雄胺作用更迅速、效果更显著。主要用于治疗前列腺增生和降低急性尿潴留风险。

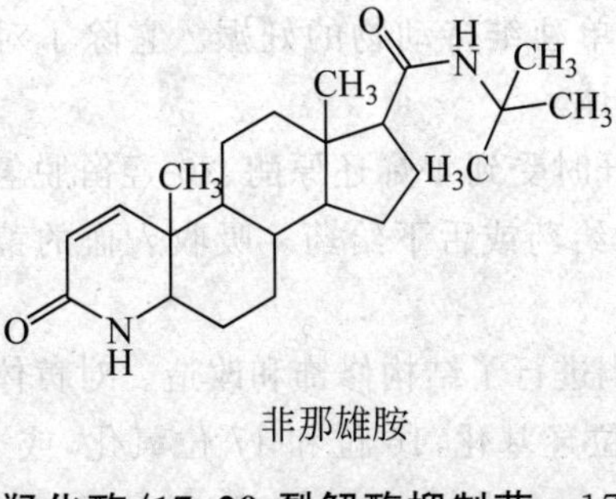

非那雄胺 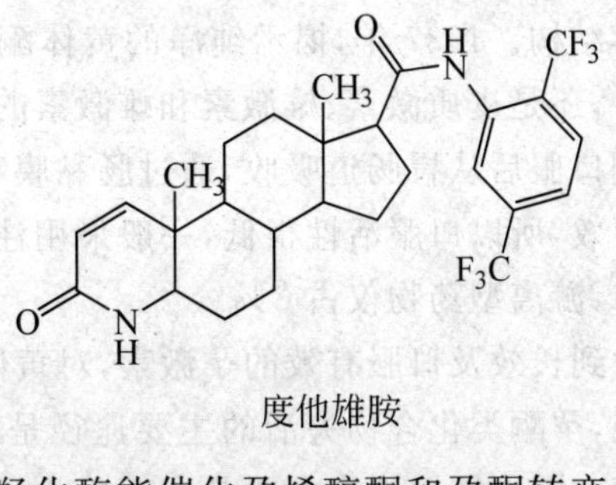   度他雄胺

2. 17α-羟化酶/17,20-裂解酶抑制药　17α-羟化酶能催化孕烯醇酮和孕酮转变为17α-羟基孕烯醇酮和17α-羟孕酮；17,20-裂解酶能使17,20-位碳链裂解，形成去氢表雄酮和雄烯二酮，为合成睾酮提供前体。该混合酶抑制药可用于治疗雄激素相关疾病，如前列腺癌等。最早应用于临床的17α-羟化酶抑制药为抗真菌药物酮康唑，由于缺乏酶的晶体结构给药物研发带来了困

难。目前阿比特龙(abiraterone)已进入Ⅱ期临床,用于治疗前列腺癌。

阿比特龙

第3节 孕激素类药物
Progestogen Drugs

孕激素是由卵巢黄体分泌的甾体激素,其结构特征为 A 环具有 4-烯-3-酮,17 位有甲酮基。黄体功能不足时,孕激素分泌不足,导致子宫内膜不规则的成熟与脱落而引起的子宫出血可用孕激素类药物治疗;采用雌激素、孕激素合用的方法可治疗原发性痛经;大剂量孕激素可用于治疗子宫内膜异位症,也可用于子宫内膜癌,还可用于治疗前列腺肥大和前列腺癌。

孕激素不良反应少,偶有恶心、呕吐、头痛及乳房胀痛等,长期应用会引起子宫内膜萎缩,经量减少。另外由于孕激素类药物可引起阴道黏膜糖原大量沉积和阴道菌减少,所以易引发阴道真菌感染。

现用于临床的孕激素类药物按化学结构可分为孕酮类和睾酮类。

一、孕酮类

天然的孕激素是孕酮,它由雌性动物卵泡排卵后形成的黄体所分泌,因此又称黄体酮(progesterone)。黄体酮具有维持妊娠和正常月经的功能,同时还具有妊娠期间抑制排卵的作用,是天然的避孕药。

1903 年,Frankel 首先发现,将受孕后的黄体移去,将导致妊娠中止。1914 年,Pear 和 Surface 揭示黄体能抑制动物排卵。1934 年,首次从孕妇的尿液中分离得到了黄体酮。1935 年确定其化学结构。1937 年,揭示纯净的黄体酮能单独维持动物的妊娠。它除了对生殖系统起重要作用外,还是皮质激素、雄激素和雌激素的前体。

黄体酮口服后从胃肠道吸收,通过肠黏膜和肝时受到 4-烯还原酶、20-羟甾脱氢酶等的作用而被破坏失效,所以口服活性很低,一般采用注射给药或舌下给药。吸收入血的黄体酮大部分与蛋白结合,游离型药物仅占 3%。

为了找到长效及口服有效的孕激素,对黄体酮进行了结构修饰和改造。对黄体酮的药物代谢研究发现,孕酮类化合物失活的主要途径是 6 位羟基化,16 位和 17 位氧化,或 3,20-二酮被还原成二醇。因而结构修饰主要是在 C-6 及 C-16 位上进行,如用烷基、卤素、双键等进行取代,得到了 17α-乙酰氧基黄体酮的 6α-甲基衍生物,如乙酸甲羟孕酮(medroxyprogesterone acetate);6-烯-6-甲基衍生物,如乙酸甲地孕酮(megestrol acetate);6-烯-6-氯衍生物,如乙酸氯地孕酮(chlormadinone acetate),都是强效口服孕激素,也是目前常用的孕激素药物。

曲美孕酮(trimegestone,TRM)2001年在瑞典上市,为19-去甲孕甾烷类孕激素。与传统的孕激素相比,TRM对子宫内膜的选择性更高,作用更强,因此副作用更小。在临床上主要用于治疗更年期综合征和预防绝经后骨质疏松症。

屈螺酮(drospirenone)为抗醛固酮螺内酯衍生物。该药口服后起效迅速,生物利用度高。能拮抗雌激素诱导的系列症状,如醛固酮增高、体重增加、缓解经期前焦虑等。在临床上主要用于避孕和绝经后妇女的激素替代治疗。

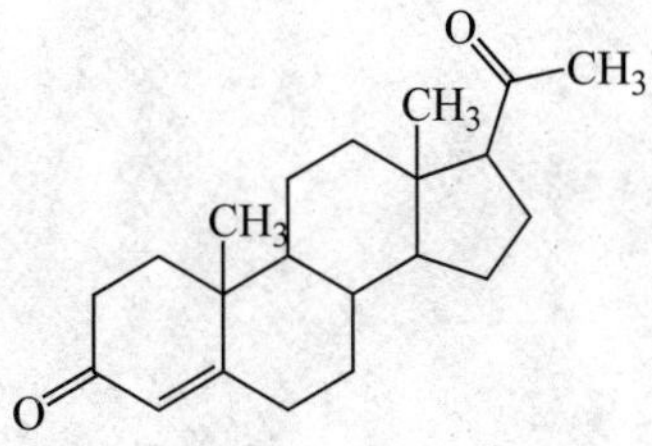

黄体酮 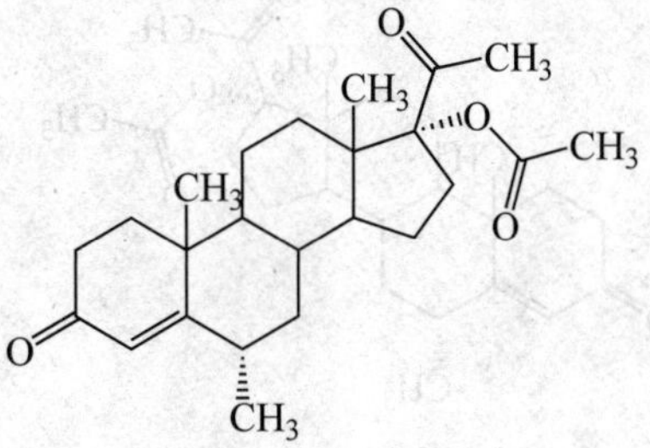　　　　　　　　　　醋酸甲羟孕酮 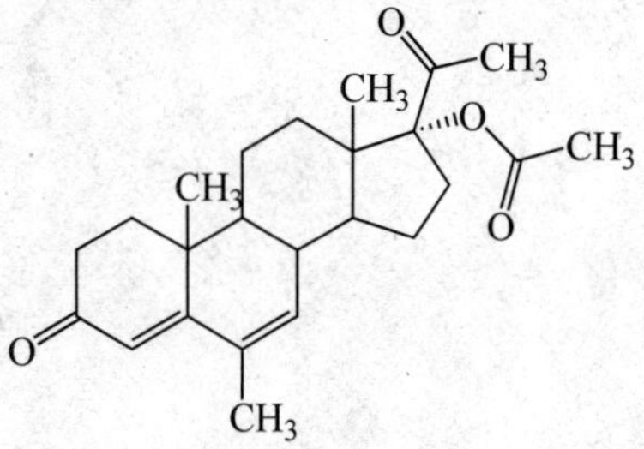　　　　　　　　醋酸甲地孕酮

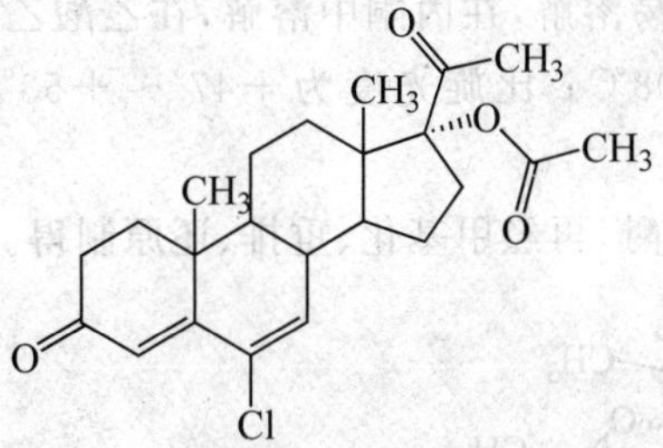

醋酸氯地孕酮 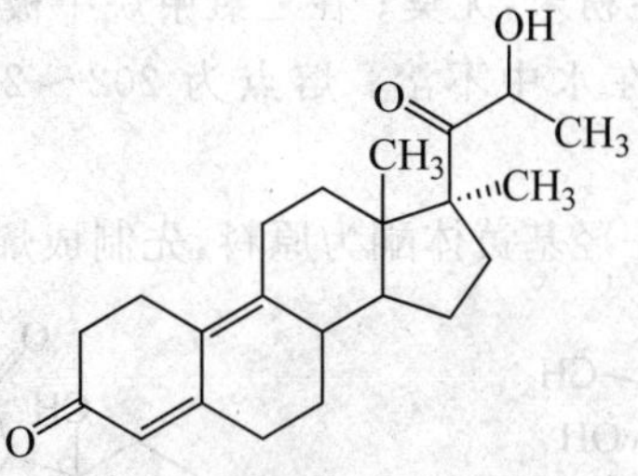　　　　　　　曲美孕酮 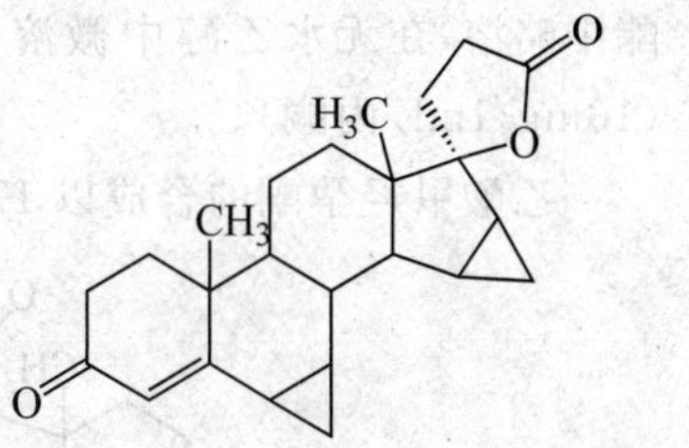　　　　　　　　　　屈螺酮

黄体酮(Progesterone)

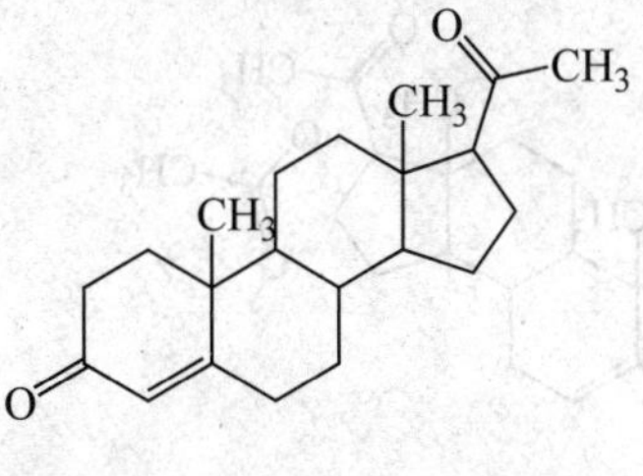

化学名为孕甾-4-烯-3,20-二酮(pregn-4-ene-3,20-dione)。

本品为白色或类白色结晶性粉末,无臭,无味;在三氯甲烷中极易溶解,在乙醇、乙醚或植物油中溶解,在水中不溶;熔点为128~131℃;比旋光度为+186°~+198°(10mg/1mL乙醇)。

本品与亚硝基铁氰化钠反应显蓝紫色,此为黄体酮的灵敏、专属的鉴别反应。

本品是由卵巢黄体分泌的一种天然孕激素,在体内对雌激素激发过的子宫内膜有显著形态学影响,为维持妊娠所必需。其主要药理作用:在月经周期后期使子宫黏膜内腺体生长,子宫充血,内膜增厚,为受精卵植入做好准备;与雌激素共同作用,促使乳房充分发育,为产乳作准备;大剂量时通过对下丘脑的负反馈作用,抑制垂体促性腺激素的分泌,产生抑制排卵作用。因口服迅速代谢失活,故一般采用注射给药,也可经舌下含服或阴道、直肠给药。

本品临床上主要用于习惯性流产、痛经、经血过多或血崩症、闭经等。口服大剂量也用于黄体酮分泌不足所致疾病，如经前综合征、排卵停止所致月经紊乱、良性乳腺病、绝经前和绝经期症状等。不良反应主要表现为头晕、头痛、恶心、抑郁、乳房胀痛等，长期应用还可引起子宫内膜萎缩、月经量减少，并容易发生阴道真菌感染。

乙酸甲羟孕酮（Medroxyprogesterone acetate）

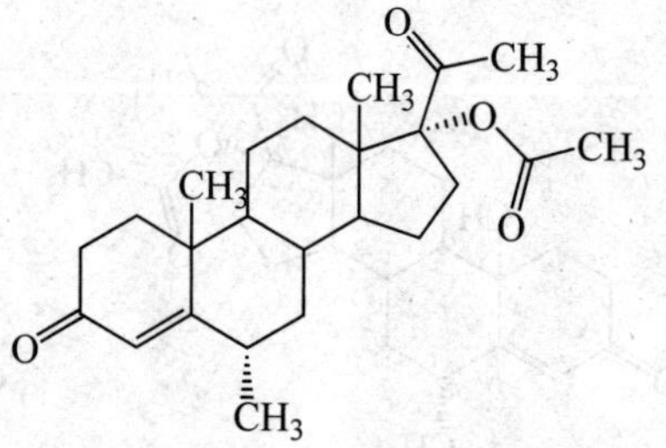

化学名为 6α-甲基-17α-羟基孕甾-4-烯-3,20-二酮-17-乙酸酯（6α-methyl-17α-hydroxy-pregn-4-en-3,20-dione acetate）。

本品为白色或类白色结晶性粉末，无臭；在三氯甲烷中极易溶解，在丙酮中溶解，在乙酸乙酯中略溶，在无水乙醇中微溶，在水中不溶；熔点为 202～208℃；比旋光度为＋47°～＋53°（10mg/1mL 丙酮）。

乙酸甲羟孕酮的合成以 17α-羟基黄体酮为原料，先制成烯醚，再经甲基化、重排、还原制得。

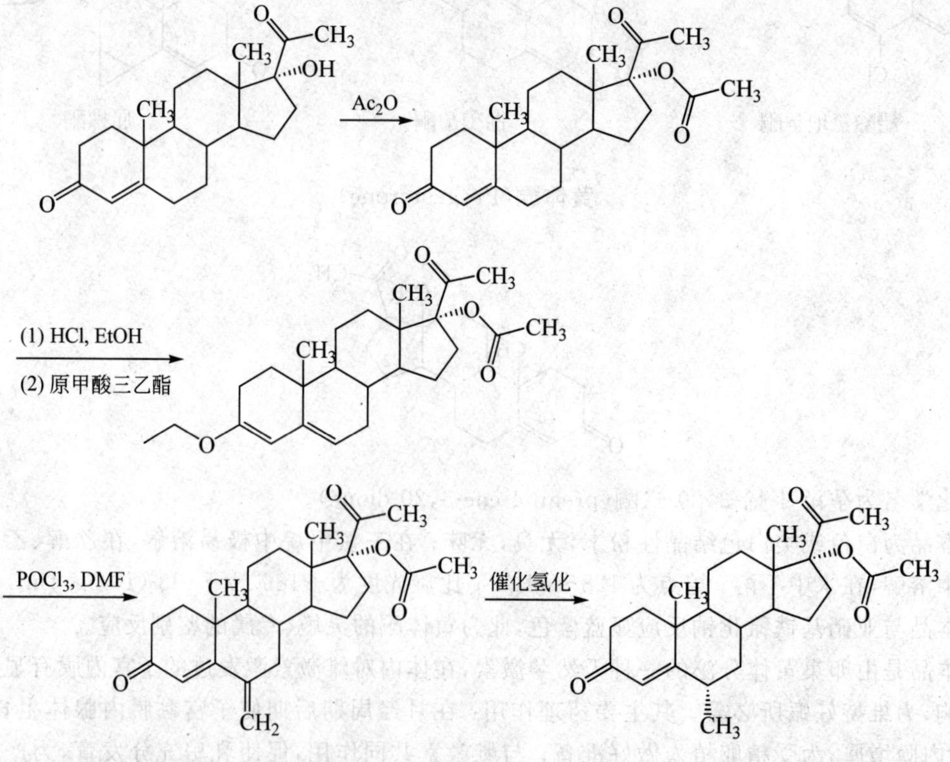

本品是强效的孕激素，无雌激素活性，口服和注射均有效。该药的主要作用是促进子宫内膜增殖分泌，完成受孕准备，保护胎儿安全成长。临床用于痛经、功能性闭经、功能性子宫出血、先兆流产或习惯性流产、子宫内膜异位症等治疗,大剂量可用作长效避孕针,肌内注射 1 次 150mg 可避孕 3 个月。

二、睾酮类

在寻找口服孕激素的研究中,第一个成为口服有效药物的不是黄体酮衍生物,而是睾酮衍生物——炔孕酮(ethisterone)。炔孕酮为睾酮的 C-17α 位引入乙炔基得到,雄激素活性很弱,但具有孕激素活性,且口服有效。去掉炔孕酮分子中的 C-10 位甲基,得到炔诺酮(norethisterone),孕激素活性是炔孕酮的 5 倍,口服有效,其庚酸酯的植物油剂为长效避孕药,其异构体为异炔诺酮,活性仅为炔诺酮的 1/10,与炔雌甲醚的复方制剂在 1960 年问世,是人类生育史上第一个口服避孕药。在炔诺酮 18 位增加一个甲基得到炔诺孕酮(norgestrel),其右旋体无活性,左旋体作为药物使用,又称左炔诺孕酮(levonorgestrel),该药由于药效和药代动力学优势明显,且副作用较小,在世界各国被广泛使用。在炔诺孕酮的 D 环 15 位引入双键,得到孕二烯酮(gestodene),其活性为炔诺孕酮的 2~3 倍,没有雄激素和雌激素活性,有抗雌激素作用。与炔雌醇联用,避孕效果可靠,接受性好,是目前为止孕激素作用最强而使用剂量较低的一种避孕药。

地诺孕素(dienogest)具有 17α-氰甲基,与传统的 19-去甲睾酮衍生物不同。该药物具有孕激素和抗雄激素的双重作用,能诱导促卵泡激素和黄体生成激素的持久分泌,剂量依赖性地抑制睾酮的分泌,故具有良好的抗雄性生育作用。1995 年作为口服避孕药上市(商品名 Valette),2002 年和 2005 年分别用于子宫内膜异位症(商品名 Endometrion)和绝经后妇女的激素替代治疗(商品名 Climodien)。

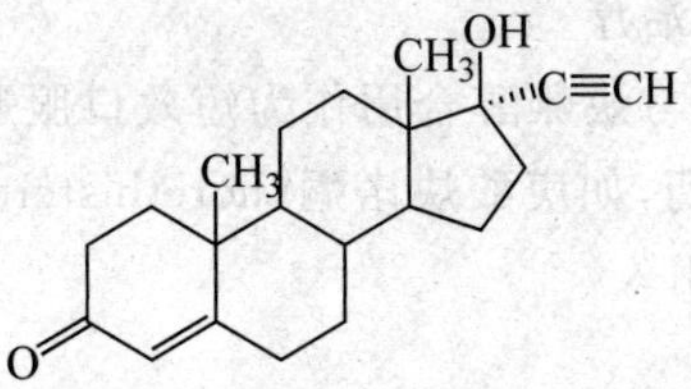

炔孕酮

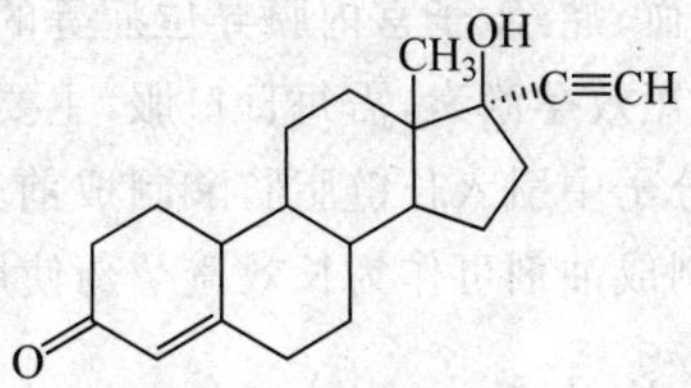

炔诺酮

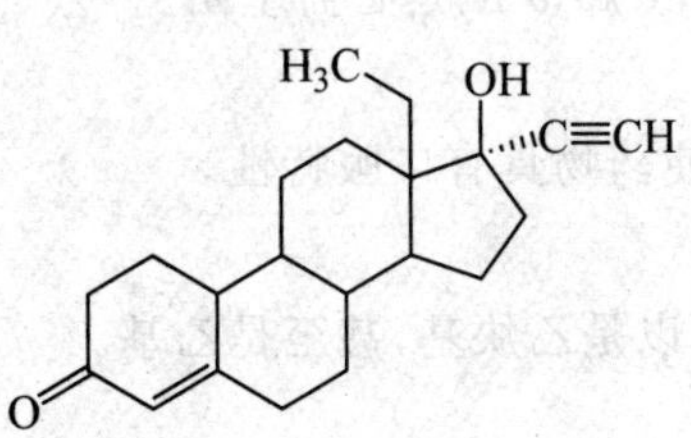

左炔诺孕酮

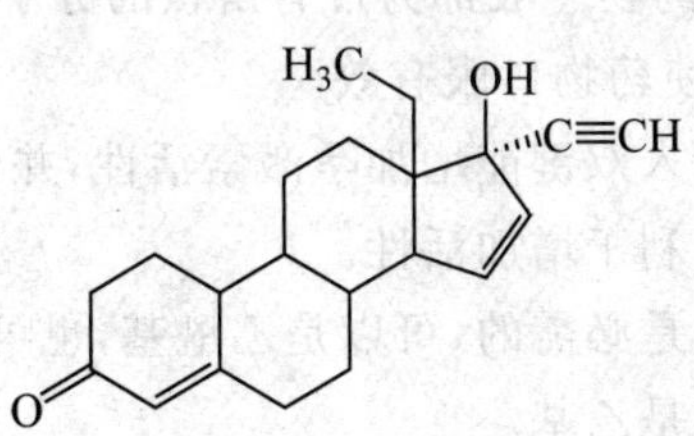

孕二烯酮

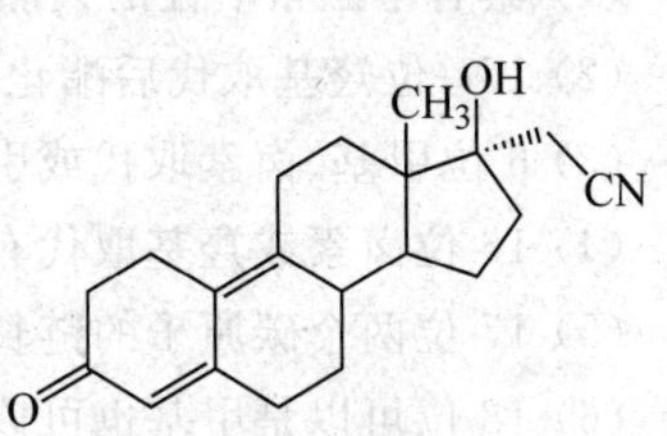

地诺孕素

炔诺酮(Norethisterone)

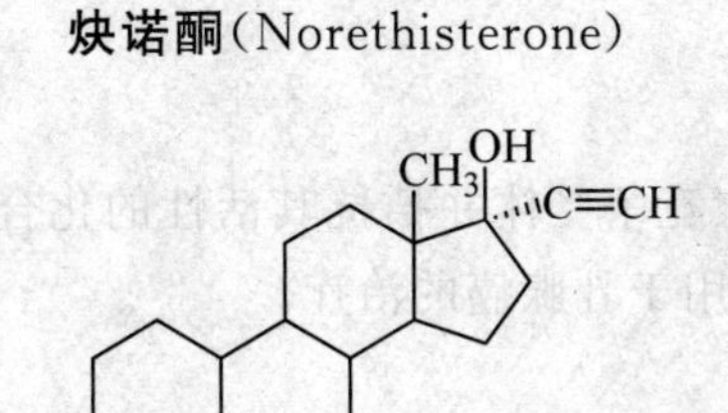

化学名为 17β-羟基-19-去甲-17α-孕甾-4-烯-20-炔-3-酮（17β-hydroxy-19-nor-17α-pregn-4-ene-20-yn-3-one）。

本品为白色或类白色结晶性粉末，无臭，味微苦；在三氯甲烷中溶解，在乙醇中微溶，在丙酮中略溶，在水中不溶；熔点为 202～208℃；比旋光度为 －32°～－37°（10mg/1mL 丙酮）。

本品口服有效，生物利用度可达 70%，进入体内的 80% 能与血浆蛋白结合分布全身。

炔诺酮的合成以炔雌醇的中间体 19-羟基物为原料，将 19-羟基氧化为羧基，酸性脱羧，由此完成 19-去甲基，再经炔化的产物。其合成路线如下：

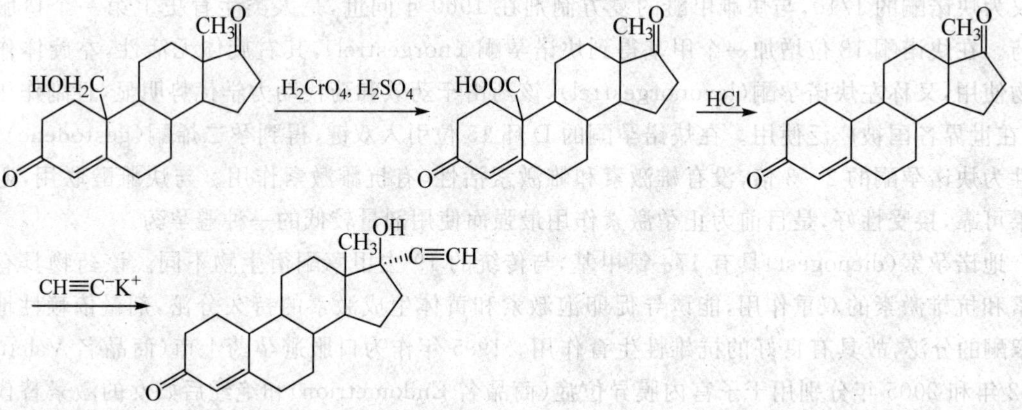

本品通过抑制垂体释放黄体化激素和促卵泡成熟激素，抑制排卵，作用强于孕酮，可用于功能性子宫出血、痛经、子宫内膜异位症等的治疗。

本品为短效孕激素，需每日口服，主要与炔雌醇合用作为短效口服避孕药。为达到长效的目的，在其分子中引入长链脂肪酸制成前药，如庚酸炔诺酮（norethisterone heptanate），使其油溶性增加，制成油剂可作为长效避孕药使用。

三、构效关系

（1）具有孕激素活性的天然药物一般都为带有甾核的分子，4-烯-3-酮是必需基团。
（2）17α-位羟基取代后酯化使药物口服有效。
（3）6 位甲基、卤素取代或引入双键能增加孕激素活性，并使药物具有口服特性。
（4）16 位卤素或羟基取代有利于增加活性。
（5）17 位两个碳原子的链长是必需的，可以是乙酰基，也可以是乙炔基，甚至是乙基。
（6）18 位可以是甲基也可以是乙基。
（7）19 位可以去角甲基。
（8）B 环和 D 环引入双键，孕激素活性增强。

四、孕激素拮抗药

孕激素拮抗药是指与孕激素竞争受体并拮抗其活性的化合物，也称抗孕激素，目前主要用于抗早孕，也有些抗孕激素药物用于乳腺癌的治疗。

米非司酮 (Mifepristone)

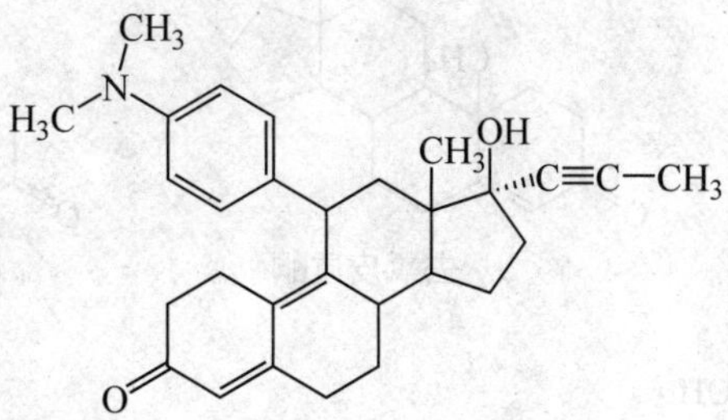

化学名为 11β-[4-(N,N-二甲氨基)苯基]-17β-羟基-17α-(1-丙炔基)雌甾-4,9-二烯-3-酮 ((11β)-[4-(dimethylamino)phenyl]-17β-hydroxy-17α-(1-propynyl) estra-4,9-dien-3-one)。

本品为淡黄色结晶性粉末，无臭，无味；在甲醇或二氯甲烷中易溶，在乙醇或乙酸乙酯中溶解，在水中几乎不溶；熔点为 192~196℃；比旋光度为 +124°~+129°(5mg/1mL 二氯甲烷)。

本品为孕激素受体拮抗药，是炔诺酮的衍生物，结构中含有 11β-二甲氨基苯基，该基团的存在使化合物活性反转，具有了抗孕激素活性。17α 位丙炔基的存在使化合物稳定性增加，口服吸收迅速，约 1.5 小时作用达峰值。生物利用度有明显个体差异。体内消除缓慢，消除半衰期为 20~34 小时，主要在肝中去甲基和羟基化而代谢，代谢物主要经肠道外排。

临床主要用于抗早孕和事后避孕。大剂量出现抗糖皮质激素作用，其对库欣综合征和重型精神病性抑郁症的治疗研究也在进行中。

第4节 肾上腺皮质激素类药物
Adrenocortical Hormone Drugs

肾上腺皮质激素是肾上腺皮质所分泌激素的总称。肾上腺皮质是维持生命所必需的分泌器官，外层束状带，分泌醛固酮，中间为囊状带，分泌皮质醇，里层为网状带，分泌雄激素。

早在 1927 年就已经知道哺乳动物的肾上腺能分泌一系列与生命相关的物质，到目前为止，共分离得到 47 种甾类物质，其中氢化可的松(hydrocortisone)、可的松(cortisone)、皮质酮(corticosterone)、11-去氢皮质酮(11-dehydrocorticosterone)、去氧皮质酮(deoxycorticosterone)、17α-羟基-11-脱氧皮质酮(17α-hydroxy-11-deoxycorticosterone)和醛固酮(aldosterone)这 7 种化合物生物活性最强。

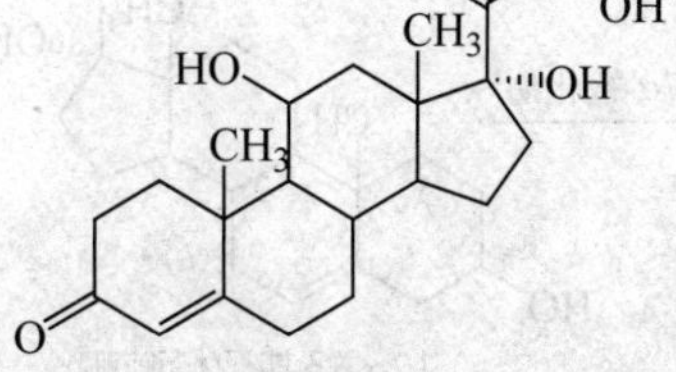

氢化可的松 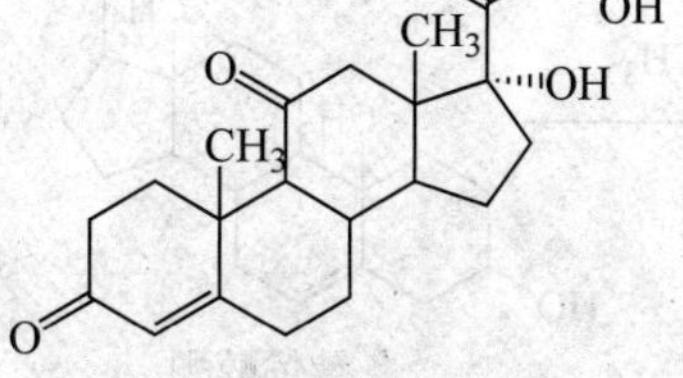　　　　　可的松 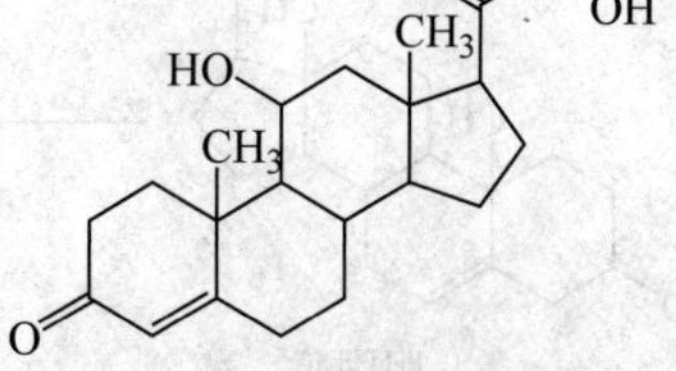　　　　　皮质酮

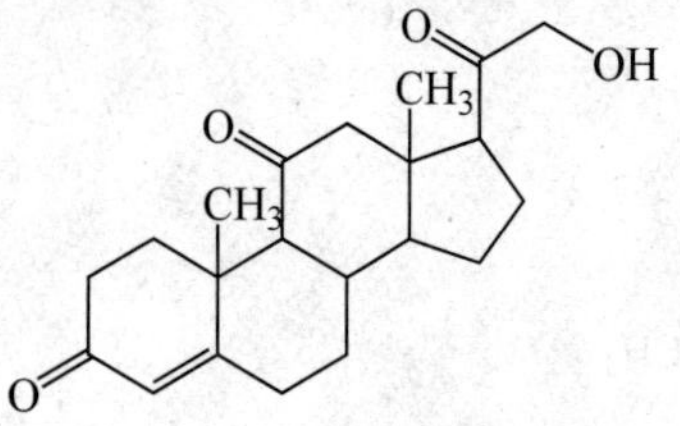

11-去氢皮质酮 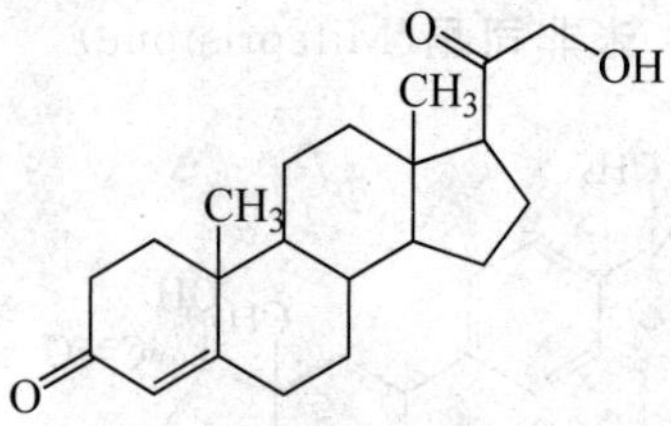　　去氧皮质酮 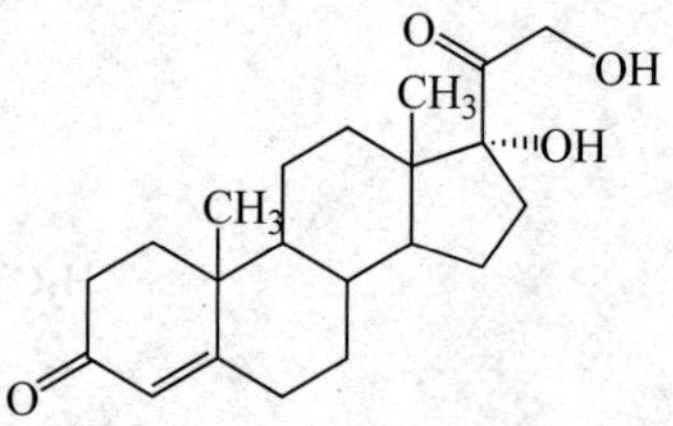　　17α-羟基-11-脱氧皮质酮

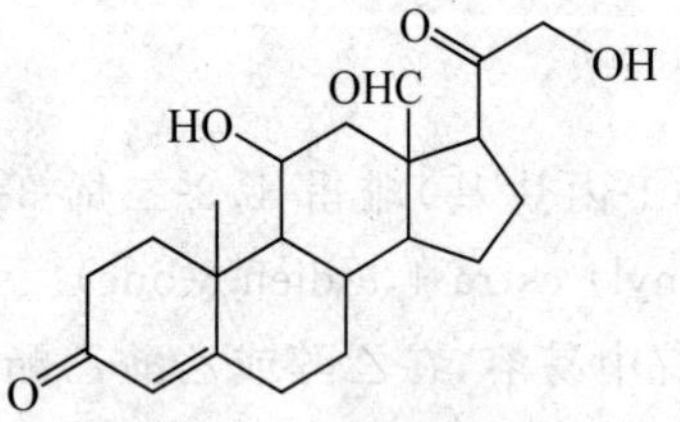

醛固酮

这些化合物的基本结构特征为孕甾烷基本母核、C-3 的羰基、C-4,5 的双键和 17β-酮醇侧链。其中可的松和氢化可的松调节糖、脂肪和蛋白质的生物合成及代谢,有抗炎活性,称为糖皮质激素(glucocorticoids,GC),是一类重要的药物。其余化合物具有保钠排钾的作用,主要调节机体水、盐代谢和维持电解质平衡,称为盐皮质激素(mineralcorticoids,MC)。盐皮质激素因只限于治疗慢性肾上腺皮质功能不全,临床用途很少,未开发成药物。本节重点讨论糖皮质激素。

一、糖皮质激素的发展

糖皮质激素是一类重要的药物,内源性糖皮质激素体内在肾上腺皮质细胞中,利用线粒体和滑面内质网中的酶进行生物合成得到。以氢化可的松为例:首先,在线粒体内胆固醇(cholesterol)的侧链断裂形成孕烯醇酮(pregnenolone),然后孕烯醇酮被转运到滑面内质网上,在 17α-羟化酶(17α-hydroxylase)的作用下首先生成 17α-羟基孕烯醇酮(17α-hydroxypregnenolone),后者在 5-烯-3β-羟基甾醇脱氢酶/3-氧代甾醇-4,5-异构酶(5-ene-3β-hydroxysteroid dehydrogenase/3-oxosteroid-4,5-isomerase)的作用下生成 17α-羟基孕酮(17α-hydroxyprogesterone),在 21-羟基化酶(21-hydroxylase)的作用下得到 11-去氧可的松(11-deoxycortisol),最后在 11β-羟基化酶(11β-hydroxylase)的作用下得到氢化可的松。

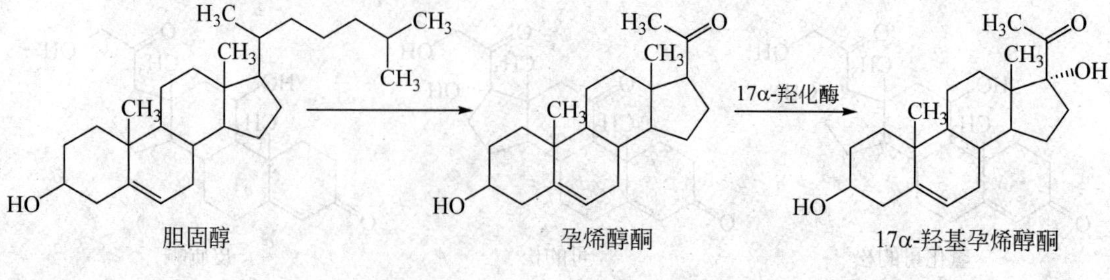

胆固醇　　　　孕烯醇酮　　17α-羟化酶→　17α-羟基孕烯醇酮

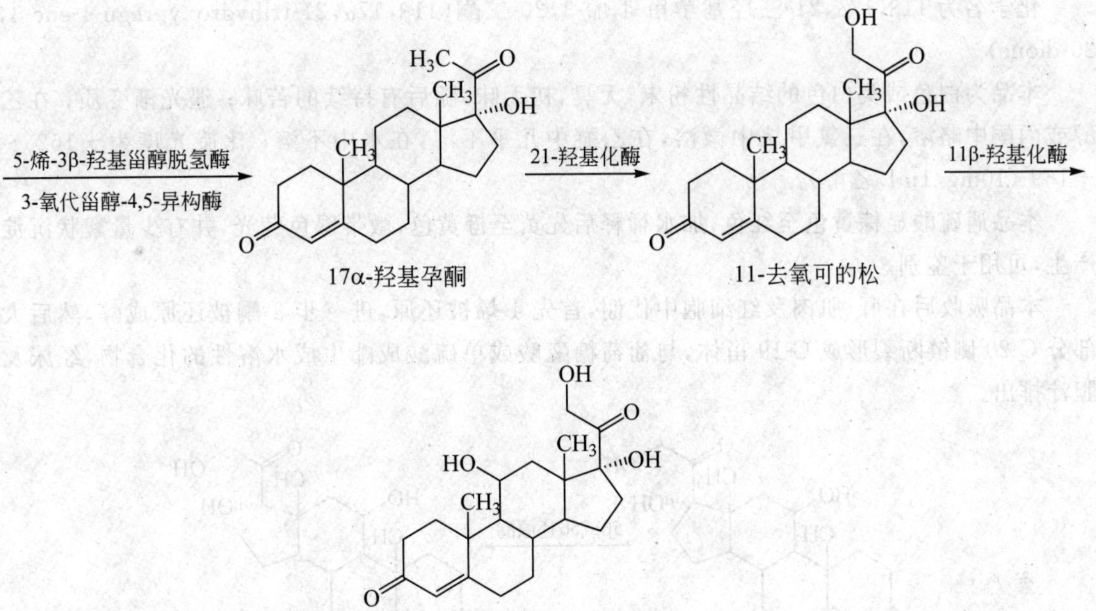

$$\xrightarrow[\text{3-氧代甾醇-4,5-异构酶}]{\text{5-烯-3β-羟基甾醇脱氢酶}} \text{17α-羟基孕酮} \xrightarrow{\text{21-羟基化酶}} \text{11-去氧可的松} \xrightarrow{\text{11β-羟基化酶}} \text{氢化可的松}$$

糖皮质激素具有广泛的生物活性。其抗炎作用强大,对各种化学、机械、病原体、变态反应等引起的炎症有抑制作用。临床上主要用于治疗肾上腺皮质功能紊乱,自身免疫性疾病如肾病型慢性肾炎、系统性红斑狼疮、类风湿关节炎,变态反应性疾病如支气管哮喘、药物性皮炎,感染性疾病,休克,器官移植的排异反应,眼科疾病及皮肤病等疾病。

糖皮质激素抗炎作用通过3种不同的机制产生:①通过受体结合介导的作用机制,抑制参与炎症的一些基因转录而产生抗炎效应。②通过活化的GC-GR单体复合物直接与转录因子如核受体因子κβ(NFκβ)、活化因子活化蛋白1(activator protein-1)等结合,从而抑制与慢性炎症有关的细胞因子转录,包括多种白介素(interlenkin)和肿瘤坏死因子-α(tumor necrosis factor-alpha, TNF-α)等因子,起到抗炎作用。③通过抑制巨噬细胞中一氧化氮合成酶(NO synthesis, NOS)而发挥抗炎作用。

长期应用糖皮质激素类药物可引起类肾上腺皮质功能亢进症,即库欣综合征,表现为向心性肥胖、满月脸、皮肤变薄、多毛、低血钾、易感染等。激素可降低机体的防御功能,又无抗菌作用,故长期应用可诱发感染,或促使原有病灶扩散恶化。糖皮质激素可刺激胃酸、胃蛋白酶的分泌,并抑制胃黏液的分泌,降低胃肠黏膜的抵抗力,故可诱发或加剧胃、十二指肠溃疡病,甚至造成消化道出血或穿孔。另外糖皮质激素还存在钠潴留、皮质激素增多症、诱发精神病症状、骨质疏松等副作用。

氢化可的松(Hydrocortisone)

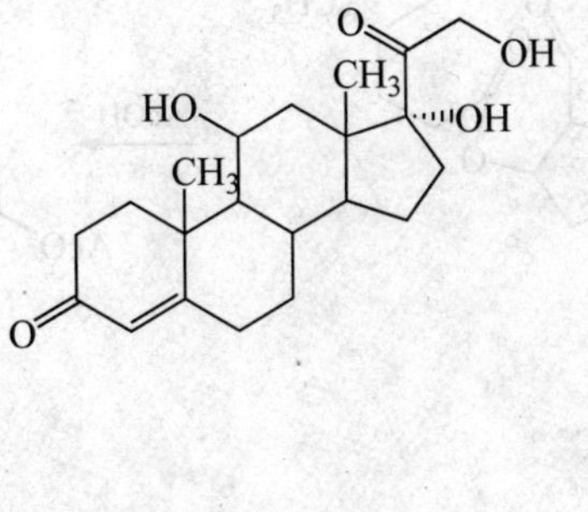

化学名为 11β,17α,21-三羟基孕甾-4-烯-3,20-二酮(11β,17α,21-trihydroxypregn-4-ene-3,20-dione)。

本品为白色或类白色的结晶性粉末,无臭,初无味,随后有持续的苦味;遇光渐变质;在乙醇或丙酮中略溶,在三氯甲烷中微溶,在乙醚中几乎不溶,在水中不溶;比旋光度为+162°～+169°(10mg/1mL乙醇)。

本品遇硫酸显棕黄色至红色,加水稀释后先黄至橙黄色,微带绿色荧光,并有少量絮状沉淀产生,可用于鉴别。

本品吸收后在肝、肌肉及红细胞中代谢,首先 4-烯被还原,进一步 3-酮被还原成醇,然后大部分 C-20 侧链断裂形成 C-19 甾体,与葡萄糖醛酸或单硫酸成酯生成水溶性的化合物,经尿及胆汁排出。

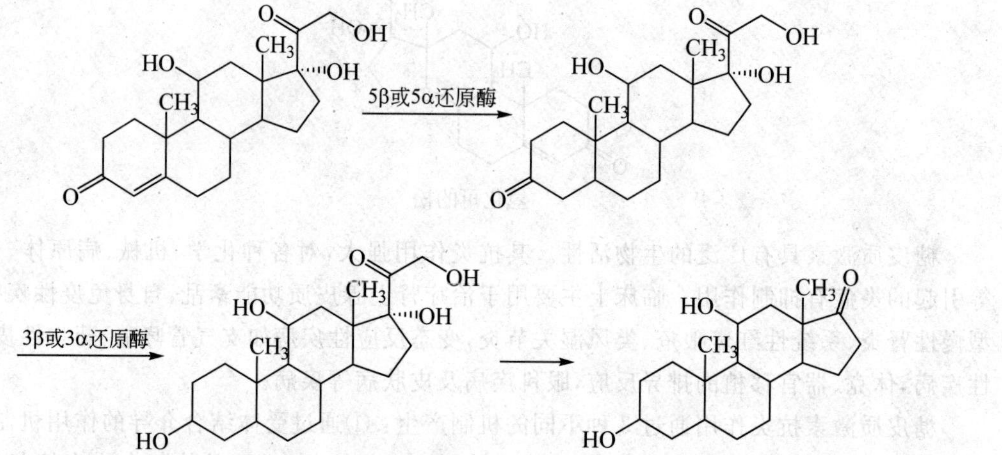

氢化可的松的化学合成以薯蓣皂苷配基为原料,经乙酸酐催化开环,三氧化铬氧化、消除,再经 3-乙酸酯水解,过氧化氢氧化,沃氏氧化,然后引入 17α-OH、21-OH,最后用梨头霉催化转化得到:

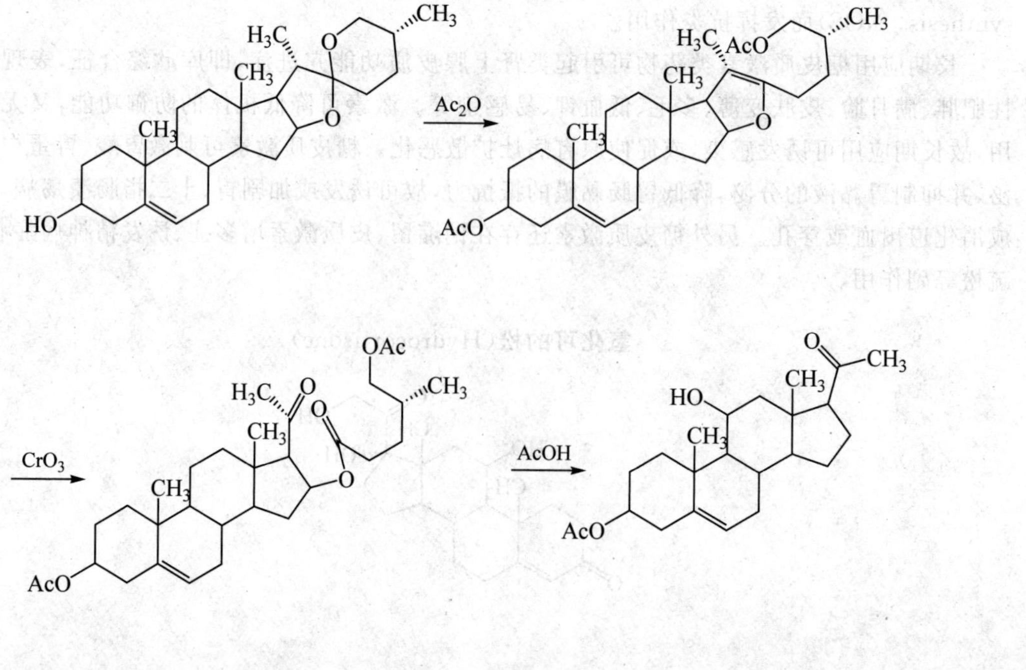

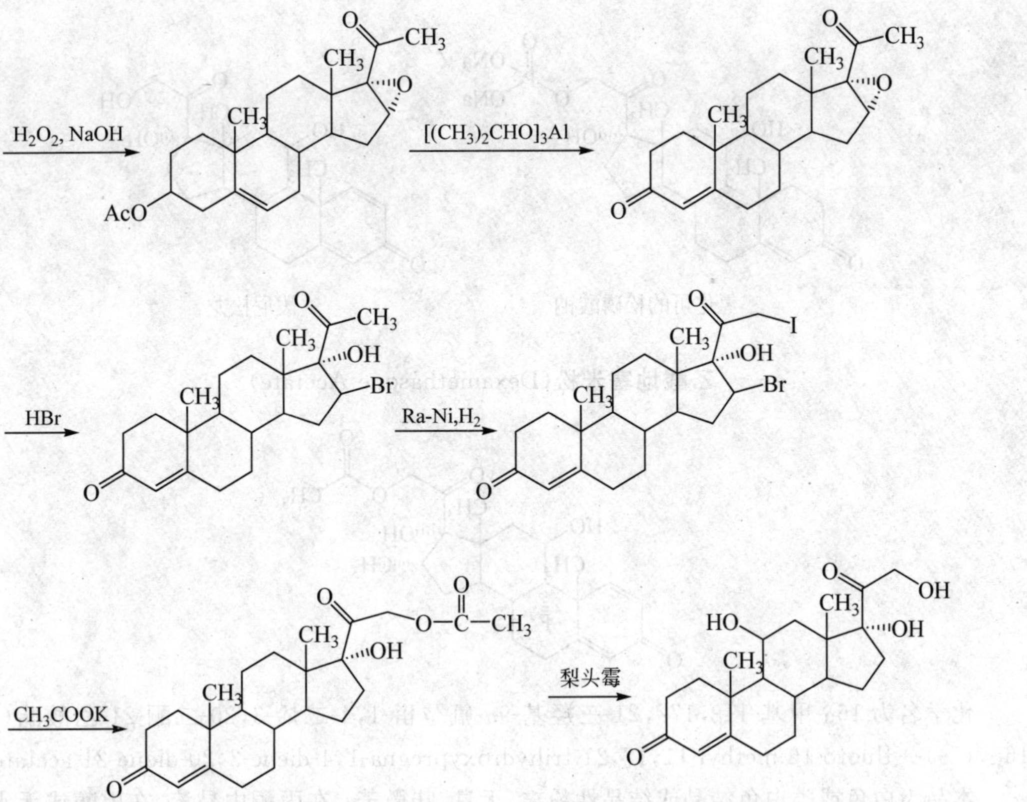

本品临床主要用于治疗关节炎、风湿症,还用于免疫抑制、抗休克等。

糖皮质激素类药物或多或少还保留有影响水、盐代谢的作用,使钠离子从体内排出困难而发生水肿,此外还可引起皮质激素增多症(库欣综合征),诱发精神症状、骨质疏松等并发症,因而临床使用时普遍比较谨慎。糖皮质激素化学结构修饰的主要目的集中在如何将糖、盐皮质激素的活性分开,以减少副作用。

氢化可的松是糖皮质激素类药物改造的结构基础,为了增加稳定性,改善分子的溶解性,方便临床用药,将氢化可的松分子中的 C-21 位羟基进行了乙酯化,得到乙酸氢化可的松(hydrocortisone acetate),其作用时间延长,且稳定性增加。利用 C-21 羟基制备氢化可的松琥珀酸钠(hydrocortisone sodium succinate)和氢化可的松磷酸钠(hydrocortisone sodium phosphate),改变了药物在水中溶解度小的缺点,便于制成注射剂使用。在氢化可的松分子的 C-1,2 位引入双键,得到泼尼松龙(hydroprednisone),抗炎活性比母体提高 3~4 倍,副作用减少。

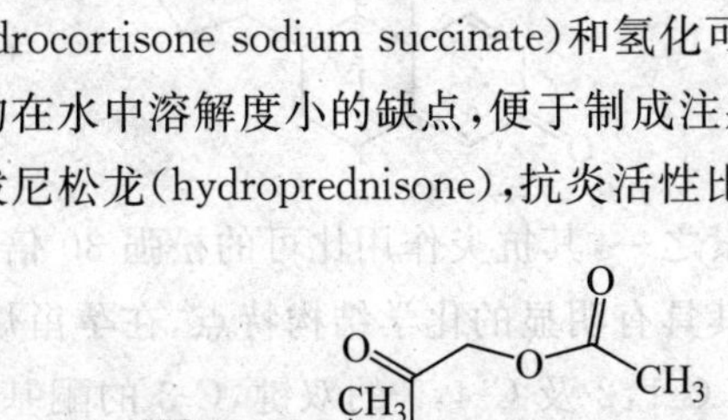

乙酸氢化可的松 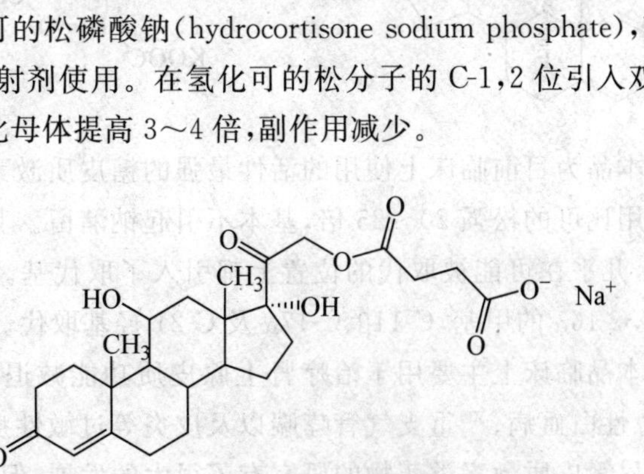   氢化可的松琥珀酸钠

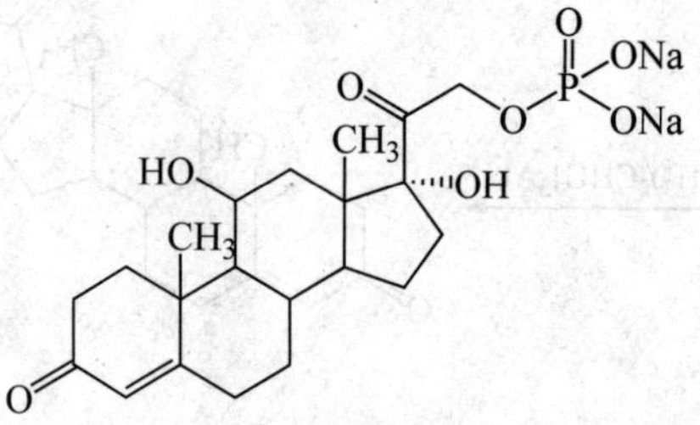

氢化可的松磷酸钠 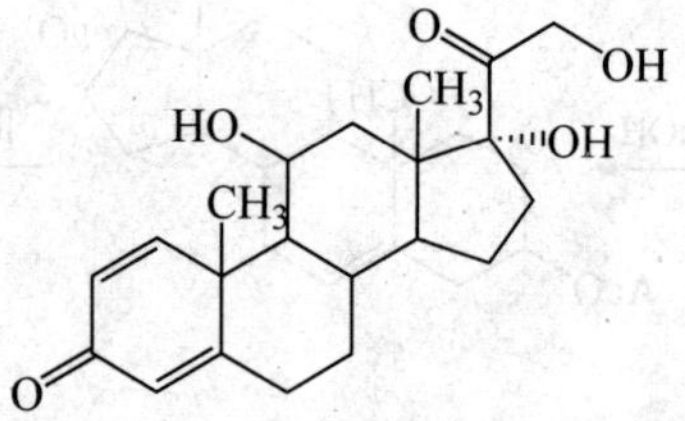　　　　　泼尼松龙

乙酸地塞米松(Dexamethasone Acetate)

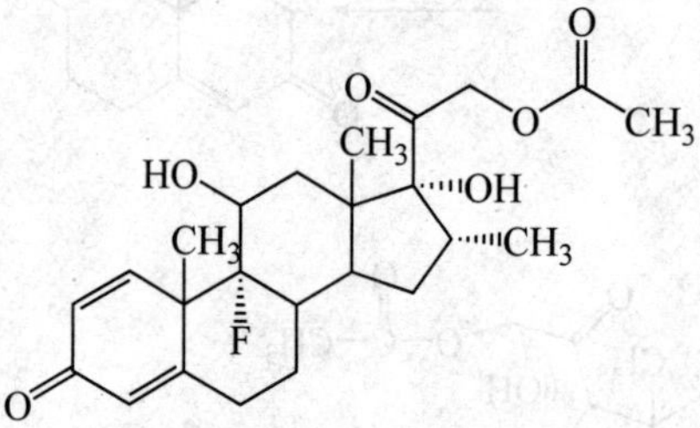

化学名为 16α-甲基-11β,17α,21-三羟基-9α-氟孕甾-1,4-二烯-3,20-二酮-21-乙酸酯((11β,16α,17α)-9-fluoro-16-methyl-11,17,21-trihydroxypregna-1,4-diene-3,20-dione-21-acetate)。

本品为白色或类白色结晶或结晶性粉末,无臭,味微苦;在丙酮中易溶,在甲醇或无水乙醇中溶解,在乙醇或三氯甲烷中略溶,在乙醚中极微溶解,在水中不溶;比旋光度为 +82°～88°(10mg/1mL 二氧六环)。

本品与氢氧化钠醇溶液共热,冷却,加硫酸煮沸,即产生乙酸乙酯的香味。分子中还原性的醇羟基可还原碱性酒石酸酮,生成红色氧化亚铜沉淀。

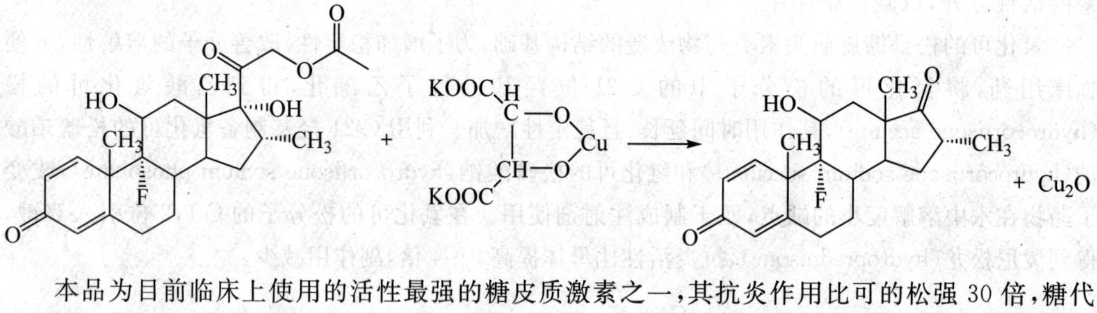

本品为目前临床上使用的活性最强的糖皮质激素之一,其抗炎作用比可的松强 30 倍,糖代谢作用比可的松强 20～25 倍,基本不引起钠潴留。其具有明显的化学结构特点,在孕甾烷的母核上,几乎在可能被取代的位置上都引入了取代基。C-1,2 及 C-4,5 的双键,C-3 的酮基,C-9α 的氟,C-16α 的甲基,C-11β、C-17α 及 C-21 羟基取代。

本品临床上主要用于治疗肾上腺皮质功能减退症、风湿热、类风湿关节炎、系统性红斑狼疮、急性白血病、严重支气管哮喘以及皮炎等过敏性疾病。

尽管皮质激素类药物的研究有了很大的发展,但仍然存在许多副作用。以软药策略和前药原理进行结构改造一直是工作的重点。法尼泼尼松龙(prednisolone farnesylate),系泼尼松龙与法尼酸所形成的酯类前药,由日本 Kuraray 公司和 Taiho 公司联合开发,并于 1998 年上市,为局部甾体抗炎药,与泼尼松龙相比,亲脂性增强,可以穿过表皮进入炎症部位,在提高活性的同时,其胸腺萎缩的副作用大大降低。临床上主要用于类风湿关节炎和骨关节炎等疾病的治疗。

醋丙甲泼尼松(methylprednisolone aceponate)为甲泼尼龙的17位和21位分别成丙酸酯及乙酸酯的前药,是由德国Schering AG开发并于1992年上市的新药。主要用于各种湿疹的治疗。磺庚甲泼尼龙(methylprednisolone suleptanate)由Upjohn公司开发,并于1997年上市,是一类水溶性的前药型糖皮质激素药物,在体内经酯酶水解释放出活性成分甲泼尼龙,临床上主要用于一些免疫性疾病的治疗。依碳酸氯替泼诺(loteprednol etabonate)是少数被美国FDA批准用于眼部的变态反应及炎症的药物,由Pharmos公司在1998年推出。

环索奈德(ciclesonide)是一类吸入性糖皮质激素类药物,由Altana研发,2004年在澳大利亚率先上市,2006年获美国FDA批准,用于治疗12岁及以上患者的哮喘。

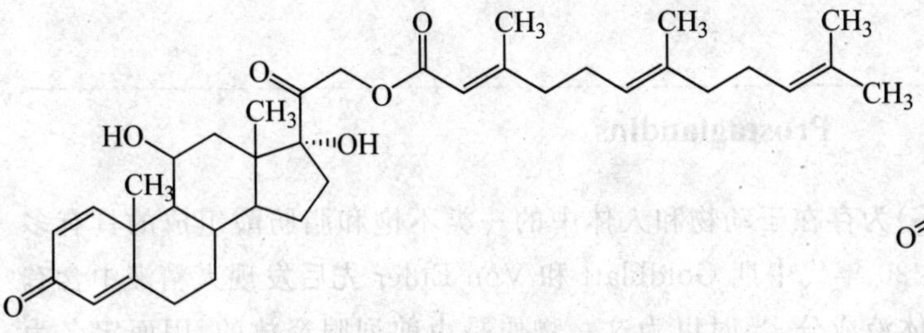

法尼泼尼松龙

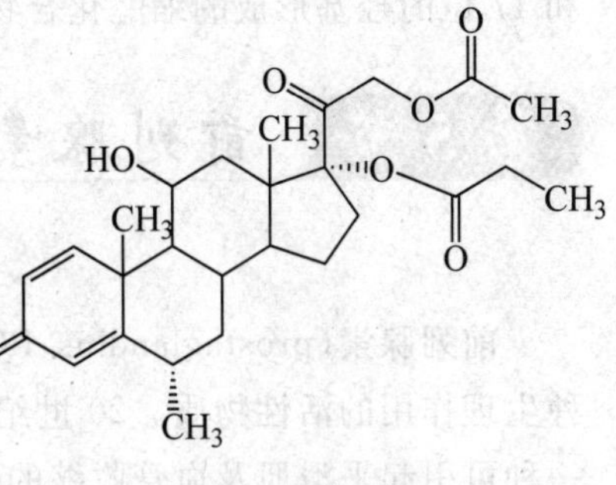

醋丙甲泼尼松

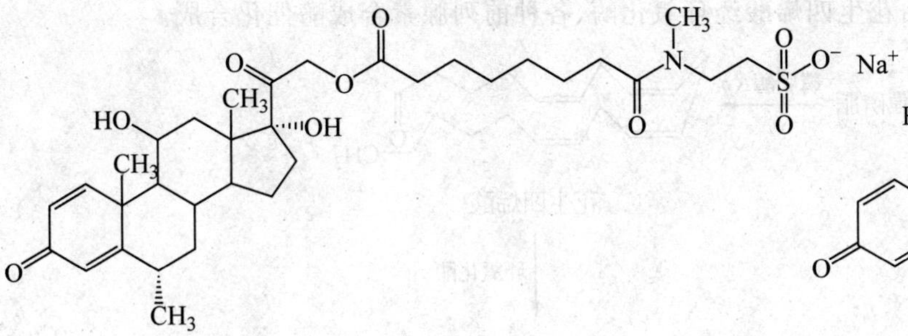

磺庚甲泼尼龙

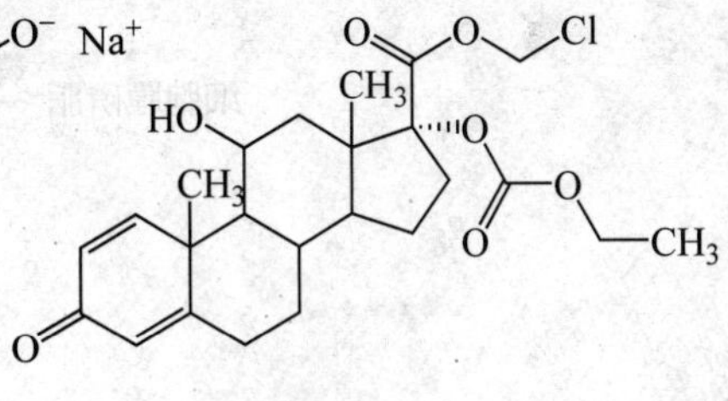

依碳酸氯替泼诺

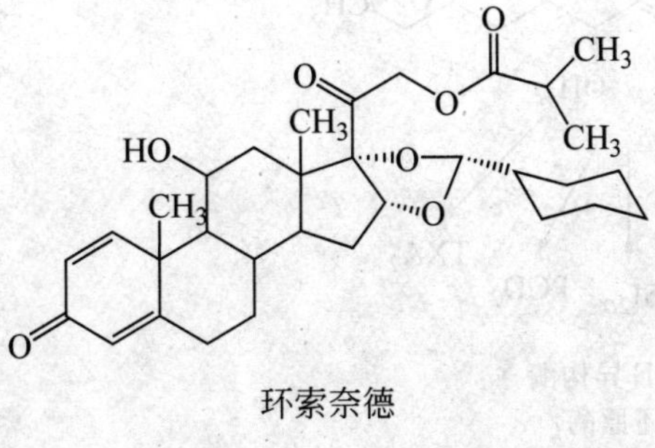

环索奈德

二、构效关系

肾上腺素皮质激素具有较高的结构专属性,全反式骨架为活性必需。4-烯-3-酮基和17β-酮醇侧链为皮质激素的基本结构。

(1) 17α-羟基和11-氧代基团是糖皮质激素的特征基团,缺一不可。

(2) A环上1,2-烯的引入,由于改变了A环的空间构型,从而增强了药物与受体的亲和力,改善了药代动力学性质,提高了抗炎活性的同时降低了盐皮质活性。

(3) B环上C-6位及C-9位卤素(F、Cl)的引入,可以提高药物的作用强度,得到强效的皮质激素。

(4) C-16上引入取代基在增强抗炎活性的同时,显著地降低钠潴留的副作用。

(5) 17位、21位酯基的引入,在改变药物代谢性质的同时,增强了药物的活性,同时,16位和17位的羟基形成的缩醛化合物同样改变了药物的活性、吸收及分布。

第5节 前列腺素

Prostaglandins

前列腺素(prostaglandins,PG)为存在于动物和人体中的一类不饱和脂肪酸组成的具有多种生理作用的活性物质。20世纪30年代中期 Goldblatt 和 Von Euler 先后发现人精液中含有一种可引起平滑肌及血管收缩的体液成分,当时以为这一物质是由前列腺释放的,因而定名为前列腺素。现已证明精液中的前列腺素主要来自精囊,除此之外全身许多组织细胞都能产生前列腺素。前列腺素在体内由花生四烯酸经环氧化酶、各种前列腺素合成酶催化合成。

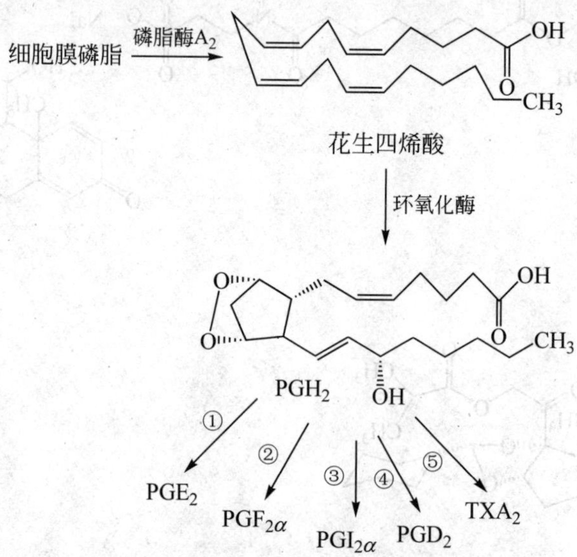

细胞膜磷脂 —磷脂酶A_2→ 花生四烯酸

↓ 环氧化酶

PGH_2

① → PGE_2
② → $PGF_{2\alpha}$
③ → PGI_2
④ → PGD_2
⑤ → TXA_2

① PG内过氧化物E异构酶
② PG内过氧化物还原酶
③ PG内过氧化物I异构酶
④ 谷胱甘肽-S-转移酶
⑤ 血栓素A_2

前列腺素的结构为一个五环和两条侧链构成的 20 碳不饱和脂肪酸。按分子中五元脂环上取代基的不同将前列腺素分为 PGA、PGB、PGC、…、PGF 等类型。

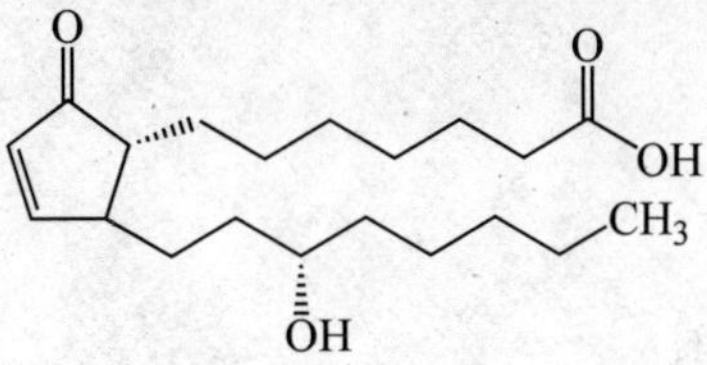

PGA

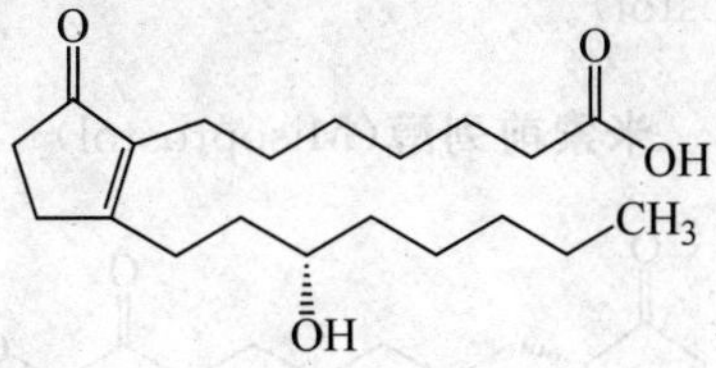

PGB

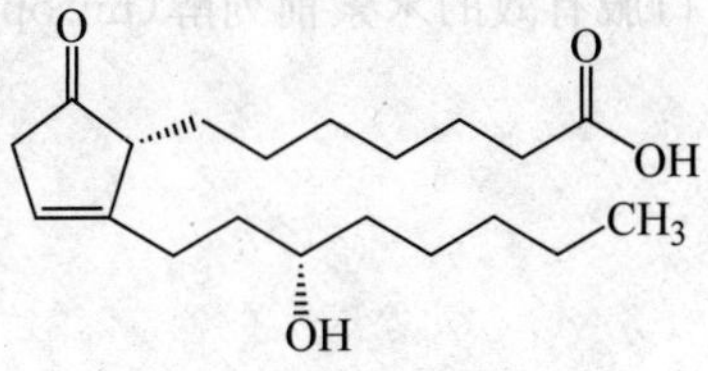

PGC

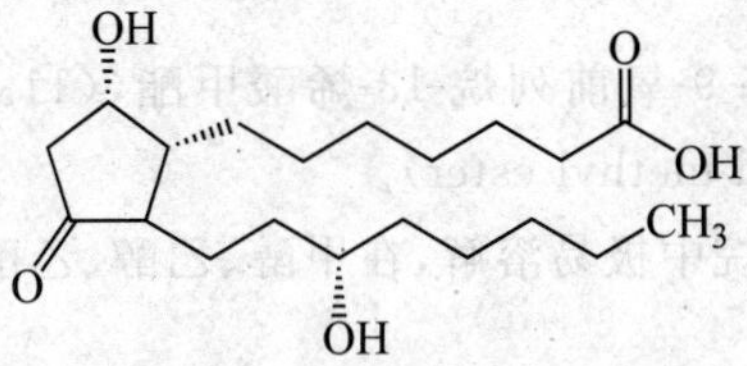

PGD

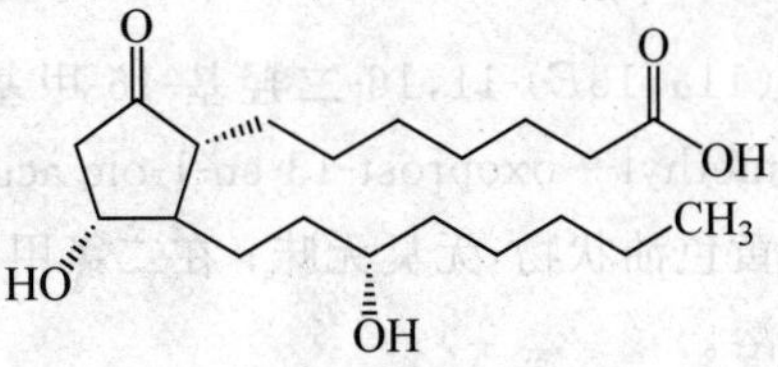

PGE

分子中侧链的双键数目以数字的形式标在代表类别的字母下方,如 PGE$_1$ 和 PGE$_2$。

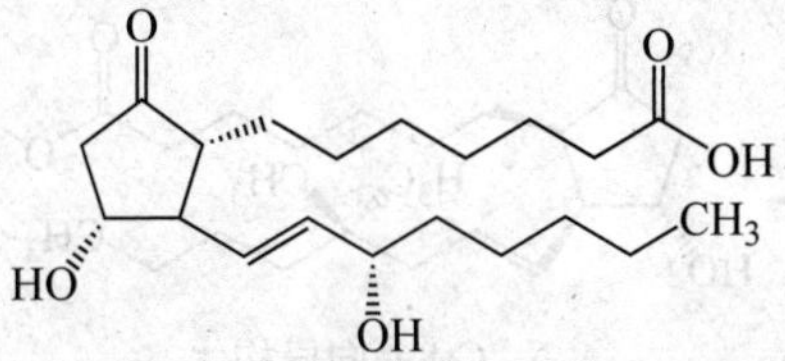

PGE$_1$

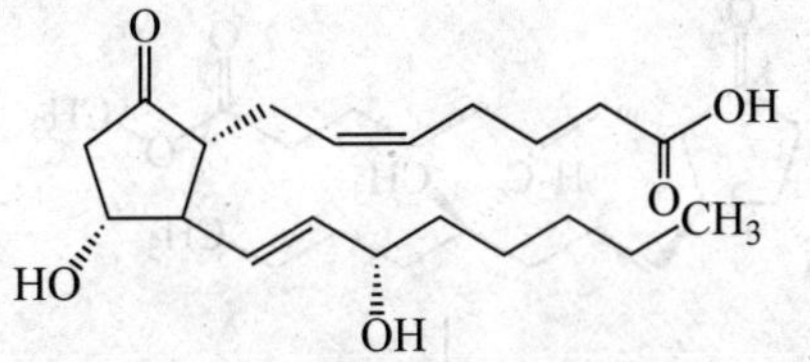

PGE$_2$

C$_9$ 位羟基的立体构型以希腊字母表示,标在表示双键数目的数字后面,侧链不含双键的标在表示类别的字母后面,如 PGF$_\alpha$ 和 PGF$_\beta$。

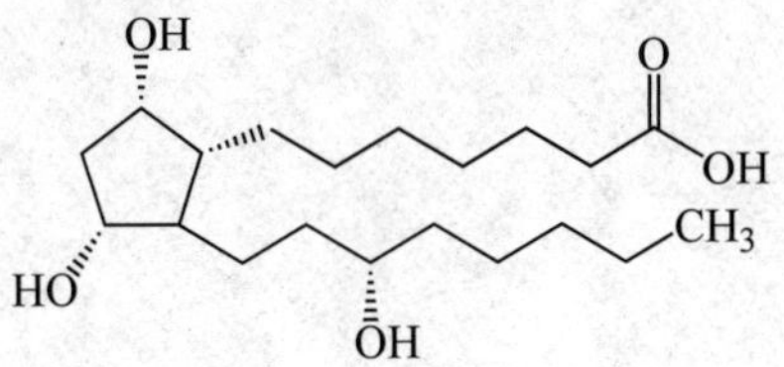

PGF$_\alpha$

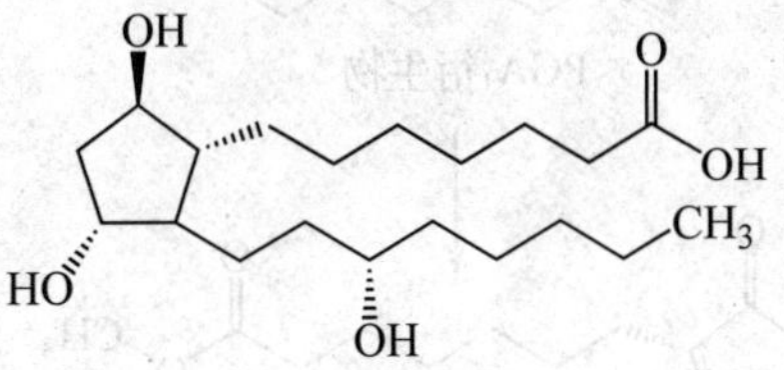

PGE$_\beta$

不同类型的前列腺素具有不同的功能,如前列腺素 E 能舒张支气管平滑肌,降低通气阻力;而前列腺素 F 的作用则相反。前列腺素 E$_1$、E$_2$ 和 A 能抑制胃液的分泌,保护胃壁细胞,用于治疗胃溃疡、出血性胃炎以及肠炎;前列腺素 I$_2$ 对血小板功能有多种生理作用,是当前抗血栓形成药物研究的重要对象。前列腺素的半衰期极短(1~2 分钟),除前列腺素 I$_2$ 外,其他的前列腺素经肺和肝迅速降解,故前列腺素不像典型的激素那样,通过循环影响远距离靶组织的活动,而是在局部产生和释放,对产生前列腺素的细胞本身或对邻近细胞的生理活动发挥调节作用。前列腺素对内分泌、生殖、消化、血液呼吸、心血管、泌尿和神经系统均有作用。

天然前列腺素 E$_1$ 存在首过效应,在 15-羟前列腺素脱氢酶的作用下 C-15 的羟基易被氧化成酮基失活,为了防止其代谢,对 PGE_1 进行结构改造,将 C-15 羟基移到 C-16 之后,同时又引入了甲基,使该碳上的羟基因位阻的作用不易受酶的催化氧化,从而得到体内作用时间较长且口服有效的米索前列醇(misoprostol)。

米索前列醇(Misoprostol)

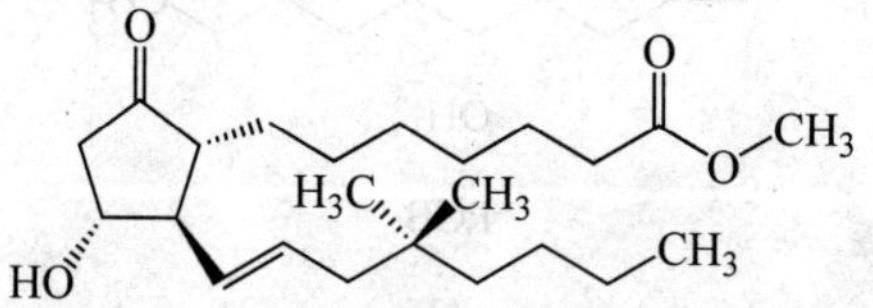

化学名为 $(11\alpha,13E)$-11,16-二羟基-16-甲基-9-氧前列烷-13-烯酸甲酯($(11\alpha,13E)$-11,16-dihydroxy-16-methyl-9-oxoprost-13-en-1-oic acid methyl ester)。

本品为淡黄色油状物,无臭无味;在二氯甲烷中极易溶解,在甲醇、乙醇、乙酸乙酯中易溶,在水中几乎不溶。

本品在室温下性质很不稳定,经差向异构化生成 C-8 差向异构体,在酸、碱条件下,C-11α 羟基与邻近氢脱水生成 PGA 类化合物并可以异构化成 PGB 类衍生物。

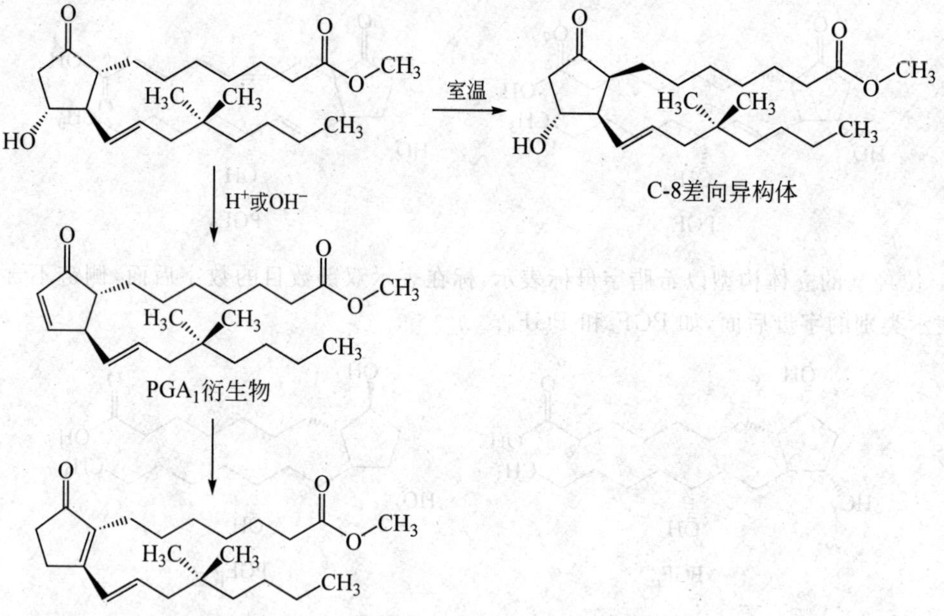

本品有 4 个光学异构体,其中 11R、16S 异构体是药效成分,药用其 11R、16S 构型与 11R、16R 构型 1∶1 的混合物。

第6节 肽类激素

Peptide Hormones

肽类激素由氨基酸通过肽键连接而成,主要的分泌器官是下丘脑及脑垂体。此类激素按相对分子质量大小分为肽类激素和蛋白质激素,二者无明显界限,一般相对分子质量大于 5000 的为蛋白质激素，小于 5000 则为肽类激素。

肽类激素可用脏器为原料提取或用全合成的方法制得。相对分子质量大的蛋白激素目前只能依靠天然来源，一些相对分子质量较小的肽类激素不再仅仅依赖天然来源，而是采用全合成的方法得到。

目前临床上应用的肽类激素很多，常见的如由 32 个氨基酸组成的降钙素(calcitonin)，具有降低血钙作用，临床主要用于骨质疏松症；由 51 个氨基酸组成的胰岛素(insulin)，具有降低血糖的作用，临床用于糖尿病的治疗；由 191 个氨基酸组成的生长激素(somatotropin)，临床用于内源性生长激素分泌不足的侏儒儿童；由 9 个氨基酸组成的缩宫素(oxytocin)和加压素(vasopressin)，前者具有收缩子宫、促进排乳的作用，临床用于引产、产后出血、子宫复原及催乳，后者具有收缩小动脉和毛细血管、升高血压的作用，临床用于产后出血、消化道出血及尿崩。这里我们主要介绍胰岛素。

胰岛素在体内起调节糖、脂肪及蛋白质代谢作用，是治疗 1 型糖尿病的有效药物。胰岛素是由胰腺中胰岛 β 细胞受内源或外源性物质如葡萄糖、乳糖、核糖、精氨酸、胰高血糖素等的刺激而分泌的一种肽类激素。由两条多肽链组成，其中间有 2 个二硫键以共价键相连，为酸性蛋白质。不同种动物的胰岛素分子中的氨基酸种类稍有差别，其中以猪胰岛素与人胰岛素最为相似，仅 B 链 C-末端一个氨基酸不同，猪胰岛素 B 链 C-末端为丙氨酸，而人胰岛素为苏氨酸。牛胰岛素与人胰岛素在肽序列上分别为 A 链 8 位、10 位及 C-末端氨基酸不同。人胰岛素含有 16 种 51 个氨基酸，由 21 个氨基酸的 A 肽链与 30 个氨基酸的 B 肽链以两个二硫键连结而成。

药用胰岛素是从猪、牛胰腺中分离提取得到，目前也可通过 DNA 重组技术直接生产人胰岛素。

胰岛素(Insulin)

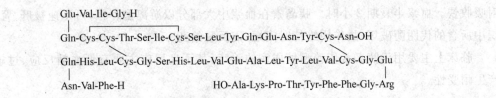

本品系自猪胰腺中提取制得的具有降血糖作用的多肽类物质。

本品需遮光、密闭、在 -15℃ 以下保存。

因含有高血糖素、胰多肽及血管肠多肽等不纯物质或因种族差异，本品对某些患者会产生免疫反应及一系列副作用，如自发性低血糖、耐药性、改变药物动力学方式，加重糖尿病患者微血管病变、加速患者胰腺衰竭和引起过敏等。因此药典规定检查并控制上述多肽类杂质的含量。

本品在临床上有两种制剂，分别为中性胰岛素注射液和精蛋白锌胰岛素注射液。前者为胰岛素的无菌水溶液，后者为含有鱼精蛋白及氯化锌的胰岛素无菌混悬液。

重组人胰岛素(Recombinant Human Insulin)

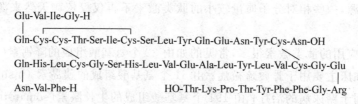

本品为白色或类白色的结晶性粉末,在水、乙醇和乙醚中几乎不溶,在稀盐酸和稀氢氧化钠溶液中易溶。

本品需遮光、密闭、在-15℃以下保存。

本品在临床上有两种制剂,分别为重组人胰岛素注射液和精蛋白重组人胰岛素注射液。前者为重组人胰岛素的无菌水溶液,后者为含有鱼精蛋白及重组人胰岛素的无菌混悬液。

重组人胰岛素是将猪胰岛素用酶化学和半合成法,使B链C-末端的丙氨酸转变成苏氨酸而重组得到。

各种不同来源的胰岛素由于其结构相似,理化性质也相似,通常为白色结晶性粉末,结晶时随pH变化可得到不同的晶型,如猪胰岛素在pH 5.8~6.2时,所得结晶为六面体或斜六面体;pH 5.2时为楔形、双晶或哑铃型;若在pH 6.2时均为斜六面体。

胰岛素有典型的蛋白质性质,具有两性,其等电点为pH 5.1~5.3。对热不稳定,未开瓶使用的胰岛素应在2~8℃条件下冷藏保存;易被强酸强碱破坏。

胰岛素的药理作用主要为增加葡萄糖的利用,加速葡萄糖的无氧酵解和有氧氧化,促进肝糖原和肌糖原的合成和储存,并能促进葡萄糖转变为脂肪,抑制糖原分解和糖异生,使血糖降低。此外,胰岛素还能促进脂肪的合成,抑制脂肪的分解。

胰岛素口服易被胃肠道消化酶破坏,故口服无效。因此现有胰岛素制剂必须注射,皮下注射吸收快。血浆半衰期2小时。胰岛素在血浆中大部分以游离型存在,可迅速被肝、肾、肌肉组织中所含的代谢酶破坏,故作用维持时间短,需反复给药。

临床上主要用于胰岛素依赖型糖尿病的治疗,其不良反应主要有低血糖反应、过敏反应和产生耐受性。

> **知识链接**
>
> 患者,女,婚后采用每日1次(睡前)口服短效避孕药的方法避孕,因漏服1次药物,向药师咨询如何处理。药师建议如果漏服在24小时内,补服即可;如果超过24小时,可口服炔诺酮片,每天1片,连服14天,停药3~5天出现月经后,重新按规定口服短效避孕药。
>
> **分析**:口服短效避孕药主要影响排卵功能,必须按照月经周期给药,应在月经第5天开始,不间断服用22天,停药2~4天出现撤退性出血,为人工月经周期,一般漏服24小时以内补服仍可达到避孕目的,而炔诺酮等事后避孕药主要影响孕卵着床,不受月经期影响,可以作为事后紧急避孕使用,也可以用作夫妻探亲期间的避孕药物。

学习小结

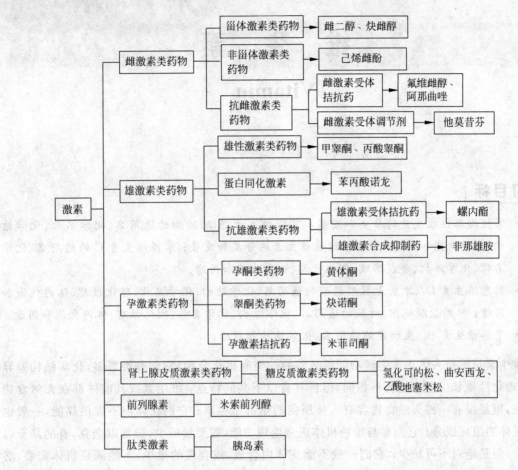

(陶雪芬 陈 静)

第15章

维 生 素

Vitamin

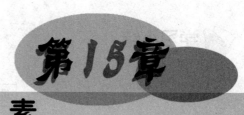

学习目标

- 掌握脂溶性维生素的分类和发展；掌握维生素 A 醋酸酯的通用名、化学名称、化学结构、体内代谢和用途；掌握水溶性维生素的分类和发展；掌握维生素 C 的通用名、化学名称、化学结构、合成路线、理化性质、体内代谢和用途。
- 熟悉维生素 D_2、维生素 E 醋酸酯的通用名、化学结构、化学名称、理化性质、体内代谢和用途；熟悉盐酸硫胺、叶酸的通用名、化学结构、化学名称、理化性质、体内代谢和用途。
- 了解维生素 B_6、生物素的通用名、化学结构和用途。

维生素是维持人体正常生理功能所必需的一类有机化合物，它们种类繁多，化学结构差异很大，理化性质和生理功能各不相同，但都具有以下共同特点：维生素或其前体都在天然食物中存在，但是没有一种天然食物含有人体所需的全部维生素；它们在体内不提供热能，一般也不是机体的组成成分；它们参与维持机体正常生理功能，需要量极少，通常以毫克，有的甚至以微克计，但是绝对不可缺少；它们一般不能在体内合成，或合成的量少，不能满足机体需要，必须经常由食物供给。

维生素的发现是 20 世纪的伟大发现之一。1897 年，Christian Eijkman 在爪哇发现只吃精磨的白米即可患脚气病，未经碾磨的糙米能治疗这种病。并发现可治脚气病的物质能用水或酒精提取，当时称这种物质为"水溶性 B"。1906 年证明食物中含有除蛋白质、脂类、糖类、无机盐和水以外的"辅助因素"，其量很小，但为动物生长所必需。1911 年 KazimierzFunk 鉴定出在糙米中能对抗脚气病的物质是胺类，只是性质和在食品中的分布类似，且多数为辅酶。

维生素有 3 种命名系统。一是按发现的历史顺序，以英文字母顺次命名，如维生素 A、维生素 B、维生素 C、维生素 E 等；二是按其特有的功能命名，如抗干眼病维生素、抗癞皮病维生素、抗坏血酸等；三是按其化学结构命名，如视黄醇、硫胺素、核黄素等。3 种命名系统互相通用。

根据溶解性差异将维生素分为脂溶性维生素和水溶性维生素两大类（详见表 15-1 和表 15-2）。

表 15-1　脂溶性维生素

维生素名称	每日所需量(mg)	主要作用
维生素 A	1.5	抗干眼病、维生素 A 缺乏症
维生素 D_2	0.025	预防维生素 D 缺乏症、佝偻病、骨软化病
维生素 D_3		
维生素 E	14	预防维生素 E 缺乏症、间歇性跛行
维生素 K_1	1	抗出血维生素,用于新生儿出血症、吸收不良或口服抗凝剂所致的低凝血酶原症,长期应用广谱抗生素所致的维生素 K 体内缺乏症

表 15-2　水溶性维生素

维生素名称	每日所需量(mg)	主要作用
维生素 B_1	1.5	维生素 B 缺乏症、周围神经炎
维生素 B_2	2	核黄素缺乏症
维生素 B_6	3	维生素 B_6 依赖综合征、缺乏症、先天性代谢障碍症
维生素 B_{12}	0.005	恶性贫血、巨幼红细胞性贫血、抗叶酸药引起的贫血、神经系统疾病
维生素 C	60	维生素 C 缺乏症、酸化尿、特发性高铁血红蛋白症
维生素 H	0.25	用于生物素酶缺乏的儿童

第1节　脂溶性维生素

Fat Soluble Vitamins

脂溶性维生素包括维生素 A、D、E、K 等。它们在食物中是与脂类共存,在体内的吸收与脂类的吸收密切相关,当人体对脂类吸收不良时,脂溶性维生素的吸收减少,可能引起缺乏;而摄取过多,则会因为排泄缓慢引起蓄积中毒。

一、维生素 A

维生素 A(vitamin A),称为抗干眼病维生素,由 Elmer McCollum 和 M. Davis 在 1912 年到 1914 年之间发现。维生素 A 并不是单一的化合物,而是一系列视黄醇的衍生物油,多存在于鱼肝油、动物肝、绿色蔬菜,缺少维生素 A 易患夜盲症。1931 年从鱼肝油中分离得到维生素 A_1(vitamin A_1)纯品,并确定了其结构,它的侧链末端为羟基,侧链上的 4 个共轭双键均为反式,又名视黄醇;后来又从淡水鱼肝中分离得到另一种维生素 A,即 3-脱氢视黄醇,称为维生素 A_2,生物活性仅为维生素 A_1 的 30%～40%;1935 年又从视网膜分离得到维生素 A_1 醛[视黄醛(retinal)]。

视黄醇

3-脱氢视黄醇

视黄醛

维生素 A_1、A_2 及 A_1 醛的壬四烯侧链构型为全反式；维生素 A_1 侧链上有 4 个共轭双键，有 16 个顺反异构体，只有全反式构型的维生素 A_1 稳定，活性最强；其余均为混合型异构体，活性为全反式的 20%～50%。人类营养中约 2/3 的维生素 A 来自于 β-胡萝卜素，它可被小肠的酶作用得到两分子维生素 A_1。

β-胡萝卜素

维生素 A_1 性质不稳定。易被氧化成维生素 A_1 醛，进一步再氧化为维生素 A 酸，维生素 A 酸是维生素 A 的活性代谢产物，在防癌和抗癌方面有较好的作用。用于临床的维生素 A 酸类似物还有依曲替酸等。

维生素A_1酸

依曲替酸

维生素 A 的结构有高度特异性，其结构与活性关系见图 15-1。

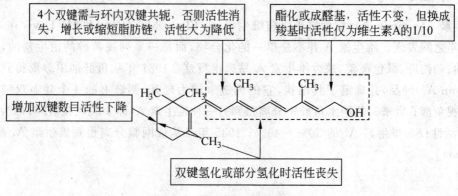

图 15-1 维生素 A 的构效关系

维生素 A 乙酸酯(Vitamin A Acetate)

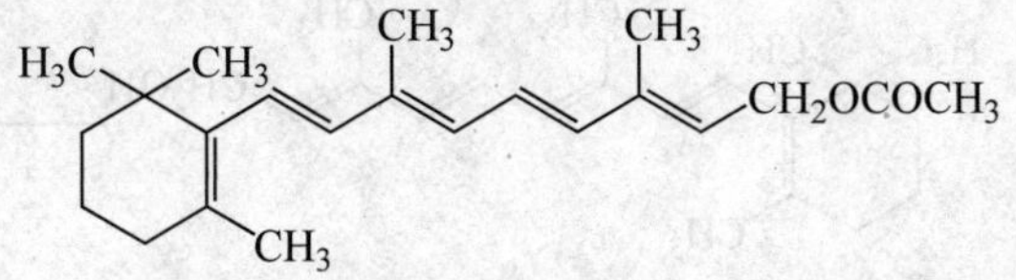

化学名为(全-*E* 型)-3,7-二甲基-9-(2,6,6-三甲基-1-环己-1-烯基)-2,4,6,8-壬四烯-1-醇,乙酸酯((all-*E*)-3,7-dimethyl-9-(2,6,6-trimethyl-1-cyclohexen-1-yl)-2,4,6,8-nonatetraen-1-ol acetate),又名 retinol acetate,《中国药典》收载的 vitamin A 实际上为 vitamin A acetate。

本品为黄色棱形结晶。易溶于乙醇、三氯甲烷、乙醚、脂肪和油中,不溶于水。熔点为 57~60℃。其 UV:λ_{max}(326±1)nm(乙醇)。

本品化学稳定性比维生素 A 好。临床上通常将本品溶于植物油中。

本品经水解得到维生素 A,维生素 A 分子中含有 β-紫罗兰酮环和共轭多烯醇侧链,极易被空气氧化,生成环氧化物。加热、紫外线和重金属离子等可加速其氧化。维生素 A 纯品应贮存于铝制容器,充氮气,密封阴凉干燥处保存。或生成的环氧化合物对酸不稳定,可重排生成呋喃型氧化物,生物活性消失。

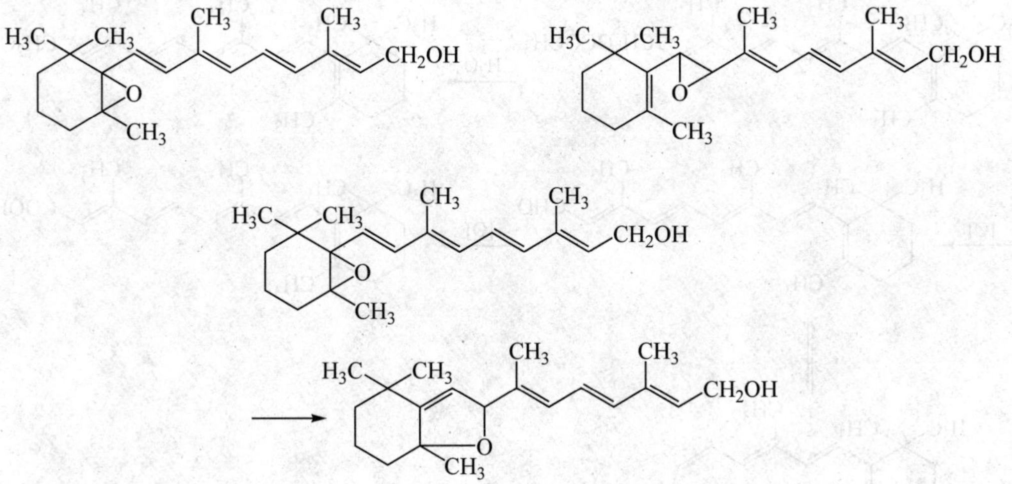

本品可被某些氧化剂(如 MnO_2)或酶(如脱氢酶)氧化生成视黄醛,仍有活性。进一步氧化生成维生素 A 酸,生物活性降低。

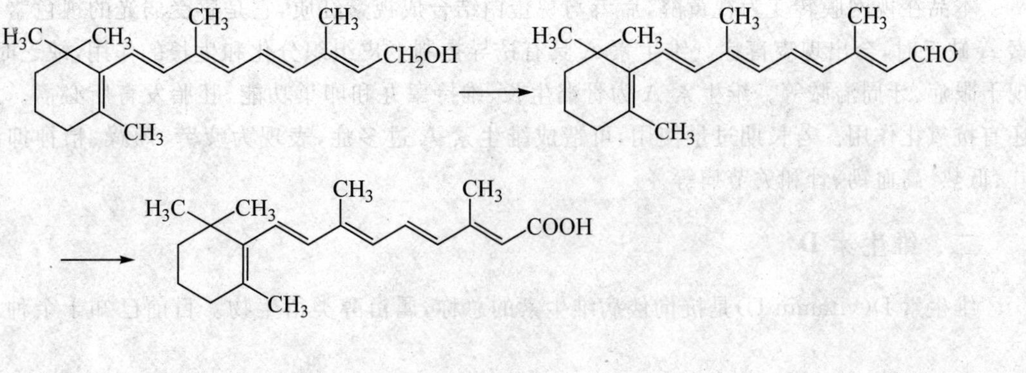

本品属烯丙型醇,遇酸易发生脱水反应,生成脱水维生素A,其生物活性只有维生素A的0.4%。

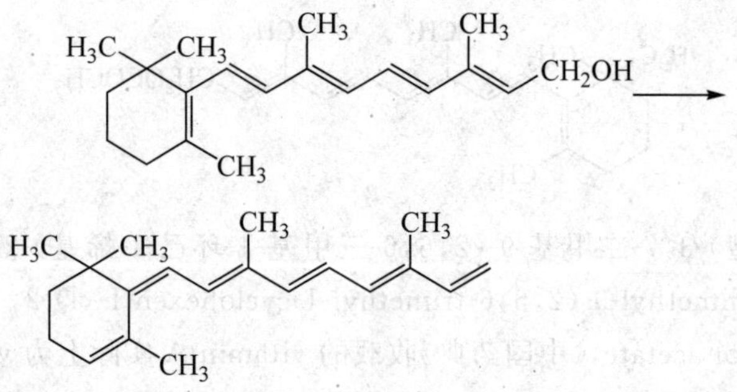

本品可与三氯化锑反应呈现深蓝色。此外维生素A还能发生强黄绿色荧光,可作为维生素A定量、定性分析的依据。

维生素A乙酸酯在体内被酶催化水解生成维生素A,进而氧化成视黄醛,视黄醛可以互变异构成4Z型视黄醛,它是构成视觉细胞的感光物质,参与视觉的形成。视黄醛可进一步氧化成视黄酸(retinoic acid)。视黄酸为维生素A的代谢产物,在肝中与葡萄糖醛酸结合或氧化成其他代谢产物,随胆汁或尿液排出体外。

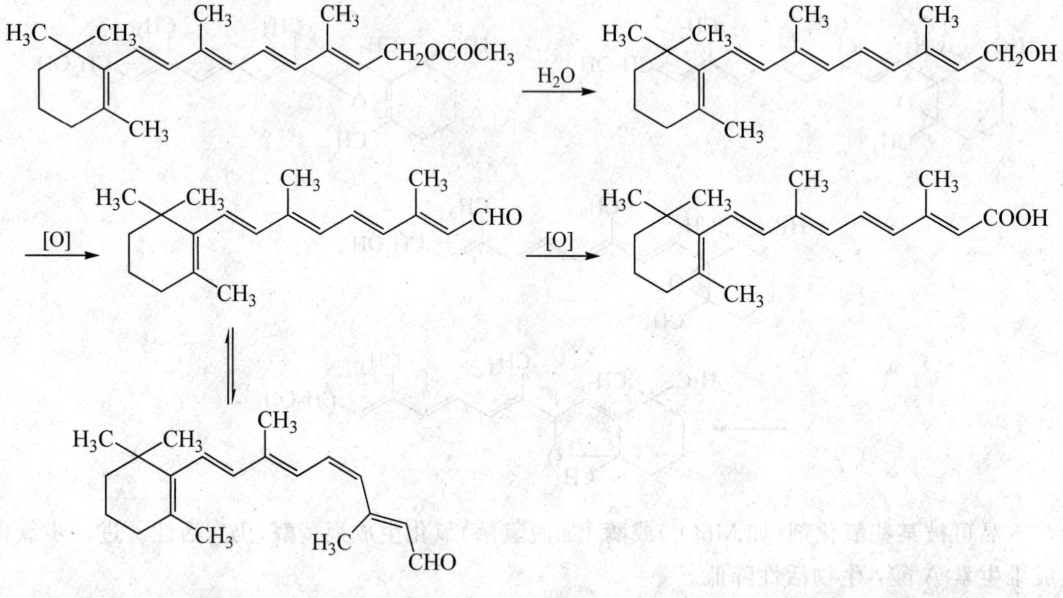

本品在视网膜转变为视黄醛,后者与视蛋白结合成视紫红质,它是感受弱光的视色素,维生素A缺乏时,会出现夜盲症。维生素A具有诱导控制上皮组织分化和生长的作用,缺乏时会出现干眼症、牙周溢脓等。维生素A为骨骼生长、维持睾丸和卵巢功能、胚胎发育所必需。此外,还有抗氧化作用。若长期过量使用,可造成维生素A过多症,表现为疲劳、烦躁、精神抑制、呕吐、低热、高血钙、骨和关节痛等。

二、维生素D

维生素D(vitamin D)是抗佝偻病维生素的总称,属甾醇类衍生物。目前已知十余种,它们有着共同的基本结构,只是 17 位上侧链结构不同。主要的维生素 D 有 D_2、D_3、D_4、D_5。其中维生素 D_2(麦角骨化醇,ergocalciferol)和维生素 D_3(胆骨化醇,colecalciferol)最为重要。1930 年 Askewd 等成功分离得到维生素 D_2,并确定了其结构。1932 年 Windaus 等分离得到维生素 D_3 并确定了结构,1948 年确定了它们的立体化学结构,1960 年全合成成功。

维生素 D_3 主要存在于肝、奶、蛋黄中,以鱼肝油中含量最丰富。人体内可由胆固醇转变成 7-脱氢胆固醇,储存在皮肤,在日光或紫外线照射下转变为维生素 D_3,故称 7-脱氢胆固醇为维生素 D_3 原。植物油和酵母中含有不被人体吸收的麦角甾醇(ergosterol),在日光或紫外线照射下,转变为可被人体吸收的维生素 D_2,因此称麦角甾醇为维生素 D_2 原(图 15-2)。

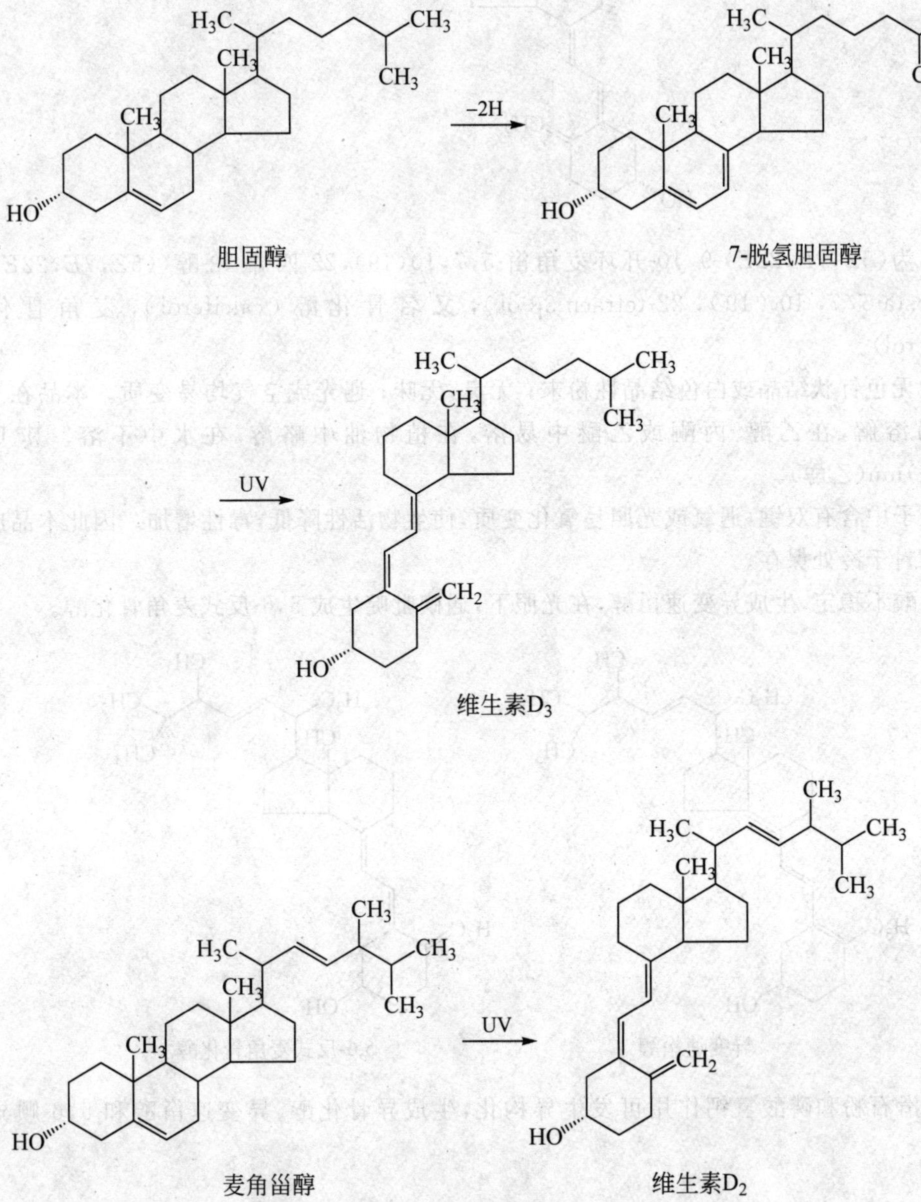

图 15-2 维生素 D_3 和维生素 D_2 的生物合成

维生素 D_2 和维生素 D_3 对人体有相同的生理功能,体内代谢方式也十分相似,在肝中被 25-羟化酶代谢为 25-羟基维生素 D_2/D_3,继而在肾 1-羟化酶的作用下生成 1α,25-二羟基维生素 D_2/D_3,具有促进钙、磷的吸收,帮助骨骼钙化的作用。

维生素 D_2(Vitamin D_2)

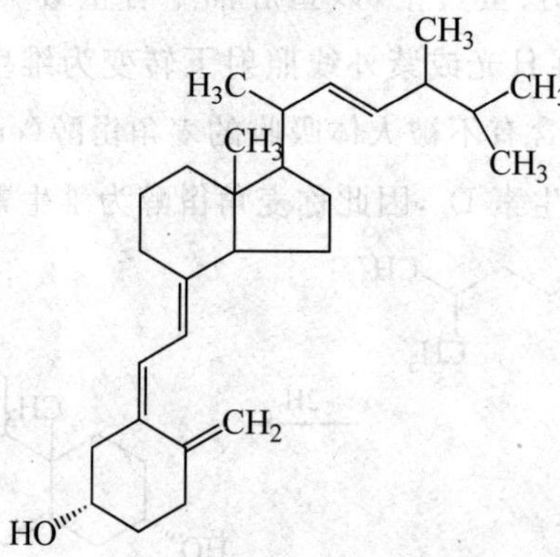

化学名为(5Z,7E,22E)-9,10-开环麦角甾-5,7,10(19),22-四烯-3β-醇((5Z,7E,22E)-9, 10-secoergosta-5,7,10(19),22-tetraen-3β-ol),又名骨化醇(calciferol),麦角骨化醇 (ergocalciferol)。

本品为无色针状结晶或白色结晶性粉末;无臭,无味;遇光或空气均易变质。本品在三氯甲烷中极易溶解,在乙醇、丙酮或乙醚中易溶,在植物油中略溶,在水中不溶。其 UV: $\lambda_{max}(265\pm1)$nm(乙醇)。

本品分子中含有双键,遇氧或光照易氧化变质,使生物活性降低,毒性增加。因此本品应避光、充氮、密封于冷处保存。

本品遇酸不稳定,生成异变速甾醇,在光照下,遇碘吡啶生成 5,6-反式麦角骨化醇。

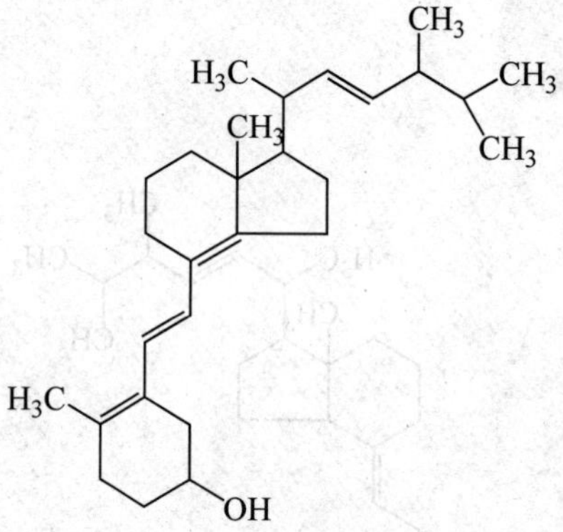

异变速甾醇 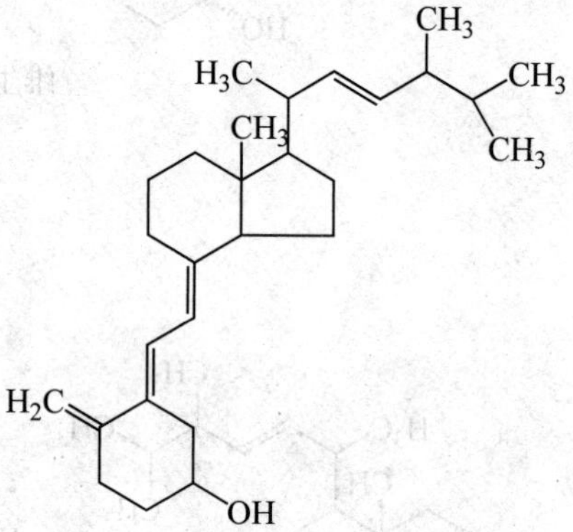　　　　　5,6-反式麦角骨化醇

本品与滑石粉和磷酸氢钙作用可发生异构化,生成异骨化醇、异变速甾醇和 5,6-顺异骨化醇。

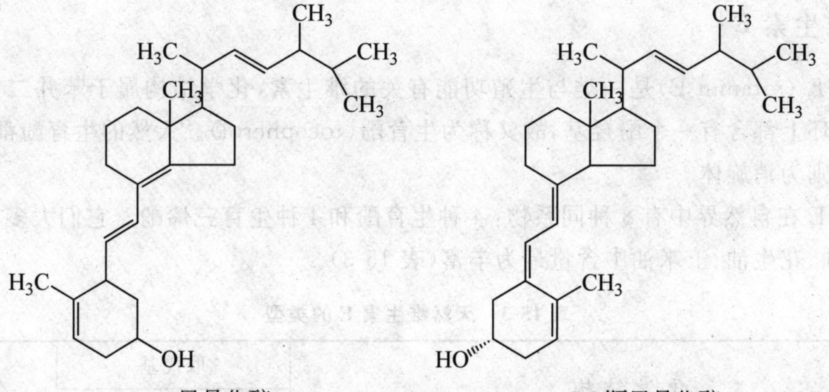

异骨化醇   5,6-顺异骨化醇

本品的三氯甲烷溶液遇醋酐硫酸,初显黄色,最终显绿色(为甾类化合物的共有性质),可用于鉴别。

本品经在肝中被 25-羟化酶代谢为 25-羟基维生素 D_2,继而在肾 1-羟化酶的作用下生成 $1\alpha,25$-二羟基维生素 D_2(图 15-3),才具有促进肠内钙、磷的吸收,帮助骨骼钙化的作用。

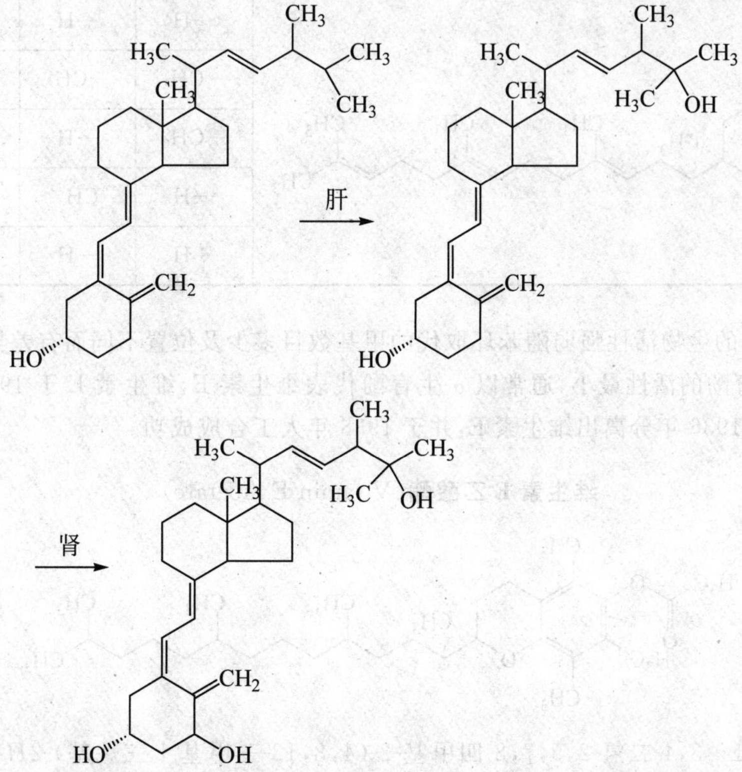

图 15-3 维生素 D_2 代谢过程

本品主要用于预防和治疗小儿佝偻病及成人骨质软化症。长期大量服用可引起高血钙、软组织易位骨化等症状。

三、维生素 E

维生素 E（vitamin E）是一类与生殖功能有关的维生素,化学结构属于苯并二氢吡喃类衍生物。因苯环上都含有一个酚羟基,故又称为生育酚（tocopherol）。天然的生育酚都显右旋性,人工合成品则为消旋体。

维生素 E 在自然界中有 8 种同系物：4 种生育酚和 4 种生育三烯酚。它们大多存在于植物中,以麦胚油、花生油、玉米油中含量最为丰富（表 15-3）。

表 15-3 天然维生素 E 的类型

化学结构	取代基		名　称
	R_1	R_2	
（生育酚结构）	—CH_3	—CH_3	α-生育酚
	—CH_3	—H	β-生育酚
	—H	CH_3	γ-生育酚
	—H	—H	δ-生育酚
（生育三烯酚结构）	—CH_3	—CH_3	α-生育三烯酚
	—CH_3	—H	β-生育三烯酚
	—H	CH_3	γ-生育三烯酚
	—H	—H	δ-生育三烯酚

几种异构体的生物活性强弱随苯环取代的甲基数目多少及位置不同而有差异,以 α-生育酚活性最强,δ-生育酚的活性最小,通常以 α-生育酚代表维生素 E,维生素 E 于 1922 年由 Evans 和 Bishop 发现,1936 年分离出维生素 E,并于 1938 年人工合成成功。

维生素 E 乙酸酯（Vitamin E Acetate）

化学名为（±）-3,4-二氢-2,5,7,8-四甲基-2-(4,8,12-三甲基十三烷基)-2H-1-苯并吡喃-6-醇乙酸酯（(±)-3,4-dihydro-2,5,7,8-tetramethyl-2-(4,8,12-trimethyl-cyl)-2H-1-benzopyran-6-ol acetate）。

本品为微黄色至黄色或黄绿色澄清的黏稠液体;几乎无臭;遇光色逐渐变深。在乙醇、丙酮、乙醚或植物油中易溶,在水中不溶。其 UV：$\lambda_{max}(284\pm1)$nm（乙醇）。

本品与氢氧化钾溶液共热水解,生成游离 α-生育酚,与三氯化铁生成对生育醌及二价铁离子。后者与 2,2'-联吡啶生成深红色配离子,可用于鉴别。

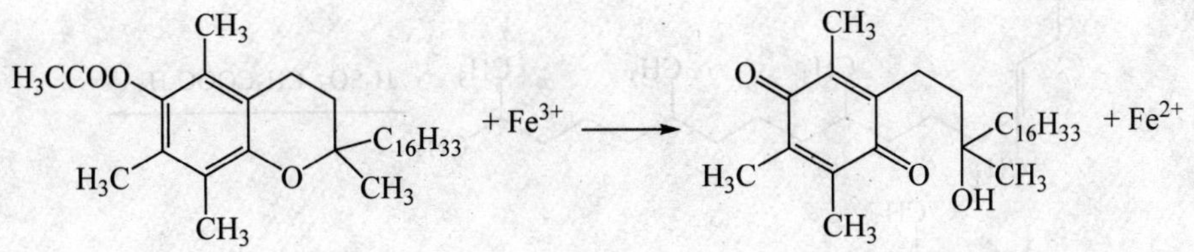

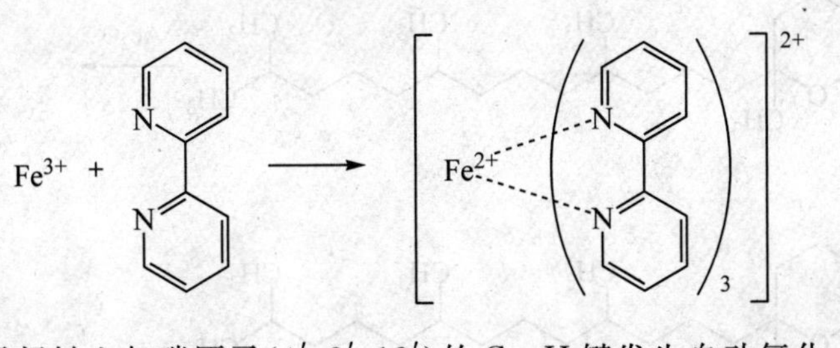

本品烃链上叔碳原子（4′,8′,12′）的 C—H 键发生自动氧化，生成相应的羟基化合物。本品的乙醇溶液与硝酸共热，则生成生育红，溶液显橙红色。

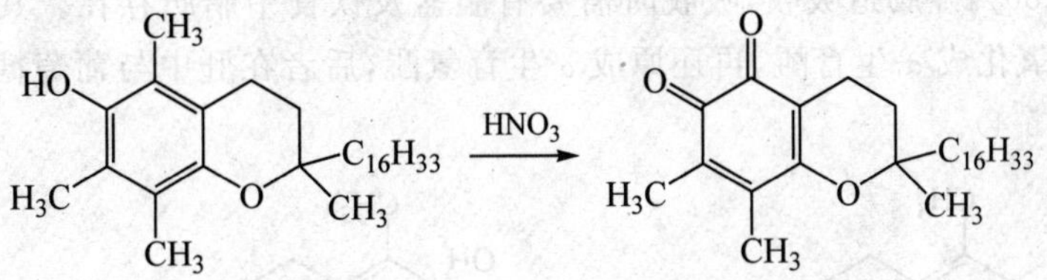

本品在无氧的条件下对热稳定，加热至 200℃ 也不被破坏，但对氧十分敏感。遇光、空气可被氧化。部分氧化产物为 α-生育醌及 α-生育酚二聚体。

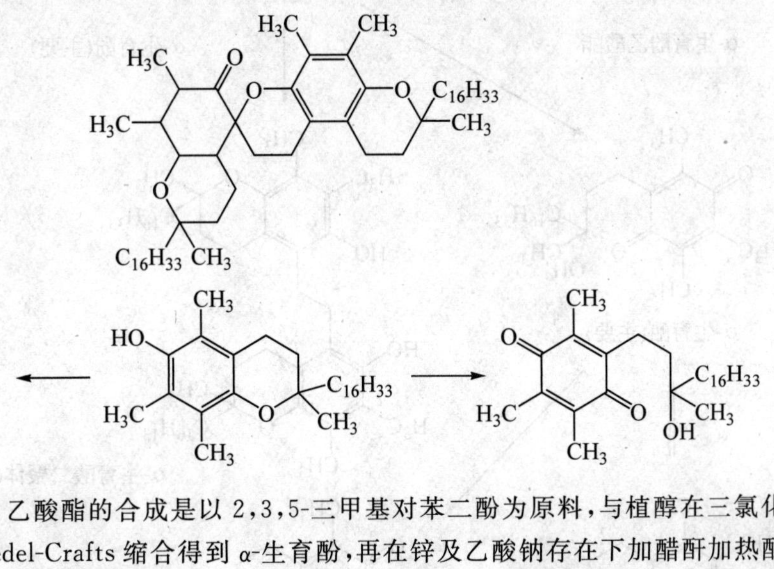

维生素 E 乙酸酯的合成是以 2,3,5-三甲基对苯二酚为原料，与植醇在三氯化铝、硫酸等催化下进行 Friedel-Crafts 缩合得到 α-生育酚，再在锌及乙酸钠存在下加醋酐加热酯化得到。

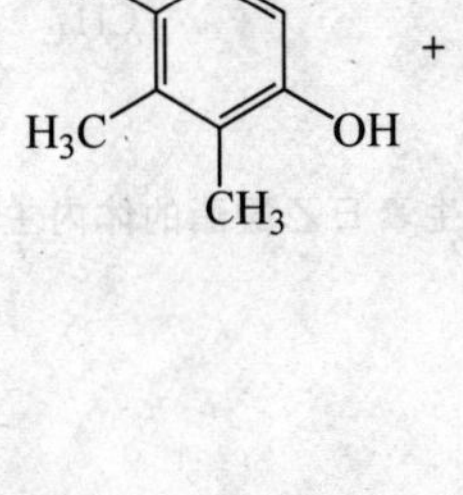

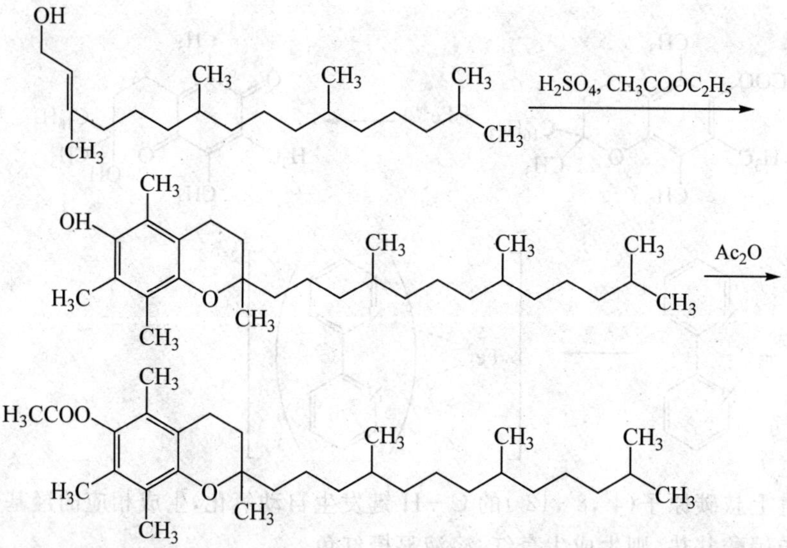

本品20%~80%经肠道吸收,吸收时需要有胆盐及饮食中脂肪存在。其在体内代谢途径主要是水解后被氧化成α-生育醌,再还原成α-生育氢醌,后者在肝中与葡萄糖醛酸结合后经胆汁和肾排泄(图15-4)。

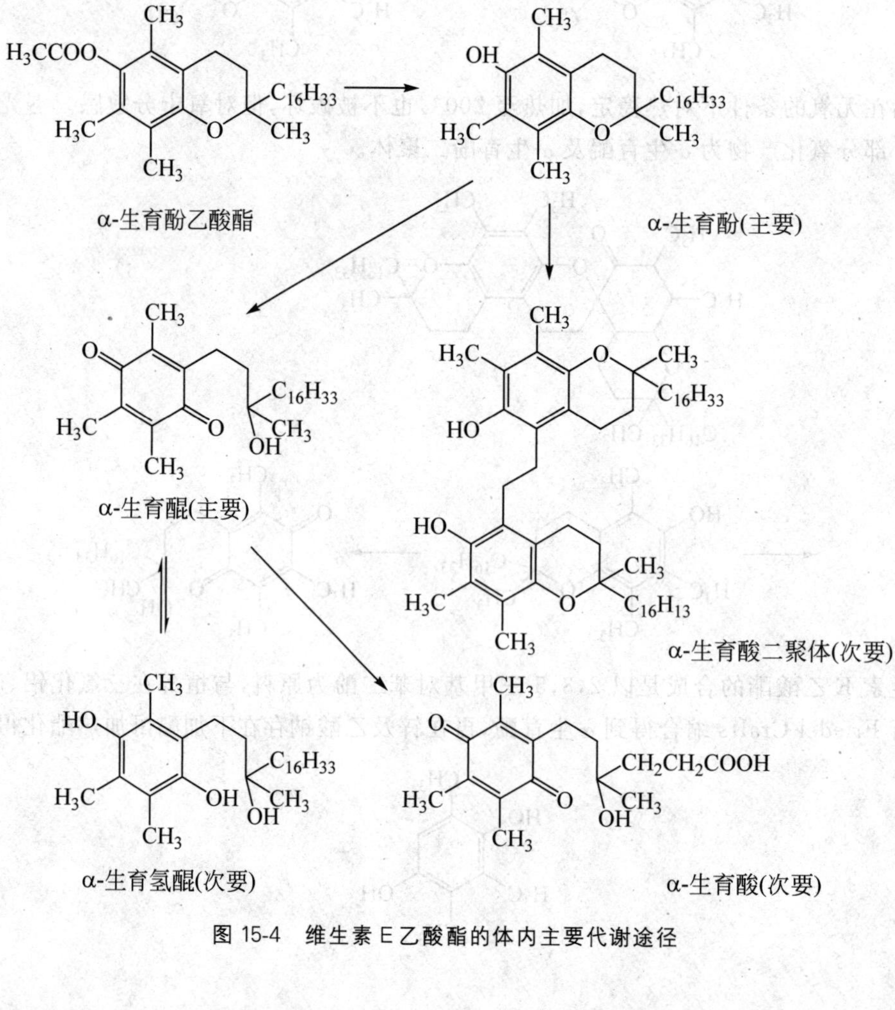

图 15-4 维生素 E 乙酸酯的体内主要代谢途径

维生素E的构效关系研究表明，分子中羟基为活性基团，且必须与杂环氧原子成对位。苯环上甲基数目减少和位置改变，均导致活性降低；缩短或去掉侧链，活性降低或消失；维生素E的立体结构对活性也有影响，左旋活性仅为天然品右旋活性的42%。

本品能维持生殖器官正常功能，用于防治习惯性流产、不育症、进行性肌营养不良，也用于心血管疾病及抗衰老治疗。本品也用作抗氧剂。但长期大量服用可引起血小板聚集和血栓形成等。

四、维生素K

维生素K(vitamin K)是一类具有凝血作用的维生素的总称。有维生素K_1～K_7 7种，其中维生素K_1～K_4均属于2-甲基-1,4-萘醌类衍生物，维生素K_5～K_7均属于萘胺类衍生物。维生素K_1侧链为含20个碳原子的植醇基，维生素K_2侧链为不饱和长链烷基，侧链含20个碳原子称为维生素K_2(20)，含30个碳原子称为维生素K_2(30)，含35个碳原子称为维生素K_2(35)，都是由不同数目的异戊二烯构成。维生素K_3的C_3上没有侧链，可与亚硫酸氢钠发生加成反应生成水溶性物质亚硫酸氢钠甲萘醌，具有维生素K_3的作用。

萘醌类活性随C_2、C_3上取代基不同变化较明显，C_3侧链含20～30个碳原子活性最大，C_2上甲基变为乙基、烷氧基或氢原子活性降低，C_2或C_3上有氯原子取代则为维生素K阻滞剂。

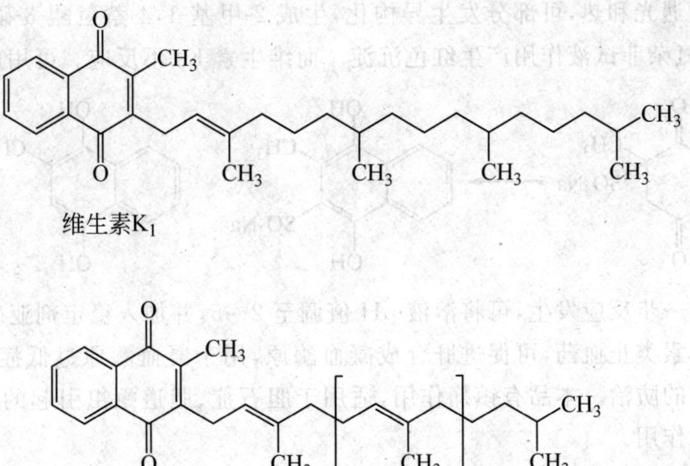

维生素K_1、维生素K_2主要存在于绿色植物中，尤其以苜蓿、菠菜中含量最丰富。维生素K_2也由人体肠道细菌产生，并被机体吸收利用。维生素K_3、维生素K_4为化学合成品，维生素K_3的生物活性最强。

维生素K_1

维生素K_2

维生素K_3

维生素K_4

维生素K_5

维生素K_6

维生素K_7

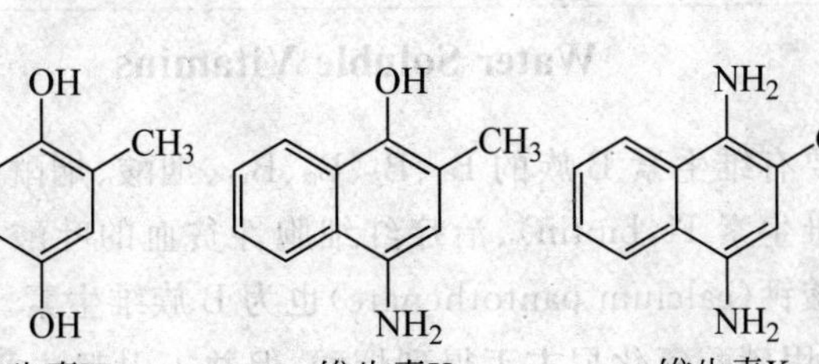

维生素 K_3（Vitamin K_3）

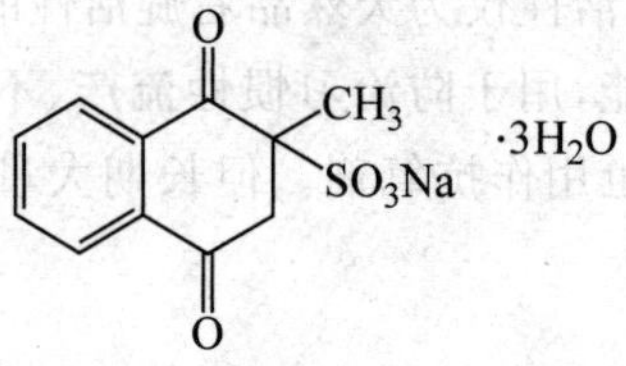

化学名为1,2,3,4-四氢-2-甲基-1,4-二氧-2-萘磺酸钠盐三水合物（1,2,3,4-tetrahydro-2-methyl-1,4-dioxo-2-naphthalenesulfonic acid sodium salt trihydrate）。又名亚硫酸氢钠甲萘醌（menadione sodium bisulfite）。

本品为白色结晶性粉末；易吸湿，遇光易变色。易溶于水，微溶于乙醇，几乎不溶于乙醚和苯。

本品水溶液与甲萘醌、亚硫酸氢钠间存在动态平衡。遇酸、碱或空气中的氧，平衡破坏，分解产生甲萘醌沉淀。光和热加速上述变化。加入氯化钠或焦亚硫酸钠可增加本品稳定性。

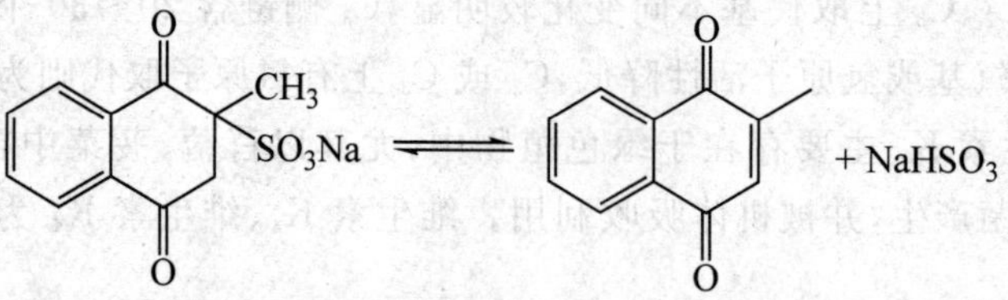

本品水溶液遇光和热，可部分发生异构化，生成2-甲基-1,4-萘氢醌-3-磺酸钠异构体，活性降低，其与邻二氮杂菲试液作用产生红色沉淀。而维生素 K_3 不反应。可用此检查其限量。

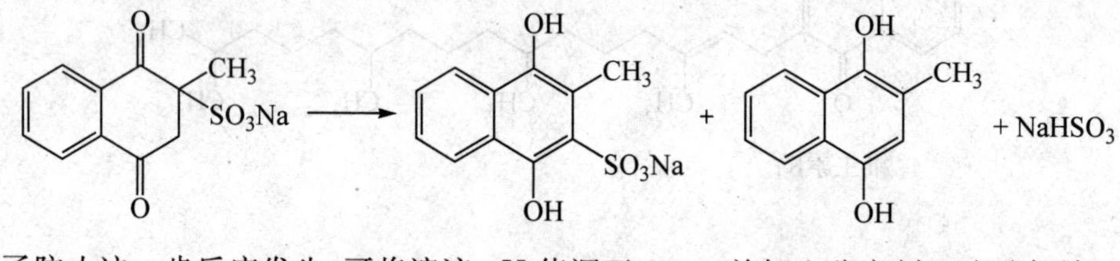

为了防止这一步反应发生，可将溶液 pH 值调至2～5，并加入稳定剂亚硫酸氢钠。

本品为维生素类止血药，可促进肝合成凝血酶原，用于凝血酶原过低症、维生素 K 缺乏症及新生儿出血症的防治。本品有镇痛作用，适用于胆石症、胆道蛔虫引起的胆绞痛。但有引起溶血性贫血等副作用。

第2节 水溶性维生素
Water Soluble Vitamins

水溶性维生素主要有维生素 B 族的 B_1、B_2、B_6、B_{12}、烟酸、烟酰胺和维生素 C 等，作用类似维生素 B_1 的生物素（维生素 H, biotin）、治疗红细胞性贫血的叶酸（folic acid）和用于维生素 B 缺乏症辅助治疗的泛酸钙（calcium pantothenate）也为 B 族维生素。

早在1867年人们用硝酸氧化尼古丁得到烟酸，但并未引起注意。到1935年从马的血红细胞中分离得到烟酰胺，为辅酶的组成部分。泛酸曾称为维生素 B_3，为辅酶 A 的组成部分，参与体内代谢。α-生物素(维生素 H),1936 年自蛋黄中以甲酯形式分离得到,临床用于治疗婴儿皮脂性皮炎。叶酸(蝶酰谷氨酸)为红细胞发育生长必需的因子,临床用于治疗巨幼细胞性贫血,与维生素 B_{12} 合用治疗恶性贫血。

一、维生素 B

B 族维生素包括很多化学结构和生理功能不同的物质,归于同一族的理由是最初从同一来源(如肝、酵母、米糠)中分离得到,在食物中也有相似的分布情况。

B 族维生素包括 B_1(硫胺)、B_2(核黄素)、B_3(烟酸)、B_4(6-氨基嘌呤)、B_5(泛酸)、B_6(吡哆辛)、B_7(生物素)、B_{12}(氰钴胺)、B_d(叶酸)。

(一) 维生素 B_1

早在 1880 年,俄国科学家鲁宁就发现米糠、麦麸和酵母中含有与人体代谢有密切关系的物质,1896 年荷兰的爱杰克曼进一步证明了此物质的存在,并将其命名为维生素 B_1,到 1926 年才从米糠中分离到纯品,1935 年确定其化学结构,1936 年威廉斯人工合成成功。

维生素 B_1(Vitamin B_1)

化学名为氯化-4-甲基-3-[(2-甲基-4-氨基-5-嘧啶基)甲基]-5-(2-羟基乙基)噻唑鎓盐酸盐(3-[(4-amino-2-methyl-5-pyrimidinyl)methyl]-5-(2-hydroxyethyl)-4-methylthiazolium chloride monohydrochloride),又名盐酸硫胺(thiamine hydrochloride)。

本品为白色结晶或结晶性粉末,有微弱的特臭,味苦。本品在水中易溶,在乙醇中微溶,在乙醚中不溶。其 UV:λ_{max}(233±1)nm,(267±1)nm(乙醇)。本品极易吸收空气中的水分,应密闭保存。

本品干燥固体性质稳定。其水溶液遇酸较稳定,遇碱则噻唑环被破坏,生成硫醇型化合物而失效。

本品与空气接触或在铁氰化钾碱性溶液中,氧化生成硫色素,活性消失。光和重金属加速氧化反应。硫色素溶于正丁醇呈蓝色荧光,加酸成酸性,荧光消失;再加碱,又呈荧光。其显色机制可能为酸性时硫色素的噻唑环开裂,碱性时又再闭合,恢复显色所需的共轭体系,最大吸收波长发生迁移,从而产生荧光。可用于鉴别。

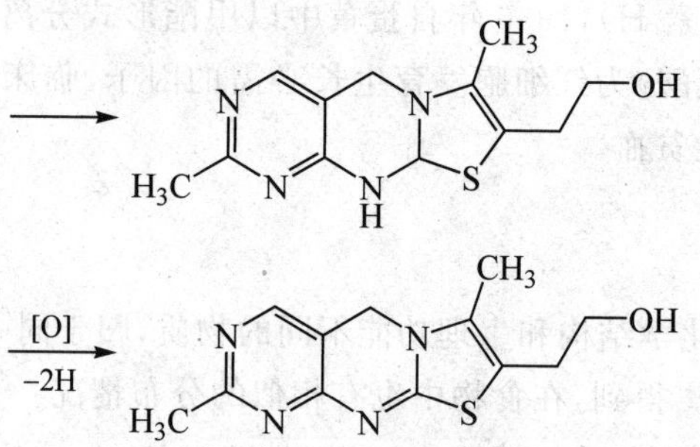

本品在氢氧化钠存在下得到 2-羟基-4-噻唑啉后自动开环，生成相应的巯基和甲酰胺衍生物，在空气中进一步迅速发生自动氧化，转变为二硫化合物。

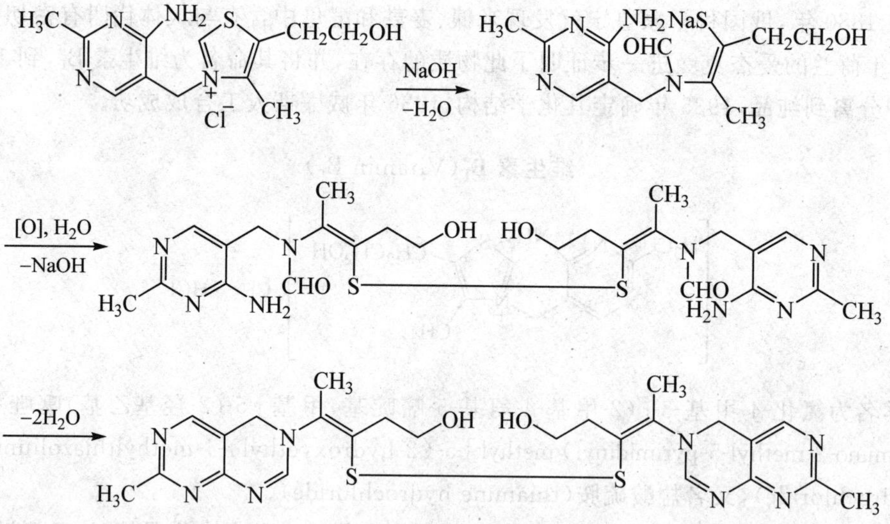

本品水溶液在 pH 5～6 时，与亚硫酸氢钠发生分解反应，故不能用亚硫酸氢钠作抗氧剂。

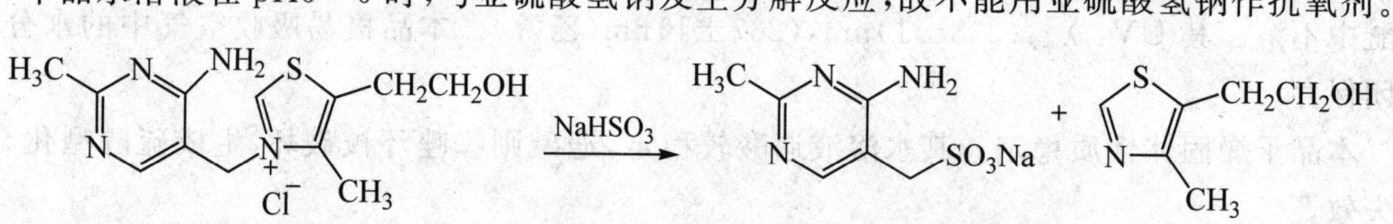

本品在无氧时主要发生水解反应，水解产物随 pH 不同而有差异。

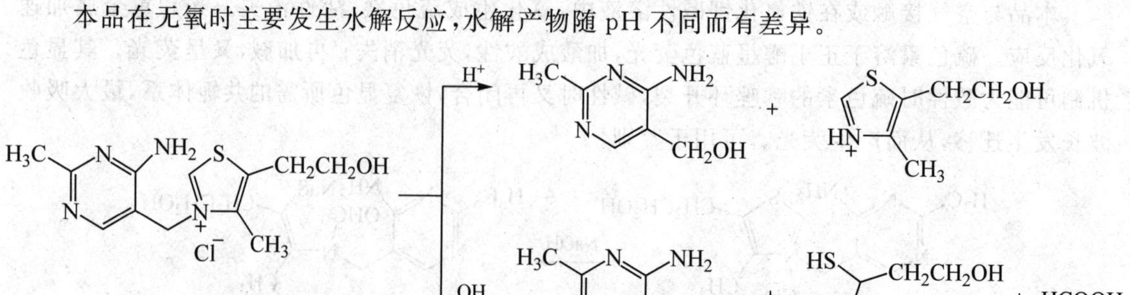

本品与碘化汞钾反应生成淡黄色沉淀，与碘反应生成红色沉淀；与苦味酸作用生成扇形结晶。

本品口服吸收不完全，分布于各组织中，肝、肾、脑中较多，主要以硫胺排泄，也有硫胺的嘧啶环和噻唑环分解产物，以及氧化产物，如硫胺二硫化物、硫胺荧和硫酸盐。

本品在体内转变成有生物活性的硫胺焦磷酸酯（thiamine pyrophosphate，TPP），参与糖代谢。

本品在体内吸收慢，易被体内硫胺酶破坏失活。针对这一缺点合成了一些起效快、持效久的硫胺类化合物。其中有优硫胺、呋喃硫胺、辛硫胺等，这些化合物在体内均变为硫胺起作用。

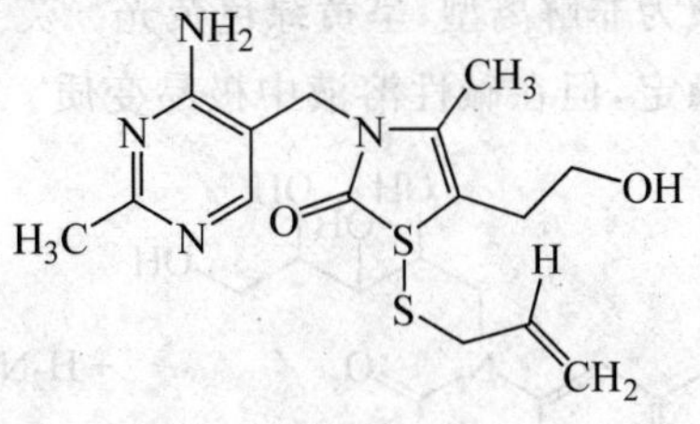

优硫胺 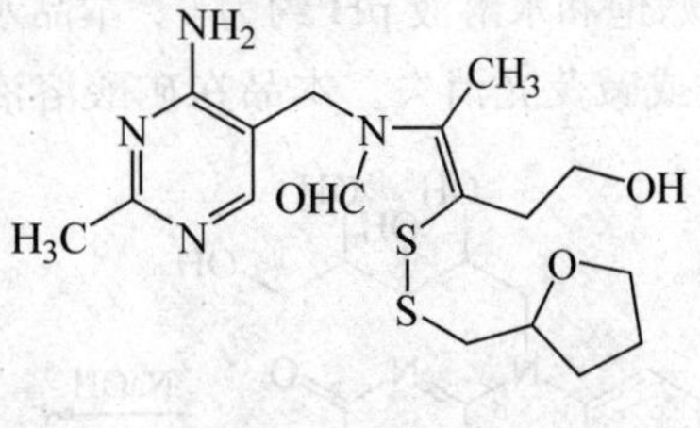　　　　　　　　　呋喃硫胺

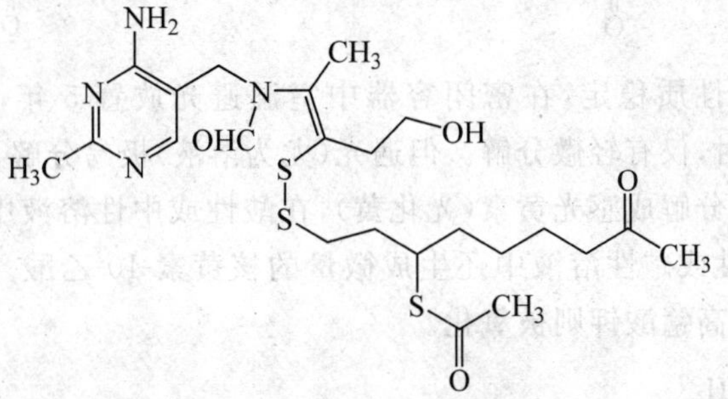

辛硫胺

本品具有维持糖代谢、神经传导和消化功能的作用。主要防治脚气病、多发性神经炎和因维生素缺乏引起的胃肠道疾病。

(二) 维生素 B_2

维生素 B_2（vitamin B_2，又称核黄素，riboflavine）是一种与肌体氧化、还原过程有关的物质，它主要是有传递氢原子或电子的功能。由 D. T. Smith 和 E. G. Hendrick 在 1926 年发现。也被称为维生素 G，多存于酵母、肝、蔬菜、蛋类中，现可用微生物合成或化学合成方法制备。

维生素 B_2（Vitamin B_2）

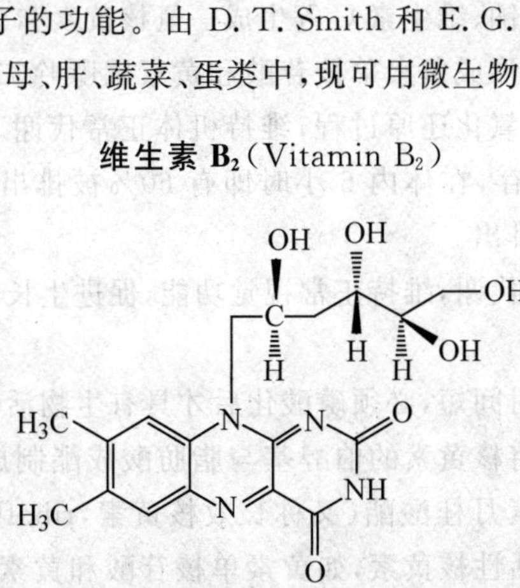

化学名为 7,8-二甲基-10-[(2S,3S,4R)-2,3,4,5-四羟基戊基]-3,10-二氢苯并喋啶-2,4-二酮（7,8-dimethyl-10-[(2S,3S,4R)-2,3,4,5-tetrahydroxypentyl]-3,10-dihydro benzopteridine-

2,4-dione)，又名视黄素(riboflavine)。

本品为橙黄色结晶性粉末；微臭；味微苦。本品在水、乙醇、三氯甲烷或乙醚中几乎不溶，在稀氢氧化钠溶液中溶解。熔点为 278～282℃(分解)。其 UV：$\lambda_{max}(267\pm1)$nm，(375 ± 1)nm，(444 ± 1)nm（水）。硼砂和烟酰胺可增加本品在水中的溶解度，故在制剂中常作为本品的助溶剂。

本品分子含有酰亚胺和叔胺结构，故其为两性化合物（$K_a=6.3\times10^{-12}$，$K_b=0.5\times10^{-12}$），可溶于酸和碱，饱和水溶液 pH 约为 6。本品水溶液为非解离型，呈黄绿色荧光。荧光在 pH 6～7 时最强，加酸或碱荧光消失。本品在矿酸溶液中稳定，但在碱性溶液中极易变质。

本品干燥固体性质稳定，在密闭容器中室温避光放置 5 年，无明显变化。耐热性较好，120℃下加热 6 小时，仅有轻微分解。但遇光（尤为溶液）极易分解，其分解速度随 pH 增高而加速。在碱性溶液中分解成感光黄素（光化黄），在酸性或中性溶液中则分解为光化色素（蓝色荧光素）。此外在酸性或碱性溶液中还生成微量的核黄素-10-乙酸。本品对一般氧化剂稳定，遇强氧化剂如铬酸和高锰酸钾则被氧化。

感光黄素　　　　光化色素　　　　核黄色-10-乙酸

本品遇还原剂连二亚硫酸钠、维生素 C 等生成一氢核黄素和二氢核黄素。

本品在体内必须经磷酸化形成黄素单核苷酸和黄素腺嘌呤二核苷酸才具有生物活性。它们作为黄酶的辅酶参与细胞的氧化还原过程，维持机体正常代谢。本品口服迅速自小肠吸收，分布全身组织，极少在体内贮存，在体内 6 小时即有 60% 被排出体外。本品口服少量经尿排出，静脉滴注主要以原药从尿排出。

本品参与糖、脂肪、蛋白质代谢，维持正常视觉功能，促进生长。主要用于治疗维生素 B_2 缺乏引起的口角炎、舌炎等。

针对维生素 B_2 体内作用时间短，必须磷酸化后才具有生物活性的特点，合成了长效核黄素和活性核黄素，已用于临床。将核黄素的伯醇基与脂肪酸成酯制成前药，它在体内释放出游离的核黄素，达到长效。如核黄素月桂酸酯（又称长效核黄素，riboflavin laurate），一次肌内注射可维持有效浓度 60～90 天。活性核黄素，如黄素单核苷酸和黄素腺嘌呤二核苷酸适用于由于肝功能衰退、消化系统病变引起维生素 B_2 磷酸化障碍而导致代谢失常的患者。它们在体内吸收完全，利用率高，溶解度大，可制成高浓度制剂。

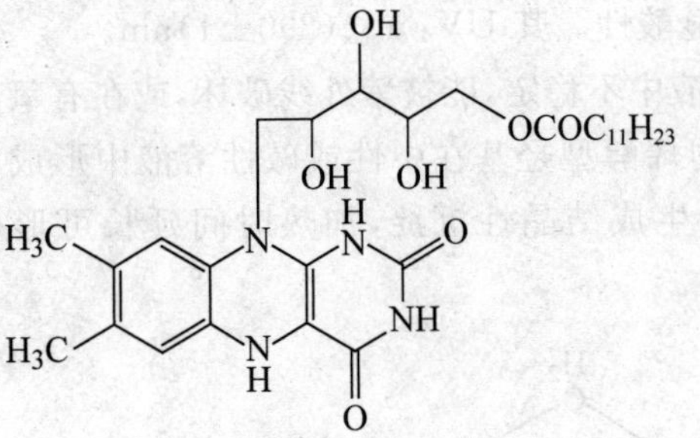

核黄素月桂酸酯 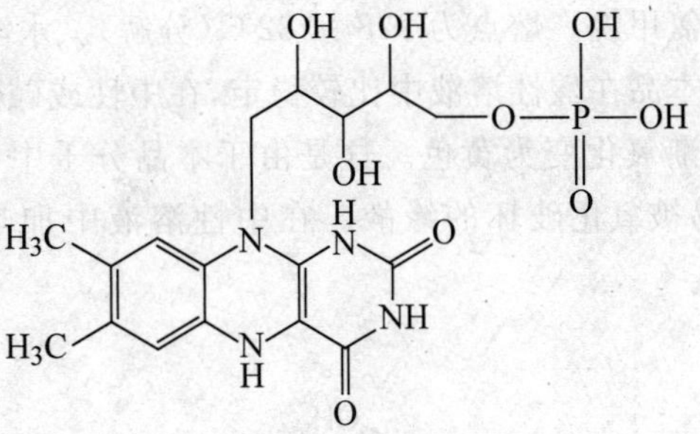   黄素单核苷酸

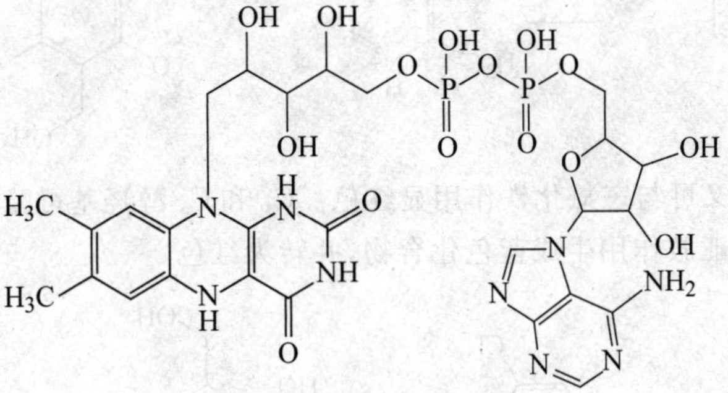

黄素腺嘌呤二核苷酸

（三）维生素 B_6

维生素 B_6 广泛存在于肝、鱼类、肉类、谷物、蔬菜等动植物中，是一类具有辅酶作用的维生素，临床上可以治疗妊娠呕吐、放射性呕吐、异烟肼中毒、脂溢性皮炎及粗糙病。维生素 B_6 包括吡多辛（pyridoxine）、吡哆醛（pyridoxal）、吡哆胺（pyridoxamine），最早分离出来的是吡多辛，因此将其作为维生素 B_6 的代表，临床用其盐酸盐。

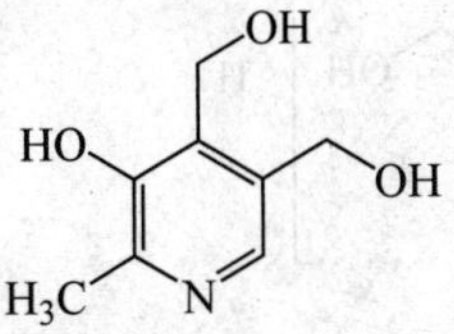

吡多辛 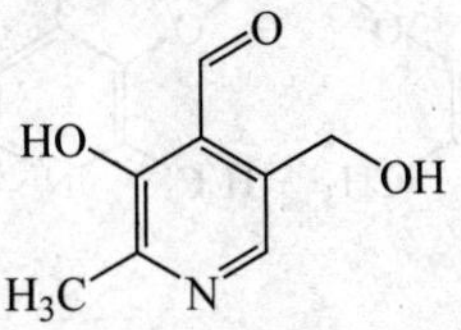   吡多醛 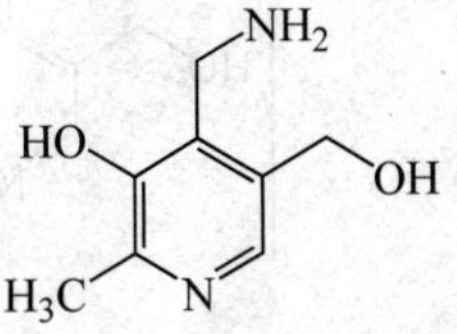   吡多胺

吡多辛和吡哆胺均在肝转化为有活性并起辅酶作用的吡哆醛-5-磷酸酯（pyridoxal-5-phosphate），吡哆醛-5-磷酸酯最终被代谢为无活性的吡哆酸。

维生素 B_6（Vitamin B_6）

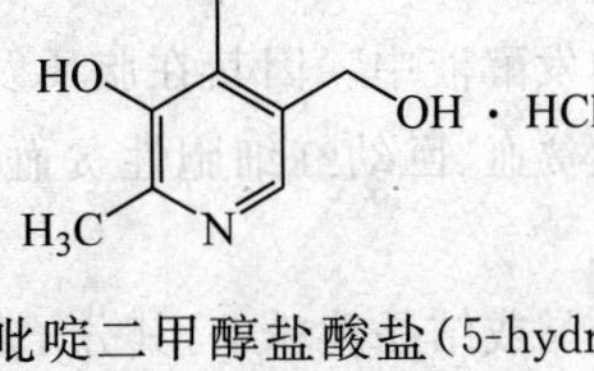

化学名为 6-甲基-5-羟基-3,4-吡啶二甲醇盐酸盐（5-hydroxy-6-methyl-3,4-pyridinedimethanol hydrochloride）。又名盐酸吡哆醇、盐酸吡哆辛。

本品为白色或类白色结晶性粉末；微臭；味微苦。本品易溶于水，微溶于乙醇，不溶于乙醚和三氯甲烷。熔点为278～282℃（分解）。水溶液显酸性。其UV：$\lambda_{max}(290\pm1)$nm。

本品在酸性溶液中比较稳定,在中性或碱性溶液中不稳定,能被紫外线破坏,或在有氧存在下逐渐氧化变为黄色。这是由于本品分子中 C_3 的烯醇型羟基在中性或碱性溶液中形成负离子,易被氧化破坏的缘故。在中性溶液中加热,能生成结晶性沉淀,加热时间延长可形成聚合物。

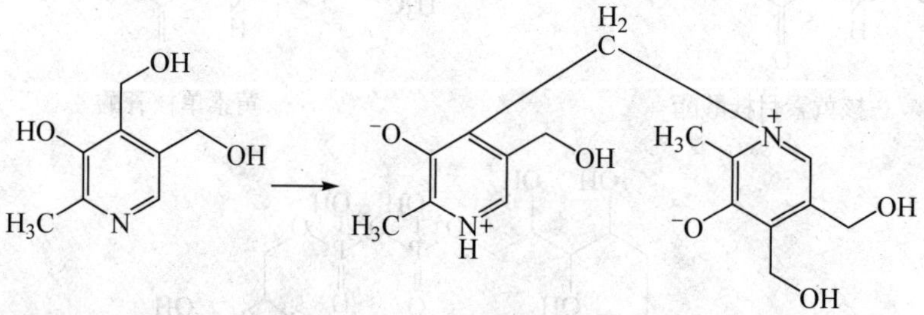

本品 C_3 烯醇型羟基又可与三氯化铁作用显红色。C_4 和 C_5 醇羟基可酯化。C_6 氢原子较活泼,能与2,6-二氯对苯醌亚胺作用生成蓝色化合物,并转为红色。

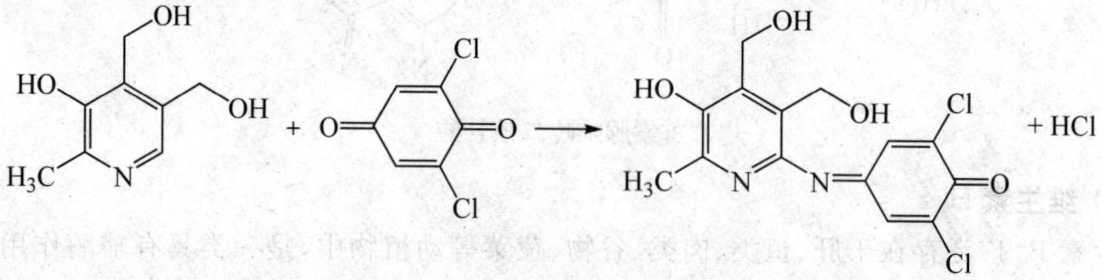

本品与硼酸作用可生成络合物,此时若再加入2,6-二氯对苯醌亚胺则不再显蓝色。

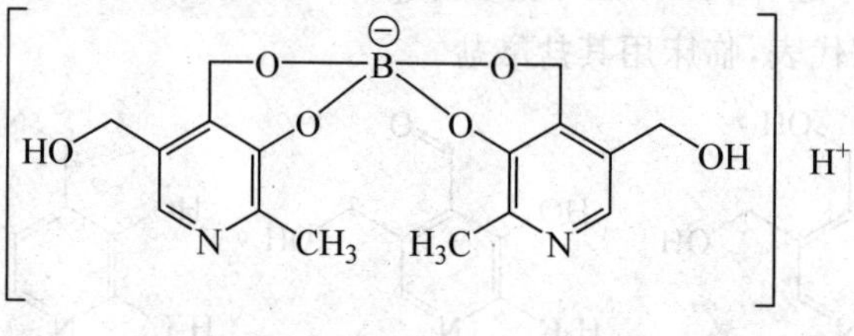

本品口服自消化道吸收,在肝、心脏、骨骼肌中分布最多。其在肝部分被氧化成4-吡哆酸,从尿及汗中排泄。少量以原药从尿中排出。

本品能参与氨基酸及脂肪代谢。用于妊娠期、放射病及锑剂治疗血吸虫病引起的恶心、呕吐,也用于癞皮病和营养不良的辅助治疗。

（四）维生素 B_{12}

维生素 B_{12}（vitamin B_{12}）又名氰钴胺,是由苯并咪唑核苷酸与考啉环系形成的钴内络盐,维生素 B_{12} 主要存在于肝、蛋、乳及细菌发酵液中。因其在脂质及糖代谢中起重要作用,并能促进骨髓造血功能,临床上用于治疗恶性贫血、巨幼红细胞性贫血及坐骨神经痛、三叉神经痛、神经炎等。

纯的维生素 B_{12} 为暗红色针状结晶或结晶性粉末,其分子结构中含有4个氢化吡咯环,钴原子与4个吡咯环上的氮原子结合,其中1个共价,3个配价,亦与氰基共价结合,吡咯环上取代基多为甲基、乙酰氨基或丙酰胺基；核苷酸部分是由苯并咪唑3位上的N原子以苷的形式与核糖相连,后者又与磷酸结合成酯。

维生素B₁₂

(五) 其他 B 族维生素

烟酸(nicotic acid,维生素 B_3)及烟酸酰胺(维生素 PP,nicotinamide)均促进细胞新陈代谢,临床上多用于防治粗糙病,烟酸还有扩张血管和降低血脂的作用,而烟酸酰胺并无此类作用。

生物素(biotin)又称维生素 B_7、维生素 H 和辅酶 R,也是水溶性 B 族维生素之一。1936 年 Kögl 等首次从蛋黄中分离得到了纯的生物素。1939 年,György 等又分别从牛肝和浓牛奶中获得了生物素,1941 年,Vigneaud 等确定了生物素的分子式,1 年后,完成了结构式的确定。1947 年,Harris 首次完成了生物素的全合成。20 世纪 60 年代初,通过 X 射线衍射法测定了生物素的绝对构型。生物素分子中含有 3 个手性碳原子,共有 8 个立体异构体,Ronald 等将它们合成并分离出来。8 个立体异构体中,只有全顺式的 $D(+)$-生物素才具有生理活性。

生物素广泛分布于动植物组织中,如肝、肾、蛋黄、酵母和奶中,也存在于植物种子、花粉、糖蜜、菌类新鲜蔬菜和水果中。可以说,整个生物的生长都需要它。人类缺乏生物素会引起皮炎、食欲减退、恶心、呕吐、褪色素、脱发、贫血、血中胆固醇增多、情绪抑郁、体重减轻等症状。

维生素 B_4(vitamin B_4)又称 6-氨基嘌呤(6-aminopurine)或腺嘌呤(adenine),具有刺激白细胞增生的作用,可用于各种原因引起的白细胞减少症。维生素 B_5(vitamin B_5)是泛酸的钙盐,用其右旋体,左旋体无效,故称右旋泛酸钙(dextor calcium pantothenate)。维生素 B_5 为辅酶 A 的组成成分,它对蛋白质、脂肪和糖类的代谢起着重要的作用,可用于维生素 B 缺乏引起的疾病及周围神经炎,现多作为营养辅助药。

维生素 Bc(vitamin Bc)又名叶酸(folic acid)或维生素 M(vitamin M)。1941 年 Williams 从菠菜中提取出纯品,1948 年 Waller 等确定其结构,进行全合成。维生素 Bc 是蝶啶(pteridine)衍生物,主要参与体内氨基酸及核酸的合成,与维生素 B_{12} 一起促进红细胞的生成。

二、维生素 C

维生素 C(vitamin C)又名抗坏血酸(ascorbic acids),是一类含有 6 个碳原子的酸性多羟基化合物,包括 D-(-)-抗坏血酸、L-(+)-抗坏血酸、D-(-)-异抗坏血酸、L-(+)-异抗坏血酸,实际上它们都是由于同一个分子结构中含有两个手性碳原子而产生的 4 个光学异构体。这 4 个异构体的活性差别较大,以 L-(+)-抗坏血酸的活性最高,D-(-)-异抗坏血酸的活性仅为 L-(+)-抗坏血酸的活性的 1/20,D-(-)-抗坏血酸和 L-(+)-异抗坏血酸几乎无效,故习惯将 L-(+)-抗坏血酸称为维生素 C。因维生素 C 的立体结构与 L 系的己糖相似,故又称 L-抗坏血酸。

维生素 C 广泛存在于新鲜水果及绿叶蔬菜中,尤以番茄、橘子、鲜枣、山楂、刺梨及辣椒等含量丰富。维生素 C 在生物氧化和还原过程中起重要作用,参与氨基酸代谢、神经递质的合成、胶原蛋白和组织细胞间质的合成。可降低毛细血管通透性,降低血脂,增加机体抵制疾病的能力,并具有一定的解毒功能和抗组胺作用。若摄入量不足可致维生素 C 缺乏症。

维生素 C(Vitamin C)

化学名为 L(+)-苏糖型-2,3,4,5,6-五羟基-2-己烯酸-4-内酯(L(+)-threo-2,3,4,5,6-pentahydroxy-2-hexenoic acid-4-lactone)。又名抗坏血酸(ascorbic acids)。

本品为白色结晶或结晶性粉末;无臭,味酸,久置色渐变微黄,本品在水中易溶,在乙醇中略溶,在三氯甲烷或乙醚中不溶。熔点为 190~192℃。

1932 年 King 和 Wangh 分离出纯结晶,具有二烯醇结构,显酸性。1933 年确定其结构并合成。

本品干燥固体较稳定,但遇光及湿气,色渐变黄,故应避光、密封保存。本品在水中可发生互变异构体,主要以烯醇式存在,酮式很少。两种酮式异构体中,2-氧代物较 3-氧代物稳定,能分离出来,3-氧代物极其不稳定,易变成烯醇式结构。

2-氧代物　　　　　烯醇式　　　　　3-氧代物

本品分子中还有连二烯醇结构,两个烯醇羟基极易游离,释放出 H^+,水溶液仍显酸性。但 C-2 上的羟基可以与 C-1 的羰基形成分子内氢键,故酸性较 C-3 上的羟基弱。

本品 C-3 上的羟基可与碳酸氢钠或稀氢氧化钠溶液反应,生成 C-3 烯醇钠盐。

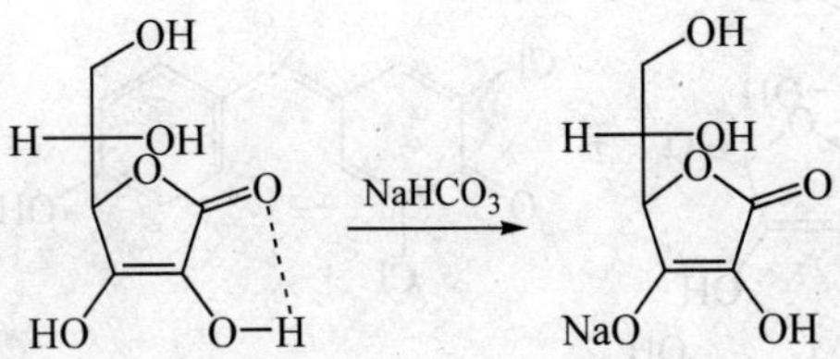

但在强碱如浓氢氧化钠溶液中,内酯环被水解,生成酮酸钠盐。

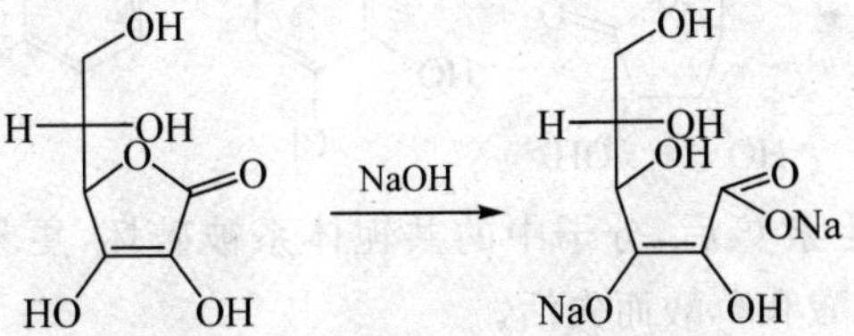

本品的碱性水溶液与亚硝基铁氰化钠及氢氧化钠作用呈蓝色。

$$C_6H_8O_6 + NaOH \longrightarrow C_6H_7O_6Na + H_2O$$

$$C_6H_7O_6Na + Na_2[Fe(CN)_5NO] \longrightarrow Na_4[Fe(CN)_5NO(C_6H_7O_6)_2]$$

由于分子中特殊的烯醇结构,本品还容易释放出 H 原子而呈现还原性。在水溶液中易被空气中的氧所氧化,生成去氢维生素 C。两者可以互相转化,故维生素 C 有氧化型和还原型两种形式,两者有同等的生物学活性。

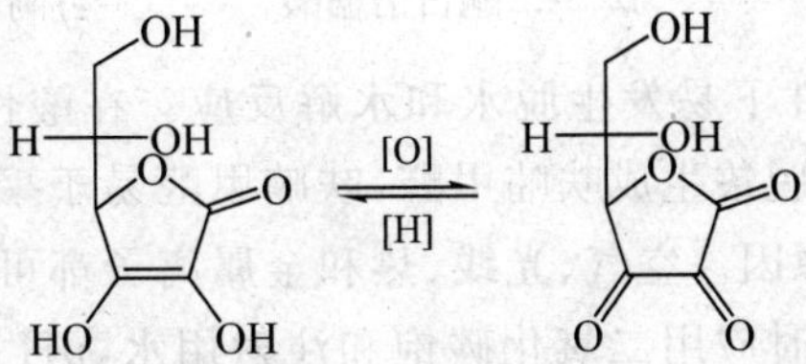

另外,硝酸银、氯化铁、碱性酒石酸铜、碘、碘酸盐及 2,6-二氯靛酚也能氧化维生素 C 成为去氢维生素 C。去氢维生素 C 在氢碘酸、硫化氢等还原剂的作用下又可逆转为维生素 C。维生素 C 的氧化速度受金属离子的催化,催化作用顺序为 $Cu^{2+} > Cr^{3+} > Mn^{2+} > Zn^{2+} > Fe^{3+}$。

本品在酸性条件下即可被碘氧化,故可用碘量法测定含量。

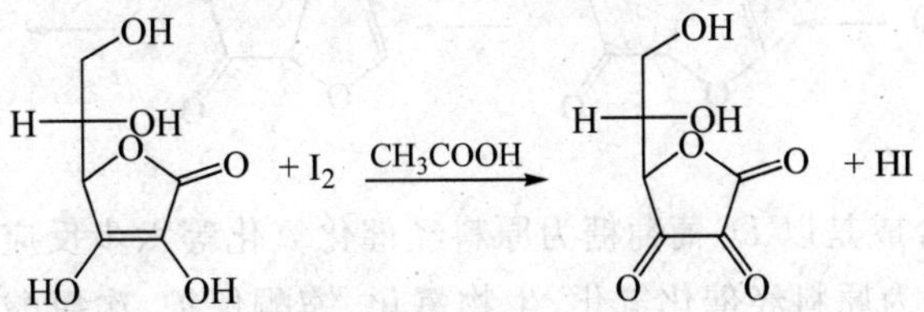

本品水溶液中加入硝酸银试液,即产生银的黑色沉淀;若加入 2,6-二氯靛酚试液少许,溶液的颜色由红色变为无色,以上反应可用于本品的鉴别。

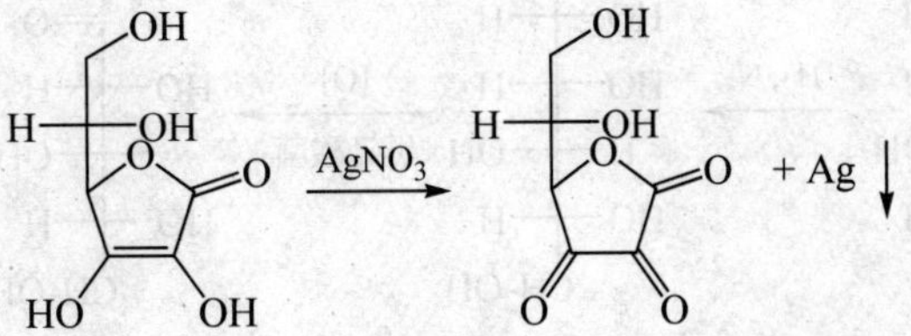

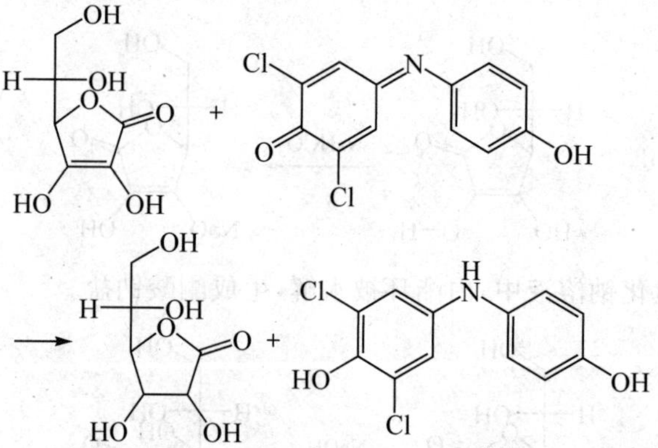

[反应式：维生素C + 2,6-二氯醌亚胺 → 去氢维生素C + 3,5-二氯-4-羟基-4'-羟基二苯胺]

本品被氧化为去氢维生素 C 后,分子中的共轭体系被破坏,更易水解,生成 2,3-二酮古洛糖酸,进一步氧化为苏阿糖酸和草酸而失活。

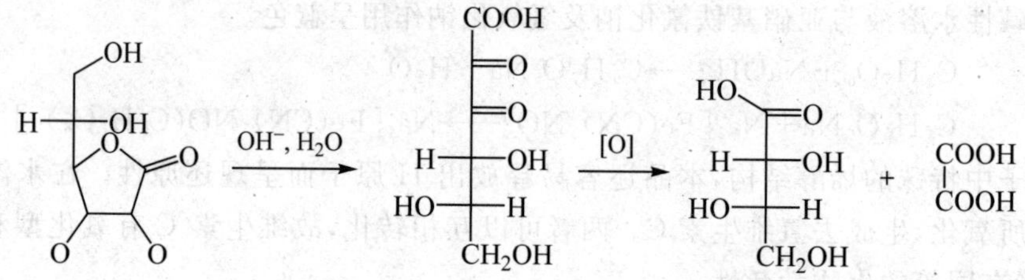

[反应式：去氢维生素C $\xrightarrow{OH^-, H_2O}$ 2,3-二酮古洛糖酸 $\xrightarrow{[O]}$ 苏阿糖酸 + 草酸(COOH-COOH)]

去氢维生素 C 在无氧条件下易发生脱水和水解反应。在酸性介质中易受质子催化,反应速度比在碱性介质中快,进而脱羧生成呋喃甲醛,呋喃甲醛易于聚合而呈现黄色斑点。这是本品在贮存过程中变色的主要原因。空气、光线、热和金属离子都可以加速反应的进行。所以本品应密闭避光贮存,配注射液时应用二氧化碳饱和注射用水,pH 控制在 5.0～6.0 之间,并加入 EDTA 和焦亚硫酸钠或半胱氨酸等作为稳定剂。为了提高维生素 C 的稳定性,可制成磷酸酯以利于贮存和制剂。

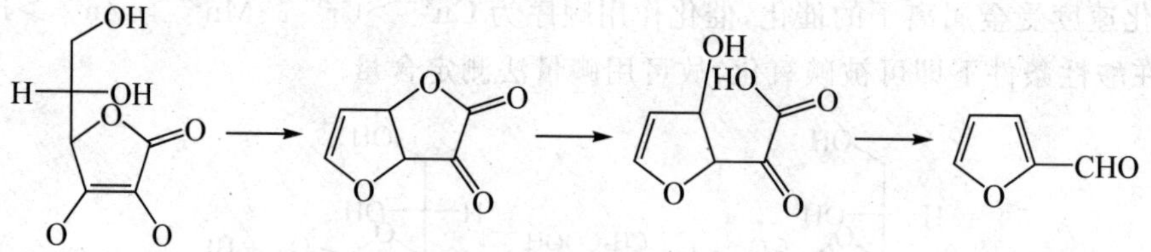

[反应式：去氢维生素C → 中间体 → 中间体 → 呋喃甲醛]

早期维生素 C 的合成是以 D-葡萄糖为原料经催化氧化等六步反应制得,现已利用微生物氧化方法,以 D-葡萄糖为原料经催化氢化、生物氧化、缩酮保护、次氯酸钠氧化、水解、去保护、烯醇化和内酯化得维生素 C,优点是合成路线短,缺点是两步生物氧化、反应体积大。

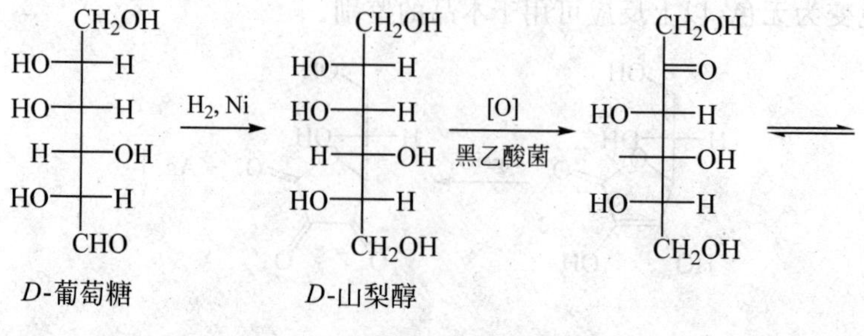

[反应式：D-葡萄糖 $\xrightarrow{H_2, Ni}$ D-山梨醇 $\xrightarrow{[O], 黑乙酸菌}$ ⇌]

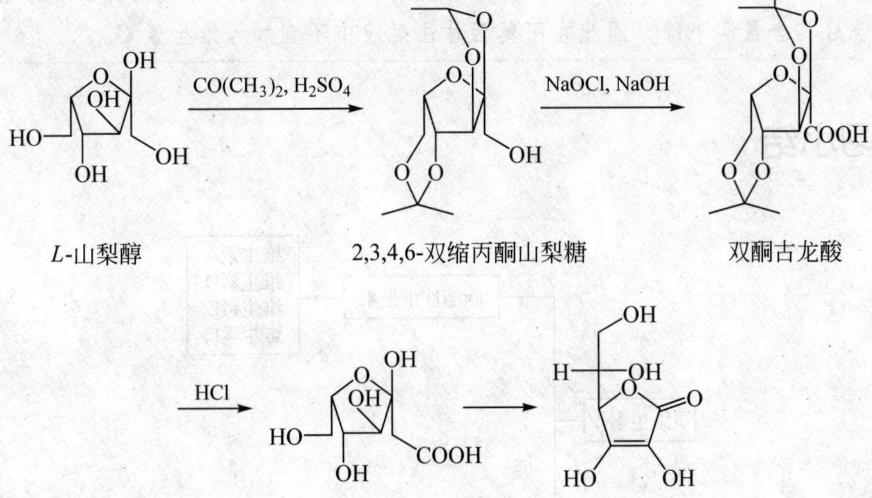
CO(CH3)2, H2SO4
NaOCl, NaOH
L-山梨醇
2,3,4,6-双缩丙酮山梨糖
双酮古龙酸
HCl
COOH

本品在体内首先被氧化成 2,3-二酮古洛糖酸，再被进一步的氧化、分解、代谢(图 15-5)。

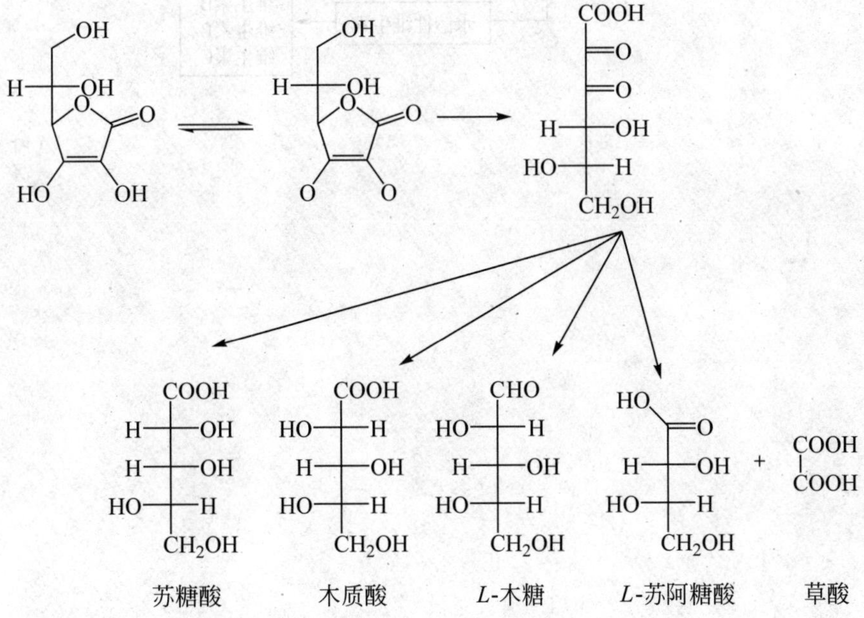
苏糖酸
木质酸
L-木糖
L-苏阿糖酸
草酸

图 15-5　维生素 C 的代谢

本品临床用于预防和治疗维生素 C 缺乏症。也用于尿的酸化、高铁血红蛋白症等疾病。也广泛用作制药和食品工业的抗氧剂和添加剂。

知识链接

案例：某患者上呼吸道感染，高热，须进行抗感染及补液治疗，医生用阿莫西林注射液、维生素 C 注射液、0.9%氯化钠注射液。作为药师，分析这一用药是否合理，若不合理须采取何种措施？

分析：不合理，维生素C中连二烯醇羟基显酸性和强还原性，可使阿莫西林分解破坏而失效，混合后其含量即下降。因此在阿莫西林注射液中不宜加入维生素C。

学习小结

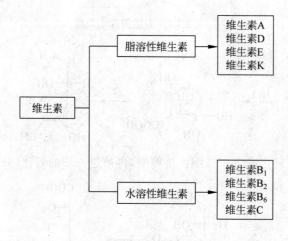

（叶连宝）

第16章

抗 生 素

Antibiotics

> **学习目标**
> - 掌握抗生素的定义、青霉素类药物的构效关系、半合成青霉素类药物的合成、头孢菌素类药物的构效关系、半合成头孢菌素类药物的合成；掌握青霉素钠、阿莫西林、头孢氨苄、卡拉维酸钾、盐酸四环素、氯霉素的结构及用途。
> - 熟悉 β-内酰胺类抗生素的基本结构以及抗生素基本分类。
> - 了解抗生素杀菌作用机制与细菌对抗生素产生抗药性的机制；了解大环内酯类抗生素的发现、结构优化以及代表性药物；了解四环素类药物的发现与代表性药物；了解氨基糖苷类药物的发现与代表性药物。

抗生素是由微生物（包括细菌、真菌、放线菌）或高等动植物在生活过程中所产生的具有抗病原体或其他活性的一类次级代谢产物，在低浓度下对各种病原微生物有选择性杀灭、抑制作用，而对宿主不产生严重的毒副作用的药物。抗生素以前被称为抗菌素，事实上它不仅能杀灭细菌而且对真菌、支原体、衣原体等其他致病微生物也有良好的抑制和杀灭作用，后来通常将抗菌素改称为抗生素。在临床上，抗生素用于治疗各种细菌感染或抑制致病微生物感染引起的疾病。除抗感染外，某些抗生素还具有抗肿瘤、抗病毒、抗立克次体、特异性酶抑制和免疫抑制等作用。抗生素不仅应用于医疗，而且还应用于农业、畜牧业和食品工业。

抗生素按化学结构可分为 β-内酰胺类、四环素类、大环内酯类、氨基糖苷类、氯霉素类及其他类。

抗生素主要来源于生物合成（发酵），也可以通过化学全合成和半合成方法制得。半合成抗生素在生物合成抗生素的基础上发展起来，通过结构改造，增加稳定性，降低毒副作用，扩大抗菌谱，改善耐药性，提高治疗效果或改变用药途径等。

每类抗生素均有其作用特点，其杀菌作用机制主要有如下 4 种。

1. 干扰细菌细胞壁的合成　细菌细胞壁具有维持细菌正常外形的功能，若出现缺损，则细菌便膨胀、变形、破裂、自溶而死亡。抑制细菌细胞壁的合成会导致细菌细胞破裂死亡。以这种方式作用的抗生素有青霉素和头孢菌素等。哺乳动物的细胞没有细胞壁，不受这类药物的影响，因此这类抗生素对哺乳动物的毒性小。以这种方式作用的抗生素有青霉素和头孢菌素等。

2. 损伤细菌细胞膜　细菌细胞膜主要由类脂质和蛋白质成分组成，具有半透膜性质，起着渗透、屏障和运输物质的作用。一些抗生素与细菌的细胞膜相互作用而影响膜的渗透性，对细菌具有致命的作用。以这种方式作用的抗生素有多黏菌素 B 和短杆菌素。

3. 抑制细菌蛋白质合成 与细菌核糖体或其反应底物(如 tRNA、mRNA)相互作用,细胞存活所必需的结构蛋白和酶不能被合成。以这种方式作用的抗生素包括四环素类抗生素、大环内酯类抗生素、氨基糖苷类抗生素、氯霉素等。

4. 抑制细菌核酸合成 抑制核酸的功能阻止细胞分裂和(或)所需酶的合成。利福霉素类抗生素抑制 DNA 依赖的 RNA 聚合酶,影响 mRNA 的转录。灰黄霉素的化学结构类似于鸟嘌呤,能进入 DNA 分子干扰 DNA 的合成。

人类发现并应用抗生素,是人类的一大革命,从此人类有了可以同死神进行抗争的一大武器,但随着抗生素在临床上的广泛使用,很快出现了耐药性,不仅使抗生素的使用出现了危机,而且"超级耐药菌"的出现使人类的健康又一次受到了严重的威胁。

细菌对抗生素(包括抗菌药物)的抗药性主要有 5 种机制。

1. 使抗生素分解或失去活性 细菌产生一种或多种水解酶或钝化酶来水解或修饰进入细菌内的抗生素使之失去生物活性。例如:细菌产生的 β-内酰胺酶能使含 β-内酰胺环的抗生素分解;细菌产生的钝化酶(磷酸转移酶、核酸转移酶、乙酰转移酶)使氨基糖苷类抗生素失去抗菌活性。

2. 使抗菌药物作用的靶点发生改变 由于细菌自身发生突变或细菌产生某种酶的修饰使抗生素的作用靶点(如核酸或核蛋白)的结构发生变化,使抗菌药物无法发挥作用。例如:耐甲氧西林的金黄色葡萄球菌是通过对青霉素的蛋白结合部位进行修饰,使细菌对药物不敏感。

3. 细胞特性的改变 细菌细胞膜渗透性的改变或其他特性的改变使抗菌药物无法进入细胞内。

4. 细菌产生药泵将进入细胞的抗生素泵出细胞 细菌产生的一种主动运输方式,将进入细胞内的药物泵出胞外。

5. 改变代谢途径 如磺胺药与对氨基苯甲酸(PABA),竞争二氢蝶酸合成酶而产生抑菌作用。再如,金黄色葡萄球菌多次接触磺胺药后,其自身的 PABA 产量增加,可达原敏感菌产量的 20~100 倍,后者与磺胺药竞争二氢蝶酸合成酶,使磺胺药的作用下降甚至消失。

第1节 β-内酰胺类抗生素

β-Lactam Antibiotics

β-内酰胺类抗生素指分子中含有由 4 个原子组成的 β-内酰胺环的抗生素。β-内酰胺环是本类抗生素发挥生物活性的必需基团,在和细菌作用时,β-内酰胺环开环使细菌发生酰化作用,抑制细菌的生长。同时 β-内酰胺环是本类抗生素结构中不稳定部分,开环后的分解产物多失去抗菌活性;由于 β-内酰胺环是由 4 个原子组成,分子张力比较大,使其化学性质不稳定易发生开环导致失活。

β-内酰胺类抗生素按化学结构的基本母核(图 16-1)可分为以下几类:青霉烷(penam)、青霉烯(penem)、碳青霉烯(carbapenem)、头孢烯(cefem)和单环 β-内酰胺(monobactam)。

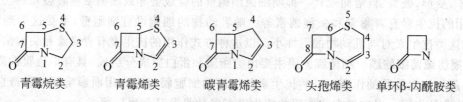

图 16-1 β-内酰胺类抗生素的基本母核

临床上常用的 β-内酰胺类抗生素的基本结构（图 16-2）：青霉素类（penicillins）、头孢菌素类（cephalosporins）、碳青霉烯类（carbapenems）、头霉素类（oxacephems）、单环 β-内酰胺类（monobactam）。

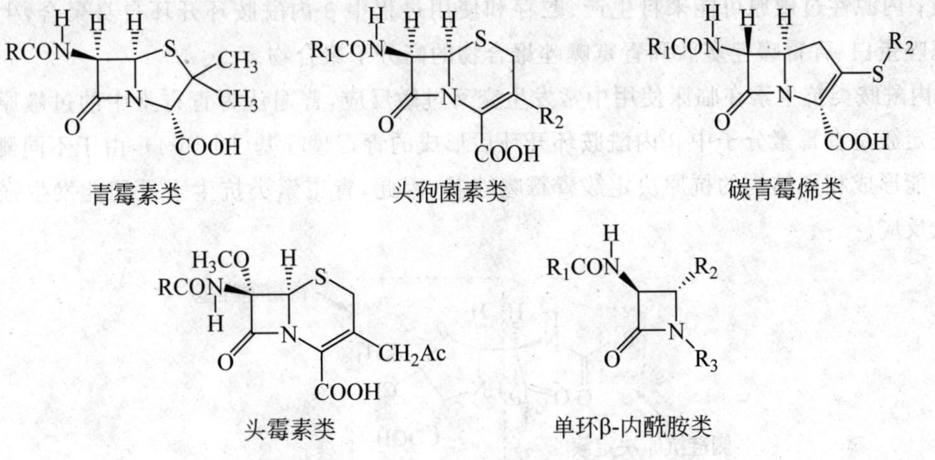

青霉素类　　　　　头孢菌素类　　　　　碳青霉烯类

头霉素类　　　　　单环β-内酰胺类

图 16-2　β-内酰胺类抗生素的基本结构

β-内酰胺类抗生素通过抑制 D-丙氨酰-D-丙氨酸转肽酶（黏肽转肽酶，peptidoglycantranspeptidase），从而抑制细菌细胞壁的合成。细菌细胞壁的主要成分是一些具有网状结构的含糖多肽——黏肽，是由 N-乙酰葡萄糖胺（Glc-NAc）和 N-乙酰壁氨酸（Mur-NAc）交替组成线状聚糖链短肽，这些高聚物需要在黏肽转肽酶的催化下进行转肽反应，使高聚物转化成交联结构，完成细胞壁的合成。

β-内酰胺类抗生素的结构与黏肽转肽酶的末端结构类似（图 16-3），空间构象也相似，使酶识别错误，抗生素竞争性地与黏肽转肽酶的活性中心以共价键结合，使该酶发生酰化反应，形成不可逆抑制，使其催化的转肽反应不能进行，从而阻碍细菌细胞壁的形成，导致细菌死亡。革兰阳性菌的细胞壁黏肽含量比革兰阴性菌高，因此青霉素一般对革兰阳性菌的活性比较高，这也是其抗菌谱比较窄的原因。由于人体细胞没有细胞壁，药物对人体细胞不起作用，具有很大的选择性，因此 β-内酰胺类药物是毒性很小的抗生素。这也是 β-内酰胺类抗生素优于其他抗生素的主要原因。

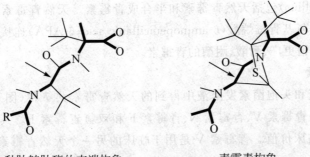

黏肽转肽酶的末端构象　　　　　青霉素构象

图 16-3　青霉素与黏肽 D-丙氨酰-D-丙氨酸末端的构象比较

青霉素的主要缺点之一是过敏反应,某些患者易引起过敏反应,严重时会导致死亡。临床中需严格按规定进行皮试以后再使用。现认为 β-内酰胺类抗生素的过敏存在外源性和内源性两种过敏原。外源性过敏原主要来自 β-内酰胺类抗生素在生物合成时带入的残留的蛋白多肽类杂质;内源性过敏原可能来自生产、贮存和使用过程中 β-内酰胺环开环自身聚合,生成包括青霉噻唑蛋白、青霉噻唑多肽和青霉噻唑聚合物的高分子聚合物。

β-内酰胺类抗生素在临床使用中常发生交叉过敏反应,普遍认为青霉素中的过敏原的主要抗原决定簇是青霉素分子中 β-内酰胺环开环后形成的青霉噻唑基(图 16-4),由于不同侧链的青霉素都能形成相同结构的抗原决定簇青霉噻唑基,因此,青霉素类抗生素之间能发生强烈的交叉过敏反应。

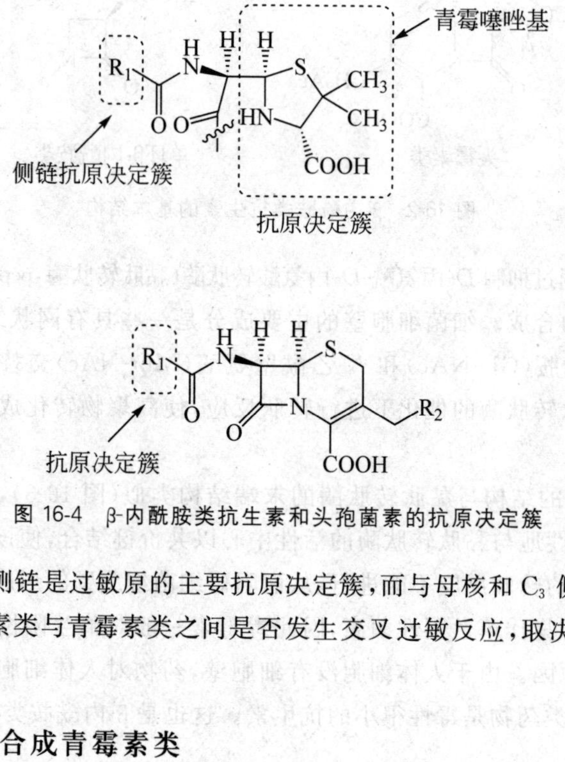

图 16-4 β-内酰胺类抗生素和头孢菌素的抗原决定簇

头孢菌素中 C_7 位侧链是过敏原的主要抗原决定簇,而与母核和 C_3 侧链关系不大。因此头孢菌素类之间、头孢菌素类与青霉素类之间是否发生交叉过敏反应,取决于是否有相同或相似的侧链如 R_1(图 16-4)。

一、青霉素及半合成青霉素类

青霉素类(penicillins)包括天然青霉素和半合成青霉素。天然青霉素是由菌种发酵制备,半合成青霉素是由 6-氨基青霉烷酸(6-aminopenicillanic acid,6-APA)连接适当的侧链,从而获得稳定性更好或抗菌谱更广、耐酸、耐酶的青霉素。

(一) 天然青霉素

从青霉菌培养液和头孢菌素发酵液中得到的天然青霉素共 7 种(图 16-5),即青霉素 G、青霉素 X、青霉素 K、青霉素 V、青霉素 N、青霉素 F 和双氢青霉素 F。其中以青霉素 G 含量最高,疗效最好,有临床价值。青霉素 V 是用于临床的另一个天然青霉素,由于其耐酸,可用于口服。

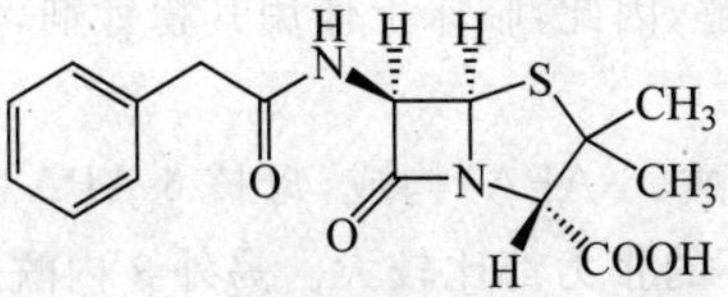

青霉素G

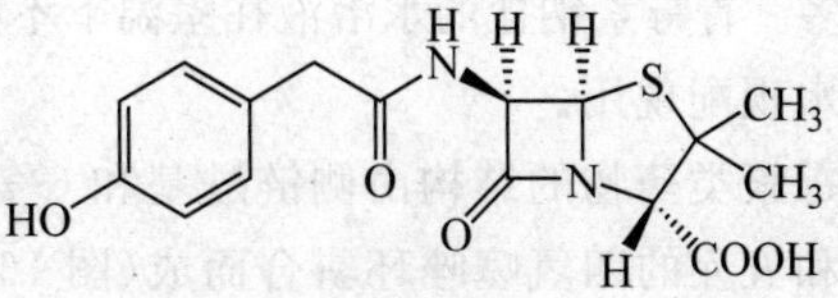

青霉素X

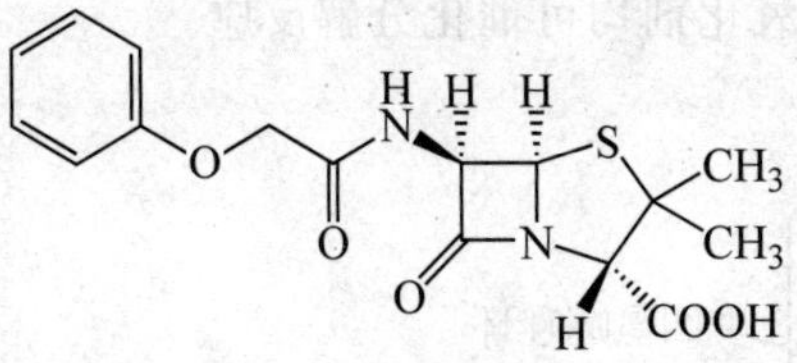

青霉素V

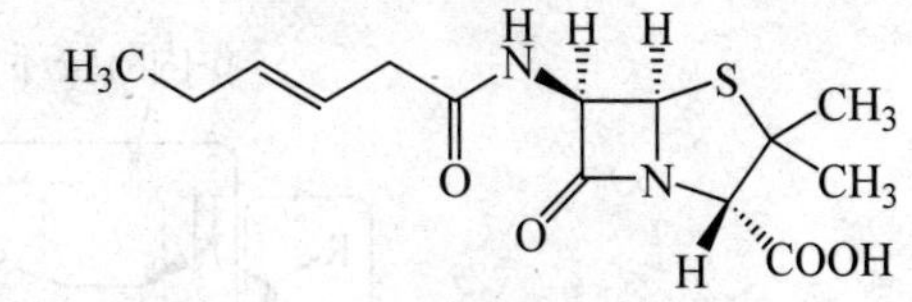

青霉素F

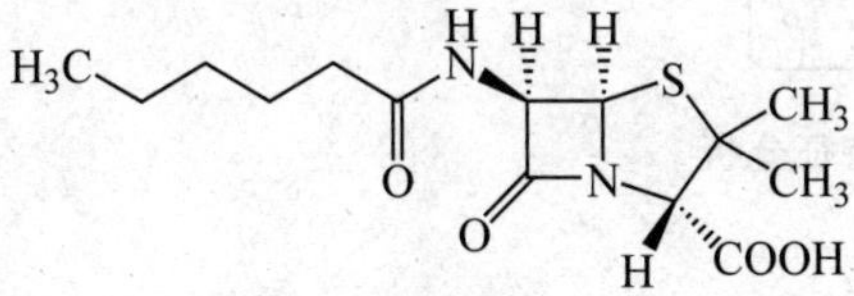

双氢青霉素F

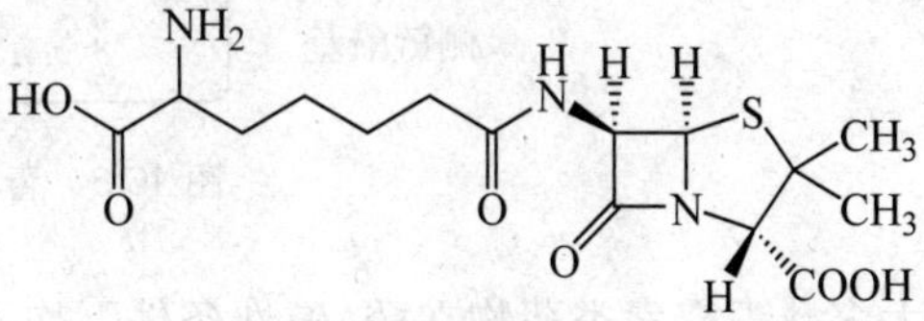

青霉素N

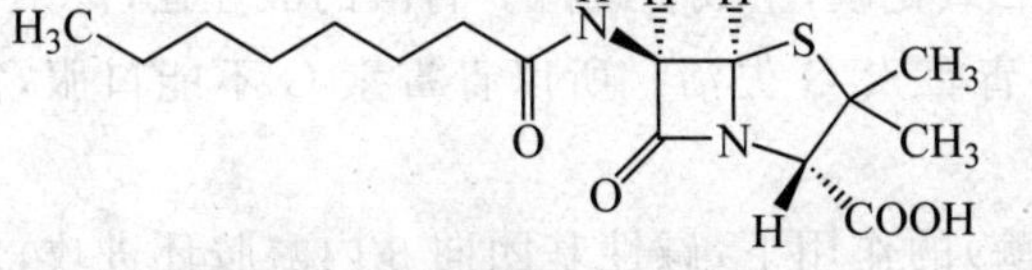

青霉素K

图 16-5 天然青霉素

青霉素钠(Benzylpenicillin Sodium)

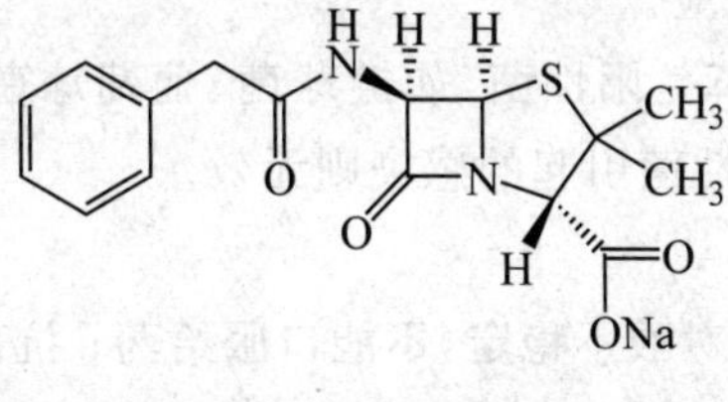

化学名为(2*S*,5*R*,6*R*)-3,3-二甲基-6-(2-苯乙酰氨基)-7-氧代-4-硫杂-1-氮杂双环[3.2.0]庚烷-2-甲酸钠盐(sodium (2*S*,5*R*,6*R*)-3,3-dimethyl-6-[(2-phenylacetyl) amino]-7-oxo-4-thia-1-azabicyclo[3.2.0]heptane-2-carboxylate),又称青霉素 G 钠、苄青霉素钠。

本品为白色结晶性粉末；无臭或微有特异性臭；有引湿性；遇酸、碱或氧化剂等迅速失效，水溶液在室温放置易失效。本品在水中极易溶解，在乙醇中溶解，在脂肪油或液状石蜡中不溶。

青霉素 G 是第一个在临床上使用的抗生素，由青霉菌(*Penicillium notatum*)培养液中分离得到。

游离的青霉素是有机酸，易溶于醇、酸、醚和酯类，但在水中的溶解度很小，且会迅速丧失其抗菌能力。临床上常用其钠盐或钾盐，以解决其水溶性问题。因钠盐的刺激性较钾盐小，故临床上用得较多。青霉素钠盐的水溶液在室温下不稳定,易水解,因此,临床上使用其粉针剂,注射前用注射用水现配现用。

青霉素类药物的结构由侧链酰基和 6-氨基青霉烷酸(6-APA)构成,母核 6-APA 是由 β-内酰胺环和五元的四氢噻唑环骈合而成(图 16-6),两个环的张力都比较大。另外 β-内酰胺环中羰基和氮原子的孤对电子不能共轭,易受到亲核性或亲电性试剂的进攻,使 β-内酰胺环开环,一旦 β-内酰胺环破坏,立即失去抗菌活性。金属离子、温度和氧化剂均可催化分解反应。

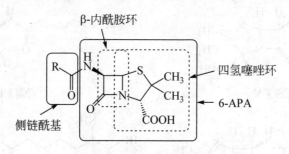

图 16-6 青霉素特征分析

大多数青霉素类药物在酸、碱性条件下均不稳定。

青霉素 G 在酸性条件下不稳定。在强酸条件下或氯化汞的作用下,很容易发生裂解,生成青霉酸和青霉醛酸。青霉醛酸不稳定,释放出二氧化碳,生成青霉醛。胃酸的酸性强,该条件可导致侧链酰胺键的水解和 β-内酰胺环开环,使青霉素 G 失活。所以青霉素 G 不能口服,需要注射。

在碱性条件下或在某些酶(例如 β-内酰胺酶)的作用下,碱性基团向 β-内酰胺环进攻,发生亲核反应,导致 β-内酰胺环开环破坏生成青霉酸。或者是酶中亲核性基团向 β-内酰胺环进攻导致 β-内酰胺环破坏,这是细菌对青霉素类药物产生耐药性的机制之一。

青霉素类药物对热敏感,在生产过程中,如制成钠盐、冷冻或喷雾干燥时易引起 β-内酰胺环开环,发生分子间聚合反应,形成高分子聚合物,既失去活性,又成为引起过敏反应的过敏原。pH、温度和浓度均可影响聚合反应。

青霉素 G 临床上主要用于革兰阳性菌,如链球菌、葡萄球菌、肺炎球菌等引起的全身或严重的局部感染,但对多数革兰阴性菌引起的感染则无效。

(二) 半合成青霉素

青霉素 G 存在一些缺点,如对酸不稳定,不能口服给药;抗菌谱比较窄,只对革兰阳性菌及少数革兰阴性菌效果好,对大多数阴性菌则无效;不耐酶,细菌易产生耐药性;以及有严重的过敏反应。为了解决这些问题,从 20 世纪 50 年代开始对其进行改造,利用从青霉素发酵液中得到的中间体 6-APA,对 6-APA 进行结构修饰,得到了许多半合成青霉素,目前临床应用的有 40 多种,按性能大致分为:①耐酸青霉素;②耐酶青霉素;③广谱青霉素。

1. 耐酸青霉素 天然青霉素中的青霉素 V 可以口服,不易被胃酸破坏,这说明青霉素 V 具有耐酸性质,虽然其抗菌活性低于青霉素 G,但它的耐酸性值得关注。比较其结构与青霉素 G 的异同,其仅在 6 位侧链酰胺的 α 位碳原子多一个电负性较强的氧原子,降低了羰基上的电子云密度,从而阻止了侧链羰基电子向 β-内酰胺环的转移,增加了对酸的化学稳定性。参考青霉素 V 的结构特征,于是以 6-APA 为原料,合成了一系列耐酸可口服的青霉素,如非奈西林

(phenethicillin)、阿度西林(azidocillin)和丙匹西林(propicillin)。这一系列的衍生物中6-位侧链的α位碳上都具有吸电性的取代基,如O、N、X等电负性原子。

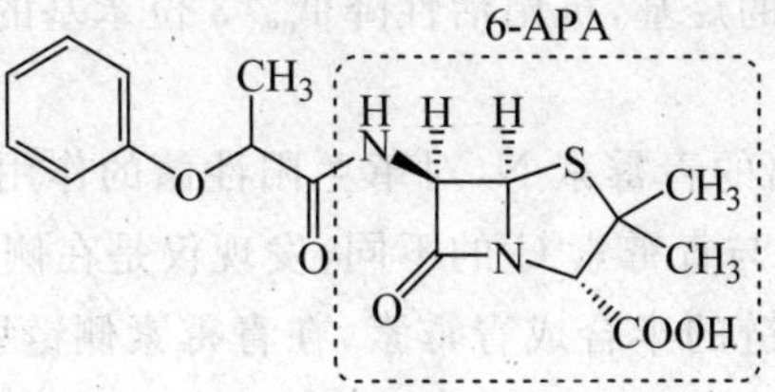

非奈西林

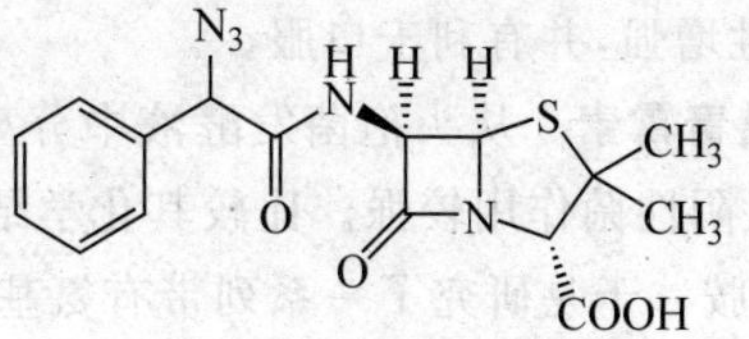

阿度西林

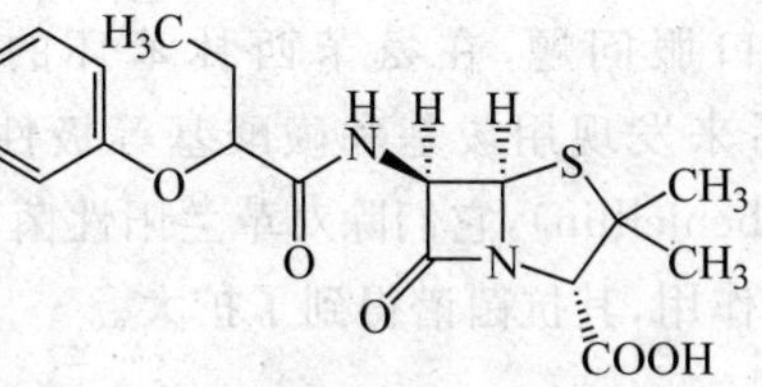

丙匹西林

非奈西林和丙匹西林口服吸收良好,血药浓度比青霉素V高,持续时间也比青霉素V长。阿度西林是在青霉素的侧链引入吸电性的叠氮基团,口服吸收比青霉素V强,抗菌谱和青霉素V相似。

2. 耐酶青霉素 青霉素类药物产生耐药性的主要机制是细菌产生β-内酰胺酶使青霉素的β-内酰胺环开环破坏。在对半合成青霉素研究过程中发现三苯甲基青霉素对β-内酰胺酶稳定,可能是三苯甲基有较大的空间位阻,阻碍了β-内酰胺酶与该化合物作用,又由于空间位阻限制了酰胺键侧链R和羧基间的单键旋转,从而降低了青霉素分子与酶活性中心作用的适应性,加之R基比较靠近β-内酰胺环,也可能有保护作用,从而保护了β-内酰胺环免遭破坏。基于上述考虑,于是合成了在侧链有较大体积的半合成青霉素,得到了具有耐酶作用的青霉素,如萘夫西林(nafcillin)、甲氧西林(meticillin)、苯唑西林(oxacillin)、氯唑西林(cloxacillin)、氟氯西林(flucloxacillin)和双氯西林(dicloxacillin),它们不仅耐酶,而且耐酸。

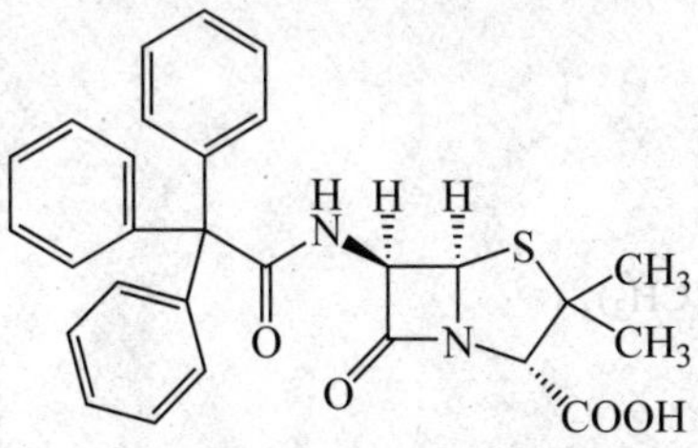

三苯甲基青霉素

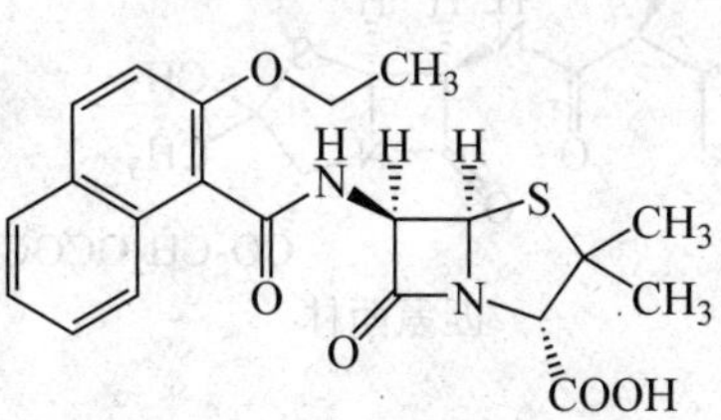

萘夫西林

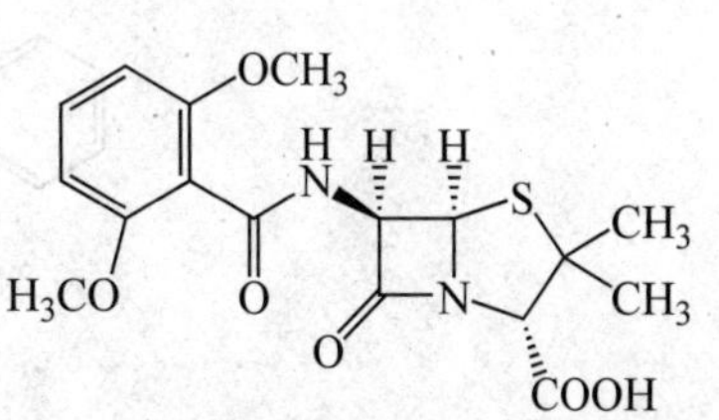

甲氧西林

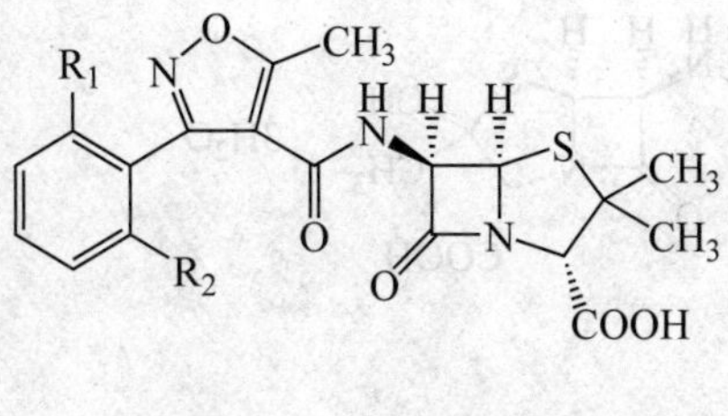

苯唑西林	R_1=H,	R_2=H
氯唑西林	R_1=H,	R_2=Cl
氟氯西林	R_1=F,	R_2=Cl
双氯西林	R_1=Cl,	R_2=Cl

以上耐酶青霉素结构的共同特点：侧链上都有较大的取代基，占用较大的空间。如果侧链是芳环，邻位都应有取代基，使其位置比较靠近 β-内酰胺环。如果侧链是五元异噁唑环杂环，3,5 位分别是苯基和甲基，5 位如果是大于甲基的烃基，抗菌活性降低。3 位苯基的邻位引入卤素，抗菌活性增强，并有利于口服。

3. 广谱青霉素 从头孢菌发酵液中分离出的青霉素 N，对革兰阳性菌的作用不如青霉素 G，但对革兰阴性菌作用较强。比较其化学结构与青霉素 G 的不同，发现仅是在侧链含有 D-α-氨基己二酰胺。于是研究了一系列带有氨基侧链的半合成青霉素，在青霉素侧链引入 α-氨基，得到氨苄西林(ampicillin)，侧链 α 位氨基的引入改变了整个分子的极性，使其容易透过细菌的细胞膜，扩大了抗菌谱，发现它对阳性菌、阴性菌都有效。氨苄西林耐酸，但口服效果差，只有注射剂在临床上使用。为解决口服问题，在氨苄西林苯环的 4 位引入羟基得到阿莫西林(amoxicillin)，口服吸收好。后来发现用羧基和磺酸基等极性基团代替氨基，得到羧苄西林(carbenicillin)和磺苄西林(sulbenicillin)，它们除对革兰阳性菌和革兰阴性菌有效外，对铜绿假单胞菌和变形杆菌也有较强的作用，其抗菌谱得到了扩大。

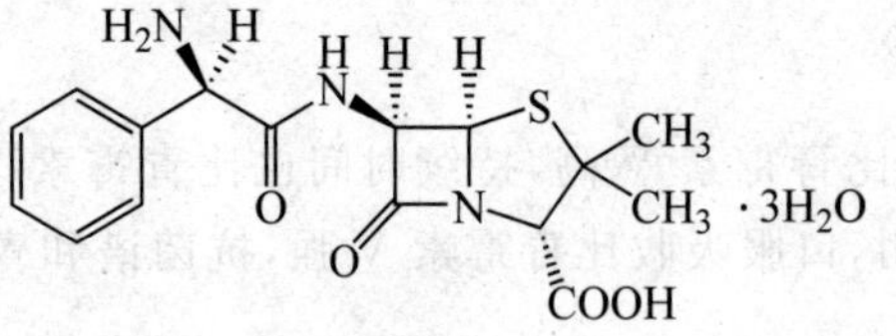

氨苄西林 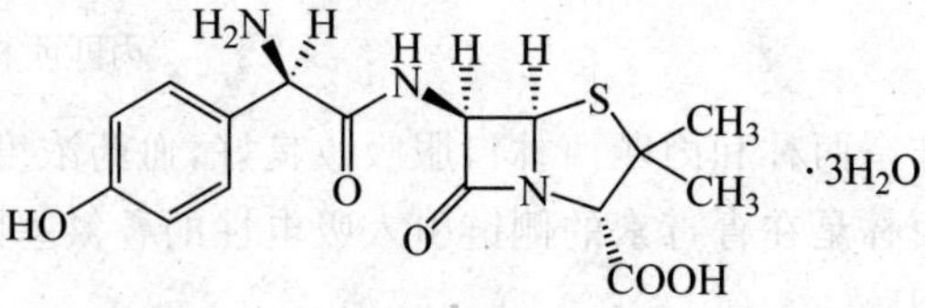　　　　　　　　　　　　　　阿莫西林

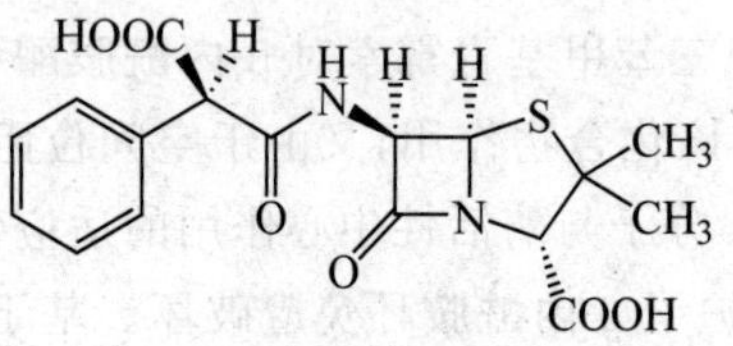

羧苄西林 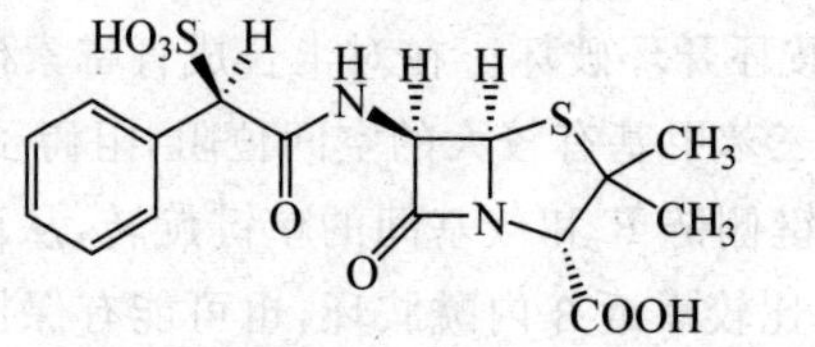　　　　　　　　　　　　　　磺苄西林

为了改善口服效果，运用前药设计方法，将氨苄西林的羧基酯化，可改善口服吸收，提高生物利用度，如匹氨西林(pivampicillin)。

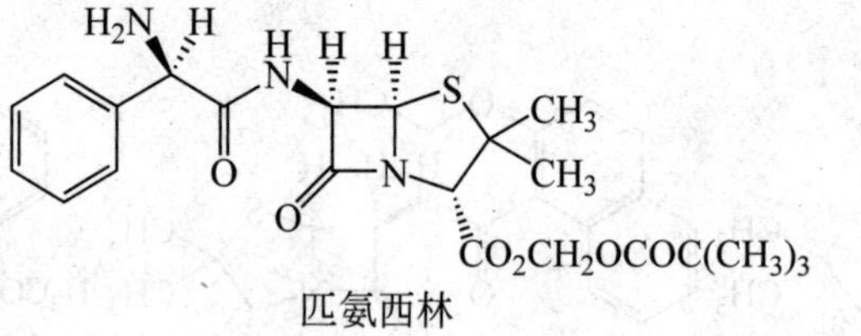

匹氨西林

阿莫西林(Amoxicillin)

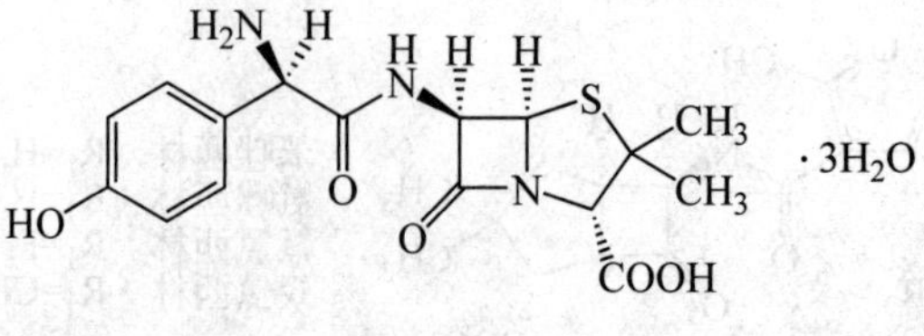

化学名为(2S,5R,6R)-3,3-二甲基-6-[(R)-(一)-2-氨基-2-(4-羟基苯基)乙酰氨基]-7-氧代-4-硫杂-1-氮杂双环[3.2.0]庚烷-2-甲酸三水合物,(2S,5R,6R)-6-{[(R)-(一)-2-amino-2-(4-hydroxyphenyl) acetyl] amino }-3, 3-dimethyl-7-oxo-4-thia-1-azabicyclo [3.2.0] heptane-2-carboxylic acid,又名羟氨苄青霉素。

本品为白色或类白色结晶性粉末,味微苦。在水中微溶,在乙醇中几乎不溶。在水中(1mg/mL)比旋光度为+290°～+310°。

本品侧链为对羟基苯甘氨酸,有一手性碳原子,临床上用其右旋体,为 R 构型。

本品结构中含有酸性的羧基、弱酸性的酚羟基和碱性的氨基,故该药物成酸碱两性,有 3 个 pK_a,分别为 2.4、7.4 和 9.6。本品 0.5%水溶液的 pH3.5～5.5。本品的水溶液在 pH6.0 时比较稳定。

因结构中侧链游离氨基有亲核性,阿莫西林也跟其他侧链含有氨基的半合成青霉素一样,侧链游离氨基可以直接进攻 β-内酰胺环的羰基,引起聚合反应(图 16-7)。加上结构中酚羟基催化作用,阿莫西林的聚合速度最快。

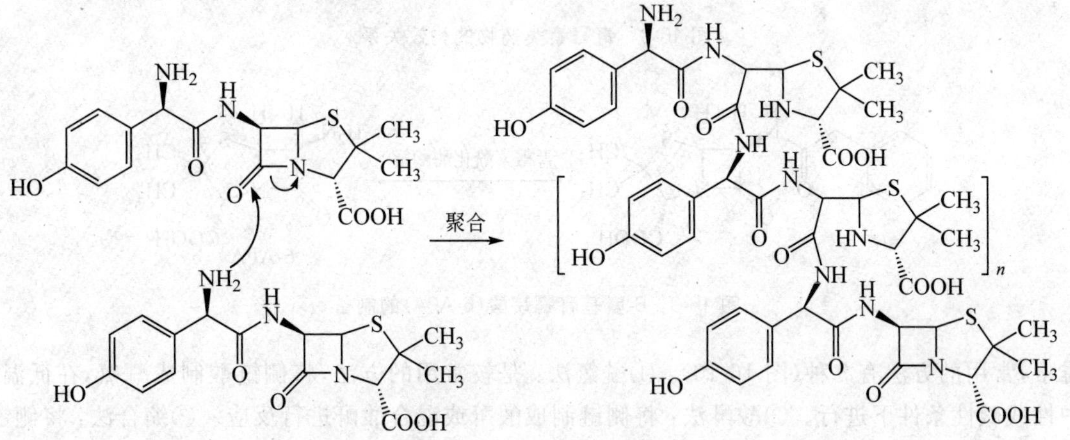

图 16-7 阿莫西林的聚合反应

本品对革兰阳性菌的抗菌作用与青霉素 G 相同或稍低,对革兰阴性菌如淋球菌、流感杆菌、百日咳杆菌、大肠埃希菌、布氏杆菌等的作用较强,但使用后易产生耐药性。临床上主要用于泌尿系统、呼吸系统、胆管等的感染。

(三) 青霉素类药物的构效关系

青霉素类药物的构效关系见图 16-8。

(四) 半合成青霉素类药物的合成

青霉素类抗生素都有基本结构,即 6-氨基青霉烷酸(6-APA),半合成青霉素都以其为基本原料与各种侧链缩合得到。

1. 6-氨基青霉烷酸(6-APA)的制备 以青霉素 G 为原料,在偏碱性条件下,经青霉素酰化酶(penicillin acylase)酶解,可制备 6-氨基青霉烷酸(6-APA)。将青霉素酰化酶通过化学键固定在模板上,再来酶解青霉素 G 制备 6-APA(图 16-9),该方法称为固定化酶法,适合于大规模工业生产。

2. 半合成青霉素类药物的合成 将 6-APA 与相应的侧链进行缩合可制得各种半合成青

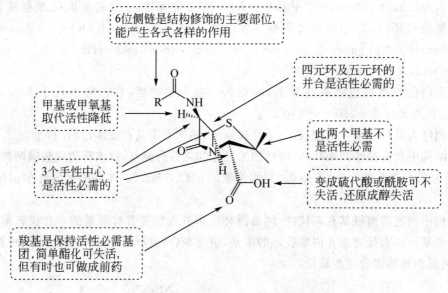

图 16-8 青霉素类药物的构效关系

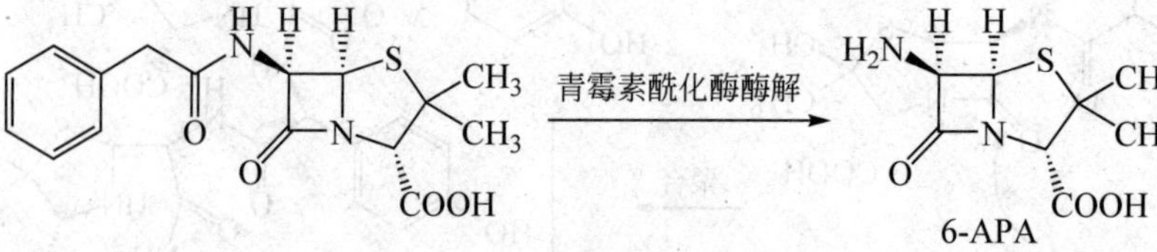

图 16-9 6-氨基青霉烷酸(6-APA)的制备

霉素,常用的方法有 3 种(图 16-10):①酰氯法:是较常用的方法,将侧链酸制成酰氯,在低温、中性或碱性条件下进行。②酸酐法:将侧链制成酸酐或混合酸酐进行反应。③缩合法:将侧链酸和 6-APA 在有机溶剂中进行缩合,以 N,N'-二环己基碳二亚胺(DCC)或其类似物作为缩合剂。

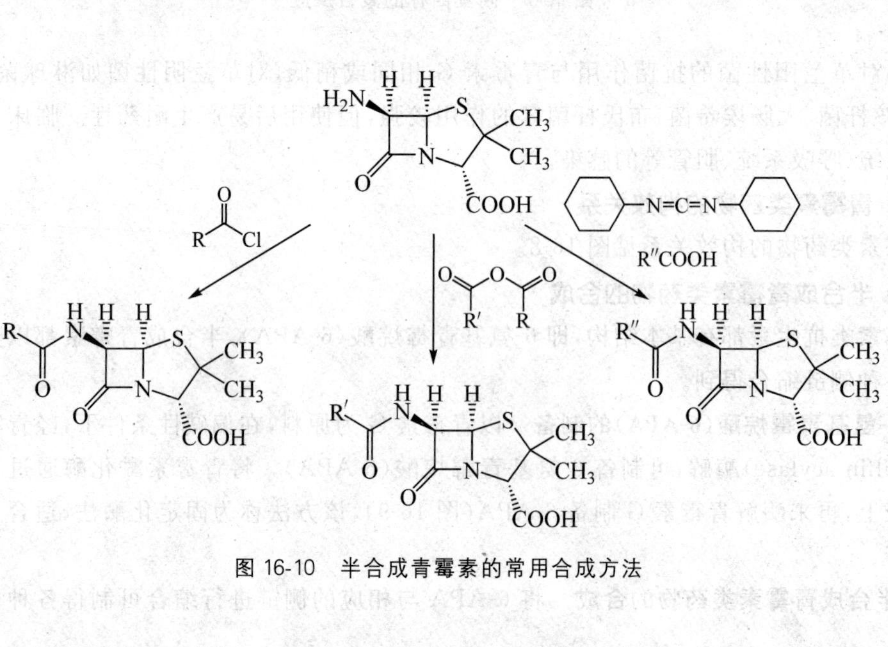

图 16-10 半合成青霉素的常用合成方法

二、头孢菌素及半合成头孢菌素类

头孢菌素类包括天然头孢菌素和半合成头孢菌素。天然头孢菌素是从菌种发酵制备,半合成头孢菌是以 7-氨基头孢烷酸(7-ACA)和 7-氨基-3-去乙酰氧基头孢烷酸(7-ADCA)为原料,在 7 位氨基上接上适当的侧链,从而获得在抗菌谱、活性、毒副作用方面各有特点的半合成头孢菌素。

(一)天然头孢菌素

头孢菌素(cephalosporin)是由青霉菌近源的头孢菌属(*Cephalosporium*)产生。天然头孢菌素抗菌效力低,易产生耐药性。

天然头孢菌素中头孢菌素 C 虽然抗菌活性低,但有抗菌谱广、毒性小、与青霉素很少(或无)有交叉过敏和对酶稳定等优点,因而得到了发展。

头孢菌素C

头孢菌素 C(cephalosporin C)为亲水性侧链 D-α-氨基己二酸与 7-氨基头孢烷酸(7-aminocephalo-sporanic acid,7-ACA)缩合而成。7-氨基头孢烷酸是其抗菌活性的基本母核,是由四元的 β-内酰胺环与六元的氢化噻嗪环骈合而成,结构中的 β-内酰胺环上 N 的孤对电子与 C_2-C_3 间的双键形成共轭,使 β-内酰胺环趋向稳定,加上与青霉素的"四元环骈五元环"稠合体系相比,头孢菌素的"四元环骈六元环"稠合体系受到的环张力比青霉素母核的环张力小(图 16-11)。因此,头孢菌素比青霉素稳定。但该结构还是会受到亲核试剂的进攻,从而导致 β-内酰胺环开环失效。这是头孢菌素类药物活性降低的最主要原因。为增加头孢菌素类药物的稳定性,可考虑从改变 C_7 位侧链和 C_3 位取代基着手。

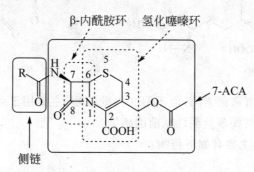

图 16-11 头孢菌素结构特征分析

(二)半合成头孢菌素

头孢菌素 C 有很多优点,但抗菌效力低,口服吸收差,未用于临床。但其结构较青霉素稳定,为其结构改造提供了有利条件。

在基本母核 7-ACA 的基础上进行改造,借鉴半合成青霉素发展的经验,得到了不同作用特点的半合成头孢菌素类药物。可进行结构改造的位置有 4 处:

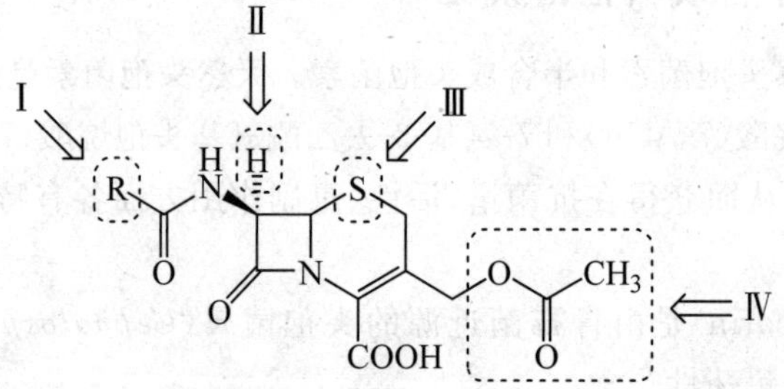

从改造的结果来看,(Ⅰ)C_7位酰胺基侧链的改变,决定抗菌谱;(Ⅱ)C_7-α位氢原子的取代影响对β-内酰胺酶的稳定性;(Ⅲ)C_5位硫原子的替换,对抗菌效力有影响;(Ⅳ)C_3位取代基的改变能影响抗菌效力和药物动力学性质。

从20世纪60年代首次用于临床以来,头孢菌素已有四代问世,这是由于半合成头孢菌素类抗生素具有抗菌谱广、活性强、毒副作用低的特点。尽管这四代头孢菌素在结构上没有独立性和有所交叉,但它们在抗菌活性、抗菌谱及药代动力学等方面还是有比较鲜明的特点的。

1. 第一代头孢菌素　主要有如下药物:

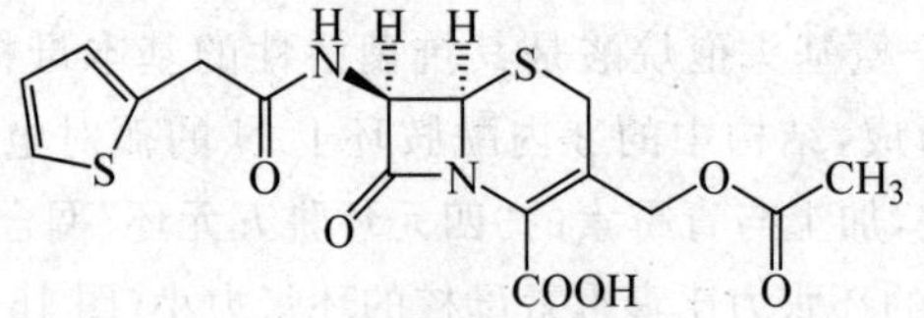

头孢噻吩 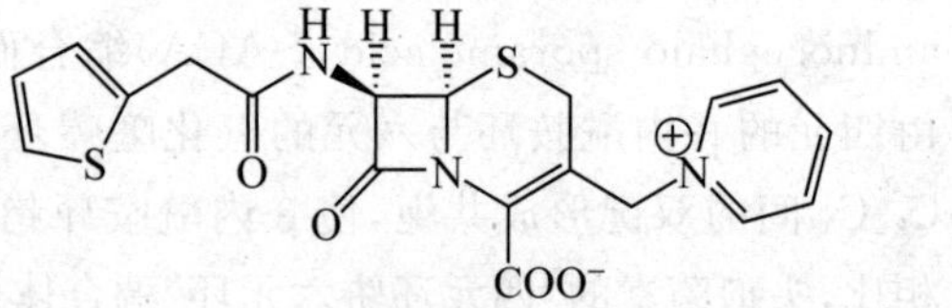　　　　　　　　　　　头孢噻啶

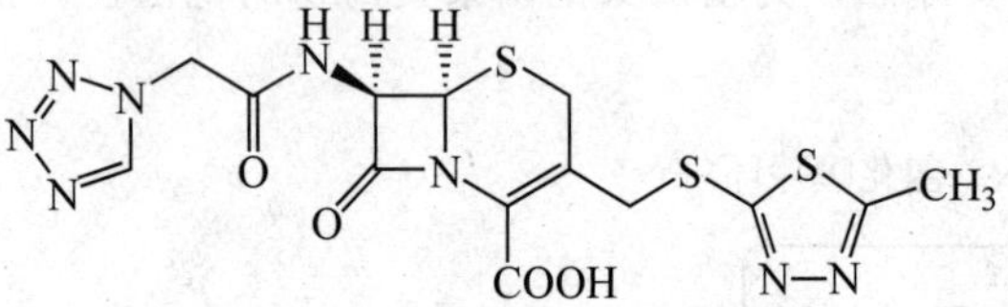

头孢唑啉 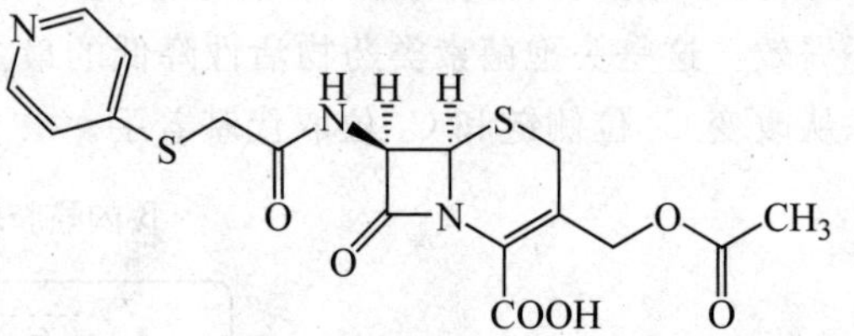　　　　　　　　　　　头孢匹林

第一代头孢菌素虽耐青霉菌素酶,但不耐β-内酰胺酶,主要用于耐青霉素酶的金黄色葡萄球菌等敏感革兰阳性菌和某些革兰阴性球菌的感染。

2. 第二代头孢菌素　主要有如下药物:

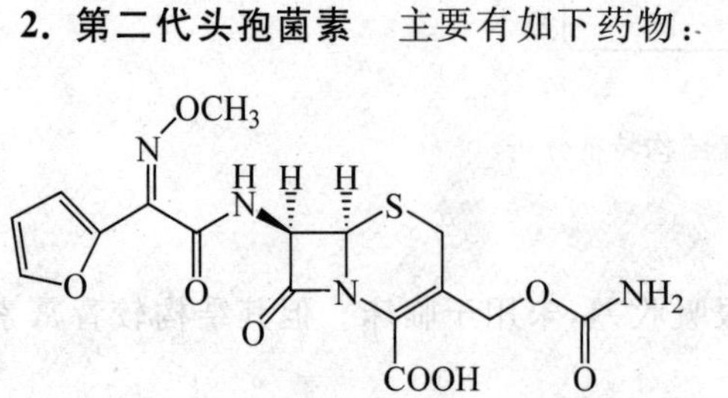

头孢呋辛 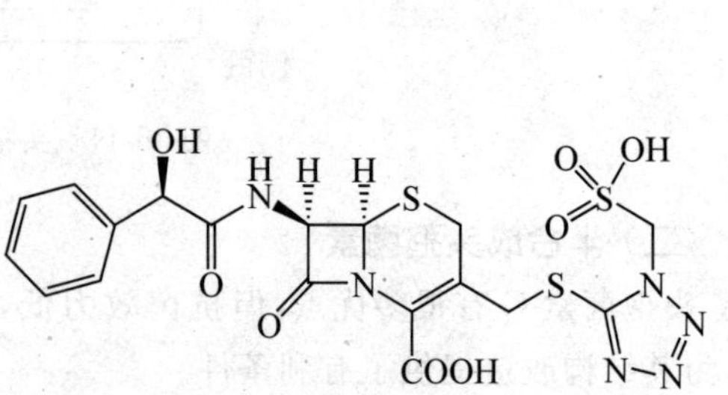　　　　　　　　　　　头孢尼西

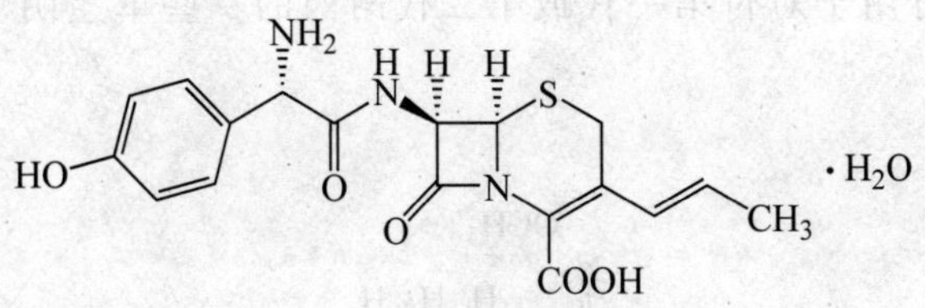

头孢丙烯 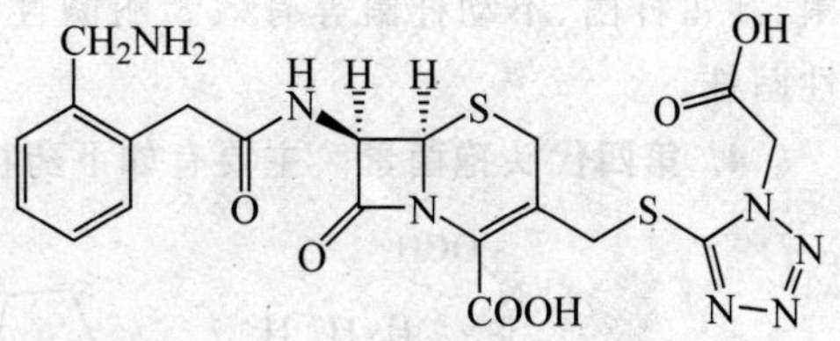　　　　　　　　　　　　头孢雷特

第二代头孢菌素与第一代头孢菌素在化学上没有明显的区别，但对多数 β-内酰胺酶稳定，抗菌谱较第一代广，对革兰阴性菌的作用较第一代强，但抗革兰阳性菌的作用则较第一代低。

3. 第三代头孢菌素 主要有如下药物：

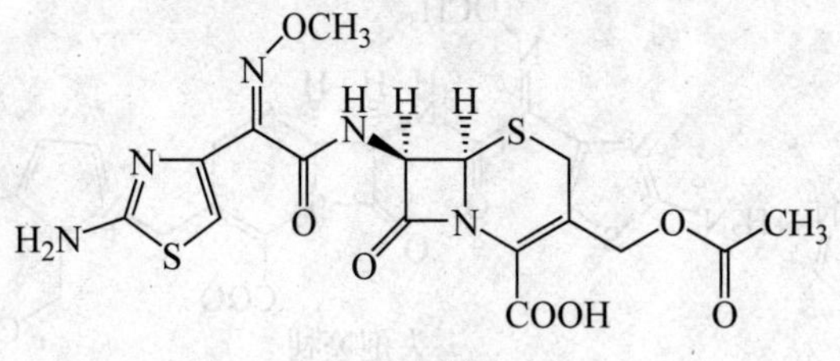

头孢噻肟 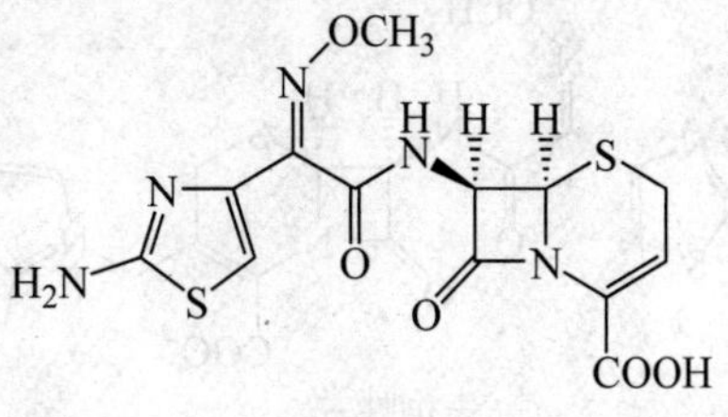　　　　　　　　　　　　头孢唑肟

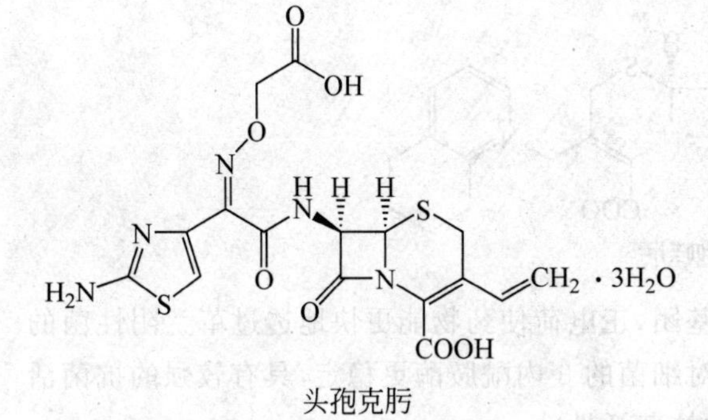

头孢克肟 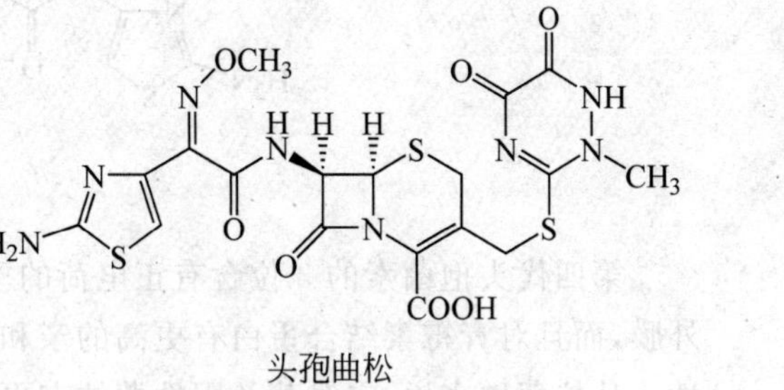　　　　　　　　　　　　头孢曲松

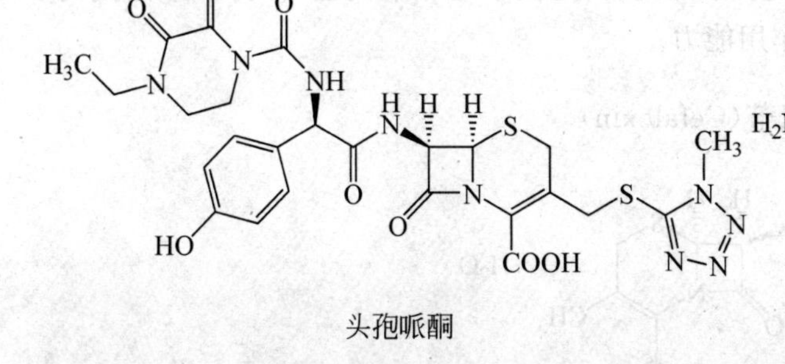

头孢哌酮 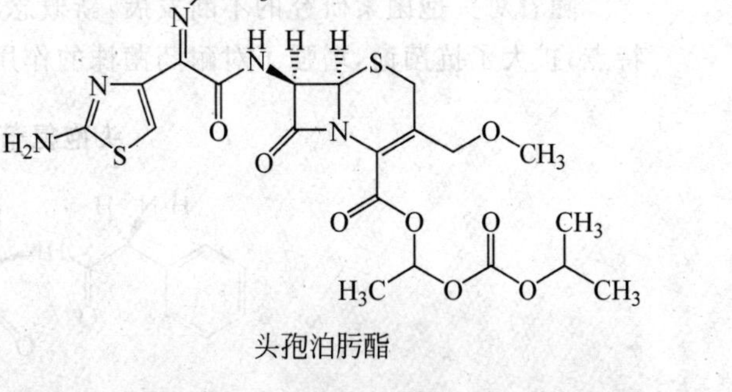　　　　　　　　　　　　头孢泊肟酯

第三代头孢菌素在其侧链的化学结构上具有明显的特征，在 7 位的氨基侧链上以 2-氨基噻唑-α-甲氧亚氨基乙酰基居多，由于亚氨基双键的引入，使其具有顺反异构，顺式体的侧链部分与 β-内酰胺环接近，因此具有对多数 β-内酰胺酶的高度稳定性，而反式体的侧链部分与 β-内酰胺环距离较远，对 β-内酰胺酶多不稳定。第三代头孢菌素的抗菌谱广，对革兰阴性菌的活性强，但对革兰阳性菌的活性比第一代差（个别品种接近），抗菌谱扩大，对铜绿假单胞

菌、沙雷杆菌、不动杆菌等有效。耐酶性强,可用于对付第一代或第二代耐药的一些革兰阴性菌株。

4. 第四代头孢菌素 主要有如下药物:

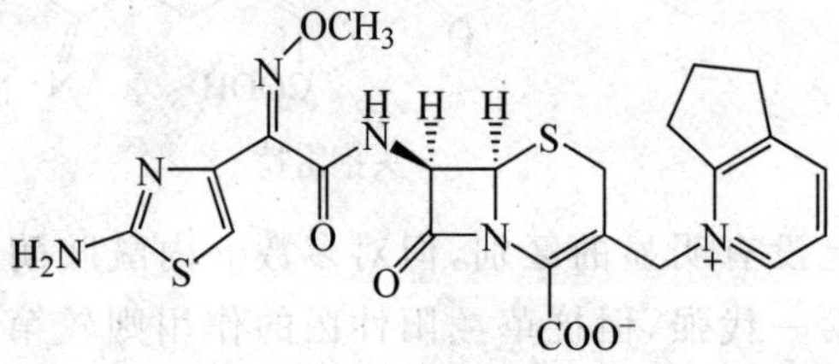

头孢匹罗 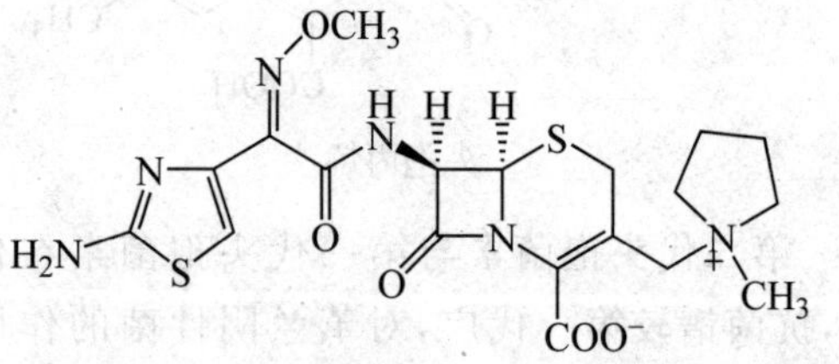　　　　　　　头孢吡肟

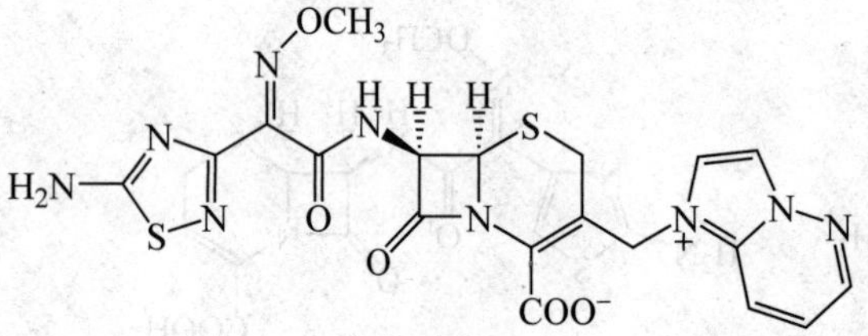

头孢唑兰 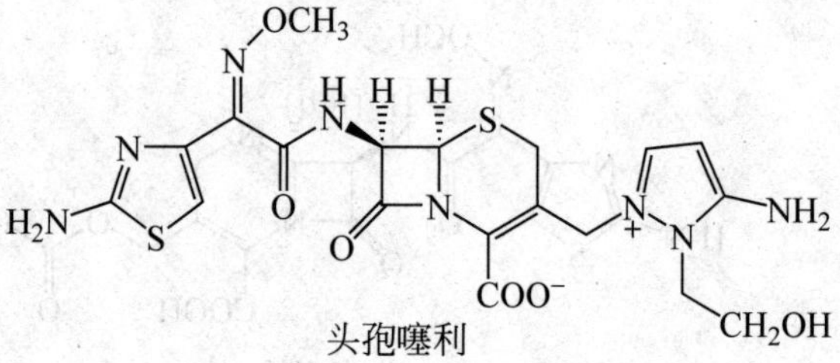　　　　　　　头孢噻利

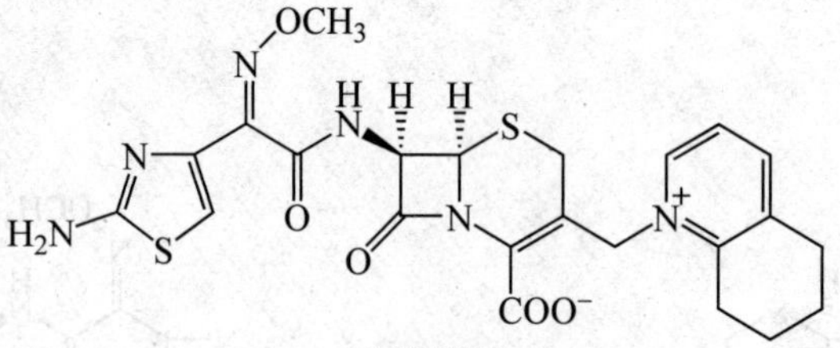

头孢喹肟

第四代头孢菌素的3位含有正电荷的季铵基团,正电荷使药物能更快地透过革兰阴性菌的外膜,而且对青霉素结合蛋白有更高的亲和力,对细菌的β-内酰胺酶更稳定,具有较强的抗菌活性。从抗菌谱来说,它对革兰阳性菌株有更强的抗菌活性。

随着对头孢菌素研究的不断发展,新概念的第五代头孢菌素也相继问世,保持了第四代的特点,扩大了抗菌谱,增强了对耐药菌株的作用能力。

头孢氨苄(Cefalexin)

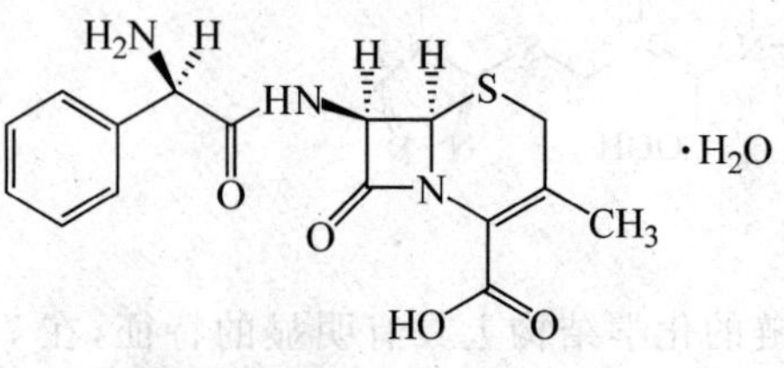

化学名为(6R,7R)-3-甲基-7-[(R)-2-氨基-2-苯乙酰氨基]-8-氧代-5-硫杂-1-氮杂双环[4.2.0]辛-2-烯-2-甲酸一水合物((6R,7R)-3-methyl-7-{[(R)-2-amino-2-phenylacetyl]amino}-8-oxo-5-thia-1-azabicyclo[4.2.0]oct-2-ene-2-carboxylic acid)。又称先锋霉素Ⅳ,头孢力新。

本品为白色至微黄色结晶性粉末,微臭。在水中微溶,在乙醇、乙醚中不溶。水溶液

(5mg/mL)的比旋度为+149°~+158°。

本品的在干燥状态下比较稳定,其水溶液在 pH 8.5 以下较稳定,但在 pH 9 以上则迅速被破坏。

本品为可口服的广谱抗生素,对革兰阳性菌效果较好,对革兰阴性菌效果较差,临床上主要用于敏感菌所致的呼吸道、泌尿道、皮肤和软组织、生殖器官等部位的感染治疗。

头孢噻肟钠(Cefotaxime Sodium)

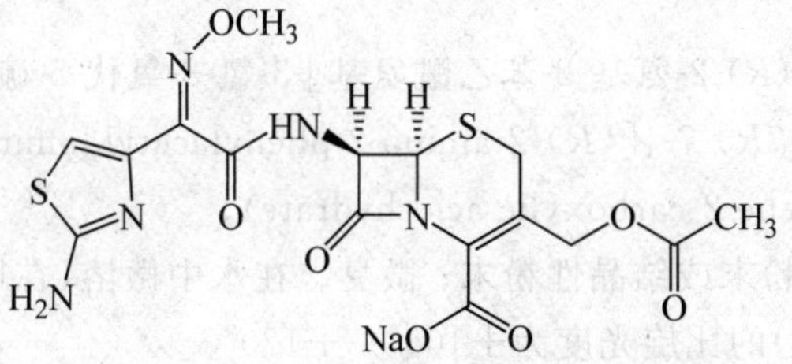

化学名为(6R,7R)-3-[(乙酰氧基)甲基]-7-[2-(2-氨基-4-噻唑基)-2-(甲氧亚氨基)乙酰氨基]-8-氧代-5-硫杂-1-氮杂双环[4.2.0]辛-2-烯-2-甲酸钠盐(sodium(6R,7R)-3-(acetoxymethyl)-7-{[(2Z)-2-(2-amino-1,3-thiazol-4-yl)-(methoxyimino)acetyl]amino}-8-oxo-5-thia-1-azabicyclo[4.2.0]oct-2-ene-2-carboxylate)。

本品为白色至微黄白色结晶或粉末;无臭或微有特殊臭。在水中易溶,在乙醇中微溶。水溶液(10mg/mL)的比旋光度为+56°~+64°。

头孢噻肟钠为具有氨噻肟侧链的头孢菌素,C_7 位侧链的甲氧肟基可占据 β-内酰胺羰基位置,阻止酶分子对 β-内酰胺环的接近,使药物耐酶;2-氨基噻唑基团可增加药物与细菌青霉素结合蛋白的亲和力,这两个有效基团的结合使该药物具有耐酶和广谱的特点。

头孢噻肟钠结构中的甲氧肟基通常是顺式构型,顺式异构体的抗菌活性是反式异构体的 40~100 倍。光照会引发构型转化(图 16-12),如头孢噻肟钠的水溶液在紫外光照射下,45 分钟后有 50% 转化为反式异构体,4 小时后转化率达 95%。因此,本品通常需避光保存,在临用前加注射用水溶解后立即使用。

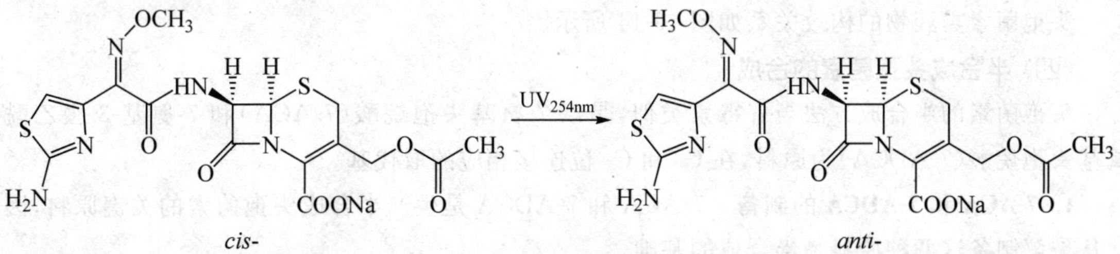

图 16-12 头孢噻肟钠的构型转化

本品为第三代头孢菌素,对革兰阴性菌的抗菌活性高于第一代、第二代头孢菌素,尤其是对大肠杆菌作用强,对大多数厌氧菌有强效抑制作用。本品用于治疗敏感细菌引起的肺炎等呼吸道感染、尿路感染、败血症、胆管感染、腹腔感染及生殖器感染;此外还用于免疫功能低下、抗体细胞减少等防御功能低下的感染性疾病的治疗。

头孢克洛(Cefaclor)

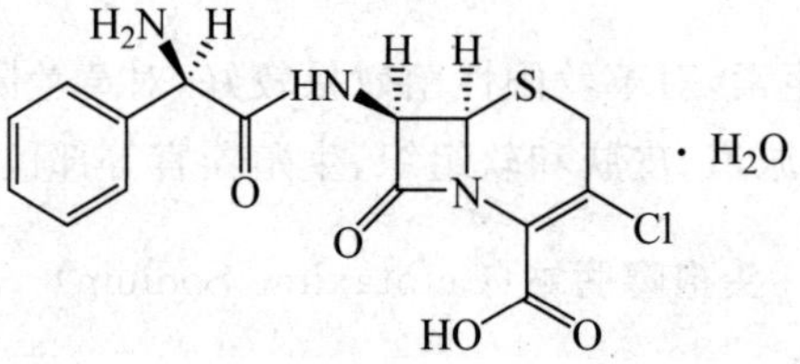

化学名为(6R,7R)-7-[(R)-2-氨基-2-苯乙酰氨基]-3-氯-8-氧代-5-硫杂-1-氮杂双环[4.2.0]-2-烯-2-甲酸一水合物((6R,7R)-7-{[(R)-2-amino-2-phenylacetyl]amino}-3-chloro-8-oxo-5-thia-1-azabicyclo[4.2.0]oct-2-ene-2-carboxylic acid hydrate)。

本品为白色至微黄色粉末或结晶性粉末；微臭。在水中微溶，在甲醇、乙醇、二氯甲烷中几乎不溶。水溶液(4mg/mL)的比旋光度为+105°～+120°。

头孢菌素在碱性或亲核试剂的作用下，可发生如下的化学变化(图16-13)，造成β-内酰胺环的破裂，所以在口服的头孢菌素中多对3位的取代基进行改造，如将其3位的侧链以甲基、氯原子和乙烯基取代，其化学稳定性都有所提高，同时还可以提高抗菌活性，改善药代动力学性质，避免交叉过敏。

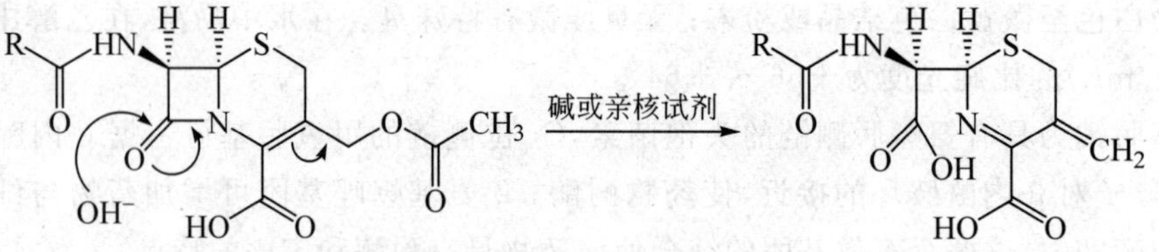

图16-13 头孢菌素在碱性或亲核试剂作用下的开环反应

头孢克洛为3位氯原子取代的头孢菌素，并将氨苄西林的侧链引入其分子中，得到可口服的头孢菌素。临床上用于敏感菌所致的呼吸道、泌尿道、皮肤和软组织感染以及中耳炎等。

(三) 头孢菌素类药物的构效关系

头孢菌素类药物的构效关系如图16-14所示。

(四) 半合成头孢菌素的合成

头孢菌素的半合成方法与青霉素类似，是以7-氨基头孢烷酸(7-ACA)和7-氨基-3-去乙酰氧基头孢烷酸(7-ADCA)为原料，在C_7和C_3位连接相应的取代基。

1. 7-ACA和7-ADCA的制备 7-ACA和7-ADCA是生产半合成头孢菌素的关键原料，因此从裂解制备这两种原料是半合成的基础。

(1) 7-ACA的制备：以头孢菌素C为原料制备7-ACA有化学裂解法、亚硝酰氯法和硅酯法，还有报道用头孢菌素脱酰酶将头孢菌素C转化成7-ACA。

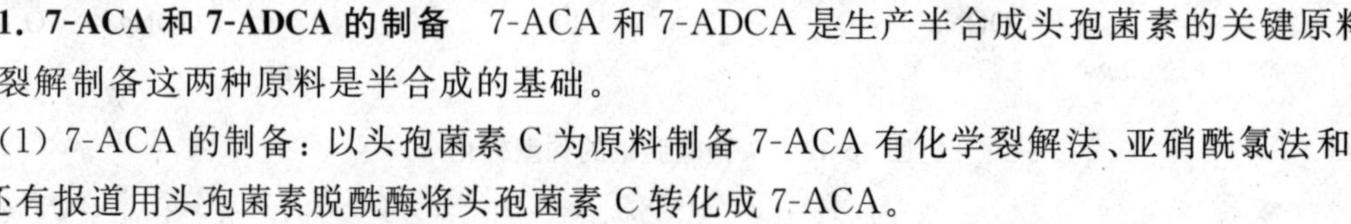

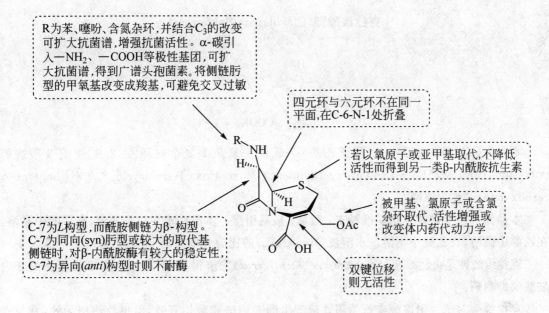

图 16-14 头孢菌素的构效关系

(2) 7-ADCA 的制备：以青霉素 G 钾盐为原料，保护羧基后，经氧化、扩环、水解反应，得到 7-ADCA。

2. 半合成头孢菌素药物的合成 将 7-ACA、7-ADCA 与相应的侧链酸、侧链酸的酰氯或酸酐进行缩合，可制得各种半合成头孢菌素，如头孢噻吩、头孢噻啶的合成。

三、β-内酰胺酶抑制药

某些耐药菌能产生一种保护性酶（β-内酰胺酶），它能使 β-内酰胺类抗生素在没发挥抗菌作用之前使 β-内酰胺环开环水解，生成没有活性的物质，产生耐药性。为避免 β-内酰胺类抗生素被 β-内酰胺酶灭活，可采取在药物分子中接上能抗 β-内酰胺酶的结构，如前述的耐酶的青霉素类、头孢菌素类药物。β-内酰胺酶抑制药则是针对细菌对 β-内酰胺类抗生素耐药的机制而开发出来的一类药物。这类药物对细菌的 β-内酰胺酶有很强的抑制作用，本身也有抗菌作用。

克拉维酸钾(Clavulanate Potassium)

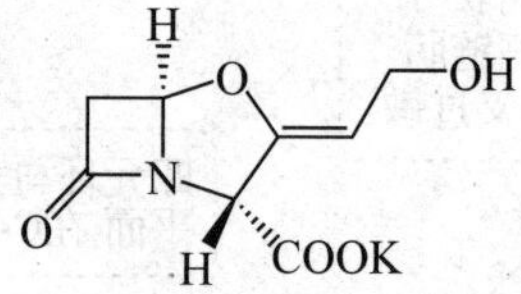

本品为(Z)-(2S,5R)-3-(2-羟亚乙基)-7-氧代-4-氧杂-1-氮杂双环[3.2.0]庚烷-2-羧酸钾 potassium (2R,3Z,5R)-3-(2-hydroxyethylidene)-7-oxo-4-oxa-1-azabicyclo[3.2.0] heptane-2-carboxylate,又称为棒酸。

本品为白色至微黄色结晶性粉末;微臭;极易引湿。本品在水中极易溶解,在甲醇中易溶,在乙醇中微溶,在乙醚中不溶。水溶液(10mg/mL)的比旋光度为＋55°～＋60°。

克拉维酸钾是由链霉菌(*Streptomyces clavuligerus*)发酵得到,是第一个用于临床上的β-内酰胺酶抑制药。

克拉维酸对革兰阳性菌或革兰阴性菌产生的β-内酰胺酶均有效,但单独使用无效,常与青霉素药物联合应用以提高疗效。临床上使用克拉维酸和阿莫西林组成的复方制剂成为奥格门汀(augumentin),可使阿莫西林增效130倍,用于治疗耐阿莫西林细菌引起的感染。克拉维酸也可与其他β-内酰胺类抗生素联合使用,可使头孢菌素类增效2～8倍。

舒巴坦(sulbactam)也是一种广谱的酶抑制药,口服吸收差,一般静脉注射给药。它是由β-内酰胺与一个五元噻唑环相连,硫氧化成砜的结构,也称为青霉烷砜,它的酶活性比克拉维酸钾稍差,但化学结构却稳定得多。为改善口服可将其制成叔戊酸双酯,也可将氨苄西林与舒巴坦以酯键相接即为舒他西林(sultamicillin)。舒他西林是一种口服效果良好的前药,达到作用部位分解出舒巴坦和氨苄西林,具有抗菌和抑制β-内酰胺酶的双重作用。

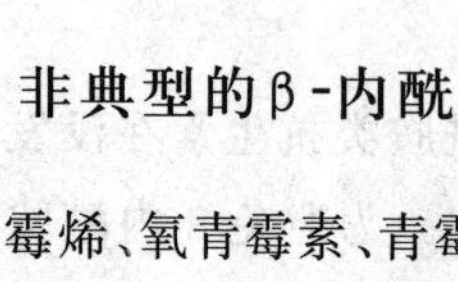

舒巴坦 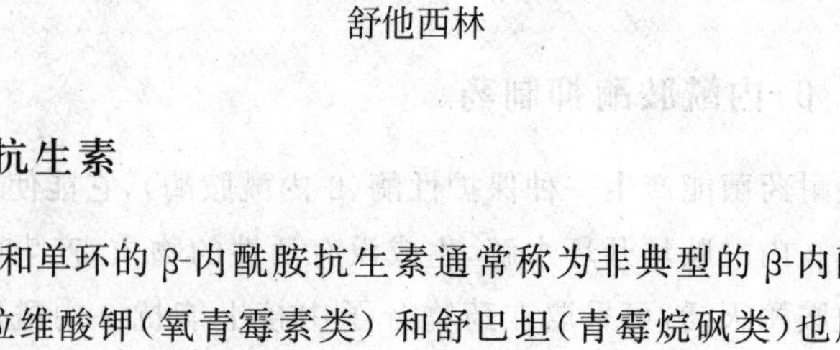　　　　　　　　舒他西林

四、非典型的β-内酰胺类抗生素

碳青霉烯、氧青霉素、青霉烷砜和单环的β-内酰胺抗生素通常称为非典型的β-内酰胺类抗生素。从结构上看,上述介绍的克拉维酸钾(氧青霉素类)和舒巴坦(青霉烷砜类)也属于非典型的β-内酰胺类抗生素。

1976 年从链霉菌（Streptomyces cattleya）发酵液中分离得到的沙纳霉素（硫霉素，thienamycin），是第一个碳青霉烯化合物，它与青霉素类抗生素在结构上的差别在于噻唑环上的硫原子被亚甲基的碳原子取代，沙纳霉素不仅有较强的抗菌活性，有较广的抗菌谱，而且它是β-内酰胺酶抑制药，由于其水溶液稳定性差，未用于临床。对其进行结构修饰，制备了沙钠霉素的氨基以亚胺甲基取代的衍生物亚胺培南（imipenem），稳定性好，抑酶和抗菌活性均比链霉素强，是广谱抗生素，尤其是对脆弱杆菌、铜绿假单胞菌有高效。

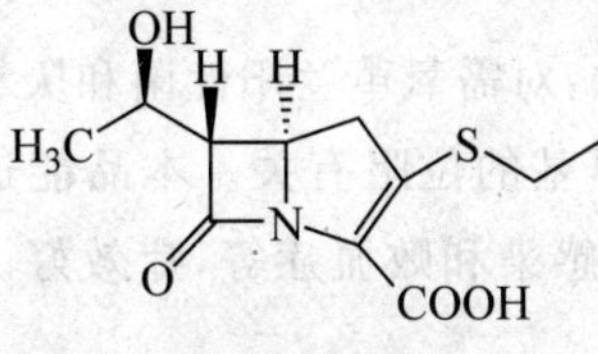

硫霉素 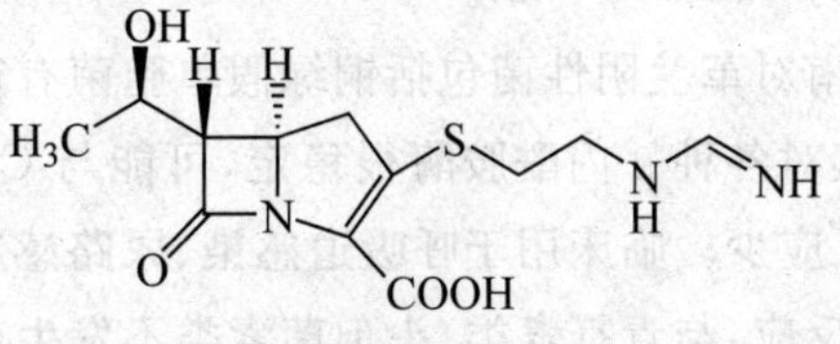　　　　　　亚胺培南

单环 β-内酰胺类抗生素的发展是由诺卡霉素（nocardicins）的发现而开始的。诺卡霉素是由 Nocardia uniformis 发酵产生的一组成分，含有 A～G 7 种成分，诺卡霉素 A 是其主要成分，抗菌活性最强。诺卡霉素虽含有单一的 β-内酰胺环，但在酸、碱溶液中都很稳定，是其他天然 β-内酰胺抗生素所不具备的特点。本品抗菌谱窄，对革兰阳性菌作用差，但对某些革兰阴性菌如铜绿假单胞菌、变形杆菌有效，对 β-内酰胺酶稳定，毒性小。由于体内不能生成氢化噻唑蛋白等，故与青霉素类和头孢菌素类抗生素都不发生交叉过敏反应。利用诺卡霉素 A 的母核 3-氨基诺卡霉素进行结构修饰，制备了多种衍生物，其中氨曲南（aztreonam）为第一个全合成的单环 β-内酰胺抗生素。

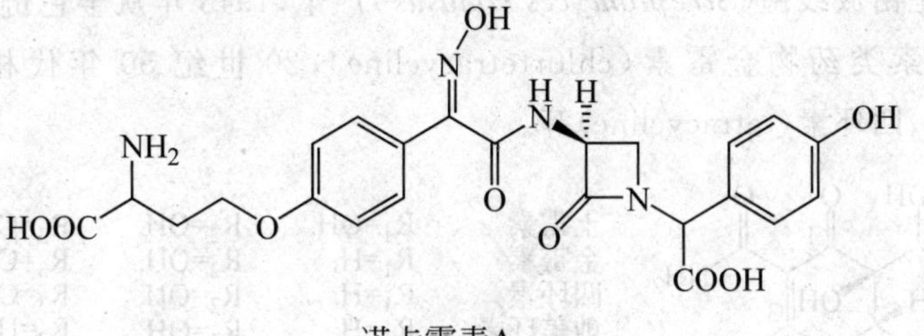

诺卡霉素A

氨曲南（Aztreonam）

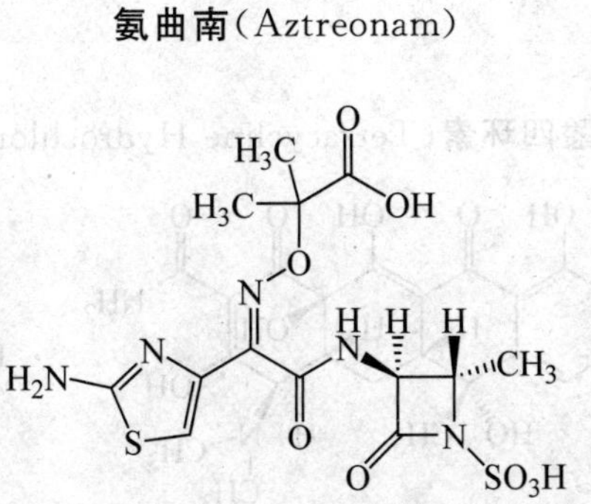

化学名为[2S-[2α,3β(Z)]]-2-[[[1-(2-氨基-4-噻唑基)-2-[(2-甲基-4-氧代-1-磺基-3-氮杂环丁烷基)氨基]-2-氧代亚乙基]氨基]氧]-2-甲基丙酸{[2S-[2α,3β(Z)]]-2-[[[-[1-(2-amino-1,3-thiazol-4-yl)-2-[(2-methyl-4-oxo-1-sulfo-3-azetidinyl]amino]-2-oxoethylidene]amino]oxy]-2-methylpropanoic acid}。

本品为白色至淡黄色结晶性粉末；无臭，有引湿性。在二甲基甲酰胺或二甲基亚砜中溶解，在水或甲醇中微溶，在乙醇中极微溶解，在乙酸乙酯或三氯甲烷中几乎不溶。水溶液(5mg/mL)的比旋光度为 $-26°\sim-32°$。

氨曲南对革兰阴性菌包括铜绿假单胞菌有很强的活性，对需氧革兰阳性菌和厌氧菌作用都很小，但其对各种β-内酰胺酶很稳定，可能与 C_2 位的α-甲基的位阻有关。本品能透过血脑屏障，不良反应少。临床用于呼吸道感染、尿路感染、软组织感染和败血症等，疗效好。氨曲南未发生过敏反应，与青霉素类、头孢菌素类不发生交叉过敏。

第2节 四环素类抗生素
Tetracycline Antibiotics

四环素类抗生素是一类具有氢化并四苯母核的抗生素的总称。四环素类抗生素分天然四环素和半合成衍生物。本类抗生素为一类广谱的抗生素，对革兰阴性菌和阳性菌、立克次体、衣原体、支原体等均有抑制活性。

一、四环素类抗生素

天然四环素是由放线菌(*Streptomyces rimosus*)产生,1948年从金色链丝菌培养液中分离得到第一个四环素类药物金霉素(chlortetracycline)，20世纪50年代相继发现了土霉素(oxytetracycline)、四环素(tetracycline)等。

土霉素	R_1=OH,	R_2=OH,	R_3=CH$_3$,	R_4=H
金霉素	R_1=H,	R_2=OH,	R_3=CH$_3$,	R_4=Cl
四环素	R_1=H,	R_2=OH,	R_3=CH$_3$,	R_4=H
地美环素	R_1=H,	R_2=OH,	R_3=H,	R_4=Cl
多西环素	R_1=OH,	R_2=H,	R_3=CH$_3$,	R_4=H
米诺环素	R_1=H,	R_2=H,	R_3=H,	R_4=N(CH$_3$)$_2$

盐酸四环素(Tetracycline Hydrochloride)

化学名为(4S,4αS,5αS,6S,12αS)-6-甲基-4-(二甲氨基)-3,6,10,12,12α-五羟基-1,11-二

氧代-1,4,4α,5,5α,6,11,12α-八氢-2-并四苯甲酰胺盐酸盐（（4S,4αS,5αS,6S,12αS)-6-methyl-4-(dimethylamino)-3,6,10,12,12α-pentahydroxy-1,11-dioxo-1,4,4α,5,5α,6,11,12α-octahydro-2-tetracenecarboxamide）。

本品为黄色结晶性粉末；无臭，味苦；略有引湿性；遇光色渐变深，在碱性溶液中易破坏失效。在水中溶解，在乙醇中微溶，在乙醚中不溶。水溶液（10mg/mL）的比旋光度为$-240°\sim-258°$。

四环素类抗生素的结构中都含有酸性基团酚羟基、烯醇羟基和碱性基团二甲氨基，所以这类抗生素都是两性化合物，有 3 个 pK_a 值，分别为 2.8～3.4、7.2～7.8、9.1～9.7。4α-二甲氨基为碱性基团；C_{10} 酚羟基和 C_{12} 烯醇羟基共轭为中性基团，pK_a 约为 7.5；C_1 与 C_3 共轭的三羰基系统（C_3 位烯醇羟基与 C_1 羰基和酰胺羰基都共轭）相当于乙酸的酸性，pK_a 约为 3.3。化合物的等电点为 5。临床上通常用四环素的盐酸盐。

本类抗生素在干燥条件下较稳定，但遇日光可变色，应避光保存。水溶液在酸性及碱性条件下都不稳定，易发生变化。

(1) 酸性条件下不稳定：因四环素类抗生素结构中的 C_6 羟基与 C_{5a} 上氢正好处于反式构型，在酸性条件下有利于发生消除反应。

另外，在 pH2～6 条件下，C_4 上的二甲氨基发生差向异构化，生成差向异构体产物，导致抗菌活性减弱，毒性增加。

某些阴离子如磷酸根、枸橼酸根、乙酸根离子的存在，可加速这种异构化反应的进行。结构因素也影响四环素类药物的差向异构化进行，土霉素中由于 C_5 羟基与 C_4 二甲氨基之间形成氢键，C_4 位的差向异构化反应难于四环素；而金霉素由于 C_7 氯原子的空间排斥作用，使 C_4 位的差向异构化反应比四环素更易发生。

(2) 碱性条件下不稳定：在碱性条件下，C_6 上的羟基形成氧负离子，向 C_{11} 上的羰基发动分子内亲核进攻，经电子转移，C 环打开，生成具有内酯结构的异构体。

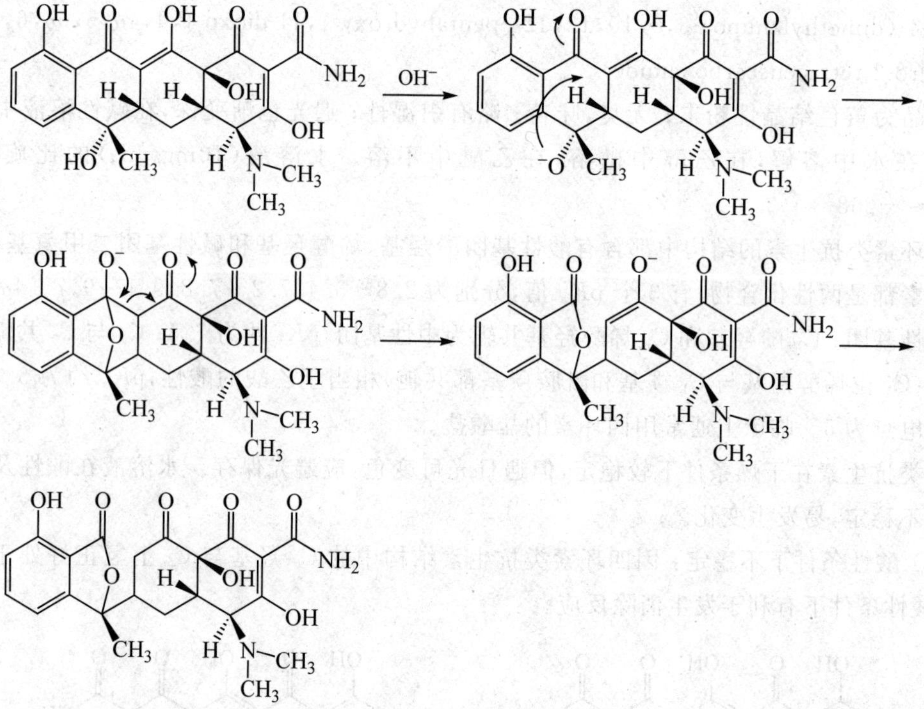

(3) 与金属离子的反应：四环素类药物分子中含有许多羟基、烯醇羟基及羧基，在近中性条件下能与多种金属离子形成不溶性螯合物。如与钙离子、镁离子形成不溶性的钙盐或镁盐；与铁离子形成红色络合物，与铝离子形成黄色络合物。

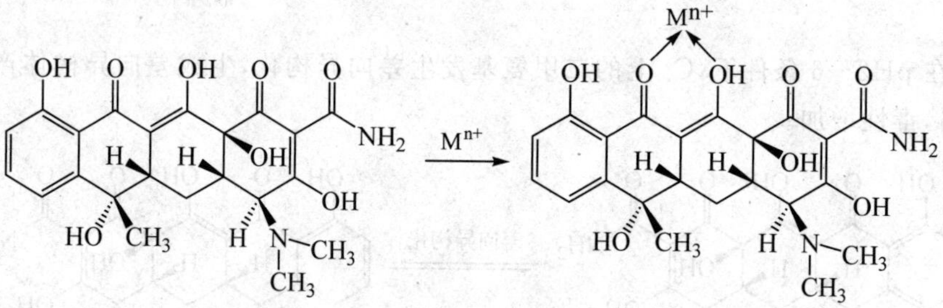

四环素类药物与某些含金属离子的药物和富含钙、铁等金属离子的食物，如与牛奶同服时，因为会形成难溶性的络合物，会干扰药物口服时的吸收而影响药物的血药浓度。由于四环素类药物能和钙离子形成络合物，在体内该络合物呈黄色沉积在骨骼和牙齿上，小儿服用会发生牙齿变黄，孕妇服用后其产儿可能发生牙齿变色、骨骼生长抑制。因此，小儿和孕妇应慎用或禁用此类药物。

四环素类药物为广谱抗生素，用于各种革兰阳性菌和革兰阴性菌引起的感染，对某些立克次体、滤过性病毒和原虫也有效。

二、半合成四环素

在临床使用中发现这些天然四环素类药物易产生耐药性，毒副作用也比较大，应用受到一定限制。在此基础上进行结构修饰,一方面增强其在酸性、碱性等条件下的稳定性,另一方面解决这类抗生素的耐药问题。

盐酸多西环素(Doxycycline Hyclate)

化学名为6-甲基-4-(二甲氨基)-3,5,10,12,12α-五羟基-1,11-二氧代-1,4,4α,5,5α,6,11,12α-八氢-2-并四苯甲酰胺盐酸盐半乙醇半水合物(6-methyl-4-(dimethylamino)-3,5,10,12,12α-pentahydroxy-1,11-dioxo-1,4,4α,5,5α,6,11,12α-octahydro-2-tetracenecarboxamide-ethanol hydrochloride hydrate (2:1:2:1)),又名盐酸脱氧土霉素、强力霉素。

本品为淡黄色至黄色结晶性粉末;无臭。在水或甲醇中易溶,在乙醇或丙酮中微溶,比旋光度为$-105°\sim-120°$(10mg/mL 盐酸甲醇溶液)。

本品为半合成四环素类药物,结构与四环素相似,具有四环素类抗生素的通性,因结构中无C_6位羟基,故无四环素类抗生素的脱水反应和生成内酯结构的开环反应,性质较稳定。但遇光变质,宜避光、密封保存。

三、四环素类药物的构效关系

四环素类药物的构效关系见图16-15。

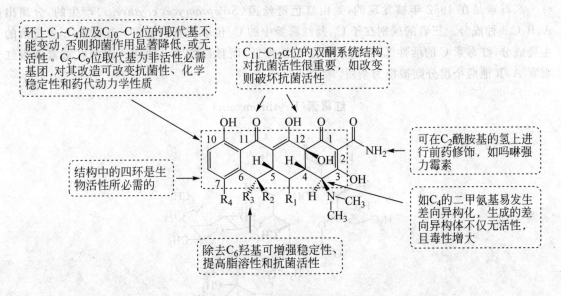

图16-15 四环素类药物的构效关系

四、作用机制

四环素类抗生素能特异性地与细菌核糖体 30S 亚基的 A 位置结合,阻止氨基酰-tRNA 在该位上的联结,从而抑制肽链的增长和影响细菌蛋白质的合成,因此是广谱抗生素。多年来由于四环素类的广泛应用,临床常见病原菌包括葡萄球菌等革兰阳性菌及大肠杆菌属等革兰阴性菌对四环素多数耐药,并且同类品种之间存在交叉耐药。

第3节 大环内酯类抗生素
Macrolide Antibiotics

广义的大环内酯类抗生素指微生物产生的具有内酯键的大环状生物活性物质,其中包括一般大环内酯(狭义的大环内酯)、多烯大环内酯、安莎大环内酯与酯肽等。一般大环内酯根据内酯环的大小,分为十二元环大环内酯类抗生素(如酒霉素等)、十四元环大环内酯类抗生素(如红霉素等)和十六元环大环内酯类抗生素(如柱晶白霉素、麦迪霉素、螺旋霉素、乙酰螺旋霉素及交沙霉素等),至今最大者已达六十元环,如具有抗肿瘤作用的醌酯霉素 A1、A2、B1。本节主要介绍十四元环和十六元环两大类抗生素,抗肿瘤大环内酯类见抗肿瘤药章节。

大环内酯类抗生素的抗菌谱和抗菌活性相接近,对革兰阳性菌和某些阴性菌、支原体等有较强的作用;与临床常用的其他抗生素之间无交叉耐药性,但细菌对同类药物仍可产生耐药性;毒性较低,无严重不良反应。本类抗生素的作用机制是作用于敏感细菌的 50S 核糖体亚基,抑制细菌的蛋白质合成。

一、红霉素及其衍生物

红霉素是在 1952 年被发现的,是由红色链丝菌(*Streptomyces erythreus*)产生的,分离出 A、B、C 3 种成分。三者的区别在于 C_{10} 及红霉糖中的 $C_{3'}$ 位取代基的变化。红霉素 A 为抗菌的主要成分,红霉素 C 的活性低,红霉素 B 不仅活性低,而且毒性大。通常所说的红霉素即指红霉素 A,其他两个组分则被视为杂质。

红霉素(Erythromycin)

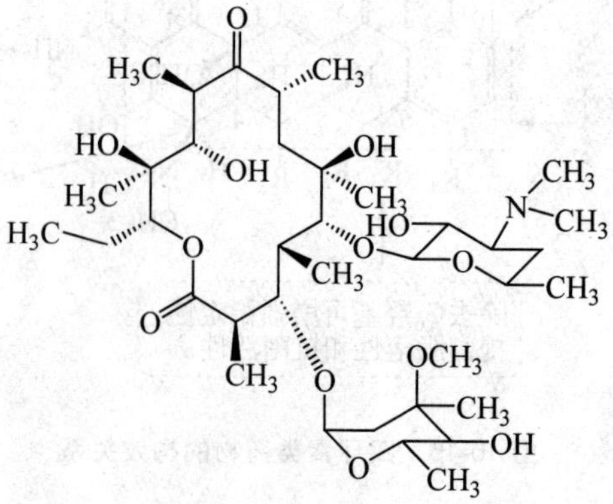

本品为白色或类白色的结晶或粉末；无臭，味苦；微有引湿性。在甲醇、乙醇或丙酮中易溶，在水中极微溶解，无水乙醇溶液（20mg/mL）比旋光度为 $-71°\sim -78°$。

红霉素是由红霉内酯与去氧氨基糖和克拉定糖缩合而成的碱性苷（图16-16）。

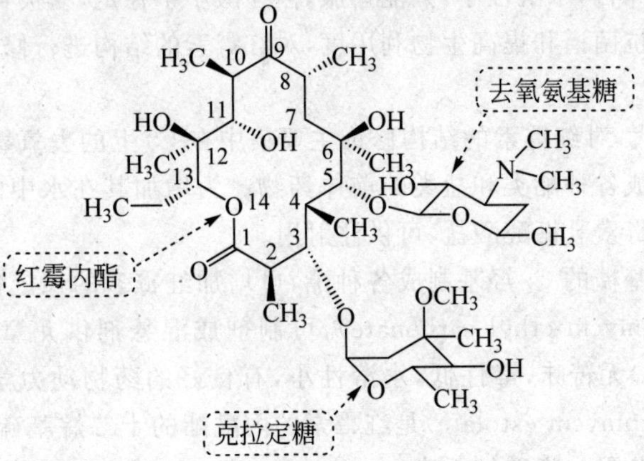

图 16-16 红霉素的结构特征

本品在干燥状态时稳定，水溶液在中性时稳定。在碱性条件下内酯环水解开环；在酸性条件下苷键水解，并发生分子内脱水环合。

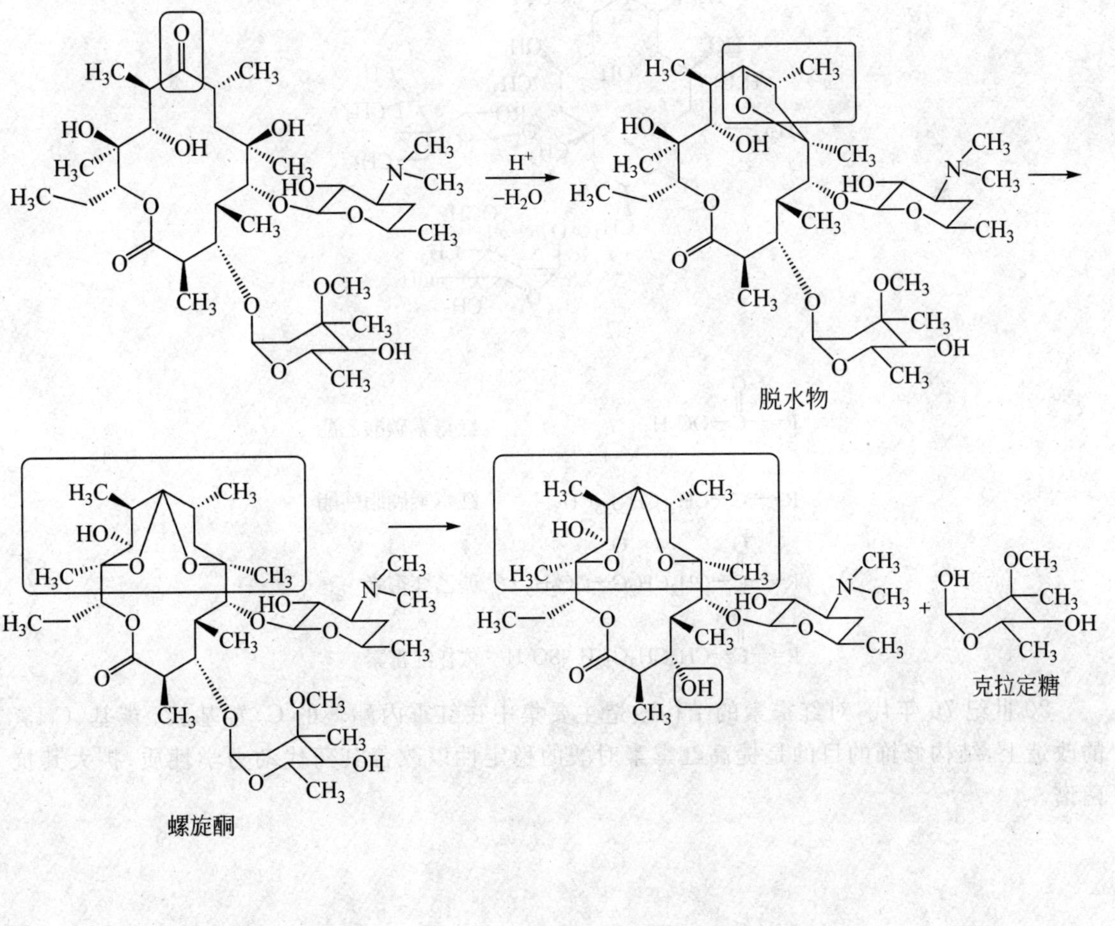

脱水物

螺旋酮

克拉定糖

红霉素对各种革兰阳性菌有很强的抗菌作用,对革兰阴性菌如百日咳杆菌、流感杆菌、淋球菌、脑膜炎球菌等也有效,而对大多数肠道革兰阴性菌则无效。红霉素是治疗耐药的金黄色葡萄球菌和溶血性链球菌感染的首选药物。

红霉素抗菌谱窄,味苦,水溶性小,只能口服,但在酸中不稳定,易被胃酸破坏失活。为了改变红霉素的苦味,扩大抗菌谱和提高生物利用度,对红霉素的结构进行修饰,研制出了一些优良的半合成红霉素。

20世纪五六十年代,对红霉素的结构修饰主要集中在C_5上的去氧氨基糖的$C_{2''}$羟基和$C_{3''}$氨基,主要将红霉素制成各种酯类和盐类的前体药物。为增加其在水中的溶解性,用红霉素与乳糖醛酸成盐,得到红霉素乳糖醛酸盐,可供注射用。

将C_5上的去氧氨基糖的$C_{2''}$羟基制成各种酯,可增加红霉素的稳定性,改善其苦味。如红霉素碳酸乙酯(erythromycin ethyl carbonate),可制剂成混悬剂供儿童服用;硬脂酸红霉素(erythromycin stearate)无苦味,毒性低,水溶性小,有良好的药物动力学性质,且作用时间较长;依托红霉素(erythromycin estolate)是红霉素的丙酰酯的十二烷基硫酸盐,不溶于水,在酸中较红霉素稳定,适合口服。琥乙红霉素(erythromycin ethylsuccinate)在水中几乎不溶,在胃中稳定,且无味,在体内水解后释放出红霉素而起作用,可制成不同的口服剂型,供儿童和成人使用。

$R = -\overset{O}{\underset{\|}{C}} - OC_2H_5$ 红霉素碳酸乙酯

$R = -\overset{O}{\underset{\|}{C}} - CH_2(CH_2)_{15}CH_3$ 红霉素硬脂酸酯

$R = -\overset{O}{\underset{\|}{C}} - CH_2CH_2\overset{O}{\underset{\|}{C}} - OC_2H_5$ 琥乙红霉素

$R = -\overset{O}{\underset{\|}{C}} - CH_2CH_3 \cdot C_{12}H_{25}SO_3H$ 依托红霉素

20世纪70年代,对红霉素的结构改造主要集中在红霉内酯环的C_6羟基、C_9羰基、C_8氢的改造上,结构修饰的目的是提高红霉素对酸的稳定性以改善其药代动力学性质,扩大其抗菌谱。

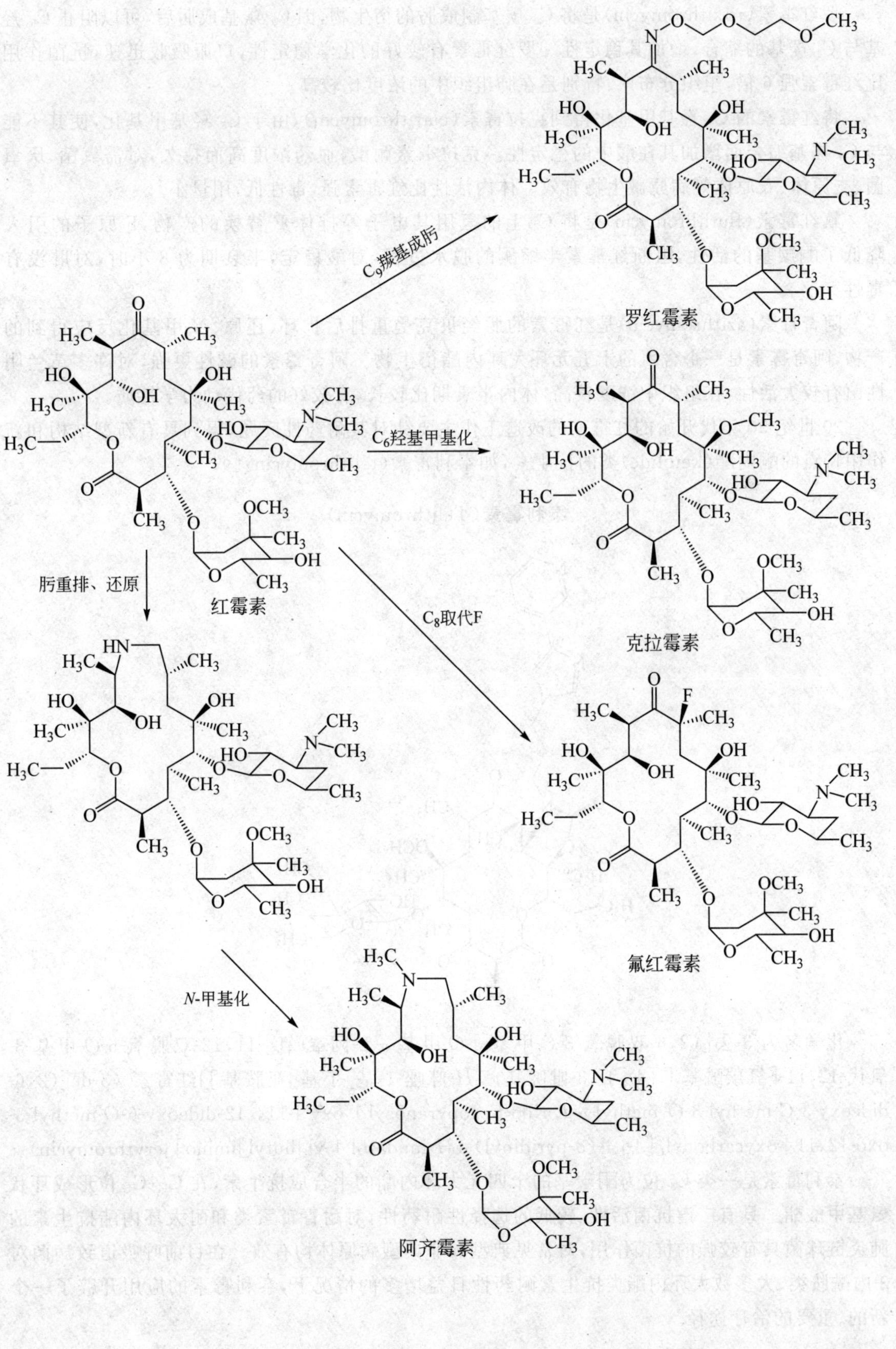

第16章 抗生素

红霉素

- C$_9$羰基成肟 → 罗红霉素
- C$_6$羟基甲基化 → 克拉霉素
- C$_8$取代F → 氟红霉素
- 肟重排、还原 → (中间体) → N-甲基化 → 阿齐霉素罗红霉素(roxithromycin)是将 C_9 羰基制成肟的衍生物,因 C_9 羰基成肟后,可以阻止 C_6 羟基与 C_9 羰基的缩合,增加其稳定性。罗红霉素有较好的化学稳定性,口服吸收迅速,抗菌作用比红霉素强 6 倍,组织分布广,特别是在肺组织中的浓度比较高。

将红霉素的 C_6 羟基甲基化得到克拉霉素(clarithromycin),由于 C_6 羟基甲基化,使其不能与 C_9 羰基缩合而增加其在酸中的稳定性。克拉霉素耐酸,血药浓度高而持久,对需氧菌、厌氧菌、支原体、衣原体等病原微生物有效。体内活性比红霉素强,毒性低,用量小。

氟红霉素(flurithromycin)是将 C_8 上的氢用其电子等排体 F 替换的产物,F 原子的引入降低了酮羰基的活性,阻断红霉素半缩酮的脱水过程,对酸稳定,半衰期为 8 小时,对肝没有毒性。

阿奇霉素(azithromycin)是红霉素的肟经贝克曼重排后扩环、还原、N-甲基化反应得到的产物,阿奇霉素是一个含氮的十五元环大环内酯衍生物。阿奇霉素的碱性更强,对许多革兰阴性菌有较大活性,在组织中浓度较高,体内半衰期比较长,有较好的药代动力学性质。

20 世纪 90 年代开始的红霉素的改造工作主要针对其耐药性问题,得到具有新型结构和新作用特点的酮内酯(ketolide)类的抗生素,如泰利霉素(telithromycin)。

泰利霉素(Telithromycin)

化学名为 3-去[(2,6-双脱氧-3-C-甲基-3-O-甲基-α-L-阿韦)氧]-11,12-双脱氧-6-O-甲基-3-氧代-12,11-[氧羰酰基[[4-[4-(3-吡啶基)-1H-咪唑-1-基]丁基]亚胺基]]红霉素(3-de[(2,6-dideoxy-3-C-methyl-3-O-methyl-α-L-ribo-hexopyranosyl) oxy]-11, 12-dideoxy-6-O-methyl-3-oxo-12,11-[oxycarbonyl[[4-[4-(3-pyridinyl)-1H-imidazol-1-yl]butyl]imino]]erythromycin)。

泰利霉素是一类 C_3 位为酮羰基的十四元大环内酯的半合成抗生素,在 C_{11}-C_{12} 位形成环状氨基甲酸酯。具有广谱抗菌活性、较低的选择性耐药性,对耐青霉素类和耐大环内酯抗生素的肺炎链球菌具有较强的抗菌作用,对常见典型和非典型病原体均有效。在目前呼吸道致病菌对 β-内酰胺类、大多数大环内酯类抗生素耐药性日益增多的情况下,泰利霉素的应用开辟了一个新的、重要的治疗途径。

泰利霉素作用机制与大环内酯类抗生素相似,主要是通过直接与细菌核糖体的50S亚基结合,抑制蛋白质的合成,并阻止其翻译和装配。泰利霉素与大环内酯类抗生素均可与23S核糖体RNA的Ⅱ和Ⅴ结构区的核苷酸结合,但最大区别在于泰利霉素对野生型核糖体的结合力较红霉素和克拉霉素分别强约10倍和6倍。临床主要用于治疗呼吸道感染,包括社区获得性肺炎(community acquired pneumonia,CAP)、慢性支气管炎急性加剧、咽炎和扁桃体炎等。

二、十六元大环内酯抗生素

麦迪霉素(midecamycin)是由米加链霉菌(*Streptomyces mycasofaciens*)产生的一族抗生素,包括麦迪霉素 A_1、A_2、A_3 和 A_4 四种成分,其中 A_1 为主要抗菌成分,药用为麦迪霉素组分的混合物。麦迪霉素的母核都是十六元环内酯与碳霉胺糖和碳霉糖缩合的碱性苷。麦迪霉素对革兰阳性菌、奈瑟菌和支原体有较好的抗菌作用,主要用于治疗敏感菌所致的呼吸道感染和皮肤软组织感染。

R_1=—OH R_2=—$COCH_2CH_3$ 麦迪霉素A_1
R_1=—OH R_2=—$COCH_2CH_2CH_3$ 麦迪霉素A_2
R_1==O R_2=—$COCH_2CH_3$ 麦迪霉素A_3
R_1==O R_2=—$COCH_2CH_2CH_3$ 麦迪霉素A_4

麦白霉素(meleumycin)是从四川、广东土壤中链霉菌(*S. mycarofaciens*)10204及1748产生的一族抗生素。为麦迪霉素 A_1 和吉他霉素 A_6 的混合物,抗菌谱与麦迪霉素相似。

吉他霉素(kitasamycin)又称柱晶白霉素(leucomycin),是链霉菌(*Streptomyces kitasatoensis*)产生的一族抗生素,包括吉他霉素 A_1~A_{13},本品为吉他霉素 A_5、吉他霉素 A_4、吉他霉素 A_1 和吉他霉素 A_{13} 等组分为主的混合物。本品抗菌谱与红霉素相似,对革兰阳性菌有较好的抗菌作用,临床用于治疗耐药性金黄色葡萄球菌引起的感染,仅有轻微的胃肠道反应,无一般大环内酯类对肝的毒性作用。

螺旋霉素(spiramycin)是由螺旋杆菌新种(*Strptomyces spiramyceticus* sp.)产生的一族抗生素,主要含有螺旋霉素Ⅰ、Ⅱ、Ⅲ三种成分。随菌种的不同,各组分的比例有差别,国外的菌种生产的螺旋霉素以Ⅰ为主,国产的螺旋霉素以Ⅱ和Ⅲ为主。螺旋霉素的基本结构与麦迪霉素相似,只是大环内酯的 C_9 羟基连有一分子去氧氨基糖。临床应用的是螺旋霉素各成分的混合物。

为改善螺旋霉素的口服吸收,增加其稳定性,在螺旋霉素的 $C_{3''}$ 位和 $C_{4''}$ 位乙酰化得到乙酰螺旋霉素(acetyl spiramycin)。虽然乙酰螺旋霉素的体外抗菌作用比螺旋霉素弱,但对酸稳定,口服吸收得到了改善,在肠道吸收后脱乙酰基成为螺旋霉素后发挥作用。

乙酰螺旋霉素与螺旋霉素抗菌谱相同,对革兰阳性菌和奈瑟菌有良好抗菌作用,主要用于治疗呼吸道感染、皮肤感染、软组织感染、肺炎、丹毒等。乙酰螺旋霉素对艾滋病患者的隐孢子虫病、弓形体有良好的疗效,并且有持续的抗菌后效应,它们在组织细胞内浓度高,不良反应低于红霉素。

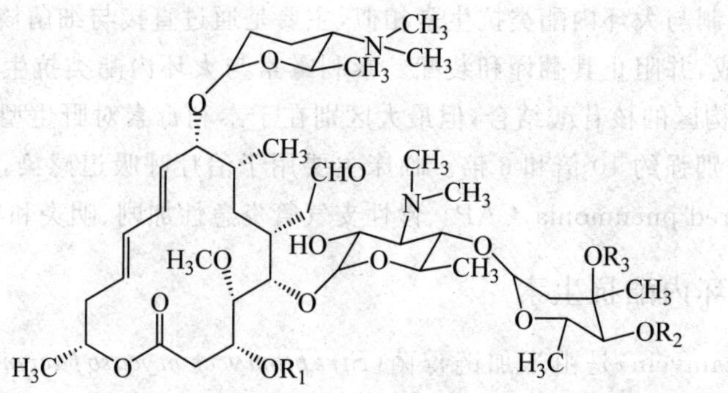

R₁=H	R₂=H	R₃=H	螺旋霉素Ⅰ
R₁=—COCH₃	R₂=H	R₃=H	螺旋霉素Ⅱ
R₁=—COCH₂CH₃	R₂=H	R₃=H	螺旋霉素Ⅲ
R₁=H	R₂=—COCH₃	R₃=H	乙酰螺旋霉素Ⅰ
R₁=—COCH₃	R₂=—COCH₃	R₃=H	乙酰螺旋霉素Ⅱ
R₁=COCH₂CH₃	R₂=COCH₃	R₃=H	乙酰螺旋霉素Ⅲ

第4节 氨基糖苷类抗生素
Aminoglycoside Antibiotics

氨基糖苷类抗生素是由链霉菌、小单孢菌和细菌所产生的具有氨基糖苷结构的抗生素,本类抗生素的化学结构都是以碱性多元环己醇(1,3-二氨基肌醇衍生物)为苷元与某些特定的氨基糖缩合而成的苷。例如,链霉素是链霉胍与链霉双糖胺缩合的碱性苷。常见的苷元有链霉胺(streptamine)、2-脱氧链霉胺(2-deoxystreptamine)和放线菌胺(spectinamine)等。

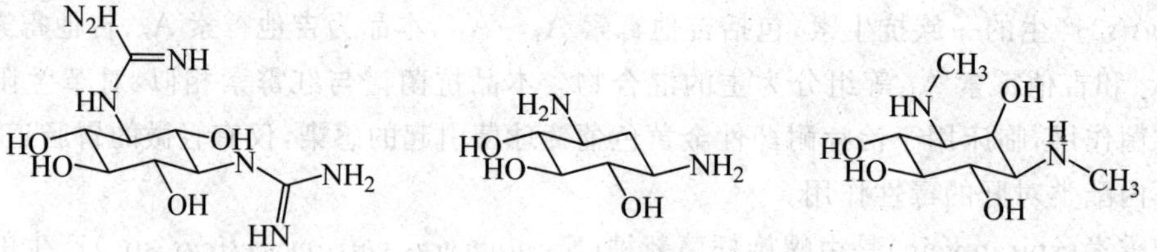

链霉胺　　　　　　　　2-脱氧链霉胺　　　　　　　　放线菌胺

由于该类药物结构上的特点,本类抗生素都呈碱性,可与酸形成硫酸盐或盐酸盐,水溶性较大,性质较稳定。因均具有苷键,酸性条件下可水解为原来的苷元和氨基糖。本类抗生素均含有氨基和多个羟基,多为极性化合物,水溶性较大,脂溶性较小,口服给药时,在胃肠道很难被吸收,需注射给药。注射给药时,与血清蛋白结合率低,主要以原药形式经肾小球排出,对肾的毒性较大。此外,本类抗生素还对第八对脑神经有毒性,可造成永久性耳聋,尤其是对儿童的影响较大。

氨基糖苷类抗生素抗菌谱广,对革兰阴性菌有较强活性,对革兰阳性菌也有抗菌作用。

氨基糖苷类抗生素的抗菌机制是抑制细菌蛋白质的生物合成,使蛋白质的合成异常,阻碍已合成蛋白质的释放,使细菌细胞膜通透性增加而导致一些重要的生理物质外漏,引起细菌死亡。

　　细菌对氨基糖苷类抗生素药物产生耐药性的机制是细菌产生的钝化酶、磷酸转移酶、核苷转移酶、乙酰转移酶，使氨基糖苷类抗生素结构发生改变，使其失去抗菌活性；或通过改变细菌膜通透性而发生非特异性耐药。氨基糖苷类抗生素之间有交叉耐药性。

　　目前用于临床的氨基糖苷类抗生素有10多种，按化学结构可分为4类：链霉素类、卡那霉素类、庆大霉素类和新霉素类。

一、链霉素类

　　链霉素（streptomycin）是瓦克斯曼（Waksman）于1944年发现的第一个氨基糖苷类抗生素，是由放线菌属的灰色链丝菌（*Streptomyces griseus*）的发酵液中分离得到。链霉素由链霉胍、链霉糖和 N-甲基葡萄糖组成。在其分子结构中有3个碱性中心，可以和各种酸成盐，临床用其硫酸盐。

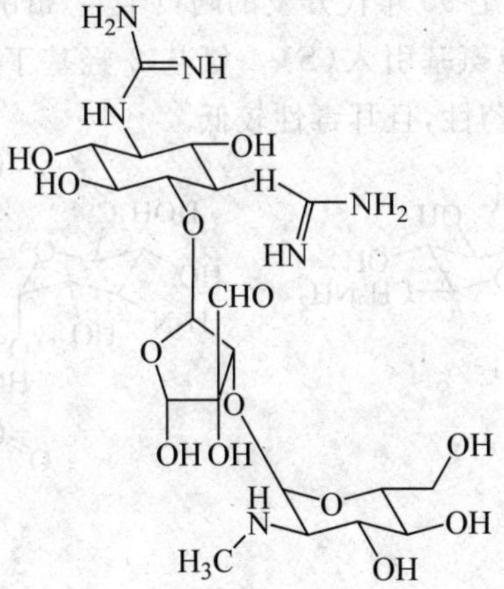

链霉素

　　链霉素主要用于治疗各种结核病，特别是对结核性脑膜炎和急性浸润性肺结核有很好的疗效；对尿道感染、肠道感染、败血症等也有效，与青霉素联合应用有协同作用。但该药易产生耐药性，对第八对脑神经有损害，引起永久性耳聋；另外对肾也有毒性。

二、卡那霉素类

　　1957年从放线菌（*Streptomyces kanamyceticus*）培养液中发现卡那霉素（kanamycin），首先分离出卡那霉素A。我国于1965年从云南西双版纳土壤中分离得到卡那霉素链霉菌，并研制成功国内的卡那霉素。卡那霉素A由氨基去氧-D-葡萄糖与脱氧链霉胺缩合而成的碱性苷，是两分子的糖与一分子脱氧链霉胺形成的苷。后来又分别分离出卡那霉素B、C和妥布霉素，临床上用其硫酸盐。

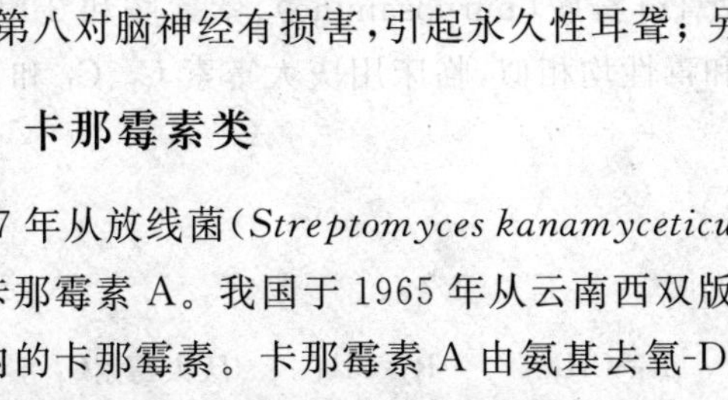

R_1=OH	R_2=NH_2	卡那霉素A
R_1=NH_2	R_2=NH_2	卡那霉素B
R_1=NH_2	R_2=OH	卡那霉素C
R_1=NH_2	R_2=H	妥布霉素

卡那霉素化学稳定性较好，在加热或酸碱条件下也不失去抗菌活性。

本类抗生素为广谱抗生素，对革兰阴性菌、革兰阳性菌和结核杆菌都有效。临床上适用耐药金黄色葡萄球菌和一些革兰阴性菌所引起的各种严重感染，如败血症、胆道感染、尿路感染等。但卡那霉素对第八对脑神经和肾有毒性。

卡那霉素易产生耐药性，产生耐药性的原因是：一些带 R 因子的革兰阳性菌会产生"氨基糖苷钝化酶"（aminoglycoside inactivtase），使氨基糖苷类抗生素失活。钝化酶主要是 3 种氨基糖苷转移酶，作用于特定的羟基和氨基。

为了克服卡那霉素的耐药性问题，对其结构中特定的羟基或氨基如 $C_{6'}$ 氨基、$C_{3'}$ 羟基、$C_{2''}$ 羟基进行修饰。将卡那霉素 A 分子中的 C_1 位氨基酰化，具体是在 C_1 位引入 L-(-)-4-氨基-2-羟基丁酰基，得到阿米卡星（amikacin），利用该基团的空间位阻，降低了对钝化酶的结构适应性。该药物于 1972 年合成，它不仅对卡那霉素敏感菌有效，对卡那霉素有耐药的铜绿假单胞菌、大肠埃希菌和金黄色葡萄球菌均有显著作用。对上述细菌所产生的各种转移酶都稳定，血药浓度较卡那霉素高，毒性较小。20 世纪 90 年代开发的阿贝卡星（arbekacin）将卡那霉素分子中钝化酶作用的基团消去，同时在 C_1 位氨基引入(S)-4-氨基-2-羟基丁酰基，由于立体障碍，不易受氨基糖苷钝化酶侵袭，不易产生耐药性，且耳毒性较低。

阿米卡星　　　　　　　　　　　阿贝卡星

三、庆大霉素 C 及其衍生物

庆大霉素（gentamicin）为 1963 年从小单孢菌（*Micromonospora puspusa*）发酵液中得到的混合物，主要含庆大霉素 C_1、C_{1a} 和 C_2，是由脱氧链霉胺（purposamine）、紫素胺和 3-甲基-3-去氧-4-甲基戊糖胺缩合成的苷。三者抗菌活性和毒性均相似，临床用庆大霉素 C_1、C_{1a} 和 C_2 混合物的硫酸盐，为白色或微黄白色结晶，无臭。

$R_1=CH_3$	$R_2=CH_3$	庆大霉素C_1
$R_1=H$	$R_2=H$	庆大霉素C_{1a}
$R_1=CH_3$	$R_2=H$	庆大霉素C_2
$R_1=H$	$R_2=CH_3$	沙加霉素

庆大霉素是一种广谱的抗生素,对多种革兰阳性菌和革兰阴性菌均有较强的抗菌作用,特别对铜绿假单胞菌比卡那霉素和新霉素强 5～10 倍,对金黄色葡萄球菌有良好的抗菌作用。临床上主要适用于败血症、呼吸道感染、尿路感染、眼、耳、鼻、喉部感染,治疗严重大面积烧伤等。

四、新霉素及其衍生物

新霉素(neomycin)是由链霉菌(*Streptomyces fradiae*)产生的,从发酵液中分离出 A、B、C 3 种成分,其中以新霉素 B 为主要成分,新霉素 A 和 C 不仅活性比 B 低,且毒性大。新霉素 B 是四元苷,是由新霉二糖胺与新霉胺缩合成的苷,新霉胺就是新霉素 A,由新素胺和脱氧链霉胺缩合而成,新霉二糖胺是新素胺和 D-核糖缩合成的苷。

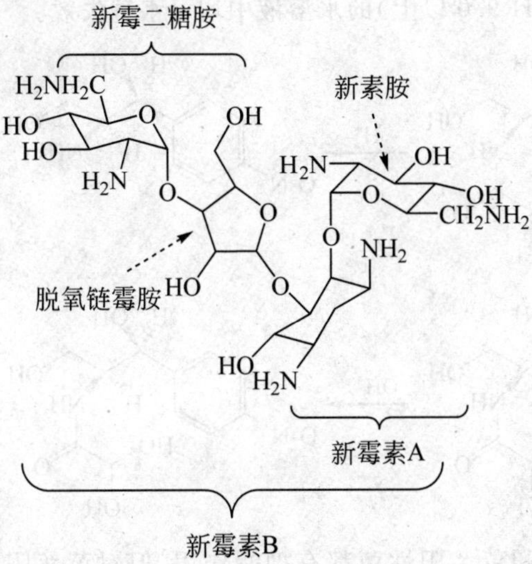

新霉素药用其硫酸盐,临床上用于肠道、皮肤、耳、鼻、咽喉等感染,毒性较大,不宜全身给药。

第 5 节　氯霉素类抗生素和其他抗生素
Chloramphenicol and other Antibiotics

一、氯霉素及其衍生物

氯霉素是 1947 年由放线菌属的委内瑞拉链丝菌(*Streptomyces venezuelae*)培养液中分离出的抗生素。现可用化学合成法生产。

氯霉素(Chloramphenicol)

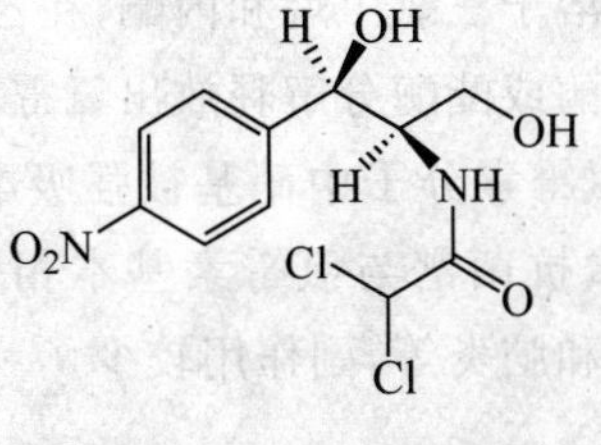

化学名为 D-苏式-(-)-N-[α-(羟基甲基)-β-羟基对硝基苯乙基]-2,2-二氯乙酰胺(2,2-

dichloro-N-[(1R,2R)-2-hydroxy-1-hydroxymethyl-2-(4-nitrophenyl)ethyl]acetamide)。

本品为白色至微带黄绿色的针状、长片状结晶或结晶性粉末；味苦。在甲醇、乙醇及丙酮或丙二醇中易溶，在水中微溶。熔点为 149～153℃，在无水乙醇中（50mg/mL）比旋光度为 +18.5°～+21.5°。

本品的化学结构中含有对硝基苯基、丙二醇及二氯乙酰胺基。结构中含有两个手性碳原子，有 4 个旋光异构体。其中仅 1R,2R-(-) 或 D-(-)苏阿糖型有抗菌活性，是临床使用的氯霉素。合霉素（syntomycin）是氯霉素的外消旋体，疗效为氯霉素的一半。

本品性质稳定，能耐热，在干燥状态下可保持抗菌活性 5 年以上，水溶液可冷藏几个月，煮沸 5 小时对抗菌活性也无影响。在中性或弱酸性（pH 4.5～7.5）条件下较稳定，但在强酸（pH 2.0 以下）、强碱性（pH 9.0 以上）的水溶液中均可水解失效。

氯霉素对革兰阴性菌和革兰阳性菌都有抑制作用，但对革兰阴性菌的效力比革兰阳性菌强。临床上主要用于治疗伤寒、副伤寒、斑疹伤寒等，对百日咳、沙眼、细菌性痢疾及尿道感染等也有效。本品长期和多次应用可损坏骨髓的造血功能，引起再生障碍性贫血。

本品的作用机制是主要作用于细胞核糖体 50S 亚基，能特异性地阻止 mRNA 与核糖体结合，从而阻止细菌蛋白质的合成。氯霉素还可抑制转肽酶使肽链不能增长。

为避免氯霉素的苦味，增强抗菌活性，延长作用时间，减少毒性，对氯霉素进行了结构修饰。

琥珀氯霉素（chloramphenicol succinate）是氯霉素的丁二酸单酯。为氯霉素的前药，在体内经酯酶水解，产生有抗菌活性的氯霉素。琥珀氯霉素为白色或类白色结晶性粉末，无臭，味苦。熔点为 126～131℃。易溶于丙酮和乙醇，微溶于水，在碱溶液中易溶。与碱反应形成水溶性盐，如与无水碳酸钠混合制成无菌粉末，临床上加灭菌注射用水溶解供注射用。

棕榈氯霉素（chloramphenicol palmitate）是氯霉素棕榈酸酯，几乎无臭，无味，适于儿童服用。本品为白色或类白色粉末，易溶于三氯甲烷和丙酮，在乙醇中略溶，不溶于水。棕榈氯霉素也是氯霉素的前药，进入体内经胰酶或酯酶分解释放出氯霉素，具有长效性质。

甲砜霉素（thiamphenicol）为氯霉素分子中硝基被强吸电子基甲砜基取代的产物。本品为白色结晶性粉末；无臭。甲砜霉素抗菌谱与氯霉素基本相似，但抗菌作用较强。临床用于伤寒、呼吸道感染、尿路感染、败血症和脑炎等，副作用较少。

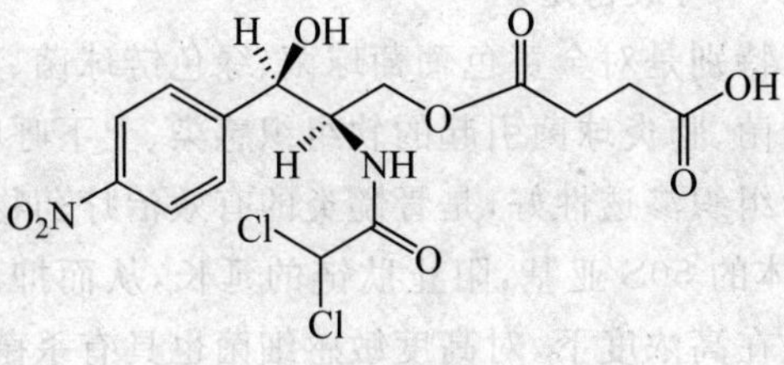

琥珀氯霉素

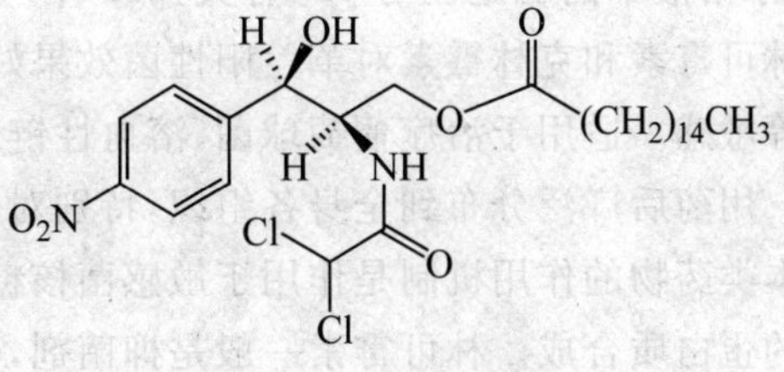

棕榈氯霉素

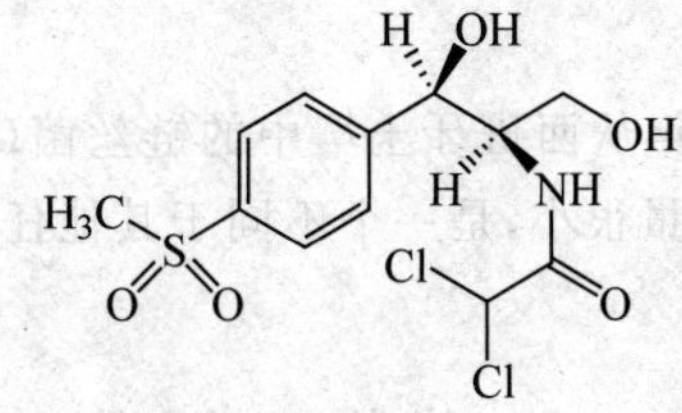

甲砜霉素

通过对氯霉素及其衍生物的研究,总结出其构效关系如下:

(1) 对位硝基为必需基团,邻位、间位取代均无效。其他原子或基团取代,如以 CN、$CONH_2$、SO_2NHR、NHR、C_6H_5、卤素或杂环等取代,疗效降低或完全丧失活性;以 CH_3S 和 CH_3SO_2 取代仍有效,如以 CH_3SO_2 取代则为甲砜霉素。

(2) 苯环用其他芳环、杂环或脂环取代,如萘基、呋喃基、吡啶基、噻吩基和环己基等取代,抗菌活性均下降。

(3) 氯霉素的结构专属性高,4 种异构体中只有(1R,2R)-D-(−)有抗菌活性。

(4) 二氯乙酰胺基为侧链时活性最强,其他取代基取代活性均有所减小。

二、林可霉素及其衍生物

本类抗生素主要有林可霉素(lincomycin)和克林霉素(clidamycin)。

林可霉素,又名洁霉素,由链霉菌(*Streptomyces lincolnenisi*)或 4-1024 发酵产生的一族抗生素;是由正丙基-吡咯烷基羧酸与甲硫基脱氧-6-氨基-α-D-半乳辛吡喃糖缩合得到的酰胺化合物。在临床上有价值的是林可霉素 A。林可霉素为碱性抗生素,药用其盐酸盐,盐酸林可霉素为白色结晶性粉末,有微臭或特殊臭,味苦。结晶性质很稳定,水溶液稳定性也较好,酸性溶液中稳定性下降。

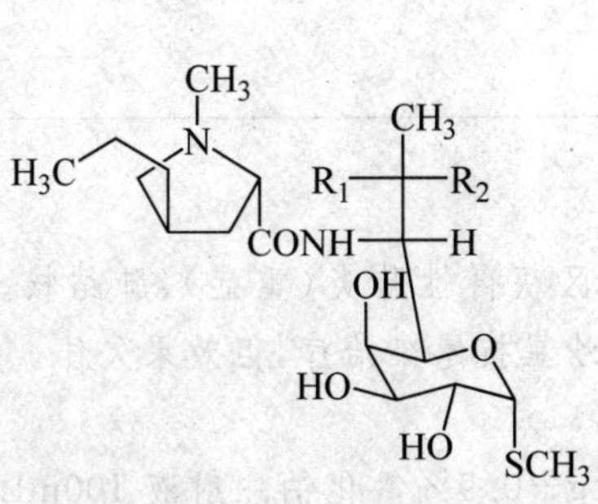

R_1=OH, R_2=H 林可霉素A

R_1=H, R_2=Cl 克林霉素

克林霉素又名氯洁霉素,是林可霉素的 7 位羟基被氯原子取代的半合成抗生素,抗菌活性比林可霉素高 4 倍。药用其盐酸盐,盐酸克林霉素为白色结晶性粉末,无臭;稳定性较好,对光

稳定，水溶液中的稳定性与 pH 有关，pH 3.0～5.0 时最稳定。

林可霉素和克林霉素对革兰阳性菌效果好，特别是对金黄色葡萄球菌、绿色链球菌、肺炎双球菌等敏感。适用于治疗葡萄球菌、溶血性链球菌、肺炎球菌引起的软组织感染、上下呼吸道感染等。用药后广泛分布到全身各组织，特别对骨组织渗透性好，是骨髓炎的有效治疗药物。

本类药物的作用机制是作用于敏感菌核糖体的 50S 亚基，阻止肽链的延长，从而抑制细菌细胞的蛋白质合成。林可霉素一般是抑菌剂，但在高浓度下，对高度敏感细菌也具有杀菌作用。

三、磷霉素

磷霉素(fosfomycin)是 1967 年从西班牙土壤中的链丝菌(*Streptomyces fradicle*)中发现的一种广谱抗生素，其相对分子质量很小，是一个不同于其他任何一种抗生素结构的全新抗生素。1970 年实现人工合成。

磷霉素

临床多用其钠盐，磷霉素钠为白色结晶性粉末；无臭，味咸；在空气中极易潮解。在水中易溶，在甲醇中微溶，在乙醇或乙醚中几乎不溶。

本品抗菌谱广，对葡萄球菌属、大肠杆菌、沙雷菌属和志贺菌属等均有较高抗菌活性，对铜绿假单胞菌、变形杆菌属、产气杆菌、肺炎杆菌、链球菌和部分厌氧菌也有一定抗菌作用。

近年来，世界范围内出现带有耐药基因的"超级细菌"，磷霉素成为我国卫生部推荐治疗超级细菌的药物之一。磷霉素抗菌作用机制独特，其可抑制细菌细胞壁的早期合成，在磷霉素 C_2 位上与烯醇式丙酮酸转移酶的氨基酸序列中第 115 位的半胱氨酸(Cys115)的 S 发生不可逆地结合形成 C—S 键，使该转移酶的活性受到抑制，从而发挥抗菌作用。它具有以下 3 个特点：

(1) 磷霉素抗菌谱广，与其他抗生素之间没有交叉耐药性，多数呈现协同作用。

(2) 磷霉素使用安全，该药组织分布良好，不与血清蛋白结合，无抗原性，无须试敏，毒性低。

(3) 磷霉素的相对分子质量很小，可以渗透到身体的各种组织，进入人体后以原形经肾小球滤过排泄，几乎没有肾小管排泄和重吸收。

知识链接

抗生素用药案例

患者，男，29 岁，诊断为感染性休克、社区获得性肺炎(重症)、肺结核。既往用药史显示，曾在当地医院给予头孢噻肟钠及左氧氟沙星抗感染治疗，但效果欠佳。

用药方案

抗感染：亚胺培南/西司他丁钠(速能)1g＋0.9％氯化钠注射液 100mL，静脉滴注，每 8 小时一次；盐酸莫西沙星氯化钠注射液 0.4g，静脉滴注，一天一次；

祛痰：盐酸氨溴索注射液 300mg＋0.9％氯化钠注射液 100mL，静脉滴注，一天一次；

升压：盐酸多巴胺注射液 180mg＋0.9％氯化钠注射液 100mL，静脉滴注，微量泵入；

护肝：异甘草酸镁 150mg＋0.9％氯化钠注射液 100mL，静脉滴注，一天一次。

用药分析：治疗原则为抗感染、升压、抑酸、护胃营养补液治疗。对于抗感染的治疗，考虑该患者曾在当地医院先后给予头孢噻肟及左氧氟沙星后效果不佳，故不排除耐药菌及特殊病原菌的感染。因此，该患者经验性使用了亚胺培南（泰能）及莫西沙星联合抗感染治疗，覆盖了大部分革兰阴性杆菌、阳性球菌及非典型病原体。亚胺培南为时间依赖性抗菌药物，该患者的给药间隔为每 8 小时一次，符合药物的药动/药效学特点。莫西沙星为第四代类的氟喹诺酮类药物，属浓度依赖性抗菌药物，经肝肾双通道排泄，故对于患者可不调整剂量，因此，该患者的莫西沙星的用法用量符合药物的药动/药效学特点。

学习小结

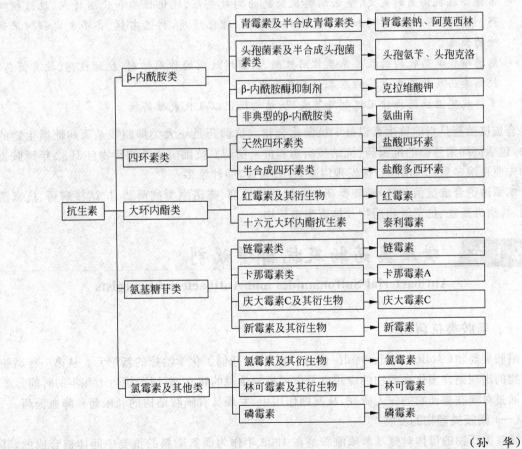

（孙　华）

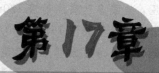

第17章

合成抗菌药、抗病毒药和抗寄生虫药

Synthetic Antibiotics, Antivirals and Antiparasitics

学习目标

- 掌握合成抗菌药的定义,喹诺酮类抗菌药的构效关系、理化性质和代谢特点,抗结核病药、抗真菌药、抗病毒药和抗寄生虫药的结构、理化性质,利巴韦林、齐多夫定和阿苯达唑的合成。
- 熟悉磺胺类药物的构效关系及作用机制、抗菌增效剂的作用机制,抗结核药、抗真菌药、抗病毒药及抗寄生虫药的基本分类及其用途。
- 了解抗艾滋病药物作用机制及其发现、结构优化以及代表性药物。

合成抗菌药是指除抗生素以外的抗菌化合物。抗菌药是一大类抑制或杀灭病原微生物的药物,包括抗细菌感染的抗菌药、抗结核病药和抗真菌药。抗细菌感染的药物自1932年磺胺类药的先驱百浪多息(prontosil)被发现以来,发展很快,品种繁多。

本章讨论合成抗菌药,即磺胺类药物及抗菌增效剂、喹诺酮类抗菌药、抗结核病药、抗真菌药物、抗病毒药物、抗艾滋病药物及抗寄生虫药物。

第1节 磺胺类药物及抗菌增效剂
Antibacterial Sulfonamides and Antibacterial Synegists

一、磺胺类抗菌药

磺胺类药物(sulfonamides,sulfa-drug)的发现,开创了化学治疗的新纪元。从第一种磺胺类药物的出现到许多优良药物的应用以及作用机制学说的建立,只用了短短十几年的时间。

通过对磺胺类药物的深入研究,从其副作用中,发现具有磺胺结构的利尿药和降血糖药。

(一)磺胺类药物的发展

磺胺类药物的母体对氨基苯磺酰胺是在1908年作为偶氮染料的重要中间体被合成的,其医疗价值无人注意。1932年Domagk发现含有磺酰氨基的偶氮染料百浪多息可以使鼠或兔免受链球菌和葡萄球菌的感染。次年报告了用百浪多息治疗由葡萄球菌引起败血症的第一个病例,引起世人瞩目。为克服百浪多息水溶性小、毒性较大的缺点,又合成了可溶性的百浪多息,取得了较好的治疗效果。当时流行的说法认为百浪多息的抗菌作用源于其分子结构中偶氮键的染色作用。但其后发现百浪多息在体外无效,并非所有的含有偶氮键化合物均有抗菌作用。偶氮基团为"生效基团"的说法被动摇。

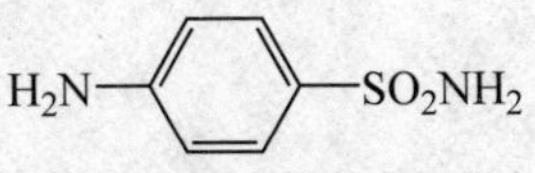

磺胺

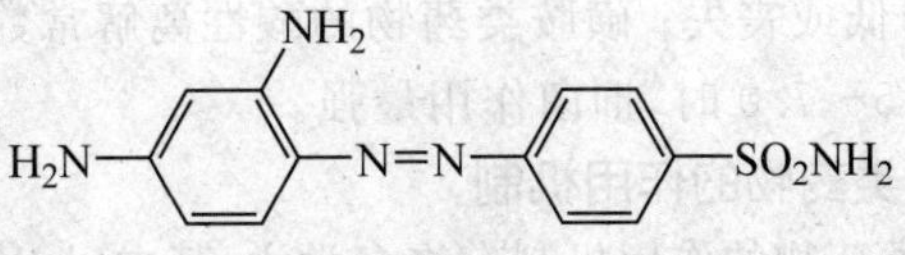

百浪多息

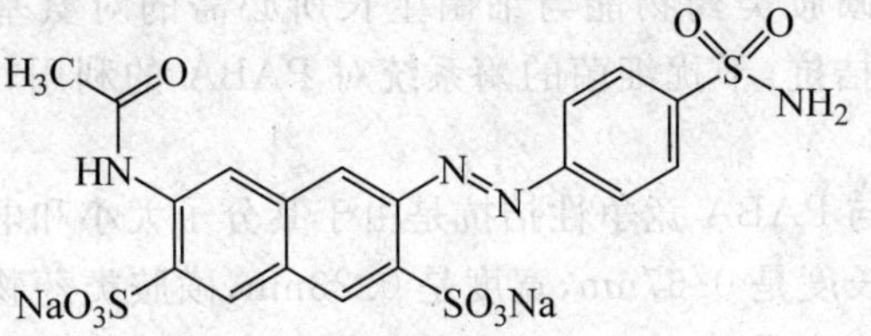

可溶性百浪多息

其后发现百浪多息在体内的代谢产物为对氨基苯磺酰胺,并确证它在体内外均具有抗菌活性,由此确立磺酰胺类药物的基本结构。

磺胺类药物的研究工作发展极为迅速,到 1946 年已经合成了 5500 多种磺胺类化合物,其中应用于临床的常用药物有磺胺醋酰(sulfacetamide)、磺胺噻唑(sulfathizole)和磺胺嘧啶(sulfaguanidine)等 20 余种。

1940 年青霉素的问世及在临床上应用,一度使磺胺类药物的研究发展受阻。但随着青霉素的不稳定性、过敏性、耐药性等缺点的暴露,使磺胺类药物的研究再度受到关注,磺胺类药物的开发进入一个新的时期,如磺胺甲噁唑(sulfamethoxazole)、磺胺甲氧嗪(sulfamethoxypyridazine)等中长效磺胺类药物相继问世。此外,还发现了磺胺增效剂甲氧苄啶。在此期间对磺胺类药物的作用机制和构效关系都进行了深入的探讨,建立了药物化学的抗代谢学说。

近年来磺胺类药物研究速度放慢,但仍有少数优良药物被发现。如柳氮磺胺吡啶(salazosulfapyridine),它吸收快,抗菌活性高,溶解度大,几乎全部以原药排出体外。

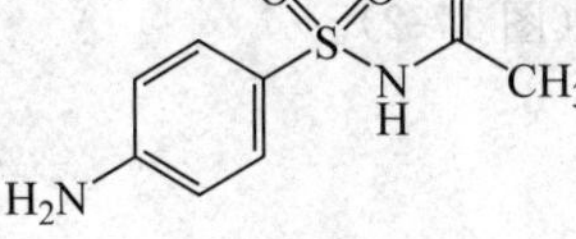

磺胺醋酰

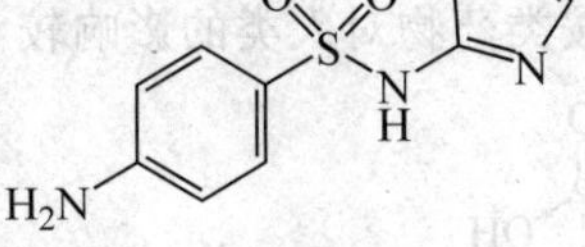

磺胺噻唑

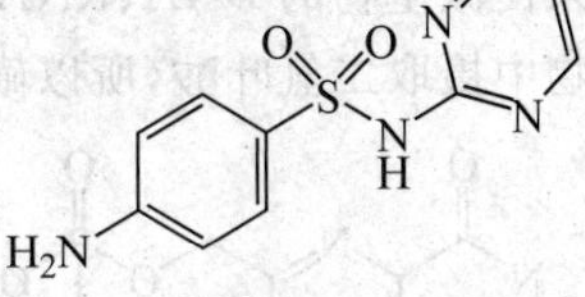

磺胺嘧啶

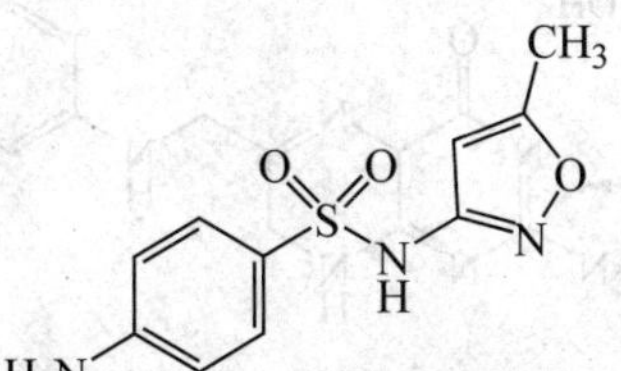

磺胺甲噁唑

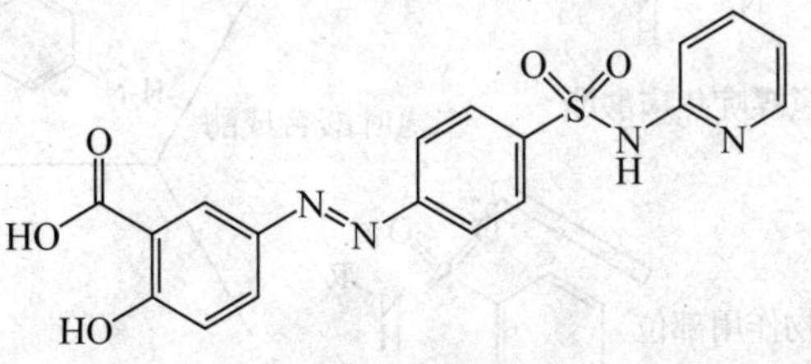

柳氮磺胺吡啶

(二)磺胺类药物的构效关系

对氨基苯磺酰胺基为必需结构,即苯环上的氨基与磺酰胺基必须处在对位,在邻位或间位无抑菌作用;芳氨基上的取代基对抑菌活性有较大的影响。多数磺胺没有取代基,若有取代基,则必须在体内易被酶分解或还原为游离的氨基才有效,如 RCONH—、R—N=N—、—NO₂ 等基团,否则无效;磺酰胺基上 N-单取代化合物多可使抑菌作用增强,而以杂环取代时抑菌作用较优。N,N-双取代化合物一般丧失活性；苯环若被其他芳环取代或在苯环上引入其他基团，抑菌活性降低或丧失；磺胺类药物的酸性离解常数(pK_a)与抑菌作用的强度有密切的关系，当 pK_a 值为 6.5～7.0 时，抑菌作用最强。

（三）磺胺类药物的作用机制

关于磺胺类药物的作用机制有许多学说，其中以 Wood-Fields 学说为人们公认和接受，并且被实验所证实。该学说认为磺胺类药物能与细菌生长所必需的对氨基苯甲酸(p-aminobenzoic acid，PABA)产生竞争性拮抗，干扰细菌的酶系统对 PABA 的利用，影响细菌的正常生长，因此有抑菌作用。

磺胺类药物之所以能与 PABA 竞争性拮抗是由于其分子大小和电荷分布与 PABA 极为相似的缘故。PABA 离子的长度是 0.67nm，宽度是 0.23nm，磺胺类药物分子中的对氨基苯磺酰基部分的长度是 0.69nm，宽度是 0.24nm，两者的长度及宽度几乎相等(图 17-1)。

经分子轨道方法计算，两者的表现电荷分布也极为相似。

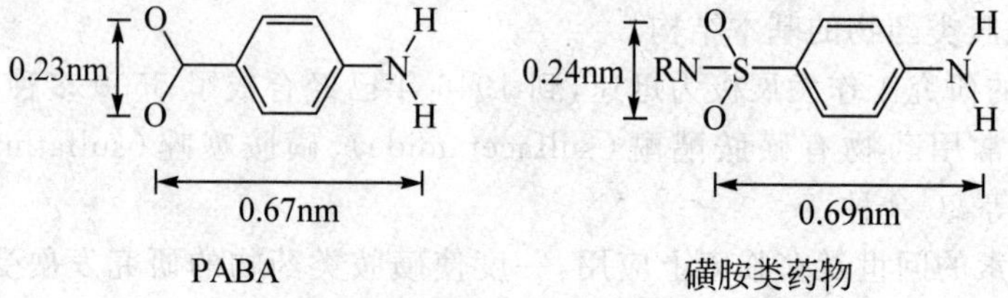

图 17-1 对氨基苯甲酸和磺胺类药物结构比较

PABA 是微生物合成二氢叶酸的重要原料。在二氢叶酸合成酶的催化下，PABA 与二氢蝶啶焦磷酸酯及谷氨酸或二氢蝶啶焦磷酸酯与对氨基苯甲酰谷氨酸合成二氢叶酸；再在二氢叶酸还原酶的作用下生成四氢叶酸(FAH_4)，四氢叶酸进一步合成辅酶 F。辅酶 F 为细菌 DNA 合成中所必需的嘌呤、嘧啶碱基的合成提供一个碳单位。因此，磺胺类药物与 PABA 竞争性拮抗的结果使微生物的 DNA、RNA 及蛋白质的合成受到干扰，影响了细菌的生长繁殖。人体可以从食物中摄取二氢叶酸，所以磺胺类药物对人类的影响较小(图 17-2)。

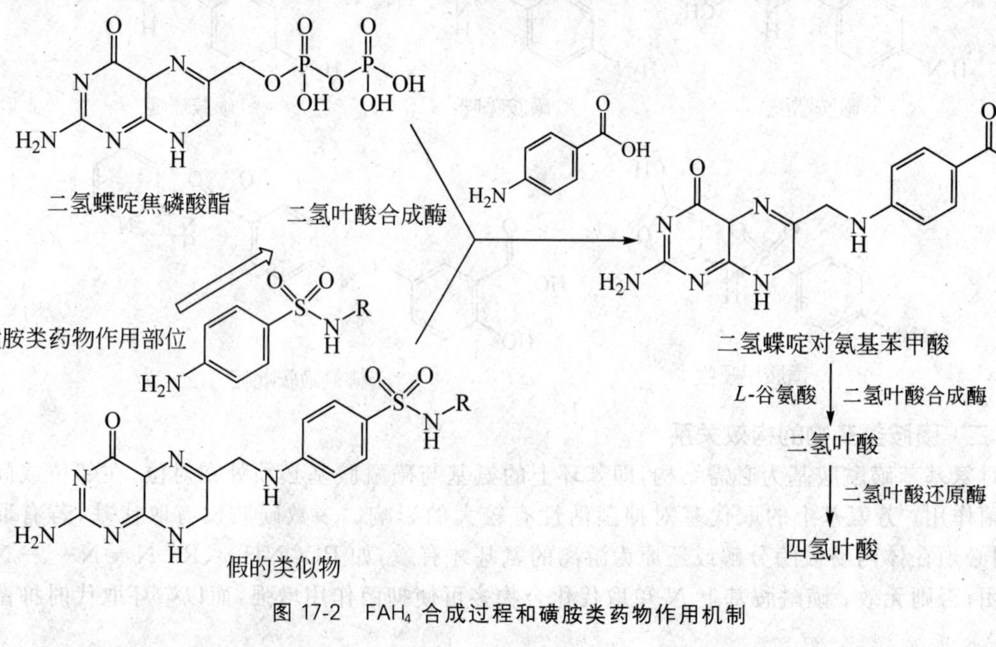

图 17-2 FAH_4 合成过程和磺胺类药物作用机制

Wood-Fields 学说开辟了从代谢拮抗寻找新药的途径。所谓代谢拮抗就是设计与生物体内基本代谢物的结构有某种程度相似的化合物,使之竞争性地或非竞争性地和体内特定的酶作用,抑制酶的催化作用或干扰基本代谢物的利用,从而干扰生物大分子的合成;或以伪代谢物的身份掺入生物大分子的合成中,形成伪生物大分子,导致致死合成(lethal synthesis),从而影响细胞的生长。代谢拮抗概念已广泛应用于抗菌、抗疟及抗肿瘤等药物的设计。

磺胺嘧啶(Sulfadiazine)

化学名为 N-2-嘧啶基-4-氨基苯磺酰胺,4-amino-N-pyrimidine-2-yl-benzenesulfonamide。

本品为白色或类白色的结晶或粉末;无臭,无味;遇光色渐变暗。微溶于乙醇或丙酮,几乎不溶于水;易溶于氢氧化钠试液或氨试液,溶解于稀盐酸。

本品显芳香第一胺的鉴别反应。呈铜盐反应,生成黄绿色沉淀,放置后变成紫色,可用于鉴别。

本品可与金属离子(如钠、银、锌等)形成磺胺嘧啶金属盐的衍生物作为药用。如磺胺嘧啶钠注射液或注射用磺胺嘧啶钠,由于磺胺嘧啶钠水溶液能吸收空气中二氧化碳,析出游离磺胺嘧啶沉淀,故在配制或贮存中应加以注意。与硝酸银溶液反应,则生成磺胺嘧啶银(sulfadiazinum argenticum),具有抗菌作用和收敛作用,用于烧伤、烫伤创面的抗感染,对铜绿假单胞菌有抑制作用。类似药物还有磺胺嘧啶锌(sulfodiazine zine),用于烧伤、烫伤创面的抗感染。

磺胺嘧啶银　　　　磺胺嘧啶锌

本品制菌力强,口服吸收完全,血药浓度较高,血浆蛋白结合力较低。本品口服 4 小时后血药浓度的 50% 以上可渗入脑脊液,为治疗和预防流脑的首选药物。其体内乙酰化作用、毒副作用较其他磺胺类药物低。

二、抗菌增效剂

抗菌增效剂是指与抗菌药配伍使用后,能增强抗菌药疗效的药物。

在抗疟药的研究过程中,发现 5-苄基-2,4-二氨基嘧啶类化合物的药物对二氢叶酸还原酶具有抑制作用,也可以影响辅酶 F 的形成,达到化学治疗的目的。其中甲氧苄啶(trimethoprim,TMP)对革兰阳性和阴性菌均具有广泛的抑制作用。它对二氢叶酸还原酶进行可逆性的抑制,阻碍二氢叶酸还原为四氢叶酸,影响辅酶F的形成,从而影响微生物DNA、RNA及蛋白质的合成,抑制了其生长繁殖。

磺胺类药物能阻断二氢叶酸的合成,而甲氧苄啶阻断二氢叶酸还原成四氢叶酸。当二者合用后,可产生协同抗菌作用,使细菌体内叶酸代谢受到双重阻断,抗菌作用增强数倍至数十倍,故甲氧苄啶又被称为磺胺增效剂。后来发现甲氧苄啶与其他抗生素合用也可增强抗菌作用。

对甲氧苄啶的4位取代基改变,得到具有较强的抗菌作用的药物,如四氧普林(tetroxoprim)及溴莫普林(brodimoprim)等。

与甲氧苄啶不同的其他抗菌增效剂有丙磺舒(probenecid),其作用机制可以抑制有机酸的排泄,从而提高有机酸药物在血液中的浓度。丙磺舒与青霉素合用时,由于降低青霉素的排泄速度,从而增强青霉素的抗菌作用。

溴莫普林　　四氧普林　　丙磺舒

甲氧苄啶(Trimethoprim)

化学名为5-[(3,4,5-三甲氧基苯基)-甲基]-2,4-嘧啶二胺。5-(3,4,5-trimethoxybenzyl)pyrimidine-2,4-diamine,别名甲氧苄胺嘧啶。

本品为白色或类白色结晶性粉末;无臭,味苦;熔点为199～203℃,pK_a为7.2。在三氯甲烷中略溶,在乙醇或丙酮中微溶,在水中几乎不溶;在冰乙酸中易溶。

人和动物辅酶F的合成过程与微生物相同,因此,甲氧苄胺嘧啶对人和动物的二氢叶酸还原酶的亲和力要比对微生物的二氢叶酸还原酶的亲和力弱10000倍至60000倍,所以,它对人和动物的影响很小,其毒性也较弱。

本品和磺胺药物合用,可使其抗菌作用增强数倍至数十倍,甲氧苄啶甚至有杀菌作用;而且可减少耐药菌株的产生,还可增强多种抗生素(如四环素、庆大霉素)的抗菌作用。

本品的稀硫酸溶液,加碘试液,即生成棕褐色沉淀。

本品加乙醇溶解,再加0.4%氢氧化钠溶液制成每1毫升中含20μg的溶液后,在287nm的波长处有最大吸收,其吸收度约为0.49。

本品常与磺胺嘧啶或磺胺甲噁唑合用,治疗呼吸道感染、肠道感染、脑膜炎和败血症等,对伤寒、副伤寒均有疗效,也可以与长效磺胺类药物合用,用于耐药恶性症的防治。

本品应遮光，密封保存。

第2节　喹诺酮类抗菌药
Quinolone as Antibacterial Drugs

一、喹诺酮类抗菌药的发展概况

喹诺酮类抗菌药是一类以原核生物 DNA 螺旋酶和拓扑异构酶Ⅳ为作用靶点的合成抗菌药。自 1962 年萘啶酸(nalidixic acid)被发现以来，此类药物发展极为迅速，已经成为仅次于 β-内酰胺抗生素的抗菌药物，此类药物的发展大体上可分为 3 个阶段：

第一阶段(1962—1969 年)，萘啶酸、吡咯米酸(piromidic acid)为代表，其特点是抗革兰阴性菌，对革兰阳性菌几乎无作用，易产生耐药性。但活性属于中等，而且体内易被代谢，作用时间短，中枢毒性较大，现已少用。

第二阶段(1970—1977 年)，由于在其分子中引入对 DNA 螺旋酶有亲和作用的哌嗪基团，使其抗菌活性大大增加，抗菌谱也从革兰阴性菌扩大到革兰阳性菌并且对铜绿假单胞菌也有活性，药代动力学性质也得到改善，耐药性低，毒副作用小，临床上用于治疗泌尿道感染和肠道感染及耳鼻喉感染。代表药物为吡哌酸(pipemidic acid)和西诺沙星(cinoxacin)。

第三阶段(1978 年至今)，在其药物分子中引入氟原子使其抗菌谱和药物代谢动力学性质达到极佳，除抗革兰阳性菌和阴性菌以外，对支原体和衣原体及分枝杆菌也有作用。在除脑组织和脑脊液外的各种组织和体液中均有良好的分布，因此，应用范围从泌尿道和肠道，扩大到呼吸道感染、皮肤感染、骨和关节感染、腹腔感染、胃肠道感染、伤寒、败血症、淋病等。最令人可喜的是像斯帕沙星(sparfloxacin)等新的喹诺酮类药物对结核杆菌显示强大的抑制作用。而且一些药物的药效可与头孢菌素相媲美。主要代表药物有诺氟沙星(norfloxacin)、环丙沙星(ciprofloxacin)、氧氟沙星(ofloxacin)、左氟沙星(levofloxacin)、洛美沙星(lomefloxacin)、依诺沙星(enoxacin)、托舒氟沙星(tosufloxacin)、帕珠沙星(pazufloxacin)和加替沙星(gatifloxacin)等。

二、喹诺酮类抗菌药的分类

喹诺酮类药物按其母核的结构特征可以分为以下 3 类：

1. 萘啶羧酸类(naphthyridinic acids)

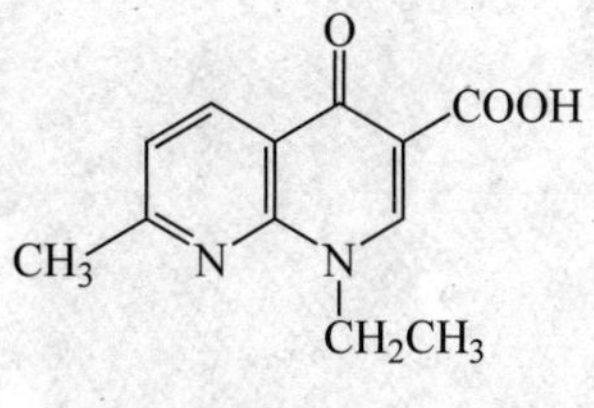

萘啶酸 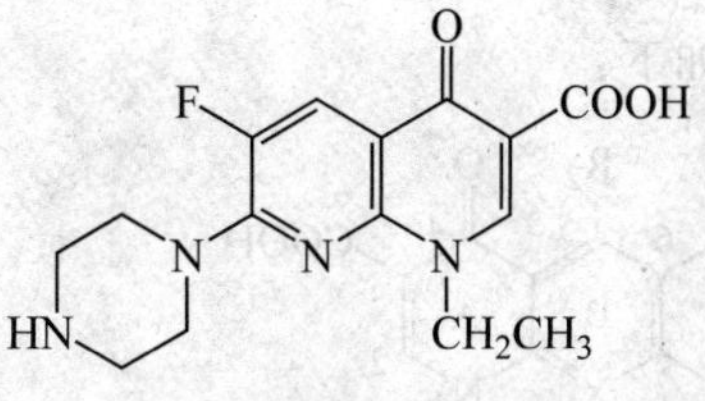　　　　依诺沙星 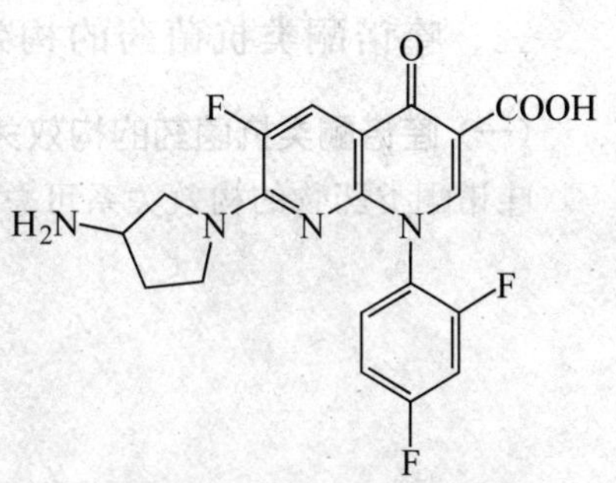　　　　托舒氟沙星

2. 吡啶并嘧啶羧酸类 (pyridopymidinic acids)

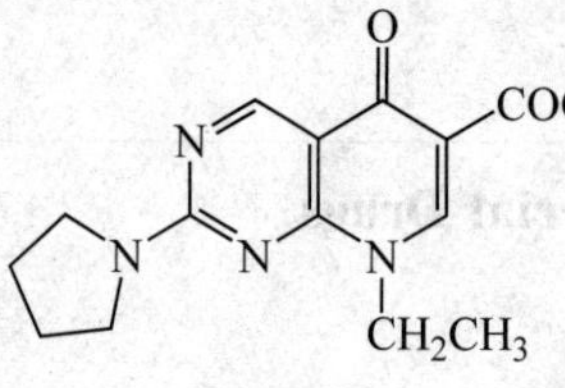

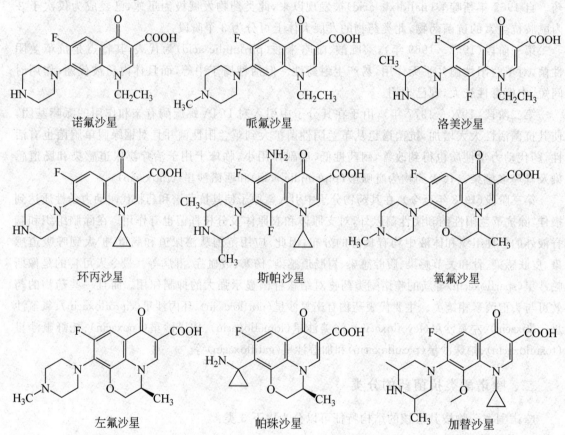

吡咯酸 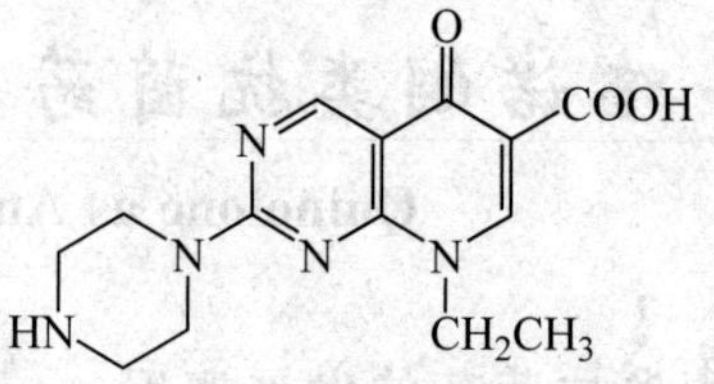   吡哌酸

3. 喹啉羧酸类 (quinolinic acids)

诺氟沙星   哌氟沙星   洛美沙星

环丙沙星   斯帕沙星   氧氟沙星

左氟沙星   帕珠沙星   加替沙星

三、喹诺酮类抗菌药的构效关系、理化性质和代谢特点

(一) 喹诺酮类抗菌药的构效关系

喹诺酮类药物的构效关系可总结如下：

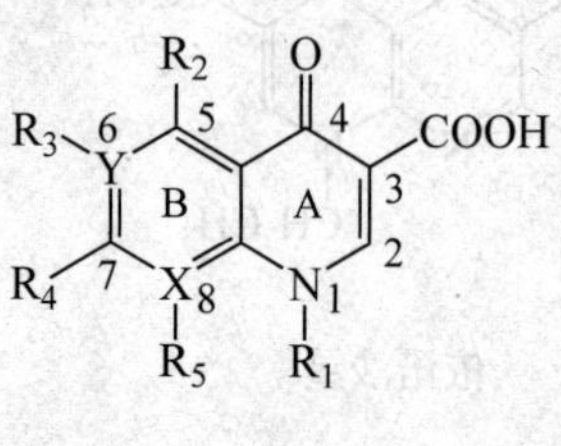

吡啶酮酸的 A 环是抗菌作用必需的基本药效基团，变化较小。其中 3 位 COOH 和 4 位

C=O 与 DNA 促旋酶和拓扑异构酶Ⅳ结合,为抗菌活性不可缺少的部分;B 环可作较大改变,可以是并合的苯环(X=CH,Y=CH)、吡啶环(X=N,Y=CH)、嘧啶环(X=N,Y=N)等;1 位取代基为烃基或环烃基活性较佳,其中以乙基或与乙基体积相近氟乙基或体积较大的环丙基的取代活性较好,此部分结构与抗菌强度相关;5 位可以引入氨基,但对活性影响不大,可提高吸收能力或组织分布选择性;6 位引入氟原子可使抗菌活性增大,特别有助于对 DAN 螺旋酶的亲和性,改善了对细胞的通透性;7 位引入五元或六元杂环,抗菌活性均增加,以哌嗪基最好,但也增加对中枢的作用;8 位以氟、甲氧基取代或与 1 位以氧烷基成环,可使活性增加。

(二) 代谢特点

喹诺酮类药物口服吸收迅速,在体内分布较广,多数药物在尿中能保持高于对病原微生物的最小抑制浓度,大多数喹诺酮类药物的代谢物为 3 位羧基与葡萄糖醛酸的结合物,其次的代谢反应发生在哌嗪环上。如环丙沙星和伊诺沙星可发生在哌嗪环的 3′碳原子上羟基化,再进一步氧化成酮。

诺氟沙星(Norfloxacin)

化学名为 1-乙基-6-氟-1,4-二氢-4-氧代-7-(1-哌嗪基)-3-喹啉羧酸,1-ethyl-6-fluoro-1,4-dihydro-4-oxo-7-piperazin-1-yl-1H-quinoline-3-carboxylic acid,又名氟哌酸。

本品为类白色至淡黄色结晶性粉末,无臭,味微苦,在空气中能吸收水分,遇光色渐变深。本品在乙酸、盐酸或氢氧化钠溶液中易溶,在二甲基甲酰胺中略溶,在水或乙醇中极微溶解。熔点为 218~224℃。

本品为 20 世纪 70 年代末开发的喹诺酮类抗菌药,鉴于氟甲喹(flumequine)具有较弱抗菌作用,但确有较广的抗革兰阴性菌的性质,在其六位具有氟原子,以它作为先导化合物,在分子中再引入哌嗪基团,使得此类药物具有良好的组织渗透性,抗菌谱广,对革兰阴性菌和阳性菌都有明显的抑制作用,特别是对包括铜绿假单胞菌在内的革兰阴性菌作用比庆大霉素等氨基糖苷类抗生素还强,临床上用于治疗敏感菌所引起的尿道、肠道等感染性疾病。

本品在室温下相对稳定,但在光照下可分解,得到 7-哌嗪环开环产物。在酸性下回流可得到 3-脱羧产物。

7-哌嗪环开环产物 3-脱羧产物

本品应遮光,密封,在干燥处保存。

诺氟沙星的问世是喹诺酮类抗菌药的重要进展,并且对此类药物的构效关系有了进一步的认识。二氢吡啶酮部分是药效基本结构,与吡哌酸相比嘧啶部分已由苯环取代。而氟原子及哌嗪基也成为必不可少的取代基。

本品为抗菌药。抗菌谱广,作用强。临床上用于泌尿道、呼吸道、肠道、耳鼻喉科、妇科、外科和皮肤科等感染性疾病的治疗。

左氧氟沙星(Levofloxacin)

化学名为(S)-9-氟-2,3-二氢-3-甲基-10-(4-甲基-l-哌嗪基)-7-氧代-7H-吡啶并[1,2,3-de][1,4]苯并噁嗪-6-羧酸,(S)-9-fluoro-2,3-dihydro-3-methyl-10-(4-methyl-piperazin-1-yl)-7-oxo-7H-pyrido[1,2,3-de]-1,4-benzoxazine-6-carboxylic acid,又名氟嗪酸。

本品为白色或微黄色结晶性粉末;无臭,味苦,遇光渐变色;在冰乙酸中易溶,在三氯甲烷中略溶,在甲醇中微溶,在稀酸及 0.1mol/L 氢氧化钠溶液中略溶。

本品为氧氟沙星的左旋体,其抗菌活性约为氧氟沙星的两倍,它的主要作用机制为抑制细菌 DNA 旋转酶(细菌拓扑异构酶Ⅱ)的活性,阻碍细菌 DNA 复制。抗菌作用大于其右旋异构体 8～128 倍,归因于它们对 DNA 螺旋酶的活性不同。与氧氟沙星相比其特点主要有 3 个方面:①活性是氧氟沙星的 2 倍,如对葡萄球菌和链球菌以及厌氧菌的活性都比氧氟沙星强。②水溶性好,是氧氟沙星的 8 倍,更易制成注射剂。③毒副作用小,是喹诺酮已上市中的最小者,副作用发生率只有 2.77%。

本品抗菌谱广、抗菌作用强,对大多数肠杆菌科细菌等革兰阴性细菌有较强的抗菌活性,对部分甲氧西林敏感葡萄球菌、肺炎链球菌、化脓性链球菌、溶血性链球菌等革兰阳性菌和军团菌、支原体、衣原体也有良好的抗菌作用。

本品临床上主要用于革兰阴性菌所致的呼吸系统、泌尿系统、消化系统、生殖系统感染等,亦可用于免疫损伤患者的预防感染。

第3节 抗结核病药

Antituberculous Drugs

结核病是由有特殊细胞壁的耐酸结核杆菌引起的慢性细菌感染性疾病,因其细胞上存在高度亲水性的类脂,而对醇、酸、碱和某些消毒剂具有高度的稳定性。由于结核杆菌较一般的细菌生长周期长,所以需用药周期长,因而抗结核药物易产生耐药性。抗结核病药依据化学结构可分为两类:抗结核抗生素和合成抗结核病药物。

一、合成抗结核病药物

1944年发现苯甲酸和水杨酸可促进结核杆菌的呼吸,根据抗代谢药物的设计原理,寻找其抗结核治疗药。在1946年发现了对结核杆菌有选择抑制作用的对氨基水杨酸钠(sodium aminosalicylate)。其后,又发现抗结核药物异烟肼(isoniazid)及运用随机筛选方法,得到盐酸乙胺丁醇(ethambutol hydrochloride)。除此之外,还有吡嗪酰胺(pyrazinamide)等其他结构的药物。

吡嗪酰胺是在研究烟酰胺时发现的抗结核杆菌药物,它为烟酰胺的生物电子等排体,因为是烟酰胺的抗代谢产物,所以起到抗结核作用。乙硫酰胺(ethionamide)为异烟肼胺的类似物,由于其耐受性和副作用,成为二线抗结核药。丙硫异烟胺(prothionamide)是乙硫酰胺的乙基被丙基取代所得。其作用机制与异烟肼类似,被认为是前体药物,对结核杆菌都有较好的活性。

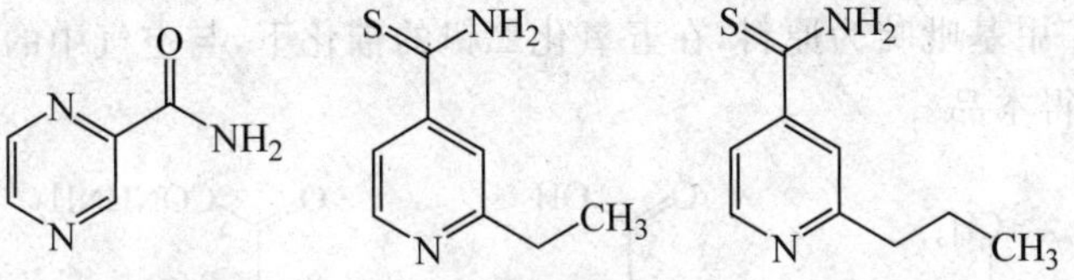

吡嗪酰胺　　乙硫酰胺　　丙硫异烟胺

异烟肼(Isoniazid)

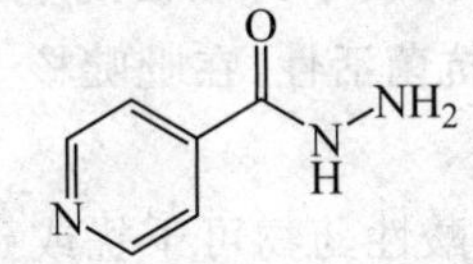

化学名为4-吡啶甲酰肼(isonicotinylhydrazine),又名雷米封。

本品为无色结晶或白色至类白色结晶性粉末,无臭,味微甜后苦,遇光渐变质。易溶于水,微溶于乙醇,极微溶于乙醚。熔点为170~173℃,pK_a为10.8。

本品的肼基具有较强的还原性,可被多种弱氧化剂氧化。如与氨制硝酸银试液作用,异烟肼被氧化生成异烟酸铵,同时生成氮气与黑色的金属银沉淀;在酸性液中与溴酸钾作用生成异烟酸、溴化钾和氮气,此反应可用于含量测定。也可被溴、碘等氧化。

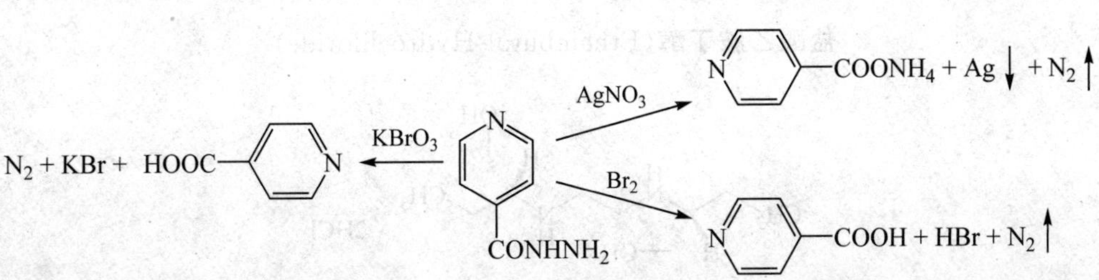

本品与铜离子或其他重金属离子络合,形成有色的螯合物,如与铜离子在酸性条件下,生成一分子的红色螯合物,在pH7.5时形成两分子螯合物。

本品含酰肼结构,在酸或碱存在下,水解生成异烟酸和游离肼,其毒性大,故变质后不可再供药用。光、重金属、温度和pH等因素均可加速水解反应。

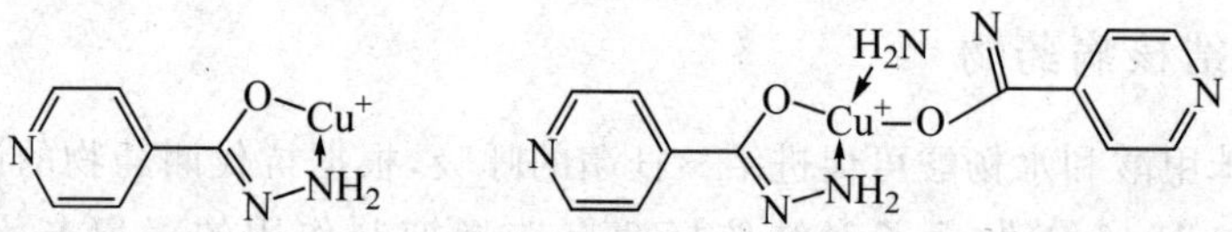

异烟肼可与醛缩合生成腙,但其抗结核杆菌作用低于异烟肼,却可解决对异烟肼的耐药性问题。与香草醛缩合得异烟腙(isoniazone),与葡萄糖醛酸钠缩合得葡烟腙(glyconiazide)。其抗结核作用与异烟肼相似,毒性略低,不损伤肝功能,常与乙胺丁醇和乙硫酰胺合用。

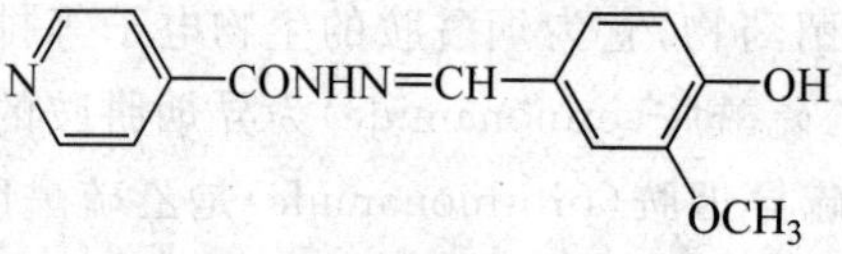

异烟腙 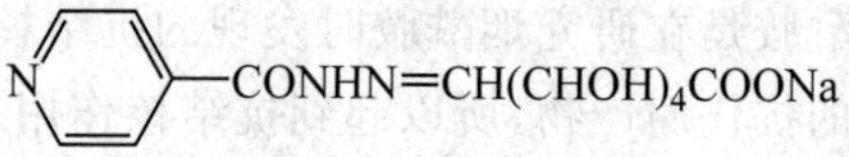　　　　　　　　　葡烟腙

异烟肼合成以 4-甲基吡啶为原料,在五氧化二钒的催化下,与空气中的氧作用,氧化成异烟酸,再和水合肼缩合得本品。

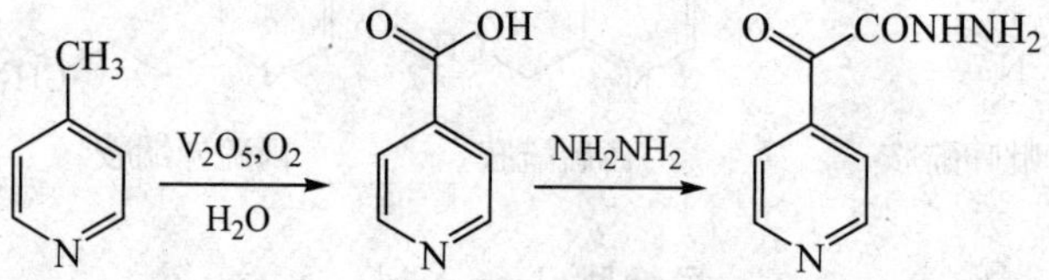

本品的构效关系研究表明,肼基上的质子可以被烷基或芳基取代,但只有 N_2 取代的衍生物有抗菌活性,而 N_1 取代的衍生物无抗菌活性,在吡啶核上引入取代基活性降低或失去,所有的衍生物活性低于异烟肼。

本品口服后迅速被吸收,食物及耐酸性药物可干扰或延误其吸收。因此,异烟肼应空腹使用。异烟肼在包括病灶在内的各种组织中均能有很好的吸收,其大部分的代谢物为失活产物,主要代谢物为 N-乙酰异烟肼,占服用量的 50%～90%,并由尿排出,N-乙酰异烟肼抗结核作用仅为异烟肼的 1%。在人体内这种乙酰化作用受到乙酰化酶的控制,此酶活性受基因控制。因此,应根据乙酰化速度的差异,调节患者用药量。

临床上常用的抗结核药,具有疗效好,用量小,易于口服等优点。常与链霉素、卡那霉素和对氨基水杨酸钠合用,以减少结核杆菌耐药性的产生。

盐酸乙胺丁醇(Ethambutol Hydrochloride)

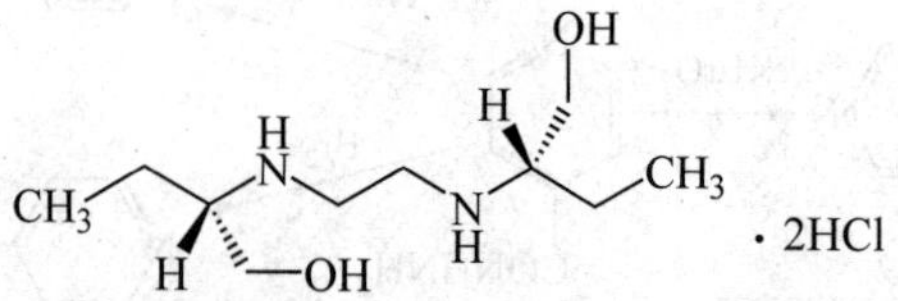

化学名为(+)-2,2′-(1,2-乙二基二亚氨基)-双-1-丁醇二盐酸盐。(+)-2,2-(1,2-ethanediyldiimino)-bis-1-butanol dihydrochloride。

本品为白色结晶性粉末,无臭或几乎无臭;略有引湿性,极易溶于水,略溶于乙醇,极微溶于三氯甲烷,几乎不溶于乙醚,熔点为 199～204℃,熔融时同时分解,$[\alpha]_D^{25}$ +6.0°～7.0°,pK_a 6.6,9.5。

乙胺丁醇含两个手性碳,有左旋、右旋和内消旋三个光学异构体,右旋体的活性是内消旋体的12倍,为左旋体的200～500倍,药用为 R,R 构型的右旋体。对盐酸乙胺丁醇结构进行优化,但未能得到活性更好的衍生物。

本品的氢氧化钠溶液与硫酸铜试液反应,生成深蓝色络合物,此反应可用于鉴别。

盐酸乙胺丁醇的抗菌机制则可能与二价金属离子如 Mg^{2+} 结合,干扰细菌 RNA 的合成。

本品在体内两个羟基氧化代谢为醛,进一步氧化为酸。昼夜内口服量一半以上以原形由尿排出,仅10%～15%以代谢物形式排出。

本品的作用机制尚未完全阐明,可能抑制敏感细菌的代谢,抑制 RNA 的合成,干扰结核杆菌蛋白代谢,从而导致细菌死亡。对生长繁殖期结核杆菌有较强的抑制作用,与其他抗结核药无交叉耐药性,长期服用可缓慢产生耐药性。盐酸乙胺丁醇主要用于治疗对异烟肼、链霉素有耐药性的结核杆菌引起的各型肺结核及肺外结核,可单用,但多与异烟肼、链霉素合用。

二、抗生素类抗结核病药物

抗结核抗生素是指对结核杆菌有抑制或杀灭作用,临床用于治疗结核病的抗生素。主要有链霉素(streptomycin)、利福霉素类(rifamycins)、卡那霉素(kanamycin)、环丝氨酸(cycloserin)、紫霉素(viomycin)和卷曲霉素(capreomycin)等。

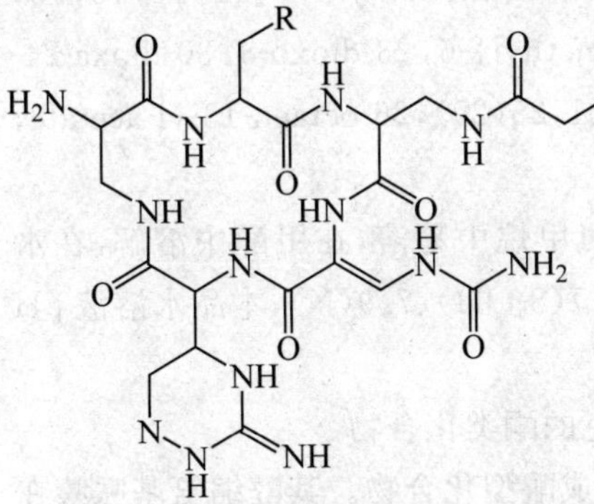

卷曲霉素IA R=OH
卷曲霉素IB B=H

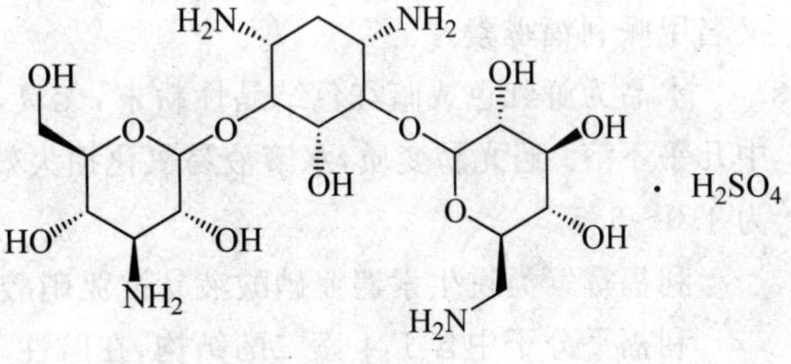

卡那霉素

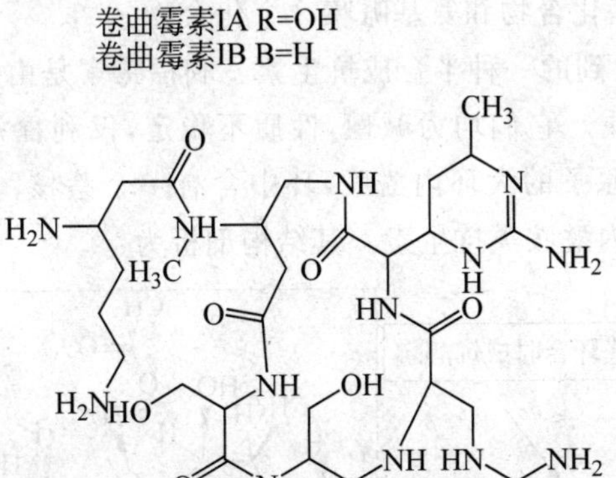

紫霉素

抗结核病抗生素均具有良好抗菌活性,其中链霉素在临床上被列为第一线抗结核药物之一。由于结核病需长期治疗,易诱导结核菌产生耐药性,因此需与其他抗结核药物联用,以提高疗效,减少耐药性。利福平(rifampin)、利福定(rifandin)和利福喷丁(rifapentine)对结核杆菌有强大抗菌作用,临床上除与其他抗结核药联用治疗肺结核病外,对泌尿生殖系统结核、骨和关节结核、淋巴结结核等也有较好疗效,也列为第一线抗结核病药物。抗结核抗生素链霉素为氨基糖苷类抗生素,在抗生素章节中介绍。

利福平(Rifampin)

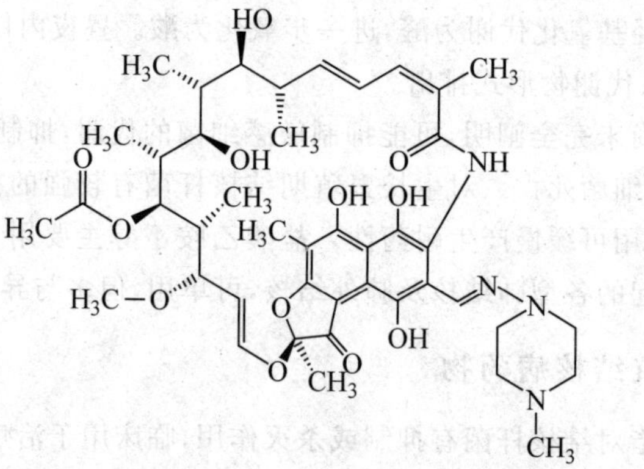

化学名为 3-[[(4-甲基-1-哌嗪基-)亚氨基]甲基]-利福霉素,(7S,9E,11S,12R,13S,14R,15R,16R,17S,18S,19E,21Z)-2,15,17,27,29-pentahydroxy-11-methoxy-3,7,12,14,16,18,22-heptamethyl-26-{(E)-[(4-methylpiperazin-1-yl)imino]methyl}-6,23-dioxo-8,30-dioxa-24-azatetracyclo[23.3.1.1^{4,7}.0^{5,28}]triaconta-1(28),2,4,9,19,21,25(29),26-octaen-13-yl acetate,又名甲哌利福霉素。

本品为鲜红色或暗红色结晶性粉末,无臭,无味;在三氯甲烷中易溶,在甲醇中溶解,在水中几乎不溶;遇光易变质,水溶液易氧化损失效价。pK_a:1.7(8-OH)、7.9(N),本品水溶液 pH 为 4.0~6.5。

利福霉素类抗生素遇亚硝酸液易被亚硝酸氧化成暗红色的酮类化合物。

利福平分子中含 1,4-萘二酚结构,在碱性条件下易氧化成醌型化合物。其醛缩氨基哌嗪在强酸中易在 C=N 处分解,成为缩合前的醛基化合物和氨基哌嗪 2 个化合物。

利福平是从利福霉素 B(rifamycins B)得到的一种半合成抗生素。利福霉素是由链丝菌发酵液中分离出的利福霉素 A、B、C、D、E 等物质。它们均为碱性,性质不稳定,仅利福霉素 B 分离得到纯品,利福霉素的化学结构为 27 个碳原子的大环内酰胺,环中含有一个萘核,它是一个平面芳香核和一立体脂肪链相连所成的大环内酰胺类抗生素。其结构剖析为:

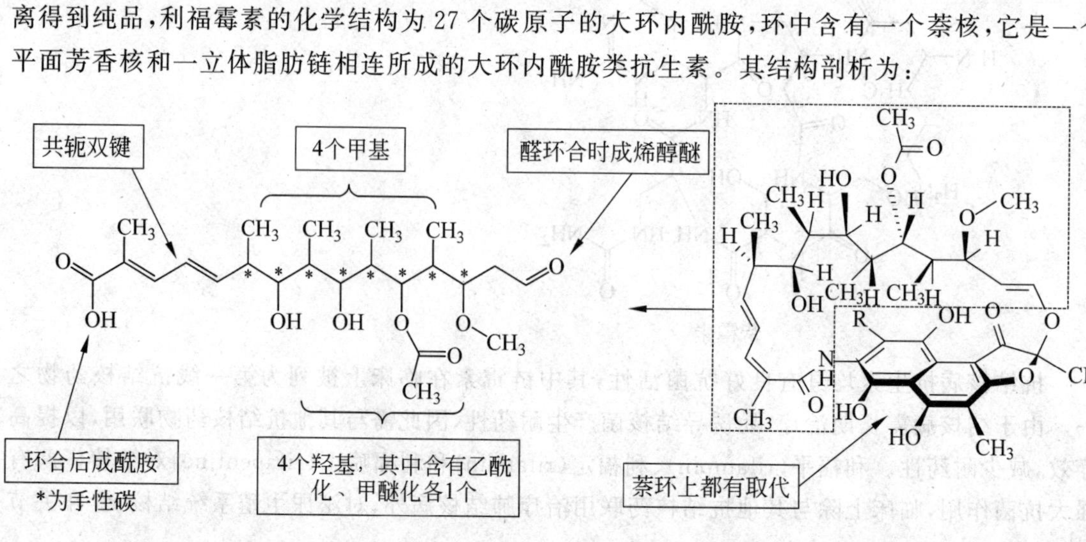

利福霉素 B 的抗菌作用很弱，经氧化、水解、还原得到利福霉素 SV，利福霉素 SV 对革兰阴性菌和结核杆菌的作用较利福霉素 B 强，已用于临床，但口服吸收较差，对革兰阴性菌作用弱。

将利福霉素 B 的羧基衍化成酯、酰胺、酰肼等发现利福米特（rifamide）的效果与利福霉素 SV 相似，已用于临床，但吸收不好，只能注射给药。为寻找口服吸收好、抗菌谱广、长效和高效的抗结核药物，对利福霉素进行结构改造，以 SV 与 1-甲基-4-氨基哌嗪形成的腙成为利福平。其抗结核活性比利福霉素高 32 倍，但缺点是细菌对其耐药性出现较快。以利福平为基础，进一步合成了新的衍生物，其中在临床和药效方面突出的有利福定（rifandin）和利福喷丁（rifapentine）。

利福定抗菌谱与利福平相似，对结核杆菌、麻风杆菌有良好的抗菌活性，其用量为利福平的 1/3 时，可获得近似或较高的疗效，对金黄色葡萄球菌有良好作用，对部分大肠杆菌也有一定抗菌活性，对沙眼病毒也有抑制作用。

利福喷丁的抗菌谱性质与利福平相同，对结核杆菌、麻风杆菌、金黄色葡萄球菌、某些病毒、衣原体等微生物有抗菌作用，其抗结核杆菌的作用比利福平强 2～10 倍。

利福霉素B	R=—OCH_2COOH	R_1=H
利福霉素SV	R=—OH	R_1=H
利福平	R=—OH	R_1=—CH=NN〇NCH_3
利福米特	R=—$OCH_2CON(C_2H_5)_2$	R_1=H
利福定	R=—OH	R_1=—N〇$NCH_2CH(CH_3)_2$
利福喷丁	R=—OH	R_1=—CH=NN〇N〇

利福平发明于 1965 年，它的出现使结核病的治疗又发生了一次更大的飞跃，实践证明利福平是一种很好的抗结核药。

利福平作用的靶点是抑制细菌 DNA 依赖 RNA 聚合酶（DDRP）。利福平体内代谢是 C_{21} 的酯键水解，生成脱乙酰基利福平，其活性只为原药的 1/8～1/10。利福平代谢物具有色素基团，因而尿液、粪便、唾液、痰液及汗液常现橘红色。

第 4 节　抗真菌药

Antifungals Drugs

真菌（fungus）是一类没有叶绿素、不能自制养料、以寄生或腐生的方式生活的低等生物。真菌属真核生物，有明显的核膜，而细菌无明显的核膜。真菌储藏的养料为肝糖，而绿色植物主要储藏淀粉。真菌的适应能力很强，自然界几乎到处都有。真菌感染疾病是危害人类健康的重要疾病之一，真菌感染可分为感染表皮、毛发和指甲等部位的浅表真菌感染以及感染皮下组织和内脏的深部真菌感染。浅表真菌感染为一种传染性强的常见病和多发病，占真菌患者的 90%，近年来由于临床上广谱抗生素的大量使用，破坏了细菌和真菌间的共生关系，加之药物的滥用、器官移植和艾滋病的传播等，使机体的免疫功能降低。中性粒细胞缺乏或减少者，器官或骨髓移植者、恶性肿瘤、白血病、糖尿病、尿毒症、大面积烧伤者，应用广谱抗菌药、皮质激素、抗肿瘤药、免疫抑制药者,应用异物、导管等患者,导致深部真菌病的发病率明显增加。深部真菌感染的危害性大,严重者可导致死亡。

目前,临床使用的抗真菌药物按结构可分类为抗真菌抗生素、唑类抗真菌药物和其他抗真菌药物。

一、抗生素类抗真菌药物

抗真菌抗生素药物分为非多烯和多烯两类。

非多烯主要有灰黄霉素(griseofulvin)和西卡宁(siccanin),虽然它们对深部真菌感染具有抑制作用,但由于其生物利用度低和毒性大,只用于浅表真菌感染。

多烯类抗生素的分子内都含有共轭多烯亲脂大环内酯环并连有一个氨基糖,这些多烯类抗生素亲脂性比较强,水中溶解度较低。因结构有共轭多烯基团,故对热和光不稳定。常见的多烯类抗生素有两性霉素 B(amphotericin B)、制霉菌素 A_1(nystatin A_1)等。主要用于深部真菌感染,它们通过与真菌细胞膜上的甾醇结合,损伤细胞膜的通透性,导致真菌细胞内钾离子、核苷酸和氨基酸等外漏,破坏正常代谢而起抑菌作用。

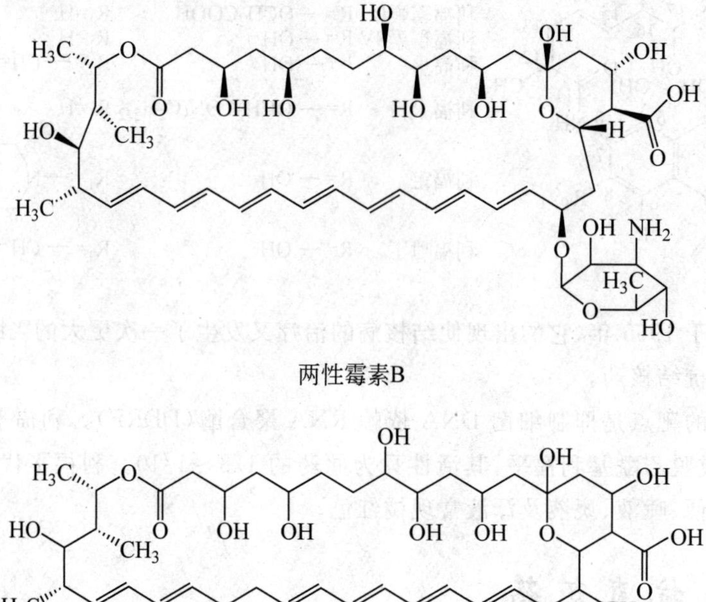

两性霉素B

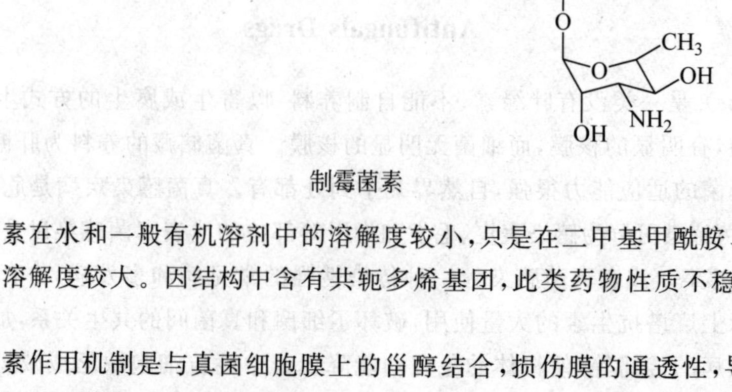

制霉菌素

多烯类抗生素在水和一般有机溶剂中的溶解度较小,只是在二甲基甲酰胺、二甲基亚砜、吡啶等极性溶剂中溶解度较大。因结构中含有共轭多烯基团,此类药物性质不稳定,可被光、热、氧等迅速破坏。

抗真菌抗生素作用机制是与真菌细胞膜上的甾醇结合,损伤膜的通透性,导致真菌细胞内钾离子、核苷酸、氨基酸等外漏,破坏正常代谢而起抑菌作用。除支原体外,细胞上缺少甾醇的细菌不能被多烯类抗生素所作用。游离甾醇和细胞膜上甾醇竞争多烯类抗生素，而使多烯类抗生素作用减少。哺乳动物细胞膜上的甾醇主要为胆甾烷醇，多烯类抗生素可以使其对含有麦角甾醇囊的亲和力大于对含有胆固醇囊亲和力的10倍。

二、唑类抗真菌药物

唑类抗真菌药物起源于20世纪60年代末克霉唑（clotrimazole）抗真菌作用的发现，使随后大量的唑类抗真菌药物被开发，这些药物可用于治疗皮肤真菌感染和酵母菌感染，部分为口服治疗全身真菌感染。临床上常用抗真菌药物有益康唑（econazole）、咪康唑（miconazole）、噻康唑（tioconazole）、酮康唑（ketoconazole）、伊曲康唑（itraconazole）、氟康唑（fluconazole）等。

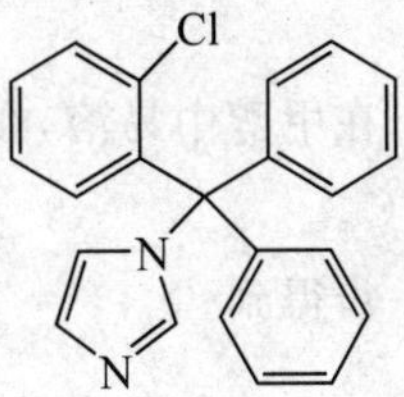

克霉唑 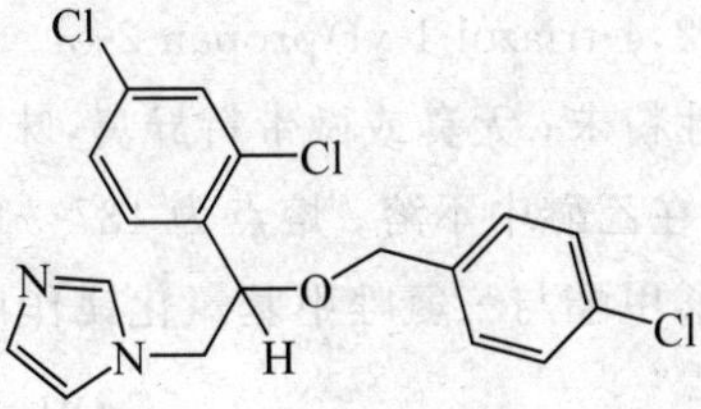　　　　　益康唑 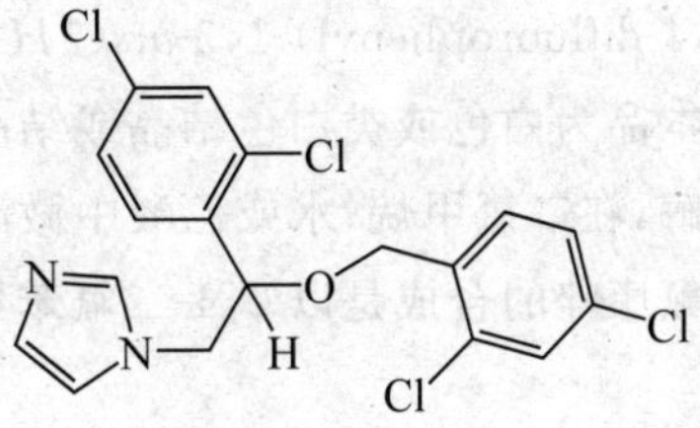　　　　　咪康唑

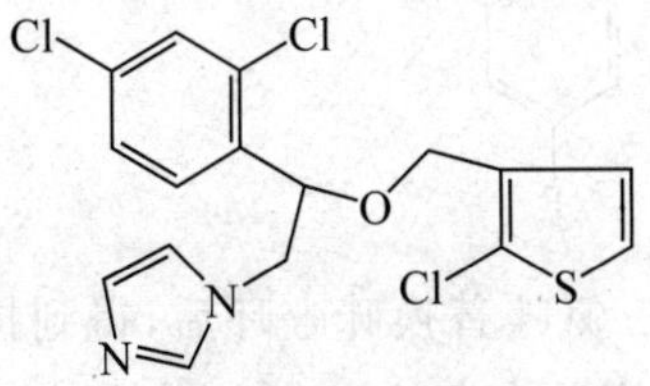

噻康唑 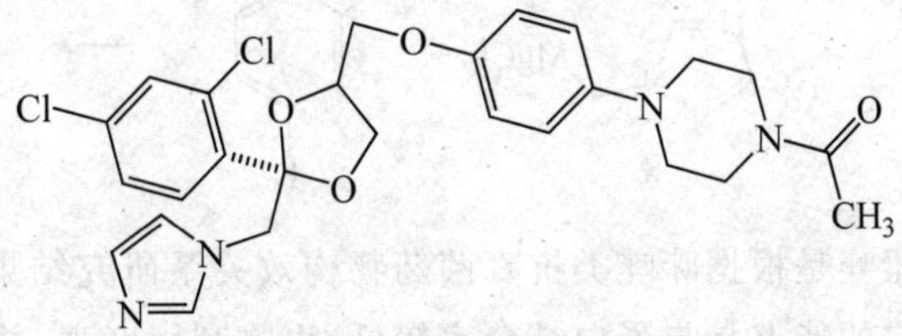　　　　　酮康唑

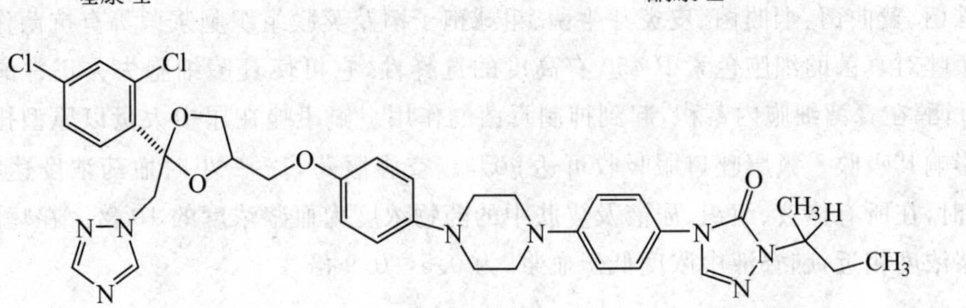

伊曲康唑

克霉唑为第一个在临床上使用的唑类抗真菌药物，虽然对深部真菌感染有作用，但由于吸收的不规则和毒性大而主要外用于皮肤、黏膜等部位的感染。硝酸咪康唑、益康唑和噻康唑其化学结构类似，为广谱的抗真菌药物，其作用优于克霉唑。特别是硝酸咪康唑除可用于黏膜、阴道的白色念珠菌及皮肤真菌感染外，还可用于深部真菌感染。为临床上常见的抗真菌药物。酮康唑是第一个口服有效的咪唑类广谱抗真菌药物，对皮肤真菌及深部真菌感染均有效。伊曲康唑是1980年合成的三氮唑类药物，用三氮唑代替了咪唑环，该药具有广谱抗真菌作用，体内体外抗真菌作用比酮康唑强5～100倍。

咪唑类和三氮唑类抗真菌药的结构特点：①分子中至少含有一个唑环（咪唑或三氮唑）；②都以唑环1位氮原子通过中心碳原子与芳烃基相连，芳烃基一般为一卤或二卤取代苯环。

氟康唑（Fluconazole）

化学名为 α-(2,4-二氟苯基)-α-(1H-1,2,4-三唑-1-基甲基)-1H-1,2,4-三唑-1-基乙醇，2-(2,4-difluorophenyl)-1,3-bis(1H-1,2,4-triazol-1-yl)propan-2-ol。

本品为白色或类白色结晶或结晶性粉末；无臭或微带特异臭，味苦；在甲醇中易溶，在乙醇中溶解，在二氯甲烷、水或乙酸中微溶，在乙醚中不溶；熔点为 137～141℃。

氟康唑的合成是以 2,4-二氟苯甲酸甲酯与三氮唑甲基氯化镁作用一步得到。

氟康唑是根据咪唑类抗真菌药物构效关系研究结果，以三氮唑替换咪唑环后，得到抗真菌药物。它的特点是与蛋白结合率较低、生物利用度高，并具有穿透中枢的特点，对白色念珠菌及其他念珠菌、黄曲菌、烟曲菌、皮炎芽生菌、粗球孢子菌及荚膜组织胞浆菌等有抗菌作用。

氟康唑对真菌的细胞色素 P-450 有高度的选择性，它可使真菌细胞失去正常的甾醇，而使 14-甲基甾醇在真菌细胞内蓄积，起到抑制真菌的作用。氟康唑在尿中大量以原型排泄，胃的酸性并不影响其吸收。氟康唑口服吸收可达 90%。空腹服药，1～2 小时血药浓度达峰值，其 $t_{1/2}$ 约 30 小时，在所有体液、组织、尿液及皮肤中的药物浓度为血浆浓度的 10 倍。在唾液、痰、指甲中与血浆浓度相近，脑脊液中浓度低于血浆，为 0.5～0.9 倍。

三、其他抗真菌药物

1981 年发现的萘替芬（naftifine）为烯丙类结构的抗真菌药，具有较高的抗真菌活性，局部用药治疗皮肤癣菌的效果优于益康唑，治疗白色念珠菌病效果同克霉唑。由于其良好的抗真菌活性及新颖的结构特征，而受到重视。继而又发现抗菌作用更高、毒性更低的特比萘芬（terbinafine）和布替萘芬（butenafine）。特比萘芬与萘替芬相比，其抗菌谱更广，抗真菌作用更强、更安全、毒性低、副作用小，不仅可以外用，还可以口服。其药物作用机制与萘替芬相同，都是角鲨烯环氧化酶的抑制药。布替萘芬则对发癣菌、小孢子菌和表皮癣菌等皮肤真菌具有较强的作用，且经皮肤、角质层渗透迅速，潴留时间长，24 小时仍可保留高浓度。另外，还有胞嘧啶的衍生物氟胞嘧啶（flucytosine），对念珠菌、隐球菌等有较好的疗效，其结构与抗肿瘤药物氟尿嘧啶相似，而且在酸、碱性条件下，可以水解脱氨生成氟尿嘧啶。

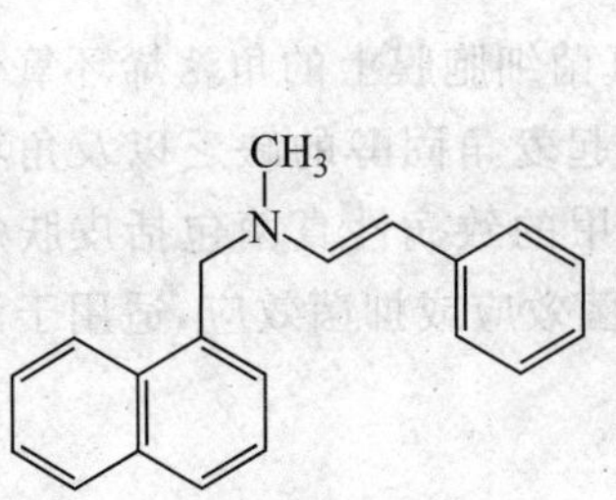

萘替芬 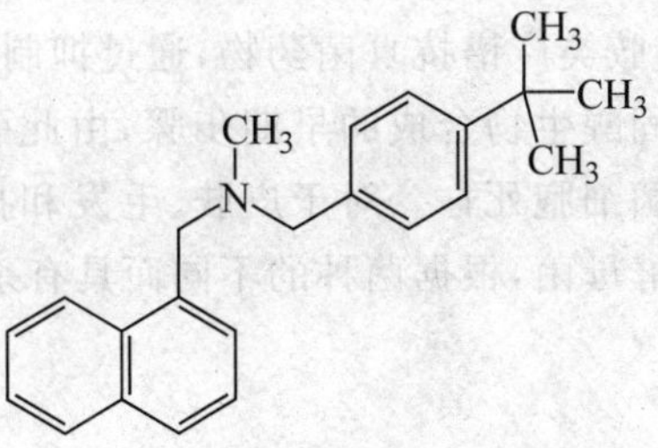　　　　　　　　　布替萘芬 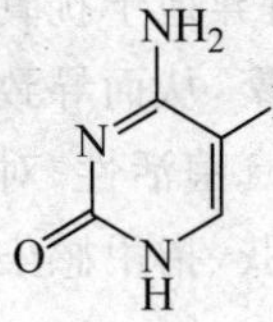　　　　　　氟胞嘧啶

阿莫罗芬(amorolfine)原为农业使用的杀菌药物,后意外地发现它对曲霉和青霉等非着色丝状菌所有致病真菌表现出很好的抗菌活性,其中对皮肤真菌和糠秕马色霉菌最为敏感。阿莫罗芬为无色或几乎无色的澄明液体,是一种新型的抗真菌药,主要抑制次麦角类固醇转化成麦角甾醇所需的还原酶和异构酶,造成次麦角类醇蓄积,麦角类固醇大量减少,导致胞膜结构和功能受损,从而杀伤真菌。阿莫罗芬还造成异常几丁质沉积导致真菌生长障碍,抑制 NADH 氧化酶和琥珀细胞色素 C 还原酶等活性,有极高的体外药理活性。

托萘酯(tolnaftate)为适用于治疗体癣、股癣、手足癣等的浅表皮肤真菌感染的药物,而托西拉酯(tolciclate)为对其结构改造的产物。对皮肤丝状菌体有很强的抗菌作用。另一个结构改造的产物是利拉萘酯(liranaftate),其抗真菌谱广,对包括须发菌在内的皮肤菌具有强大的抗真菌活性,且口服时不诱导胆固醇的生物合成。

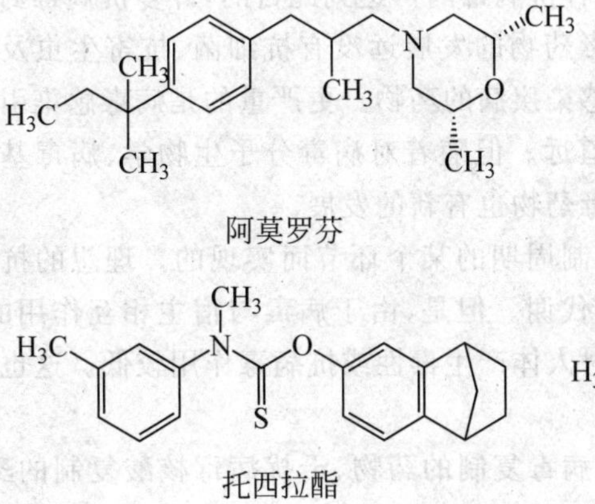

阿莫罗芬 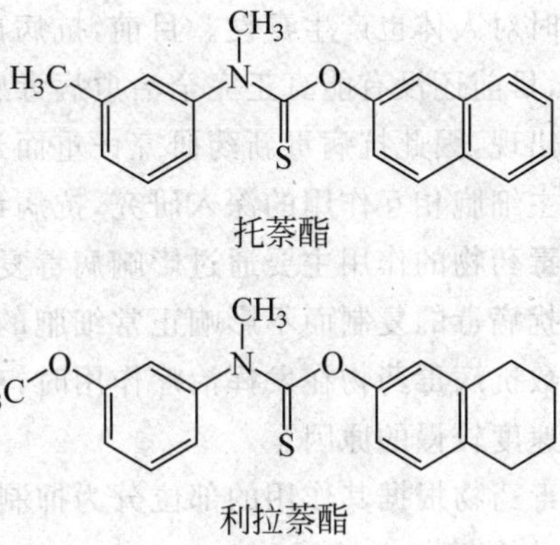　　　　　　　　　托萘酯

托西拉酯 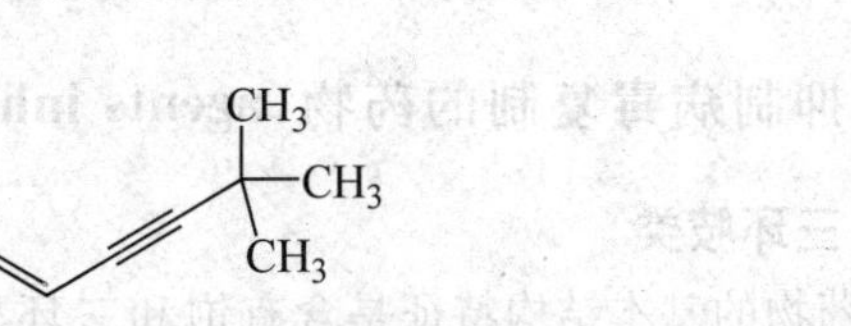　　　　　　　　　利拉萘酯

特比萘芬(Terbinafine)

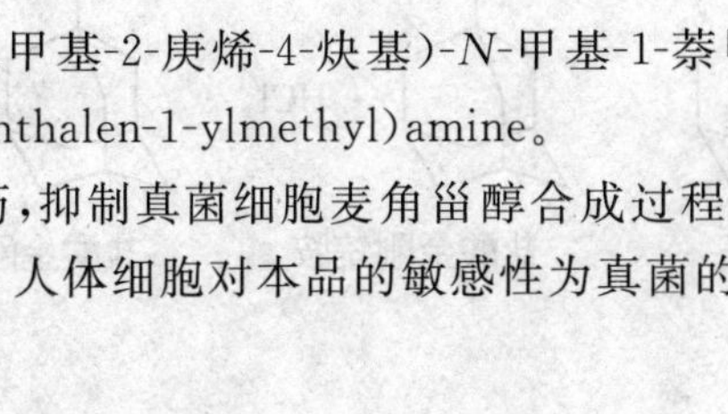

化学名为(E)-N-(6,6-二甲基-2-庚烯-4-炔基)-N-甲基-1-萘甲胺[(2E)-6,6-dimethylhept-2-en-4-yn-1-yl](methyl)(naphthalen-1-ylmethyl)amine。

本品为丙烯胺类抗真菌药,抑制真菌细胞麦角甾醇合成过程中的鲨烯环氧化酶,并使鲨烯在细胞中蓄积而起杀菌作用。人体细胞对本品的敏感性为真菌的万分之一。

特比萘芬是一个丙烯胺类广谱抗真菌药物,通过抑制真菌细胞膜上的角鲨烯环氧化酶来发挥作用,特异地干扰真菌固醇生物合成的早期步骤,由此引起麦角固醇的缺乏以及角鲨烯在细胞内的积聚,从而导致真菌细胞死亡。对于皮肤、毛发和指甲的致病性真菌包括皮肤癣菌均有广泛的抗真菌活性,对于酵母菌,根据菌种的不同而具有杀菌效应或抑菌效应,适用于浅表真菌引起的皮肤、指甲感染。

第5节 抗病毒药

Antiviral Agents

病毒感染性疾病是严重危害人民生命健康的传染病,据不完全统计,在人类传染病中,病毒性疾病高达 60%~65%,最常见的由病毒引起的疾病有流行性感冒、麻疹、腮腺炎、水痘、小儿麻痹症、病毒性肝炎、脊髓灰质炎、狂犬病、流行性出血热、艾滋病和疱疹病毒引起的各种疾病。此外,病毒和肿瘤、某些心脏病、先天性畸形等也有一定关系。

病毒是病原微生物中最小的一种,大小为 $0.02\sim 0.40\mu m$。病毒没有自己的代谢系统,必须寄生在宿主活细胞内,利用宿主的核酸、蛋白质、酶等进行自身繁殖。病毒在寄生细胞内的增殖称为复制。

由于病毒必须依靠宿主细胞进行复制,理想的抗病毒药应能有效地干扰病毒的复制,又不影响正常细胞的代谢。但至今还没有发现一种抗病毒药可达到此目的,许多抗病毒药物在达到治疗剂量时对人体也产生毒性。目前,抗病毒药物的发展远没有抗细菌、抗寄生虫及抗真菌药物发展快,目前还没有能真正完全治愈病毒感染疾病的药物。更严重的是病毒感染引起人类新疾病不断出现,因此抗病毒新药研究任重而道远。但随着对病毒分子生物学、病毒基因组序列和病毒宿主细胞相互作用的深入研究,抗病毒药物也有新的发展。

抗病毒药物的作用主要通过影响病毒复制周期的某个环节而实现的。理想的抗病毒药物应是只干扰病毒的复制而不影响正常细胞的代谢。但是,由于病毒与宿主相互作用的复杂性,因此大多数抗病毒药物在发挥治疗作用时,对人体产生毒性或抗病毒作用较低。这也是抗病毒药物发展速度较慢的原因。

抗病毒药物根据其作用的部位分为抑制病毒复制的药物、干扰病毒核酸复制的药物、影响核糖体转录的药物。

抗病毒药临床上依据其结构可分为三类:三环胺类、核苷及其类似物类和多肽类。

一、抑制病毒复制的药物(agents inhibiting early viral replication)

(一)三环胺类

这类药物的基本结构特征是含有饱和三环癸烷金刚烷(adamantane)环,形成刚性笼状结构。主要包括盐酸金刚烷胺(amantadine hydrochloride)和盐酸金刚乙胺(rimantadine hydrochloride)。

金刚烷　　盐酸金刚烷胺　　盐酸金刚乙胺

金刚烷胺(Amantadine)

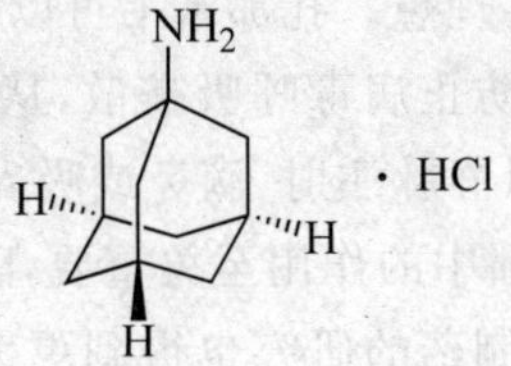

化学名为三环[3.3.1.1^{3,7}]癸烷-1-胺盐酸盐,adamantan-1-amine,hydrochloride。

本品为白色结晶或结晶性粉末,无臭,味苦。在水或乙醇中易溶,在三氯甲烷中溶解。

本品主要是抑制病毒颗粒穿入宿主细胞,也可以抑制病毒早期复制和阻断病毒基因的脱壳及核酸向宿主细胞的侵入,达到治疗和预防病毒的感染疾病。

本品能有效预防和治疗所有 A 型流感毒株,尤其是亚洲流感病毒 A_2 毒株。另外,对德国水痘病毒、B 型流感病毒、一般流感病毒、呼吸合胞体病毒和某些 RNA 病毒也具有一定的活性。盐酸金刚烷胺口服有很好的吸收,可通过血脑屏障,并可分泌于唾液、鼻腔分泌物和乳汁中,约 90% 的药物以原形排泄,主要从肾小管排泄。在流感流行人群的预防用药,保护率可达 50%~79%,对已发病者,如在 48 小时内给药,能有效地改善由于 A 型流感病毒引起的呼吸道症状;24 小时内用药,体温可明显下降;36 小时内用药,其余症状也显著减轻。

本品能引起中枢神经系统的毒副作用,如头痛、失眠、兴奋、震颤。但在治疗剂量下毒性较低,由于金刚烷胺的这一特点,本品也可用于抗震颤麻痹。

金刚烷胺的类似物还有金刚烷乙胺,是盐酸金刚烷胺的衍生物,其抗 A 型的流感病毒的活性比盐酸金刚烷胺强 4~10 倍而中枢神经的副作用也比较低。该药通过抑制特异蛋白的释放而干扰病毒脱壳,而且能抑制逆转录酶而发挥抗病毒活性或者抑制病毒特异性 RNA 的合成,但不影响病毒的吸附和穿入,该药在肾排泄前被代谢掉。

(二) 流行病毒神经氨酸酶抑制药

流感病毒的神经氨酸酶(neuraminidase,NA)又称唾液酸酶,是存在于流感病毒 A 和 B 表面的糖蛋白,是病毒复制过程的关键酶。神经氨酸酶可促进新生的流感病毒从宿主细胞的唾液酸残基释放,并加速流感病毒的复制过程,对流感的预防和治疗发挥重要的作用。

神经氨酸酶水解神经氨酸-糖蛋白复合物示意如下:

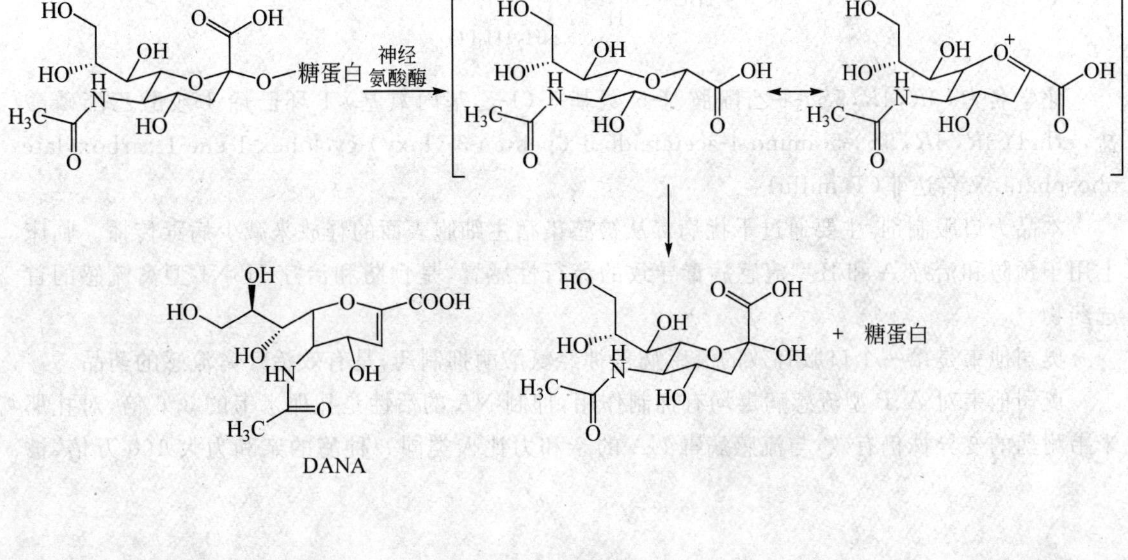

在研究过程中通过模拟这一过渡态结构,设计了第一个神经氨酸酶抑制药 DANA。DANA 与唾液酸相比,前者和 NA 的结合能力高约 1000 倍,但对流感病毒 NA 的特异性很差,对流感病毒动物模型研究的效果也不理想。扎那米韦可以特异性地抑制 A、B 型流感病毒 NA,阻止子代病毒从感染细胞表面释放,防止病毒呼吸扩散,从而抑制流感病毒的复制。但本品的极性很大,口服生物利用度低,只能以静脉注射、滴鼻或吸入给药。

因此,NA 在流感病毒致病和传播中的作用至关重要,随着研究的深入,人们对 NA 的结构和性能认识得更加彻底,流感 NA 抑制药的研究也得到更大发展。目前,上市的 NA 抑制药有扎那米韦(zanamivir)、奥司他韦(oseltamivir),它们对所有的流感病毒亚型均有效(包括 A 型和 B 型流感病毒),是特异性最强的流感药物。还有另一新药派拉米韦(peramivir)也已进入Ⅲ期临床研究。

扎那米韦　　　　　奥司他韦　　　　　派拉米韦

根据流感病毒神经氨酸酶与唾液酸结合的 X 衍射晶体结构,并利用分子模型计算和计算机辅助设计,得到第一个上市的药物扎那米韦。扎那米韦可以特异性地抑制 A 型、B 型流感病毒神经氨酸酶,阻止子代病毒从感染细胞表面释放,防止病毒呼吸扩散,从而抑制流感病毒的复制。但是扎那米韦由于分子本身的极性很大,口服给药的生物利用度低,只能以静脉注射、滴鼻或吸入给药。在扎那米韦的基础上设计并合成了全碳六元环结构的衍生物奥司他韦。

磷酸奥司他韦(Oseltamivir Phosphate)

化学名为(3R,4R,5S)-4-乙酰胺基-5-氨基-3-(1-乙基丙氧基)-1-环己烯-1-羧酸乙酯磷酸盐,ethyl(3R,4R,5S)-5-amino-4-acetamido-3-(pentan-3-yloxy)-cyclohex-1-ene-1-carboxylate phosphate,又名达菲(Tamiflu)。

本品为口服制剂,主要通过干扰病毒从被感染宿主细胞表面的释放来减少病毒传播。临床上用于预防和治疗 A 和 B 型流感病毒导致的流行性感冒,是预防和治疗 H5N1 型禽流感的首选药物。

奥司他韦是第一个口服有效的流感病毒神经氨酸酶抑制药,是有效治疗禽流感的药品。

奥司他韦对 A、B 型流感病毒均有抑制作用,抑制 NA 的活性是扎那米韦的 3.6 倍,对扎那米韦耐药的变异株仍有效,与流感病毒 NA 的亲和力比人类同一种酶的亲和力大 100 万倍,被认为是目前开发特异性最高的药物。奥司他韦对人和动物的毒性极低,由于 NA 具有相对保守性,所以扎那米韦和奥斯他韦极少产生耐药性,且两者作用点不完全相同,故不易发生交叉耐药。

二、干扰病毒核酸复制的药物(agents interfering with viral nucleic acid replication)

正常细胞被病毒感染后,成为病毒繁殖的场所,病毒的基因组和蛋白在宿主细胞内大量的合成,从而导致全身性疾病。因此,干扰病毒的核酸复制就可以抑制病毒的繁殖,这类药物主要通过选择性抑制病毒的转录酶或其他重要酶,如激酶、聚合酶,从而阻断病毒特有的 RNA 和 DNA 的合成。

该类药物从结构上分为核苷类(包括嘧啶核苷类和嘌呤核苷类)及核苷类似物、糖基修饰的核苷类和非核苷类。

1. 核苷类及核苷类似物 核苷类抗病毒药物的研究是基于代谢拮抗的原理,主要有嘧啶核苷类化合物和嘌呤核苷类化合物,可以进一步分为非开环类和开环类。

(1) 嘧啶核苷类:1959 年合成的碘苷是第一个临床有效的抗病毒核苷类药物。除了碘苷外,还有一些如曲氟尿苷(trifluridine),其作用机制和碘苷类似,其水溶性较大,对Ⅰ型和Ⅱ型单纯疱疹病毒均有效。可用于治疗眼睛疱疹感染和抗碘苷的病毒疾病。阿糖胞苷(cytarabine)是胞嘧啶衍生物,能阻止脱氧胞嘧啶核苷的形成,抑制病毒 DNA 的合成,和碘苷的作用机制基本相同。本品在体内转变成单磷酸酯、双磷酸酯及三磷酸酯,从而抑制 DNA 多聚酶和还原酶。临床上用于治疗带状疱疹病毒所引起的感染。

曲氟尿苷　　　　　阿糖胞苷

碘苷(Idoxuridine)

化学名为 5-碘代-2′-脱氧尿苷,1-[(2R,4S,5R)-4-hydroxy-5-(hydroxylmethyl)oxolan-2-yl]-5-iodo-1,2,3,4-tetrahydropyrimidine-2,4-dione,别名碘苷、疱疹净、碘去氧尿啶、5-碘去氧尿苷、碘脱氧尿苷、IDU、IDUR。

本品为白色结晶性粉末。在水、甲醇、乙醇或丙酮中微溶,在三氯甲烷或乙醚中几乎不溶;在氢氧化钠试液中易溶,在稀盐酸中微溶。熔点为 176～184℃,熔融时同时分解。比旋光度为+25°～+30°。

本品对单纯疱疹病毒和牛痘病毒等 DNA 病毒有效，对流感病毒等 RNA 病毒无效。由于毒副作用较大，且应用范围较窄，水溶性较小，在临床上应用较少。

其化学结构和胸腺嘧啶脱氧核苷相似，可和胸腺嘧啶脱氧核苷竞争性地抑制 DNA 聚合酶，阻碍病毒 DNA 的合成。碘苷本身无活性，它在体内被细胞和病毒胸腺嘧啶核苷激酶磷酸化生成三磷酸碘苷，后者是活性形式。在 3 次磷酸化过程中，由于单纯疱疹病毒编码的病毒胸腺嘧啶核苷激酶催化活性高于细胞内的酶，从而造成碘苷在病毒中的浓度高于正常细胞，使其抗疱疹病毒具有选择性。

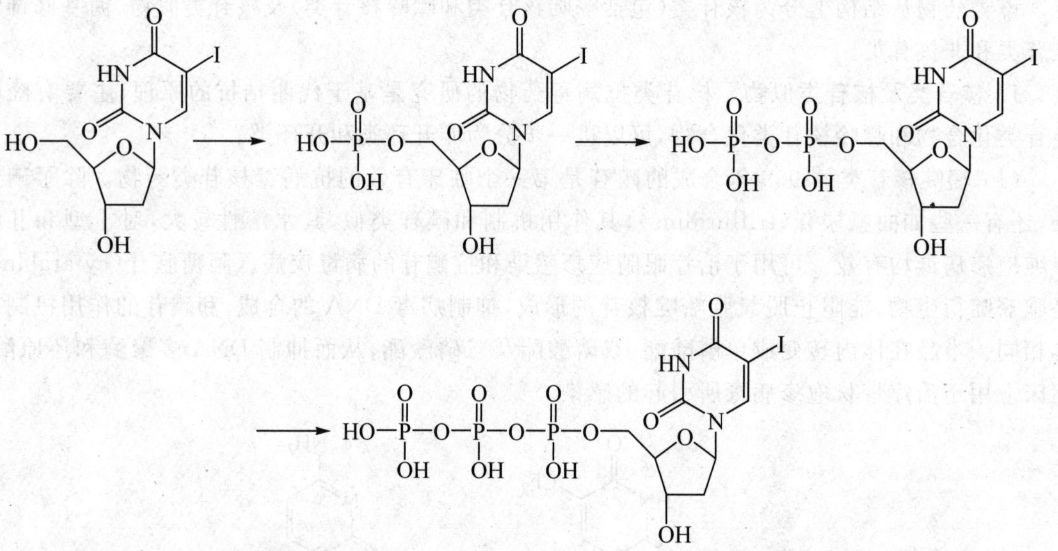

碘苷是胸苷磷酸化酶和胸苷酸合成酶的底物。这两个酶使得碘苷和单磷酸碘苷在体内分别分解为 5-碘代尿嘧啶和单磷酸尿苷。这就是碘苷口服或非血管注射给药时无效的原因。

（2）嘌呤核苷类：阿糖腺苷(vidarabine)是嘌呤核苷类抗病毒药物。阿糖腺苷是天然存在的化合物，由链霉素的培养液中提取得到的，也可以通过全合成制备。

阿糖腺苷在体内也是通过转化为其三磷酸酯衍生物而干扰 DNA 合成的早期阶段。具有抗单纯疱疹病毒(HSV1 和 HSV2)作用，临床上用以治疗单纯疱疹病毒性脑炎和免疫缺损患者的带状疱疹和水痘感染，但对巨细胞病毒无效。

阿糖腺苷经静脉滴注给药，进入体内被腺苷脱氨酶脱氨生成阿拉伯糖次黄嘌呤，抗病毒作用减弱。因此设计合成了碳环类似物 cyclaradine，它可以拮抗腺苷脱氨酶，并能在水中稳定存在，具有较好的抗 DNA 病毒活性。

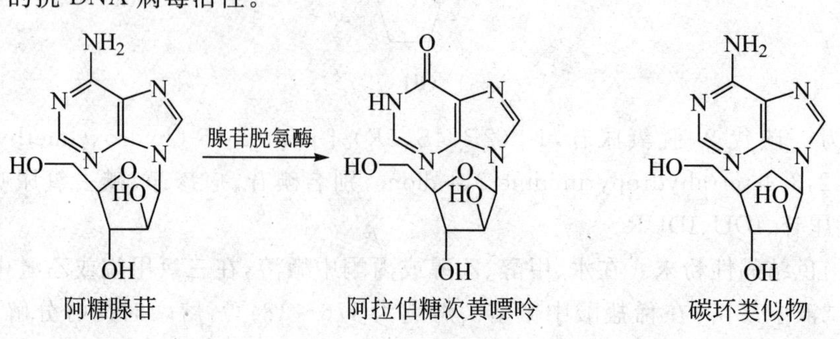

阿糖腺苷　　　　阿拉伯糖次黄嘌呤　　　　碳环类似物

(3) 开环核苷类：由于腺苷类药物在体内易被脱氨酶转化成脱氨化合物而丧失活性，在寻找腺苷脱氨酶抑制药的过程中，发现一些开环的核苷有较好的抗病毒活性。

开环核苷类抗病毒药物有阿昔洛韦（acyclovir）、更昔洛韦（ganciclovir）、喷昔洛韦（penciclovir）和法昔洛韦（famciclovir），法昔洛韦是喷昔洛韦前体药物，体内经脱乙酰化和氧化，产生活性代谢物，生物利用度可达70%以上。

阿昔洛韦的前药地昔洛韦在水中溶解度比阿昔洛韦大18倍，口服吸收好，毒副作用小，进入体内后被黄嘌呤氧化酶作用转化为阿昔洛韦而产生活性。

伐昔洛韦是阿昔洛韦的缬氨酸酯前药，胃肠道吸收好，在体内经肠壁或肝内代谢生成阿昔洛韦继而转化为三磷酸酯而产生作用，克服了阿昔洛韦口服吸收生物利用度低的缺点。临床用于治疗急性的局部带状疱疹。

更昔洛韦作用机制和阿昔洛韦相似。对巨细胞病毒的作用比阿昔洛韦强，但毒性比较大，主要用于治疗巨细胞病毒引起的严重感染。

喷昔洛韦是更昔洛韦的电子等排体。和阿昔洛韦相比，具有相同的抗病毒谱，在停药后仍可保持较长时间的抗病毒活性，而阿昔洛韦停药后其抗病毒活性会迅速消失。

泛昔洛韦是喷昔洛韦的前药。口服后在胃肠道和肝中迅速被代谢产生喷昔洛韦，生物利用度达77%。

西多福韦是合成胞嘧啶非环状核苷类衍生物，进入体内后被宿主细胞的酶转化为活化的西多福韦二磷酸酯而发挥作用。对痤疮病毒有较强的抑制作用，对耐阿昔洛韦的HSV病毒株和耐更昔洛韦的病毒株也有效。副作用较大，会引起肾小管损伤而产生肾毒性。

阿德福韦是腺嘌呤的非环状核苷衍生物，对嗜肝病毒、逆转录病毒及痤疮病毒都具有明显的抑制作用，对拉米夫定（3TC）耐药的病毒变异株有较好的抑制作用。临床上用于治疗慢性乙型肝炎，对晚期AIDS患者能延长其存活时间，且无致畸、诱变、致癌及胚胎毒性。

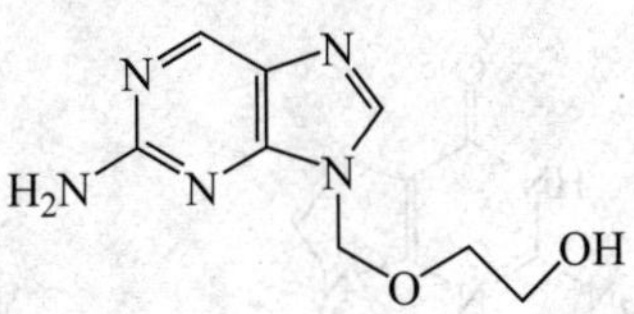

地昔洛韦

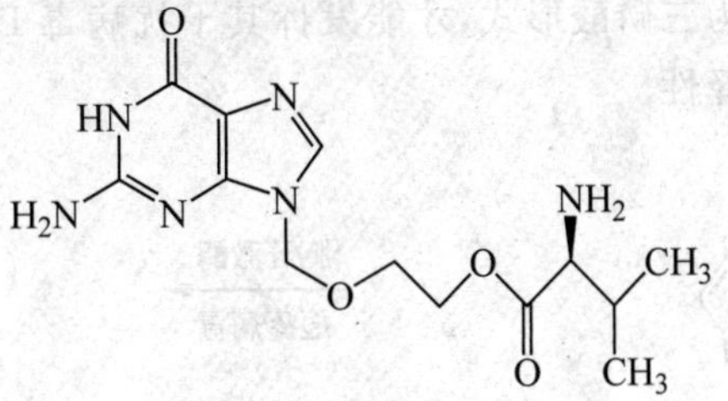

伐昔洛韦

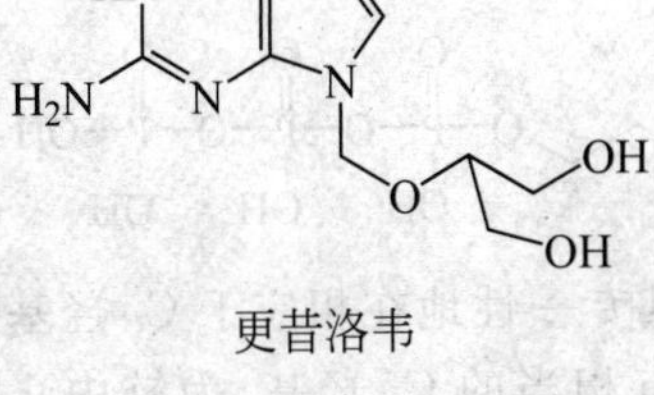

更昔洛韦

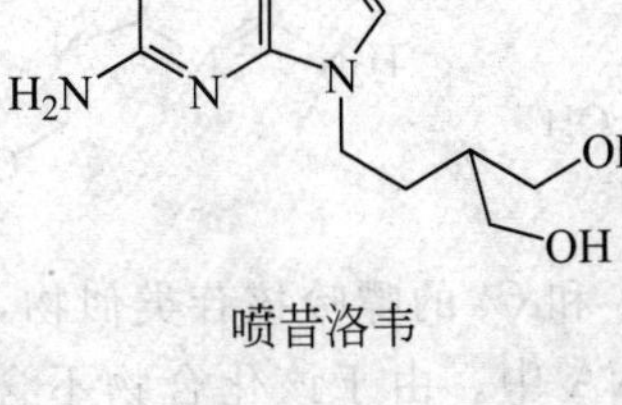

喷昔洛韦

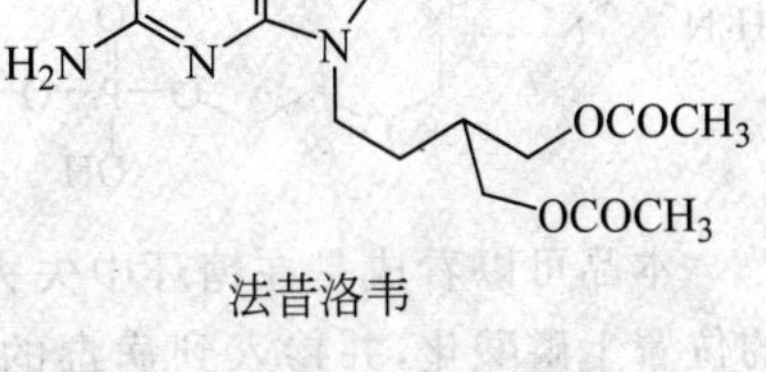

法昔洛韦

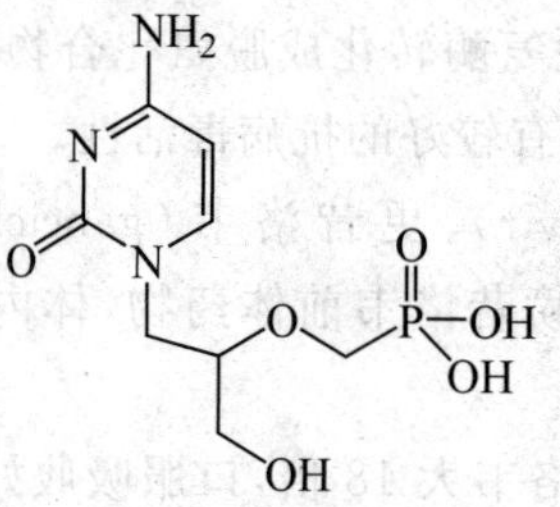

西多福韦 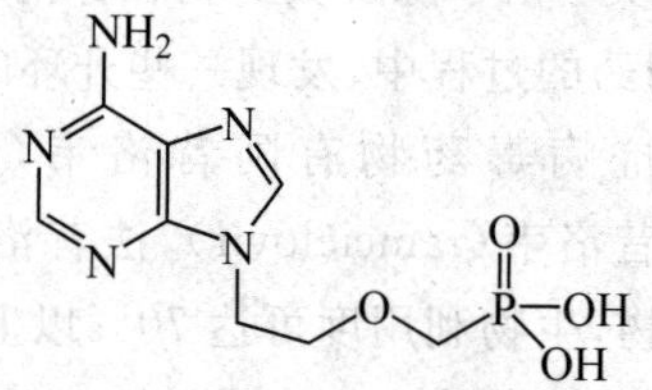　　　　　　　　　阿德福韦

阿昔洛韦（Acyclovir）

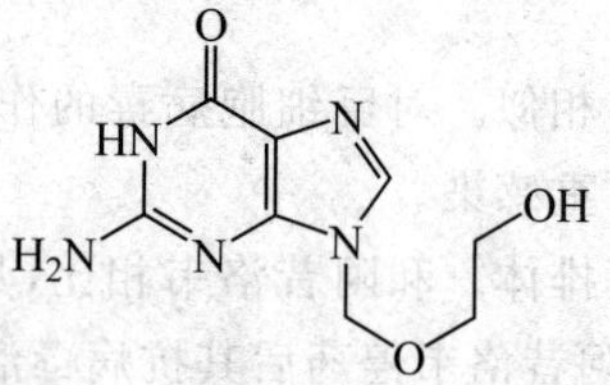

化学名为 9-(2-羟乙氧甲基)鸟嘌呤，2-amino-1,9-dihydro-9-((2-hydroxyethoxy)methyl)-6H-purin-6-one，又名无环鸟苷（acyclovir）。

本品为白色结晶性粉末；无臭，无味；在冰乙酸或热水中略溶，在水中极微溶解，在乙醚或三氯甲烷中几乎不溶，在稀氢氧化钠溶液中溶解；5%溶液的 pH 为 11；1 位氮上的氢因有酸性可制成钠盐，易溶于水可供注射用。

阿昔洛韦是第一个上市的开环类核苷类抗病毒药物，系广谱抗病毒药物，现已作为抗疱疹病毒的首选药物。本品是开环的鸟苷类似物，其作用机制独特，只在感染的细胞中被病毒的胸苷激酶磷酸化成单磷酸或二磷酸核苷（在未感染的细胞中不被细胞胸苷激酶磷酸化），而后在细胞酶系中转化为三磷酸形式，才能发挥其干扰病毒 DNA 合成的作用，因此在病毒和宿主之间具有很高的选择性。

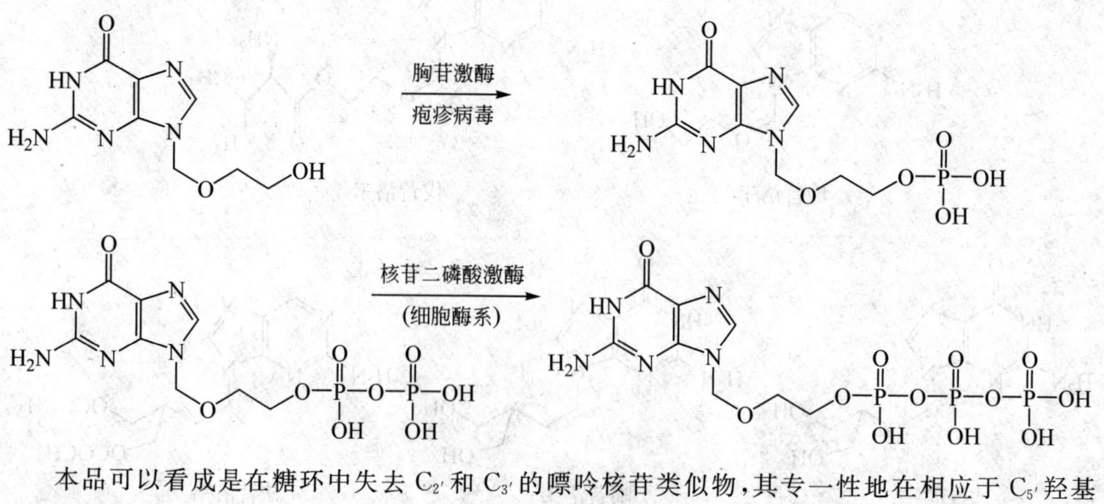

本品可以看成是在糖环中失去 $C_{2'}$ 和 $C_{3'}$ 的嘌呤核苷类似物，其专一性地在相应于 $C_{5'}$ 羟基的位置上磷酸化，并掺入到病毒的 DNA 中。由于该化合物不含有相当的 $C_{3'}$ 羟基，为链中止剂，从而使病毒的 DNA 合成中断。阿昔洛韦被广泛用于治疗疱疹性角膜炎、生殖器疱疹、全身性带状疱疹和疱疹性脑炎及病毒性乙型肝炎。

阿昔洛韦制备有多种合成方法,其中以鸟嘌呤为原料的路线较为适合工业化生产。

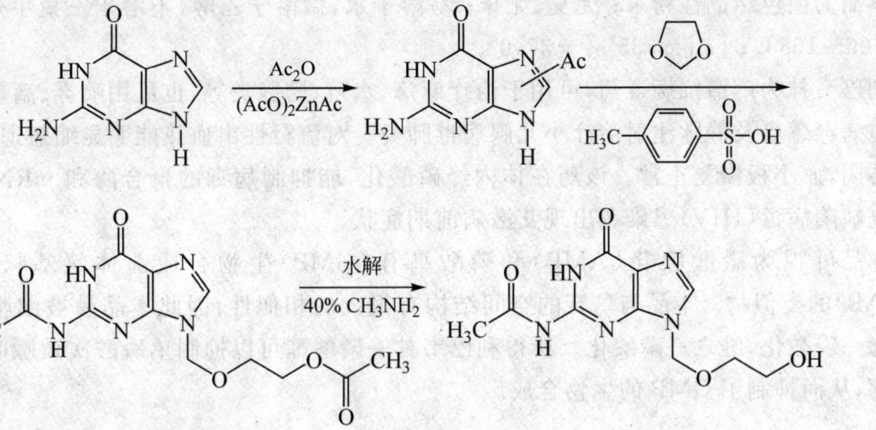

本品缺点水溶性差,口服吸收少,可产生抗药性。

2. 非核苷类 非核苷类抗病毒药物主要有利巴韦林(ribavirin)、齐多夫定(zidovudine)、司他夫定(stavudine)和拉米夫定(lamivudine)等。

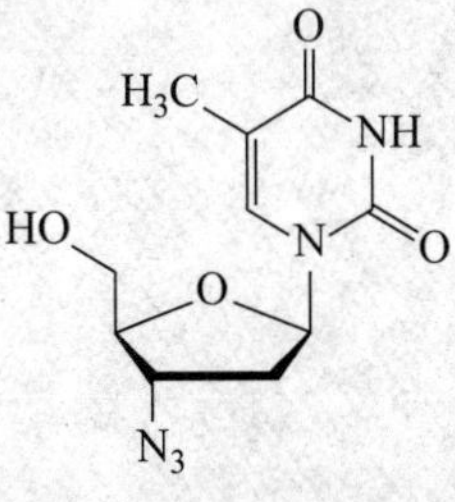

齐多夫定 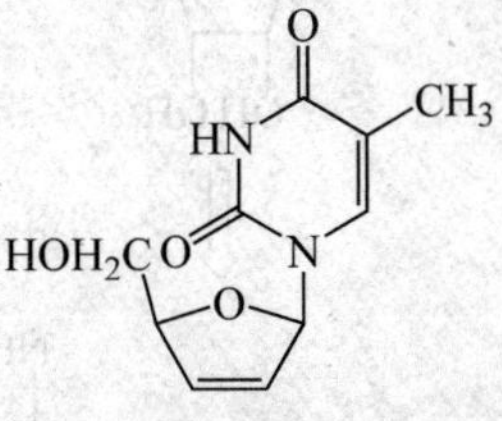　　司他夫定 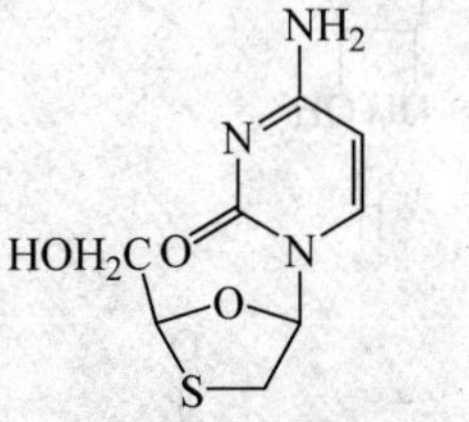　　拉米夫定

非核苷类抑制病毒核酸复制的药物还有膦甲酸(钠)和膦乙酸等,用来抑制病毒 DNA 聚合酶,抑制疱疹病毒的复制,还可以抑制 HIV 逆转录病毒,用于治疗艾滋病的综合征。

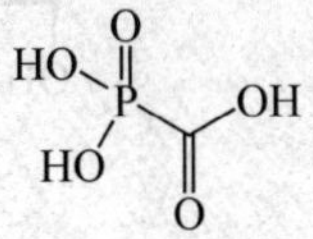

膦甲酸(PFA) 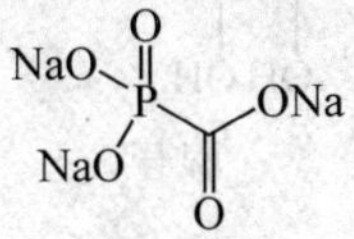　　膦甲酸钠 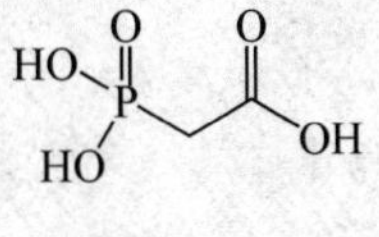　　膦乙酸(PAA)

利巴韦林(Ribavirin)

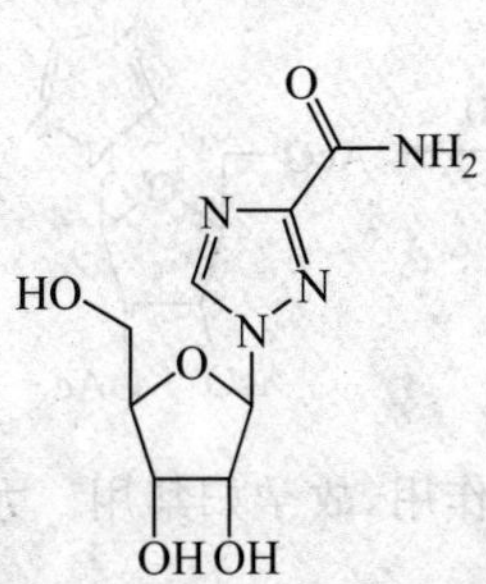

化学名为 1-β-D-呋喃核糖基-1H-1,2,4-三氮唑-3-羧酰胺,1-[(2R,3R,4S,5R)-3,4-dihydroxy-5-(hydroxymethyl)oxolan-2-yl]-1H-1,2,4-triazole-3-carboxamide,又名三氮唑核

苷,病毒唑(virazole)。

本品为白色结晶性粉末；无臭、无味；易溶于水,微溶于乙醇,不溶于三氯甲烷或乙醚；熔点为166~168℃；$[\alpha]_D^{25}-35°\sim-37.0°$。

利巴韦林为广谱抗病毒药,可用于治疗麻疹、水痘、腮腺炎等,也可用喷雾、滴鼻方法治疗上呼吸道病毒感染及静脉注射治疗小儿腺病毒肺炎。对流行性出血热能明显缩短退热时间,使尿蛋白转阴,血小板恢复正常。该药在体内经磷酸化,能抑制病毒的聚合酶和mRNA,也可以抑制免疫缺陷病毒(HIV)感染者出现艾滋病前期症状。

本品可视为磷酸腺苷(AMP)和磷酸鸟苷(GMP)生物合成前体氨基咪唑酰氨核苷(AICAR)的类似物。本品与鸟苷的空间结构有很大的相似性,因此本品易被细胞内的嘌呤核苷激酶一磷酸化,继之三磷酸化。所得利巴韦林一磷酸酯可以抑制单磷酸次黄嘌呤核苷(IMP)脱氢酶,从而抑制了GMP的生物合成。

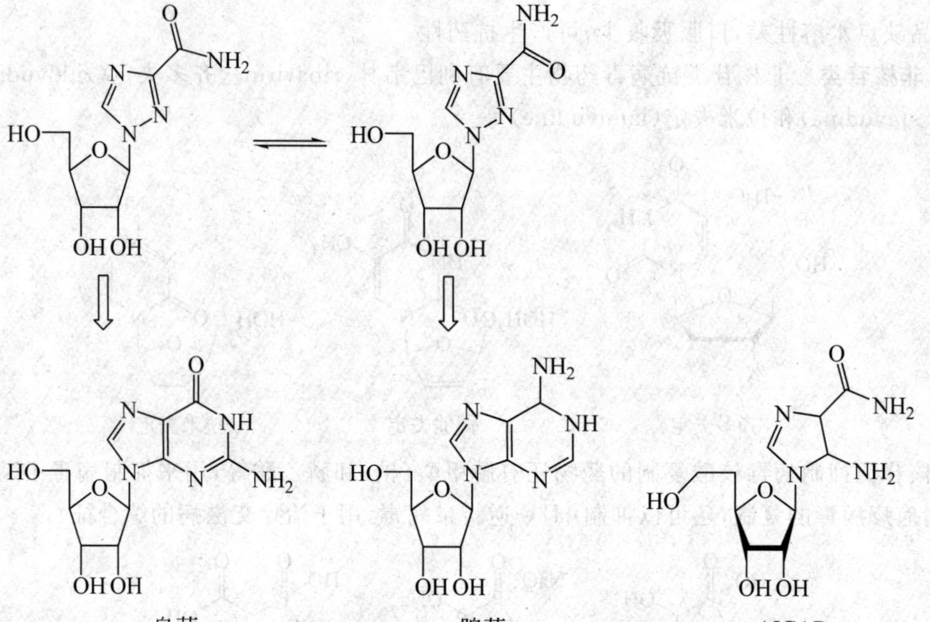

鸟苷　　　　　腺苷　　　　　AICAR

利巴韦林的合成是以三氮唑甲酸酯为原料在酸催化下和四乙酰核糖缩合而成。

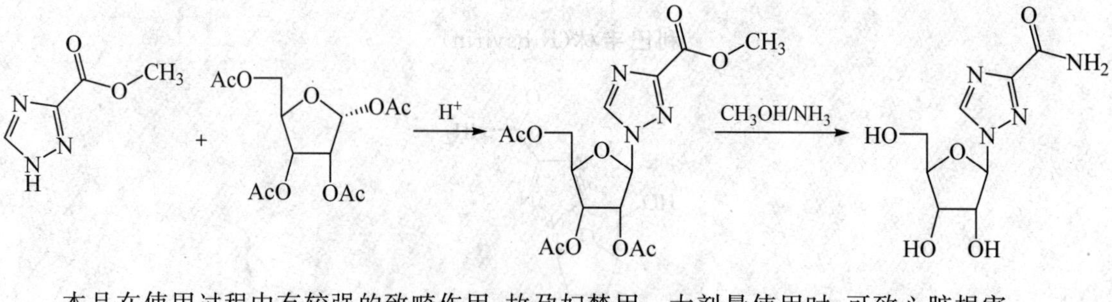

本品在使用过程中有较强的致畸作用,故孕妇禁用。大剂量使用时,可致心脏损害。

三、影响核糖体转录的药物(drugs of affecting ribosome translation)

核糖体是蛋白质合成的场所,DNA中所含的遗传信息通过转录作用传递到mRNA中,然后再经转录作用将遗传信息从 mRNA 传递到蛋白质结构中去。影响核糖体转录的药物阻断了在细胞核糖体上将 mRNA 的遗传信息转录到蛋白质合成中去，这样病毒 DNA 照样产生，宿主细胞也会被破坏，但不产生感染性病毒。

美替沙腙(methisazone)为缩氨硫脲类化合物，可以抗前病毒，包括天花和牛痘，对某些 RNA 病毒如鼻病毒、流感病毒、副流感病毒、脊髓灰质炎病毒也有抑制作用。该药为影响核糖体翻译的药物，其作用机制是阻断在细胞核糖体上将 mRNA 的遗传信息翻译到蛋白质合成中，从而减少病毒蛋白质的合成。

酞丁安(phthiobuzone)是我国自行研制的缩氨硫脲类抗病毒药物，对沙眼衣原体和单纯疱疹病毒Ⅰ型和Ⅱ型有强效抑制作用，临床用作滴眼剂治疗各型沙眼，外用油膏治疗单纯疱疹、带状疱疹和尖锐湿疣。

美替沙腙　　　　　　酞丁安

第6节　抗艾滋病药

Anti-AIDS Agents

由人类免疫缺陷病毒(human immunodeficiency virus, HIV)引起的获得性免疫缺陷综合征(acquired immunodeficiency syndrome, AIDS)，即艾滋病，是一种致命性的传染病，至今尚无有效的治疗办法。艾滋病疫情蔓延和扩散之迅速，死亡率之高是空前的，被称为世界级瘟疫，成为举世瞩目的严重的公共卫生和社会问题，对人类生存、健康和社会经济发展构成严重威胁。HIV 的致病机制、预防和治疗已成为研究者们的重要课题。

自 1987 年第一个治疗 HIV 感染的药物齐多夫定(zidovudine, AZT)被美国 FDA 批准上市以来，迄今为止治疗艾滋病的药物已发展到 31 个品种，该类药物是抗病毒药物发展史上发展最迅猛的药物。抗艾滋病药物主要有核苷类逆转录酶抑制药、非核苷类逆转录酶抑制药、蛋白酶抑制药、整合酶抑制药和进入抑制药 5 大类。其中 HIV 对宿主细胞的依附、辅受体相互作用以及 HIV 与细胞的融合属于病毒的入侵过程，是前后紧密相关的 3 个步骤，抑制这 3 个步骤所涉及的受体或酶的药物分子都称为 HIV21 进入抑制药。值得一提的是，进入抑制药和整合酶抑制药是最近抗艾滋病药物研究领域的重大突破，它们拥有不同于以往抗艾滋病药物的全新作用机制，因此在一定时间内会有效抵抗对其他药物耐药的 HIV 感染，并很可能由此引发和带动更多的联合治疗新药的产生，为艾滋病患者提供更多和更有效的治疗途径和选择。

一、核苷类

治疗艾滋病的药物齐多夫定就是核苷类 HIV 逆转录酶抑制药。随后陆续被批准上市的核苷类逆转录酶抑制药有拉米夫定(lamivudine, 3TC)、扎西他滨 (zalcitabine, DDC)、司他夫定

(stavudine,D4T),其中拉米夫定因其活性高、毒性低、耐受性好,以及与齐多夫定的协同作用而成为一个卓有成效的组合单元,成就了3个新的抗HIV复方制剂:双汰芝(combivir,齐多夫定＋拉米夫定)、三协维(trizivir,齐多夫定＋拉米夫定＋阿巴卡韦)和epzicom(阿巴卡韦＋拉米夫定)。这些将2个或3个核苷类逆转录酶抑制药制成固定剂量的单一片剂的联合疗法(combination therapy)具有毒性低、用量少、病毒抗药性发展缓慢等显著优点,对HIV的复制起到了有效的抑制作用。

由于核苷类逆转录酶抑制药会引起宿主细胞线粒体损坏,毒副作用大,而且长期单独用药可促使病毒迅速产生抗药性,因此,药物学家一方面对现有逆转录酶抑制药进行结构改造或剂型改进,另一方面努力发展第二代抗病毒药物。

扎西他滨的作用机制与齐多夫定相同,和齐多夫定联用时,有加合和协同的抗病毒作用。副作用为周围神经病变。

司他夫定为脱氧胸苷的脱水产物,对酸稳定,口服吸收良好。其作用机制和AZT、DDC相似。对HIV-Ⅰ和HIV-Ⅱ有同等抑制作用,对齐多夫定耐药的HIV病毒株有抑制作用,但骨髓毒性比AZT低10倍以上。

拉米夫定是双脱氧硫代胞苷化合物,作用机制和AZT相似。对逆转录酶的亲和力大于人DNA聚合酶的亲和力,具有选择性作用。口服吸收良好,生物利用度可达72%～95%。

去羟肌苷(didanosine,ddI)是嘌呤核苷类衍生物,进入体内后在酶的作用下生成二脱氧腺苷(DDA)的5′-单磷酸酯,再在体内磷酸化酶的作用下生成DDA的三磷酸酯,DDA的三磷酸酯在逆转录酶的作用下掺入到初生HIV病毒的DNA中,终止前病毒DNA的延长而发挥作用。

阿巴卡韦(abacavir)常用其硫酸盐,临床上和其他药物,如AZT、3TC、d4T等合用有很好的协同作用,用于治疗HIV感染的患者。本品的口服吸收好(>75%),能穿过血脑屏障(BBB)进入脑部和脊髓液。本品的主要副作用有头痛、恶心、呕吐、不适和皮疹。

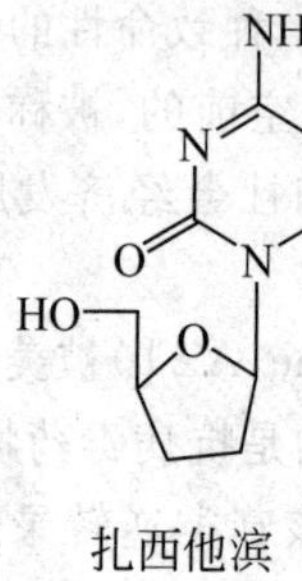

扎西他滨 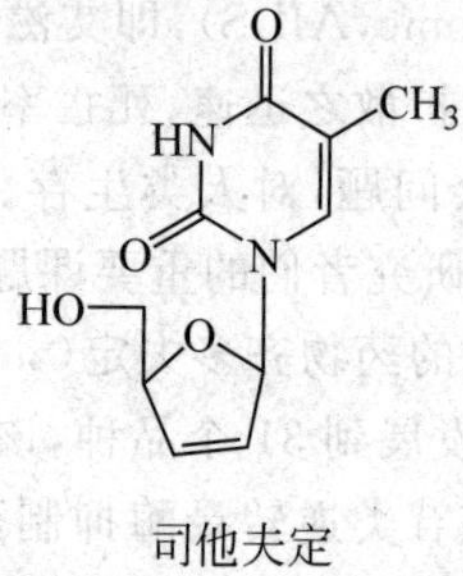　　司他夫定 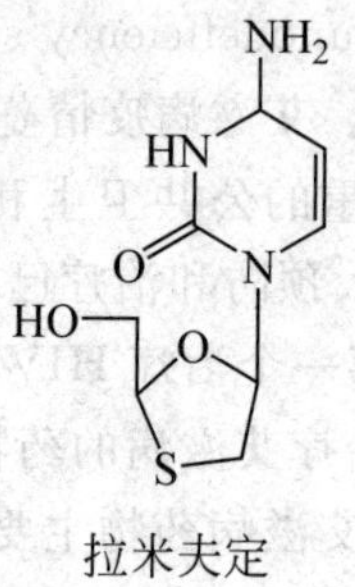　　拉米夫定

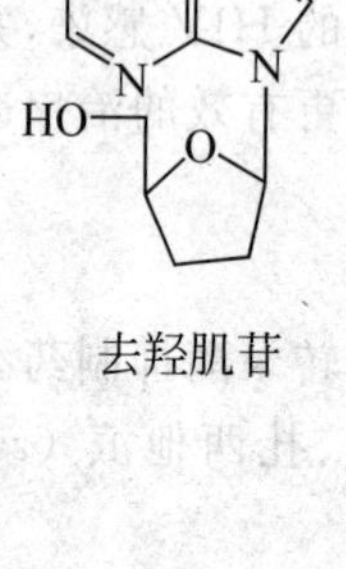

去羟肌苷 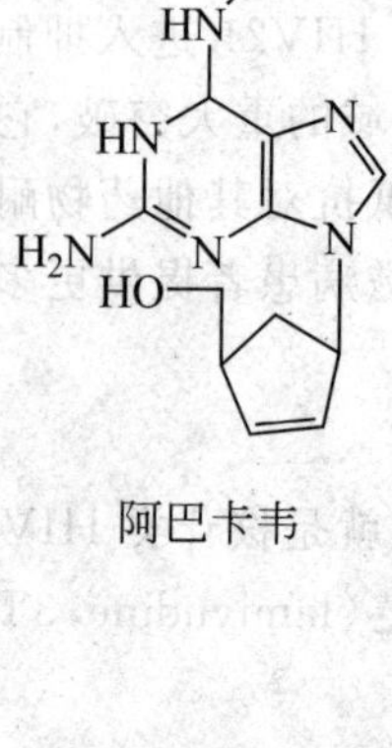　　阿巴卡韦

恩非韦仑是野生型和耐药变异型 HIV-1 的有效抑制药,和茚地那韦合用可显著增加 $CD4^+$ 细胞的数量和减少 HIV-RNA 的量。

奈韦拉平为专一性的 HIV-1 逆转录酶抑制药,仅可抑制 HIV 病毒的逆转录酶活性,对其他逆转录酶无作用。构效关系研究结果表明:①3 个环中,外侧 2 个环中的 1 个必须是吡啶环,当这 2 个环均为吡啶环时,效果最好。②吡啶基的 4 位需有 1 个体积小的亲脂性取代基。③内酰胺必须有 1 个游离的氢质子。本品和核苷类抑制药合用时有相加作用,对 AZT 耐药的 HIV 病毒株也有效。缺点是快速诱导耐药性。

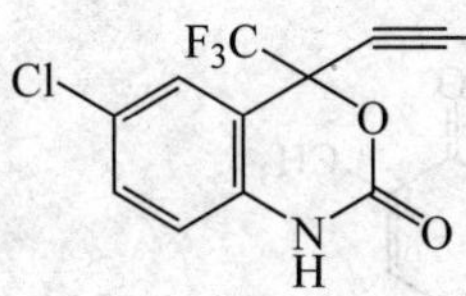

恩非韦仑 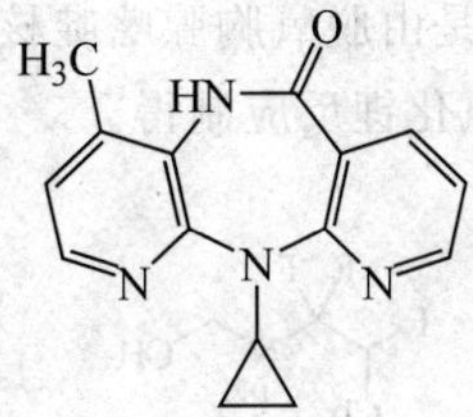　　　　　　奈韦拉平

齐多夫定(Zidovudine)

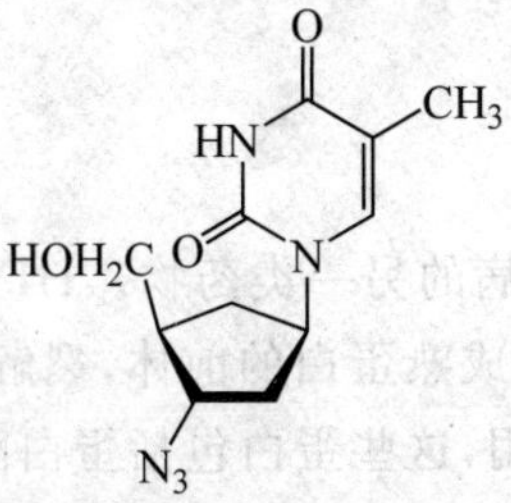

化学名为 3'-叠氮基-2',3'-双脱氧胸腺嘧啶核苷,1-[(2R,4S,5S)-4-azido-5-(hydroxymethyl)oxolan-2-yl]-5-methylpyrimidine-2,4-dione(AZT)。

本品为白色或类白色结晶性粉末;无臭;熔点为 106~112℃。

齐多夫定为胸苷的类似物,在其脱氧核糖部分的 3 位上以叠氮基取代,它可以对能引起艾滋病病毒和 T 细胞白血病的 RNA 肿瘤病毒有抑制作用,为抗逆转酶病毒药物。从 1986 年起被推荐在临床上治疗艾滋病和艾滋病有关的疾病。

本品在胃肠道吸收较好,在机体组织和脑脊液中较高,其生物利用度为 60%,半衰期约为 1 小时,在体内被代谢成无活性的葡萄糖醛酸结合物从尿中排除。齐多夫定对光、热敏感,所以应在 15~25℃避光保管。

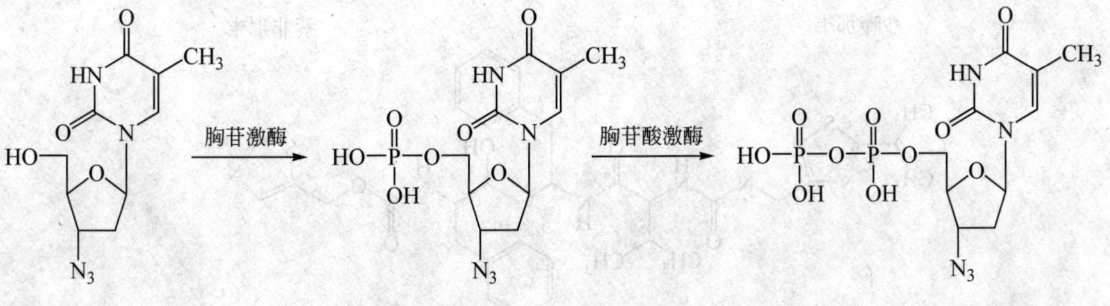

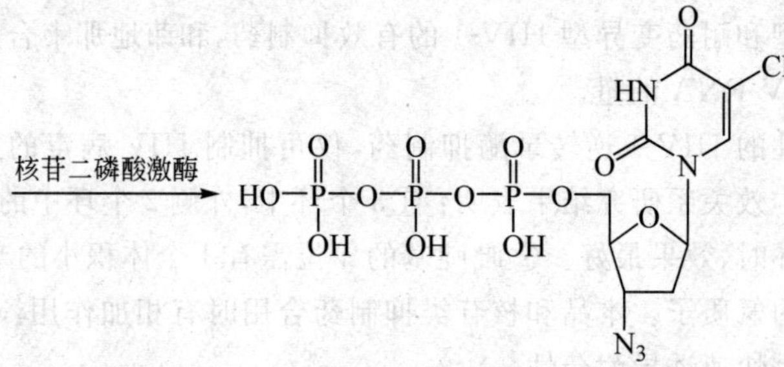

齐多夫定的合成是由脱氧胸腺嘧啶核苷为起始原料，和2-氯-1,1,2-三氟三乙胺反应，得到环状化合物，再和叠氮化锂反应制得。

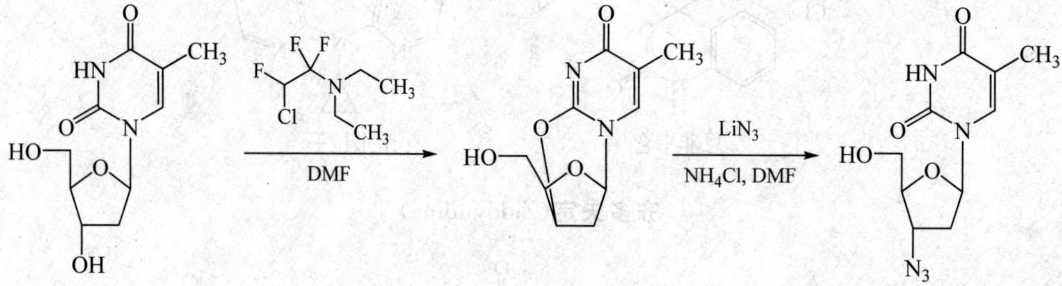

二、多肽类

HIV蛋白酶抑制药是治疗艾滋病的另一类药物。HIV如果不从前蛋白裂解出来，就无感染性。有两种HIV蛋白产物是裂解成熟蛋白的前体，裂解过程受HIV蛋白酶的催化，所释放出的蛋白对病毒的复制起决定性作用，这些蛋白包括蛋白酶本身及逆转录酶、整合酶和结构蛋白。此类蛋白酶抑制药有沙喹那韦（saquinavir）、萘非那韦（nelfinavir）、利托那韦（ritonavir）。

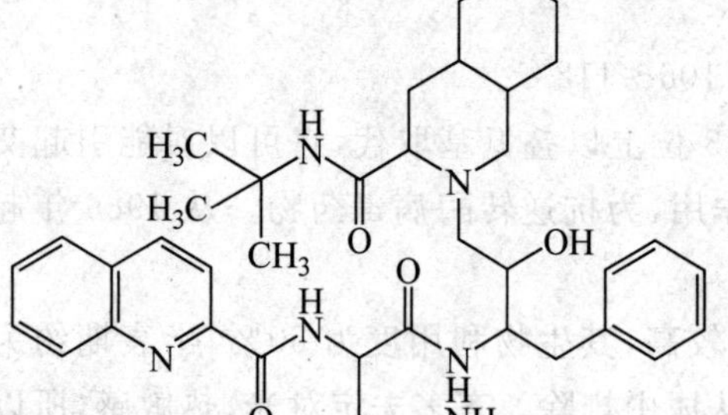

沙喹那韦

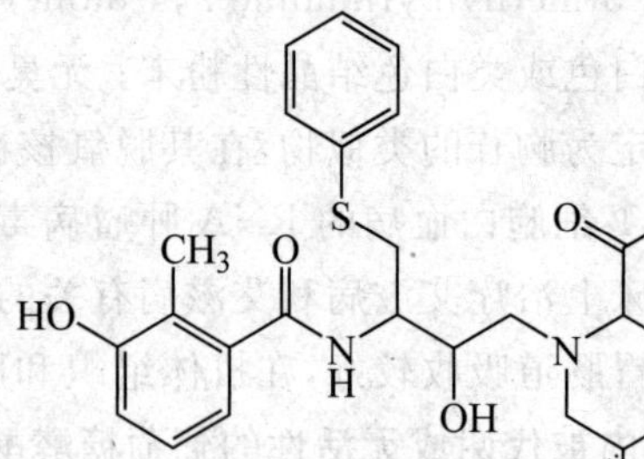

萘非那韦

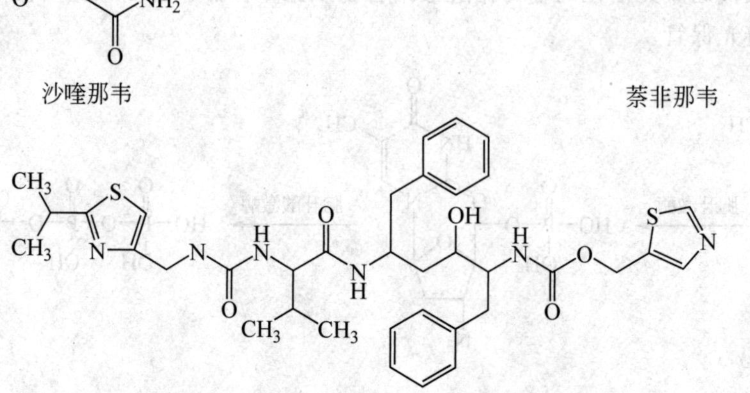

利托那韦

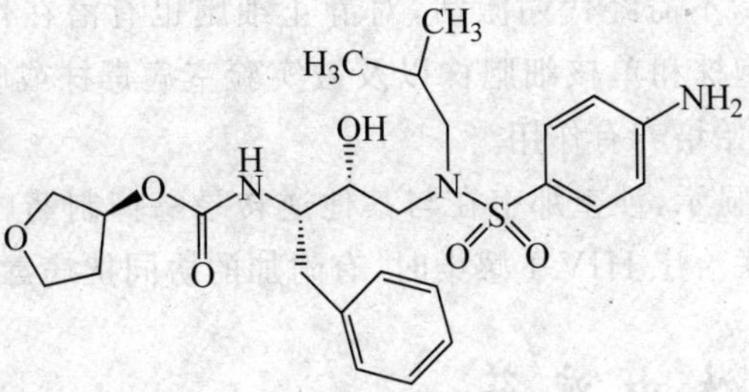

第17章 合成抗菌药、抗病毒药和抗寄生虫药

安普那韦

安普那韦(amprenavir)通过抑制 HIV 病毒编码的蛋白酶发挥作用,能特异性抑制病毒编码的天冬氨酸蛋白酶,从而阻断 GAG 和 GAG 包膜多聚蛋白的加工,导致产生无功能病毒。

利托那韦能和 HIV 蛋白酶的活性部位可逆地结合,阻止多肽的形成及后期病毒的成熟。

沙奎那韦(Saquinavir)

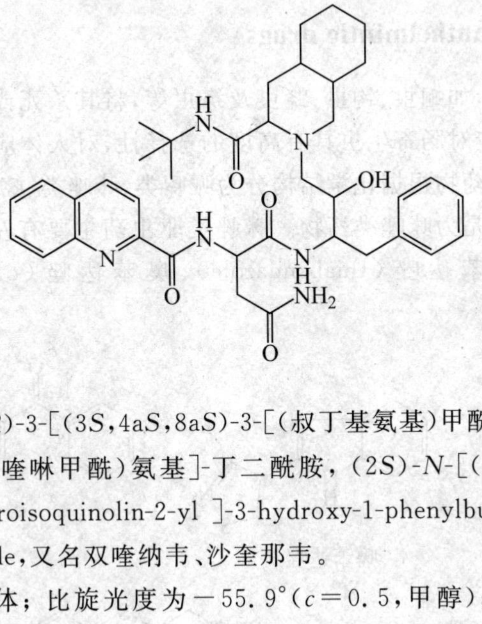

化学名为 N_1-[(1S,2R)-3-[(3S,4aS,8aS)-3-[(叔丁基氨基)甲酰]八氢-2(1H)-异喹啉基]-2-羟基-1-苄基丙基]-2-[(2-喹啉甲酰)氨基]-丁二酰胺,(2S)-N-[(2S,3R)-4-[(3S)-3-(tert-butylcarbamoyl)-decahydroisoquinolin-2-yl]-3-hydroxy-1-phenylbutan-2-yl]-2-(quinolin-2-ylformamido)butanediamide,又名双喹纳韦、沙奎那韦。

本品是白色结晶性固体;比旋光度为 $-55.9°$($c=0.5$,甲醇);21℃时水中的溶解度为 0.22g/100mL。

在 HIV 感染的细胞中,HIV 蛋白酶特异性地裂解病毒前体蛋白,使感染性病毒颗粒能最终形成。这些病毒前体蛋白存在分解位点,只能被 HIV 和其密切相关病毒的蛋白酶识别。沙奎那韦是一种类肽,结构上模拟这些分解位点。因此,沙奎那韦与 HIV-1 和 HIV-2 蛋白酶的活性部位恰好可以紧密结合,体外显示可逆和选择性抑制蛋白酶的活性,但亲和力大约是人类蛋白酶亲和力的五万分之一。

沙奎那韦与苯丙氨酸-脯氨酸肽键过渡态结构类似,它能有效地抑制 HIV 多聚蛋白及其防止成熟病毒颗粒的形成和减慢病毒的复制过程。对急性或慢性感染细胞,单独使用或与齐多夫定合用有增效作用,对齐多夫定有耐药性的病毒,沙奎那韦也有效,其口服生物利用度约为 40%。

本品为第一个上市的治疗艾滋病的蛋白酶抑制药。与核苷类似物(齐多夫定等)不同,沙奎那韦直接作用于病毒靶酶,不需经代谢激活,对静止细胞也有潜在作用。在 10^{-10} mol/L 浓度下,沙奎那韦对淋巴母细胞株和单核细胞株以及被实验室病毒株或临床分离的 HIV-1 感染的淋巴细胞和单核细胞的起始培养有作用。

实验室细胞培养结果显示,沙奎那韦在与其他逆转录酶抑制药(如齐多夫定、扎西他滨、去羟肌苷等)进行两联或三联治疗 HIV-1 感染时,有附加的协同抗病毒作用,但毒性并不增加。

第7节 抗寄生虫病药

Antiparasitic Drugs

寄生虫是一种生物,其一生的大多数时间寄居于另一种动物宿主上,同时,对被寄生动物宿主造成损害。寄生虫的体积变化非常大,包括从能引起疟疾和阿米巴痢疾的单核细胞原生动物到体积较大、结构复杂的蠕虫类。它们寄生于人体,将会夺取人体营养、对人体造成机械性损伤、释放出毒素及抗原性物质等,对人类的健康造成重大危害。

一、驱肠虫药物(anthelmintic drugs)

凡能作用于肠寄生虫,如蛔虫、钩虫、蛲虫及绦虫等,将其杀死或驱除出体外的药物为驱肠虫药。理想的驱肠虫药,应对肠寄生虫具有高度的选择性,对人体应吸收极少、毒性低、对胃肠道黏膜的刺激性少。此类药物根据化学结构分为哌嗪类、咪唑类、嘧啶类、三萜和酚类。目前临床使用的驱虫药物几乎都是为咪唑类药物。咪唑类驱虫药主要有左旋咪唑(levamisole)、噻苯达唑(mebendazole)、甲苯达唑(thiabendazole)、奥苯达唑(oxibendazole)及阿苯达唑(albendazole)。

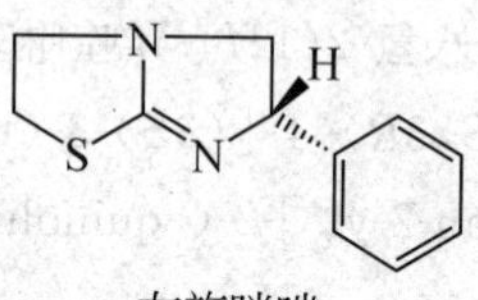

左旋咪唑 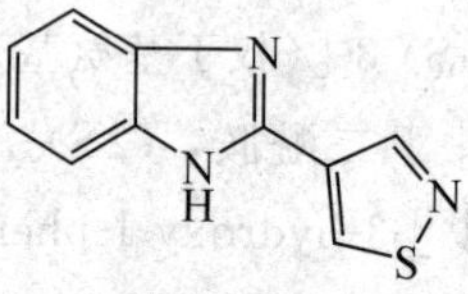　　噻苯达唑 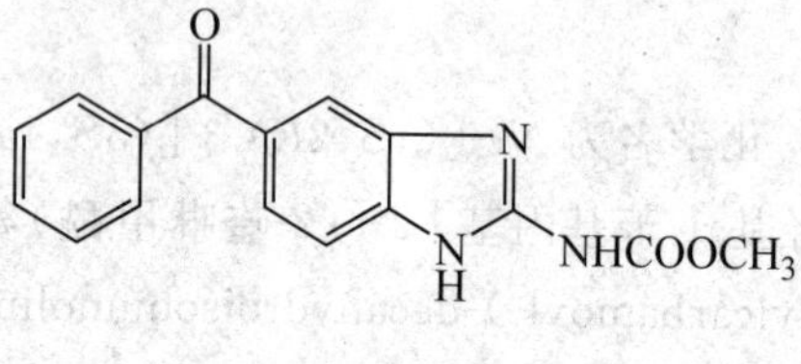　　甲苯达唑

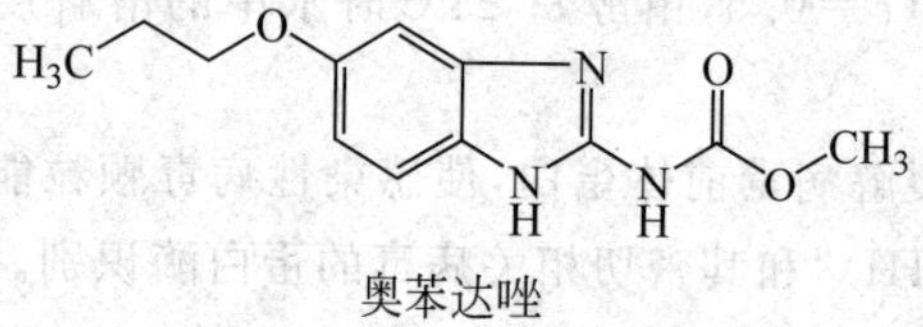

奥苯达唑 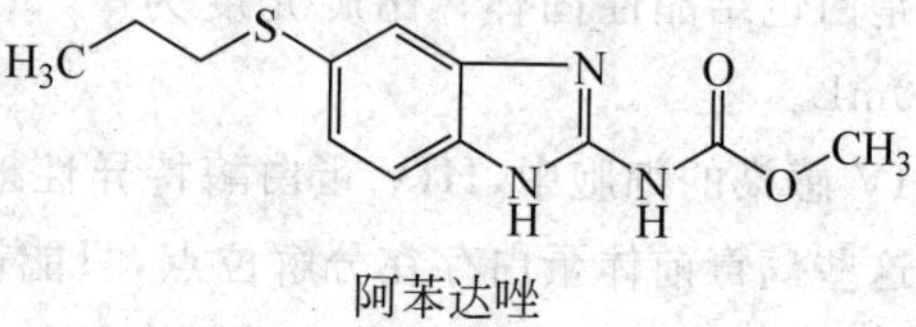　　阿苯达唑

阿苯达唑(Albendazole)

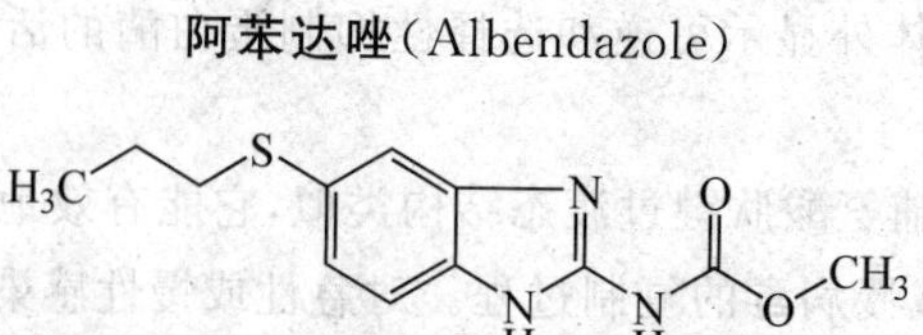

化学名为 N-[(5-丙硫基)-1H-苯并咪唑-2-基]氨基甲酸甲酯,Methyl [6-(propylthio)-1H-benzoimidazol-2-yl]carbamate。

本品为白色或类白色粉末；无臭，无味；溶于大多数有机溶剂，在水中不溶，在冰乙酸中可溶；熔点为 206～212℃。

本品灼烧后产生硫化氢气体，能使乙酸铅试纸变为黑色。

本品具有含氮杂环结构，在稀硫酸中加碘化铋钾试液，产生红棕色沉淀。

本品为广谱高效驱虫药，通过抑制虫体对葡萄糖的摄取而使其不能生存和繁殖，对钩虫、蛔虫、鞭虫、蛲虫的成虫和虫卵都有抑制作用。研究表明，治疗剂量的阿苯达唑有致畸和胚胎毒性，所以 2 岁以下儿童及孕妇禁用。

二、抗血吸虫病药物（antischistosomiasis drugs）

血吸虫病是全世界流行最广、危害人体健康最严重的寄生虫病。血吸虫分为曼氏血吸虫、埃及血吸虫及日本血吸虫 3 种，在我国流行的是日本血吸虫。

治疗血吸虫病的药物可以分为锑剂和非锑剂两类。锑剂如酒石酸锑钾，1918 年发现，疗效确切，后开发出三价葡萄糖酸锑钾、没食子酸锑钾等，但均因毒性大，对肝和心脏有一定毒性，现已少用。非锑剂药物中，吡喹酮（praziquantel）是新型广谱抗寄生虫药物。还有硝硫氰胺（nithiocyanamine）和其衍生物硝硫氰酯（nitroscanate）等。

硝硫氰胺　　　　　　　　　硝硫氰酯

吡喹酮（Praziquantel）

化学名 2-环己基甲酰基-1,2,3,6,7,11b-六氢-4H-吡嗪并[2,1-a]异喹啉-4-酮，(RS)-2-(cyclohexylcarbonyl)-1,2,3,6,7,11b-hexahydro-4H-pyrazino[2,1-a]isoquinolin-4-one。

本品为白色或类白色结晶性粉末；味苦；在三氯甲烷中易溶，在乙醇中溶解，在乙醚或水中不溶；熔点为 136～141℃。

本品结构中有两个手性中心，左旋体疗效高于外消旋体，目前临床使用的是外消旋体。

本品为异喹啉类广谱抗寄生虫药，对虫的糖代谢有明显的抑制作用，影响虫对葡萄糖的摄入，促进虫体内糖原的分解，使糖原明显减少或消失。本品在低浓度时（5μg/mL）可刺激血吸虫使其兴奋，较高浓度（5mg/mL）时则引起虫体挛缩。本品对 3 种血吸虫均有效，且对日本血吸虫的作用更突出，具有疗效高、疗程短、代谢快及毒性低的优点。

三、抗疟药(antimalarial drugs)

疟疾是通过被疟原虫感染的雌性蚊子传播的疾病。自然界有近百种疟原虫,4 种在人体上可引起疟疾,其余的能传染鸟、猴、家畜及爬行动物。抗疟药指能预防、治疗或控制疟疾传播的药物。

引起人类疟疾的原虫有 4 种,即间日疟原虫、蛋形疟原虫(引起间日疟,都是 48 小时发作一次)、三日疟原虫(引起三日疟,72 小时发作一次)及恶性疟原虫(引起恶性疟,每 48 小时发作一次或呈弛张热)。

疟原虫生活史可分为有性生殖和无性生殖两个阶段,前者在雌性蚊体内进行,后者在人体内进行。人体内的无性生殖又分原发性红细胞外期、继发性红细胞外期、红细胞内期等阶段。各种抗疟药通过影响疟原虫生活史的不同发育阶段而发挥其抗疟效果。

代表药物有硫酸氯喹、磷酸伯氨喹、乙胺嘧啶、青蒿素、蒿甲醚(蒿乙醚)、青蒿琥酯等。

硫酸奎宁(Quinine Sulfate)

化学名为$(8S,9R)$-6′-甲氧基金鸡纳-9-醇硫酸盐二水合物,(R)-(6-methoxyquinolin-4-yl)$((1R,2S,4R,5S)$-5-vinylquinuclidin-2-yl)methanol sulphate dihydrate。

本品含有两个碱基,分别为喹啉环和喹核碱的两个氮原子,pK_a 为 4.2、8.8,临床用其硫酸盐或二盐酸盐。

奎宁通过与疟原虫的 DNA 结合,形成复合物,抑制 DNA 的复制和 RNA 的转录,从而抑制原虫的蛋白质合成,作用较氯喹为弱。另外,奎宁能降低疟原虫氧耗量,抑制疟原虫内的磷酸化酶而干扰其糖代谢。

奎宁的分子中有 4 个手性碳,即 C-3(R)、C-4(S)、C-8(S)、C-9(R),其光学立体异构活性各不相同。从植物中得到的奎宁异构体:奎尼丁(quinidine)、辛可宁(cinchonine)和辛可尼丁(cinchonidnie)等。其中奎尼丁$(3R,4S,8R,9S)$对氯喹敏感耐药恶性疟原虫物种的活性比奎宁大 2~3 倍,在体内也有相同的结果,只是奎尼丁又是钠通道阻滞剂,比奎宁有更大的心脏副作用和降血压作用。

奎宁　　　　　　奎尼丁

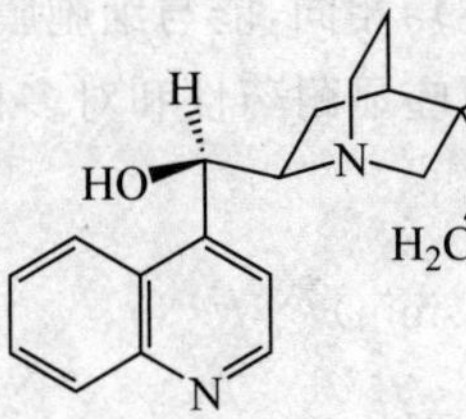

辛可宁 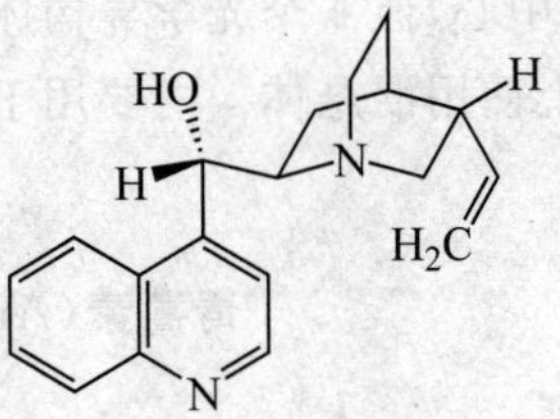   辛可尼丁

每日用量超过1g或连用较久,常致金鸡纳反应,此与水杨酸反应大致相似,有耳鸣、头痛、恶心、呕吐、视力听力减退等症状,严重者产生暂时性耳聋,停药后常可恢复,奎尼丁与奎宁合用,金鸡纳反应可增加。

奎宁可抑制或杀灭间日疟、三日疟及恶性疟原虫的红内期,有解热作用和子宫收缩作用。临床上用于控制疟疾的症状。

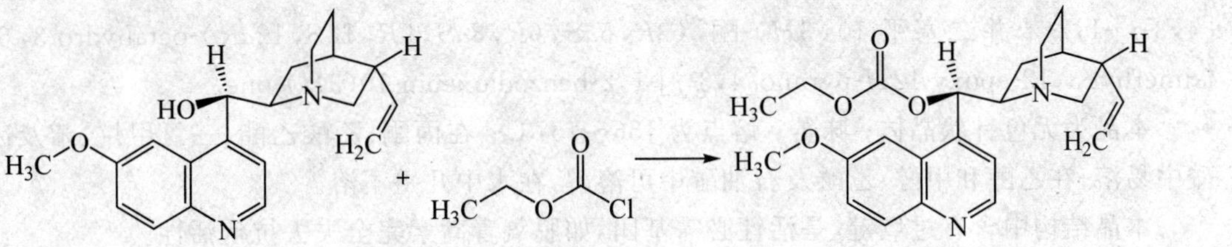

将奎宁的仲醇基与氯甲酸乙酯反应,得到前药优奎宁(euquinine),又称无味奎宁。其不再具有奎宁的苦味,但仍保留抗疟作用,口服后在消化道内水解转化为奎宁,适于儿童患者服用。

本品对各种疟原虫的红细胞内期滋养体有杀灭作用,能控制临床症状。不良反应有金鸡纳反应、心肌抑制作用、特异质反应、子宫兴奋作用和中枢抑制作用。主要用于耐氯喹或耐多药的恶性疟,尤其是脑型疟疾的救治。奎宁口服后迅速并完全被吸收,在体内主要代谢途径为羟基化氧化代谢生成$2,2'$-二羟奎宁,其抗疟作用大大减弱,封闭$2'$位就可以避免该类药物生物氧化发生。因此,开发了2-取代喹啉醇类抗疟新药,如甲氟喹(mefloquine)等。

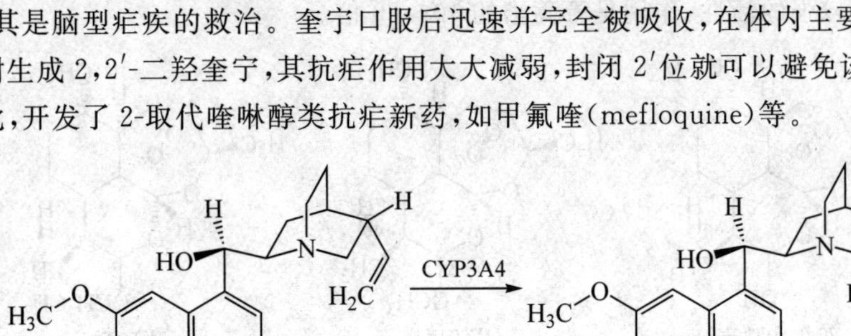

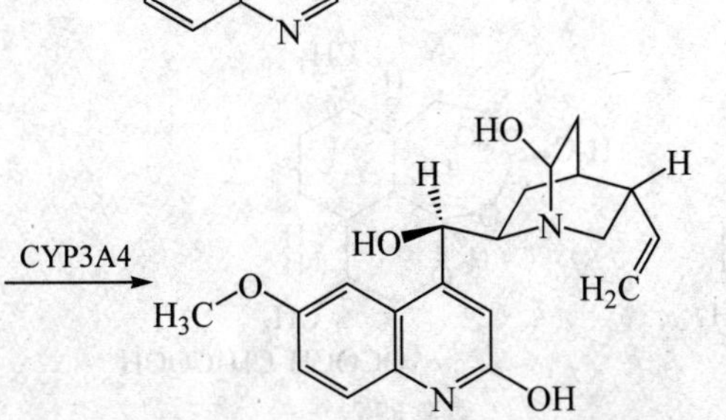

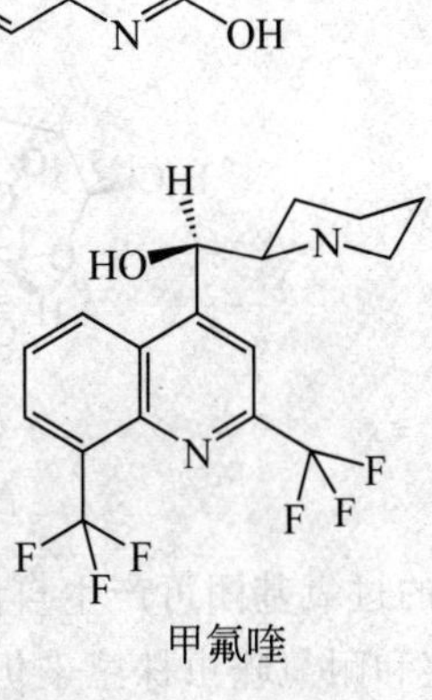

甲氟喹

甲氟喹有两个手性中心，但4个光学异构体活性均相同，能与细胞膜结合，有杀红内期原虫的长效作用，因此临床上使用混悬体。主要用于对氯喹显耐药性和对多种药物显耐药性的疟疾的预防和治疗。

青蒿素（Artemisinin）

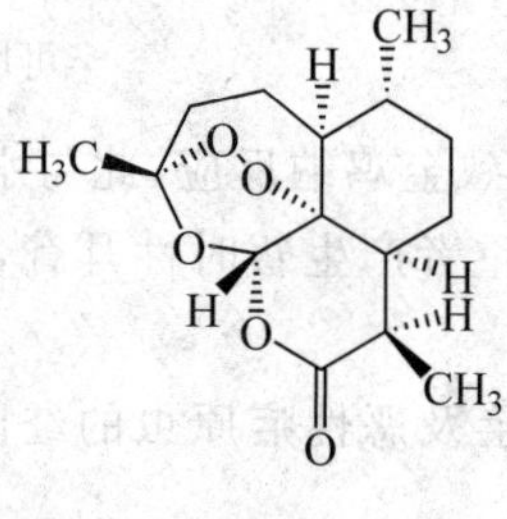

化学名为(3R,5aS,6R,8aS,9R,12S,12aR)-八氢-3,6,9-三甲基-3,12-桥氧-12H-吡喃并[4,3-j]-1,2-苯并二塞平-10(3H)-酮，(3R,5aS,6R,8aS,9R,12S,12aR)-octahydro-3,6,9-trimethyl-3,12-epoxy-12H-pyrano[4,3-j]-1,2-benzodioxepin-10(3H)-one。

本品为无色针状晶体；味苦；熔点为156～157℃；在丙酮、乙酸乙酯、三氯甲烷、苯及冰乙酸中易溶，在乙醇和甲醇、乙醚及石油醚中可溶解，在水中几乎不溶。

本品结构中含有过氧键，是活性必需基团，如脱氧青蒿素完全失去抗疟活性。

本品有水溶性小、口服活性低、复发率高等缺点。

双氢青蒿素(dihydroartemisinin)、青蒿琥酯(artesunate)、蒿甲醚(artemether)和蒿乙醚(arteether)的结构中引入亲水性基团，分子极性增大，导致抗疟活性减小，因此为了保持和增强抗疟活性，亲脂性是非常重要的。蒿甲醚是由青蒿素结构改造得到的半合成抗疟药，特别对耐氯喹的恶性疟也显较强的活性，作用是青蒿素的10～20倍。

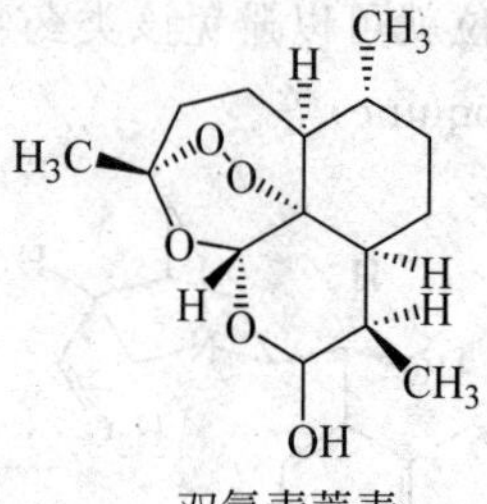

双氢青蒿素 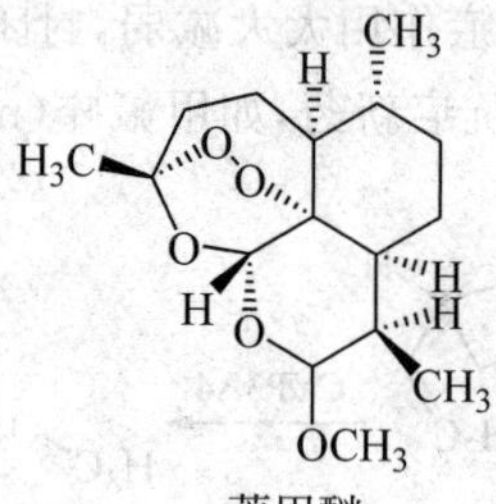　　　　　蒿甲醚 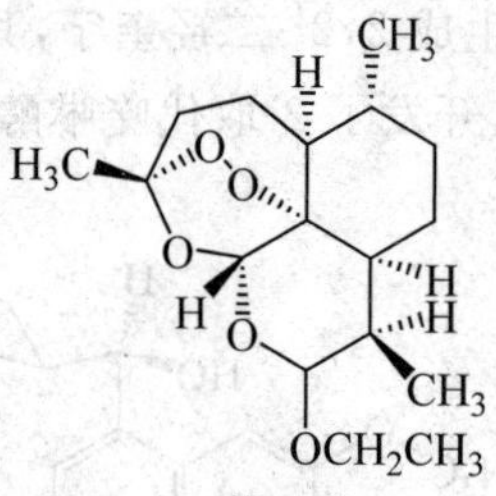　　　　　蒿乙醚

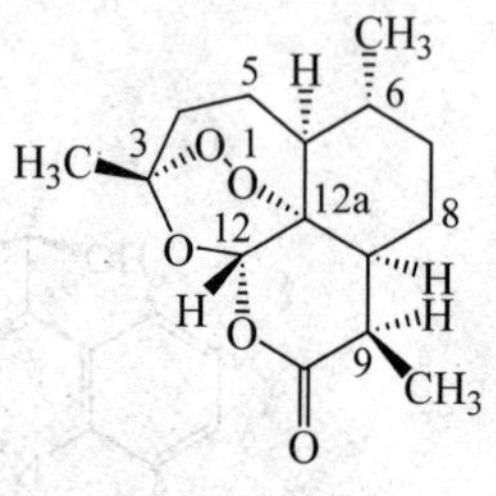

青蒿素 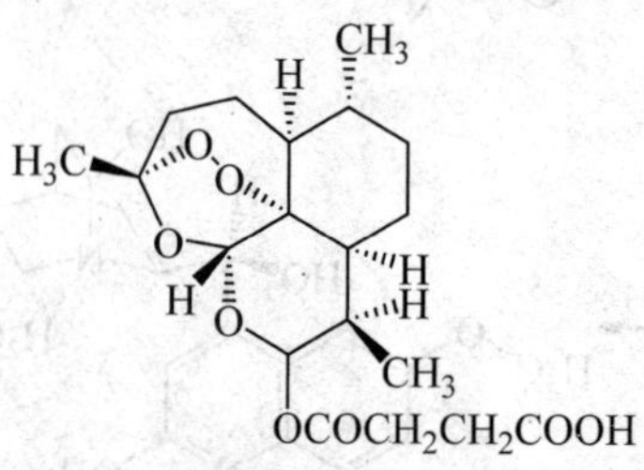　　　　　青蒿琥酯

青蒿素的过氧基团可产生自由基，对红细胞内期滋养体有杀灭作用，用于治疗间日疟、恶性疟，对脑型疟和耐氯喹虫株感染仍有良好疗效，但最大缺点是复发率高。不良反应少见，但大剂量对动物胚胎有毒性作用，孕妇禁用。蒿甲醚抗疟活性比青蒿素强，近期复发率较低，不良反应

较轻。

本品是我国科学家在1971年首次从菊科植物黄花蒿得到的新型结构的倍半萜内酯化合物。青蒿素结构中含有过氧键，遇碘化钾试液氧化析出碘，加淀粉指示剂，立即显紫色。青蒿素含内酯结构，加氢氧化钠水溶液加热后水解，遇盐酸羟胺试液及三氯化铁液生成深紫红色的异羟肟酸铁。

青蒿素在体内的代谢物为双氢青蒿素、脱氧双氢青蒿素、3α-羟基脱氧双氢青蒿素和9,10-二羟基双氢青蒿素。

青蒿素具有十分优良的抗疟作用，为一高效、速效的抗疟药，包括对氯喹有耐药性的恶性疟原虫感染也有效。本品主要对间日疟、恶性疟、抢救脑型疟效果良好，但复发率稍高。其口服活性低、溶解性小。

青蒿素的构效关系研究表明，内过氧化物对活性存在是必需的，脱氧青蒿素（双氧桥被还原为单氧），完全失去抗疟活性。虽然内过氧化结构对产生抗疟活性是必需的，但只有内过氧化物还不能产生足够的抗疟活性，青蒿素抗疟活性的存在归于内过氧化物-缩酮-乙缩醛-内酯的结构。经进一步的研究认为，疏水基团的存在和过氧化桥的位置对其活性至关重要。

将青蒿素C-10羰基还原得到双氢青蒿素，其抗鼠疟比青蒿素强1倍，为青蒿素在体内还原代谢物。双氢青蒿素经醚化得蒿甲醚、蒿乙醚。

蒿甲醚（artemether）为对青蒿素进行改造得到的半合成抗疟药物。

本品对疟原虫红内期裂殖体有杀灭作用，能迅速控制症状和杀灭疟原虫，与氯喹几乎无交叉耐药性，特别是对耐氯喹的恶性疟也显较强的活性。抗疟作用较青蒿素强10~20倍。在体内的主要代谢物为脱醚甲基生成双氢青蒿素。

蒿甲醚的毒性比青蒿素低，治疗恶性疟、间日疟、凶险型疟等均获得满意的结果。

蒿乙醚（artemotil）为青蒿素的衍生物，对疟原虫红内期有强大且快速的杀灭作用，能迅速控制临床发作及症状。

蒿乙醚的特点是半衰期长，在治疗期间产生蓄积。肌内注射后，药物缓慢进入循环系统，3~12小时达到最高血药浓度，其半衰期为20~24小时。蒿乙醚在体内大部分经代谢成双氢青蒿素，继而与葡萄糖醛酸结合经胆汁排泄，较小部分（20%~30%）以双氢青蒿素葡萄糖醛酸结合物的形式从尿液排泄。

蒿乙醚对鼠疟耐氯喹原虫株的作用比青蒿素高，临床用于各种类型疟疾效果良好，疟原虫清除快，使用方便，也可用于不能口服其他抗疟药的患者。对疟原虫红内期有直接杀灭作用，对红前期及组织期无作用。

青蒿琥酯（artesunate）是用琥珀酸对双氢青蒿素进行酯化得到的水溶性药物，可口服或静脉注射给药。口服后体内分布甚广，以肠、肝、肾较高。主要在体内代谢转化，仅有少量由尿、粪便排泄。

青蒿琥酯对疟原虫无性体有较强的杀灭作用，能迅速控制疟疾发作，治疗间日疟、恶性疟平均原虫转阴时间快于氯喹，临床治疗中未见毒副作用。

青蒿琥酯对鼠疟正常株的疗效与静脉滴注氯喹相当，但杀虫速度比氯喹快。适用于抢救脑疟和危重昏迷的疟疾患者。

青蒿素的抗疟作用与自由基的调节有关。血红蛋白消化的结果是使在寄生虫中的血红蛋白积累。血红蛋白中铁离子与青蒿素反应，通过内过氧化物的均裂产生自由基。通过自由基重排得到碳自由基,而碳自由基可对特殊的疟原虫蛋白进行共价键的结合和损害。

知识链接

患者,男,20岁,体重46 kg。体检发现左髋部压痛,关节活动受限,CT显示左髋部深层有脓肿,胸部X线片及CT检查发现双侧胸膜肥厚、右侧胸腔积液。初步诊断为结核性胸膜炎,结核性关节脓肿(左髋关节),低蛋白血症,轻度贫血。

分析:本案例采用以下方案:异烟肼、利福平、吡嗪酰胺、乙胺丁醇2个月,继续使用异烟肼、利福平7个月,共9个月疗程。抗结核药物的不良反应多发生于用药前1个月,应定期检查肝、肾功能及监测血液。异烟肼易发生肝炎、周围神经炎,故临床上合并维生素B_6治疗。因利福平和异烟肼合并使用,更易造成转氨酶升高,或并发胆汁淤积性肝炎,建议须于服药后3个月监测肝功能。告知患者服用利福平排尿、眼泪、咳痰会出现橘红色,或产生类流感症状;并告知服用吡嗪酰胺可能引起急性痛风发作,应时监测尿酸值。而眼球后视神经炎为乙胺丁醇最常见的副作用,若出现视力减退,应立即停药可恢复视力,若未及时停药会发生视神经萎缩或视力障碍。结核病的治疗长达6个月以上,须回诊定期追踪。

学习小结

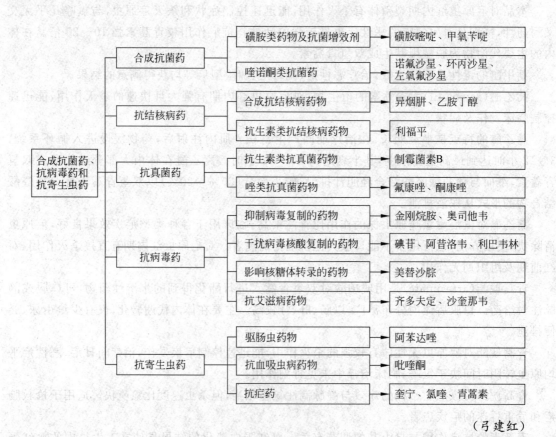

(弓建红)

第18章

抗肿瘤药

Antineoplastic Agents

学习目标

- 掌握盐酸氮芥、氮甲、环磷酰胺、异环磷酰胺、噻替哌、卡莫司汀、白消安、顺铂、氟尿嘧啶、阿糖胞苷、巯嘌呤、甲氨蝶呤和米托蒽醌的结构及作用特点；掌握生物烷化剂、抗代谢药物的作用机制。
- 熟悉抗肿瘤药物的类型以及抗肿瘤药物的构效关系；熟悉环磷酰胺、氟尿嘧啶的合成；熟悉常用抗肿瘤植物有效成分的结构特征。
- 了解提高抗肿瘤药物的选择性和降低其毒性的一般方法；了解改善抗肿瘤植物有效成分溶解性的常用方法；了解抗肿瘤靶向药物的作用机制及临床应用。

肿瘤是机体局部组织的细胞在一定因素作用下异常分化、增殖而形成的疾病。一般分为良性肿瘤和恶性肿瘤。良性肿瘤细胞包在荚膜内，增殖慢，不发生转移；而恶性肿瘤细胞不包在荚膜内，增殖异常迅速，能侵入周围组织，发生转移，危害性很大。恶性肿瘤又称为癌症，是一种严重威胁人类生命健康的常见病和多发病。人类因恶性肿瘤所引起的死亡率位居前列。肿瘤的治疗方法有手术治疗、放射治疗、药物治疗（即化学治疗）、免疫和基因治疗等，化学治疗是目前肿瘤治疗的主要手段之一。

抗肿瘤药是治疗恶性肿瘤的药物，又称抗癌药。自1943年起，经过几十年的发展，抗肿瘤药物已经取得了很大的进步，在肿瘤治疗中发挥越来越重要的作用，越来越多的药物能成功地治愈患者或明显地延长患者的生命。

根据作用原理及来源的不同抗肿瘤药物分为生物烷化剂、抗代谢药物、抗肿瘤抗生素、抗肿瘤天然药物有效成分和抗肿瘤靶向药物等。

第1节 生物烷化剂

Bioalkylating Agents

生物烷化剂也称为烷化剂，是使用最早、也是非常重要的一类抗肿瘤药物。该类药物是通过与体内的生物大分子发生烷化反应而起作用：药物在体内首先形成缺电子或其他具有活泼亲电基团的中间体，进而与 DNA、RNA 或某些酶分子中的富电子基团（如—NH$_2$、—SH、—OH、—COOH 及—PO$_3$H$_2$ 等）发生共价结合（烷基化），使其丧失活性或使 DNA 分子发生断裂，从而导致细胞死亡。

生物烷化剂属于细胞毒类药物，由于其选择性差，在抑制和毒害增殖活跃肿瘤细胞的同时，对其他增殖较快的正常细胞（如骨髓细胞、胃肠上皮细胞、毛发细胞和生殖细胞等）也会产生抑制作用，因而会产生许多严重的副作用，如恶心、呕吐、骨髓抑制、脱发等。

根据化学结构的不同，生物烷化剂可分为氮芥类、乙撑亚胺类、亚硝基脲类、甲磺酸酯类、卤代多元醇类以及金属铂配合物等。

一、氮芥类

氮芥类药物的发现源于芥子气，它是第一次世界大战期间使用过的一种毒气，是一种烷化剂毒剂。后来发现芥子气对淋巴癌有一定的治疗作用，但由于毒性太大而不能药用。在此基础上对其结构进行改造，得到第一个用于临床的氮芥，进而发展出氮芥类抗肿瘤药物。

氮芥类是双-(β-氯乙基)胺类化合物的总称。

氮芥类药物的结构可以分为两个部分，即烷化剂部分（双-β-氯乙胺基，也称氮芥基）和载体部分。烷化剂部分是该类药物的抗肿瘤活性部分；载体部分则主要影响该类药物的吸收、分布等药代动力学性质，从而影响其活性、选择性和毒性。通过选择不同的载体，可以改变药物的疗效、作用部位和毒副作用等。

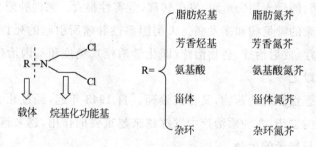

（一）脂肪氮芥

由于脂肪烃基的给电子效应，脂肪氮芥中氮原子的碱性比较强，在游离状态和生理 pH 条件下，β-氯原子离去，生成高度活泼的乙撑亚胺离子；乙撑亚胺离子为强亲电性的离子，极易与细胞成分的亲核中心（富电子基团，X）进行烷化反应；氮芥中另一个 β-氯原子继续上述过程，与细胞成分的另一个亲核中心进行烷化反应，从而使得该生物大分子失去活性或 DNA 的复制受阻导致细胞死亡。

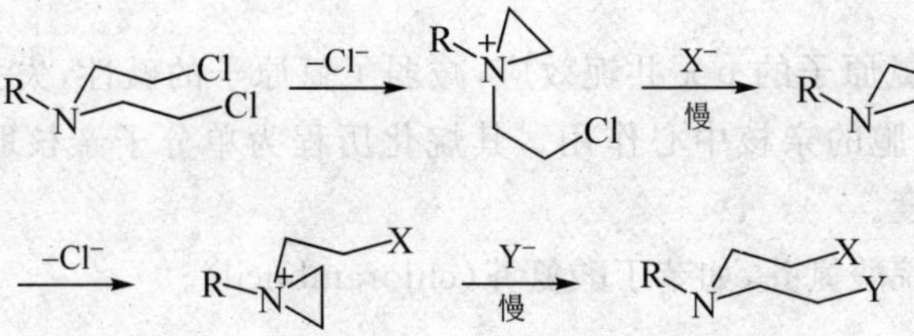

脂肪氮芥的烷化历程一般认为是双分子亲核取代(S_N2)反应历程,反应速率与烷化剂和亲核中心的浓度同时相关。

脂肪氮芥为强烷化剂,对肿瘤细胞的杀伤力较大、抗瘤谱也较广,但选择性较差,毒性也比较大。

目前临床上使用的脂肪氮芥主要有盐酸氮芥、盐酸氧氮芥等。

盐酸氮芥(Chlormethine Hydrochloride)

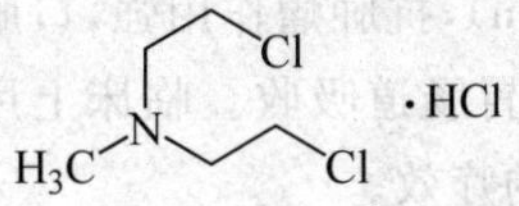

化学名为 N-甲基-N-(2-氯乙基)-2-氯乙胺盐酸盐(N-methyl-N-(2-chloroethyl)-2-chloroethylamine hydrochloride)。

本品为白色结晶性粉末,有吸湿性与腐蚀性。本品在水中极易溶解,在乙醇中易溶。熔点为108~110℃。

本品显氯化物的鉴别反应。

本品在碱性溶液中很不稳定,易水解生成醇和氯化物而失效,故其注射液应控制 pH 在 3.0~5.0,且忌与碱性药物配伍。

本品是最早用于临床并取得突出疗效的抗肿瘤药物,作为抗肿瘤药物主要用于治疗淋巴肉瘤和霍奇金病。

盐酸氮芥选择性差,毒副作用大。由于其对皮肤、黏膜有腐蚀性,不能口服,只能制成注射液用于静脉注射,并防止其漏至静脉外。对其他肿瘤如肺癌、肝癌、胃癌等实体瘤无效。

以氮芥为先导化合物进行结构修饰,可通过降低氮原子上的电子云密度来降低氮芥的反应活性,达到降低其毒性的作用,但这样同时也降低了氮芥的抗肿瘤活性。

在氮芥的氮原子上引入一个氧原子,得到氧氮芥(mechlorethaminoxide)。

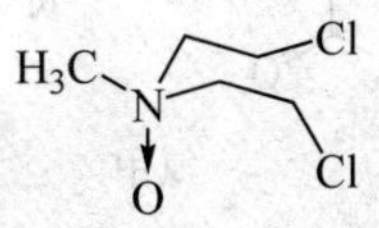

氧氮芥

由于氧的吸电子作用,使氮原子上的电子云密度降低,形成乙撑亚胺离子的能力下降,其毒性和烷基化能力同时降低,抗瘤活性也随之降低。由于氧氮芥在体内通过被还原成氮芥而发挥作用,因此,氧氮芥和氮芥相比没有明显特点。

(二) 芳香氮芥

芳香氮芥由于芳环与氮原子的 p-π 共轭效应,减弱了氮原子的碱性,失去氯离子可形成稳定的碳正离子,再与肿瘤细胞的亲核中心作用。其烷化历程为单分子亲核取代反应(S_N1),反应速率取决于烷化剂的浓度。

芳香氮芥主要是芳基烷酸氮芥,如苯丁酸氮芥(chlorambucil)。

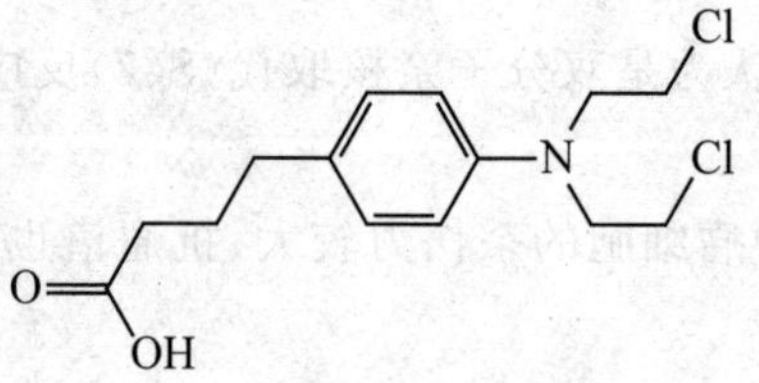

苯丁酸氮芥

构效关系研究表明,当苯环和羧基之间相隔 3 个碳原子时效果最佳。

苯丁酸氮芥又称瘤可宁(leukeran),抗肿瘤作用强,口服有效;常用其钠盐,水溶性好,在体内逐渐转变成游离苯丁酸氮芥,易被胃肠道吸收。临床上用于治疗慢性淋巴细胞白血病,对淋巴肉瘤、霍奇金病、卵巢癌也有较好的疗效。

(三) 氨基酸氮芥

由于特定氨基酸的引入,增加了药物对肿瘤部位的亲和性,使肿瘤部位的药物浓度增加,从而增加药物的疗效,降低其毒性。如以苯丙氨酸为载体的美法仑(mephalan,溶肉瘤素),对卵巢癌、乳腺癌、淋巴肉瘤和多发性骨髓癌等有较好的疗效;但其不能口服,须注射给药。

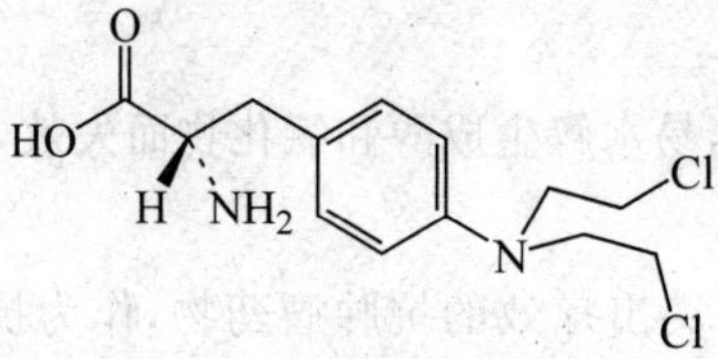

美法仑

中国研究者将美法仑氨基酸上的氨基进行甲酰化得到氮甲(formylmerphan,甲酰溶肉瘤素),选择性提高,毒性降低,并可口服。

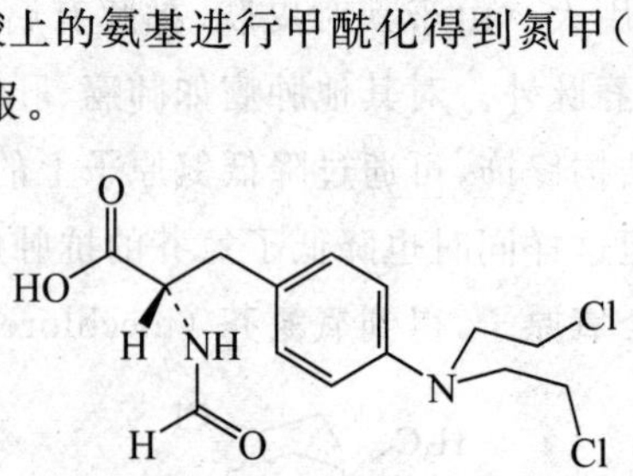

氮甲

美法仑和氮甲分子中都含有一个手性碳原子,存在两个旋光异构体,左旋体(L 型)的活性强于右旋体(D 型),临床使用的是其外消旋体。

氮甲在临床上对精原细胞瘤的疗效较为显著,对多发性骨髓瘤、恶性淋巴瘤也有效。

(四) 甾体氮芥

由于某些肿瘤细胞中存在甾体激素受体,以甾体激素作为载体,既可增加药物对肿瘤组织的选择性,又可使药物具有烷化剂和激素的双重作用。如苯丁酸氮芥的羧基与氢化泼尼松的 C-21 羟基进行酯化得到泼尼莫司汀(prednimustine),选择性好,毒性比苯丁酸氮芥小,临床用于治疗恶性淋巴瘤和慢性淋巴细胞型白血病。在雌二醇分子中引入氮芥,得到磷酸雌莫司汀,主要用于治疗前列腺癌。

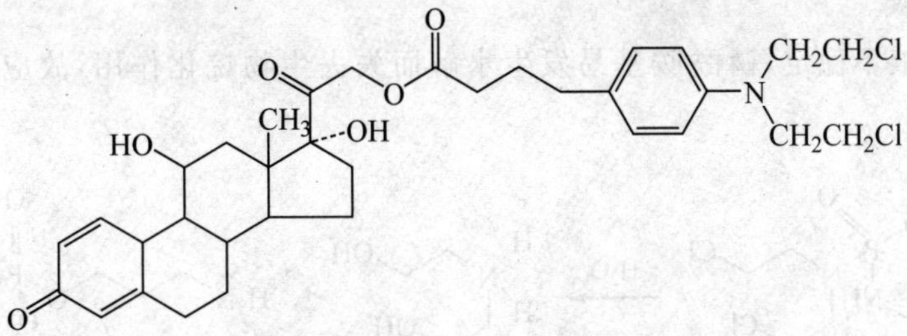

泼尼莫司汀

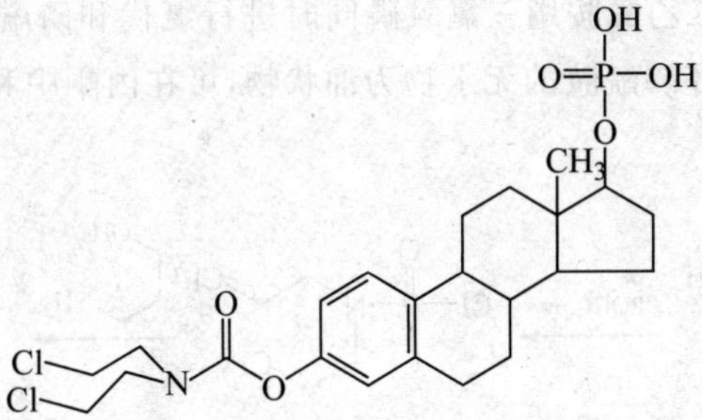

磷酸雌莫司汀

(五) 杂环氮芥

嘧啶苯芥、乌拉莫司汀和胸腺嘧啶氮芥是以嘧啶衍生物作为载体的氮芥。

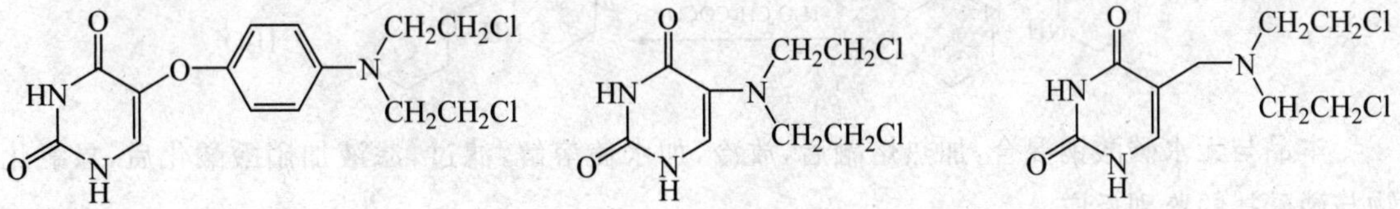

嘧啶苯芥　　　　　乌拉莫司汀　　　　　胸腺嘧啶氮芥

嘧啶苯芥对多种肿瘤如慢性粒细胞白血病、淋巴瘤、乳腺癌均有较好的疗效。乌拉莫司汀用于慢性粒细胞及淋巴细胞白血病、恶性淋巴瘤的治疗。胸腺嘧啶氮芥适用于骨肉瘤、卵巢癌、恶性淋巴瘤等的治疗。

以环状磷酰胺内酯为载体则得到环磷酰胺。由于磷酰胺基的吸电子效应,使得氮原子上的电子云密度降低,从而降低氮芥的烷基化能力,提高其选择性,降低毒性。

环磷酰胺(Cyclophosphamide)

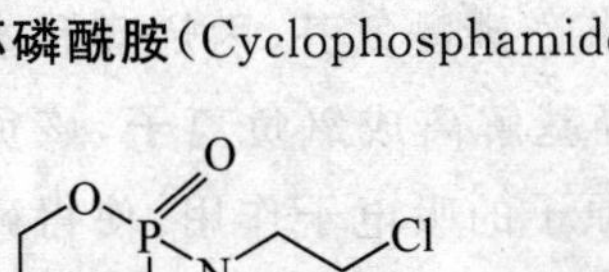

化学名为 P-[N,N-双(β-氯乙基)]-1,3,2-氧氮磷杂环己烷-2-胺-2-氧化物一水合物(N,N-bis(2-chloroethyl)tetrahydro-2H-1,3,2-oxazaphosphorin-2-amine-2-oxide monohydrate),又名癌得星(endoxan,cytoxan)。

本品为白色结晶或结晶性粉末;失去结晶水即液化。在乙醇中易溶,在水或丙酮中溶解。熔点为 48.5～52℃。

本品的水溶液不稳定,磷酰胺基易发生水解而失去生物烷化作用,故应在溶解后短期内使用。

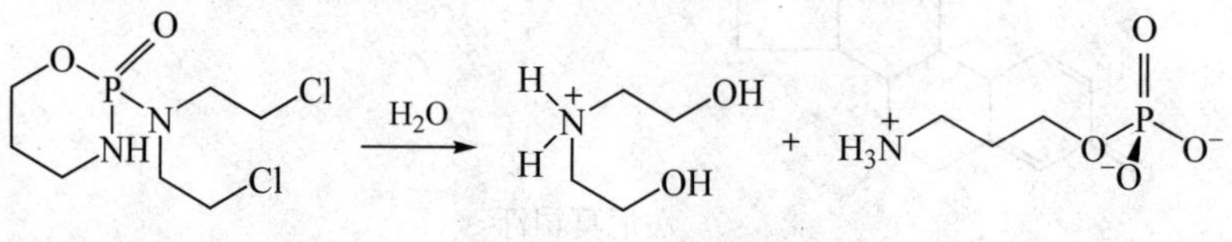

环磷酰胺的合成是将二乙醇胺用三氯氧磷同时进行氯代和磷酰化,生成氮芥磷酰二氯,再和 3-氨基丙醇缩合即得。环磷酰胺的无水物为油状物,可在丙酮中和水结合生成水合物而析出结晶。

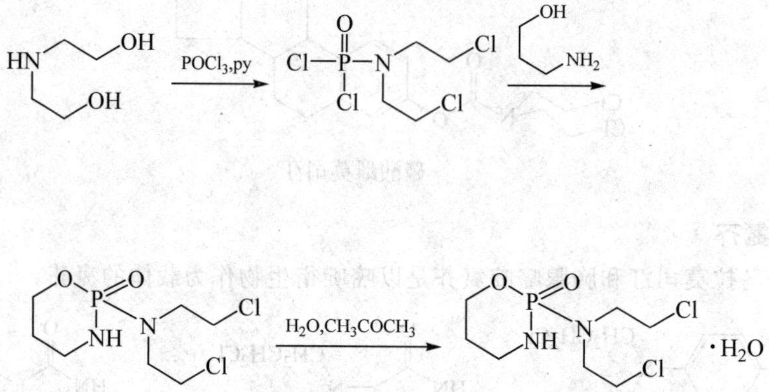

本品与无水碳酸钠混合,加热熔融后,放冷,加水使溶解,滤过,滤液加硝酸酸化后,显氯化物与磷酸盐的鉴别反应。

有报道认为,肿瘤细胞中磷酰胺酶的活性高于正常细胞中,可以设计含磷酰胺基的前药,使其在肿瘤组织中被磷酰胺酶催化水解,释放出活性的去甲氮芥[$HN(CH_2CH_2Cl)_2$]。

环磷酰胺在体外对肿瘤细胞无效,在体内经酶代谢活化后发挥作用。环磷酰胺在肝中被细胞色素 P-450 氧化酶氧化生成 4-羟基环磷酰胺;4-羟基环磷酰胺可进一步氧化代谢为无毒的 4-酮基环磷酰胺,也可经过互变异构生成开环的醛基磷酰胺;醛基磷酰胺可进一步氧化成无毒的羧酸化合物,也可经非酶促反应 β-消除生成磷酰氮芥和丙烯醛;磷酰氮芥及羧酸化合物都可经非酶水解生成去甲氮芥。磷酰氮芥、丙烯醛和去甲氮芥都是较强的烷化剂。在生理 pH 条件下,磷酰氮芥上的羟基解离成氧负离子,该负离子的电荷分散在磷酰胺的两个氧原子上,降低了磷酰基对氮原子的吸电子作用,使得磷酰氮芥仍具有较强的烷基化能力。活化过程如下所示。

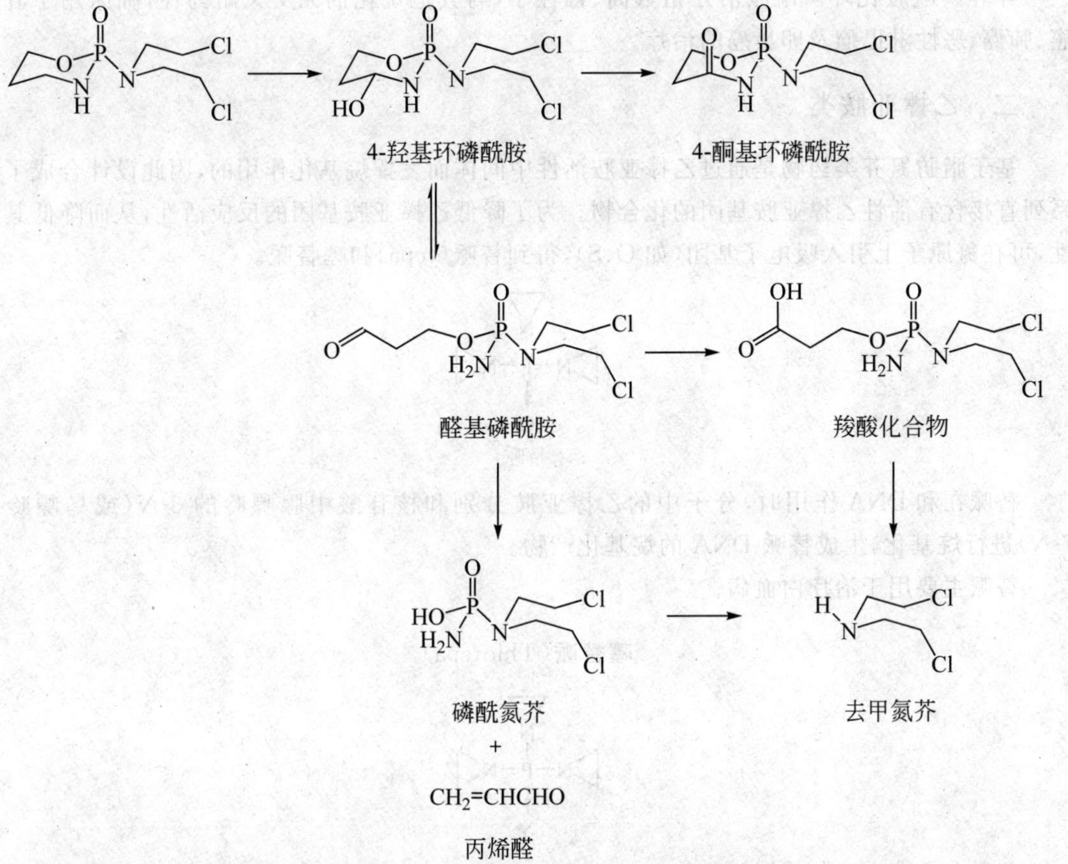

[4-羟基环磷酰胺] ⇌ [4-酮基环磷酰胺]

[醛基磷酰胺] → [羧酸化合物]

↓

[磷酰氮芥] → [去甲氮芥]
+
CH$_2$=CHCHO
丙烯醛

环磷酰胺的抗瘤谱较广，毒性比其他氮芥类药物小，为临床常用药物，主要用于恶性淋巴瘤、急性淋巴细胞白血病、多发性骨髓瘤、肺癌、神经母细胞瘤等，对乳腺癌、卵巢癌、鼻咽癌也有效。一些病例观察到有膀胱毒性，可能与代谢产物丙烯醛有关。

在环磷酰胺结构的基础上，将环外氮原子上的一个氯乙基移至环上的氮原子上得到异环磷酰胺(ifosfamide)。

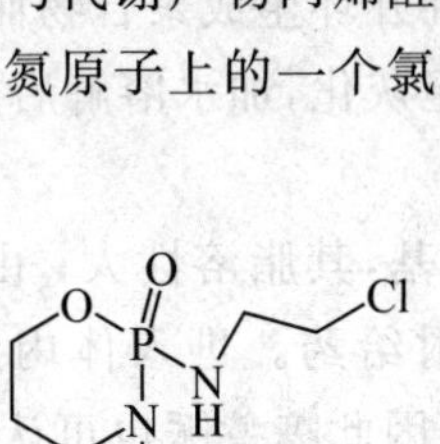

异环磷酰胺

异环磷酰胺是环磷酸胺的类似物，作用机制与环磷酰胺相似，体外对肿瘤细胞无效，需在体内经酶在4位羟基化后发挥作用。异环磷酰胺的代谢途径和环磷酰胺基本相同，但异环磷酰胺易代谢脱去环上的 N-氯乙基，生成单氯乙基环磷酰胺，它是异环磷酰胺产生神经毒性的主要原因，而环磷酰胺则很少有此代谢产物。异环磷酰胺主要毒性为骨髓抑制、出血性膀胱炎、尿道出血等，和尿路保护剂美司钠(mesna，巯乙磺酸钠)一起使用，可以降低毒性。

异环磷酰胺比环磷酰胺治疗指数高、毒性小,与其他烷化剂无交叉耐药性,临床用于乳腺癌、肺癌、恶性淋巴瘤及卵巢癌的治疗。

二、乙撑亚胺类

基于脂肪氮芥类药物是通过乙撑亚胺活性中间体而发挥烷基化作用的,因此设计合成了一系列直接含有活性乙撑亚胺基团的化合物。为了降低乙撑亚胺基团的反应活性,从而降低其毒性,可在氮原子上引入吸电子基团(如 O、S),得到替哌(tepa)和噻替哌。

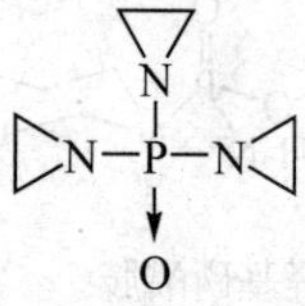

替哌

替哌在和 DNA 作用时,分子中的乙撑亚胺分别和核苷酸中腺嘌呤的 3-N(或鸟嘌呤的 7-N)进行烷基化,生成替哌-DNA 的烷基化产物。

替哌主要用于治疗白血病。

噻替哌(Thiotepa)

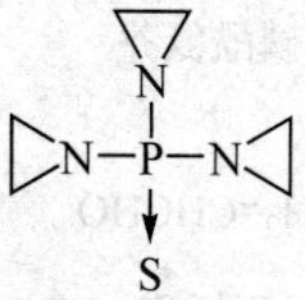

化学名为 1,1′,1″-硫次膦基三氮丙啶。又名三胺硫磷、三乙烯硫代磷酰胺。

本品为白色鳞片状结晶或结晶性粉末;无臭或几乎无臭。在水、乙醇或三氯甲烷中易溶,在石油醚中略溶。熔点为 52~57℃。

本品稳定性差,遇酸后乙撑亚胺环开环生成聚合物而失效。

本品加无水碳酸钠混合后,炽灼至灰化,加水溶解后加稀硝酸酸化,呈磷酸盐和磷酸盐特征反应。

噻替哌分子中由于含有硫代磷酰基,其脂溶性大;由于其对酸不稳定,且在胃肠道中吸收较差,故不能口服,必须通过静脉注射给药。进入体内后迅速分布到全身,在肝中很快被肝 P-450 酶系代谢生成替哌而发挥作用,因此噻替哌也可认为是替哌的前体药物。

临床上噻替哌主要用于卵巢癌、乳腺癌、膀胱癌和消化道癌的治疗,是治疗膀胱癌的首选药物,可直接注射入膀胱,效果较好。

三、亚硝基脲类

亚硝基脲类药物的结构中除了亚硝基和脲的结构外,大都具有 β-氯乙基的结构单元。常用的亚硝基脲类药物有卡莫司汀、洛莫司汀(环己亚硝脲,lormustine,CCNU)、司莫司汀(甲环亚硝脲,semustine,Me-CCNU)、尼莫司汀(nimustine,ACNU)、链佐星(streptozocin)和氯脲霉素(chlorozotocin)等。若将卡莫司汀分子中一侧的胺换成环己胺,则为洛莫司汀。

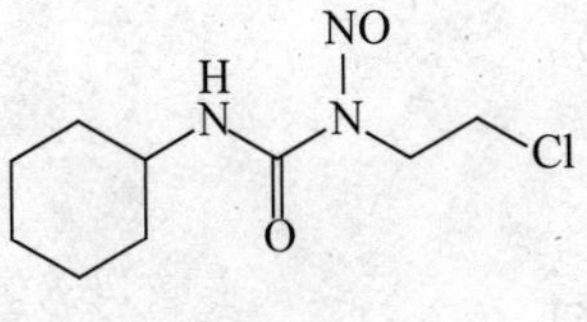

洛莫司汀 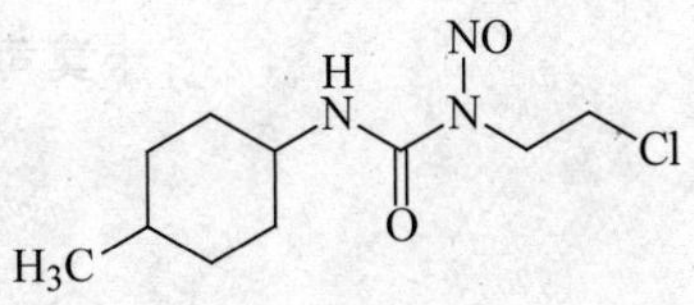　　　　　　　　　　　　　　司莫司汀

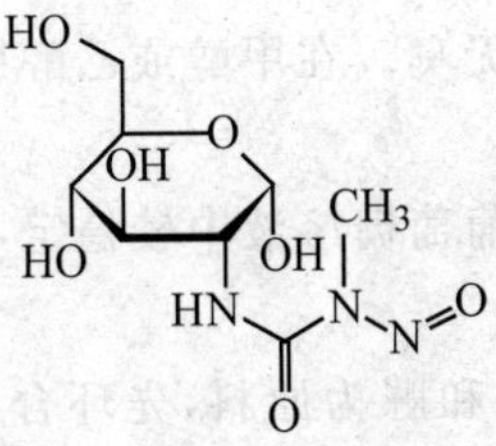

链佐星 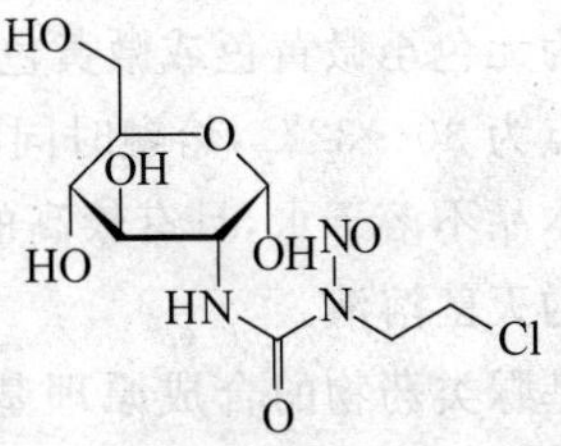　　　　　　　　　　　　　　氯脲霉素

洛莫司汀的作用原理和卡莫司汀相近,对霍奇金病、肺癌及若干转移性肿瘤疗效优于卡莫司汀,但对脑瘤的疗效不及卡莫司汀。

司莫司汀的抗肿瘤疗效优于卡莫司汀和洛莫司汀,毒性较低,临床用于脑瘤、肺癌和胃肠道肿瘤。

链佐星是从 *Streptomyces achromogenes* 发酵液中分离得到的一个亚硝基脲化合物,由于分子中含有糖的结构,其水溶性增加,毒副作用降低,尤其是没有像卡莫司汀、洛莫司汀那样的骨髓抑制毒性。

由于氨基糖的存在,链佐星很容易被膜中胰岛 β-细胞所摄取,导致其在胰岛中有较高的浓度,所以对胰小岛细胞癌有独特的疗效,但大约有 2/3 的患者会引起肾和肝功能的受损。由于该药物对胰岛的损伤,会导致糖尿病的产生。

将链佐星结构中的 N-甲基换成 β-氯乙基,则得到氯脲霉素。其抗肿瘤活性与链佐星相似,但毒副作用特别是对骨髓抑制的副作用更小。

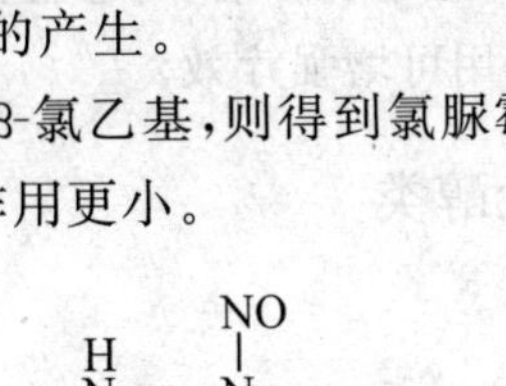

由于 N-亚硝基的吸电子性,使得与其相连的氮原子与相邻羰基之间的键变得不稳定,在生理 pH 条件下发生分解生成亲电基团,该亲电基团对 DNA 进行烷基化而发挥抗肿瘤作用。

亚硝基的存在,也影响了该类药物的稳定性。亚硝基脲类药物在酸性和碱性溶液中相当不稳定,分解时可放出氮气和二氧化碳。

由于结构中 β-氯乙基具有较强的亲脂性,易通过血脑屏障进入脑脊液中,因此适用于脑瘤及其他中枢神经系统肿瘤、恶性淋巴瘤等治疗。

卡莫司汀(Carmustine)

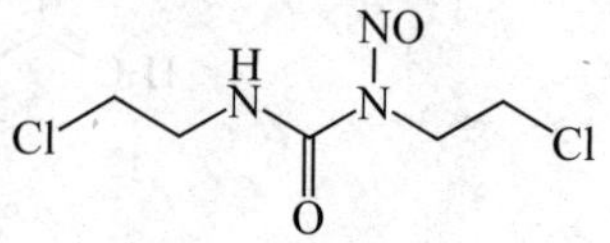

化学名为 1,3-双(2-氯乙基)-1-亚硝基脲(1,3-bis(2-chloroethyl)-1-nitrosourea),又名卡氮芥,BCNU。

本品为无色至微黄色或微黄色的结晶或结晶性粉末,无臭。在甲醇或乙醇中溶解,在水中不溶。熔点为 30~32℃,熔融时同时分解。

由于本品不溶于水,且有较高的脂溶性,在聚乙二醇、葡萄糖溶液中较稳定,故其注射液为聚乙二醇的灭菌溶液。

亚硝基脲类药物的合成原理基本相同,即以氨基乙醇和脲为原料,先环合生成 2-噁唑烷酮,然后和相应的胺反应开环。如用氨基乙醇来进行开环,则得到对称的开环产物,再经氯代、亚硝化即得到卡莫司汀。

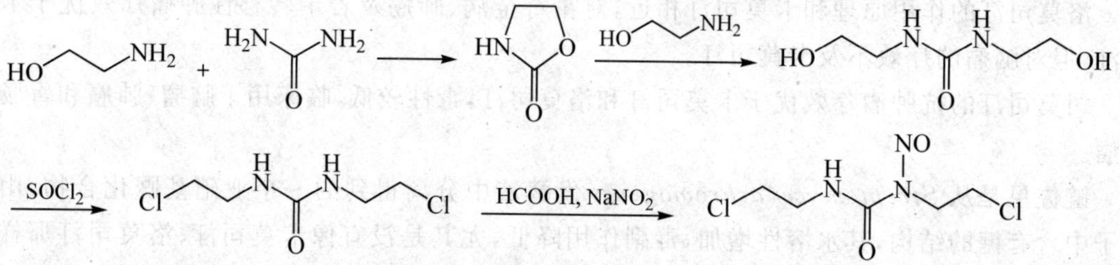

本品含有脲基及亚硝基,在酸性或碱性条件下均不稳定,加氢氧化钠水解,用稀硝酸酸化后,再加硝酸银试液,可生成白色氯化银沉淀。

本品主要用于治疗脑瘤及中枢神经系统肿瘤,对恶性淋巴瘤、多发性骨髓瘤、急性白血病及霍奇金病也有效,与其他抗肿瘤药合用可增强疗效。

四、甲磺酸酯类与卤代多元醇类

(一)甲磺酸酯类

由于甲磺酰氧基是较好的离去基团,人们就开始研究双磺酸酯类化合物,希望找到有效的新型生物烷化剂。研究发现,含 1~8 个亚甲基的双甲磺酸酯具有较强的抗肿瘤活性,其中活性最强的为含有 4 个亚甲基的化合物白消安。

白消安(Busulfan)

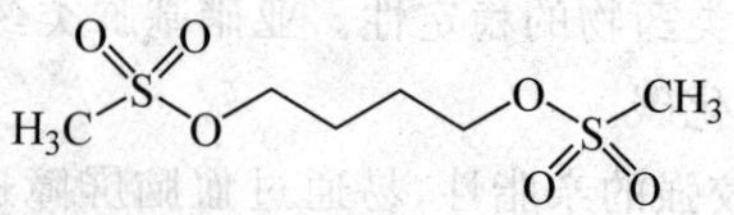

化学名为 1,4-丁二醇二甲磺酸酯(1,4-butanediol dimethanesulfonate esters),又称为马利兰(myleram)。

本品为白色结晶性粉末;几乎无臭。在丙酮中溶解,在水和乙醇中微溶。熔点为 114~118℃。

本品在碱性条件下水解生成丁二醇,再脱水生成具有乙醚样特臭的四氢呋喃。

本品呈硫酸盐特征反应。

白消安是双功能烷化剂,由于两个甲磺酰氧基容易离去,形成的双碳正离子可以对DNA分子中鸟嘌呤核苷酸的7-N进行烷基化而产生交联,也可以使氨基酸及蛋白质中的—SH双烷基化,并进一步从分子中除去S原子。以半胱氨酸为例,白消安和它反应后使其硫原子双烷基化,生成环状硫化合物,经进一步代谢后生成3-羟基四氢噻吩-1,1-二氧化物,从分子中除去其S原子。

由于甲磺酸酯的特点,白消安口服吸收良好,吸收后迅速分布到各组织中。在体内代谢生成甲磺酸,代谢速度较慢,自尿液中缓慢排出,24小时排出不足50%,反复用药可引起蓄积。

临床上白消安主要用于治疗慢性粒细胞白血病,也可用于原发性血小板增多症及真性红细胞增多症。主要不良反应为消化道反应及骨髓抑制。

(二) 卤代多元醇类

卤代多元醇类抗肿瘤药物在体内转化为烷化能力很强的环氧化合物后可起到抗肿瘤的作用。用作抗肿瘤的多元醇类药物主要是卤代多元醇,如二溴甘露醇(mitobronitol,DBM)和二溴卫矛醇(mitolactol,DBD)。两者在体内都脱去溴化氢,形成双环氧化物而产生烷化作用。

二溴甘露醇　　　　二溴卫矛醇

二溴甘露醇主要用于治疗慢性粒细胞型白血病。二溴卫矛醇抗瘤谱更广,对某些实体瘤如胃癌、肺癌、结直肠癌、乳腺癌等有一定的疗效。

脱水卫矛醇(dianhydrogalactitol,DAG)可以看成是二溴卫矛醇脱水后的产物,该药对L_{1210}白血病的疗效比二溴卫矛醇强3倍;并能通过血脑屏障,对支气管肺癌、胃肠道及泌尿道肿瘤有效。

脱水卫矛醇

脱水卫矛醇的双乙酰化物二乙酰脱水卫矛醇(diacetyl dianhydrogalactitol,DADAG),毒性比脱水卫矛醇小。

二乙酰脱水卫矛醇

五、金属铂配合物

20世纪60年代,罗森伯格和他的同事在研究电场对细胞分裂的影响时,意外地发现了铂电极能形成杀死肿瘤细胞的阳离子铂,进而证实了顺铂对动物肿瘤有强烈的抑制活性,引起了人们对金属配合物抗肿瘤研究的重视,并逐步发现铑、钌、锗、锡等化合物也具有抗肿瘤活性,其中尤以铂的配合物引起人们的极大重视。

常用的铂类配合物有顺铂、卡铂和奥沙利铂等,是目前临床治疗实体肿瘤的一线用药。

顺铂(Cisplatin)

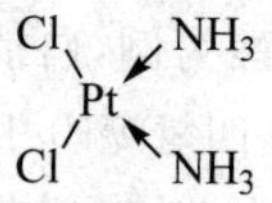

$$\begin{array}{c}Cl\quad NH_3\\ \diagdown\!Pt\!\diagup\\ Cl\quad NH_3\end{array}$$

化学名为(Z)-二氨二氯铂[(Z)-diamminedichloroplatinum],又名顺氯氨铂。

本品为亮黄色至橙黄色的结晶性粉末;无臭。在二甲基亚砜中易溶,在二甲基甲酰胺中略溶,在水中微溶,在乙醇中不溶。

本品为顺式异构体,其反式异构体无效。在室温条件下对光和空气稳定,室温条件下可长期贮存。加热至170℃时转化为反式,270℃分解成金属铂。本品水溶液不稳定,水解转化为反式异构体和生成水合物,水合物进一步水解生成无抗肿瘤活性且有剧毒的低聚物;顺铂低聚物在0.9%氯化钠水溶液中可迅速完全转化为顺铂,因此临床上使用其含氯化钠的注射液不会导致中毒危险。

顺铂在甘露醇、葡萄糖和苯甲醇中稳定,可制成含甘露醇和氯化钠的冷冻干粉,临用前用注射用水溶解配制成溶液。

本品在301nm处有最大吸收,在247nm处有最小吸收。本品加硫酸显灰绿色。本品加硫脲和水,加热后显黄色。

顺铂的作用机制是使肿瘤细胞的DNA停止复制,阻碍细胞分裂。顺铂进入体内后,在较高的 Cl^- 浓度中较稳定,可通过扩散穿过带电的细胞膜进入细胞。由于细胞内 Cl^- 浓度低,顺铂水解为带阳离子的水合物,再解离生成羟基配合物。羟基配合物和水合物比较活泼,与DNA的鸟嘌呤或腺嘌呤碱基7-N配合形成螯合物,从而破坏了两条多聚核苷酸链上嘌呤基和胞嘧啶之间的氢键,扰乱了DNA的正常双螺旋结构,使其局部变性失活而丧失复制能力。反式铂配合物则无此作用。顺铂与DNA连接的形式有三种,其中主要是与两个相邻鸟嘌呤的7-N配合形成螯合环状结构、少量与相邻的鸟嘌呤和腺嘌呤的7-N配合或极少量与相间的两个鸟嘌呤7-N配合。

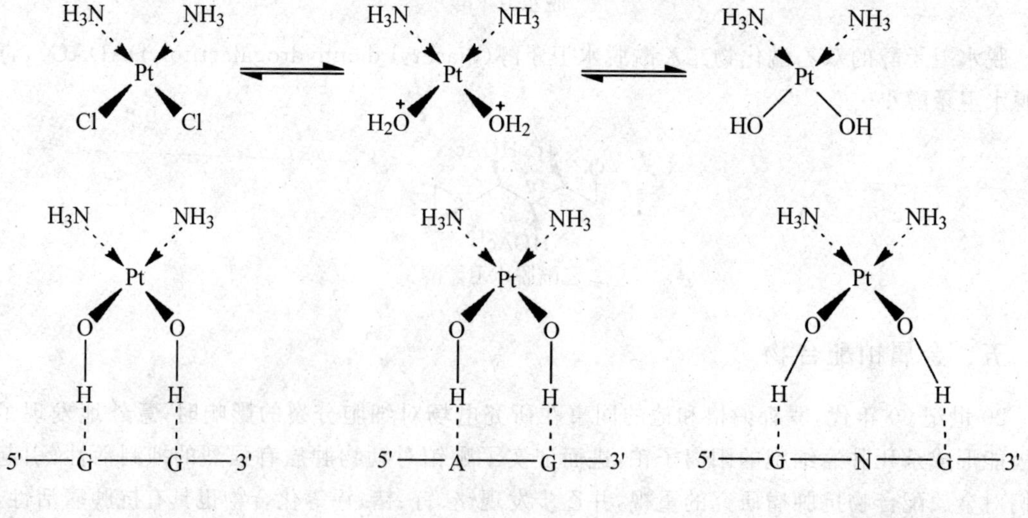

顺铂是第一个用于临床的抗肿瘤铂配合物,具有广谱的抗肿瘤活性,为治疗睾丸癌和卵巢癌的一线药物,并用于治疗膀胱癌、前列腺癌、肺癌、头颈部癌、乳腺癌、恶性淋巴癌和白血病等。与甲氨蝶呤、环磷酰胺等有协同作用,无交叉耐药性,并有免疫抑制作用。

顺铂的缺点是水溶性差,且只能注射给药,半衰期短。对乳腺癌和结肠癌等疗效较低。长期使用会产生耐药性,有些肿瘤在接受初始治疗后产生耐药性,有些肿瘤对顺铂天生具有耐药性。临床应用中伴有严重的肾毒性、胃肠道毒性、耳毒性及神经毒性,毒副作用较大。为减轻不良反应、提高疗效,有研究者将其制成脂质体。

为了克服顺铂的缺点,分别用不同的胺(乙二胺、环己二胺等)和各种酸(无机酸、有机酸)与铂(Ⅱ)配合,合成了一系列铂的配合物。

卡铂(carboplatin)是 20 世纪 80 年代上市的第二代铂配合物,结构中保留抗癌的活性基团$(NH_3)_2Pt^{2+}$,并引入了亲水性的 1,1-环丁烷二甲酸根作配体,溶解度大大改善,比顺铂的溶解度高 17 倍。同时由于螯合环的存在,其稳定性也大于顺铂。

卡铂

奥沙利铂(Oxaliplatin)

化学名为草酸根(1R,2R-环己二胺)合铂(Ⅱ)。

奥沙利铂是第一个上市的抗肿瘤手性铂配合物。1,2-环己二胺配体有 3 个立体异构体[(R,R)、(S,S)和内消旋的(R,S)异构体],相对应的 3 个铂配合物立体异构体,体外和体内活性略有不同,但只有(R,R)异构体用于临床。

本品性质稳定,在水中的溶解度介于顺铂和卡铂之间。

本品结构中的手性 1,2-环己二胺配体通过嵌入 DNA 大沟中,从而影响错配修复(MMR)和复制分流(细胞通过损伤的 DNA 位置合成 DNA 的能力)耐药机制,可用于对顺铂和卡铂耐药的肿瘤株。

奥沙利铂是第一个对结肠癌有效的铂类烷化剂,对大肠癌、非小细胞肺癌、卵巢癌及乳腺癌等多种动物和人肿瘤细胞株有显著的抑制作用。

铂类配合物抗肿瘤构效关系如下:

(1) 中性配合物一般比离子配合物活性高。

(2) 烷基伯胺或环烷基伯胺取代顺铂中的氨,可明显提高治疗指数。

(3) 由于双齿配体的化合物不容易转变为反式配合物,其稳定性和活性也高于单齿配合物。

(4) 配位体要有适当的水解速率,以使配合物有足够的稳定性达到作用部位。配位体水解速率和药物活性的关系如下:

水解速率：$NO_3^- >$ $H_2O >$ $Cl^- >$ $Br^- >$ $I^- >$ $N_3^- >$ $SCN^- >$ $NH_3 >$ CN^-
　　　　　　高毒性　　　活性　　　　　　非活性　　　　　　低毒性

(5) 平面正方形和八面体构型的配合物活性高于其他构型的配合物。

第2节　抗代谢药物

Antimetablic Agents

抗代谢药物是利用代谢拮抗原理设计的抗肿瘤药物，通过干扰 DNA 合成中所需的嘧啶、嘌呤及叶酸的合成和利用，从而抑制肿瘤细胞的生存和复制而导致肿瘤细胞死亡。抗代谢药物的结构与代谢物很相似，大多数是对正常代谢物的结构作细微的改变而得到，例如利用生物电子等排原理，以 F 或 CH_3 代替 H，S 或 CH_2 代替 O，NH_2 或 SH 代替 OH 等，因此药物与正常代谢物(如嘧啶、嘌呤、叶酸等)的结构非常相似。

目前尚未发现肿瘤细胞有独特的代谢途径，但由于肿瘤细胞与正常细胞的生长分数不同，所以用抗代谢物仍可杀死更多的肿瘤细胞，而对正常细胞影响较小。由于抗代谢药物的作用点各异，一般无交叉耐药性，在肿瘤的化学治疗上占有较大的比重（约为 40％），也是肿瘤化疗常用的药物。

抗代谢药物的抗瘤谱比生物烷化剂窄，临床上多数用于治疗白血病，但对某些实体瘤也有效。但由于该类药物的选择性差，对增殖较快的正常组织如骨髓、消化道黏膜等也呈现一定的毒性。

常用的抗代谢药物有嘧啶类抗代谢物、嘌呤类抗代谢物、叶酸类抗代谢物等。

一、嘧啶类抗代谢物

嘧啶类抗代谢物主要有尿嘧啶类和胞嘧啶类。

(一) 尿嘧啶类

尿嘧啶是体内正常的嘧啶碱基，其渗入肿瘤组织的速度比其他嘧啶快。根据生物电子等排原理，以卤原子代替氢原子合成得到卤代尿嘧啶衍生物。

由于氟的原子半径和氢的原子半径相近，用氟原子取代尿嘧啶中的 5 位上的氢原子后得到氟尿嘧啶，其体积与原化合物几乎相等，加之 C—F 键特别稳定，在代谢过程中不易分解，抗肿瘤作用最好。能在分子水平上代替正常代谢物尿嘧啶，抑制胸腺嘧啶合成酶(TS)使其失活，从而抑制 DNA 的合成，最后导致肿瘤细胞死亡。

氟尿嘧啶(Flurouracil)

化学名为 5-氟-2,4($1H$,$3H$)-嘧啶二酮 [5-fluoro-2,4($1H$,$3H$)-pyrimidinedione]，简称 5-FU。

本品为白色或类白色的结晶或结晶性粉末。在水中略溶,在乙醇中微溶,三氯甲烷中几乎不溶;在稀盐酸或氢氧化钠溶液中溶解。熔点为281～284℃(分解)。

本品结构中有烯键,遇溴试液发生加成反应,溴的红色消失。本品与碱熔融破坏后的水溶液显氟化物的特殊反应。

本品在空气及水溶液中都非常稳定;在亚硫酸钠水溶液中较不稳定,可生成5,6位双键的加成物。

氟尿嘧啶的合成是用氯乙酸乙酯与氟化钾作用得氟乙酸乙酯,然后与甲酸乙酯缩合得氟代甲酰乙酸乙酯,转变成烯醇型钠盐后,再与甲基异脲缩合成环,稀盐酸水解即得本品。

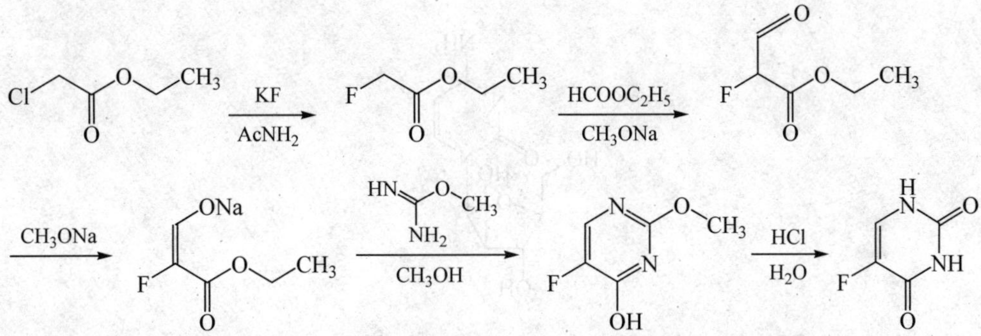

氟尿嘧啶的抗瘤谱比较广,对绒毛膜上皮癌、恶性葡萄胎和白血病有显著疗效,对结肠癌、直肠癌、胃癌和乳腺癌、头颈部癌等有效,是治疗实体肿瘤的首选药物。

氟尿嘧啶的疗效好,但毒性也较大,可引起严重的消化道反应和骨髓抑制等副作用。为了降低毒性,提高疗效,采用前药原理设计了大量的氟尿嘧啶衍生物。

根据氟尿嘧啶的结构特点,其分子中的N原子是主要的修饰部位。如替加氟(呋氟尿嘧啶,tegafur)、卡莫氟(carmofur)和去氧氟尿苷(氟铁龙,doxifuridine,5′-DUFR)等,均是氟尿嘧啶的前体药物,在体内转化为氟尿嘧啶而发挥作用,毒性较氟尿嘧啶低。

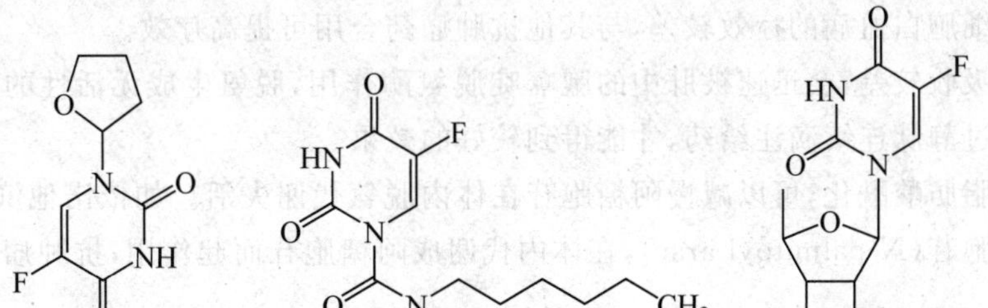

替加氟　　　卡莫氟　　　去氧氟尿苷

替加氟是氟尿嘧啶N-1上的氢原子被四氢呋喃取代的衍生物,进入体内后转变为氟尿嘧啶而发挥作用,适应证与氟尿嘧啶相同,但毒性较低,为氟尿嘧啶的1/5～1/19,化疗指数为其2倍。

双喃氟啶(双呋氟尿嘧啶,difuradin)是氟尿嘧啶N上的两个氢原子都被四氢呋喃环取代的衍生物,作用与替加氟相似,且作用时间更长,不良反应比替加氟轻。

卡莫氟也属于氟尿嘧啶的前体药物,进入体内后缓缓释放出5-FU而发挥抗肿瘤作用,抗瘤谱广,化疗指数高。临床上可用于胃癌、结肠癌、直肠癌、乳腺癌的治疗,特别是对结肠癌、直肠癌的疗效较高。

去氧氟尿苷在体内也是转化成游离的氟尿嘧啶而发挥作用。这种转化是在嘧啶核苷磷酸化酶作用下完成的,由于该酶的活性在肿瘤组织内较正常组织高,所以本品在肿瘤细胞内转化为氟尿嘧啶的速度快,产生的氟尿嘧啶浓度较正常组织高,所以对肿瘤具有选择性作用。本品主要用于胃癌、结肠直肠癌、乳腺癌的治疗。

(二)胞嘧啶类

在研究尿嘧啶类衍生物构效关系时发现,将胞嘧啶核苷中的核糖或去氧核糖用阿拉伯糖替代后所得到的衍生物阿糖胞苷亦有较好的抗肿瘤活性。

阿糖胞苷(Cytarabine)

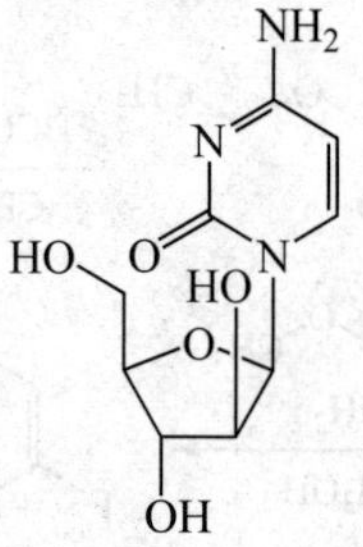

化学名为1-β-D-阿拉伯呋喃糖基-4-氨基-2(1H)-嘧啶酮(4-amino-1-β-D-arabinofuranosyl-2(1H)-pyrimidinone)。

本品为白色细小针状结晶或结晶性粉末。在水中极易溶,乙醇中略溶,三氯甲烷中不溶。熔点为190~195℃(分解)。本品有旋光性,$[\alpha]_D^{25}+127°$(H_2O)。

阿糖胞苷和正常代谢物胞苷的化学结构极为相似,在体内转化为活性的三磷酸阿糖胞苷(Ara-CTP),主要是抑制DNA多聚酶,也少量掺入DNA中,阻止DNA的合成,抑制肿瘤细胞的生长。

本品临床上主要用于治疗急性粒细胞白血病,还用于治疗带状疱疹病毒所引起的角膜炎等。对慢性粒细胞白血病的疗效较差,与其他抗肿瘤药合用可提高疗效。

本品口服吸收较差,会迅速被肝中的胞嘧啶脱氨酶作用,脱氨生成无活性的尿嘧啶阿拉伯糖苷。故需通过静脉连续滴注给药,才能得到较好的效果。

将氨基用脂肪酸酰化,可以减慢阿糖胞苷在体内脱氨代谢失活。如依诺他滨(enocitabine)和棕榈酰阿糖胞苷(N-palmitoyl arac),在体内代谢成阿糖胞苷而起作用,抗肿瘤作用比阿糖胞苷强而持久。

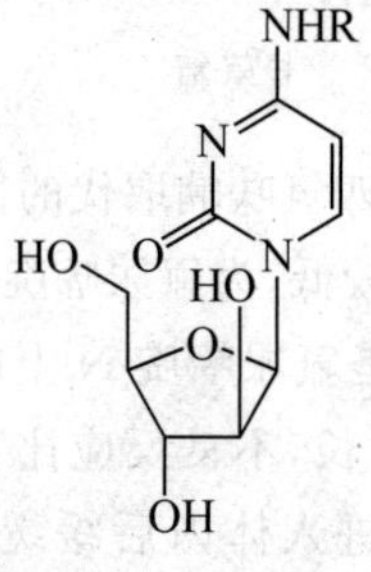

依诺他滨　　R=—$COC_{21}H_{43}$

棕榈酰阿糖胞苷　R=—$COC_{15}H_{31}$

环胞苷(cyclocytidine)体内代谢比阿糖胞苷慢,作用时间较长,副作用较小。用于各类急性白血病治疗,也可用于治疗单疱疹病毒角膜炎和虹膜炎。

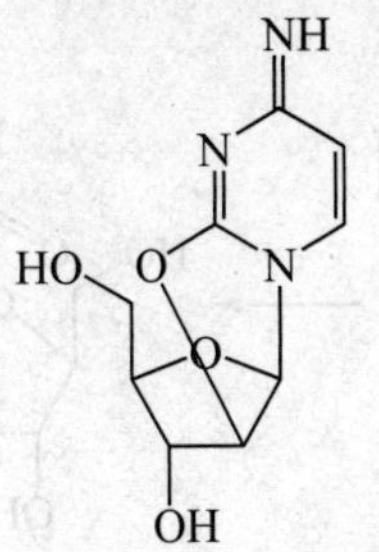

环胞苷

阿扎胞苷(azacitidine)的化学结构也和胞苷非常相似,在体内掺入 RNA 和 DNA 中,形成非功能性的氮杂 RNA 和 DNA,从而影响核酸的转录过程,抑制 DNA 和蛋白质的合成。临床主要用于治疗急性粒细胞白血病,对结肠癌、乳腺癌也有一定的疗效。

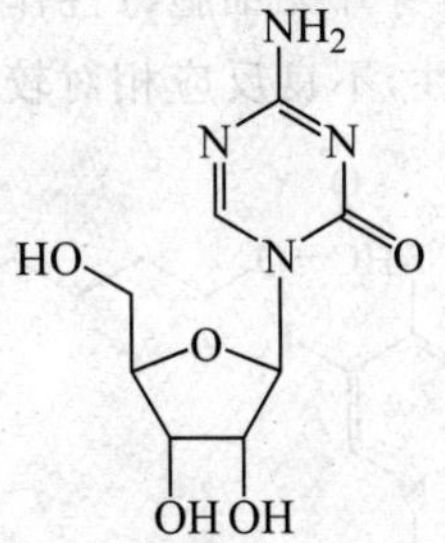

阿扎胞苷

将胞嘧啶核苷分子中糖的 2 位用氟取代,则得吉西他滨(gemcitabine)。

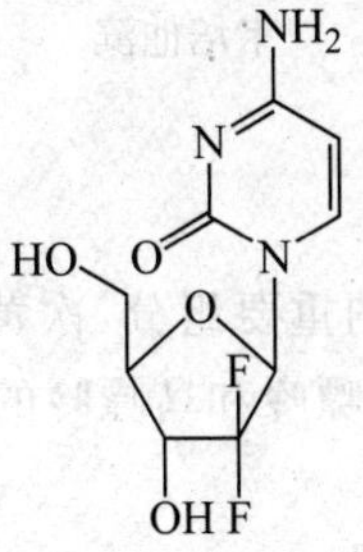

吉西他滨

吉西他滨和阿糖胞苷一样,进入体内后由脱氧胞嘧啶激酶活化,形成磷酸盐、二磷酸盐和三磷酸盐,其中二磷酸盐和三磷酸盐为活性物质,可以抑制 DNA 的合成。所以吉西他滨为嘧啶类周期特异性抗肿瘤药物,其主要代谢物在细胞内掺入 DNA,作用机制和阿糖胞苷相近,主要作用于 G1/S 期。

吉西他滨由胞嘧啶核苷脱氨酶代谢,但除了掺入 DNA 外,还对核苷酸还原酶具有抑制作用,所以和阿糖胞苷另一不同点是它能抑制脱氧胞嘧啶核苷脱氨酶,减少细胞内代谢物的降解,具有自我增效的作用。

吉西他滨静脉滴注后,很快分布到体内各组织,滴注时间越长,分布越广。吉西他滨在一周内几乎全部由尿中以原形(＜10％)和无活性的尿嘧啶代谢物[2′-脱氧-2′,2′-二氟尿嘧啶核苷(dFdU)形式]排出。

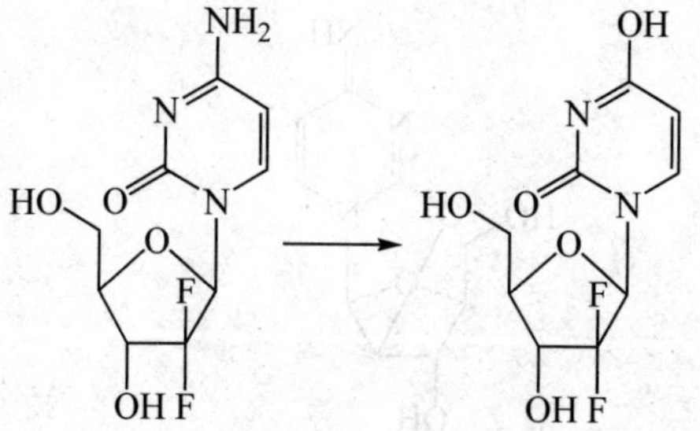

2′-脱氧-2′,2′-二氟尿嘧啶核苷

吉西他滨的抗瘤谱和阿糖胞苷不同,对多种实体瘤有效,临床用于治疗晚期胰腺癌,对局部晚期和已有转移的非小细胞肺癌有效,对膀胱癌、乳腺癌、大肠癌、胃癌、卵巢癌、子宫颈癌、肝癌、胆道癌、鼻咽癌、睾丸肿瘤、淋巴瘤、间皮瘤和头颈部癌也有一定疗效。

卡培他滨为氟尿嘧啶氨甲酸酯,本身并无细胞毒性作用,口服后在体内代谢,最后转化成氟尿嘧啶而起作用。本品具有一定选择性,不良反应相对较低。

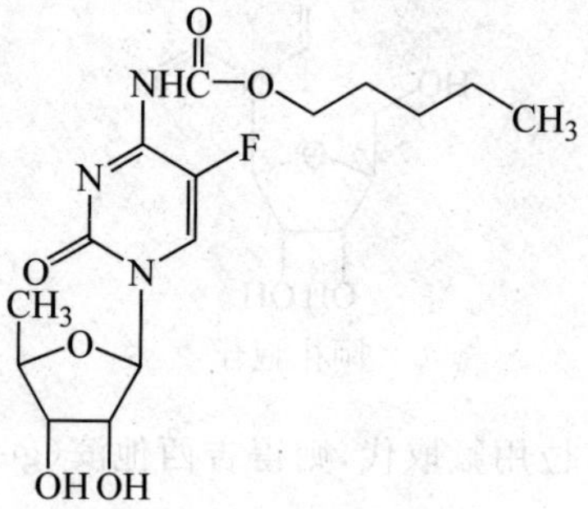

卡培他滨

二、嘌呤类抗代谢物

腺嘌呤和鸟嘌呤是 DNA 和 RNA 的重要组分,次黄嘌呤是腺嘌呤和鸟嘌呤生物合成的重要中间体。嘌呤类抗代谢物主要是次黄嘌呤和鸟嘌呤的衍生物。

(一) 黄嘌呤类

主要代表药物有巯嘌呤和磺巯嘌呤钠。

将次黄嘌呤 6-位的羟基以巯基取代则得到巯嘌呤。

巯嘌呤(Mercaptopurine)

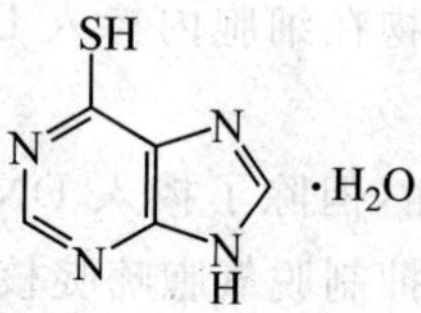

·H_2O

化学名为 6-嘌呤硫醇一水合物(purine-6-thiol monohydrate),简称 6-MP,又名乐疾宁。

本品为黄色结晶性粉末,无臭,味微甜。在水或乙醇中极微溶,在乙醇中几乎不溶。pK_a 为 7.8。本品遇光易变色。

本品结构中含有巯基,其乙醇溶液与乙酸铅作用,生成黄色的巯嘌呤铅沉淀。

本品分子中的巯基可以与氨反应生成铵盐而溶解,遇硝酸银溶液生成不溶于热硝酸的巯嘌呤银白色沉淀。

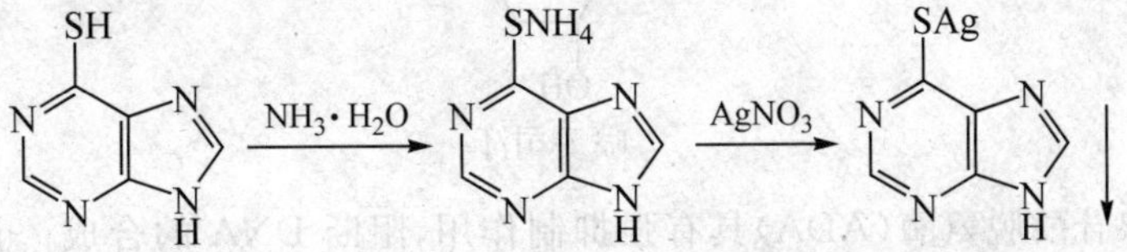

本品结构中的巯基具有还原性,可被硝酸氧化生成 6-嘌呤亚磺酸,进一步氧化生成黄色的 6-嘌呤磺酸,再与氢氧化钠作用生成黄棕色的 6-嘌呤磺酸钠。

巯嘌呤结构与黄嘌呤相似,在体内经酶促转变为活性的 6-硫代次黄嘌呤核苷酸(即硫代肌苷酸),抑制腺酰琥珀酸合成酶,阻止次黄嘌呤核苷酸(肌苷酸)转变为腺苷酸(AMP);还可抑制肌苷酸脱氢酶,阻止肌苷酸氧化为黄嘌呤核苷酸,从而抑制 DNA 和 RNA 的合成。临床主要用于各种急性白血病的治疗,对绒毛膜上皮癌、恶性葡萄胎也有效。缺点是易产生耐药性,不溶于水,显效慢。

由于 6-MP 存在水溶性差、毒性大、易产生耐药性和起效慢等缺点,因此合成了具有水溶性的磺巯嘌呤钠(sulfomercapine sodium,溶癌呤),起效快,毒性较低。由于肿瘤组织 pH 较正常组织低,巯基化合物含量也比较高,该药被肿瘤细胞中巯基化合物和酸性介质选择性分解成 6-巯基嘌呤,因此对肿瘤有一定的选择性。

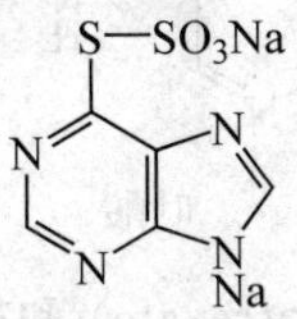

磺巯嘌呤钠

(二) 鸟嘌呤类

根据巯嘌呤在体内能抑制嘌呤核苷酸生物合成的原理,对鸟嘌呤的结构进行类似的改造,同样得到硫鸟嘌呤。

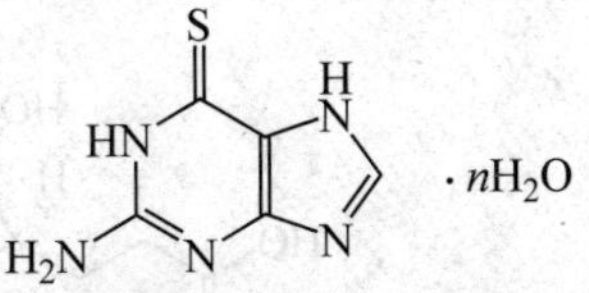

硫鸟嘌呤

硫鸟嘌呤在体内转化为硫代鸟嘌呤核苷酸(TGRP),掺入 DNA 和 RNA 中,使 DNA 不能复制。临床主要用于各类型白血病,与阿糖胞苷合用,可提高疗效。

喷妥司汀(pentostatin)可以看成是次黄嘌呤核苷的扩环衍生物。

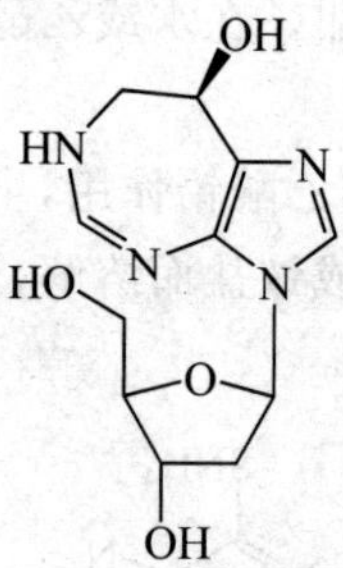

喷妥司汀

喷妥司汀对腺苷酸脱氨酶(ADA)具有强抑制作用,阻断 DNA 的合成;也可抑制 RNA 的合成,加剧 DNA 的损害,主要用于白血病的治疗。

三、叶酸类抗代谢物

叶酸(folic acid)是核酸生物合成所需的代谢物,也是红细胞发育生长的重要因子,临床可用作抗贫血药。叶酸参与了许多重要的生物合成过程,当体内叶酸缺乏时,会导致白细胞减少,因此叶酸拮抗物可用于缓解急性白血病。

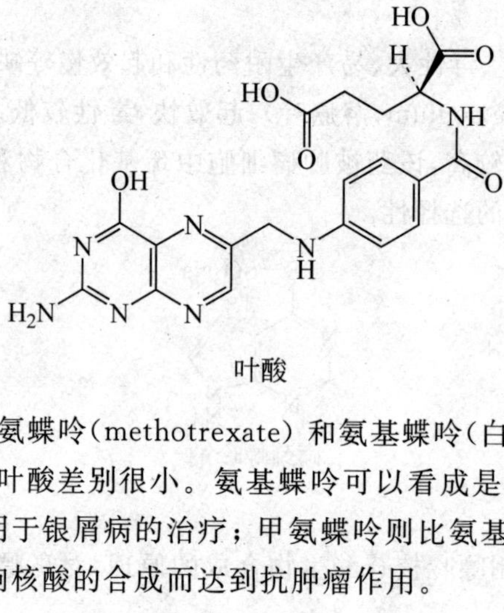

叶酸

叶酸的拮抗药主要有甲氨蝶呤(methotrexate)和氨基蝶呤(白血宁,aminopterin)等。氨基蝶呤和甲氨蝶呤在结构上与叶酸差别很小。氨基蝶呤可以看成是由叶酸中蝶啶基中的羟基被氨基取代后的衍生物,主要用于银屑病的治疗;甲氨蝶呤则比氨基蝶呤多一个—CH_3。两者通过抑制二氢叶酸还原酶,影响核酸的合成而达到抗肿瘤作用。

甲氨蝶呤(Methotrexate)

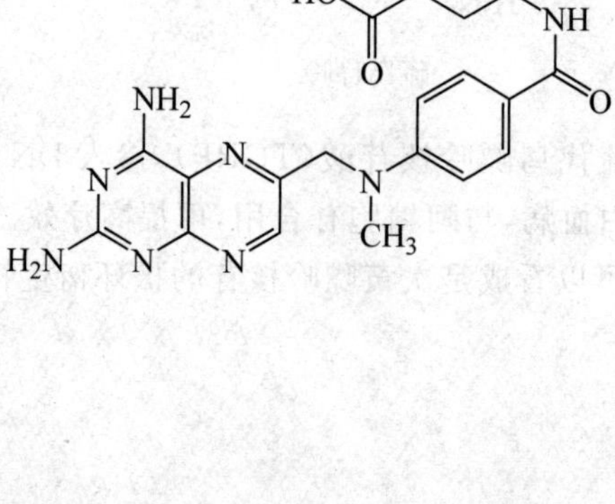

化学名为 L-(+)-N-[4-[[(2,4-二氨基-6-蝶啶基)甲基]甲氨基]苯甲酰基]谷氨酸(N-[4-[[(2,4-diamino-6-pteridinyl)methyl]methylamino] benzoyl]-L-glutamic acid),又名氨甲蝶呤、氨甲基叶酸,简称 MTX。

本品为橙黄色结晶性粉末。在水、乙醇、三氯甲烷或乙醚中几乎不溶;在稀碱溶液中易溶,在稀盐酸中溶解。甲氨蝶呤分子中含有多个氮原子,故有 pK_a 为 4.8、5.5 等值。单水合物的熔点为 185~204℃(分解)。

本品在强酸性溶液中不稳定,酰胺键发生水解,生成谷氨酸和蝶呤酸而失去活性。

甲氨蝶呤和二氢叶酸还原酶的亲和力比二氢叶酸强 1000 倍,几乎是不可逆地与二氢叶酸还原酶结合,干扰胸腺嘧啶脱氧核苷酸和嘌呤核苷酸的合成,对 DNA 和 RNA 的合成均可抑制,从而阻碍肿瘤细胞的生长。

甲氨蝶呤大剂量引起中毒时,可用亚叶酸钙解救。亚叶酸钙可提供四氢叶酸,所以与甲氨蝶呤合用可降低毒性,不降低抗肿瘤活性。

甲氨蝶呤主要用于治疗急性白血病、绒毛膜上皮癌和恶性葡萄胎,对头颈部肿瘤、乳腺癌、宫颈癌、消化道癌和恶性淋巴瘤也有一定效用。

培美曲塞是叶酸的类似物,以吡咯环替代叶酸分子中蝶啶部分的吡嗪环,桥接部分的氨基则由亚甲基所取代,是一种新型抗叶酸代谢药物,作用靶点包括嘧啶和嘌呤合成中的多种酶,故又称为多靶抗叶酸剂。

培美曲塞

培美曲塞通过还原型叶酸载体进入细胞内后,在叶酸多谷氨酸合成酶的催化下迅速转化为有活性的培美曲塞多聚谷氨酸盐,后者对多个叶酸依赖酶有很强的抑制作用,包括胸苷酸合成酶(TS)、二氢叶酸还原酶(DHFR)、甘氨酰胺核苷酸转甲酰酶(GARFT)和氨基咪唑酸酰胺核苷甲酰转移酶(AICARFT),可以从多个途径抑制嘧啶和嘌呤的合成,从而起到抗肿瘤作用。培美曲塞通过抑制 TS 而阻止脱氧尿苷酸转变为脱氧胸苷酸,从而妨碍胸腺嘧啶的合成;培美曲塞的多聚谷氨酸盐通过抑制 DHFR 的活性来抑制四氢叶酸的合成;培美曲塞的多聚谷氨酸盐对 GARFT 的抑制则影响了嘌呤的从头合成。

临床前和临床研究证实培美曲塞对多种实体肿瘤有明显的抑制活性,包括肺癌、乳腺癌、胰腺癌、卵巢癌等,特别是对恶性胸膜间皮瘤的治疗。不良反应主要包括骨髓抑制和皮疹,在补充叶酸和维生素 B_{12} 的情况下,不良反应明显减轻。

第3节 抗肿瘤抗生素

Anticancer Antibiotics

抗肿瘤抗生素是由微生物产生的具有抗肿瘤活性的化学物质。现已发现多种抗肿瘤抗生素,这些抗生素大多是直接作用于 DNA 或嵌入 DNA 中干扰其功能,为细胞周期非特异性药物。

目前已发现的抗肿瘤抗生素主要有多肽类和醌类两大类。

一、多肽类抗生素

放线菌素 D(dactinomycin D),又称更生霉素,是从放线菌 *Streptomyces parvullus* 中提取分离的一种多肽抗肿瘤药物,属于放线菌素家族的一种抗生素。

放线菌素 D(Dactinomycin)

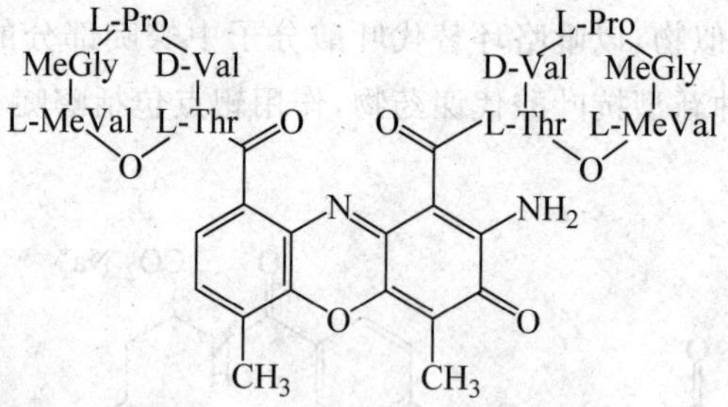

本品为鲜红色或红色结晶,或橙红色结晶性粉末;无臭;有引湿性;遇光极不稳定。在丙酮、三氯甲烷、异丙醇中易溶,在甲醇中略溶、乙醇中微溶,水中几乎不溶,但在-10℃水中溶解。$[\alpha]_D -292°\sim -317°(CH_3OH)$。

本品在 442nm 处有最大吸收,在 430nm 处有一肩峰。

本品水溶液不稳定,酸、碱或高温都能加速其分解。

本品由 L-苏氨酸(L-Thr)、D-缬氨酸(D-Val)、L-脯氨酸(L-Pro)、N-甲基甘氨酸(MeGly)、L-N-甲基缬氨酸(L-MeVal)组成的两个多肽酯环与母核 3-氨基-1,8-二甲基-2-吩噁嗪酮-4,5-二甲酸通过羧基相连接而成。

本品与 DNA 结合能力较强,但是可逆的,主要是抑制以 DNA 为模板的 RNA 多聚酶,从而抑制 RNA 的合成。放线菌素 D 与 DNA 结合的方式可能是通过其母核吩噁嗪酮嵌入 DNA 的碱基对之间,和碱基对形成氢键,而其肽侧链位于 DNA 双螺旋的小沟内。

本品主要用于治疗恶性淋巴瘤、霍奇金病、肾母细胞瘤、绒毛膜上皮癌、恶性葡萄胎等。与其他抗肿瘤药合用可提高疗效,与放疗结合可提高肿瘤对放疗的敏感性。

博来霉素(bleomycin,BLM),又称争光霉素,是从放线菌 *Streptomyces verticillus* 中分离出的一类水溶性碱性糖肽抗生素。

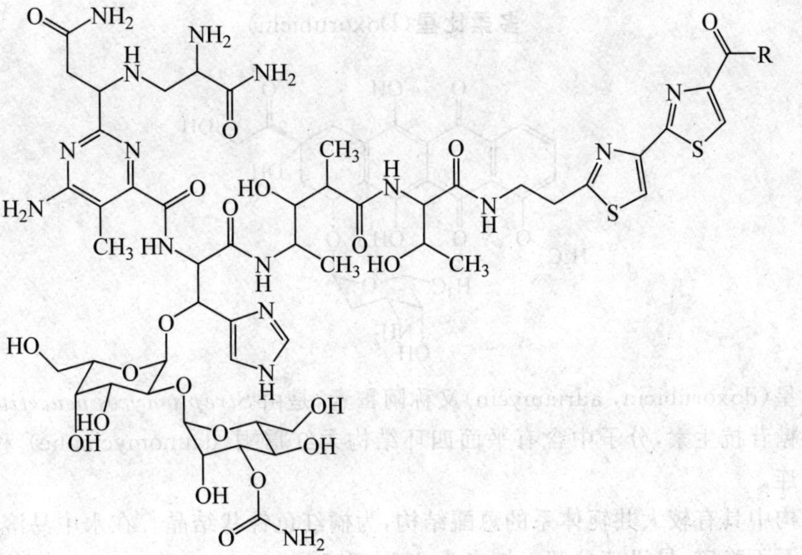

博来霉素 A₂   R= $-NH-CH_2CH_2CH_2-S^+(CH_3)_2\ X^-$

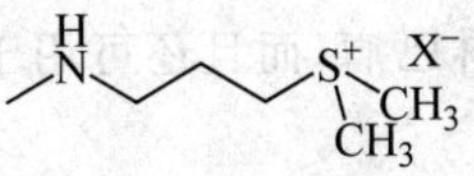

博来霉素 A₅   R= $-NH-CH_2CH_2CH_2-NH-CH_2CH_2CH_2CH_2-NH_2$

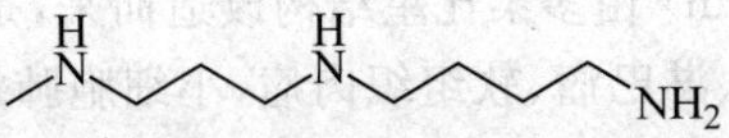

培洛霉素   R= $-NH-CH_2CH_2CH_2-NH-CH_2CH_2-CH_3$

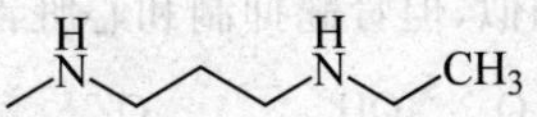

  临床应用的博来霉素是以 A₂(占50%以上)为主要成分的混合物。平阳霉素(pingyangmycin)是从我国浙江平阳县土壤中的放线菌 *Streptomyces pingyangensis n. sp.* 培养液中分离得到的抗肿瘤抗生素,主要成分为单一的博来霉素 A₅。培洛霉素为博来霉素的衍生物。

  本品为白色粉末;在水或甲醇中易溶;水溶液呈弱酸性,较稳定。

  博来霉素类药物通过直接作用于肿瘤细胞的 DNA 而发生作用,使 DNA 链断裂和裂解,最终导致肿瘤细胞死亡。本品对鳞状上皮细胞癌、宫颈癌和脑癌都有效。与放射治疗合并应用,可提高疗效。

  平阳霉素对鳞癌有较好疗效,而肺毒性相对较低。临床用于治疗头颈部鳞癌、淋巴瘤、乳腺癌、食管癌、鼻咽癌等。

二、醌类抗生素

(一)蒽醌类抗生素

  蒽醌类抗生素是20世纪70年代发展起来的一类抗肿瘤抗生素。该类药物主要是通过嵌合到 DNA 中,使 DNA 分子中碱基对之间的距离发生改变,进而引起 DNA 的裂解。

  代表药物有多柔比星和柔红霉素(daunorubicin)。

多柔比星(Doxorubicin)

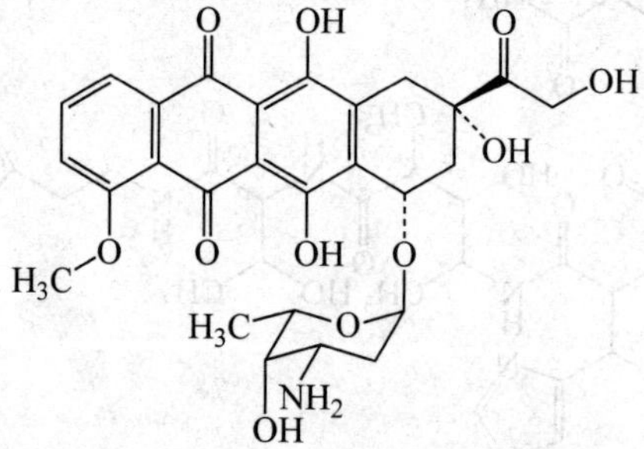

多柔比星(doxorubicin, adriamycin)又称阿霉素,是由 *Streptomyces peucetium* var. *caesius* 产生的蒽环糖苷抗生素,分子中含有平面四环结构柔红霉酮(daunomycinone)和柔红糖胺,通过糖苷键相连。

本品结构中具有较大共轭体系的蒽醌结构,为橘红色针状结晶。在水中易溶,水溶液稳定;在碱性条件下不稳定,易迅速分解。熔点为 201～205℃。

多柔比星具有脂溶性蒽环配基和水溶性柔红糖胺,又有酸性酚羟基和碱性氨基,易通过细胞膜进入肿瘤细胞,因此有很强的药理活性。临床上常用其盐酸盐。盐酸多柔比星抗瘤谱较广,不仅可用于治疗急、慢性白血病和恶性淋巴瘤,而且还可用于治疗乳腺癌、甲状腺癌、肺癌、卵巢癌和肉瘤等实体瘤。

表柔比星(表阿霉素,epirubicin)由多柔比星结构改造而来,是多柔比星在柔红霉糖 4′位 OH 的差向异构体。临床用于乳腺癌、淋巴瘤、软组织肉瘤、小细胞肺癌等实体瘤及白血病的治疗,对白血病和其他实体瘤的疗效与多柔比星相似,但骨髓抑制和心脏毒性比多柔比星低 25%。

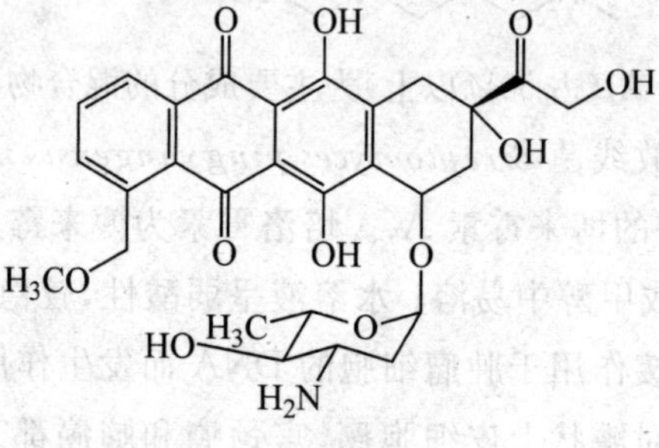

表柔比星

柔红霉素是由从中国河北省正定县土壤含有的放线菌 *Streptomyces peucetins* 中得到的抗生素,又称正定霉素。

柔红霉素(Daunorubicin)

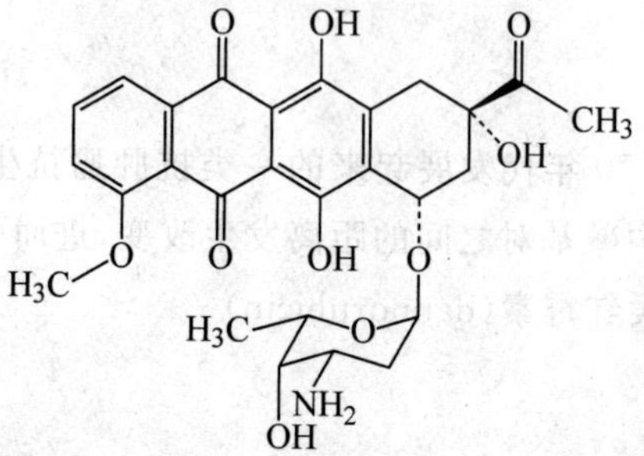

柔红霉素盐酸盐为橙红色结晶或结晶性粉末,熔点为181~181.9℃。

本品的作用与多柔比星相同,临床上主要用于治疗急性粒细胞白血病及急性淋巴细胞白血病。与其他抗肿瘤药联合应用可提高疗效。

多柔比星和柔红霉素的主要毒副作用为骨髓抑制和心脏毒性,其产生的原因可能是醌环被还原成半醌自由基,诱发脂质过氧化反应,引起心肌损伤。

对这类抗生素的研究致力于寻找心脏毒性较低的化合物,主要是对柔红霉糖的氨基和羟基的改造。在柔红霉素的基础上进行结构改造得到半合成衍生物佐柔比星(zorubicin),临床用于急性淋巴细胞白血病和急性原始粒细胞白血病,疗效与柔红霉素相似。

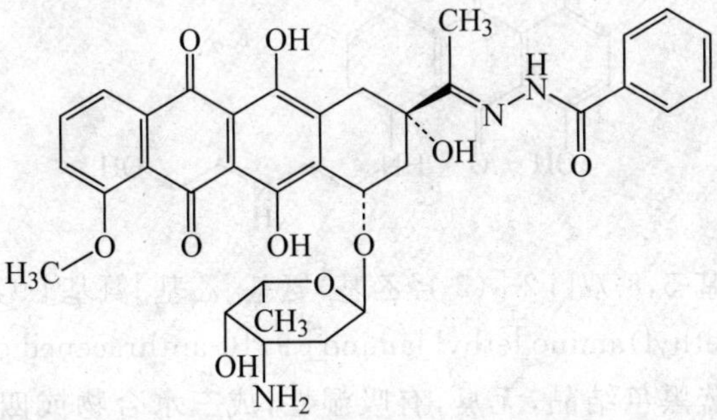

佐柔比星

从放线菌 *Streptomyces galilaeus* 的代谢产物中发现了一种新的蒽环抗生素阿柔比星(aclarubicin,阿克拉霉素),对子宫体癌、胃肠道癌、胰腺癌、肝癌和急性白血病都有效,对柔红霉素产生耐药的病例仍有效。特点是选择性地抑制 DNA 的合成,心脏毒性低于其他蒽环抗生素。

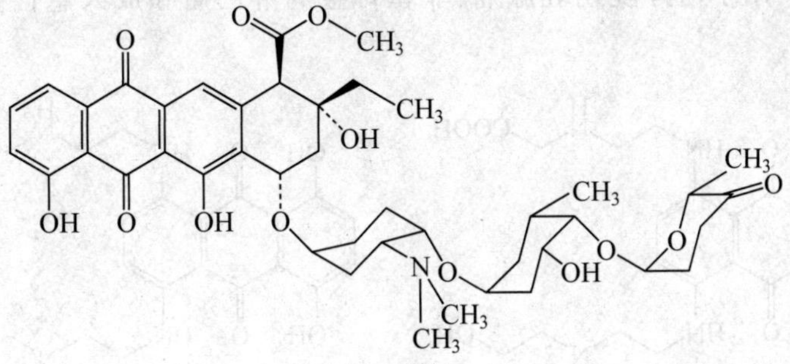

阿柔比星

蒽环类抗肿瘤药物的构效关系:

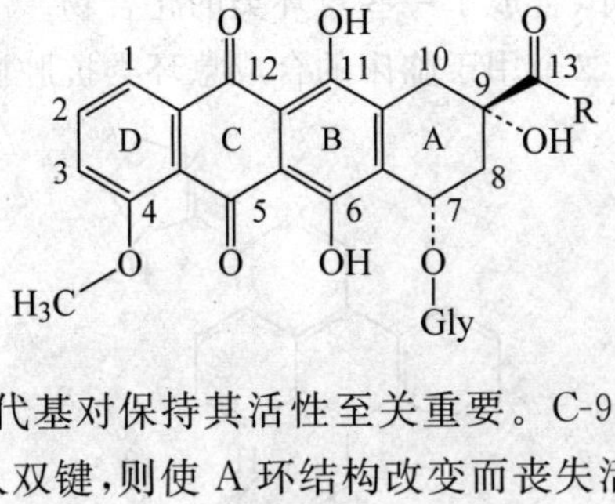

(1) A 环的几何结构和取代基对保持其活性至关重要。C-9 和 C-7 位的手性不能改变,否则将失去活性;若 9,10 位引入双键,则使 A 环结构改变而丧失活性。

(2) C-13 的羰基和 C-9 的羟基与 DNA 双螺旋的碱基对产生氢键作用,若将 C-9 位由羟基换成甲基,则蒽酮与 DNA 亲和力下降而活性丧失。

以蒽醌为母核,用其他有氨基(或烃胺基)的侧链代替氨基糖,有可能保持活性而减小心脏毒性。如米托蒽醌,其抗肿瘤作用是阿霉素的 5 倍,而血液毒性和心脏毒性较小,临床用于治疗晚期乳腺癌、非霍奇金病、淋巴瘤和成人急性淋巴细胞白血病。

米托蒽醌(Mitoxantrone)

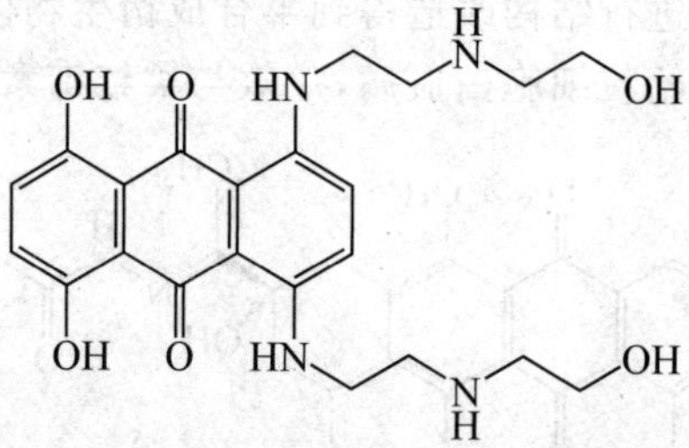

化学名为 1,4-二羟基-5,8-双[[2-[(2-羟乙基)氨基]乙基]氨基]-9,10-蒽醌(1,4-dihydroxy-5,8-bis[[2-[(2-hydroxyethyl)amino]ethyl]amino]-9,10-anthracenedione)。

米托蒽醌盐酸盐为蓝黑色结晶,无臭,有吸湿性,成三水合物或四水合物。本品在水中溶解,在乙醇中微溶,在三氯甲烷中不溶。熔点为 203~205℃,其游离碱熔点为 162~164℃。

本品固体非常稳定,在碱性水溶液中有可能降解。

本品盐酸盐进入体内后很快被吸收进入组织,在尿中发现有侧链被氧化成羧基的代谢产物。

本品是细胞周期非特异性药物,能抑制 DNA 和 RNA 合成。抗肿瘤作用是多柔比星的 5 倍,心脏毒性较小。用于治疗晚期乳腺癌、非霍奇金病淋巴瘤和成人急性非淋巴细胞白血病复发。

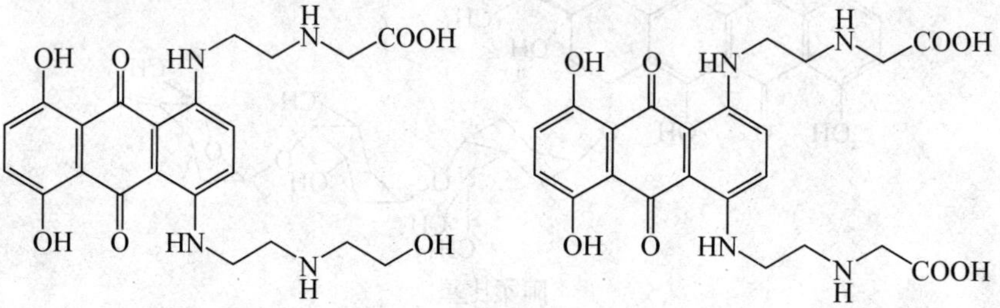

由于蒽酮类抗生素具有心脏毒性,全合成步骤长、收率低。为减少蒽酮抗生素结构中的非平面环部分和氨基糖侧链,设计、合成了一些蒽环类的化合物。

比生群是继米托蒽醌后第二个用于临床的合成蒽环类抗肿瘤药。

比生群

本品可抑制 RNA 及 DNA 的合成。抗瘤谱与米托蒽醌相似，且无明显的心脏毒性。临床上对恶性淋巴瘤、卵巢癌、肺癌、肾癌、黑色素瘤和急性白血病有效。

（二）对苯二醌类抗生素

丝裂霉素 C(mitomycin C)是由放线菌产生的一种抗生素，也称为自力霉素。

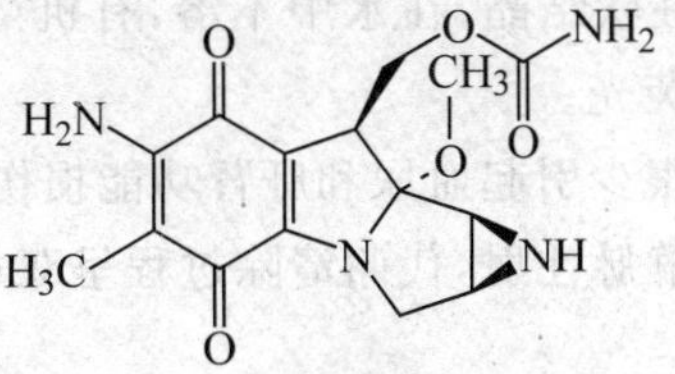

丝裂霉素C

丝裂霉素 C 及其衍生物的水溶液贮存时都不稳定，酸、碱或高温都能加速其分解。

丝裂霉素 C 对胃癌、胰腺癌、直肠癌、乳房癌等有效，对某些头颈癌和骨髓性白血病也有效。由于会引起骨髓抑制的毒性反应，较少单独应用，通常与其他药物合用，治疗胃的腺癌。

第4节 抗肿瘤植物有效成分及其衍生物
Anticancer Compounds from Plants and Their Derivatives

化学合成的抗肿瘤药物中大多数是以天然抗肿瘤活性成分为先导化合物，进行结构修饰而成。从植物中寻找抗肿瘤药物，已成为国内外学者研究抗肿瘤药物的重要组成部分。自 20 世纪 60 年代以来，我国医药工作者根据民间运用天然抗肿瘤药物的经验，从天然药物中研究和开发出了一批疗效确切、价格合理的天然抗肿瘤药物，为肿瘤的防治做出了较大的贡献。对天然药物有效成分进行结构修饰而得到一些半合成衍生物，从中寻找疗效更好、副作用低的抗肿瘤药物，这方面的研究近年来发展较快。临床应用的抗肿瘤植物有效成分已有很多，本节主要介绍喜树碱类、长春碱类和紫杉烷类药物。

一、喜树碱及羟喜树碱

喜树碱(camptothecin)和羟喜树碱(hydroxycamptothecin)是从中国特有的洪桐科植物喜树(*Camptotheca accuminata Decaisene*)中分离得到的含 5 个稠合环的内酯生物碱。

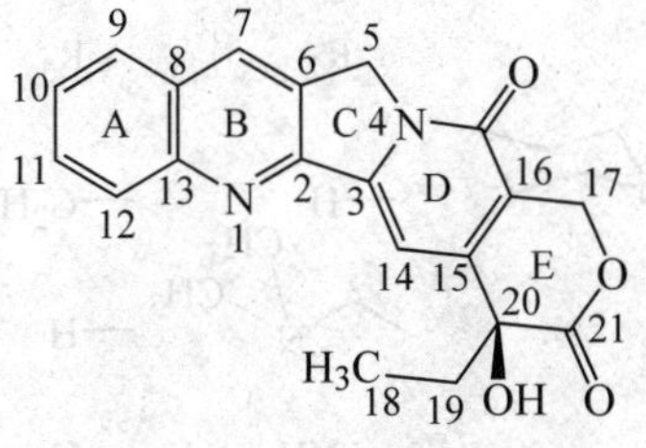

喜树碱 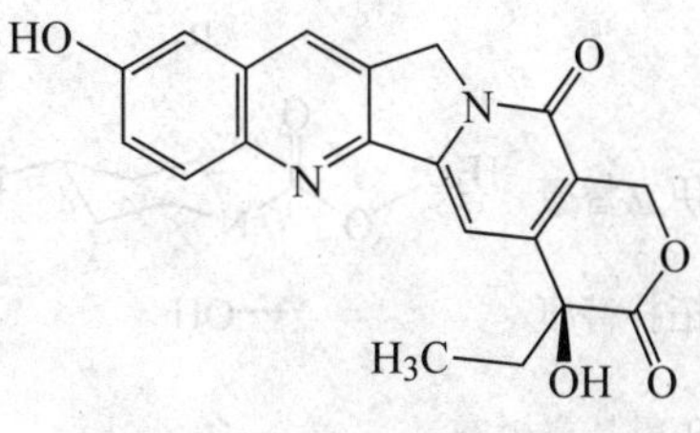　　　　　　　　　10-羟喜树碱

喜树碱类的化学结构由 5 个环稠合而成：其中 A、B 环构成喹啉环，C 环为吡咯环，D 环为吡啶酮结构，E 环为一个六元环的 α-羟基内酯环。整个环上共有两个氮原子，一个为内酰胺的氮原子，另一个为喹啉的氮原子，碱性都比较弱，不能与酸形成稳定的盐。天然的喜树碱为右

旋，分子中唯一的手性中心 C-20 为 S 构型。

喜树碱具有较强的细胞毒性，对消化道肿瘤（如胃癌、结直肠癌）、肝癌、膀胱癌和白血病等恶性肿瘤有较好的疗效，但对泌尿系统的毒性比较大，主要为尿频、尿痛和尿血等。

羟喜树碱为喜树碱的羟基衍生物，化学名为 10-羟喜树碱（10-hydroxycamptothecin），分子式为 $C_{20}H_{16}N_2O_5$。本品为黄色柱状结晶，在水中不溶，有机溶剂中微溶，由于具有酚性羟基而溶于碱性水溶液，溶液具有黄色荧光。

羟喜树碱毒性比喜树碱低，很少引起血尿和肝肾功能损伤，临床主要用于肠癌、肝癌和白血病的治疗。一般为粉针剂，通过静脉注射，代谢清除过程呈双相曲线，其 $t_{1/2\alpha}$ 为 4.5 分，$t_{1/2\beta}$ 为 29 分，主要以原形从粪便中排出。

由于喜树碱和羟喜树碱水溶性差，给其临床应用带来了困难。为了解决水溶性问题，科学家们曾将喜树碱 E 环的内酯环打开制成水溶性的羟基酸钠盐用于临床，利用钠盐在体内环合形成喜树碱起作用，但是喜树碱开环形式钠盐的活性只有喜树碱的 1/10，因此需加大用量，从而造成毒副作用加大。

20 世纪 80 年代后期，人们发现喜树碱新的作用机制，即作用于哺乳动物的 DNA 拓扑异构酶 I（Topo I）。DNA 拓扑异构酶是调节 DNA 空间构型动态变化的关键性核酶，该酶主要包括 Topo I、Topo II 两种类型。以 Topo I、Topo II 为靶分子设计各种酶抑制药，使其成为抗肿瘤药物，已成为肿瘤化疗的新热点。喜树碱类药物是 Topo I 抑制药，其抗癌机制并非抑制该酶的催化活性，而是通过阻断酶与 DNA 反应的最后一步，即单链或双链 DNA 在切口部位的重新结合，而使 DNA 复制、转录等受阻，从而导致 DNA 断裂和细胞死亡。

揭示了喜树碱的作用机制后，人们又设计、合成了一些水溶性较大的喜树碱衍生物，如伊立替康（irinotecan，CPT-11）、拓扑替康（topotecan）和 9-氨基喜树碱（9-aminocamptothecin，NSC-603071）。

	R_1	R_2	R_3
伊立替康	(哌啶基氨甲酸酯基)	—H	—C_2H_5
拓扑替康	—OH	—$CH_2N(CH_3)_2$	—H
9-氨基喜树碱	—H	—NH_2	—H

伊立替康属前体药物，在体外抗癌活性小，但它在体内经 P-450 依赖性酯酶代谢成为有活性的 7-乙基-10-羟基喜树碱（SN-38）。抗肿瘤效果比喜树碱好，毒性低，对结肠癌、胸癌、小细胞肺癌和白血病疗效显著。主要副作用是中性白细胞减少和腹泻。

拓扑替康（topotecan）化学名为 9-N, N'-二甲基氨甲基-10-羟喜树碱（9-N, N'-dimethylaminomethyl-10-hydroxy camptothecin），商品名为 hycamtin。是另一个半合成的水溶性喜树碱衍生物，1996年被美国FDA批准上市，国内也已上市。

拓扑替康在喜树碱A环上连有 N, N'-二甲基氨甲基侧链，其盐酸盐有很好的水溶性，溶液的酸性避免了因内酯开环而导致的活性降低。拓扑替康的抗肿瘤谱较广，主要用于转移性卵巢癌的治疗，对小细胞肺癌、乳腺癌、结肠癌、直肠癌的疗效也比较好，对头颈癌和恶性神经胶质瘤也有效。副作用为血毒症、中性白细胞减少、呕吐和腹泻。

二、长春碱及其衍生物

长春碱类抗肿瘤药是从夹竹桃科植物长春花（*Catharanthus roseus* 或 *Vinca rosea L*）中分离得到的一类具有抗肿瘤活性生物碱，为干扰蛋白质合成的抗癌药物，主要有长春碱（vinblastine，VLB）、长春新碱（vincristine，VCR）、长春地辛（vindisine，VES）和长春瑞滨。

硫酸长春碱（Vinblastine Sulfate）

本品为白色或类白色的结晶性粉末，无臭，有引湿性，遇光或热易变黄。在水中易溶，甲醇和三氯甲烷中溶解，在乙醇中极微溶解。

本品具有吲哚类生物碱的特征颜色反应，如遇1％硫酸铈铵的磷酸溶液显紫色。

由于长春碱分子中具有吲哚环结构，极易被氧化，故在光照或加热情况下很容易变色。本品对热不稳定，加热情况下，一分子中的—COOCH$_3$迁移到另一分子的—N原子上，随后发生类似Hofmann型的消除反应。

本品临床常用粉针剂，静脉注射后，血浆药物的清除呈双相型。主要用于治疗淋巴瘤、绒毛膜上皮癌及睾丸肿瘤，对肺癌、乳腺癌、卵巢癌及单核细胞白血病也有效。常见的副作用是骨髓抑制、肌痛。

长春碱类抗肿瘤药物能与微管蛋白结合，阻止微管蛋白双聚体聚合成微管；还可诱使微管在细胞内形成聚集体，从而使纺锤体不能形成，使肿瘤细胞停止于分裂中期，起到阻止肿瘤细胞分裂繁殖的作用。

长春碱类药物中的另一代表药物长春新碱，又名醛基长春碱，商品名为Oncovin，也是由长春花中提取分离的有效成分。

长春新碱是将长春碱二氢吲哚环上的 N—CH₃ 换成 N—CHO。可以从国产长春花植物中提取分离得到，也可以用低温氧化法从长春碱转化得到。长春碱与长春新碱均对光敏感，应避光保存，静脉滴注时应避免日光直接照射。

长春新碱对动物肿瘤的疗效超过长春碱，与长春碱之间没有交叉耐药现象。在临床上应用较广，为基本药品之一。毒性反应与长春碱相近，但对神经系统毒性较突出，有剂量依赖性、神经毒性副作用，多在用药 6～8 周出现，有的患者可能发生运动障碍、骨髓抑制和胃肠道反应。

在对长春碱结构改造的过程中，合成了长春地辛，化学名为 23-氨基-4-去乙酰氧基-23-去甲氧基-4-羟基长春碱（23-amino-4-deacetoxy-23-demethoxy-4-hydroxy vincaleukoblastine），为半合成的长春碱衍生物，活性远优于长春碱和长春新碱，毒性介于长春碱和长春新碱之间。对急性淋巴细胞性白血病及慢性粒细胞性白血病有显著疗效，对小细胞及非小细胞肺癌、乳腺癌也有较好疗效。

长春瑞滨是 20 世纪 90 年代初开发上市的另一个半合成的长春碱衍生物。

长春瑞滨

长春瑞滨，又名去甲长春新碱、长春烯碱、异长春碱。为周期特异性药物，作用近似长春新碱。对肺癌尤其对非小细胞肺癌的疗效好，还用于乳腺癌、卵巢癌、食管癌等的治疗。长春瑞滨的神经毒性比长春碱和长春新碱低。

三、紫杉烷类抗肿瘤药

紫杉烷类抗肿瘤药主要有紫杉醇及其衍生物，是近年来新发展起来的一类新抗肿瘤药物。

紫杉醇（paclitaxel）最先是从美国西海岸的短叶红豆杉（*Taxus brevifolia*）的树皮中提取得到的一个具有紫杉烯环的二萜类化合物，是由美国 Bristol-Myers-Squibb 公司历经 30 多年开发出的一种新抗肿瘤药。

早在 20 世纪 60 年代就已发现短叶红豆杉树干的粗提物具有抗肿瘤活性，1971 年 Wall 等从中分离得到紫杉醇。体外人癌细胞株筛选中发现它对卵巢癌、乳腺癌和大肠癌疗效突出，对移植性动物肿瘤和黑色素瘤、肺癌也有明显抑制作用。目前已对红豆杉科的 2 属 8 个种及若干变种进行了研究，发现了大量具有紫杉烷骨架及类似骨架的化合物。但迄今为止，还没有发现抗癌活性强于紫杉醇的天然来源的紫杉烷类化合物。

紫杉醇(Paclitaxel)

紫杉醇又名 taxol,为白色或类白色结晶性粉末,熔点为 213~216℃(分解),在甲醇、乙醇或三氯甲烷中溶解,在乙醚中微溶,在水中几乎不溶。

紫杉醇的化学结构为一个具有紫杉烷骨架的二萜类化合物,其紫杉烷骨架为[6,8,6]三环骈合,其上的 C-4(20)、5 位具有一个环氧丙烷环。紫杉醇分子结构中共有 12 个手性碳原子;共有 3 个游离羟基,其中 1 位的是叔—OH,且为桥头 C—OH,空间位阻很大,反应性很低,而 7 位及 2′位的仲—OH 有较大的反应活性,可以考虑对其进行修饰,得到水溶性较大的前药;此外还有 3 个酯基,其 2 位的苯甲酰氧基及 4 位的乙酰氧基是活性必需基团,去掉后活性基本消失,而 10 位的乙酰氧基可以进行修饰。

紫杉烷类药物的作用机制是抑制肿瘤细胞的有丝分裂,但与长春碱类药物不同,是通过促进微管蛋白聚合成微管,抑制所形成微管的解聚,从而导致微管束的排列异常而使肿瘤细胞的有丝分裂终止,最终导致肿瘤细胞的死亡。紫杉醇类药物是至今为止发现的唯一可以抑制所形成的微管解聚的一类药物。

紫杉醇在人体内的主要代谢产物为 6α-羟基紫杉醇。

紫杉醇为水针剂,须于 2~8℃冰箱内避光保存。由于紫杉醇在水中难溶(0.03mg/mL),常用表面活性剂聚环氧化蓖麻油(cremophor)助溶,但常引起血管舒张、血压降低及过敏反应等副作用。

由于紫杉醇的作用机制独特,对很多耐药患者有效,成为目前最热门的抗肿瘤药物之一。本品于 1983 年进入临床研究,1993 年上市,主要用于治疗卵巢癌、乳腺癌及非小细胞肺癌;1994 年在中国上市。国产的紫杉醇针剂已于 1998 年上市。

紫杉醇在数种红豆杉属植物中含量均很低,再加上紫杉生长缓慢,树皮剥去后不能再生,所以其来源受到限制。虽然曾有实验室成功全合成紫杉醇,但由于合成步骤复杂,成本昂贵,尚无应用价值,目前大都是通过半合成的方法得到紫杉醇及其衍生物。先从浆果紫杉(*Taxus baccata*)的新鲜叶子中提取得到含量较高的 10-去乙酰浆果赤霉素Ⅲ(10-deacetyl baccatin Ⅲ),通过选择性保护 C-7 羟基和酯化 C-10 羟基,然后对 C-13 羟基进行酯化,去掉 7 位羟基上的保护基就得到紫杉醇,总收率可达 53%。

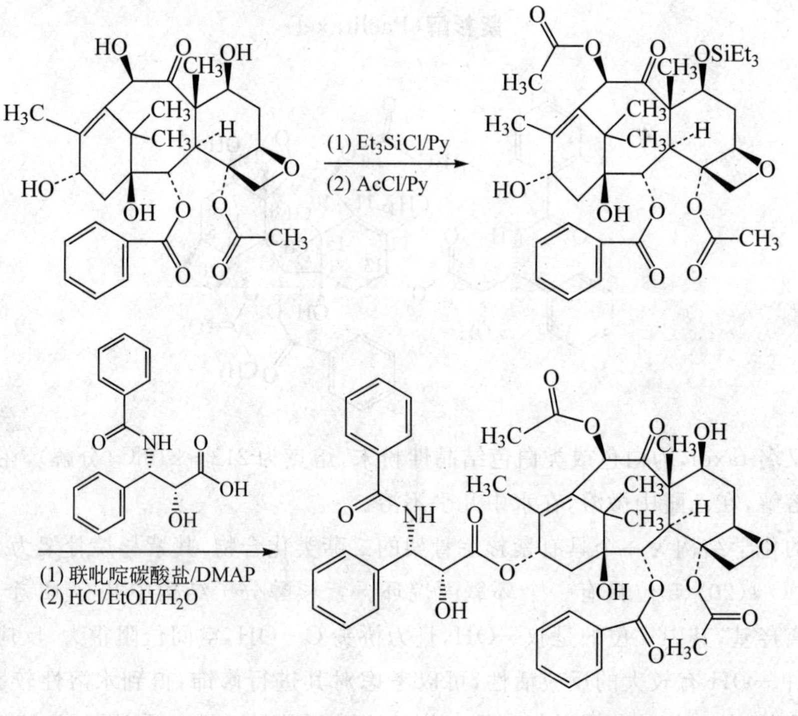

紫杉醇除了从10-去乙酰浆果赤霉素Ⅲ半合成外,也可以从其他高含量的类似物通过生物转化和化学半合成方法获得,还可以通过植物组织和细胞培养以及利用内生真菌转化得到。

由于紫杉醇水溶性很差,对紫杉醇的结构改造主要集中在改善其水溶性方面,主要是对C-2′的羟基进行衍生化。C-2′羟基酯化后体外试验活性较差,而体内试验中活性影响不大,说明酯化产物可能在体内水解成紫杉醇,因此,C-2′位羟基的修饰是寻找前药的一个可能途径。具有较好水溶性以及活性的紫杉醇衍生物有 2′-[3-(N,N-二乙基氨)丙酰基]紫杉醇甲磺酸盐、2′-[2-(N,N-二甲氨)乙酰基]紫杉醇甲磺酸盐、2′-[4-[3-(N,N-二甲基)丙氨酸]丁酰]紫杉醇盐酸盐以及 2′-(3-磺丙酰基)紫杉醇钠盐等,其中 2′-(3-磺丙酰基)紫杉醇钠盐的水溶性为紫杉醇的 210 倍。最近发展了一种水溶性的聚谷氨酸紫杉醇[poly-(glutamic acid)-poclitaxel],在体内能逐步释放紫杉醇而显示疗效。由于它的毒性小,故剂量可增加 2 倍,能显著增加疗效。

紫杉醇的构效关系研究表明:

(1) 紫杉烷环上 C-4、C-5 位的环氧丙烷环和 4-乙酰氧基是保持其抗肿瘤活性所必需,开环后几乎无活性。

(2) C-13 上的苯基异丝氨酸酯侧链也是保持其活性的关键部位。

(3) C-2 的苯甲酰氧基对活性十分重要,对位取代则活性显著降低,间位取代时活性提高。

(4) C-7、C-9 及 C-10 的含氧官能团可做适当修饰。

(5) 侧链上 C-2′位羟基酯化后在体外试验中活性较差,而在体内试验中活性影响不大,说明酯化产物可能在体内水解成紫杉醇,可制成前药。

(6) 侧链上 C-3′位的氨基取代对其影响微管功能的作用很重要,C-3′位没有氨基的衍生物与微管结合很差。氨基上的取代基可以进行改变,如半合成的衍生物多西紫杉醇。

多西紫杉醇（Docetaxel）

多西紫杉醇，又名紫杉特尔（taxotere），是紫杉醇脱去 10-O-乙酰基、N 上苯甲酰替换成特戊酰基后的衍生物，可由 10-去乙酰基浆果赤霉素Ⅲ通过半合成制得。与紫杉醇相比，其水溶性较大、毒性较小但疗效相当，在相当的毒性剂量下，其抗肿瘤作用比紫杉醇高 1 倍，且同样情况下，活性优于紫杉醇。抗肿瘤谱更广，对乳腺癌、卵巢癌、肺癌均有效，是一种受到广泛重视的新药。

第 5 节　抗肿瘤靶向药

Targeted Anti-tumor Drugs

随着分子生物学、分子肿瘤学和分子药理学的迅速发展，肿瘤的本质得到进一步阐明，为抗肿瘤药物的研究提供了新的方向和新的靶点，抗肿瘤药物的研究正在从传统的细胞毒药物向针对机制、多环节作用的新型抗肿瘤药物发展，如以细胞信号转导分子为靶点的抗肿瘤药是新型抗肿瘤药物的主要发展方向之一。

目前已上市的抗肿瘤靶向药主要有蛋白酪氨酸激酶抑制药、组蛋白脱乙酰酶抑制药、蛋白酶体抑制药、细胞周期依赖性蛋白激酶抑制药、Hedgehog 通路抑制药和肿瘤血管生成抑制药等。

一、蛋白酪氨酸激酶抑制药

蛋白激酶是真核细胞中最大的基因家族，对多种基因过程都有至关重要的调节作用，例如细胞增殖、细胞死亡、细胞周期进程、分化和细胞存活等。而蛋白酪氨酸激酶（protein tyrosine kinase, PTK）则是蛋白激酶家族中最为重要的一类，它们在正常细胞的信号转导机制中具有重要作用，若有异常表达将导致许多疾病，特别是肿瘤的产生，因而抑制酪氨酸激酶的过度表达，恢复生理平衡，已成为一种治疗手段。

PTK 家族按其结构、功能及存在位置可大致分为两类：受体酪氨酸激酶（RTK）和非受体酪氨酸激酶（non-receptor protein tyrosine kinase, NRTK）。

RTK 是一类具有可使酪氨酸磷酸化的穿膜受体蛋白，由含有配体结合位点的细胞外结构域及 RTK 活性的细胞内结构域组成。其配体为可溶性或膜结合的多肽或蛋白类激素，胞内部分是酪氨酸蛋白激酶的催化部位，并具有自磷酸化位点，其内在催化活性与配体结合时可被激活。一旦被激活，受体通过二聚化（或寡聚化）连接两个催化区域，并在催化区域的活化口袋中促使共生残基的磷酸转移,受体本身的激酶活性被激活后在催化区域中自动磷酸化酪氨酸残基。人类基因组包括58种RTK,可以根据受体或配体的不同将其划分为20个亚家族,包括胰岛素受体和生长因子,如表皮生长因子、成纤维细胞生长因子、血小板源生长因子、血管内皮生长抑制因子和神经生长因子等。

NRTK是胞内蛋白的一个大家族,在调节细胞增殖、分化、代谢、迁移和存活等细胞过程中起着重要作用。NRTK包括32个成员,被划分为9个家族:Abl、Src、Tec、CSK、FAK、SYK、JAK、TnK和FeK。NRTK的调节机制差异较大,它们通过与跨膜受体(例如激素、细胞因子和生长因子受体)发生物理性作用,进而实现胞外细胞响应。与RTK类似,基因突变、过表达等因素会导致NRTK的活性失调,最终引起信号失常或丧失自调节能力,NRTK被认为与许多癌症的发病机制有关。

(一) 表皮生长因子受体(epidermal growth factor receptor, EGFR)酪氨酸激酶抑制药

表皮生长因子受体是ErbB蛋白家族成员,其他3个亚型分别是HER2(neu,ErbB2)、HER3(ErbB3)和HER4(ErbB4)。EGFR是一种糖蛋白的跨膜受体,由细胞外起依次可以被划分为:胞外域、跨膜区和胞内域。EGFR全长由1186个氨基酸组成,胞外域包含N端的621个氨基酸残基是表皮生长因子(EGF)、转化生长因子α(TGFα)和双调蛋白(AREG)等配体的结合区域;跨膜区由23个氨基酸残基组成,连接着胞外域和胞内域蛋白;胞内域由C端542个氨基酸构成,依据功能又可以细分为近膜区、酪氨酸激酶域和C末端三部分。其中,与低保守的胞外域相反的是,激酶域在酪氨酸激酶蛋白家族中,具有很高的保守性,即具有类似的蛋白结构,正是由于这一特点,使得在设计该结合位点(激酶口袋)的小分子抑制药时,靶点选择性成为值得关注的问题。

当配体(如EGF、TGFα等)结合到胞外域时,EGFR能与同型或其他亚型ErbB蛋白的胞外域形成同源或异源二聚体,使胞内域彼此靠近,并以不对称的方式发生二聚,通过这种形式控制着催化区域的活化功能。形成二聚体后,EGFR呈现活化构象,能够催化结合在激酶域中的ATP的γ位磷酸转移至EGFR激酶C末端(或外源性底物)的酪氨酸残基上,实现自身磷酸化过程,并启动信号级联,调控细胞功能。

EGFR蛋白酪氨酸激酶抑制药可能是通过促凋亡、抗血管生成、抗分化增殖和抗细胞迁移等方面而实现抗癌的,常可与化疗和放疗起协同作用。

1. 第一代EGFR可逆抑制药 大部分第一代EGFR抑制药具有喹唑啉结构,它们能够作为ATP的模拟物,竞争性地与EGFR结合。

吉非替尼(Gefitinib)

化学名为 N-(3-氯-4-氟苯基)-7-甲氧基-6-[3-(吗啉-4-基)丙氧基]-4-喹唑啉胺,N-(3-chloro-4-fluorophenyl)-7-methoxy-6-(3-morpholin-4-ylpropoxy)quinazolin-4-amine,又名易瑞沙(Iressa)。

本品为白色或黄色粉末。

吉非替尼的合成是以 4-甲氧基-3-羟基苯甲醛为原料,氧化成酸后再酯化,在苯环上硝化后将硝基还原成氨基,同时酯水解成酸,与甲酰胺缩合成环得重要中间体 6-羟基-7-甲氧基喹唑啉-4(3H)-酮;用 SOCl$_2$ 氯化后,与 3-氯-4-氟苯胺反应得 N-(3-氯-4-氟苯基)-6-羟基-7-甲氧基喹唑啉-4-胺;6-位侧链与 3-吗啉丙基氯反应得吉非替尼。

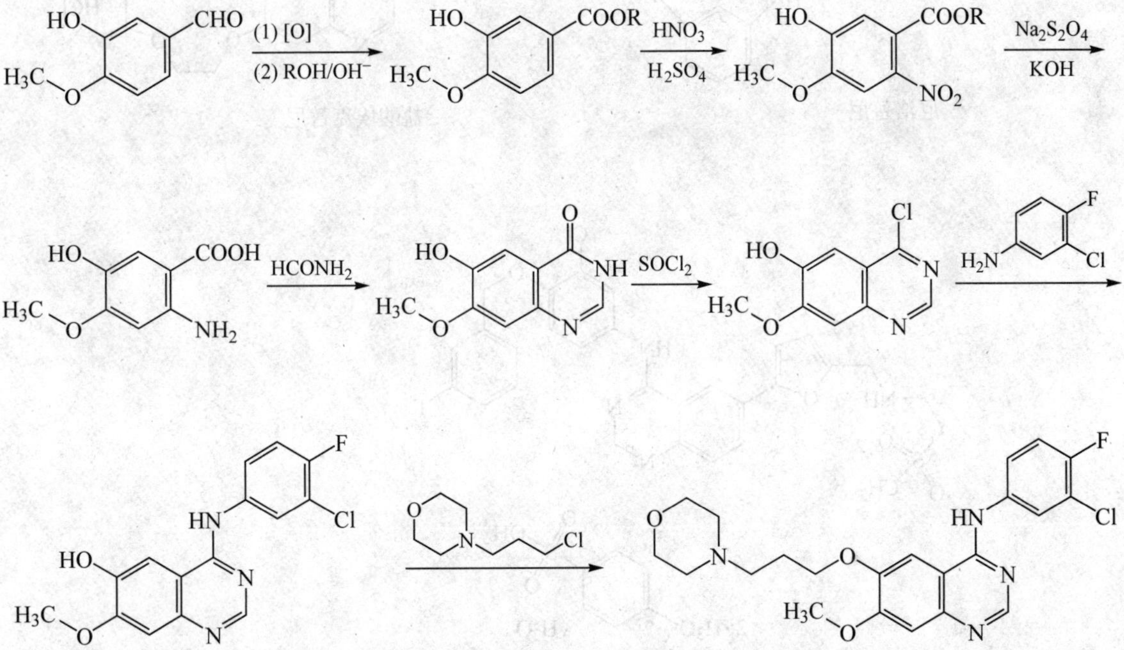

本品为强有力的 EGFR 酪氨酸激酶抑制药,对癌细胞的增殖、生长、存活的信号转导通路起阻断作用。通过抑制 EGFR 酪氨酸激酶的活性,阻止癌细胞生长、转移和新血管生成,促进癌细胞凋亡。临床用于对表皮生长因子受体酪氨酸激酶基因具有敏感突变的局部晚期或转移非小细胞肺癌患者的一线治疗。

最常见的药物不良反应为腹泻、皮疹、瘙痒、皮肤干燥和痤疮,一般见于服药后 1 个月内,通常是可逆性的,乏力、结膜炎和睑炎、指甲毒性、脱发、肝功能异常及可逆性角膜糜烂较为常见。

厄洛替尼(erlotinib)是一种 1 型人表皮生长因子受体/表皮生长因子受体酪氨酸激酶抑制药(HER1/EGFR),能与 ATP 竞争结合 HER1/EGFR 细胞内催化区,抑制磷酸化,阻断和抑制系统传送核内信息,阻止肿瘤生长,控制细胞增殖、新生血管生成和肿瘤转移。

厄洛替尼口服后有大约 60% 被吸收,血清的峰值出现于 4 小时后,在食物的作用下,它的生物利用度几乎为 100%。半衰期大约为 36 小时,7~8 天后达到血清稳态浓度。厄洛替尼主要通过肝内代谢,经 CYP3A4 代谢途径清除。因此 CYP3A4 的诱导剂(利福平)可使厄洛替尼的清除率提高 3 倍并减少 2/3 曲线下面积;而抑制药(酮康唑)可提高 2/3 的厄洛替尼曲线下面积。

本品单药适用于既往接受过至少一个化疗方案失败后的局部晚期或转移的非小细胞肺癌。

不良反应包括肺毒性、皮疹和腹泻、肝毒性及其他副作用。

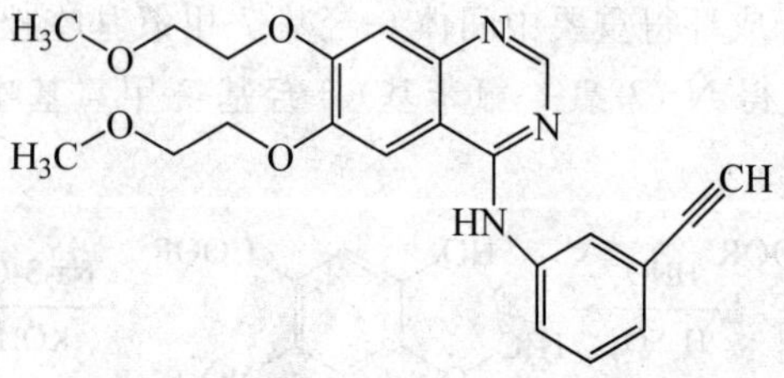

厄洛替尼 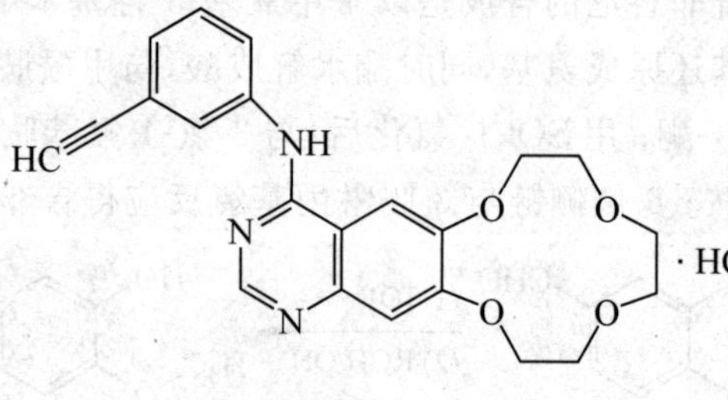   盐酸埃克替尼

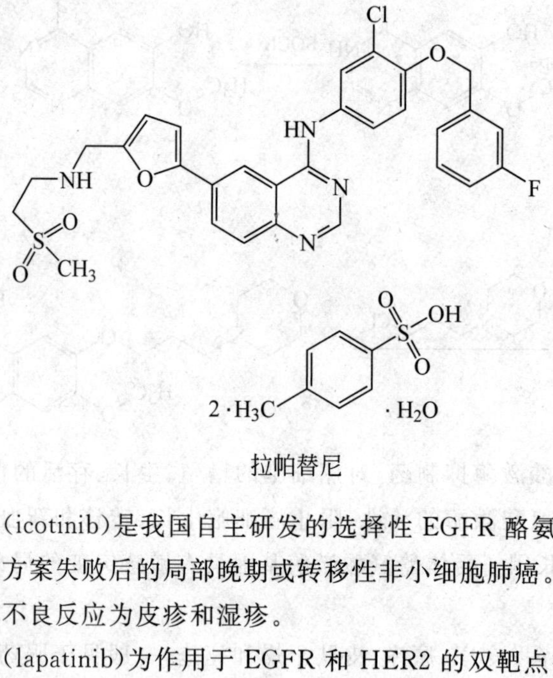

拉帕替尼

埃克替尼(icotinib)是我国自主研发的选择性 EGFR 酪氨酸激酶抑制药,用于既往接受过至少一个化疗方案失败后的局部晚期或转移性非小细胞肺癌。

最主要的不良反应为皮疹和湿疹。

拉帕替尼(lapatinib)为作用于 EGFR 和 HER2 的双靶点抑制药,2007 年,美国 FDA 批准其与卡培他滨联合用于治疗 HER2 阳性的晚期或转移性的乳腺癌患者。

拉帕替尼主要通过抑制细胞膜上的 EGFR、HER2 以及 P95HER2 受体激酶的活化,抑制下游 Ras/Raf/MEK/MAPK、PI3k/Akt/mTOR 两条细胞信号转导通路,抑制癌细胞增殖,促进癌细胞凋亡,抑制肿瘤血管生成。

拉帕替尼治疗的耐受性较好,最常见的不良反应为腹泻、疲劳、皮疹、瘙痒、恶心等,经处理后均可耐受,对心脏的毒性较小。

尽管第一代小分子抑制药对携带 EGFR 活化突变的非小细胞肺癌患者有较好疗效,但是大部分患者最终往往会获得耐药,其中最主要的一种耐药机制是 EGFR 发生二次突变即 T790M 突变。

2. 第二代 EGFR 不可逆抑制药 第二代是基于第一代可逆抑制药的喹唑啉结构改造而来,即通过在喹唑啉骨架上引入丙烯酰胺这类"弹头"基,使之能够通过迈克加成受体与 EGFR 上的 Cys797 残基形成共价键作用。相比可逆抑制药,这些不可逆抑制药的共价结合可以使它们更强地占据 ATP 结合位点,持续抑制 EGFR 蛋白的磷酸化,从而克服 EGFR T790M 耐药。

阿法替尼(Afatinib)

化学名为 N-[4-(3-氯-4-氟苯基氨基)-7-[3(S)-四氢-3-呋喃基氧基]-6-喹唑啉基]-4-二甲基氨基-2(E)-丁烯酰胺,N-[4-(3-chloro-4-fluorophenylamino)-7-[3(S)-tetrahydrofuran-3-yloxy]quinazolin-6-yl]-4-dimethylamino-2(E)-butenamide,商品名为妥复克、Tovok、Gilotrif。

本品是一种表皮生长因子受体(EGFR)、人类表皮生长因子受体 2(HER2)以及人类表皮生长因子受体 4(HER4)酪氨酸激酶(TK)的不可逆性抑制药,能不可逆的与 EGFR-HER2 酪氨酸激酶结合,抑制酪氨酸激酶活性,进而阻断 EGFR-HER2 介导的肿瘤细胞信号传导,抑制肿瘤细胞的增殖与转移,促进肿瘤细胞的凋亡。

本品用于治疗伴有 EGFR 外显子 19 缺失或外显子 21(L858R)替代突变的转移性非小细胞肺癌(NSCLC),该药对 HER2 阳性的晚期乳腺癌患者也有效。

阿法替尼最常见的不良反应包括腹泻、皮肤类似于粉刺的皮肤脱落、皮肤干燥、瘙痒、口腔炎症、甲沟炎、食欲减退、体重减轻、膀胱炎、鼻出血、流涕、发热、眼炎症和低钾血症。最严重的不良反应包括可造成肾衰竭和严重脱水的腹泻、严重药疹、肺炎和肝毒性。

第二代 EGFR 不可逆抑制药虽然在体外试验以及肿瘤移植模型上均表现出比第一代抑制药更好的作用于 EGFR T790M 的抑制活性,但是由于缺乏对野生型 EGFR 的选择性,因而导致临床上应用此类抑制药在较高剂量时出现较大的毒副作用(如腹泻和皮疹等)。

(二)BCR-ABL 酪氨酸激酶抑制药

人体 9 号染色体上的癌基因 c-ABL 链接到 22 号染色体上的断点簇集区(BCR)形成 p210 BCR-ABL 融合基因和 p185 BCR-ABL 融合基因,会使相应的 BCR-ABL 酪氨酸激酶持续激活,而引起细胞增殖、黏附和生存性质的改变,导致多种肿瘤如慢性粒细胞白血病(CML)和急性粒细胞白血病(ALL)发生。自从第一个治疗 CML 的抑制药伊马替尼上市后,BCR-ABL 酪氨酸激酶抑制药开始受到关注。

1. 第一代 BCR-ABL 酪氨酸激酶抑制药

伊马替尼(Imatinib)

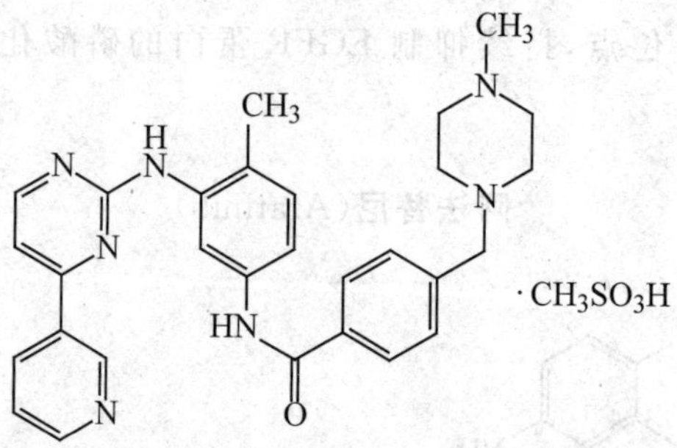

化学名为 4-[(4-甲基-1-哌嗪)甲基]-N-[4-甲基-3-[[4-(3-吡啶)-2-嘧啶]氨基]苯基]苯甲酰胺,4-[(4-methylpiperazin-1-yl)methyl]-N-[4-methyl-3-[(4-pyridin-3-ylpyrimidin-2-yl)amino]phenyl]benzamide,临床用其甲磺酸盐,又名格列卫(Glivic)。

本品为淡黄色或类白固体,易溶于水。

本品是一种选择性抑制 BCR-ABL 阳性克隆的特异酪氨酸激酶抑制药,在体内外均可强烈抑制 ABL 酪氨酸激酶的活性,特异性地抑制 V-ABL 的表达和 BCR-ABL 细胞的增殖。此外,它还能抑制血小板衍生因子和重组人干细胞因子介导的生化反应,但是不影响其他刺激因子如表皮生长因子等的信号传递。临床用于治疗慢性骨髓性白血病和胃肠基质肿瘤。

细胞色素 P-450 系统 CYP3A4 的抑制药会降低伊马替尼的代谢,升高伊马替尼的血药浓度,CYP3A4 抑制药如酮康唑能提高伊马替尼的血药浓度;反之,如果同时应用 CYP3A4 的诱导剂会加速伊马替尼的代谢。所以,最好不要和辛伐他汀和对乙酰氨基酚等联合应用。有肝功能损伤的患者可能延长药效,也应当慎用。

伊马替尼的耐受良好。大多数患者的不良反应为轻度,最常见的不良反应是下肢水肿、恶心、呕吐、肌肉痉挛、肌肉骨骼痛、腹泻、皮疹和消化不良。

然而,随后的临床研究表明,某些患者对伊马替尼会产生耐药性。伊马替尼耐药可能与病原蛋白的高表达以及 BCR-ABL 基因的突变有关,基因突变可导致伊马替尼不能与蛋白结合而出现耐药性。

2. 第二代 Bcr-Abl 酪氨酸激酶抑制药

目前,上市的第二代 Bcr-Abl 酪氨酸激酶抑制药主要有尼洛替尼和达沙替尼。

尼洛替尼(Nilotinib)

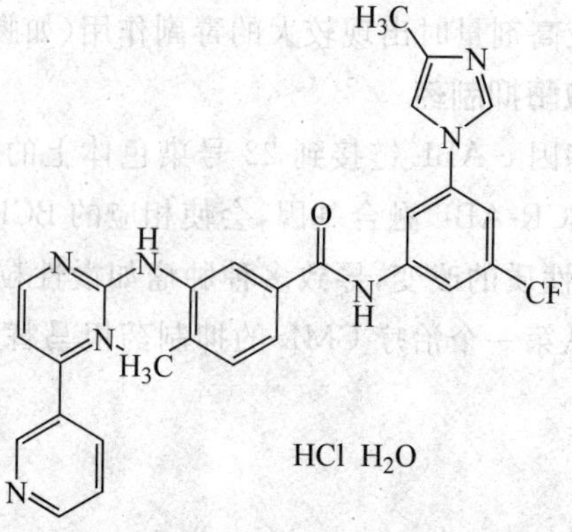

化学名为4-甲基-N-[3-(4-甲基-1H-咪唑-1-基)-5-(三氟甲基)苯基]-3-[[4-(吡啶-3-基)嘧啶-2-基]氨基]苯甲酰胺,4-methyl-N-[3-(4-methyl-1H-imidazol-1-yl)-5-(trifluoromethyl)phenyl]-3-[[4-(pyridin-3-yl)pyrimidin-2-yl]amino]benzamide,临床用其单盐酸盐一水合物,又名特罗凯(Tasigna)。

尼洛替尼是在伊马替尼的基础上改进得到。伊马替尼中电负性和碱性较高的N-甲基哌嗪基团能与He360和His361形成氢键,但它不能达到最佳疗效。研究者用具有较好亲脂性和溶解性的4-甲基-1H-咪唑基团来替换N-甲基哌嗪基,并在苯基上引入了电负性较高的三氟甲基,提高了对野生型Bcr-Abl非活化构象的亲和性。

尼洛替尼是一种强效的信号传导抑制药,能选择性与非活化形态的Abl酪氨酸激酶结合,使P环折叠覆盖ATP结合位点,阻断了底物的结合,不能完成ATP磷酸化,进而抑制酶的催化活性。它有4个氢键可以结合到Abl激酶区域(Met318、Thr315、Glu286及Asp381),形成Bcr-Abl蛋白的无活性构象。

临床上尼洛替尼用于治疗对伊马替尼耐药或不能耐受的慢性期或加速期的Ph$^+$慢性髓细胞白血病成年患者。

达沙替尼

达沙替尼(dasatinib)是由美国百时美施贵宝公司研发的一种口服BCR-ABL酪氨酸激酶抑制药,既可以与ABL酪氨酸的活性部位连接,又可与其非活性部位连接,比伊马替尼更有药效但不会致死静止的干细胞群。

达沙替尼对大部分伊马替尼耐药性的突变都有效,临床用于治疗慢性粒细胞白血病和费城染色体阳性的急性淋巴细胞性白血病。

(三) Raf/MEK/MAPK信号通路相关抑制药

Raf/MEK/MAPK信号通路存在于大多数细胞中,与多种细胞功能相关,主要是参与细胞运动、凋亡、分化及生长增殖等多种生理过程。该通路存在于大多数细胞中,且与多种细胞功能相关,可参与细胞运动、凋亡、分化及生长增殖等多种生理过程。MAPK属于丝氨酸/苏氨酸蛋白激酶,可被细胞因子、神经递质、激素等多种刺激因素所激活。受体磷酸化后与接头蛋白如生长因子受体结合蛋白2(Grb2)的Src同源结构域2(SH2)结合,Grb2的Src同源结构域3(SH3)与下游的G蛋白交换因子(如SOS)结合,SOS从细胞质中募集Ras-GDP至细胞膜,使之转化成活性的Ras-GTP,在相关刺激发生后,Raf可被Ras-GTP酶募集到细胞膜并被活化,随之Raf活化MEK,再激活MAPKs,活化的MAPKs进入细胞核通过磷酸化作用激活转录因子,从而干扰细胞周期和细胞转化过程,最终导致肿瘤形成。

目前已被批准的基于该信号通路的相关抑制药主要集中在Raf和MEK两个位点上。

维罗非尼(Vemurafenib)

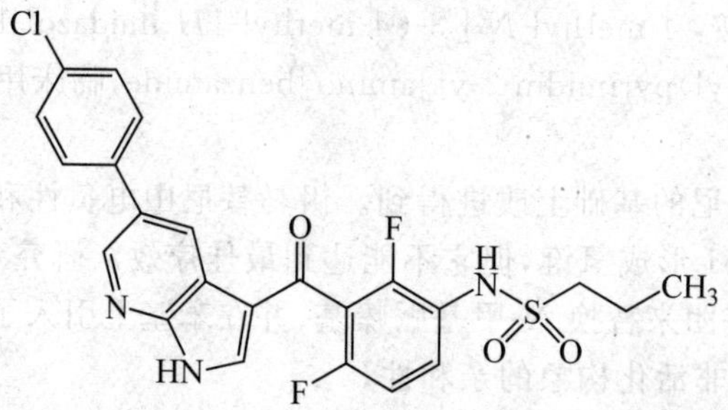

化学名为丙烷-1-磺酸-[3-[5-(4-氯苯基)-1H-吡咯并[2,3-b]吡啶-3-羰基]-2,4-二氟苯基]酰胺,propane-1-sulfonic acid-[3-[5-(4-chlorophenyl)-1H-pyrrolo[2,3-b]pyridine-3-carbonyl]-2,4-difluorophenyl]amide,商品名：Zelboraf。

本品是一种白色至灰白色的结晶固体,不溶于水。

本品为 ATP 竞争性及可逆性 B-Raf 抑制药,通过抑制 B-Raf,阻断 MAPK 信号通路,抑制致癌基因活性,从而遏制失控的肿瘤细胞分裂。本品对无 B-Raf V600E 突变体的黑素瘤不产生抑制作用,反而可能通过激活正常 B-Raf,促进肿瘤生长。

维罗非尼由 Plexxikon 公司研发,用于具有 B-Raf V600E 基因突变体不可切除或转移性黑色素瘤治疗。

本品最常见不良反应(发生率≥30%)为关节痛、皮疹、脱发、疲乏、光敏反应、恶心、瘙痒及皮肤乳头状瘤,3级严重不良反应(≥5%)为皮肤鳞状细胞癌和皮疹。

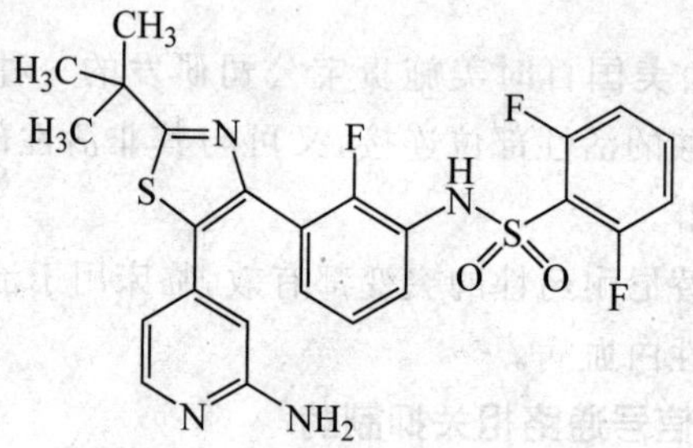

达拉非尼

达拉非尼(dabrafenib)为一种可逆的 ATP 竞争性 B-Raf 激酶抑制药,用于治疗转移性黑色素瘤和不能行手术治疗的黑色素瘤患者。

达菲替尼最常见的不良反应有过度角化、头痛、发热、关节疼痛、乳头瘤、脱发、手足综合征、皮疹、腰背疼痛、咳嗽、肌肉疼痛、便秘和鼻咽炎。

(四) PI3k/Akt/mTOR 信号通路相关抑制药

磷脂酰肌醇 3-激酶/蛋白激酶 B/哺乳动物西罗莫司靶体(PI3k/Akt/mTOR)通路是胞内重要的信号转导途径,在细胞的生长、存活、增殖、凋亡、血管生成、自噬等过程中发挥着重要的生物学功能,在癌症中表达异常较为常见。

PI3K 是一种可催化磷脂酰肌醇(PI)D3 位磷酸化的脂类激酶,PI3K 活性的增加常与多种癌症相关。当细胞受各种生长因子等刺激后,PI3K 的激活将导致 PI-4,5-二磷酸(PIP2)转化为

PI-3,4,5-三磷酸(PIP3),作为第二信使的 PIP3 进一步激活 Akt 和 mTOR,促进癌细胞的生长、增殖和血管生成等。

艾代拉利司(Idelalisib)

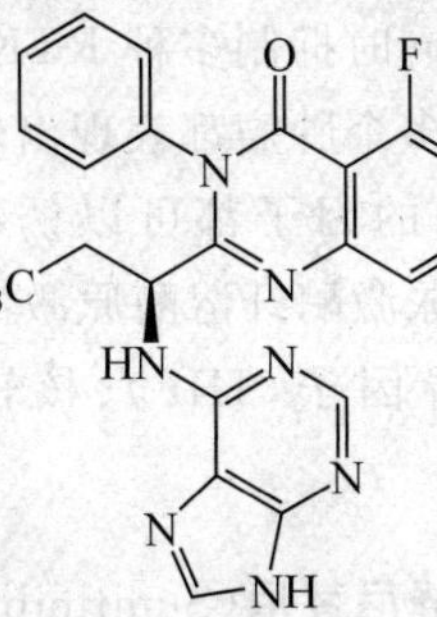

化学名为 5-氟-3-苯基-2-[(1S)-1-(9H-嘌呤-6-基氨基)丙基]-3H-喹啉-4-酮,5-fuoro-3-phenyl-2-[1(S)-1-(9H-purin-6-ylamino)propyl]-quinazolin-4(3H)-one,又名 Zydelig。

艾代拉利司可高度选择性地作用于 PI3K-δ 亚基,阻滞 PI3Kδ-Akt 信号通路并促进细胞凋亡,还能够显著促进慢性淋巴细胞白血病和 B 细胞急性淋巴细胞白血病细胞系的凋亡,而且不影响正常 T 细胞的凋亡。

本品由美国吉利德公司研发,主要用于复发的慢性淋巴细胞白血病、滤泡 B 细胞非霍奇金淋巴瘤和复发性小淋巴细胞淋巴瘤的治疗。

艾代拉利司常常伴有严重的腹泻或肠炎、肝毒性,以及肠穿孔和肺炎等不良反应。

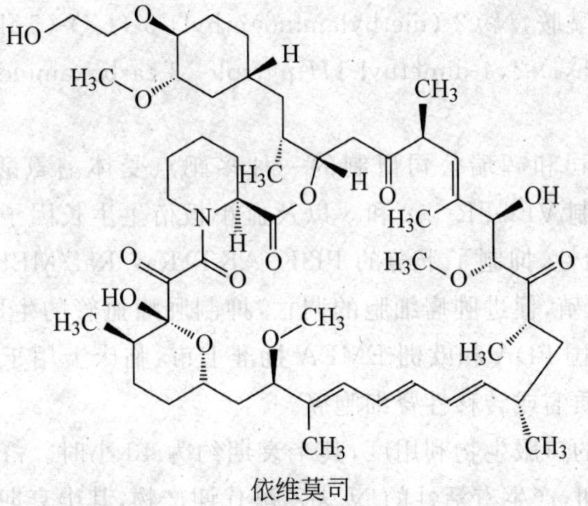

依维莫司

依维莫司(everolimus)是西罗莫司的 40-O-羟乙基衍生物,通过与细胞内特异性受体他克莫司结合蛋白-12(FKBP-12)的结合,进而与 mTOR 结合,抑制 mTOR 激酶活性。体内外研究表明,依维莫司可降低细胞增殖、血管生成和葡萄糖摄取。

依维莫司是 CYP3A4 的一种底物,可经由钙代谢途径被人体迅速吸收,同时也是 p 糖蛋白(PgP)的一种底物和中度抑制药。因此,依维莫司应避免和强 CYP3A4 抑制药联合使用,与中度 CYP3A4 或 PgP 抑制药联用时需减低依维莫司剂量,与强 CYP3A4 诱导剂联合使用时,则需要增加依维莫司的剂量。

本品是由诺华制药公司研发的哺乳动物西罗莫司靶蛋白(mTOR)抑制药,用于治疗使用常规抗癌药物(如舒尼替尼、索拉菲尼)无效的晚期肾癌患者及伴有结节性硬化症(TS)的室管膜下巨细胞星形细胞瘤(SEGA)患者。

最常见不良反应有口炎、感染、疲乏、咳嗽、脱水及腹泻等。

(五) 多靶点酪氨酸激酶抑制药(MTKI)

多靶点酪氨酸激酶抑制药是指可同时抑制多种RTK及相关信号通路的小分子抑制药,其中多靶点血管生成抑制药在临床上对多个肿瘤都表现出较好的应用前景。

许多细胞外、细胞表面或细胞内的因子都可以诱导血管生成,如VEGF、FGF、PDGF、TGF-α1、黏附分子、基质金属蛋白酶、尿激酶纤溶酶原激活物、纤维连接蛋白、胶原蛋白、转录因子和信号分子,转录因子如缺氧诱导因子(HIF)、核转录因子(NF-κB),以及信号分子如mTOR、Akt和环氧化酶-2等。

舒尼替尼(Sunitinib)

化学名为 N-[2-(二乙胺基)乙基]-5-[(Z)-5-氟-2,3-二氢-2-氧代-1H-吲哚-3-基亚甲基]-2,4-二甲基-1H-吡咯-3-甲酰胺,N-(2-(diethylamino)ethyl)-5-((Z)-(5-fluoro-2,3-dihydro-2-oxo-1H-indol-3-ylidene)methyl)-2,4-dimethyl-1H-pyrrole- 3-carboxamide,临床用其苹果酸盐,又名索坦(Sutent)。

本品是由Sugen公司和辉瑞公司研制的一种多靶点受体酪氨酸激酶(receptor tyrosine kinases)抑制药,能够抑制VEGFR-1,2和3以及血小板衍生生长因子(PDGFR-β)、c-kit、Flt-3和RET的酪氨酸激酶活性,抑制了下游的PI3K/AKT、Ras/Raf/MEK和PKC三条信号转导通路,从而抑制癌细胞增殖,促进肿瘤细胞的凋亡,抑制肿瘤血管的生成。该药分别于2006年1月和2007年1月被美国FDA和欧洲EMEA批准上市,临床上用于治疗标准治疗无效或不能耐受的恶性胃肠道间质瘤或转移性肾细胞癌。

舒尼替尼具有良好的口服生物利用度,其半衰期约为40小时。舒尼替尼主要通过细胞色素酶P450、CYP3A4代谢,产生有活性的N-去乙酰代谢产物,其半衰期约为80小时。

与舒尼替尼治疗相关的最常见不良反应为:全身反应(如乏力、虚弱)、胃肠道反应(如恶心、消化不良、腹泻或口腔黏膜炎)、血液学反应(中性粒细胞减少、血小板减少)以及皮肤反应(如皮炎、皮肤脱色或毛发脱色)。

索拉非尼

帕唑帕尼

索拉非尼(sorafenib)可同时作用于肿瘤细胞和肿瘤内血管,通过抗细胞增殖、促进细胞凋亡、抑制血管生成等机制而发挥抑制肿瘤生长的作用。一方面,索拉非尼通过抑制 c-Raf 激酶及下游信号传导、阻碍 MEK 和 ERK 的磷酸化过程、降低 ERK 的磷酸化水平,发挥抗细胞增殖的作用;另一方面,索拉非尼通过抑制血管内皮细胞生长因子受体-2(VEGFR-2)、血管内皮细胞生长因子受体-3(VEGFR-3)和血小板衍生生长因子受体-β(PDGFR-β),抑制酪氨酸激酶受体的自身磷酸化过程,而发挥抗血管生成的作用;再者,索拉非尼抑制起始因子-4E(elF4E)的磷酸化过程、下调体内抗凋亡蛋白 Mcl-1 的水平,发挥促细胞凋亡作用。

索拉非尼最常见的不良反应包括手足综合征、高血压、疲乏、腹泻、皮疹、脱发、瘙痒、恶心和食欲下降。大多数不良反应可通过减少药物用量或停药而得到缓解。

帕唑帕尼(pazopanib)的主要作用靶点是 VEGFR、PDGFR 以及 c-Kit 激酶受体,对 VEGFR-1、VEGFR-2 和 VEGFR-3 的 IC50 分别为 10nmol/L、30nmol/L 和 47nmol/L;对 PDGFR 和 c-Kit 的 IC50 分别为 84nmol/L 和 74nmol/L。

帕唑帕尼口服吸收,给药后达峰浓度中位时间 2~4 小时。帕唑帕尼在人肝微粒体中的氧化代谢主要是通过 CYP3A4 介导,次要贡献来自 CYP1A2 和 CYP2C8,所以,CYP3A4 的抑制药和诱导剂可能改变帕唑帕尼的代谢。给予推荐剂量 800mg 后帕唑帕尼平均半衰期为 30.9 小时。主要通过粪便消除,肾消除低于给药剂量的 4%。

帕唑帕尼是由美国 Glaxo Smith Kline 研发,并于 2010 年 4 月由美国 FDA 批准上市,主要用于治疗肾细胞癌。

药物不良反应有腹泻、高血压、毛发颜色改变、恶心、食欲不振、呕吐、疲劳、虚弱、腹痛及头痛等。

凡德他尼

凡德他尼(vandetanib)的主要作用靶点是 VEGFR-2、EGFR 以及 Ret 激酶受体。它对 VEGFR-2 的抑制活性相对最强,IC50 为 40nmol/L。

本品由 AstraZeneca 研发,临床主要用于治疗非小细胞肺癌和甲状腺癌,可单药使用或与

二、组蛋白脱乙酰酶抑制药

组蛋白脱乙酰酶(histone deacetylase,HDAC)是一类蛋白酶,对染色体的结构修饰和基因表达调控发挥着重要的作用。一般情况下,组蛋白的乙酰化有利于DNA与组蛋白八聚体的解离,核小体结构松弛,从而使各种转录因子和协同转录因子能与DNA结合位点特异性结合,激活基因的转录。在细胞核内,组蛋白乙酰化与去乙酰化过程处于动态平衡,并由组蛋白乙酰化转移酶(histone acetyltransferase,HAT)和HDAC共同调控,在正常细胞中,HAT与HDAC平衡存在。

在肿瘤细胞中,HDAC的过度表达导致去乙酰化作用的增强,通过恢复组蛋白正电荷,从而增加DNA与组蛋白之间的引力,使松弛的核小体变得十分紧密,不利于特定基因如肿瘤抑制基因的表达。组蛋白脱乙酰酶抑制药(HDACi)则可通过提高染色质特定区域组蛋白乙酰化,从而调控细胞凋亡及分化相关蛋白的表达和稳定性,诱导细胞凋亡及分化,成为一类新的抗肿瘤药物。

伏立诺他(Vorinostat)

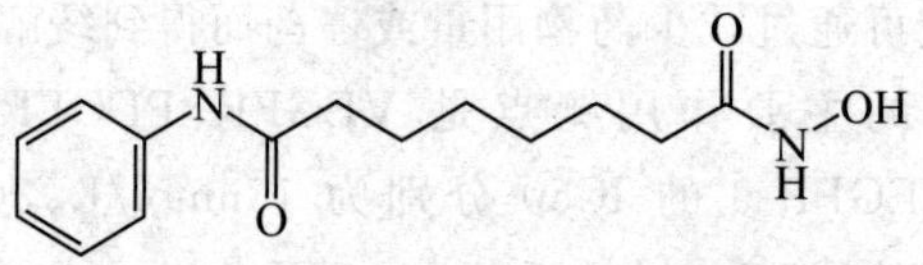

化学名为 N-羟基-N'-苯基辛二酰胺,N-hydroxy-N'-phenyloctanediamide,商品名为Zolinza。

伏立诺他可抑制HDAC1/2/3(Ⅰ型)和HDAC6(Ⅵ型)活性,这些酶催化组蛋白和转录因子的酪氨酸残基去乙酰化。

本品是由美国默克公司研发,2006年获得美国FDA批准,成为第一个上市的HADC抑制药物,临床用于其他药物无效、恶化或病情反复的转移性皮肤T淋巴细胞瘤。

药物常见的不良反应包括肺栓塞、贫血、腹泻、恶心、乏力、恶寒、血小板减少、贫血、味觉异常等。

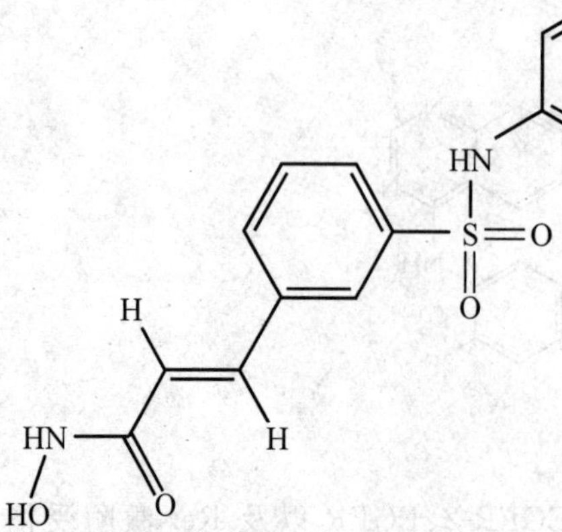

贝利司他 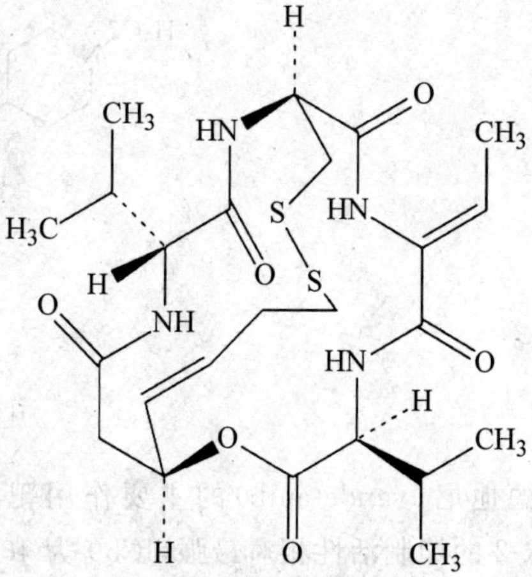　　　　　　　　罗米地辛

贝利司他(belinostat)为Ⅰ、Ⅱ和Ⅳ型组蛋白脱乙酰化酶抑制药,适用于复发或难治疗的外周T细胞淋巴瘤。

最常见不良反应是恶心、贫血、呕吐、便秘、腹泻、呼吸困难、皮疹、水肿、血小板减少等。

罗米地辛(romidepsin)是一个环肽类天然前药,在体内二硫键被还原成相应的硫醇而发挥作用。硫醇特异性地与 HDAC 结合,抑制 HDAC1 和 HDAC2 的活性,且对二者的选择性相似,催化组蛋白或非组蛋白中已被乙酰化的赖氨酸残基脱乙酰基,调控肿瘤细胞基因的表达,诱导肿瘤细胞分化,阻滞肿瘤细胞生长,促进肿瘤细胞凋亡。

临床用于治疗皮肤T细胞淋巴瘤和外周T细胞淋巴瘤。

三、蛋白酶体抑制药

蛋白酶体是真核生物细胞内降解蛋白质的核心部分,由1个20S核心颗粒和2个19S调节颗粒和许多多肽亚基组成。真核生物体中 β_1、β_2、β_5 亚基具有水解蛋白的活性位点,其中 β_5 亚基负责大部分蛋白质的水解。

泛素-蛋白酶体途径作为真核细胞内一种重要的蛋白质降解途径,参与细胞周期、信号转导、细胞凋亡和炎症反应等多种生理功能的调控。抑制蛋白酶体的水解活性会增加毒性蛋白、激活凋亡通路、导致细胞凋亡。在增殖活跃的肿瘤细胞中,由于异常蛋白的迅速积累致使蛋白酶体高表达,蛋白酶体的活性比正常细胞中强,因此肿瘤细胞对抑制蛋白酶体活性导致的凋亡作用更加敏感。

蛋白酶抑制药通常由短肽和一个药效团组成,是一类缺电子的化合物,具有亲电性。药效团通常连接在短肽的 C-端,通过与 20S 蛋白酶体活性位点的催化残基的相互作用,形成可逆或者不可逆的复合物;而短肽部分则可以特异性地与活性位点周围底物结合口袋相互作用。

硼替佐米(Bortezomib)

化学名为[(1R)-3-甲基-1-[(2S)-3-苯基-2-(吡嗪-2-甲酰胺基)丙酰胺基]丁基]硼酸,[(1R)-3-methyl-1-[(2S)-3-phenyl-2-(pyrazin-2-ylformamido)propanamido]butyl]boronic acid,又名万珂(Velcade)。

用于复发/难治性多发性骨髓瘤的一线治疗,对非霍奇金淋巴瘤有效,对非小细胞肺癌、晚期雄激素依赖性前列腺癌也有一定效果,与其他抗肿瘤药联合使用可提高疗效。

硼替佐米为可逆性蛋白酶体抑制药,通过选择性地与蛋白酶体活性位点的苏氨酸结合,可逆性地抑制细胞中蛋白酶体 20S 亚单位的糜蛋白酶/胰蛋白酶活性,能明显减少核因子 κB($NF\kappa B$)的抑制因子($I\kappa B$)的降解。$I\kappa B$ 与 $NF\kappa B$ 结合后能有效抑制 $NF\kappa B$ 的活性,抑制与细胞增殖相关的基因表达,减少 IL-6 等骨髓瘤细胞生长因子的分泌和黏附因子的表达,最终导致肿瘤细胞凋亡。

不良反应主要为疲劳、腹泻、恶心、食欲减退、周围神经病、皮疹、贫血、粒细胞减少和血小板减少。

卡非佐米　　　　　　　　　　　　　　　　依沙佐米

卡非佐米(carfilzomib)是美国Onys制药公司开发的第二代不可逆蛋白酶体抑制药,又名Kyprolis,用于治疗之前接受至少2种药物(包括硼替佐米和免疫调节剂治疗)的多发性骨髓瘤患者。

卡非佐米是环氧甲酮四肽蛋白酶体抑制药类似物,主要抑制20S蛋白酶体的糜蛋白酶,不同于硼替佐米与蛋白酶体的催化β_5亚组可逆性结合,卡非佐米不可逆共价结合蛋白酶体的催化β_5亚组和免疫蛋白酶体β_{5i}(LMP7)亚组,相比于硼替佐米具有更好的效力和耐药性。

卡非佐米在体内被快速代谢,可产生21种代谢产物,其中,肽片段和卡非佐米的二元醇是主要代谢产物,表明肽酶分解和环氧化物水解是代谢的主要途径。

最为常见的不良反应为疲乏、贫血、恶心、血小板减少、呼吸困难、腹泻以及发热等。

依沙佐米(ixazomib)是由日本武田制药研制的新一代蛋白酶体抑制药,商品名为Ninlaro。本品的药用形式是柠檬酸酯前药。

依沙佐米是一种可逆性蛋白酶体抑制药,是首个获批的口服蛋白酶体抑制药,优先结合于20S蛋白酶体的糜蛋白酶的β_5亚组并抑制其活性。用于既往已接受过至少一种治疗方案的多发性骨髓瘤的治疗。

四、细胞周期依赖性蛋白激酶抑制药

过渡活化、持续的细胞增殖是肿瘤的一个基本特征,因此诱导细胞周期阻滞可有效抑制肿瘤的生长。细胞周期依赖性激酶(CDK)属于丝氨酸/苏氨酸蛋白激酶家族,是参与细胞周期调节的关键激酶。CDK与细胞周期蛋白(cyclin)结合形成特异的CDK-cyclin复合物发挥蛋白激酶活性,从而促进细胞周期时相转变、启动DNA合成以及调控细胞转录等。

帕博西尼(Palbociclib)

化学名为5-甲基-8-环戊基-6-乙酰基-2-[[5-(哌嗪-1-基)吡啶-2-基]氨基]-7H,8H-吡啶并[2,3-d]嘧啶-7-酮,6-acetyl-8-cyclopentyl-5-methyl-2-[[5-(piperazin-1-yl) pyridin-2-yl]amino]-7H,8H-pyrido[2,3-d]pyrimidin-7-one,商品名为Ibrance。

本品为黄色到橘黄色粉末,pK_a 为 7.4 和 3.9。pH≤4 时,溶解度较高;pH>4 时,溶解度明显下降。

帕博西尼是由辉瑞公司研制的一种口服 CDK4/6 选择性抑制药,也是第一个获得 FDA 批准的 CDKs 抑制药。

联合来曲唑用于 ER 阳性和 HER2 阴性的绝经后晚期(转移性)乳腺癌患者的一线治疗。

五、Hedgehog 通路抑制药

Hedgehog 信号通路在胚胎时期的细胞分化、组织发育及器官形成中扮演重要角色。在皮肤基底细胞癌、髓母细胞瘤、肺癌、消化道肿瘤以及乳腺癌等多种肿瘤组织中都存在着 Hedgehog 信号通路的异常激活,并与肿瘤的增殖分化、细胞凋亡、血管新生、侵袭转移等密切相关。

维莫德吉(Vismodegib)

化学名为 N-[4-氯-3-(2-吡啶基)苯基]-2-氯-4-甲磺酰基苯甲酰胺,2-chloro-N-[4-chloro-3-(pyridin-2-yl)phenyl]-4-methylsulfonylbenzamide,商品名为 Erivedge。

维莫德吉为选择性 Hedgehog 信号通路抑制药,口服片剂用于术后复发或不能手术和放疗的局部进展期和转移性皮肤基底细胞癌患者的治疗。

本品不溶于水,具有高度渗透性。

维莫德吉在人体肝细胞中检测到 6 种代谢产物,包括 3 种氧化产物和 3 种葡萄糖醛酸结合物,原型药及其代谢物主要通过肝途径消除。

维莫德吉最易产生的不良反应为肌痉挛、脱发、体重减轻、恶心等。

六、肿瘤血管生成抑制药

1971 年,Folkman 等提出实体肿瘤的生长和转移依赖于新生血管生成,由此人们认识到肿瘤血管生成与肿瘤生长、侵袭和转移等过程密切相关。人们提出通过抑制或破坏肿瘤血管生成,切断肿瘤营养来源而"饿死"肿瘤的癌症新疗法。

肿瘤血管与正常血管相比存在特殊性:①正常血管通常处于静息状态而肿瘤血管内皮细胞处于高度生长状态,这意味着作用于肿瘤血管的药物选择性会更高,毒性更小;②肿瘤血管细胞基因组稳定,不易产生多药耐药;③各种肿瘤其血管内皮细胞差异较小,因此针对肿瘤血管的同一药物可能对不同肿瘤均有疗效。理想的肿瘤血管生成抑制药(TAI)应当具有高效、低毒、无耐药性并且抗瘤谱广等特点。

从 2004 年贝伐单抗被 FDA 批准作为首个 TAI 上市,到目前已有包括索拉非尼、舒尼替尼和来那度胺等多个 TAI 进入临床应用。另外,我国科学家研制出的重组人血管内皮抑制素恩度也于 2005 被批准上市。

(一)间接肿瘤血管生成抑制药

间接肿瘤血管生成抑制药主要通过选择性地抑制一种或几种促血管生成因子,或通过阻断促血管生成因子的下游信号通路而发挥作用。目前间接肿瘤血管生成抑制药,尤其是作用血管内皮细胞生长因子/血管内皮细胞生长因子受体(VEGF/VEGFR)信号通路的药物是发展最快的一类 TAI。作用于 VECF/VEGFR 信号通路上市的药物主要有生物大分子抑制药和多靶点小分子激酶抑制药。

贝伐单抗(bevacizumab)是美国基因泰克公司/罗氏公司(Genentech/Roche)研制的一种重组人源化抗 VEGF 单克隆抗体,又名安维汀(avastin),于 2004 年 2 月 26 日获得 FDA 批准上市。

其注射剂是一种清澈,微乳白色,无色至浅棕色的无菌溶液,pH 6.2。

贝伐单抗能够通过与 VEGF-A 的结合,阻断 VEGF-A 与 VEGFR 的结合,抑制人类血管内皮生长因子的活性,使血管生成受阻、肿瘤组织无法获得生长所需的氧和其他营养而停止生长。在体外血管生成模型中,贝伐单抗可减慢异种移植结肠肿瘤裸鼠微血管的生成,并能抑制肿瘤的转移。

本品用于一线治疗转移性结直肠癌及其他实体肿瘤。

主要不良反应包括胃肠穿孔、伤口愈合并发症、出血、高血压、肾病综合征、充血性心力衰竭等。

(二) 直接肿瘤血管生成抑制药

直接作用于肿瘤血管的药物能防止一系列促血管生成蛋白导致的血管内皮细胞的增殖、迁移或抗细胞凋亡,从而具有抗肿瘤作用。此类药物由于直接作用于基因遗传稳定的内皮细胞而非肿瘤细胞,其产生耐药性的可能性也较小。

代表性药物如重组人血管内皮抑素(rh-Endostatin),商品名为恩度(endostar),是由我国学者研发的具有自主知识产权的一种新型重组人血管内皮抑素。恩度与美国生产的血管内皮抑素相比,其母体的 N 端增加了 9 个氨基酸残基(MGGSHHHHH)序列,使半衰期延长,明显提高生物活性和稳定性。此外,我国生物药学研发人员在重组人血管内皮抑素的生产过程中,以大肠杆菌为表达体系,较好的降低了生产成本,产品构象均一,质量稳定可靠。

本品为无色澄明液体,pH 5.5 ± 0.5。

本品通过抑制形成血管内皮细胞迁移来达到抑制肿瘤新生血管的生成,阻断肿瘤细胞的营养供给,从而达到抑制肿瘤细胞增殖或转移。与长春瑞滨/顺铂联合治疗用于初治或复治的Ⅲ/Ⅳ期非细胞肺癌。

不良反应包括心脏反应、消化系统反应、皮肤反应。

知识链接

吉非替尼的应用

吉非替尼是第一个被批准用于治疗化疗失败的晚期非小细胞肺癌(NSCLC)的药物。对于表皮生长因子受体(EGFR)突变阳性患者,与原有的标准一线化疗方案相比,吉非替尼在无进展生存时间(PFS)、生活质量以及耐受性方面都有显著的优势,突变患者的生存期比野生型患者明显延长。

(1) 一线治疗 EGFR 突变阳性的 NSCLC。治疗方法:每次 250mg,每日 1 次,口服,空腹或与食物同服。无须因年龄、体重、性别、种族、肾功能或肝功能因素而调整药物剂量。初治时吉非替尼最好不与化疗药物合用,两者合用不增加疗效,且不易判断吉非替尼疗效,可以序贯用药,化疗无效再用吉非替尼。当有不可耐受的腹泻或皮肤不良反应时,可暂时停药。

（2）二线及三线治疗 NSCLC。吉非替尼治疗标准化疗和化疗无效的晚期 NSCLC 患者的有效率为 10.4%～12%，能明显改善患者症状，提高中位生存期为 7.6～7.0 个月，耐受性和安全性都优于其他二线药品。

学习小结

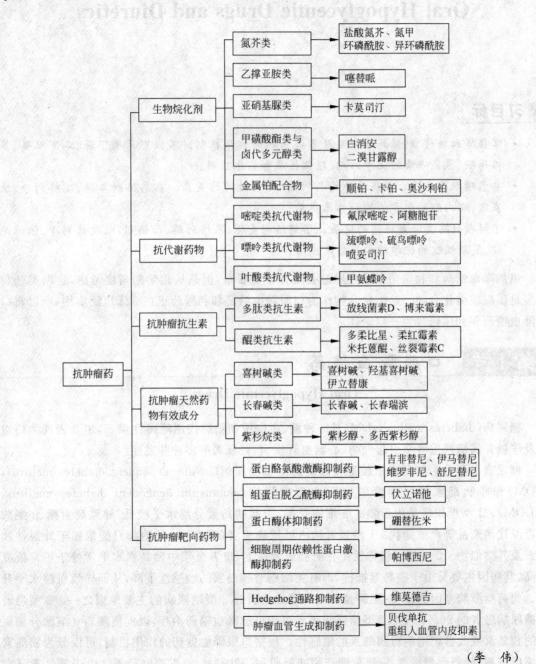

（李 伟）

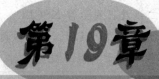

口服降血糖药和利尿药
Oral Hypoglycemic Drugs and Diuretics

学习目标

- 掌握降血糖药、利尿药的分类及各类药物的作用机制。掌握甲苯磺丁脲、二甲双胍、罗格列酮、氢氯噻嗪的化学结构、理化性质和临床应用。
- 熟悉磺酰脲类降血糖药的结构与代谢、作用时间的关系。熟悉格列本脲、瑞格列奈、呋塞米、螺内酯的化学结构和临床应用。
- 了解磺酰脲类降血糖药的发展。了解格列美脲、米格列醇、西格列汀、坎格列净、依他尼酸、氨苯蝶啶的化学结构和临床应用。

虽然降血糖药和利尿药在治疗用途上没有什么联系,但是从化学的角度考虑,这两类药物很多是磺酰胺类化合物。这类化合物作为口服降血糖药和利尿药正在临床广泛应用,所以将口服降血糖药和利尿药合为一章论述。

第1节 口服降血糖药
Oral Hypoglycemic Drugs

糖尿病(diabetes mellitus,DM)是一种糖、蛋白质和脂肪代谢障碍性疾病,主要表现为高血糖及尿糖。病情严重者会引起失明、心脑血管疾病、肾衰竭等多种并发症。

糖尿病主要分为胰岛素依赖型糖尿病即 1 型糖尿病(insulin-dependent diabetes mellitus,IDDM)和非胰岛素依赖型糖尿病即 2 型糖尿病(noninsulin-dependent diabetes mellitus,NIDDM)。1 型糖尿病是由于胰岛 β-细胞受损,引起胰岛素分泌水平极低,导致高血糖、β-酮酸中毒及代谢紊乱等严重症状。1 型患者约占糖尿病患者的 10%。其治疗只能依赖于外源性胰岛素及其类似物。2 型糖尿病常发生在肥胖患者身上,患者血浆中胰岛素水平常处于正常值或稍高,其病因主要是由于胰岛素抵抗,即有关细胞对胰岛素的敏感性下降,从而导致血糖水平升高。葡萄糖激酶基因的改变、肥胖及饮食不当也是引起 2 型糖尿病的主要原因之一。2 型患者占糖尿病患者的 90% 以上。2 型糖尿病患者可用口服降血糖药治疗,以促使胰岛 β 细胞分泌更多的胰岛素或改善靶细胞对胰岛素的敏感性。根据口服降血糖药的作用机制,可以分为胰岛素分泌促进剂、胰岛素增敏剂、α-葡萄糖苷酶抑制药和二肽基肽酶-Ⅳ抑制药等。由于胰岛素已在激素一章介绍,故本节不再重复叙述,仅介绍口服降血糖药。

一、胰岛素分泌促进剂

2 型糖尿病患者常常伴有继发性的 β 细胞功能缺陷，从而使胰岛素分泌不足。胰岛素分泌促进剂可促使胰岛 β 细胞分泌更多的胰岛素以降低血糖水平。按化学结构胰岛素分泌促进剂可以分为磺酰脲类和非磺酰脲类。

（一）磺酰脲类

早在第二次世界大战期间(1942 年)，Janbon 等用磺胺类抗菌药磺胺异丁基噻二唑治疗伤寒病时，患者出现了低血糖反应。1955 年磺酰脲类化合物氨苯磺丁脲首先作为降糖药使用，但因有骨髓抑制及肝毒性而停用。之后在此基础上合成了第一代磺酰脲类衍生物，疗效较好，广泛应用于临床，如甲苯磺丁脲（tolbutamide）、氯磺丙脲（chlorpropamide）、乙酸己脲(acetohexamide)等。至 20 世纪 70 年代研制出第二代磺酰脲类口服降糖药，如格列本脲(glibenclamide)、格列齐特(gliclazide)、格列吡嗪(glipizide)等，降糖作用更好、副作用更小、用量更少。80 年代出现了第三代口服降糖药，如格列美脲(glimepiride)，特别适用于对其他磺脲类失效的糖尿病患者，其降糖效果与格列本脲相似，但用量较小，比后者更安全。

甲苯磺丁脲

氯磺丙脲

乙酸己脲

格列本脲

格列齐特

格列吡嗪

格列美脲

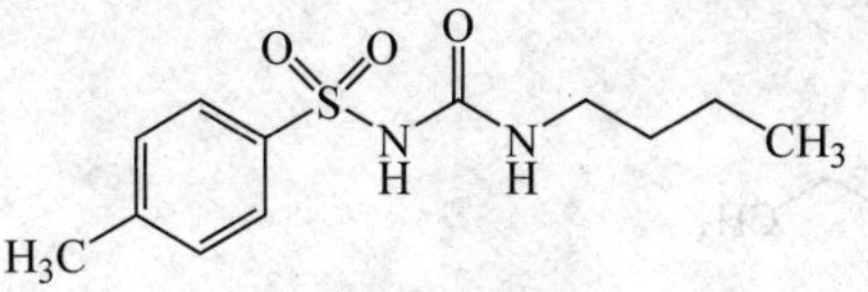

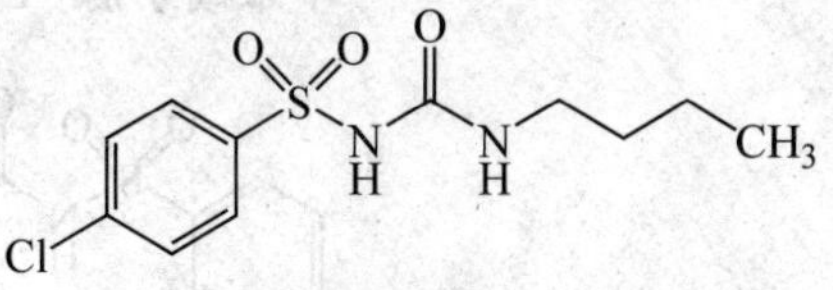

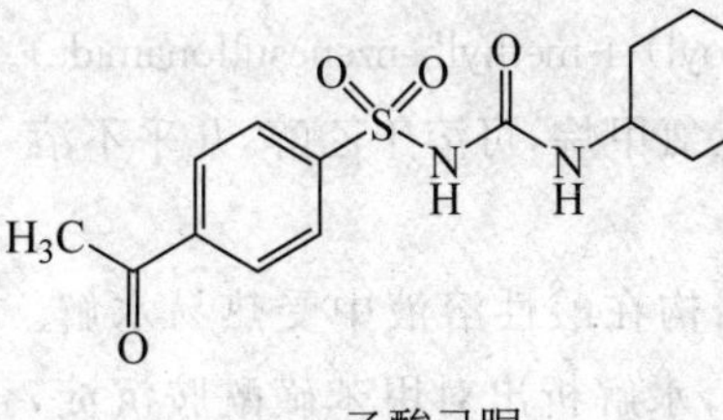

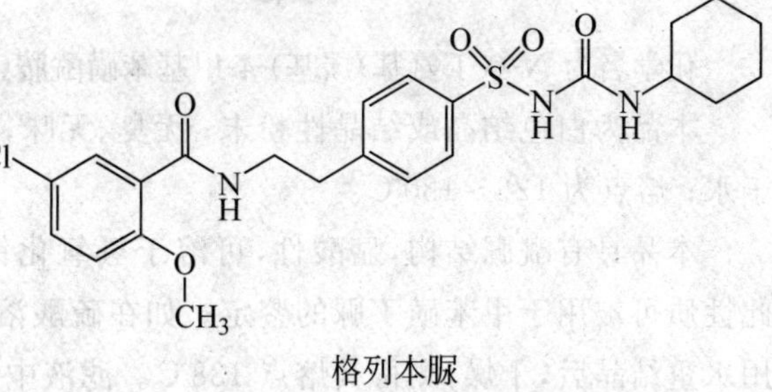

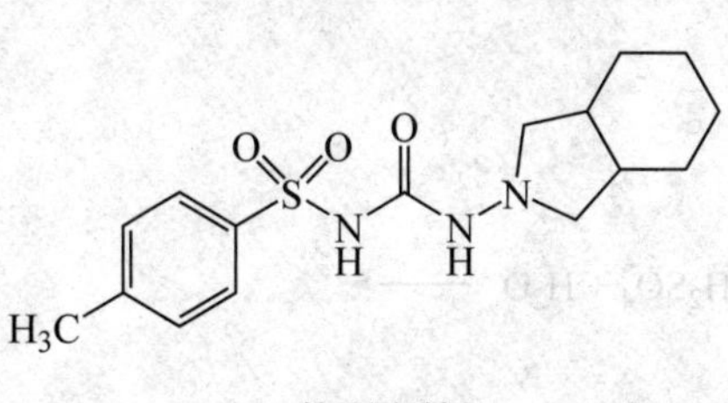

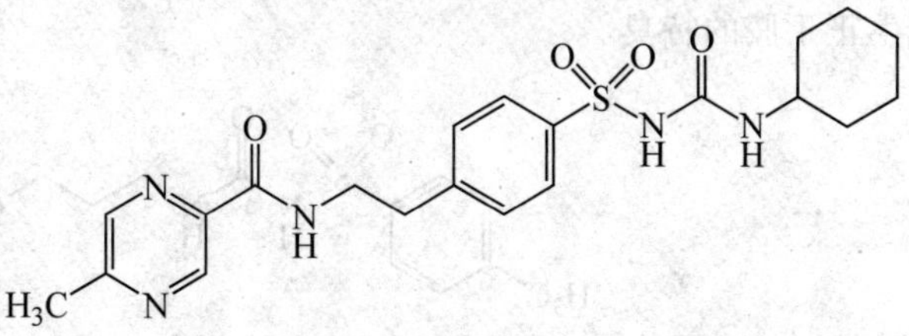

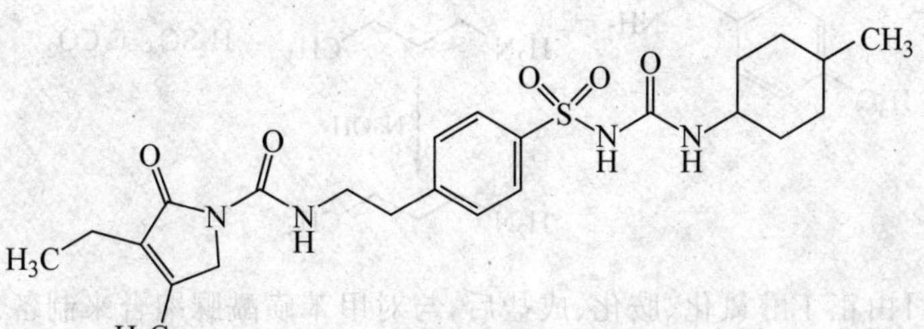

磺酰脲类药物均能选择性地作用于胰腺 β 细胞,促进胰岛素的分泌。该类药物与胰腺 β 细胞上的受体结合后,会阻断 ATP 敏感的钾通道;钾通道的阻断会使电压敏感的钙通道开放,而出现钙离子内流;钙离子的流入会导致 β 细胞分泌胰岛素。药物与受体结合的亲和力与降血糖作用直接相关。另外,磺酰脲类化合物对肝糖异生具有抑制作用。同时,也能增强外源性胰岛素的降血糖作用。

第一代磺酰脲类药物在体内代谢部位主要是磺酰基芳环上对位取代基 R,由于蛋白结合率和代谢速率的不同,造成了它们作用时间的差异。甲苯磺丁脲的分子中具有对位甲基,在体内易发生氧化生成对羟甲基苯磺丁脲,虽然此代谢物仍保留一定降血糖活性,但它迅速被进一步氧化成酸而失活,其半衰期为 4.5~6.5 小时。当采用卤素取代甲基,使成氯磺丙脲,由于氯原子不易代谢失活,丙基链上的羟化作用相对缓慢,因此氯磺丙脲是一种长效药物,其半衰期长达 36 小时,只需每日给药一次。同时,由于氯原子不易被氧化,故常以原型从肾排泄。对位如引入体积较大的取代基如 β-芳酰胺乙基时,活性更强,此即第二代口服降血糖药。在体内主要经脂环的羟基化而失活。

甲苯磺丁脲(Tolbutamide)

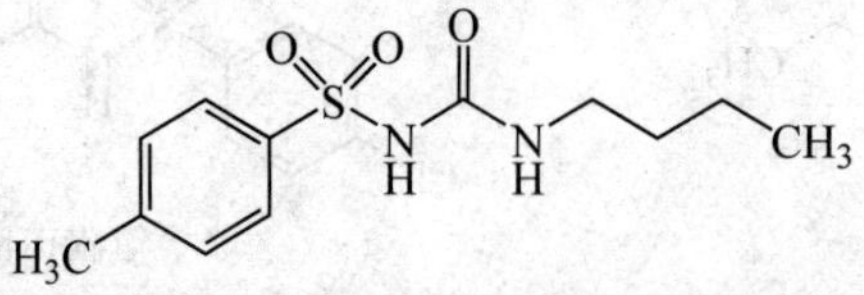

化学名为 N-((丁氨基)羰基)-4-甲基苯磺酰胺(N-(butylcarbamoyl)-4-methylbenzenesulfonamide)。

本品为白色结晶或结晶性粉末;无臭、无味;易溶于丙酮、三氯甲烷,可溶于乙醇,几乎不溶于水;熔点为 126~130℃。

本品具有酰脲结构,显酸性,可溶于氢氧化钠溶液;酰脲结构在酸性溶液中受热易水解。此性质可被用于甲苯磺丁脲的鉴定。如在硫酸溶液中加热回流,水解析出对甲苯磺酰胺沉淀,用水重结晶后,干燥,测得其熔点 138℃。滤液中的硫酸正丁胺用氢氧化钠溶液加热中和,即产生正丁胺的特臭。

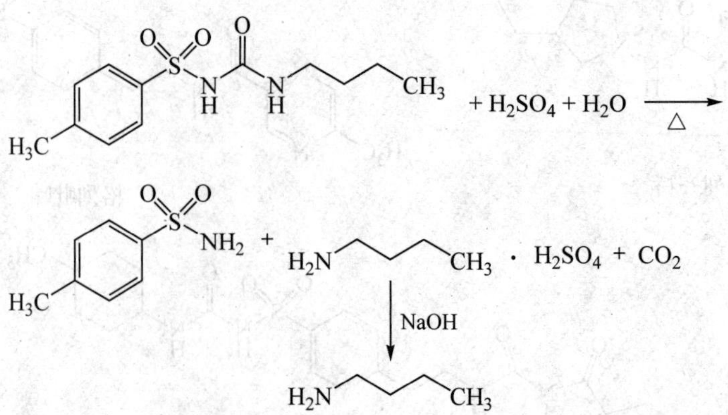

甲苯磺丁脲可由正丁醇氯化、胺化、成盐后,与对甲苯磺酰脲缩合来制备。

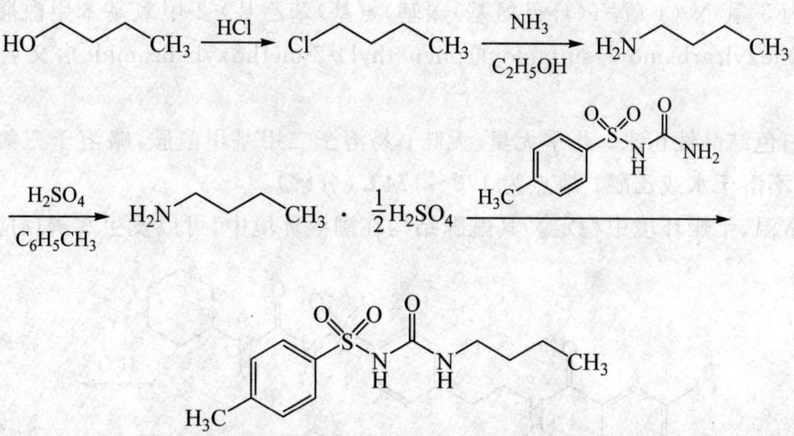

[反应式：HO-CH₂CH₂CH₂-CH₃ →(HCl) Cl-CH₂CH₂CH₂-CH₃ →(NH₃, C₂H₅OH) H₂N-CH₂CH₂CH₂-CH₃]

[反应式：→(H₂SO₄, C₆H₅CH₃) H₂N-CH₂CH₂CH₂-CH₃ · ½H₂SO₄ + 对甲苯磺酰脲 →]

[产物结构：甲苯磺丁脲]

本品分子中的对位甲基在体内易发生氧化,生成对羟甲基苯磺丁脲,虽然此代谢物保留一定的降血糖活性,但它迅速被进一步氧化成酸而失活,半衰期为 4.5～6.5 小时(图 19-1)。

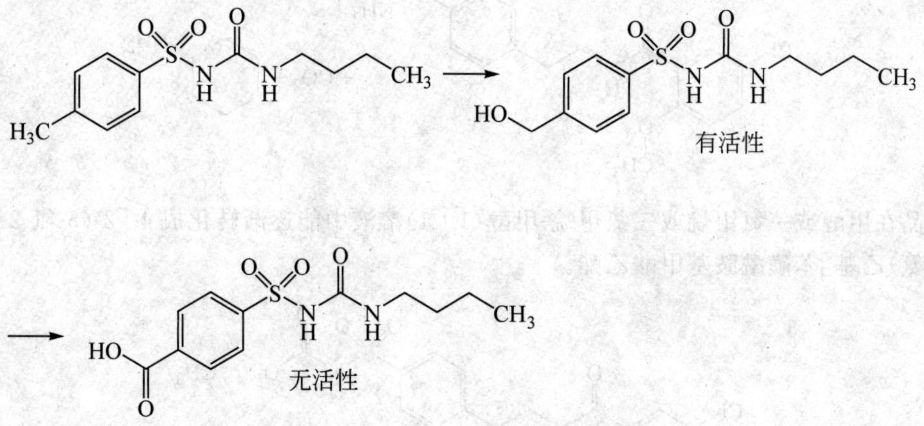

[代谢途径图：甲苯磺丁脲 → 对羟甲基衍生物（有活性） → 对羧基衍生物（无活性）]

图 19-1　甲苯磺丁脲的代谢途径

本品的降糖作用较弱但安全有效,用于治疗轻、中度 2 型糖尿病,尤其适用于老年糖尿病患者；注射剂用于诊断胰岛素瘤。本品口服后迅速由胃肠道吸收,30 分钟即可在血内检出,2～3 小时达血浆浓度峰值,持效 6～12 小时,半衰期约 6 小时,属短效磺酰脲类降糖药。本品在体循环中与血浆蛋白结合,在肝降解氧化为羧基或羟基衍生物而失活,主要由肾排出,罕有急性毒性作用,但肝、肾功能不良者忌用。

格列本脲(Glibenclamide)

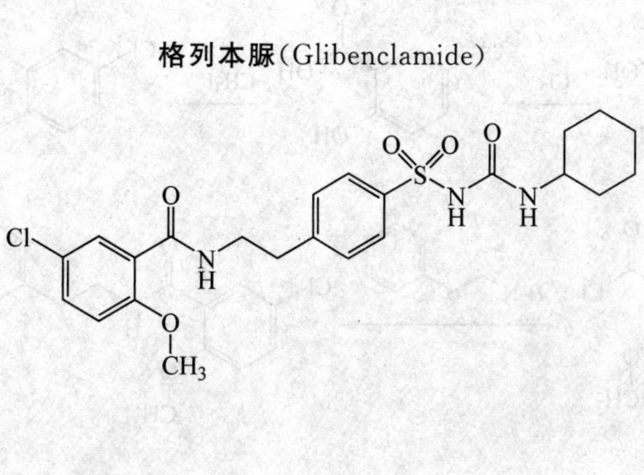

[格列本脲结构式]

化学名为 5-氯-N-(4-(N-((环己氨基)羰基)氨基)苯乙基)-2-甲氧基苯甲酰胺(5-chloro-N-(4-(N-(cyclohexylcarbamoyl)sulfamoyl)phenethyl)-2-methoxybenzamide)，又名优降糖、氯磺环己脲。

本品为白色结晶性粉末；几乎无臭、无味；易溶于二甲基甲酰胺，略溶于三氯甲烷，微溶于甲醇或乙醇，不溶于水或乙醚；熔点为 170～174℃(分解)。

本品在常温、干燥环境中稳定。其酰脲结构在潮湿环境中，可以发生水解反应。

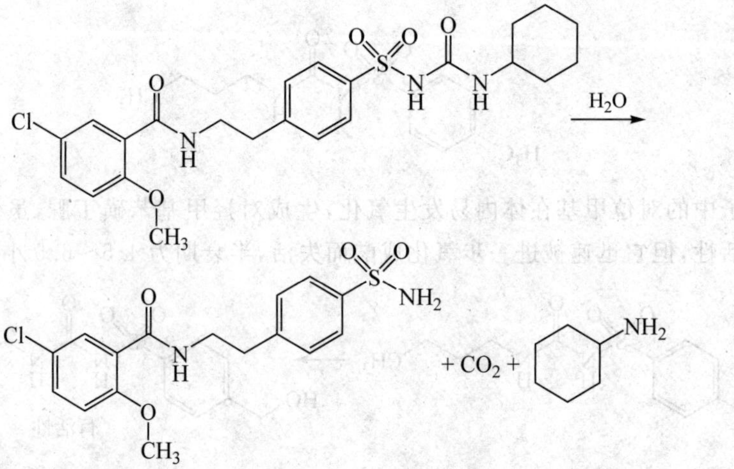

本品在甲醇或三氯甲烷或三氯甲烷-甲醇(1∶1)溶液中能逐渐转化成 4-[2-(5-氯-2-甲氧基-苯甲酰氨)乙基]苯磺酰胺基甲酸乙酯。

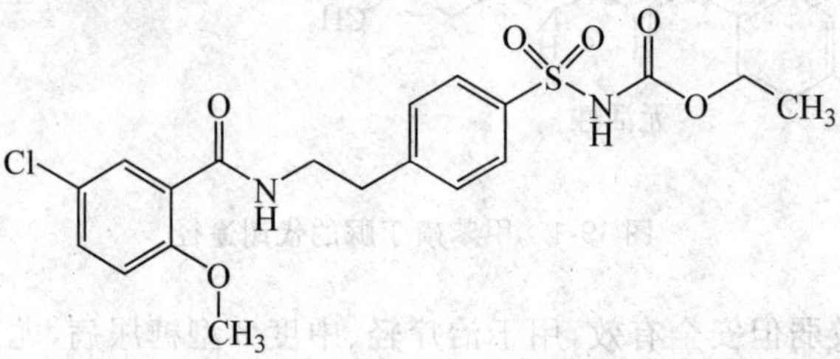

4-[2-(5-氯-2-甲氧基-苯甲酰氨)乙基]苯磺酰胺基甲酸乙酯

格列本脲的合成是以水杨酸为原料，经过氯化、甲基化、酰氯化生成 2-甲氧基-5-氯苯甲酰氯，然后与苯乙胺缩合，再经氯磺化、氨化，最后与环己基异氰酸酯缩合制得。

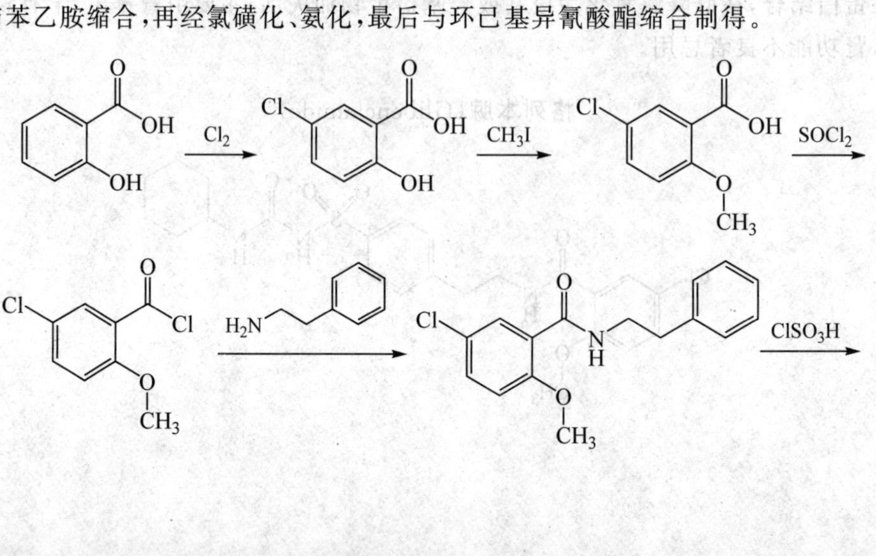

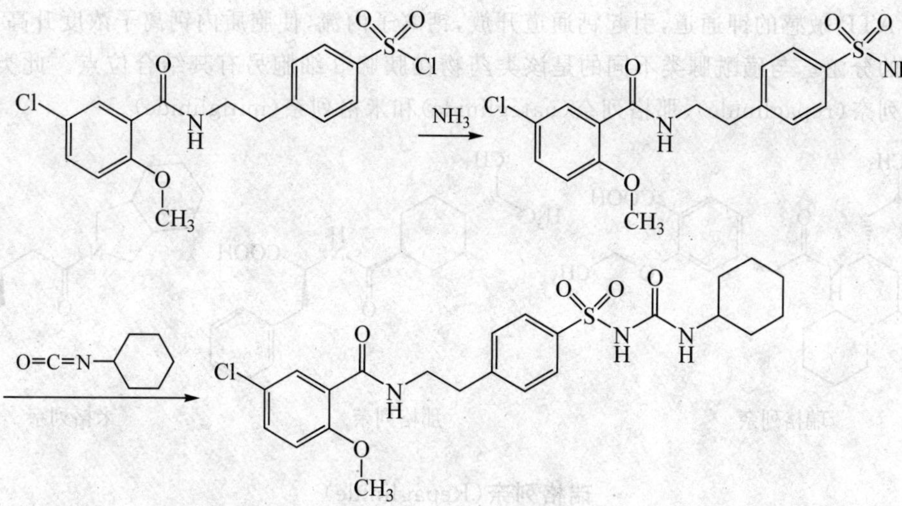

大部分第二代磺酰脲类口服降血糖药的化学结构中,在苯环上磺酰基的对位引入了较大的结构侧链,脲基末端都带有脂环或含氮脂环。这些药物的体内代谢方式与第一代有很大不同,主要方式是脂环的氧化。本品代谢后主要生成反式-4′-羟基格列本脲,同时伴随生成一些顺式-3′-羟基化合物。4′-羟基代谢物的活性是原型药的 15%。代谢产物一半由胆汁经肠道排泄,一半由肾排泄,肾功能不良者因排除减慢可能导致低血糖,尤其老年患者要慎用(图 19-2)。

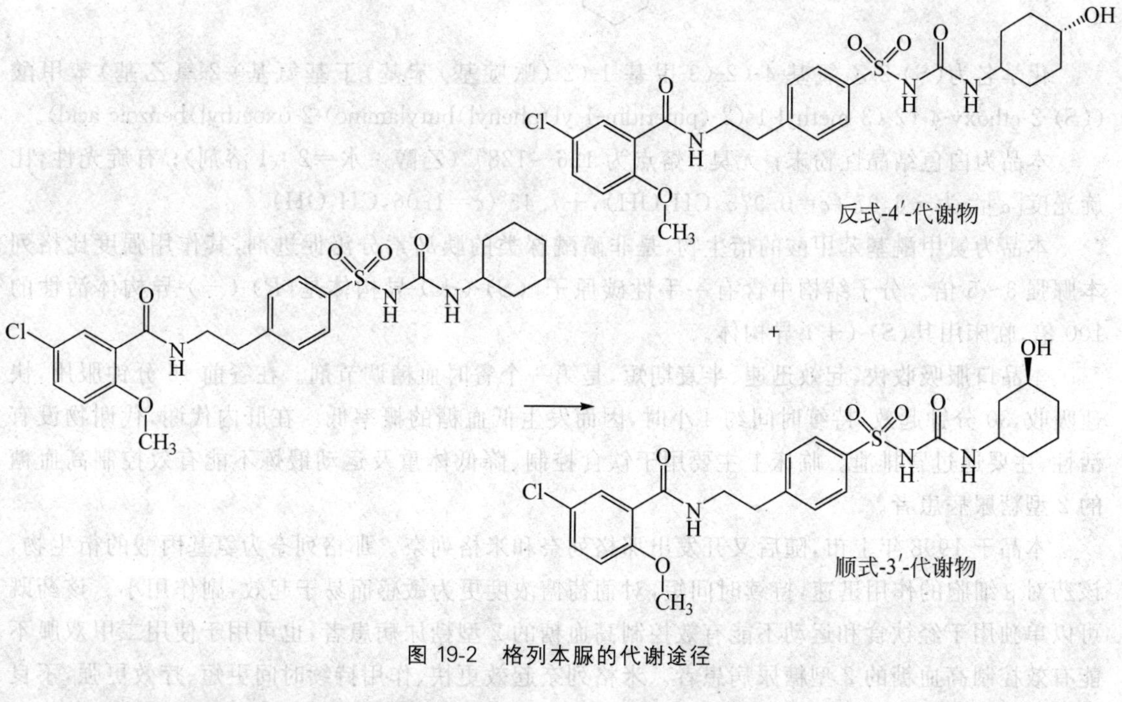

图 19-2 格列本脲的代谢途径

本品作为第二代磺酰脲类口服降血糖药的第一个代表药物,于 1969 年在欧洲首次上市。其作用比甲苯磺丁脲强 100~250 倍,属于强效降糖药。不良反应较少,对甲苯磺丁脲无效的患者也能获得较好的疗效。用于中、重度 2 型糖尿病患者。

(二)非磺酰脲类

这类药物和磺酰脲类药物的化学结构虽不同,但有相似的作用机制,也是通过阻断胰腺 β

细胞上对ATP敏感的钾通道，引起钙通道开放，钙离子内流，使胞质内钙离子浓度升高，从而刺激胰岛素的分泌。与磺酰脲类不同的是该类药物在胰腺β细胞另有其结合位点。此类药物主要有瑞格列奈(repaglinide)、那格列奈(nateglinide)和米格列奈(mitiglinide)。

瑞格列奈　　　　　　　那格列奈　　　　　　　米格列奈

瑞格列奈(Repaglinide)

化学名为(S)-2-乙氧基-4-(2-(3-甲基-1-(2-(哌啶基)苯基)丁基氨基)-2-氧乙基)苯甲酸((S)-2-ethoxy-4-(2-(3-methyl-1-(2-(piperidin-1-yl)phenyl)butylamino)-2-oxoethyl)benzoic acid)。

本品为白色结晶性粉末；无臭；熔点为126~128℃(乙醇：水=2:1溶剂)；有旋光性，比旋光度$[\alpha]_D^{20}$为+6.97°(c=0.975, CH_3OH)，+7.45°(c=1.06, CH_3OH)。

本品为氨甲酰基苯甲酸的衍生物，是非磺酰脲类的胰岛素分泌促进剂，其作用强度比格列本脲强3~5倍。分子结构中含有一手性碳原子，(S)-(+)-异构体是(R)-(-)-异构体活性的100倍，临床用其(S)-(+)-异构体。

本品口服吸收快、起效迅速、半衰期短，是第一个餐时血糖调节剂。在餐前15分钟服用，快速吸收，30分钟起效，持续时间约4小时，因而发生低血糖的概率低。在肝内代谢，代谢物没有活性，主要通过肾排泄。临床上主要用于饮食控制、降低体重及运动锻炼不能有效控制高血糖的2型糖尿病患者。

本品于1998年上市，随后又开发出那格列奈和米格列奈。那格列奈为氨基丙酸的衍生物，该药对β细胞的作用迅速，持续时间短，对葡萄糖浓度更为敏感而易于起效，副作用小。该药既可以单独用于经饮食和运动不能有效控制高血糖的2型糖尿病患者，也可用于使用二甲双胍不能有效控制高血糖的2型糖尿病患者。米格列奈起效更快、作用持续时间更短、疗效更强，不良反应发生率几乎与安慰剂相同，可作为早期轻度糖尿病患者的一线治疗药物。

二、胰岛素增敏剂

胰岛素增敏剂是目前降糖药物研究的新思路。由于较多的2型糖尿病患者存在胰岛素抵抗，从而使胰岛素不能发挥其正常生理功能。胰岛素抵抗的主要原因是胰岛素抗体与胰岛素结合后妨碍胰岛素的靶部位转运,使得机体对胰岛素的敏感性下降。因此,开发和使用能提高患者对胰岛素敏感性的药物,改善胰岛素抵抗状态,对糖尿病的治疗有着非常重要的意义。该类药物主要有噻唑烷二酮类和双胍类。

(一) 噻唑烷二酮类

噻唑烷二酮类(thiazolidinediones,TZD)药物是近年来发现的一类新型口服胰岛素增敏剂,是以噻唑烷二酮类化学结构为基础的一系列衍生物。该类药物不刺激胰岛素分泌,而是通过减少胰岛素抵抗起作用。它能增强人体组织对胰岛素的敏感性,增强胰岛素的作用,从而增加肝对葡萄糖的摄取,抑制肝糖的输出。其作用靶点为细胞核的过氧化物酶体增殖体活化受体(peroxisome proliferator-activated receptor, PPAR)。该类药物主要包括罗格列酮(rosiglitazone)和吡格列酮(pioglitazone)。

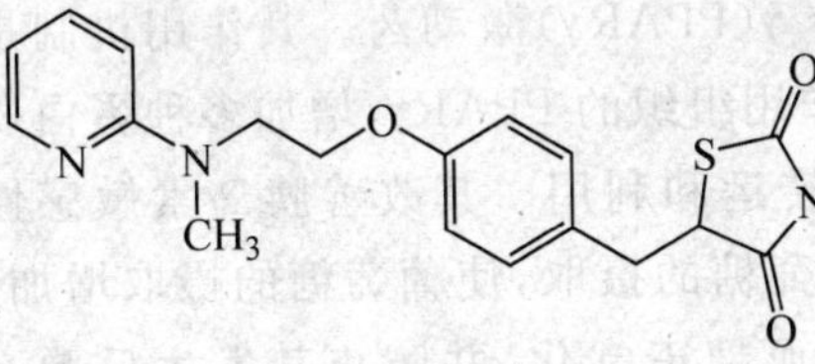

罗格列酮 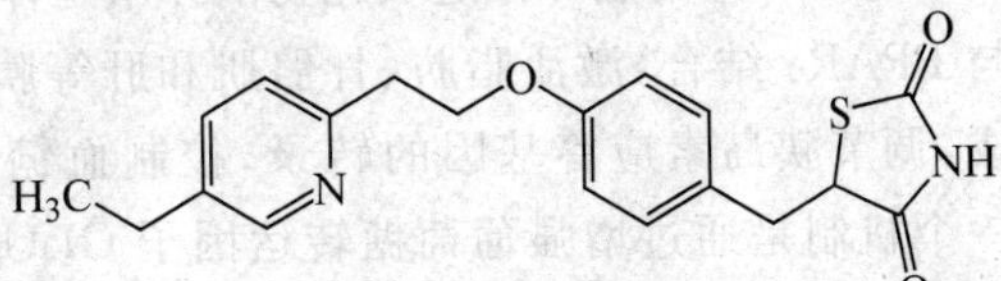　　　　　　　　　　吡格列酮

马来酸罗格列酮(Rosiglitazone Maleate)

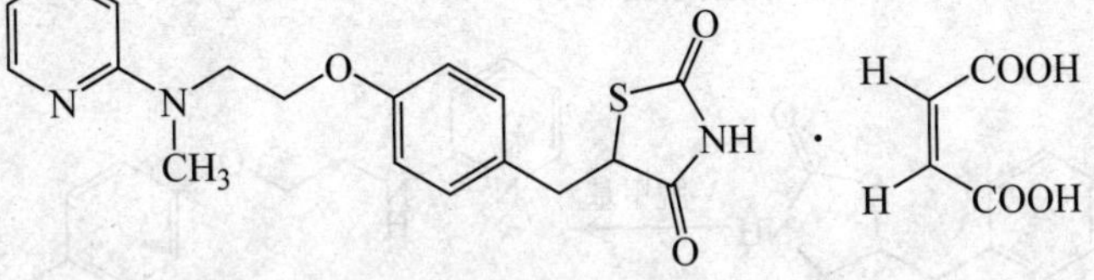

化学名为 5-(4-(2-(甲基-2-吡啶氨基)乙氧基)苄基)噻唑烷-2,4-二酮马来酸盐(5-(4-(2-(methyl(pyridin-2-yl)amino)ethoxy)benzyl)thiazolidine-2,4-dione maleate)。

本品为白色或类白色粉末,可溶于乙醇和 pH 2.3 的缓冲溶液中,并随 pH 升高溶解度降低。熔点为 122～123℃,pK_a 为 6.1～6.8。

马来酸罗格列酮的合成是以 2-氯吡啶和 4-氟苯甲醛为原料,经缩合、Williamson 成醚反应,再与噻唑烷二酮缩合,然后还原、成盐制得。

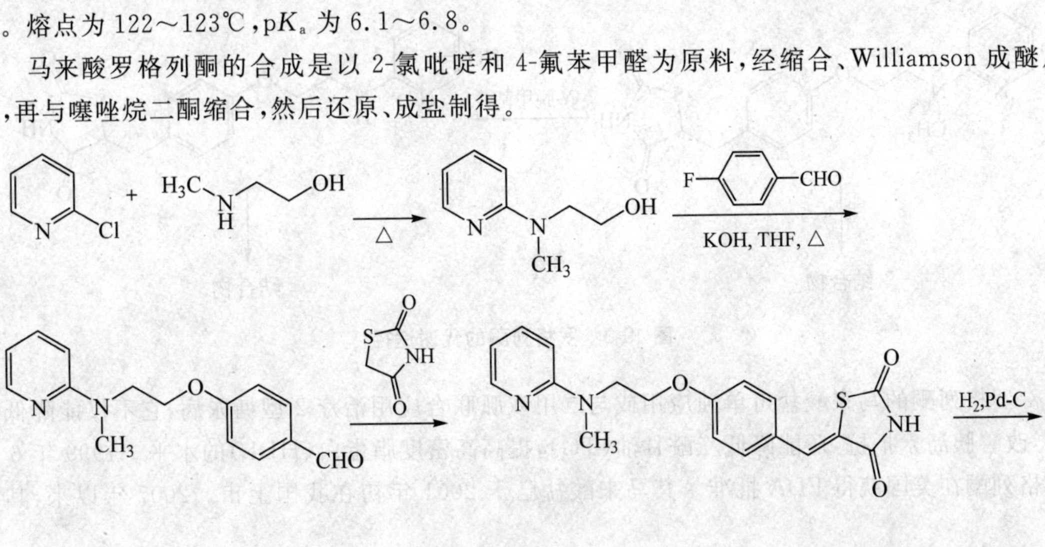

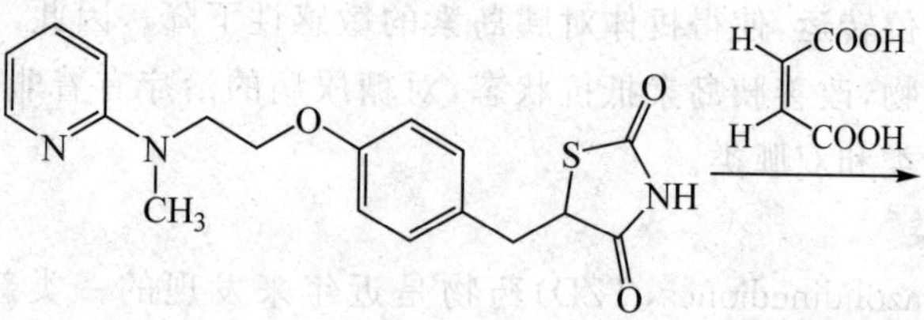

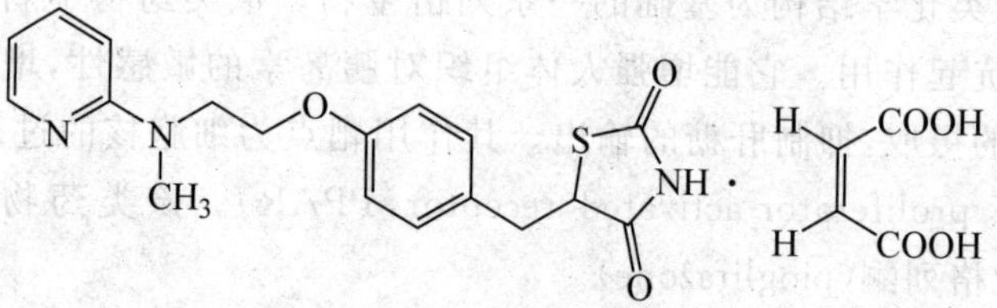

本品是一种高选择性过氧化物酶体增殖体活化受体γ(PPARγ)激动药。其作用机制是通过与 PPARγ 结合，激活脂肪、骨骼肌和肝等胰岛素所作用组织的 PPARγ，增加多种蛋白质的合成，调节胰岛素应答基因的转录，控制血糖的生成、转运和利用。其改善胰岛素敏感性的另一个机制是通过增强葡萄糖转运因子 GLUT-4 对葡萄糖的摄取，使葡萄糖的摄取增加，从而降低高血糖。药理实验结果表明，本品早期能够使血糖正常化，并防止其发生反弹。此外，用本品治疗后，血中胰岛素水平和血浆游离脂肪酸水平下降，对胰岛β细胞可能具有保护作用。

本品在人体内的代谢产物主要包括 N-脱甲基、吡啶环的羟基化等，进而与硫酸或葡萄糖醛酸结合后排泄，所有代谢产物均无药理活性（图 19-3）。

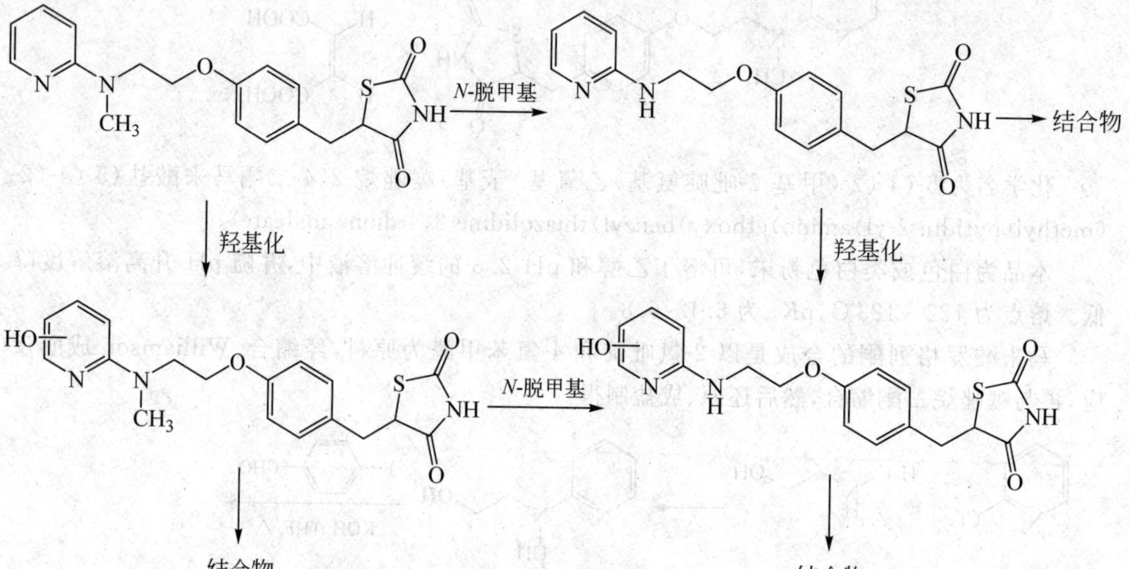

图 19-3　罗格列酮的代谢途径

罗格列酮的马来酸盐可单独应用或与二甲双胍联合应用治疗 2 型糖尿病，它不仅能降低血糖，改善胰岛素抵抗，还能降低三酰甘油(TG)，提高高密度脂蛋白(HDL)的水平。1999 年 6 月罗格列酮在美国获得 FDA 批准。其马来酸盐已于 2001 年初在我国上市。2007 年以来，其潜在的心血管风险报告不断出现,引起了业界的广泛关注。2010年9月,欧盟药品管理局(EMA)发布信息,建议暂停罗格列酮及其复方制剂的上市许可。同时,美国FDA发布信息,严格限制罗格列酮的使用,仅用于那些用其他药品不能控制血糖的2型糖尿病患者。我国国家食品药品监督管理总局(SFDA)和卫生部联合下发通知,要求对于未使用过罗格列酮及其复方制剂的糖尿病患者,只能在无法使用其他降糖药或使用其他降糖药无法达到血糖控制目标的情况下,才可考虑使用罗格列酮及其复方制剂。

吡格列酮的降血糖作用与罗格列酮相比无明显差异或稍低,但在降脂方面较好。吡格列酮的不良反应主要有上呼吸道感染、头痛、鼻窦炎、咽炎等,一般均为轻度至中度,另有体重增加及水肿等不良反应,与罗格列酮相似。吡格列酮已于2001年12月在我国上市。近年来,随着心血管风险的显现,SFDA于2009年4月发布了关于修订国内盐酸吡格列酮制剂说明书的通知,要求在说明书中增加心血管风险的黑框警告,增加骨折、黄斑、水肿等安全性风险信息。

(二) 双胍类

发现双胍类的降血糖作用始于1918年,但由于毒性较大没有医疗使用价值。20世纪50年代苯乙双胍(phenformine)降糖作用的发现才使双胍类口服降糖药物开始在临床上广泛应用。

双胍类药物并不直接促进胰岛素的分泌,而是抑制糖异生,促进外周组织对葡萄糖的摄取和利用,改善机体的胰岛素敏感性,它能明显改善患者的糖耐量和治疗高胰岛素血症,降低血浆游离脂肪酸和血浆三酰甘油水平。因此双胍类降糖药成为肥胖伴胰岛素抵抗的2型糖尿病患者的首选药。

本类药物主要有苯乙双胍(phenformin)和二甲双胍(metformin)。前者因可引起乳酸增高,可能发生乳酸性酸中毒,已较少使用;现在临床广泛使用的是毒性较低的二甲双胍。

苯乙双胍　　　　二甲双胍

盐酸二甲双胍(Metformin Hydrochloride)

化学名为1,1-二甲基双胍盐酸盐(N,N-dimethylimidodicarbonimidic diamide hydrochloride)。

本品为白色结晶或结晶性粉末;无臭;易溶于水,可溶于甲醇,微溶于乙醇,不溶于丙酮、三氯甲烷和乙醚;熔点为220～225℃。

本品具有胍的结构,具有高于一般脂肪胺的强碱性,其pK_a值为12.4。本品1%水溶液的pH为6.68,接近于中性。

本品的水溶液显氯化物的鉴别反应。本品的水溶液加入10%亚硝基铁氰化钠溶液、铁氰化钾试液、10%氢氧化钠溶液后,3分钟内溶液显红色。

盐酸二甲双胍可由氯化二甲基铵和双氰胺在130~150℃加热0.5~2小时缩合来制备。

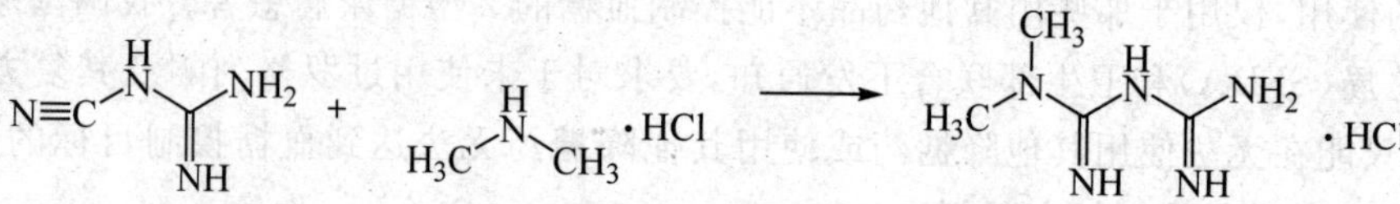

本品吸收快,半衰期短,很少在肝内代谢,也不与血浆蛋白结合,几乎全部以原形由尿排出,因此肾功能损害者禁用,老年人慎用。

本品可单独使用或与磺酰脲类联合用药,广泛用于2型糖尿病的治疗,特别适用于过度肥胖并对胰岛素耐受患者。有时会出现体重减轻的现象。本品的降糖作用虽弱于苯乙双胍,但其副作用小,罕有乳酸性酸中毒,也不引起低血糖,使用较为安全。

三、α-葡萄糖苷酶抑制药

食物中的糖类和多糖必须经消化,水解转化为葡萄糖才能被肠壁细胞吸收,水解依赖于α-葡萄糖苷酶的作用。

α-葡萄糖苷酶抑制药(α-glucosidase inhibitors)是由微生物发酵得到的一类口服降糖药物,可竞争性地与α-葡萄糖苷酶结合,抑制该酶的活性,减慢糖类水解为葡萄糖的速度,并减缓了糖的吸收,可降低餐后血糖,但并不增加胰岛素的分泌。此类药物对1型、2型糖尿病均适用。

本类药物常用的有阿卡波糖(acarbose)、伏格列波糖(voglibose)、米格列醇(miglitol),它们的化学结构均为糖或多糖衍生物。阿卡波糖溶解性差,口服后吸收很少,吸收后反而失去药效,因生物利用度低,药效较弱。而米格列醇溶解性好,可在小肠完全吸收,胃肠副作用小,对α-葡萄糖苷酶抑制作用强。伏格列波糖属氨基糖类似物,对小肠麦芽糖酶和蔗糖酶抑制作用强,对α-淀粉酶作用弱,体外对β-葡萄糖酶无抑制作用,可有效降低餐后血糖。

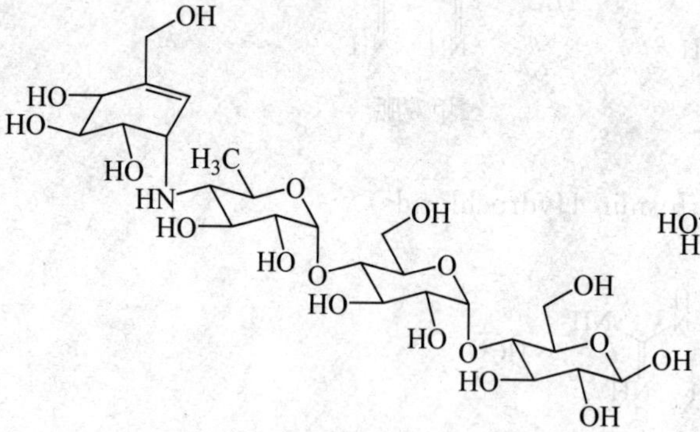

阿卡波糖 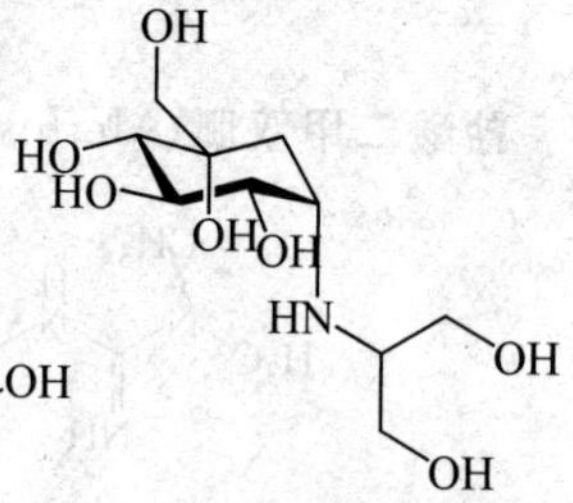　　　　　　伏格列波糖 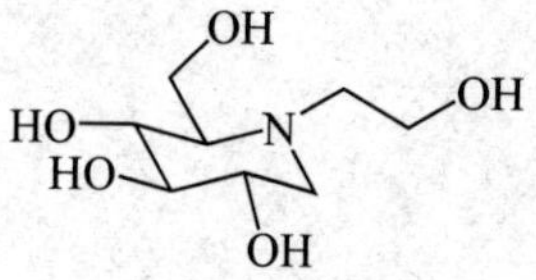　　　　　　米格列醇

此类降糖药能降低餐后血糖而对降低空腹血糖无作用,不增加胰岛素的分泌,且在禁食状态下服用该类药不会降低血糖,使用安全。主要用于单用磺脲类或双胍类餐后血糖控制不理想的患者,或单独用于较轻的餐后血糖高者,临床上常与磺酰脲类、双胍类或胰岛素联合应用以较好地控制血糖。

米格列醇(Miglitol)

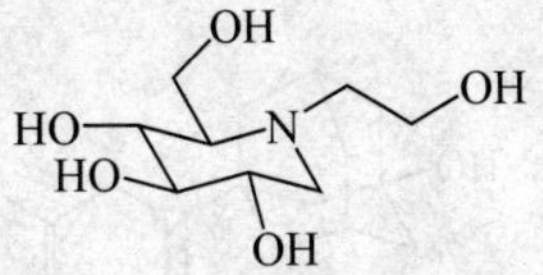

化学名为(2R,3R,4R,5S)-1-(2-羟乙基)-2-(羟甲基)哌啶-3,4,5-三醇((2R,3R,4R,5S)-1-(2-hydroxyethyl)-2-(hydroxymethyl)piperidine-3,4,5-triol)。

本品为白色晶体,可溶于水和二甲基甲酰胺。熔点为142~147℃。

米格列醇以葡萄糖为原料,通过以下方法制得。

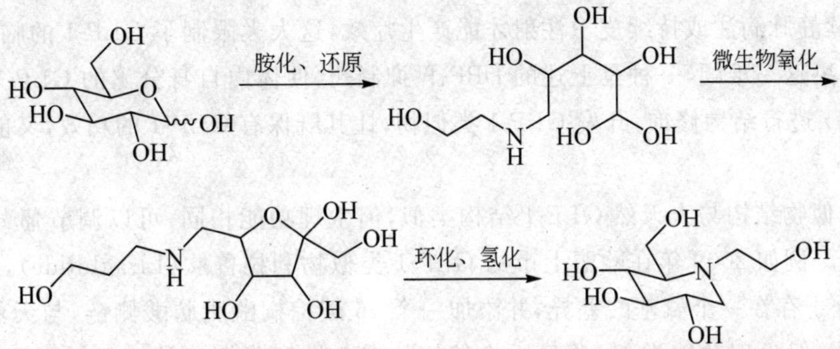

本品可通过口服或静脉注射途径给药,但在体内几乎不被代谢,主要通过肾排出体外。

本品是高效的α-葡萄糖苷酶抑制药,已成为治疗单纯饮食控制无效的2型糖尿病患者的一线药物。可用于磺酰脲治疗血糖控制无效的患者,还可以配合胰岛素用于1型糖尿病的治疗。

四、二肽基肽酶-Ⅳ抑制药

在对糖尿病病理生理机制的研究和认识中,发现胰高血糖素样肽(glucagon-like peptide 1, GLP-1)在调节血糖方面起着重要的作用。GLP-1通过刺激和保护胰岛β细胞,促进胰岛素的合成和分泌而降低餐后血糖,但其在体内可迅速被二肽基肽酶-Ⅳ(dipeptidyl peptidase Ⅳ, DPP-Ⅳ)降解失活。DPP-Ⅳ是以二聚体形式存在的高特异性丝氨酸蛋白酶,由766个氨基酸组成,在血浆和许多组织广泛存在。DPP-Ⅳ抑制药可有效抑制GLP-1的降解,通过促进胰岛素分泌、抑制胰高血糖素释放、抑制食欲、减慢胃排空等作用调节血糖,具有不易引起严重低血糖事件、不引起体重增加、保留胰岛β细胞功能等特点。

2006年,第一个DPP-Ⅳ抑制药西格列汀(sitagliptin)在美国上市,近年来又有维格列汀(vildagliptin)、沙格列汀(saxagliptin)相继上市。其中西格列汀已于2009年在中国获得批准,本品是β-苯乙胺类衍生物,能可逆性地抑制DPP-Ⅳ,安全性良好,可单独或与二甲双胍、吡格列酮、罗格列酮联合使用治疗2型糖尿病。本品为口服片剂,体内半衰期为8~14小时,血药浓度呈剂量依赖性。药物主要从肾消除,大部分以原型经尿排除,食物不会影响药物的体内过程。

本品的不良反应较少,主要有上呼吸道感染、鼻塞或流涕、喉咙酸痛、头痛以及偶有胃部不适或腹泻等。

西格列汀　　　　　　维格列汀　　　　　　沙格列汀

五、胰高血糖素样肽(glucagon-like peptide 1,GLP-1)类似物

人体自身产生的 GLP-1 极易被体内的二肽基肽酶-Ⅳ(DPP-Ⅳ)降解,其血浆半衰期不足 2 分钟,必须持续静脉滴注或持续皮下注射才能产生疗效,这大大限制了 GLP-1 的临床应用。有两种方案可解决这一难题,一种是上述的 DPP-Ⅳ 抑制药,使体内自身分泌的 GLP-1 不被降解。此外,对 GLP-1 进行结构修饰,开发 GLP-1 类似物,让其既保有 GLP-1 的功效,又能抵抗 DPP-4 降解。

GLP-1 类似物结构与人天然 GLP-1 结构类似,但生理功能相同,可以调节葡萄糖分泌,用于治疗糖尿病。例如 2009 年在欧盟上市的 GLP-1 类似物利拉鲁肽(Liraglutide),在结构上与天然 GLP-1 分子存在一个氨基酸差异,并添加一个 16 碳棕榈酰脂肪酸侧链,与天然 GLP-1 存在 95% 同源性,但生理功能类似,并显示出较好的安全性和降糖疗效。由于脂肪酸侧链的存在,其分子不易被 DPP-Ⅳ 降解,并能与白蛋白结合,因而有较高的代谢稳定性。利拉鲁肽一天一次皮下注射,可在任意时间注射,与进餐无关,可以 24 小时发挥作用。

六、钠-葡萄糖共转运蛋白-2(sodium-glucose co-transporter-2,SGLT-2)抑制药

健康人体肾每天滤过 160~180g 的葡萄糖,而滤过的葡萄糖全部被肾小管近端重吸收。葡萄糖的重吸收主要通过钠-葡萄糖共转运蛋白(SGLTs)和葡萄糖转运体(glucose transporter,GLUTs)的两种亚型完成。其中 SGLT-2 是一种高负载、低亲和力葡萄糖载体,对进入肾小管大约 90% 的葡萄糖在 S1、S2 段进行重吸收,重吸收的葡萄糖,再通过 GLUT-2 吸收进入血液循环。SGLT-1 则是一种高亲和力、低负载的葡萄糖载体,在肾小管近端 S3 段对未被 SGLT-2 重吸收的葡萄糖进行重吸收,通过 GLUT-1 吸收进入血液循环。SGLT-2 抑制药通过抑制近端肾小管的葡萄糖重吸收,使体内多余的葡萄糖从尿中排出,从而降低血糖。

2013 年,第一个 SGLT-2 抑制药坎格列净(canagliflozin)在美国上市,近年来又有达格列净(dapagliflozin)、伊格列净(ipragliflozin)、鲁格列净(luseogliflozin)相继上市。该类药物均是 C-芳基糖苷类衍生物,能可逆性地抑制 SGLT-2,可以单独用药,也可与二甲双胍、磺酰脲类、吡格列酮以及胰岛素等联合用药,安全性良好。该类药物均为口服片剂,血药浓度呈剂量依赖性,主要从肝和肾消除,食物不会影响药物的体内过程。该类药物临床主要不良反应是生殖器感染和尿道感染。

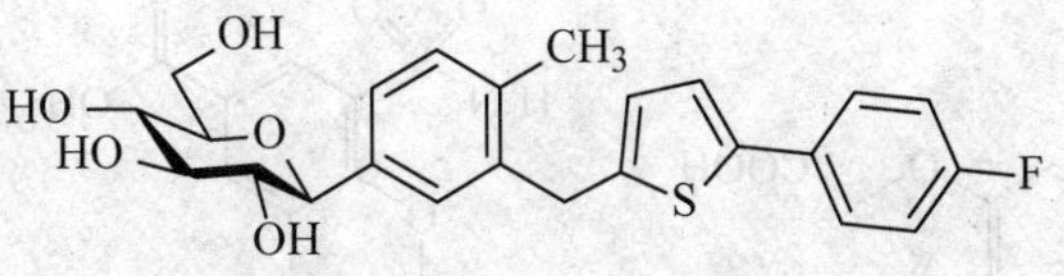

坎格列净

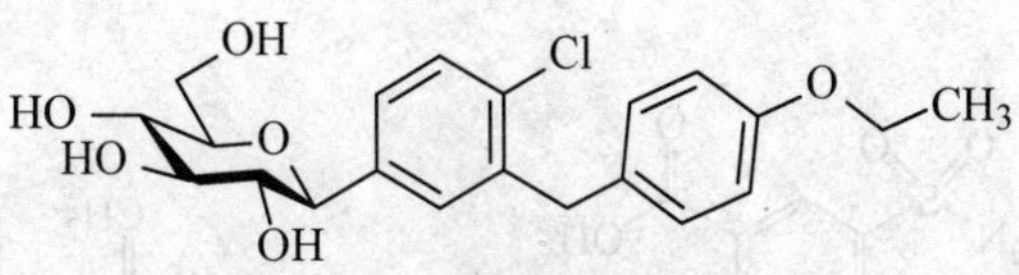

达格列净

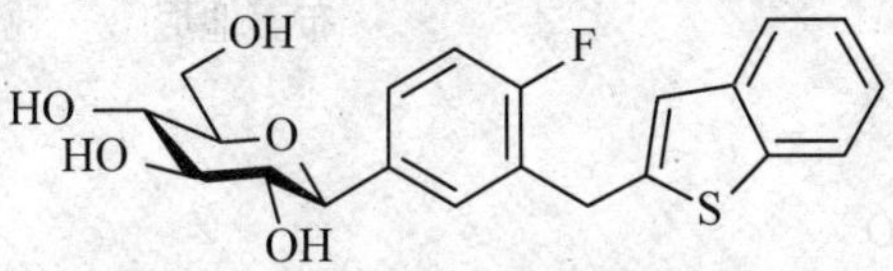

伊格列净

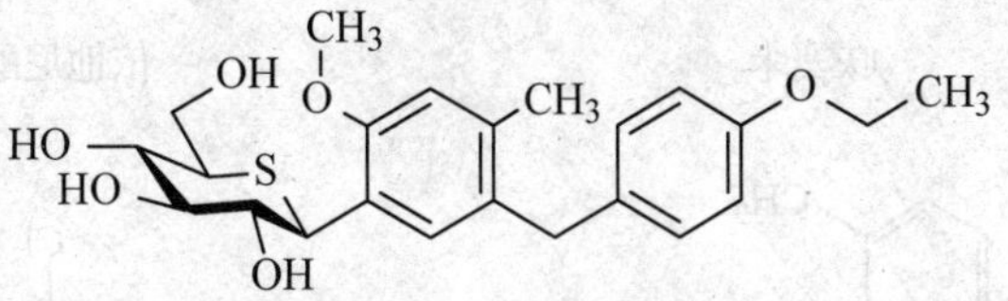

鲁格列净

第2节 利尿药

Diuretics

尿的生成过程包括肾小球的滤过、肾小管与集合管的重吸收与分泌3个过程。利尿药直接作用于肾的不同部位,影响肾小管和集合管对 Na^+、Cl^- 等电解质和水的重吸收,促进电解质和水的排出,增加肾对尿的排泄速度,使尿量增多。也有些利尿药作用于某些酶或受体,间接影响电解质和水的重吸收,导致尿量增加和加速尿的排泄。利尿药在临床上不仅是治疗水肿和腹水常用的药物,亦用于治疗非水肿性疾病,如高血压和尿崩症等。

根据作用强度,利尿药可以分为高效利尿药、中效利尿药和低效利尿药。根据作用机制,利尿药可分为:①Na^+-K^+-$2Cl^-$ 同向转运抑制药;②Na^+-Cl^- 同向转运抑制药;③碳酸酐酶抑制药;④肾小管上皮 Na^+ 通道抑制药;⑤盐皮质激素受体抑制药。

一、Na^+-K^+-$2Cl^-$ 同向转运抑制药

在髓袢升支粗段,重吸收的 Na^+ 占原尿 Na^+ 量的25%,此段的重吸收主要在 Na^+-K^+-ATP 酶的作用下,通过 Na^+-K^+-$2Cl^-$ 同向转运系统转运,将 Na^+、K^+、Cl^- 按照 1:1:2 的比例主动转运重吸收,而髓袢升支粗段对水的通透性非常低,水几乎不被吸收,因此,随着电解质被重吸收,管腔内滤液被稀释成低渗溶液,即称为肾的稀释功能。

抑制 Na^+-K^+-$2Cl^-$ 同向转运系统,可以减少 Na^+、K^+、Cl^- 的重吸收,从而干扰肾的稀释功能和浓缩功能,表现出强的利尿作用。由于此类药物利尿作用强且迅速,在其他利尿药难以奏效的情况下,仍能呈现出利尿作用,并且不受体内酸碱平衡的影响,因此称为高效利尿药。

此类药物有呋塞米(furosemide)、依他尼酸(ethacrynic acid)、布美他尼(bumetanide)、托拉噻米(torasemide)、阿佐噻米(azosemide)和希帕胺(xipamide)等。

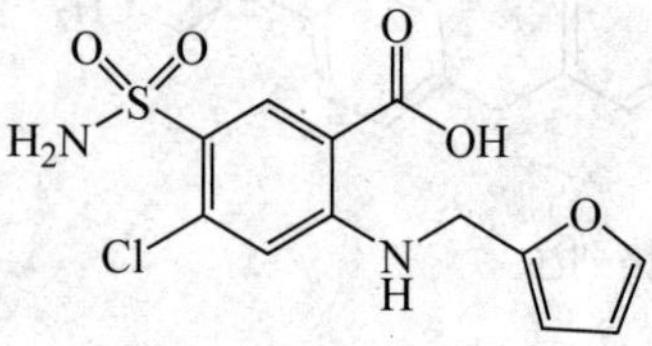

呋塞米 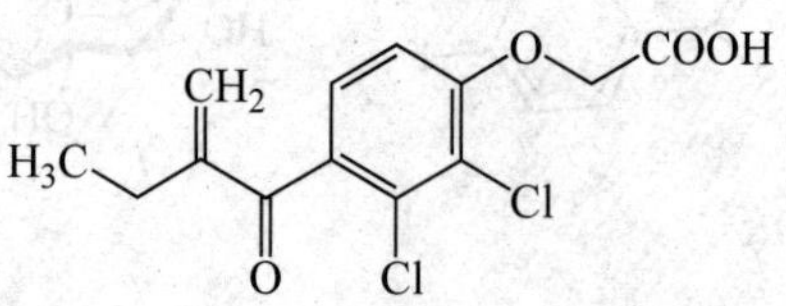　　　　　　　　依他尼酸 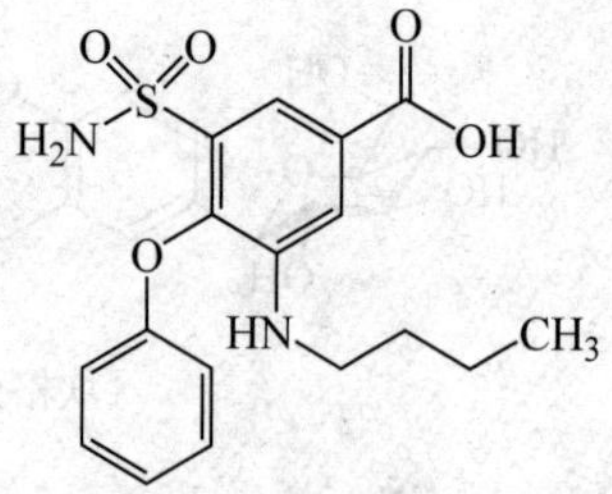　　　　　　　　布美他尼

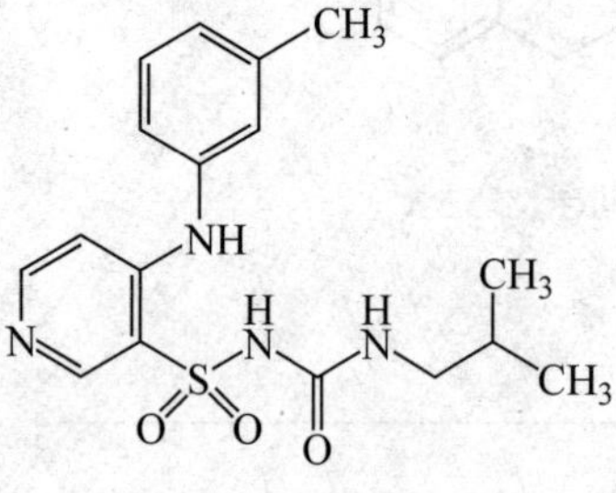

托拉塞米 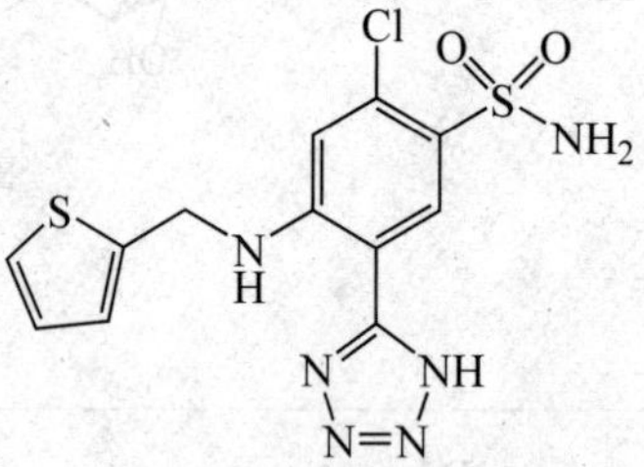　　　　　　　阿佐塞米 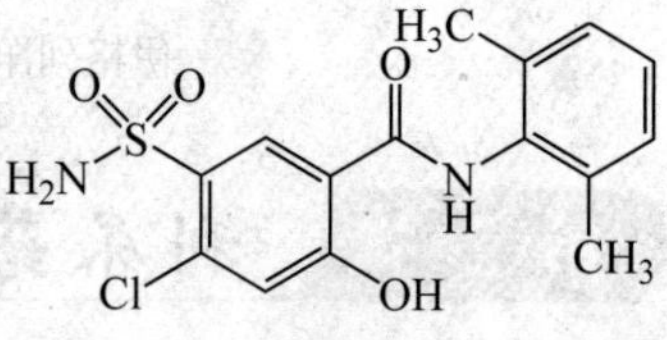　　　　　　　　希帕胺

呋塞米（Furosemide）

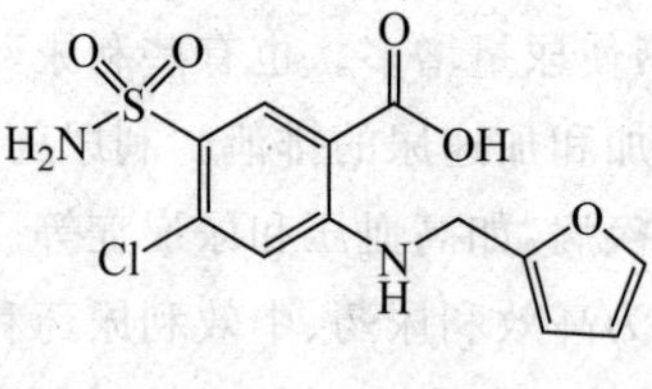

化学名为 4-氯-2-(呋喃甲基氨基)-5-氨磺酰基苯甲酸（4-chloro-2-(furan-2-ylmethylamino)-5-sulfamoylbenzoic acid），又名速尿、利尿磺胺。

本品为白色或类白色结晶性粉末，可溶于乙醇、甲醇、丙酮，略溶于乙醚、三氯甲烷，不溶于水。熔点为 206～210℃（分解）。5 位上含有一磺酰氨基，显酸性，pK_a 为 3.9，可溶于碱性溶液。将其溶于氢氧化钠和氯化钠水溶液可制得注射剂，pH 为 8.0～9.3。

本品的钠盐水溶液与硫酸铜反应，生成绿色沉淀。本品的乙醇溶液与二甲氨基苯甲醛反应，即显绿色，渐变成深红色。

呋塞米的合成以 2,4-二氯苯甲酸为原料，与氯磺酸进行氯磺化反应，得到 2,4-二氯-5-磺酰氯苯甲酸，然后用氨水氨解，生成 2,4-二氯-5-磺酰胺苯甲酸，最后与糠胺缩合即得到本品。

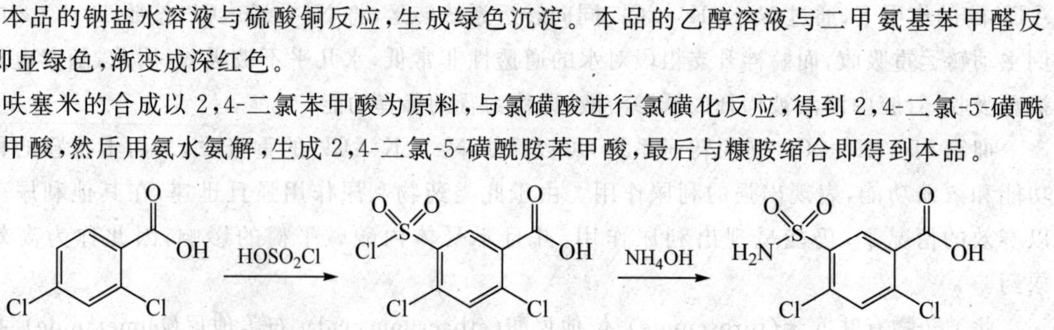

本品口服给药1小时内起效,维持时间6～8小时。静脉注射即时起效,可维持2小时。与清蛋白的结合率为91%～99%,生物利用度为60%～69%。在体内多以原药(为剂量的53.1%～58.8%)排泄,17.8%～21.3%与葡萄糖醛酸结合,大约有1.9%代谢为2-氨基-4-氯-5-磺酰氨基苯甲酸。

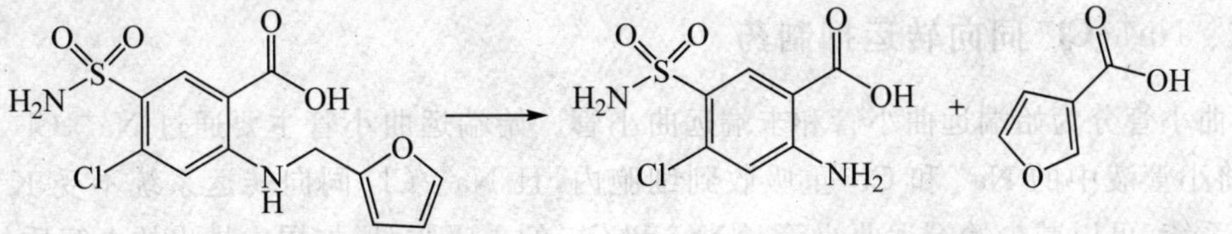

本品从结构上看,属于磺酰胺类利尿药。在苯磺酰胺衍生物的研究中发现,在磺酰胺基的间位引入第二个磺酰氨基,又在第二个磺酰氨基的邻位引入一个氨基,得到4-氨基-6-氯-1,3-苯二磺酰胺,利尿作用明显增强。如果把这个化合物中的一个磺酰氨基用羧基取代,则得到一系列具有利尿作用的化合物,其中活性最强的是氨基上的一个氢被2-甲基呋喃取代,即得到呋塞米。

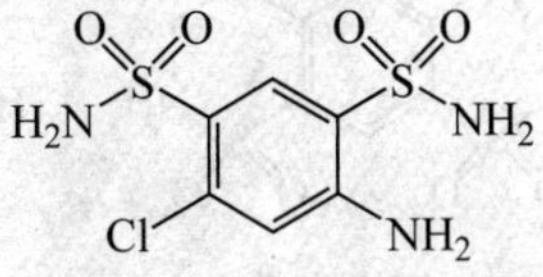

4-氨基-6-氯-1,3-苯二磺酰胺

本品属高效利尿药。这类药物起效快,但作用时间短。临床可用于急性左心衰、肺水肿、脑水肿、高血压及慢性肾功能不全。其主要副作用是体液和电解质的失衡,高尿酸症和胃肠道反应、耳毒症等。

依他尼酸(Ethacrynic Acid)

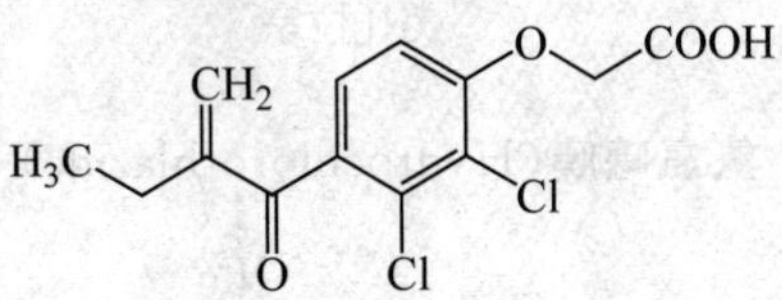

化学名为2-(2,3-二氯-4-(2-亚甲基丁酰基)苯氧基)乙酸(2-(2,3-dichloro-4-(2-methylenebutanoyl)phenoxy)acetic acid),又名利尿酸。

本品为白色结晶性粉末,易溶于乙醇和乙醚,不溶于水。显酸性,熔点为121～125℃。pK_a为3.5。

本品的分子中因具有α、β不饱和酮的结构,在水溶液中不稳定,加入氢氧化钠试液煮沸时,其支链上的亚甲基易分解产生甲醛,与变色酸在硫酸溶液中反应,呈深紫色。

本品口服吸收迅速完全,血浆蛋白结合率高。口服和静脉注射作用开始时间分别为30分钟和5分钟,作用达峰时间分别为2小时和15～30分钟,作用持续时间分别为6～8小时和2小时。67%经肾排泄,33%经胆汁和粪便排泄,其中20%为原药排泄。

本品的钠盐水溶液在pH7和室温时相对稳定,在较高的pH或较高温度下不稳定,通常其钠盐注射液需临用时配制。本品的溶液不可与pH低于5的溶液配伍。

本品为高效利尿药,利尿作用强而迅速,作用时间较短,必须小心使用,随时调整剂量,以免引起低盐综合征、低氯血症和低钾血症等。临床用于充血性心力衰竭、急性肺水肿、肾性水肿、肝硬化腹水及其他利尿药无效的严重水肿等疾病。大量静脉注射可出现耳毒性,甚至产生永久性耳聋。

二、Na^+-Cl^-同向转运抑制药

远曲小管分为始端远曲小管和末端远曲小管。始端远曲小管主要通过 Na^+-Cl^- 同向转运系统,将小管液中的 Na^+ 和 Cl^- 重吸收到细胞内,且 Na^+-Cl^- 同向转运系统不受 K^+ 的影响。抑制此系统,可以减少始端远曲小管对 Na^+ 和 Cl^- 的重吸收,增加尿中排出的电解质的量,起到利尿作用,故称 Na^+-Cl^- 同向转运抑制药。该类抑制药利尿作用较弱,为中效利尿药。该类药物主要有氢氯噻嗪(hydrochlorothiazide)、氢氟噻嗪(hydroflumethiazide)、甲氯噻嗪(methyclothiazide)、苄氟噻嗪(bendrofluazide)等噻嗪类利尿药以及美托拉宗(metolazone)、吲达帕胺(indapamide)等非噻嗪类利尿药。

氢氯噻嗪　　　　　氢氟噻嗪　　　　　甲氯噻嗪

苄氟噻嗪　　　　　美托拉宗　　　　　吲达帕胺

氢氯噻嗪(Hydrochlorothiazide)

化学名为 6-氯-3,4-二氢-2H-1,2,4-苯并噻二嗪-7-磺酰胺-1,1-二氧化物(6-chloro-3,4-dihydro-2H-1,2,4-benzothiadiazine-7-sulfonamide-1,1-dioxide),又名双氢克尿噻、双氢氯噻嗪。

本品为白色结晶性粉末;无臭,味微苦。易溶于丙酮,微溶于乙醇,不溶于水、三氯甲烷或乙醚。熔点为 265~273℃(分解)。

本品 2,7 位上有两个磺酰氨基,联结在磺酰氨基氮上的氢原子较活泼,显弱酸性,其 pK_a 分别为 7.9 和 9.2,可溶于氢氧化钠中,成钠盐后可制成注射液。

本品固体在室温下贮存 5 年,未见显著降解。受热变化很慢,在 230℃加热 2 小时,仅见颜

色略变黄色,其他物理性质无显著变化,对日光稳定,但不能在强光下曝晒。

本品在水溶液中缓慢水解,若加热,水解迅速,产物为 4-氨基-6-氯-1,3-苯二磺酰胺和甲醛。

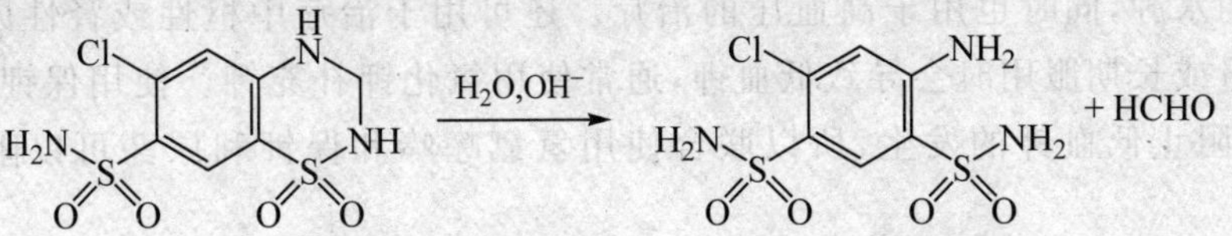

因水解产物 4-氨基-6-氯-1,3-苯二磺酰胺含有芳伯氨基,故经重氮化后,可与变色酸偶合,生成红色的偶氮化合物。

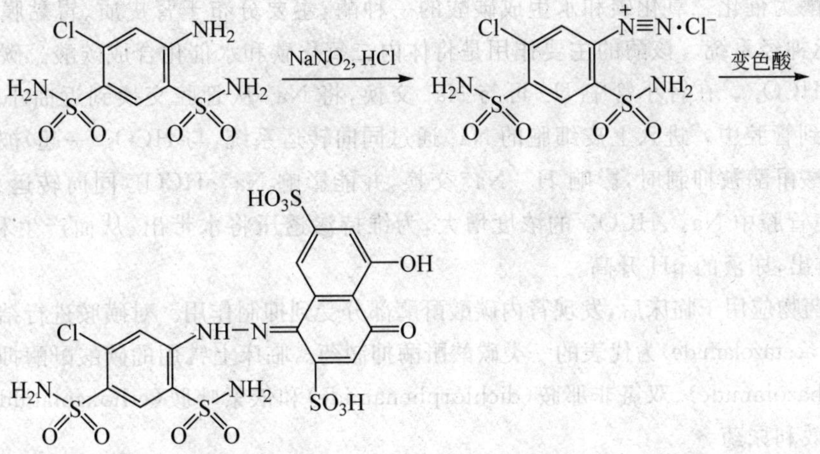

红色的偶氮化合物

另一水解产物甲醛加硫酸和少许变色酸,微热,溶液变成蓝紫色。这是甲醛的专属反应。

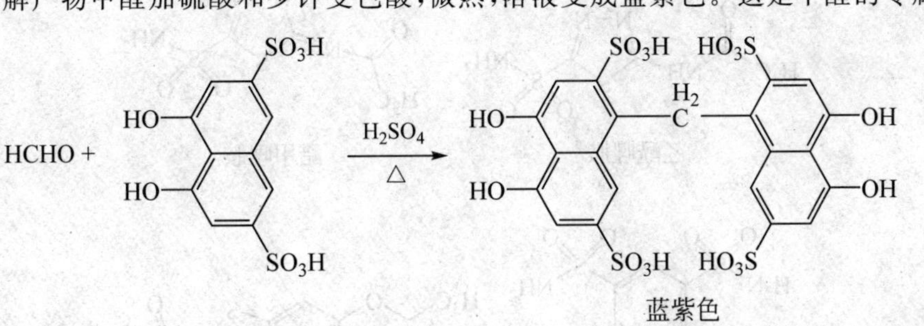

蓝紫色

氢氯噻嗪的合成是以间氯苯胺与过量的氯磺酸反应,生成 4-氯-6-氨基-间苯二磺酰氯,然后在氯化铵水溶液中,通入氨气,至 pH8～9,制得 4-氯-6-氨基-间苯二磺酰胺,再与甲醛缩合,即制备得到。

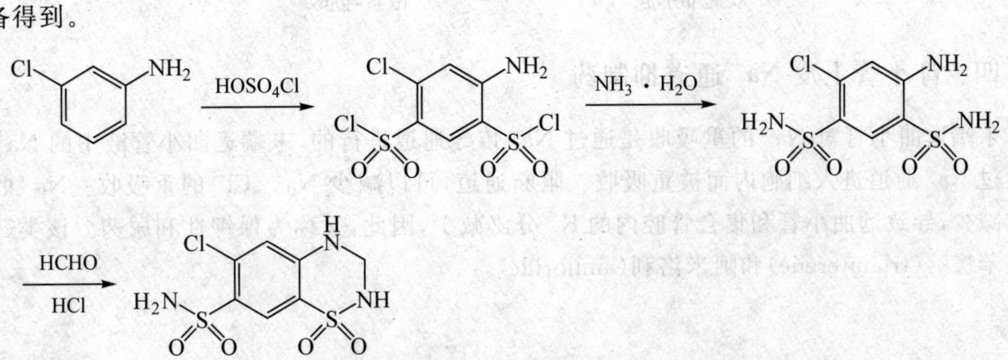

本品口服吸收迅速但不完全,服药后 2 小时即可发生作用,4 小时后作用最大,其生物利用度大约为 65%,与食物一起服药生物利用度可超过 70%。主要以原形由尿排泄。用于治疗多种类型的水肿,同时也用于高血压的治疗。还可用于治疗中枢性或肾性尿崩症以及肾石症。大剂量或长期服用时会导致低血钾,通常使用氯化钾补充钾。使用保钾利尿药(如氨苯蝶啶)可以阻止低血钾的发生,所以联合使用氢氯噻嗪和保钾利尿药可以阻止低血钾的发生。

三、碳酸酐酶抑制药

碳酸酐酶为催化二氧化碳和水生成碳酸的一种酶,主要分布于肾皮质、胃黏膜、胰腺、红细胞、眼和中枢神经系统。该酶的主要作用是将体内二氧化碳和水催化合成碳酸。碳酸可迅速解离为 H^+ 和 HCO_3^-。在肾小管中 H^+ 可与 Na^+ 交换,将 Na^+ 从管腔交换到近曲小管上皮细胞中,H^+ 排出到管腔中。进入上皮细胞的 Na^+ 通过同向转运系统,与 HCO_3^- 一起,被转运至细胞间质中。碳酸酐酶被抑制时,影响 H^+-Na^+ 交换,并能影响 Na^+-HCO_3^- 同向转运系统,使 H^+ 生成减少,使管腔中 Na^+、HCO_3^- 的浓度增大,为维持渗透压将水带出,从而产生利尿作用,且因 HCO_3^- 排出,尿液的 pH 升高。

磺胺类药物应用于临床后,发现肾内碳酸酐酶部分受到抑制作用。对磺胺进行结构改造后获得乙酰唑胺(acetazolamide)为代表的一类碳酸酐酶抑制药。临床上常用的碳酸酐酶抑制药还有醋甲唑胺(methazolamide)、双氯非那胺(dichlorphenamide)和依索唑胺(ethoxzolamide)。本类利尿药属于低效利尿药。

乙酰唑胺　　　　　　　　　醋甲唑胺

双氯非那胺　　　　　　　　依索唑胺

四、肾小管上皮 Na^+ 通道抑制药

末端远曲小管对 Na^+ 的重吸收是通过 Na^+ 传导通道进行的,末端远曲小管液中的 Na^+ 可以通过 Na^+ 通道进入细胞内而被重吸收。阻断通道,可以减少 Na^+、Cl^- 的重吸收。Na^+ 的重吸收减少,导致远曲小管和集合管腔内的 K^+ 分泌减少,因此,又称为保钾性利尿药。该类药物有氨苯蝶啶(triamterene)和阿米洛利(amiloride)。

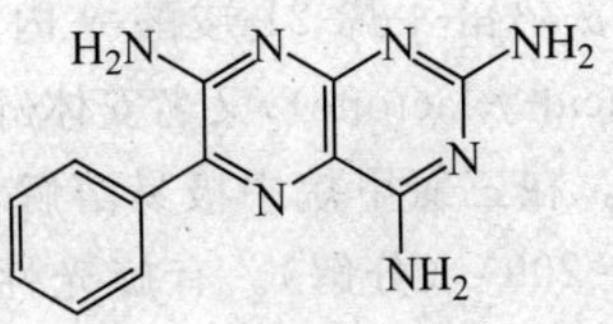

氨苯蝶啶 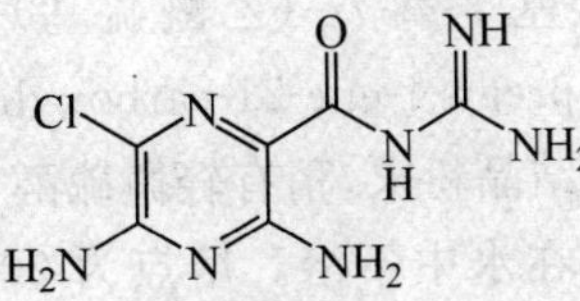   阿米洛利

氨苯蝶啶（Triamterene）

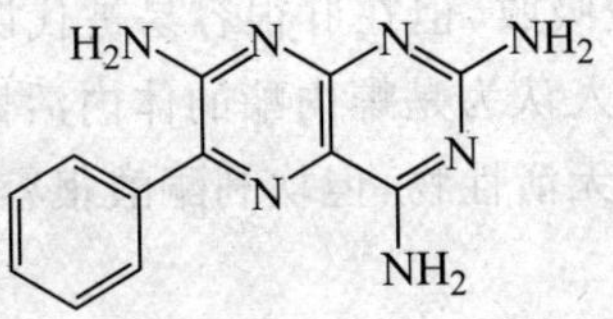

化学名为 2,4,7-三氨基-6-苯基蝶啶(6-phenylpteridine-2,4,7-triamine)，又名三氨蝶啶。

本品为淡黄色结晶性粉末，无臭无味，略溶于水、乙醇、三氯甲烷，不溶于乙醚。熔点 316℃。具有弱碱性，pK_a 为 6.2。

在本品中加稀硫酸，振摇数分钟后，滤过，滤液显蓝绿色荧光；用水稀释后，荧光加强。再将此溶液分成 2 份：1 份加氨试液使成碱性，转变为蓝紫色荧光；另 1 份加 10％氢氧化钠溶液使成碱性，荧光即消失。

本品口服后，70％以上被吸收，在 30 分钟内显效，2~4 小时后达到血药浓度高峰，持续作用时间超过 24 小时。能够被完全代谢，代谢产物也有利尿活性。药物或其代谢产物最终在尿中被排泄。

本品具有保钾排钠作用，属于低效利尿药，用于治疗心力衰竭、肝硬化腹水、慢性肾炎和其他原因引起的顽固性水肿。最严重的副作用是高钾血症，因此补钾是不当的，而是应该定期检查血钾水平。本品还可以与氢氯噻嗪联合用药，两种药物导致的副作用相互抵消。

五、盐皮质激素受体抑制药

肾远曲小管和集合管上皮的胞质含盐皮质激素受体，醛固酮从肾小管基膜进入胞质，与盐皮质激素受体结合，形成复合物进入胞核，与相应的 DNA 片段结合，引起多基因表达。这使原来处于静止状态的 Na^+ 通道及 Na^+ 泵激活，并使线粒体酶活性增加，加速 Na^+ 的转运，加强肾小管腔内的负压，驱动 H^+ 和 K^+ 分泌入管腔。盐皮质激素受体抑制药竞争性抑制醛固酮和盐皮质激素受体的结合，而发挥保钾利尿作用。此类药物主要有螺内酯(spironolactone)。

螺内酯（Spironolactone）

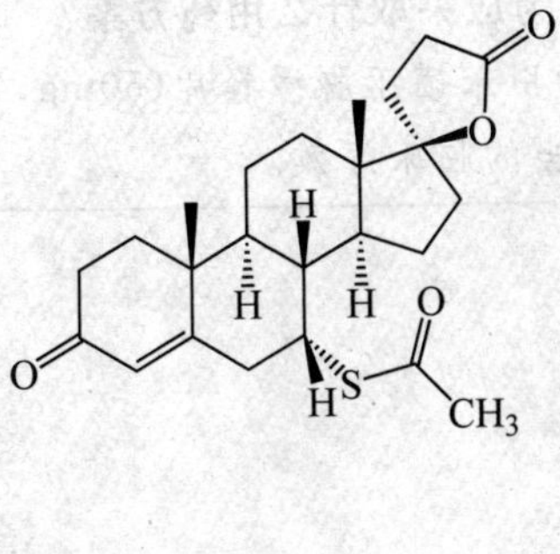

化学名为17β-羟基-3-氧-7α-(乙酰硫基)-17α-孕甾-4-烯-21-羧酸-γ-内酯(17β-hydroxy-7α-acetylthio-3-oxo-17α-pregn-4-ene-21-carboxylic acid-γ-lactone),又名安体舒通。

本品为略黄白色结晶粉末,稍有轻微硫醇臭。在三氯甲烷中极易溶解,在苯或乙酸乙酯中易溶,在乙醇中溶解,在水中不溶。熔点为203~209℃(分解)。有旋光性,比旋光度$[\alpha]_D^{20}$为$-33.5°(CHCl_3)$。

本品与硫酸反应,溶液显橙黄色,有强黄绿色荧光,缓缓加热,溶液即变深红色,并有硫化氢气体产生,遇湿润的乙酸铅试纸显暗黑色。

本品口服后,大约70%立即被吸收,但在肝很容易被代谢,脱去乙酰硫基,生成坎利酮和坎利酮酸。坎利酮为活性代谢物,有人认为是螺内酯的体内活性形式。坎利酮的内酯环易水解为阴离子形式(坎利酮酸),这是一种无活性物,但坎利酮酸很容易酯化为坎利酮(图19-4)。

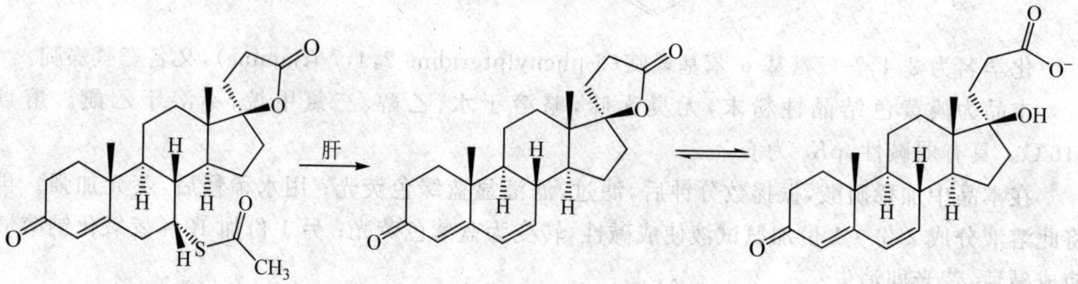

图19-4 螺内酯的代谢途径

本品属低效利尿药,作用缓慢而持久,但降压作用明显,降压效应与噻嗪类药物相当,临床上用于治疗与醛固酮升高有关的顽固性水肿。单用本品利尿作用效果较差,常与氢氯噻嗪类药物合用,两者可互为补充。螺内酯作用慢、弱但持久,而氢氯噻嗪作用较快、较强;螺内酯的保钾作用可抵消氢氯噻嗪的缺钾副作用。两者合用后可增强疗效,不良反应减少。

知识链接

患者,男,80岁,糖尿病史10年。近几个月来服用格列本脲(2.5mg,每日3次)和格列齐特(80mg,每日2次)。在此期间因感冒进食少,出现头晕跌倒,昏迷2小时后送医院抢救,查血糖为2.14mmol/L,给予50%的葡萄糖溶液40mL静脉推注后苏醒。

1. 患者用药是否正确,为什么?

格列本脲和格列齐特都是磺酰脲类胰岛素分泌促进剂,两者不宜同时服用。且格列本脲属于强效降糖药,易导致低血糖,尤其老年患者要慎用。本患者为高龄,进食少情况下更易诱发低血糖。

2. 根据你的药学知识,你认为应采取什么用药方案?

患者宜改用作用比较温和的甲苯磺丁脲缓释片(50mg,每日1次)和饮食控制。根据血糖和尿糖调整用量,直至达到适当的临床疗效。

学习小结

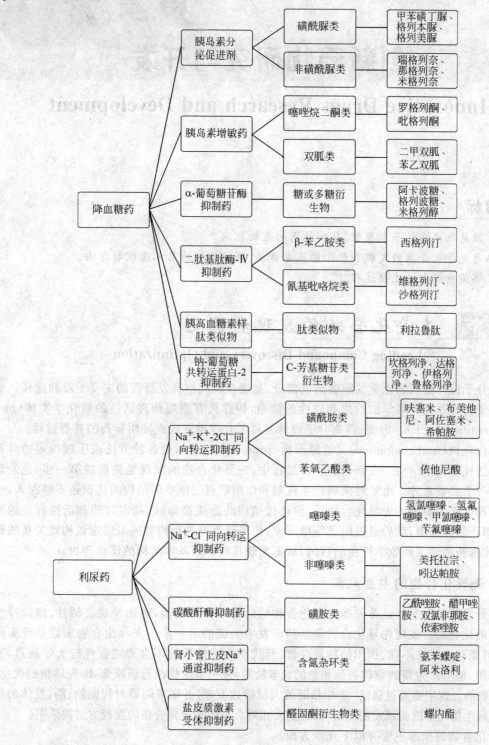

（程先超）

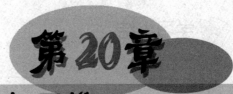

第20章 创新药物研究与开发
Innovative Drugs Research and Development

学习目标

- 掌握药物代谢的基本原理、药物作用的生物靶点。
- 熟悉先导化合物的发现和优化的基本途径、药物设计的基本原理和方法。
- 了解药物研发的主要过程。

第1节 先导化合物的发现和优化
Leading Compound Discovery and Optimization

药物分子设计是药物化学的重要组成部分,是现今研究与开发新药的主要手段和途径。所谓药物分子设计是通过科学的构思和理性的策略,构建具有预期药理活性的新化学实体(new chemical entities,NCE)。因而,药物分子设计是科学合理地发现或发明新药的首要过程。

先导化合物(lead compound)又称原形物(prototype),是通过各种方法或手段确定的具有某种生物活性的化学结构。在新药的研发过程中,先导化合物的发现是关键的第一步,也是新药研究的一个必备条件。由于对疾病产生机制和作用靶点三维空间结构的认识还不够深入,一般是在发现能作为模型的先导化合物后,再经过结构改造或修饰,以确定与药理活性有关的基本骨架,即药效团模型,然后通过电子等排原理、前药原理等进行构效关系或定量构效关系的研究,达到改善药动学或药效学性质的目的,从而发现具有相同基本结构的优良药物。

一、先导化合物的主要来源

新药开发的基本途径是首先确定新化合物的结构和作用机制,继而发现高活性、高选择性和低毒性的化合物。发现先导化合物是新药研发中关键的第一步。先导化合物未必是可实用的药物,可能存在活性不强、作用的特异性低、药代动力学性质的不合理或毒性较大等缺点,不能直接药用,但可作为新的结构类型和新的线索物质,进一步结构改造或修饰,即先导物的优化。先导化合物的发现主要通过偶然、意外和随机大量筛选发现,近年来随着对代谢物、酶、受体的结构以及疾病生物化学机制研究的不断深入,更多相对合理的先导化合物的发现方法被采用。

先导化合物的来源主要有以下几个方面。

(一)通过天然活性物质获得先导化合物

在药物发展史上,天然活性物质提供了最早的先导化合物资源。天然产物又称次级代谢产物(secondary metabolites),是生物体为了自我保护和物种繁衍而生成的防御性或引诱性的物质,因其与特异性受体有较强的结合能力,从而表现出较高的药理活性。需要注意的是,这些生物活性物质的产生是生物自身生长和生存的需要,并非是为了防治人类疾病,它们可能因为作用的特异性不高,药代动力学性质不合理或毒副作用强而不能直接药用,却是研制新药的优良先导化合物。例如,从南美洲古柯树叶中提取分离的生物碱可卡因(cocaine)改造得到的局麻药普鲁卡因(procaine),从真菌中分离出的 HMG-CoA 还原酶抑制药洛伐他汀(lovastatin),从真菌中分离出的用于抑制器官移植排斥反应的免疫抑制药环孢素 A(cyclosporine A),大环内酯类抗生素红霉素和阿奇霉素(azithromycin)以及抗癌药物紫杉醇、长春碱、喜树碱、吗啡生物碱和 β-内酰胺衍生物等都来源于天然产物。

(二)通过活性内源性物质获得先导化合物

人体是一个统一的整体,体内受体和内源性活性物质相互作用,保持机体处于一种自我调节的平衡状态。机体由细胞组成,细胞的活性受外部信号控制,外部信号传导到细胞内部,引起细胞内的一系列反应,这一过程称为信号传导(signal transduction)。信号传导途径发生差异,导致平衡失调,是产生疾病的生理基础。

细胞间的信号传导由神经系统和内分泌系统统一调节。神经系统的神经介质或神经递质,如乙酰胆碱、单胺类如儿茶酚胺(包括去甲肾上腺素、肾上腺素、多巴胺等)、5-羟色胺、组胺等;一些氨基酸如 γ-氨基丁酸、甘氨酸、谷氨酸等;多肽类如缓激肽、脑啡肽等。内分泌系统分泌甾体激素如皮质激素、性激素,以及多肽类激素如各种促激素、催产素、胰岛素、甲状腺素等。上述存在于人体内起调节机体、维持生命作用的重要物质统称为内源性活性物质。通过内源性活性物质进行药物设计:一是以信号分子作为治疗药物设计的靶点,或以内源性活性物质为先导物进行研究;二是对疾病机制进行基础性研究以求发现药物作用靶点。

由松果体生物合成和分泌的内源性激素褪黑激素(melatonin)的主要生理作用是调节人体昼夜节律(circadian rhythms)。褪黑激素受体有 MT_1、MT_2 和 MT_3 3 种亚型。MT_1 亚型被认为是介导褪黑激素调控昼夜节律的主要亚型,MT_2 受体激动药显示有抗抑郁活性。阿戈美拉丁(agomelatine)是强效褪黑激素受体激动药,具有抗抑郁活性。

褪黑激素   阿戈美拉丁

(三)通过系统筛选法获得先导化合物

在众多的化合物中挑选出具有生物活性先导物的过程称为筛选,即不考虑药理学或治疗学上的假说,用动物和生物学试验对所得到的化合物进行系统的筛选。在系统筛选中,体外试验(包括酶抑制试验、离体器官试验、细胞试验等)比体内试验用得多。

先导化合物的筛选方法是建立在分子生物学(molecular biology)、高通量筛选(high throughput screening,HTS)和组合化学(combinatorial chemistry)技术的发展以及它们的关联配合上。分子生物学技术如基因重组技术不仅能够发现和鉴别新的靶点,而且可制备大量纯净的酶或受体蛋白,通过体外实验快速筛选和评价化合物活性。

高通量筛选技术,即用自动化方法在短时间内评价众多化合物的活性,不仅可以大大节省试验样品和生物学材料,而且缩短了研发周期。用高通量筛选方法发现先导化合物,通常组合库中化合物的数量为 50000～200000 个,这样大的数量是为了确保化学结构有足够的多样性,并有较高的概率找到对生物靶标有活性的分子,这样的化合物库称作普筛库(general screening library)。当先导化合物确定后,为了探索结构-活性关系,建立另一种组合库,称作目标库(target library),其库容量较小,为 1000～10000 个化合物。这两种组合库可对一种或多种受体靶点进行高通量筛选,筛选入围的化合物,确定其结合力、作用强度、选择性和功能活性,进行设计定向库(focused library),以提高作用强度、选择性和改善吸收、分布、代谢、排泄等药代动力学性质,以便最终获得可进一步开发的一个或数个候选化合物。整个过程见图 20-1。

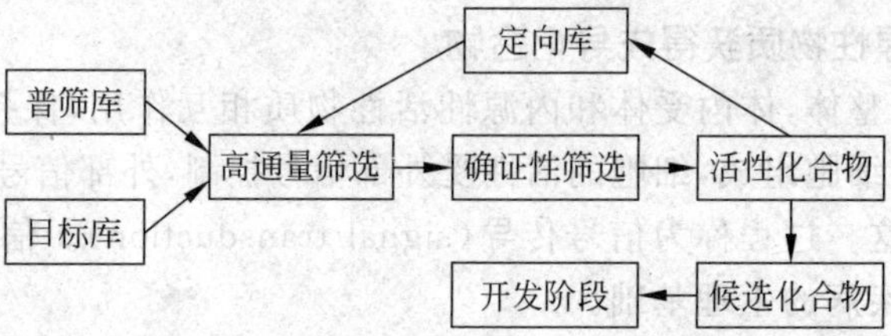

图 20-1 化合物库在研制新药中的作用

组合化学技术作为一种新的化学方法,整合了现代科学技术的多种手段,如有机合成化学、统计学和结构分析与确证等。组合化学技术的出现为化合物结构的多样性提供了新的合成途径,成为先导物发现和优化的重要手段之一。组合化学作为一类化学合成方法,所实行的化学反应与传统的有机合成没有本质区别,但策略不同。传统有机合成反应的特点是在一个反应器中进行一个反应,获得一个目标产物。而组合化学同时进行多个相同类型的反应,制备出多样性的群集分子,形成化合物库,并同时用这些化合物进行群集筛选。组合化学技术与高通量筛选技术相配合,形成了通过制备多样结构分子产生或优化先导化合物的新途径。

(四) 通过对现有药物改造获得先导化合物

对现有药物进行结构改造和修饰,可改善药物吸收、延长作用时间、提高活性、减小剂量、降低毒副作用,甚至发现其他类型药理活性。比如喹诺酮类抗菌药物诺氟沙星(norfloxacin)的亚砜类电子等排体氟司喹南(flosequinan)几乎无抗菌活性,但却有较强的血管扩张作用,可作强心药。

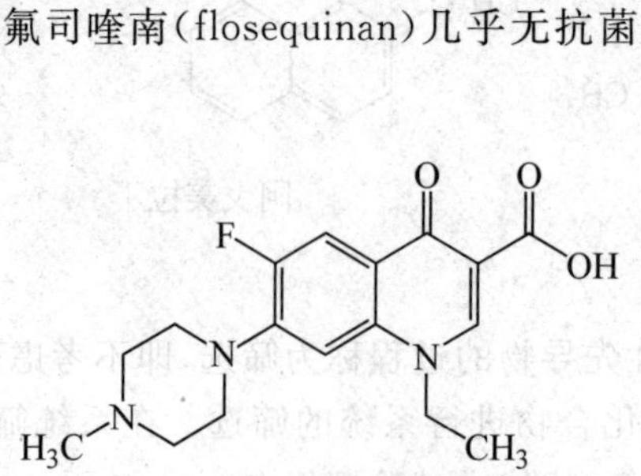

诺氟沙星 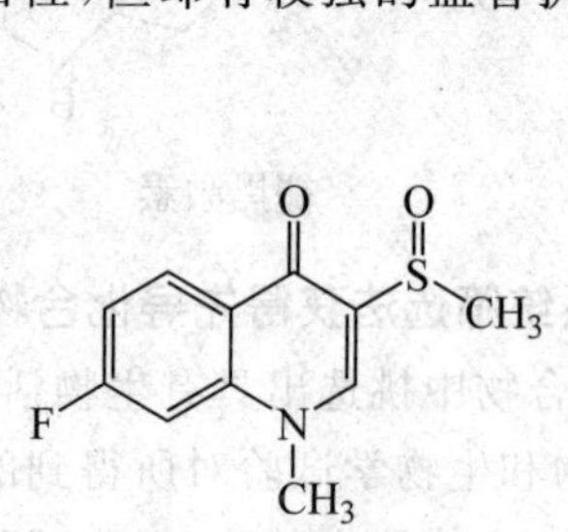　　　　氟司喹南

Me-too 药物或 Me-better 药物也是一类新的先导化合物。如西咪替丁(cimetidine)的模仿药物雷尼替丁(ranitidine)、尼扎替丁(nizatidine)、法莫替丁(famotidine)等活性比西咪替丁大大增加,而它们的研发费用却远低于西咪替丁。

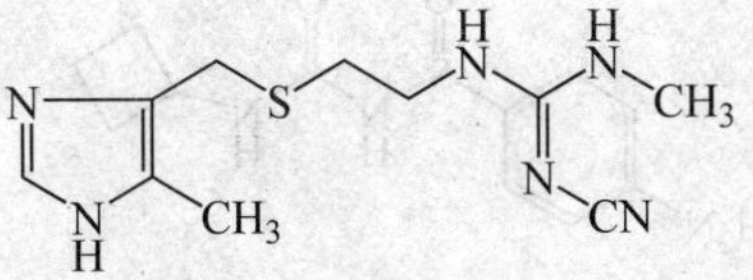

西咪替丁 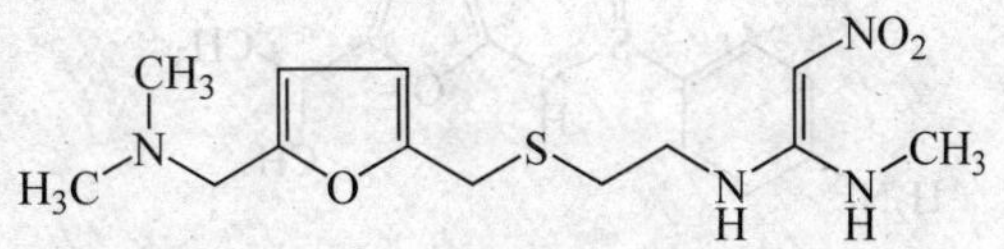　　　　　　　　　　　　雷尼替丁

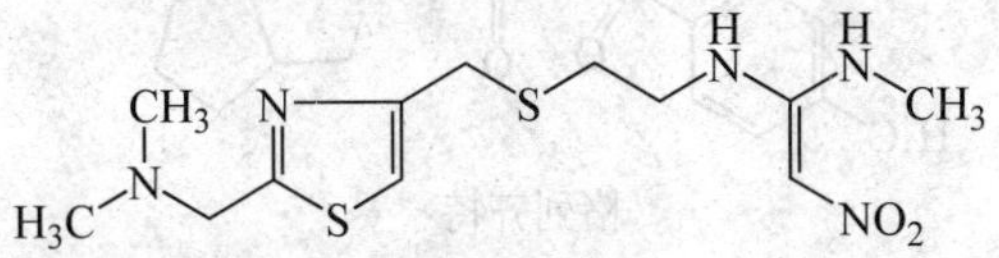

尼扎替丁 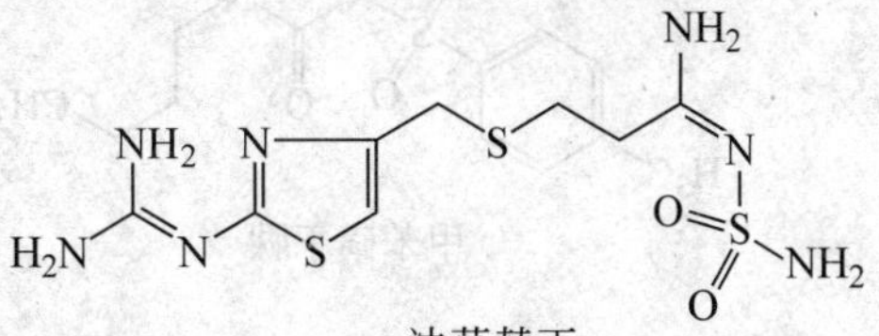　　　　　　　　　　　　法莫替丁

（五）通过药物代谢获得先导化合物

药物进入体内后发生的代谢过程实质上是药物在体内发生的生物化学转化过程。大部分药物在体内代谢失活或排出体外，但有些药物却发生代谢活化或产生其他新的作用，转化为活性保留、毒副作用小的代谢物，这样的代谢产物可作为新的先导化合物。

乙酰苯胺（acetanilide）又称退热冰，1886年就已用于临床，退热作用良好，但毒性较大，长期服用可导致贫血，因此被淘汰。苯胺的体内代谢产物对氨基酚，也具有解热镇痛作用，但毒性仍较大。将对乙酰氨基酚的酚羟基乙醚化即得到非那西丁（phenacetin），发现其解热镇痛作用增强，因而广泛用于临床。但随着该药的大量应用，发现其对肾及膀胱有致癌作用，对血红蛋白与视网膜也有毒性，因此各国相继废除使用。1948年，Brodie发现非那西丁的代谢产物对乙酰氨基酚（paracetamol）的毒性及副作用都相对较低，对乙酰氨基酚是目前苯胺类临床使用的主要品种。

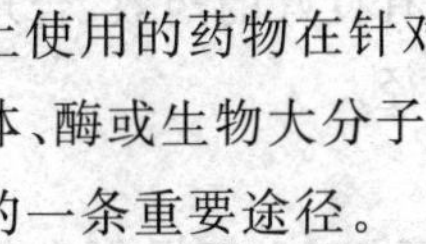

乙酰苯胺 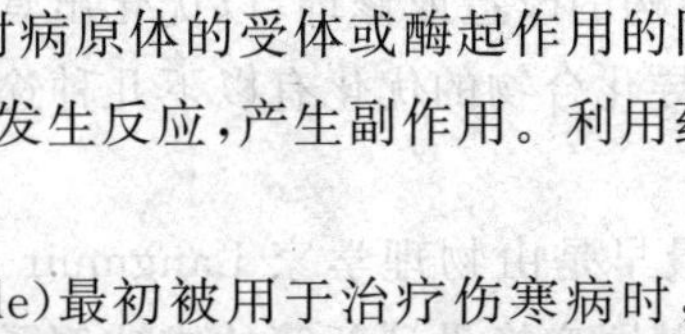　　　　　　　非那西丁 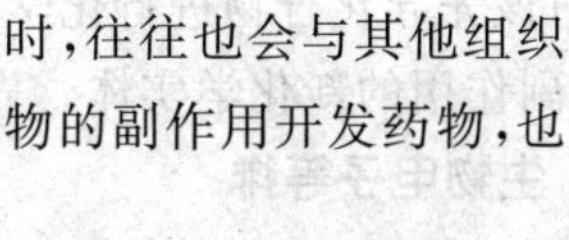　　　　　　　对乙酰氨基酚

（六）通过药物的副作用发现先导化合物

临床上使用的药物在针对病原体的受体或酶起作用的同时，往往也会与其他组织和细胞中的多种受体、酶或生物大分子发生反应，产生副作用。利用药物的副作用开发药物，也是发现先导化合物的一条重要途径。

磺胺异噻唑（sulfasomizole）最初被用于治疗伤寒病时，患者在大剂量使用时发生死亡，研究表明是由于其刺激了胰腺的胰岛细胞分泌胰岛素，导致急性和持续性的血糖降低。随后临床又发现氨磺丁脲（carbutamide）的降血糖作用强于磺胺异噻唑，并作为治疗糖尿病的药物。通过磺酰脲化合物的构效关系研究，表明芳香环上需要一个取代基，但不必是氨基，脲基氮上用烷基或环烷基取代对活性有益，才发现了甲苯磺丁脲（tolbutamide）、格列吡嗪（glipizide）、格列齐特（gliclazide）等降糖药。

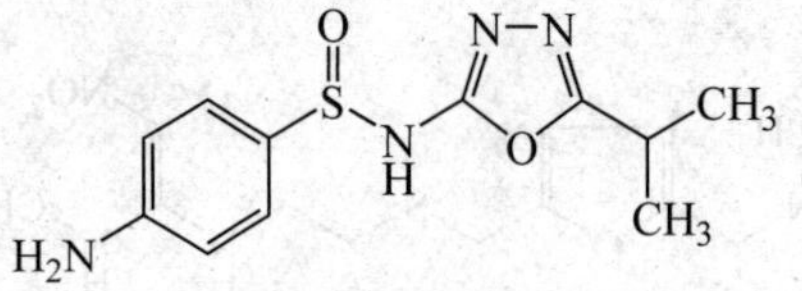

磺胺异噻唑

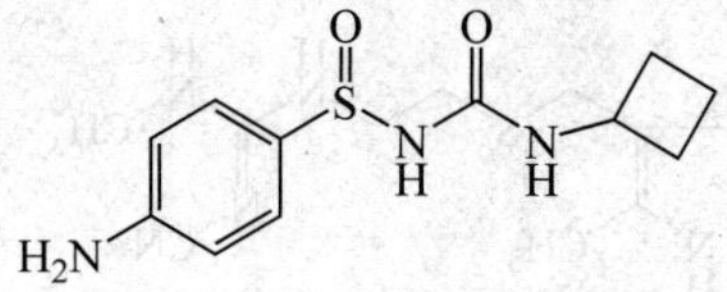

氨磺丁脲

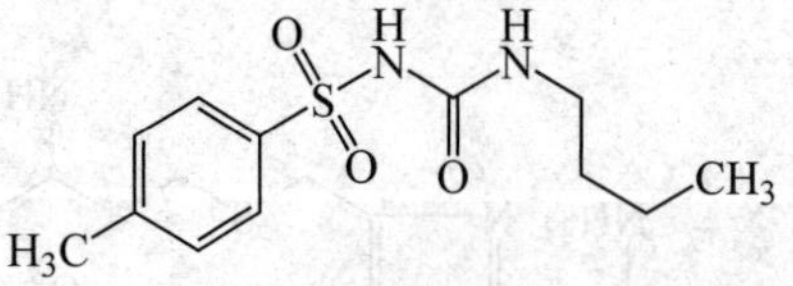

甲苯磺丁脲

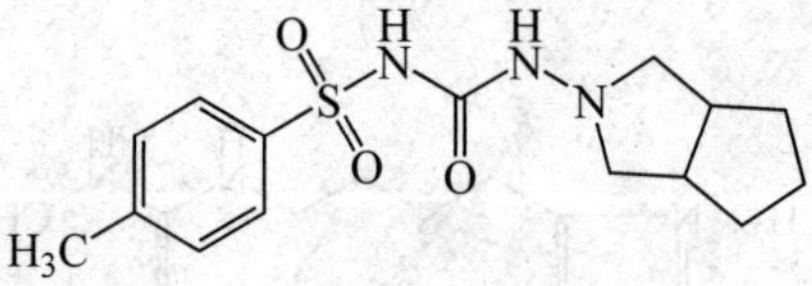

格列齐特

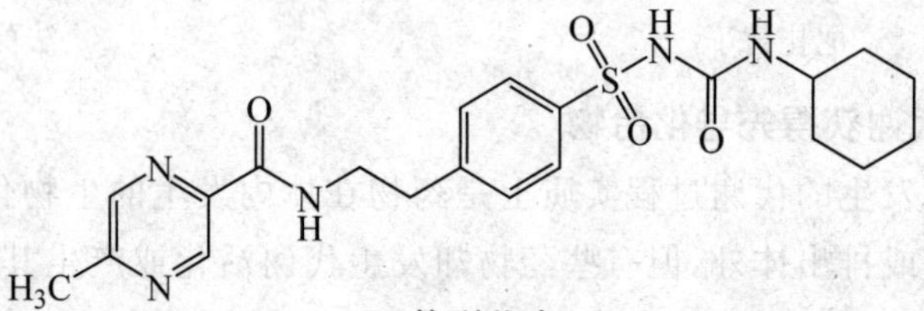

格列吡嗪

异烟肼(isoniazid)和异丙烟肼(iproniazid)在治疗结核病的过程中,发现服用异丙烟肼患者的情绪提高,而未见于服用异烟肼者。研究其机制,发现异丙烟肼可抑制单胺氧化酶(MAO),进而发现反苯环丙胺(tranylcypromine)和司来吉兰(selegiline)等抗抑郁药。

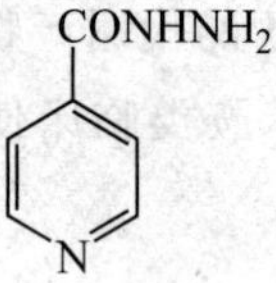

异烟肼 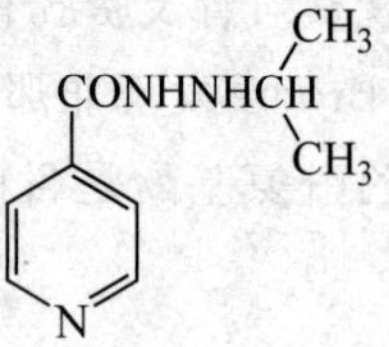   异丙烟肼 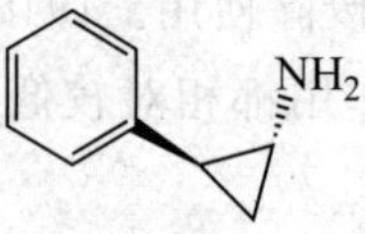   反苯环丙胺 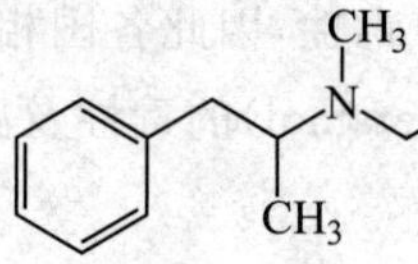   司来吉兰

二、先导化合物的优化

先导化合物的优化是研究和开发新药的重要环节。由于先导化合物只提供一种新作用的结构类型,往往因作用强度弱、药代性质不合理、不良作用较高等问题的存在不能直接被用于临床,需要对该先导化合物进行化学结构的改造或修饰,以优化出具有良好的药效、合理的药代和最低的毒副作用的新化学实体。先导化合物的优化有以下几种途径。

(一)生物电子等排

电子等排体(isosteres)的概念最早是由物理学家 Langmuir 于 1919 年提出来的。利用经典的电子等排概念进行一价原子或基团变换设计新药的成功例子很多,例如口服降血糖药氨磺丁脲的氨基被电子等排体甲基和氯分别置换为甲苯磺丁脲和氯磺丙脲(chlorpropamide),由于延长了生物半衰期,成为长效口服降糖药,毒性也相应降低。电子等排概念在药物化学研究中应用非常广泛,前述的定义不能完全包括和解释同类药物间的关系,Friedman 提出生物电子等排(bioisosterism),更加扩大了电子等排的内容。生物电子等排学说认为,具有相似的物理及化学性质的基团或分子会产生大致相似或相关的或者相反的生物活性。分子或基团的外电子层相似,或电子密度有相似分布,而且分子的形状或大小相似时,都可认为是生物电子等排体,或称作非经典的电子等排体(nonclassical isosters)。在进行生物电子等排取代时,基团的变换应考虑以下几方面:基团的大小和形状,包括键角、基团的长度和轨道杂化的相似性;电性分布,包括可极化性、诱导效应、电荷和偶极性;脂溶性、水溶性、pK_a、化学反应性和生物转化的相似性以及氢键的形成能力等。这种取代的结果会得到相同或相似生物活性的化合物,也可能得到其拮抗药。电子等排置换可引起激动作用-拮抗作用的翻转,成功的例子很多,许多抗代谢物、抗维生素和抗激素物质往往由生物电子等排体的置换产生。

(二) 前药设计

前药(prodrug)是有生物活性的原药与某种化学基团、片段或分子经共价键形成暂时性键合,这样形成的新化学实体,本身无活性或活性低于原药,在体内适当的时刻和部位经过反应裂解掉该暂时的转运基团,复生成原药。前药一般具有以下特征:①原药与载体一般以共价键连接;②前药应无活性或低于原药活性;③原药与载体的连接在体内经化学或酶促反应可被裂解,因而前药是可逆性或生物可逆性药物;④裂解生成的载体部分应无毒或无生理活性;⑤在前药裂解成原药时,应有足够快的反应动力,以保证在作用部位处生成原药的有效浓度。

制备前药的主要方法根据化学结构可分成两类:①羧酸、醇或酚形成酯;胺类形成酰胺、亚胺、磷酰胺或 Mannich 碱;醛、酮类形成半缩或缩醛、酮;②引入偶氮基、糖苷基以及肽键与醚键。

设计和合成前药的目的,主要包括以下几个方面。

1. 提高水溶性   抗癌药鬼臼毒素依托泊苷(etoposide)的水溶性太小,影响临床应用,通过苯环羟基成磷酸酯,得到水溶性前药。

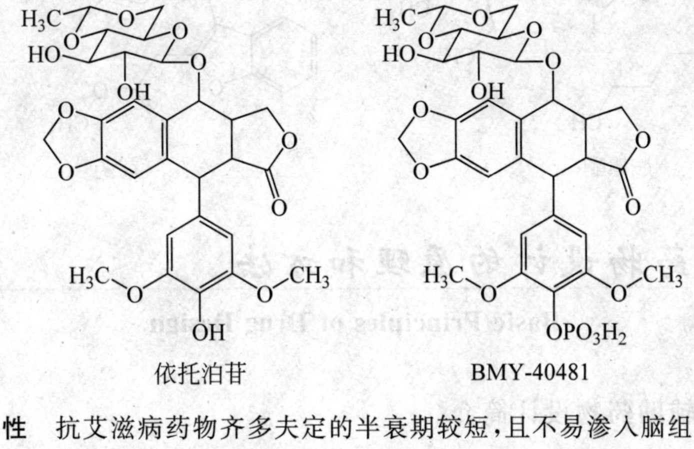

依托泊苷   BMY-40481

2. 增大脂溶性   抗艾滋病药物齐多夫定的半衰期较短,且不易渗入脑组织,用 1,4-二氢-1-甲基烟酸将其糖上 5-OH 酯化,使其脂溶性提高而利于渗入脑内,在体内再经酯酶催化缓慢水解释放出齐多夫定原药,延长作用时间。

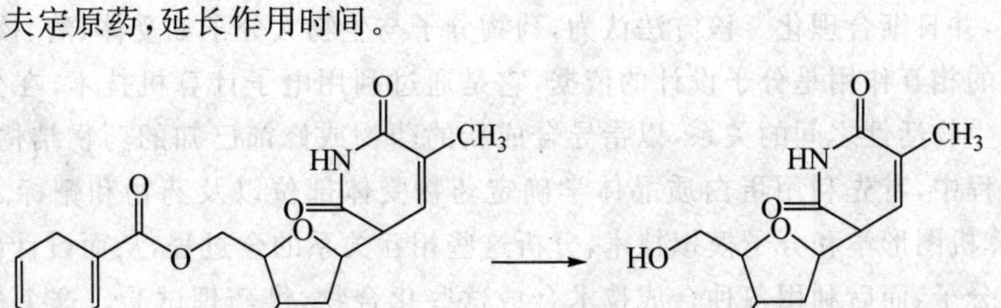

前药   齐多夫定

3. 改变酸碱性 阿司匹林的酸性刺激胃黏膜,羟基上的乙酰基在血浆内很容易水解,因而半衰期很短,将羧基与乙酰改造成非酸性的原酸酯可减小对胃黏膜的刺激性,在体内水解为乙酰水杨酸而发挥药效。

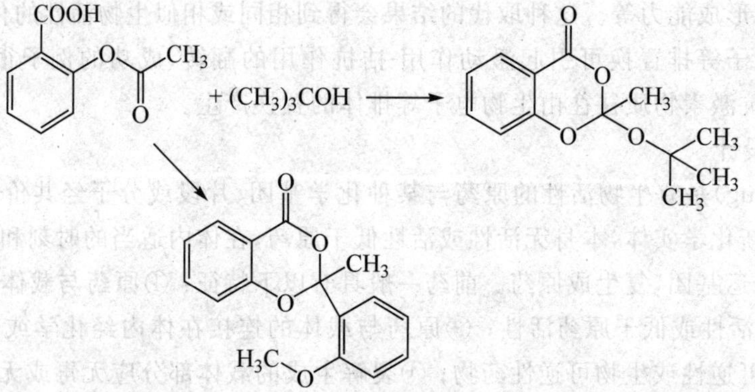

4. 提高选择性 胺碘酮(amiodarone)是抗心律失常药,但对肝、肾、肺有毒性,长期用大剂量治疗的患者曾发生死亡病例。将呋喃环上的丁基侧链改造为甲氧羰甲基,因酯键易水解,而成为短效抗心律失常药。

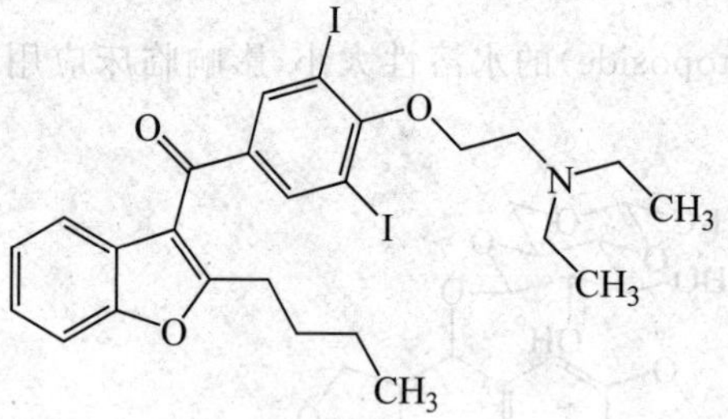

胺碘酮 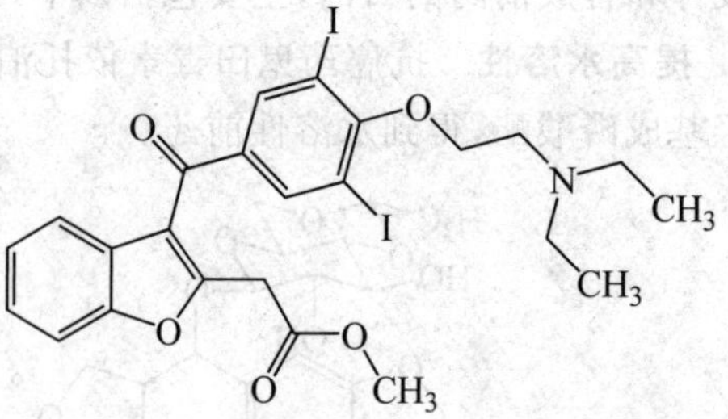　　　　　前药

第2节　药物设计的原理和方法
Basic Principles of Drug Design

一、计算机辅助药物设计简介

计算机辅助药物设计(computer aided drug design,CADD)作为药物设计的一个重要辅助手段应运而生,并日渐合理化。该方法认为,药物分子与生物大分子如受体、酶、核酸、转运蛋白和离子通道等的相互作用是分子设计的依据,它是通过利用电子计算机技术,在分子水平上研究配体结构与生物活性之间的关系,以指导合成新的药物或修饰已知的药物结构,从而提高活性。在研究过程中,首先利用蛋白质晶体学确定药物受体部位以及药物和靶标之间的相互关系,再利用计算机图形学和分子模拟技术,分析这些相互关系的全过程,从而设计出符合上述要求的新化合物分子,而后利用各种合成技术合成这些化合物,供药理试验。这个过程可以缩短新药的研制时间,减少盲目性,增加成功的概率,降低研究经费。计算机辅助药物设计建立在包括量子化学(quantum chemistry)、分子力学(molecular mechanics)和分子动力学(molecular dynamics)等学科的理论计算基础上。

(一) 直接药物设计

直接药物设计是指当靶酶或受体的三维结构通过晶体 X 衍射可以得到时,或者能通过对配体-生物大分子复合物运用交互式计算机图形技术进行三维结构进行分析时,可以将候选配体导入结合区,根据受体三维结构直接进行药物分子的设计,这个方法称为基于受体结构的配体设计。

(二) 间接药物设计

基于受体结构的配体设计必须了解生物大分子的三维结构。然而,对于药物开发具有重要意义的靶酶或受体往往存在于细胞膜上,如不能确定这些生物大分子的结晶和结构,在这种情况下进行药物设计即为间接药物设计。间接药物设计是指当生物大分子的空间三维结构未知时,通过计算分析,对作用于相同靶点的一系列已知相同作用机制的化合物进行比较,从而找出共同的三维结构药效构象,并确定药效基团的距离、键角和二面角、氢键作用位点和疏水作用区等,然后推导模型先导化合物,运用该模型可进行间接药物分子设计。

药效团模型法是间接药物设计的主要方法,一般包括两个方面,即药效团模型的识别以及基于药效团模型的数据库搜索。药效团模型的识别仅仅是得到药效团模型。通过药效团模型来发现新的先导化合物,这就需要采用基于药效团模型的数据库搜索。通过数据库搜索,来寻找包含特定药效团特征的化合物,这些具有特定药效团特征的化合物可能具有相应的生物活性。药效团模型法作为一种发现先导化合物的有效方法已经受到了广泛的重视。

药效团模型建立的基本步骤主要包括:

(1) 活性化合物的选择及药效特征元素的定义。收集一系列与靶点受体具有高亲和性的配体,选定药效基团特征元素(活性化合物所共有的一个原子或一组原子,这些原子或基团对化合物的活性有重要影响)。

(2) 构象分析。对该系列的每个化合物进行构象分析,得到某一能量范围内的构象。在一般的药效基团识别软件中,都会对保留的构象数有明确的限制。

(3) 分子叠合与药效团映射。将一系列的化合物构象进行叠合以得到共同的药效团模型,药效特征元素作为分子间叠合的叠合点。

(4) 药效团模型的修正。经分子叠合得到的药效团模型不一定是最优的,往往需要根据自己的经验和其他试验或计算结果对药效团模型加以修正。

(5) 基于药效团模型的数据库搜索。得到药效团模型之后,就可以利用其进行数据库搜索,从数据库中选择含有该药效团的候选分子,进而找到相应的先导化合物。基于药效团模型的数据库搜索一般包括初筛、二维子结构匹配和三维结构搜寻 3 个步骤,经过这些步骤所获得的分子是一个命中结构。

(三) 定量构效关系研究设计

药物的化学结构与生物活性间的关系称为构效关系(structure-activity relationship, SAR),它是药物化学研究的中心内容之一。定量构效关系(quantitative structure-activity relationship, QSAR)是借助于化合物的理化或结构参数,用数学的模型描述有机小分子化合物(底物、抑制药、激动药、拮抗药等)与生物大分子或组织(如酶、受体、核酸、细胞、组织、动物等)之间相互作用的变化规律,也就是用数学方程来表示化合物结构特征与生物活性的关系。这些结构特征以其理化参数、分子拓扑学参数、量子化学参数或结构碎片指数来表示,用数理统计学的方法进行数据回归分析,并以数学模型表达或概括出量变关系,又叫 2D-QSAR。这个数学模型早在1869年就由Crum-Brown和Fraser提出了,他们用简单的方程描述生物活性与其化学结构之间的函数关系:

$$生物活性 = f(化学结构参数)$$

定量构效关系研究的内容是用数学模式来表达药物的化学结构因素与特定的生物活性强度的相互关系。其目的在于:通过定向地改变分子的结构特征和反应性能,来提高和改善分子的生物活性;预示新设计的化合物的生物活性;寻找同源物中最佳活性的化合物,并衍化出显效的新化学结构类型,推论药物与生物大分子的作用机制,力求使药物设计建立在比较合理的基础上,提高新药寻找的成功率。为了实现这个目的,需要满足以下两个前提:一是定量地表达或描述整体化合物的化学结构或局部结构或某种物理化学性质,即将化合物结构参数化;另一是定量地表达生物活性,然后再用数学方法或模型描述活性与结构间的关系。

二、以酶为靶点、化学基因组学的药物设计

(一) 药物作用的生物靶点

药物对生物有机体的作用过程是对有机体内不同层次的不同系统的影响过程。生物有机体可以分为完整的生物体、组织和器官、细胞和亚细胞以及生物分子等不同的层次。因此要想设计出高活性、低副作用的药物,必须了解药物在体内如何对有机体发挥作用以及哪些因素会影响药物的作用,而这些正是药物能否发挥其活性的关键因素。

从分子的角度来看,不管药物在有机体内起什么样的作用,本质都是药物小分子与有机体组织中具有重要功能的生物大分子之间进行的物理化学反应。因此,除了对于配体(ligand,可以是药物、激素、神经递质等)结构、物理化学性质等进行必要的研究外,还应该对药物的作用靶点(如受体、酶、参与转运的蛋白质及核酸等)的分子结构和性质以及在相互作用过程中所产生的变化等有一个完整的认识。作为外源性物质,药物会受到有机体为了保护自身而产生的强烈的排斥反应,为了能够使药物到达作用靶点并与靶点作用,必须考虑药物在体内的吸收、分布、代谢和排泄等过程。

根据药物作用的受体理论,产生药理效应的共同点是药物分子与其作用部位的靶点形成复合物。与药物作用的靶点称为受体(receptor),这种相互作用可以改变机体相应成分的功能,从而诱发生物化学及生理学的变化。以受体理论为核心、以研究药物-受体相互作用的基本原理为主要任务的分子药理学,已成为药物设计的最重要的基础。

药物作用的靶点很多,包括受体、酶、离子通道、核酸和多糖类等生物大分子,有时也统称为受体,是各种激素、神经递质和调节因子、生长因子等内源性物质与细胞上识别部位的结合位点。

(二) 基因工程的一般原理及应用

基因工程技术是一系列有关研究基因结构和功能的方法之一,也是一项将某种生物细胞中的遗传物质分离出来,经离体操作,通过一种生物运载工具(即载体)导入另一种生物细胞(即宿主)中,在新的条件下,该遗传物质可进行复制和表达,从而创造生物新品种或新物种的遗传学技术,称为"DNA重组技术"、"基因工程"等。通过基因工程技术可以方便地制备临床上需要、但用其他方法难以获得的药物,例如人胰岛素、治疗侏儒症的人生长激素、用于治疗肿瘤和风湿关节炎的干扰素、白细胞介素2、集落刺激因子(CSF)、表皮生长因子和各种疫苗等。应用基因

工程技术和DNA探针可以诊断和治疗一些遗传性疾病和肿瘤。应用转基因技术可得到转基因动物和转基因植物,用它们来表达单克隆抗体和生物活性分子。在药理学研究中基因工程也有广阔的应用前景,例如用DNA序列分析方法可以精确地测定体内药物代谢酶及其基因的组成;也可以用基因技术研究对癌基因有调控作用的药物,以期研制一些能够阻断癌基因功能或激活特殊基因以使肿瘤干细胞分化成非分裂性终末细胞的药物。

自20世纪70年代发明了DNA重组技术以来,已经出现了许多种方法,概括起来包括以下步骤:选择并分离出所需要克隆的基因;制备载体质粒;用核酸内切酶和连接酶将基因DNA片段和质粒DNA组合起来,形成杂交的环状DNA;将重组质粒导入细菌细胞内,形成重组细菌细胞;分离带有成功导入重组质粒的克隆;鉴定带有质粒的细胞。进行这些操作,酶、载体和细胞是重要的工具。

1. 限制性核酸内切酶　限制性核酸内切酶是能够识别特定的DNA序列,并能在某一特定部位将DNA双链切开的核酸内切酶。不同来源的内切酶识别和切割DNA的位点是不同的。利用限制性核酸内切酶,可以使目的基因完整地存在于某一DNA片段上,然后再把它们分离出来。在基因工程中,内切酶有"分子手术刀"之称。内切酶作为工具酶,可从许多微生物中分离得到。它们识别的长度为4~6个核苷酸,呈二重对称的特异序列。

2. 基因克隆载体　生物具有很强的排他性,目的基因很难进入不同种属的细胞中,即使能够进入细胞中,也不能进行复制和繁殖。基因克隆载体简称载体,是一类DNA分子,作为生物运载工具,其功能是将外源基因导入受体细胞中,使得外源性基因能够复制和表达。载体大都是人工构建的DNA分子,通常具有以下的特征:相对分子质量较小,在受体细胞内有较多的拷贝数,并具有自主复制的能力;可以携带足够长度的外源性DNA片段,并可转化到宿主细胞中;具有一个或数个选择性遗传标记和适宜的限制酶切位点,该酶切位点对常用的限制酶是单一的,而且处于易被检测的表型基因上。

载体分为质粒载体和噬菌体载体。质粒(plasmid)是最常用的载体,是一种能够独立复制的染色体外遗传因子、大多为环状双链DNA分子,其相对分子质量范围由一千到几十万不等。质粒可通过细胞间的接合作用将能使自身转移的基因转移到另一宿主细胞中。人工构建的质粒一般要除去原有质粒的非必需功能区,降低载体的长度,并在适宜的位置设置限制酶单一切位点,以及引入选择标记等。

使用最广泛的载体是质粒pBR322,在其抗性基因区具有多种单一酶切位点,因而可以用一种酶在特定的酶切位点将质粒切开,并将外来的DNA插入质粒中。这样操作的结果是破坏了抗生素抗性基因,分离出的含有重组质粒的细菌对这种抗生素失去了抗性。

3. DNA连接酶　DNA重组技术中另一类重要的酶系是DNA连接酶。它与限制性内切酶的作用相反,其功能是将DNA分子连接起来。DNA连接酶可缝合DNA分子中具有5-磷酸基末端和3-羟基末端的单链缺口,也可将两段分离的核酸拼接在一起。常用的连接酶有T_4噬菌体DNA连接酶和大肠杆菌DNA连接酶。在进行连接时,三磷腺苷(ATP)或烟酰胺腺嘌呤二核苷酸(NAD)作为辅酶将连接酶的赖氨酸残基的末端氨基腺苷酸化,后者将DNA的5-磷酸基腺苷酸化,磷酸二酯键的形成意味着两个DNA片段的拼接。

4. 聚合酶链反应　聚合酶链反应(polymerase chain reaction, PCR)是一种快速扩增DNA基因的方法,它是模拟天然基因的复制过程。通过DNA高温解链(变性),再冷却到合适的温度使引物与目的DNA形成互补链(退火),并在一种对热稳定的DNA聚合酶(如Raq DNA聚合酶)催化下,使 DNA 链延长(合成),每当完成变性、退火和合成的一次循环,DNA 量增加一倍。如此不断地循环操作,可在体外迅速使选定的核酸序列扩增到数十万倍到一百万倍,达到所设定的长度。

第3节　药物代谢反应类型
Reaction in Drug Metabolism

药物代谢(drug metabolism)是药物分子被机体吸收后,在机体酶的作用下发生一系列化学反应,使药物失效并排出体外的过程。

药物代谢影响药物的作用、毒副作用、给药剂量、给药方式、药物作用时间和药物的相互作用等,同时实现把外源性物质(药物及毒物)排出体外。药物代谢所涉及的反应分为两大类型:一类是官能团化反应(functionalization reaction),又称Ⅰ相反应;另一类是结合反应(conjunction reaction),又称Ⅱ相反应。官能团化反应包括药物分子在酶的催化作用下发生的氧化、还原、水解等化学反应,使官能团增大,以利于结合反应的进行。结合反应是经官能团化反应后的代谢产物在酶催化下与内源性分子等结合形成水溶性代谢物,继而排出体外。

一、官能团化反应

官能团化反应均是在酶的催化剂作用下进行。这些酶是存在于肝微粒体中的混合功能氧化酶,它有黄素蛋白类的 NADPH、细胞色素 P-450 还原酶和血红蛋白类的细胞色素 P-450 及脂质 3 种功能成分。其中 P-450(cytochrome P-450、CYP)酶是最重要的,其催化的主要反应如下:

$$RH + NADPH + H^+ + O_2 \xrightarrow{P\text{-}450} R\text{-}OH + NADP^+ + H_2O$$

此外,参与药物代谢反应的还有存在于肝细胞的醇脱氢酶,肝细胞线粒体中的单胺氧化酶,以及分布于肝及其他细胞中的羧酸酯酶、酰胺酶等。

(一) 氧化反应

1. 芳环的氧化　芳环上有供电子基时,羟基化主要发生在对位。芳环上有吸电子基时,羟基化反应不易发生。有两个芳环存在时,氧化反应发生在电子云密度较大的芳环上。

芳环氧化形成酚羟基经过环氧化物历程,进一步重排成苯酚或水解成反式二醇,或发生结合反应,如与谷胱甘肽结合成硫醚氨酸。

这些反应都增加了药物的极性和水溶性。但环氧化物代谢中间体与生物大分子如核酸共价键结合,可能产生毒性,如苯并芘等含有芳杂环的药物。

2. 烯烃与炔烃的氧化 烯烃与芳烃相似,生成环氧化物中间体,进一步代谢生成反式二醇化合物,如卡马西平(carbamazepine)。

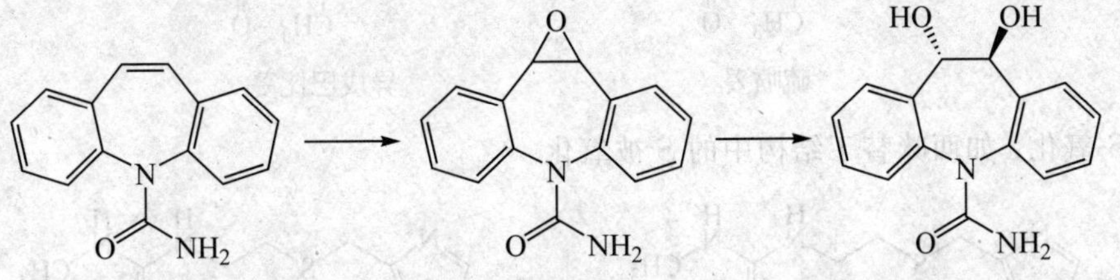

$$\text{卡马西平} \longrightarrow \text{10,11-环氧卡马西平} \longrightarrow \text{10,11-二羟基卡马西平}$$

炔烃被酶氧化的速度比烯烃快,生成烯酮,进一步水解成羧酸。

3. 烃基氧化 饱和链烃在体内难以被氧化代谢。芳环(或脂环)结构上的侧链烃基可发生氧化,从而引入羟基。脂烃链直接与芳环相连的苄位碳原子易于氧化,产物为醇。

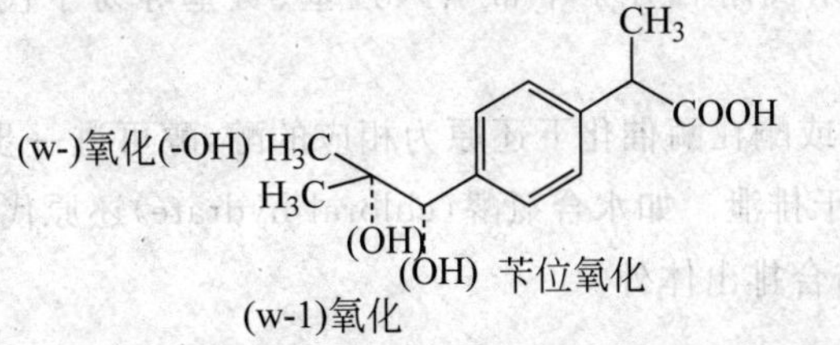

(w-)氧化(-OH)
(w-1)氧化 (OH)
苄位氧化

4. 胺的氧化 脂肪胺、芳胺、脂环胺和酰胺的代谢方式复杂,主要的方式有 N-脱烷基、N-氧化、N-羟化物和脱氨基等。当药物分子含有 α-氢时,与氮相连的烃基上的 α-氢被氧化生成羟基,所形成的羟胺不稳定,转变成脱烃基的胺和无氨基的羰基化合物,另外还易发生碳氮键断裂。而当分子中无 α-氢时,则不发生脱烃和脱氨基反应。仲胺、叔胺脱甲基后形成相应的伯胺和仲胺。叔胺脱烃基的速度快,得到的仲胺与母体具有相似的药物活性。

含氨基的化合物易发生脱氨基反应,如苯丙胺脱氨基变成苯丙酮。

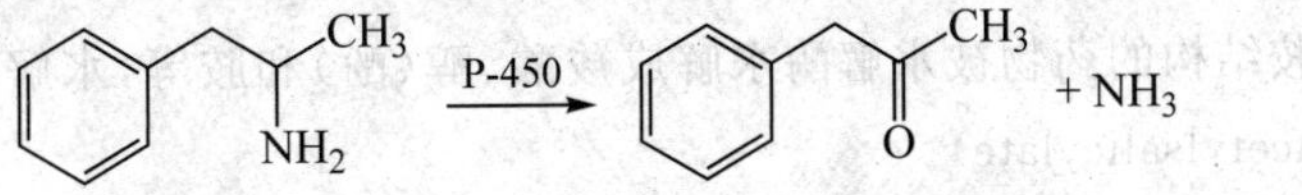

$$\text{苯丙胺} \xrightarrow{P-450} \text{苯丙酮} + NH_3$$

5. 醚及硫醚的氧化 含有醚键的药物发生 O-脱烃的反应,甲醚最容易被脱去,如可待因脱甲氧基变成吗啡。含硫化合物的氧化途径有以下3种:

(1) S-脱烃基:如 6-甲基硫嘌呤脱甲基后变成硫嘌呤。

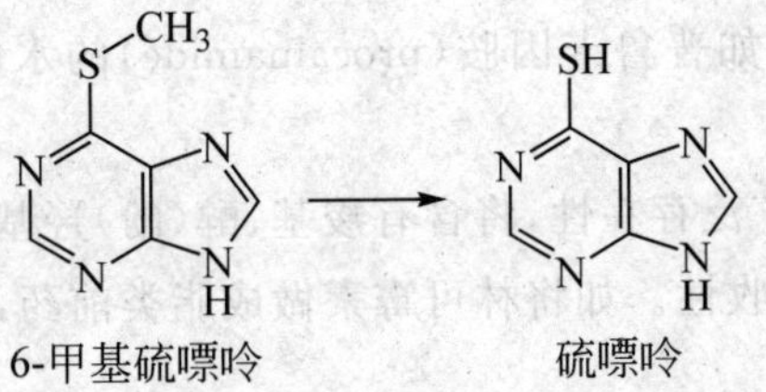

6-甲基硫嘌呤 → 硫嘌呤

(2) 脱 S：如硫喷妥转变为异戊巴比妥。

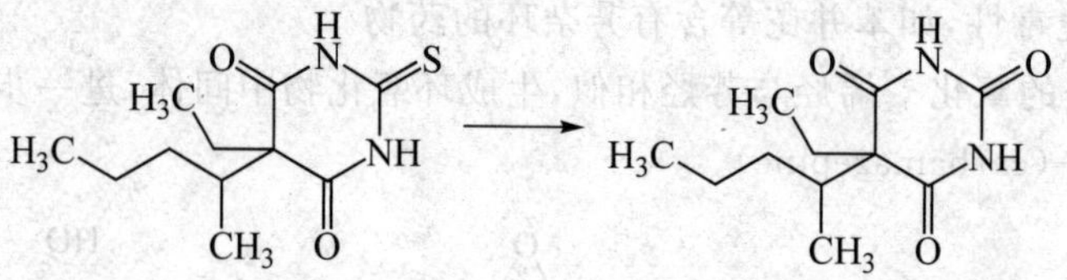

硫喷妥 → 异戊巴比妥

(3) S-氧化：如西咪替丁结构中的 S 被氧化。

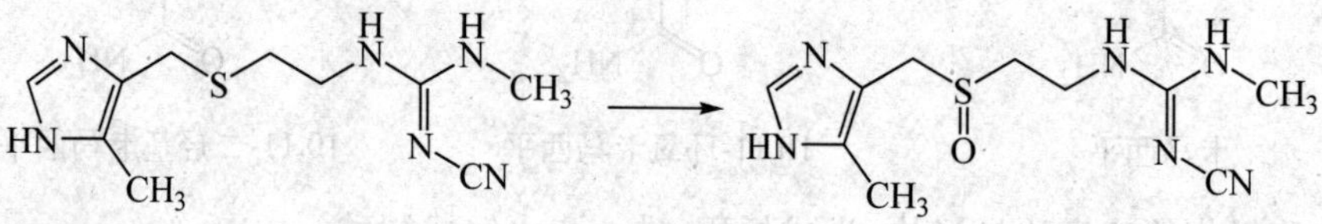

西咪替丁

（二）还原反应

药物在体内经过还原代谢后分子中常引入羟基、氨基等易于代谢结合的基团，主要反应如下。

1. 羰基的还原 醛或酮在酶催化下还原为相应的醇，醇可进一步与葡萄糖醛酸结合成苷，或与硫酸结合成酯而易于排泄。如水合氯醛(chloral hydrate)还原代谢转化为活性产物三氯乙醇，后者与葡萄糖醛酸结合排出体外。

$$Cl_3C-CH(OH)_2 \longrightarrow Cl_3C-CH_2OH$$

水合氯醛

2. 硝基和偶氮化合物的还原 硝基和偶氮化合物通常还原成伯胺代谢物，中间经历了亚硝基、羟胺等中间步骤。

$$R-NO_2 \longrightarrow RNO \longrightarrow RNHOH \longrightarrow R-NH_2$$

（三）水解反应

含有酯和酰胺结构的药物被水解酶水解成羧酸、醇（酚）和胺等，水解产物的极性较其母体强，如阿司匹林(acetylsalicylate)。

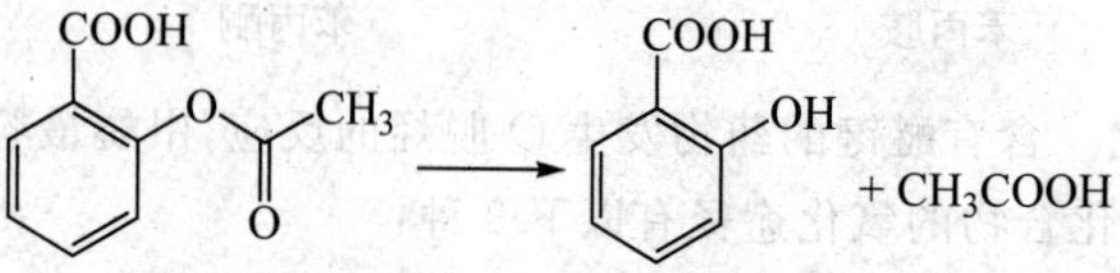

阿司匹林 → + CH_3COOH

酰胺的水解要比酯的慢，如普鲁卡因胺(procainamide)的水解要比普鲁卡因(procaine)的慢得多。

利用水解酶在人体中的广泛存在性，将含有羧基、醇（酚）羟基的药物制成酯类前药，来改变药物的脂溶性，改善药物的吸收性。如将林可霉素做成脂类前药，可使药物的脂溶性增加，吸收性得到改善。

二、结合反应

结合反应指官能团代谢后的产物在酶催化下与内源性分子等结合形成水溶性代谢物的过程,它是药物失活的重要过程。内源性分子包括葡萄糖醛酸、硫酸、氨基酸和谷胱甘肽等,水溶性代谢物包括酯、酰胺和苷等。

葡萄糖醛酸结合是药物代谢的最常见反应。葡萄糖醛酸具有可解离的羧基($pK_a=3.2$)和多个羟基,无生物活性,易溶于水,它能与羟基、羧基、氨基和巯基结合形成 O-、N-、S-苷结合物。结合过程为葡萄糖醛酸的活化形式——尿苷-5-二磷酸-α-D-葡萄糖醛酸在肝微粒体中的尿苷-5-二磷酸-葡萄糖醛酸转移酶的作用下,生成葡萄糖醛酸结合物。含有羟基的药物形成醚型苷,含羧基的药物形成酯型苷,含氨基、巯基的药物形成 N-苷和 S-苷,这些化合物稳定性差,不是药物的主要代谢方式。当结合物相对分子质量小于 300 时,主要通过尿排泄;当结合物相对分子质量大于 300 时,则主要通过胆汁排泄。当代谢失调时,可导致药物积累而产生毒副作用。

乙酰化结合是含有芳伯胺基、酰胺和芳硝基类药物的一条有效解毒途径。乙酰化作用后生成无活性或毒性很小的产物,水溶性变化不大,不能促进排泄作用。

甲基化结合在药物代谢比较少见,主要对一些内源性物质如儿茶酚胺的生成和灭活起着重要的作用。

氨基酸结合是体内许多含有羧基的药物或代谢物的主要代谢途径。利用的酶为酰基辅酶 A(Rco-S-CoA)和 N-酰基转移酶。参与反应的氨基酸主要是内源性氨基酸,如甘氨酸、谷氨酰胺等。

谷胱甘肽(glutathione,GSH)是由谷氨酸、半胱氨酸和甘氨酸组成的三肽化合物,其作用是与药物中的亲电基团结合,该结合可对正常细胞中具有亲核基团的物质起保护作用。由于体内含有较丰富的谷胱甘肽,这一过程有重要的解毒作用。

硫酸结合是含有酚羟基的内源性化合物的主要代谢途径,如甾类激素、儿茶酚、甲状腺素等。

第4节 药物研发过程简述
Brief Introduction of Drug Research and Development

新药是指首次用作药物的新化学体。根据我国 2007 年 10 月 1 日开始执行的《药品注册管理办法》规定:新药指未曾在中国境内上市销售的药品。对已上市药品改变剂型、改变给药途径、增加新适应证的药品,也属于新药范畴。

新药的研究开发过程是一个复杂的系统工程,涉及药学、生物学、化学及临床医学等多个学科,包括选题立项、临床前研究、申报临床、临床研究、申报生产与上市、新药推广等多个过程,并与组织管理协调、规范的专业研究、申报与审批、知识产权保护等诸多方面密切相关,只有将这一系统工程中的各个环节统筹协调,合理安排,才能使新药的研究开发顺利进行。

一、新药研究与开发过程

新药研究与开发大致可分为两个阶段:研究阶段和开发阶段。这两个阶段是相继发生、相互联系的。区分两个阶段的标志是候选药物的确定,即在确定候选药物之前为研究阶段,确定之后的工作为开发阶段。所谓候选药物是指拟进行系统的临床前试验并进入临床研究的活性化合物。

1. 新药研究阶段 新药的研究实际上是新药发现的过程。在确定了所治疗疾病的类型或药物作用的受体或靶点以后,所进行的工作主要是先导化合物的确定和优化。通过对先导化合物进行结构修饰和改造而获得目的化合物,再通过生物学的各项评价,研究化学结构的药效、毒性及其与机体的相互作用,并对构效关系进行研究,同时将其作为候选药物进行进一步研究。

确定治疗疾病的作用靶点,是创制新药的出发点,也是以后施行的各种操作的依据。目前,较为新兴的确认靶标的技术主要有两个:一是利用基因重组技术建立转基因动物模型或进行基因敲除以验证与特定代谢途径相关或表型的靶标。二是利用反义寡核苷酸技术通过抑制特定的信使 RNA 对蛋白质的翻译来确认新的靶标。

靶点选定以后,要建立生物学模型,以筛选和评价化合物的活性。对于符合筛选标准的化合物可以继续进行研究,否则需要尽快结束研究。一般试验模型标准大致包括:化合物体外实验的活性强度;动物模型是否能反映人体相应的疾病状态;药物的剂量(浓度)-效应关系等。近几年来,为了规避药物开发的后期风险,一般同时进行药物的药代动力学模型评价、药物稳定性试验等。

2. 新药开发阶段 新药的开发阶段是决定一个候选药物从实验室走向市场的重要过程。这个阶段主要分为两部分:前期开发和后期开发。前期开发主要包括临床前药理、毒理学研究,研究中新药的制备申请等;后期开发主要涉及药物的临床研究工作,以及这些临床前及临床中所得到数据的整理和药物的工艺化过程。

前期开发主要进行药物安全性和有效性实验、动物实验及其准备工作,包括药学、药效、药理和毒理研究并进行临床申报。这个过程涉及药效学研究、药物作用机制研究、安全药理学研究(包括亚急性毒性研究,长期毒理学研究,致突变、致畸、致癌三致试验和特殊毒性试验)和药物代谢动力学研究等,是新药进入人体临床研究前研究的重要步骤,目的是充分揭示临床研究和临床用药的安全性和有效性。包括药物的体内和体外动物研究的评价、动物与人体的生物学的相似性、非临床与临床研究的相关性,决定了药品非临床研究在安全性和有效性评价中的重要作用。再对基础研究结果的可靠性、有效性及将来适应市场价格的能力等方面的全面分析。这些试验大概需要 3~5 年的时间。

临床试验是后期开发工作中的重点。新药临床试验大多分为 4 期,世界各国政府对每期临床实验都提出了基本的原则和技术要求。Ⅰ期临床试验,又称临床药理和毒性作用试验期,是初步的临床药理学及人体安全性评价试验。观察人体对于新药的耐受程度和药物代谢动力学,以及治疗剂量时的药物疗效和可能发生的不良反应等,为制定给药方案提供依据。主要在健康志愿者中进行。试验的主要目的是确定安全有效的人用剂量和设计合理的治疗方案,为Ⅱ期临床试验做准备。此阶段大概需要 1 年时间,由 20~80 例正常健康志愿者参加。Ⅱ期临床试验,也称临床治疗效果的初步探索试验,也是随机盲法对照临床试验。此阶段需要 100~300 名志愿患者参与,这个阶段大约需要 2 年时间。初步的临床药理学及人体安全性评价试验,主要对药物的疗效、安全性、药物动力学和生物利用度进行研究,观察患者和健康人的药物动力学差异。必须观察药物对每一位患者的疗效和安全性,确定推荐临床给药剂量。Ⅲ期临床试验,也称治疗的全面评价临床试验和扩大多中心临床试验。在初步确定新药的疗效后,必须用相当数量的同种病例,遵循随机对照原则,与现有的标准药物(也称参比对照药物)进行大规模的对比研究,所需病例不少于300例,有的药物甚至超过千例。所选病例必须有严格的标准,合格者方可进入临床治疗,必须有明确的疗效标准和安全性评价标准,通过严格的对比试验研究,全面评价新药的疗效和安全性,进一步评价新药的有效性和安全性,决定是否能生产上市。Ⅳ期临床试验,也称上市后临床监视期。经过Ⅰ～Ⅲ期临床试验后,新药获准试生产与销售,通过上市以后的临床调查,即Ⅳ期临床试验,病例数大于2000例,扩大范围监视药物有无副作用及副作用发生率,目的在于考察药物在被广泛使用条件下的疗效和不良反应。如果发现有明显的新药缺陷(如疗效不理想、严重不良反应或罕见不良反应),上市后仍可淘汰。

二、新药研发中知识产权保护

全世界每年用于新药研究与开发的费用高达500亿～800亿美元,占销售额的10%～15%,平均每个新药的开发费用超过10亿美元,费时8～12年。如此高昂的新药研发成本,必然以制药企业的高额利润作为基础,而巨大的经济利益源于制药企业对新药知识产权的拥有。专利(patent)即对新药知识产权的保护,可使企业获得新药独占市场20年的机会,这会为企业带来高额的经济回报。世界各制药企业都非常重视新药知识产权的保护。我国加入WTO后,必须遵守国际通行的知识产权保护制度。

专利通常指专利权,是由国家专利行政部门依据专利法的规定,对符合授权条件的专利申请的申请人,授予一种实施其发明创造的专有权。我国专利法规定的专利包括发明专利、实用新型专利、外观设计专利3种。专利具有独占性、时效性、地域性等特点:独占性即专利权所属领域任何人不得侵犯;时效性指专利权有一定的时间范围,没有永恒的专利;地域性指专利是有地域范围的,没有一个全世界通行的专利。在我国,发明专利是从申请之日起20年为限。

药品专利的保护对象主要是药品领域的新的发明创造,包括药物的结构、合成工艺、提取方法、理化性质及纯度、剂型选择、处方筛选、制备工艺、检验方法、质量指标、稳定性、药理、毒理、动物药代动力学等。中药制剂还包括原药材的来源、加工及炮制等;生物制品还包括菌毒种、细胞株、生物组织等起始材料的质量标准、保存条件、遗传稳定性及免疫学的研究等。

对医药企业而言,对新药的知识产权保护,通常以专利权(发明专利和药品包装外观设计专利)和商标权为主。此外,对新药的完整的知识产权保护策略,还包括知识产权内容的行政保护、新药监测期保护、中药品种保护、商业秘密(包括未披露数据)的保护。通过对新药研发过程中不同阶段相关技术成果的知识产权权利形态的分析,可以促使我们根据新药研发的具体特点,结合管理办法的要求采取相应的知识产权保护策略和方法。

医药工业最大特点是对专利的高度依赖和发达国家对专利药品的高度垄断。中国加入WTO后,之前的贸易保护壁垒已完全被打破,这对于目前以仿制药为支柱的我国医药企业,无疑是严峻的考验。为鼓励药品的研究开发与创新,我国也先后出台了相关的知识产权法律、法规。如药品的安全监测期:我国食品药品监督管理局对药品生产企业生产的新药品种设立不超过5年的监测期,在监测期内,不得批准其他企业生产或进口该品种。而新药也包括了某些并非真正的创新药品如国外已经开发但未在中国获得专利保护的品种,因而给中国企业合理仿制未在中国境内获得专利保护的新药争取了机会。药品行政保护:药品行政保护的对象是与中国签有协议的外国企业或个人的药品发明,药品行政保护的期限为7年零6个月,自药品行政保护证书颁发之日起计算,并将于其专利全部过期后失效。中药品种保护:对象是在中国境内生产的、已列入国家药品标准,对特定疾病有特殊的或显著的疗效,且其质量及标准符合要求的品种。中药品种保护的目的是为了提高中药品种的质量保护的期限和手段。商标保护:对象是药品经营或销售中为了区别商品的可观性标志。保护的目的是为了促进生产经营者保证商品质量和维护商标信誉,保障消费者和生产、经营者的利益。条件是无他人在同一商品或类似商品上注册过相同或类似的商标。我国商标保护期限为10年,自核准注册之日起计算,期满前可申请继续注册,每次10年。我国对人用药品实行商标强制注册制度。

> **知识链接**

　　为了攻克癌症,寻找安全有效的抗肿瘤新药,1955年,美国国家癌症所(NCI)开始大规模筛选抗癌药物,1958年开始对35 000多种植物提取物进行抗癌活性的筛选工作。在1964年9月到1967年6月期间,美国北卡罗来纳州的三角研究所的Monroe E. Wall博士和M. C. Wani博士采用活性追踪实验对太平洋红豆杉树皮进行有效成分的提取和分离工作,首次得到了一种具有抗肿瘤作用的白色结晶单体,将其命名为紫杉醇(taxol)。1971年Wall博士和Wani博士以及美国杜克大学的晶体学家A. T. McPhail博士利用磁共振技术和单晶X-衍射确定了紫杉醇的化学结构。

　　紫杉醇在紫杉树皮中的含量极低,而在当时需要至少1200kg的干树皮(约600棵紫杉树)才能得到10g左右的紫杉醇。紫杉醇复杂和新颖的化学结构、独特的生物作用机制、可靠的抗癌活性和严重的资源不足引起了科学家们的极大兴趣。当时全球有30多个顶尖实验室投入到紫杉醇的全合成研究中,经过二十多年的艰苦努力,终于在1994年首先由美国佛罗里达州立大学的化学家R. A. Holton和美国斯克瑞普斯研究所的化学家K. C. Nicolaou两个研究组几乎同时报道完成了紫杉醇的全合成,总收率分别为2.7%(41步)和0.07%(51步)。从总体上看,对紫杉醇的化学全合成方法路径太长、合成步骤太多,不仅需要使用昂贵的化学试剂,而且反应条件极难控制,收率也偏低,并不适合工业化生产。但是,紫杉醇全合成的研究成果仍为有机化学合成历史上的一座丰碑。随后,美国Holton教授和法国Potier教授分别申请了以红豆杉叶子提取物为原料半合成紫杉醇的专利(产率高达80%)。同时,在研究紫杉醇半合成的过程中,Potier小组利用半合成法系统研究了紫杉醇类似物的构-效关系,还发现了一个比紫杉醇溶解性更好、活性是紫杉醇2.7倍的化合物,即后来被开发成抗癌药物的多西紫杉醇(紫杉特尔,taxotere)。

　　1992年12月FDA批准紫杉醇上市,主要用于晚期卵巢癌二期治疗。1993年施贵宝公司注册商品名:Taxol,施贵宝公司还获得了紫杉醇生产与临床研究等方面的10年的专利权。1994年紫杉醇的销售额即达4亿美元,而2000年销售额更是达到16亿美元,占该公司该年度药物销售额的10%,创下单一抗癌药销量之最,紫杉醇因此被称为"重磅炸弹",获得了近30年抗癌药重要成就之一的赞誉。

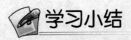学习小结

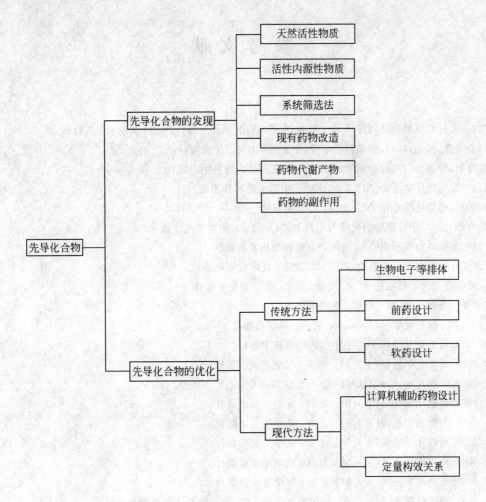

（米浩宇）

参考文献

陈凯先,2000.计算机辅助药物设计——原理、方法、应用[M].上海:上海科学技术出版社.
陈新谦,金有豫,汤光,2011.新编药物学[M].北京:人民卫生出版社.
陈修,陈维洲,曾贵云,1998.心血管药理学[M].北京:人民卫生出版社.
郭宗儒,2002.药物化学总论[M].2版.北京:中国医药科技出版社.
郭宗儒,2010.药物化学总论[M].北京:科学出版社.
黄量,戴立信,2002.手性药物的化学与生物学[M].北京:化学工业出版社.
嵇汝远,1995.抗高血压药物[M].济南:山东科学技术出版社.
李继光,2000.抗生素及化学药物治疗[M].沈阳:辽宁教育出版社.
李玉杰,邢晓玲,2009.药物化学[M].2版.北京:化学工业出版社.
李志裕,2006.药物化学[M].南京:东南出版社.
帕特里克,2003.医药化学[M].影印本.北京:科学出版社.
彭司勋,1999.药物化学[M].北京:中国医药科技出版社.
彭司勋,2000.药物化学进展(Ⅰ)[M].北京:化学工业出版社.
彭司勋,2002.药物化学——回顾与发展[M].北京:人民卫生出版社.
彭司勋,2003.药物化学进展(Ⅱ)[M].北京:化学工业出版社.
彭司勋,2004.药物化学进展(Ⅲ)[M].北京:化学工业出版社.
彭司勋,2005.药物化学进展(Ⅳ)[M].北京:化学工业出版社.
彭司勋,2007.药物化学进展(Ⅴ)[M].北京:化学工业出版社.
彭司勋,2009.药物化学进展(Ⅵ)[M].北京:化学工业出版社.
宋振玉,1997.当代药理学[M].北京:中国协和医科大学、北京医科大学联合出版社.
王小燕,2002.常用药物的化学结构与系统命名[M].上海:第二军医大学出版社.
徐文方,2006.药物化学[M].北京:高等教育出版社.
许军,李伟,2011.药物化学[M].武汉:华中科技大学出版社.
许军,李伟,2012.药物化学选论[M].武汉:华中科技大学出版社.
许军,严琳,2014.药物化学实验[M].北京:中国医药科技出版社.
许军,严琳,2014.药物化学[M].北京:中国医药科技出版社.
姚其正,2005.核苷化学合成[M].北京:化学工业出版社.
尤启冬,林国强,2004.手性药物:研究与应用[M].北京:化学工业出版社.
尤启冬,2016.药物化学[M].北京:人民卫生出版社.
曾苏,杨波,2002.手性药理学与手性药物分析[M].杭州:浙江大学出版社.
仇文升,2005.药物化学[M].北京:高等教育出版社.
张礼和,1997.以核酸为作用靶的药物研究[M].北京:科学出版社.

张亮仁,1997.核酸药物化学[M].北京:中国协和医科大学、北京医科大学联合出版社.

郑虎,2007.药物化学[M].北京:人民卫生出版社.

中华人民共和国国家药典委员会,1997.中国药品通用名称[M].北京:化学工业出版社.

中华人民共和国国家药典委员会,2015.中华人民共和国药典:2015年版(二部)[M].北京:中国医药科技出版社.

周宏灏,1999.分子药理学[M].哈尔滨:黑龙江科学技术出版社.